AF532095

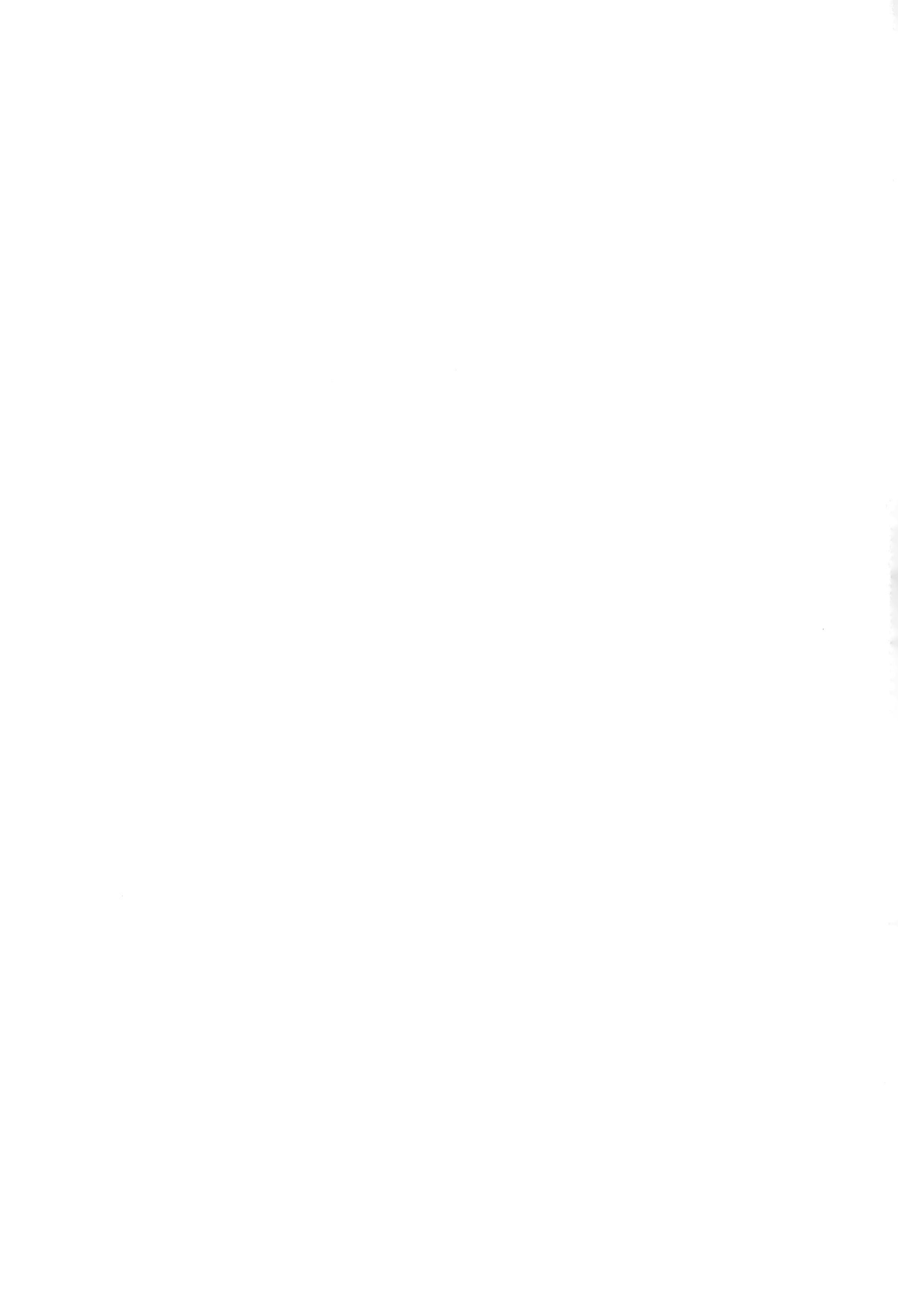

Haug

Eliane Zimmermann

Aromatherapie für Pflege- und Heilberufe

Kursbuch für Ausbildung und Praxis

7., überarbeitete und erweiterte Auflage

244 Abbildungen

Karl F. Haug Verlag · Stuttgart

Anschrift

Eliane Zimmermann
Ardaturrish Beg
P75DN80 Glengarriff, Co. Cork
Irland

Bibliografische Information der Deutschen Nationalbibliothek
Die Deutsche Nationalbibliothek verzeichnet diese Publikation in der Deutschen Nationalbibliografie; detaillierte bibliografische Daten sind im Internet über http://dnb.d-nb.de abrufbar.

Ihre Meinung ist uns wichtig! Bitte schreiben Sie uns unter:
www.thieme.de/service/feedback.html

Karl F. Haug Verlag in Georg Thieme Verlag KG
Rüdigerstraße 14, 70 469 Stuttgart, Germany
www.haug-verlag.de

Printed in Germany

1. Auflage 1998
2. Auflage 2001
3. Auflage 2006
4. Auflage 2008
5. Auflage 2011
6. Auflage 2018
1.–4. Auflage Sonntag Verlag
in MVS Medizinverlage Stuttgart GmbH & Co. KG
5. Auflage Karl F. Haug Verlag
in MVS Medizinverlage Stuttgart GmbH & Co. KG
6. Auflage Karl F. Haug Verlag
in Georg Thieme Verlag KG, Stuttgart
1. japanische Auflage 2010

Covergestaltung: © Thieme
Bildnachweis Cover: © Thieme/Foto: Antje Wendel
Zeichnungen: Roland Geyer, Weilerswist
Redaktion: Ute Haßfeld, Dortmund
Satz: Druckhaus Götz GmbH, Ludwigsburg
Druck: Grafisches Centrum Cuno, Calbe

DOI 10.1055/b000 000 584

ISBN 978-3-13-244327-3 1 2 3 4 5 6

Auch erhältlich als E-Book:
eISBN (PDF) 978-3-13-244335-8
eISBN (epub) 978-3-13-244336-5

Geleitwort zur 7. Auflage

Ein etabliertes Fachbuch zur Aromatherapie erscheint in der 7. Auflage. Die Neuauflage wurde erweitert und in vielen Abschnitten auf den aktuellsten Stand des derzeitigen Wissens gebracht. Ganz neu ist das lesenswerte Kapitel über Riechstörungen nach viralen Infektionen, das unter anderem auf zwei wichtige Krankheitssymptome einer SARS-CoV-2-Infektion näher eingeht, nämlich auf den temporären Verlust des Geruchs- und/oder des Geschmackssinns. Zudem wurde eine weitere Betrachtung zu SARS-CoV-2 in Kapitel 3 zur Wirksamkeit ätherischer Öle, dort in das Unterkapitel „Ätherische Öle und Viren“ aufgenommen. Aus meiner Sicht macht die ausgewogene Mischung aus fundiertem Fachwissen und konkreten Empfehlungen für die tägliche Praxis die Qualität dieses Fachbuches aus. Die inzwischen 7. Auflage ist schon für sich genommen ein Beleg dafür, dass der Inhalt des Buches alle Interessierten, gleichermaßen sowohl erfahrene Praktiker als auch Lehrende und Auszubildende, anspricht und überzeugt. Die allgemeine Wertschätzung, die das Fachbuch unter Aromatherapeutinnen und Aromaexpertinnen genießt, ist dem breit aufgestellten Wissen zu Theorie und Praxis der Aromatherapie seiner Autorin, Frau Eliane Zimmermann, zuzuschreiben. Ich selbst konnte mich wiederholt in gemeinsamen Veranstaltungen von ihrer Fach- und Sachkunde in Bezug auf die unterschiedlichsten Themen der Aromatherapie überzeugen.

In diesem fesselnden Fachbuch nimmt die Autorin die Leser mit auf eine interessante und abwechslungsreiche Reise durch die vielfältige Themenwelt der Aromatherapie. Eine sinnvolle, zielführende und sichere Therapie/Pflege mit ätherischen Ölen setzt vor allem ein fundiertes Wissen über die Chemie der verwendeten ätherischen Öle voraus. Es ist daher nur folgerichtig, dass der interessierte Leser zunächst sehr ausführlich über Chemie und Biochemie der unterschiedlichen Inhaltsstoffe ätherischer Öle informiert wird. Hierbei spannt die Autorin kenntnisreich einen weiten Bogen angefangen von der Ätherisch-Öl-führenden Pflanze über ihren Anbau und die Ölgewinnung aus verschiedenen Pflanzenteilen bis hin zur Biogenese (Bildung der Substanzen in der Pflanze) der wichtigsten Einzelstoffe (z. B. Monoterpene, Sesquiterpene, Phenylpropane). Diese Ausführungen sind häufig mit farbigen Abbildungen und übersichtlich gegliederten Tabellen versehen, sodass der Leser das Gelesene noch einmal in einprägsamer Kurzfassung präsentiert bekommt. Diese Form der Darstellung macht das Fachbuch zudem zu einem wertvollen Nachschlagewerk. Obwohl dem interessierten Leser hier einiges in Bezug auf chemische, biochemische, biologische und taxonomische Kenntnisse abverlangt wird, lohnt sich die intensive Auseinandersetzung mit diesem Themenbereich. Es werden in den einzelnen Abschnitten nicht nur die biologischen und chemischen Eigenschaften und therapeutischen Einsatzmöglichkeiten der pflanzlichen Duftmoleküle ausführlich beschrieben, sondern es wird auch auf mögliche Nebenwirkungen hingewiesen. Letzteres ist für einen sicheren und verantwortungsbewussten Umgang mit den ätherischen Ölen unerlässlich und schützt den Anwender vor unangenehmen Überraschungen.

Das Herzstück des Fachbuches stellen die Ausführungen zu den therapeutischen Anwendungen der ätherischen Öle dar. Im Abschnitt „Viele

Öle – viele Wirkungen" verknüpft Frau Zimmermann kenntnisreich die Grundlagenforschung zu ätherischen Ölen mit ihren therapeutischen Anwendungen am Patienten. Sie thematisiert einerseits die pharmakodynamische Wirkung (z. B. antimikrobielle, antientzündliche, schmerzlindernde, wundheilende) und andererseits auch die psychodynamische Wirkung (z. B. Erwartungshaltung, Konditionierung, Verknüpfung von Erinnerung und Geruch, Bewertung eines Duftes als angenehm/unangenehm) von komplexen ätherischen Ölen und vielen ihrer chemischen Inhaltsstoffe – den beiden Säulen einer Ätherisch-Öl-Therapie. Aromatherapeutisches Arbeiten bedeutet für mich, dass man, wo immer möglich, beide Säulen nutzbringend für den Patienten einsetzen sollte.

Hervorzuheben sind auch die Bemühungen der Autorin, die Fülle der zahlreichen klinischen Studien zu ätherischen Ölen zu sichten und im Kontext des jeweils besprochenen Krankheitsbildes in Form ausführlicher Tabellen zu dokumentieren. Man muss die Inhalte der Tabellen nicht alle studieren, um einen Eindruck davon zu gewinnen, dass in den vergangenen Jahren große Fortschritte im Verständnis der verschiedenen Wirkungsweisen von ätherischen Ölen gemacht wurden. Mit Hilfe von molekularbiologischen, biochemischen, immunhistologischen und neuen bildgebenden Methoden haben Forscher weltweit dazu beigetragen, dass unser Verständnis über die therapeutische Wirkung von ätherischen Ölen und einzelnen ihrer Inhaltsstoffe bei verschiedenen Krankheiten deutlich verbessert werden konnte. Diese Entwicklung soll kurz an der wundheilungsfördernden Wirkung ätherischer Öle aufgezeigt werden.

Die im Tiermodell auf ihre wundheilungsfördernde Wirkung untersuchten ätherischen Öle, wie z. B. Eukalyptusöl, Lavendelöl, Rosmarinöl, Thymianöl, Teebaumöl, lassen übereinstimmende Wirkmechanismen erkennen. Sie fördern den Wundheilungsprozess, auch bei solchen Wunden, die mit Bakterien oder Hefepilzen infiziert sind, und verringern auch die Proliferation von Fibroblasten und Makrophagen und deren Migration in das Wundareal. Zudem fördern sie die Wundkontraktion, den Wundverschluss, die Kollagensynthese, die Regeneration des Granulationsgewebes, die Neubildung von Blutgefäßen (Angiogenese) sowie die Re-Epithelisierung.

Weiterhin ist aus meiner Sicht die Zusammenfassung der im Buch behandelten Themen in Form von übersichtlich gestalteten Steckbriefen in Teil 3 gut gelungen. Diese Steckbriefe informieren die Leserin und den Leser auf einen Blick und in aller Kürze über alle wichtigen Details der Ätherisch-Öl-Pflanzen, über die darin enthaltenen ätherischen Öle und Duftstoffe sowie ihre Wirkungen, Anwendungsgebiete und Nebenwirkungen. Sie enthalten zudem optisch ansprechende Farbfotos, Grafiken und übersichtliche Listen, die alle Interessierten unmittelbar in ihren Bann ziehen und ihnen schnell das Wichtigste vermitteln.

Am Ende des Buches finden wissenschaftlich interessierte Leserinnen und Leser ein ausführlich gestaltetes Literaturverzeichnis, das ihnen die Möglichkeit bietet, einzelne wissenschaftliche Arbeiten in entsprechenden Datenbanken nachzulesen, diese herunterzuladen und sich im Detail mit den Methoden und Ergebnissen von speziellen Untersuchungen auseinanderzusetzen.

Ich bin sicher, dass die 7. Neuauflage des Fachbuches zur Aromatherapie auch zukünftig und – wie ausgeführt – verdientermaßen auf großes Interesse bei Aromatherapeutinnen und Aromatherapeuten, bei Aromaexpertinnen und Aromaexperten stoßen wird, unabhängig davon, ob sie in der Ausbildung oder in der täglichen Praxis mit ätherischen Ölen zu tun haben.

Sandhausen, im Juni 2022

Prof. Dr. Jürgen Reichling
Akademischer Direktor und außerplanmäßiger Professor für Pharmazeutische Biologie am Institut für Pharmazie und Molekulare Biotechnologie der Universität Heidelberg; seit 2008 im Ruhestand. Forschungen u. a. auf dem Gebiet der antibakteriellen, antimykotischen und/oder antiviralen Wirkung von ätherischen Ölen.

Geleitworte zur 6. Auflage

Geleitwort von Ute Leube

Wertvolle Pflanzenrohstoffe sind heute begehrter als je zuvor. Davon war vor 30 Jahren bei unserer Firmengründung noch keine Rede. Hightech schien der Natur überlegen zu sein und die Ökobewegung wurde spöttisch belächelt. Heute gehören natürliche und zertifiziert biologische Rohstoffe zum guten Ton oder umhüllen zumindest den petrochemischen Kern vieler Industrieprodukte mit einem grünen Mäntelchen. Verbraucher haben es nicht leicht, den Werbedschungel zu durchschauen und müssen sich mühsam durch schwer verständliche Inhaltsangaben kämpfen. Immerhin wurde die Sehnsucht nach Natur erkannt, denn es wird hemmungslos mit ihr geworben, auch wenn sie vielleicht nur synthetisch nachempfunden oder in Spuren wirklich vorhanden ist. Wer die Gesetzgebung verfolgt, bekommt immer mehr den Eindruck, als seien natürliche Rohstoffe für den menschlichen Organismus gefährlicher als die vielen synthetischen Substanzen, über deren Langzeitwirkungen wir längst nicht alles wissen.

Als Hersteller sind wir der Werthaltigkeit unserer Wirkaussagen und der Produktsicherheit verpflichtet. Das setzt voraus, dass wir unsere Kenntnisse über natürliche Rohstoffe wie ätherische Öle ständig vertiefen und mit den aktuellsten wissenschaftlichen Erkenntnissen untermauern. Wir können nur dann hochwirksame Rezepturen kreieren, wenn wir die Inhaltsstoffe ganz genau kennen und mit Synergien zu spielen vermögen. Auch das Wissen um Herkunft und Entstehung unserer Rohstoffe ist uns wichtig, denn auf dem langen Weg bis zum finalen Produkt kann viel schiefgehen. Neben allen labortechnischen Analysemethoden ist uns die lückenlose Kontrolle vom Saatgut bis zum abgefüllten Fläschchen selbstverständlich, und das fängt tatsächlich bei der Bestimmung der botanisch richtigen Pflanze an.

Es macht uns hoffnungsfroh, dass immer mehr Krankenhäuser und Pflege-Institutionen naturheilkundliche Methoden wie die Aromatherapie in eine ganzheitliche Behandlung und Pflege mit einbeziehen, was von Patienten, Angehörigen und nicht zuletzt dem Pflegepersonal dankend angenommen wird. Die Aromatherapie ergänzt die konventionelle Medizin auf erstaunliche Weise – antibiotische Wirkungen können wieder aufleben, wo sie von inzwischen resistenten Keimen ausgehebelt wurden, und Krankenhauskeime beginnen, die hochbakterizid, -viruzid und -fungizid wirkenden ätherischen Öle zu fürchten. Die richtige Mischung aus ätherischen und fetten Ölen hilft, Nebenwirkungen von notwendigen medizinischen Maßnahmen zu lindern, und aus eigener Pflegeerfahrung bei meinen Eltern weiß ich, wie alte Haut auch bei monatelanger Bettlägerigkeit gesund und geschmeidig bleiben kann. Das und viele andere Möglichkeiten der Aromatherapie und -pflege verlangen fachliches Wissen und Klarheit über die Qualität der verwendeten Pflanzenstoffe. Ein umfassendes, fundiertes Nachschlagewerk wie das vorliegende ist da von größter Bedeutung.

Seit 1998 begleitet mich das längst liebgewonnene Nachschlagewerk von Eliane Zimmermann, die ich als Aromaexpertin, -lehrerin, -vortragende, -autorin und wissende Frau sehr schätze. Ich freue mich sehr über diese 6. Neuauflage, die in unzähligen Kleinigkeiten aktualisiert wurde und viele zusätzliche Informationen enthält. Es gibt typische Pflanzenfotos zu fast allen ätherischen Ölen, die wichtigsten Ölprofile sind hinterlegt mit mindestens 2 klinischen Studien, die – sehr komfortabel – kurz vorgestellt werden. Die spannende Pflanzen- und Insektenkommunikation wird genauso ausführlich erklärt wie viele andere Themen – das ganze Buch ist eine unglaubliche Fleißarbeit, die kein Detail auslässt.

Was mich besonders begeistert, ist die gleichzeitige Bedeutung von sehr wichtigen evidenzbasierten bzw. wissenschaftlichen Erkenntnissen und die Einbeziehung des zu behandelnden Menschen, dessen Nase den Weg zum richtigen Öl findet. Es ist ein ebenso kompetentes wie liebevolles Buch, das die Intention von Eliane „für den Menschen, nicht gegen die Krankheit" bestens erfüllt. Ich möchte es all denen ans Herz legen, die mit der Aromatherapie professionell arbeiten oder sich für den Hausgebrauch auf verantwortungsvolles Fachwissen stützen wollen – all denen, die wie wir ätherische Öle nicht mehr aus ihrem Leben wegdenken können.

Oy-Mittelberg, Oktober 2017

Ute Leube
Mitgründerin von Primavera
(www.primaveralife.com)

Geleitwort von Albrecht von Keyserlingk

Das Standardwerk der modernen wissenschaftlichen Aromatherapie von Eliane Zimmermann erscheint nun in 6., völlig überabeiteter und erweiterter Auflage. Dieses Kompendium gehört schon seit Jahren auch in die Fachbibliothek des Destillateurs und Extrakteurs. Die Fülle des zusammengetragenen Fachwissens, vordringlich für den lernenden und ausübenden Aromatherapeuten, gibt auch eine Menge zentraler Hinweise für die technischen Voraussetzungen zur Herstellung von qualitativ hochwertigen, biologisch zertifizierten ätherischen Ölen, die ihre Verwendung in der Aromatherapie finden wollen.

Ein Lehrbuch für Aromatherapie ist kein Lehrbuch zur Herstellung von ätherischen Ölen und deren Destillation, ist aber doch ein wesentlicher professioneller Gesprächspartner. Das therapeutische Medikament fordert eine wohldefinierte botanische Identität, die Reinheit und Vollständigkeit des ätherischen Öles und die Rückstandsfreiheit sowohl von Herbiziden, Fungiziden und Pestiziden als auch von Lösungsmitteln.

Zur Herstellung eines therapeutischen Öles ist es wichtig zu wissen, welcher Teil einer Pflanze zu verwenden ist: Ist es Wurzel, Rinde, Stamm, Blatt, Blüte oder Frucht? In welchen Gegenden der Erde wachsen sie wild und in welchen Ländern werden sie landwirtschaftlich angebaut? In welchem Alter und in welcher Jahreszeit erntet man sie, und welche spezifischen Techniken sind bei der Destillation und Extraktion zu beachten?

Mit der Globalisierung und der weltumspannenden Kommunikation erweitert sich der potenzielle Lebensraum vieler Aroma- und Medizinalpflanzen. Teatree wächst im Mittelmeerraum, Vetiver und Campher stammen aus Südamerika und mit Manuka und Styrax kommen sie in die subtropischen Regionen Europas und können hier angebaut werden.

Professioneller Anbau ermöglicht kontrolliert und biologisch zertifizierbare Rohstoffe, bringt aber nicht die regional gewachsene pflanzenspezifische Destillierkunst automatisch mit und muss sich mit der Umsiedelung den europäischen Techniken anpassen. Das Lehrbuch von Eliane Zimmermann gibt Hunderte von einzelnen Hinweisen auf traditionelle Destillations- und Extraktionstechniken mit ihren individuellen, spezifischen Besonderheiten und historisch gewachsenen Gepflogenheiten. Diese Hinweise helfen dem ratsuchenden Destillateur und Extrakteur.

Ein besonderes Augenmerk verdienen jene Pflanzen, die nicht mit der relativ einfachen Wasserdampfdestillation gewonnen werden können, sondern extrahiert werden müssen. Die Extraktionen mit Hilfe von Lösungsmitteln, in diesem Buch als „solvent Extraction" bezeichnet, erfordern wegen deren hoher Giftigkeit und der daran gebundenen schwierigen Rück- und Endreinigung spezifische Anforderungen für ein zertifizierbares Produkt, und es gibt noch eine Menge ungelöster Probleme. Das Kompendium von Eliane Zimmermann zeigt eine Fülle von Anregungen und zukunftsweisenden Forschungsansätzen auf.

Beim Lesen konnte ich persönlich manchmal das Buch nicht aus der Hand legen, weil mir plötzlich in dem trockenen sachlichen Text, zwischen molekularen Details der Pflanzenbeschreibungen, Sätze begegneten wie „blaue Berge", „flimmernde Duftglocken an portugiesischen Küsten". Und da war sie: eine tief romantische Liebe zu den Pflanzen, den Blüten und Düften aus der Aromawelt, die fürsorgliche Liebe der Autorin für ihren Patienten, die glitzernde Sonne auf dem Meereswasser des Mittelmeeres.

Ich wünsche dem Buch einen schönen, langen Lebensweg.

San Nicolao, Korsika, im Herbst 2017

Albrecht von Keyserlingk
Destillateur und Gründer von
Essences Naturelles Corses
(www.essences-naturelles-corses.fr)

Vorwort zur 7. Auflage

Die erste Auflage dieses Buches erschien 1998. Prof. Dietrich Wabner, mein inzwischen verstorbener wissenschaftlicher Mentor, schrieb damals in seinem Geleitwort: „Die Aromatherapie bewegt sich in einer entscheidenden Phase." Tatsächlich hat sich in diesen gut zwei Jahrzehnten vieles zum Positiven bewegt: Die Aromatherapie ist als komplementäres Heilverfahren heute sehr viel besser anerkannt als noch vor der Jahrtausendwende.

In vielen Krankenhäusern, Alten- und Pflegeheimen in Deutschland, der Schweiz und in Österreich konnte sich die evidenzbasierte Aromapflege fest etablieren und wird nun erfolgreich eingesetzt. Die eigentliche Aromatherapie, also die heilende Begleitung mit ätherischen Ölen, ist nur Heilpraktikerinnen, Heilpraktikern, Ärztinnen und Ärzten vorbehalten, in diesem Bereich ist eher nur ein kleiner Fortschritt zu beobachten.

Dennoch arbeiten inzwischen viele gut ausgebildete Aromatherapie-Profis umsichtig und kompetent mit den vielseitigen Naturdüften zum Nutzen und zum Wohl ihrer Klientinnen und Klienten. Denn der Übergang zwischen der Unterstützung des ganzheitlichen Wohlbefindens und der eigentlichen Therapie ist fließend, aus Sicht der Naturheilkundlerin können beide Bereiche nicht getrennt voneinander betrachtet werden.

Insbesondere an einer Ergänzung in dieser Neuauflage lässt sich die komplementäre – also im besten Sinn ergänzende – Arbeit in beiden Arbeitsfeldern gut illustrieren. Es geht um wissenschaftliche Untersuchungen und praktische Übungen beim Verlust des Riechsinns, der nach einer Covid-19-Infektion über Wochen sehnsüchtig vermisst werden kann. Plötzlich kam mit dieser Krankheit die Bedeutsamkeit des Riechens in den Fokus von Normalbürgern. Mit gezielten Riechübungen und auch dank der „stechenden" Eigenschaften einiger ätherischer Öle, die den Trigeminusnerv reizen, kann dieser temporäre Verlust verkürzt werden.

Der modisch-trendige und gleichzeitig oberflächliche Einzug der „Aromatherapie" in die Welt der Influencerinnen und der sogenannten Social Media führte zu einer Flut an bunten Büchern, schnellen Kursen und Aroma-Konsumprodukten. Gleichzeitig nahm die seriöse Auseinandersetzung mit dem therapeutischen Einsatz von ätherischen Ölen stark zu und förderte deren Akzeptanz in den Heil- und Pflegeberufen.

Allerdings schwappen nach wie vor fragwürdige bis gefährliche Empfehlungen sowie haarsträubend überdosierte Rezepturen über den großen Teich zu uns. Etablierte und zuverlässige Öleanbieter werden bisweilen wegen angeblich unreiner Produkte verunglimpft und deutschsprachige Interessentinnen verunsichert. Es ist ein Trend zu beobachten, mithilfe von speziellen Marketingmethoden und stark überteuerten Ölen das Geldverdienen in den Vordergrund zu stellen.

Jedoch wird jedes Jahr mit unzähligen In-vitro-Studien als auch in klinischen Studien nachgewiesen, wie ungemein hilfreich ätherische Öle in der Behandlung insbesondere von chronischen Beschwerden sein können. Auch der verblüffende Einfluss von Riechstoffen auf die menschlichen Emotionen ist inzwischen wesentlich besser untersucht, als dies vor der Vergabe des Nobelpreises für das Enträtseln des Geruchssinnes im Jahr 2004 der Fall war.

Im Bereich der zunehmenden Resistenzen diverser Keime gegenüber der modernen „Wunderwaffe“ Antibiotikum konnte in der jüngsten Vergangenheit zuverlässig aufgezeigt werden, wie ätherische Öle Zellmembranen von pathogenen Keimen schädigen können. Von einigen Naturdüften ist bekannt, dass sie die Effluxpumpen mancher Keime verhindern, auch die Bildung der β-Lactamase wird unterbunden u. a. durch Oregano, zudem stören einige Riechmoleküle das Quorum sensing der Erreger empfindlich.

Es gibt also genügend Gründe, dieses Fachbuch, mittlerweile ein Klassiker für professionelle Anwender, alle paar Jahre gründlich zu überarbeiten und zu erweitern. In dieser Neuauflage habe ich wieder die Anfragen, Sorgen und Nöte von Pflegekräften sowie von den Teilnehmerinnen unserer Ausbildungskurse berücksichtigt und sie zum Nutzen möglichst vieler Leserinnen und Leser thematisiert. Wo möglich, wird die Wirkung und Wirkungsweise von Ölen durch relevante und aktuelle wissenschaftliche Studien belegt. Die meisten wissenschaftlichen Forschungsarbeiten zu ätherischen Ölen werden in englischer Sprache publiziert; ich habe den aktuellen Studienfundus deshalb wieder einmal sorgfältig gefiltert und kontextbezogen im Buch aufbereitet.

Die Verweise auf die seriösen Forschungsergebnisse werden dankbar als Hilfe für die allfälligen Diskussionen zwischen medizinischen und pflegerischen Abteilungen gewürdigt. Manche Leserinnen und Leser haben beim Durcharbeiten geseufzt angesichts der Wissenstiefe der Disziplin und des Umfangs dessen, was eine Aromatherapeutin wissen und beherrschen muss. Ich rate in diesem Falle jedem: Lassen Sie sich nicht entmutigen, die Mühe lohnt sich.

Dass man die Aromatherapie an 2 Wochenenden erlernen könne, wie immer wieder im Internet und in der wirklichen Welt geworben wird, halte ich für Augenwischerei und hohles Marketing. Und dass bereits ganze Seiten aus diesem Buch unter „fremden Federn“ zu finden sind, betrachte ich als Kompliment. Für mich steht die Aromatherapie für wesentlich mehr als „nur“ für Heilen. Ätherische Öle einzusetzen, bereichert und spendet – auch im Leiden – ein Stück mehr Wohlbefinden und Lebensqualität. Nur so ist der Weg zu echter Heilung überhaupt möglich. Körper und Seele werden mit ätherischen Ölen gleichermaßen angesprochen, somit bedeuten Aromatherapie und Aromapflege immer auch mit Wohlgeruch verbundene menschliche Zuwendung .

Die Arbeit mit ätherischen Ölen bekommt inzwischen auch einen wichtigen Stellenwert bei der täglichen Arbeit der Pflegenden, die unvermeidbar und regelmäßig mit der (Basis-)Emotion Ekel konfrontiert werden. Gefühle der Überforderung oder gar Ablehnung können mit passenden und individuell ausgesuchten Anti-Stress-Ölen aufgefangen werden. Die Kompetenz und die pflegerischen Aufgaben erfahren Stärkung und Aufwertung, Burnout-Symptome verlieren an Bedeutung.

Meine britische Kollegin Jane Buckle formulierte das Ziel der Aromatherapie so treffend: „Bringing care back into health care.“ Um es frei zu übersetzen: Wir müssen dem Gesundheitswesen Sorge, Fürsorge, Sorgfalt, Umsicht und Achtsamkeit zurückgeben. Dazu kann die Aromatherapie viel beitragen.

Bei meinen Kursbesuchern bedanke ich mich für die vielen unglaublich wertvollen Erfahrungsberichte und Inspirationen. Frau Wallstein, Frau Haßfeld und Herrn Böser gebührt Dank und Lob für die geduldige und sorgfältige Begleitung dieses umfangreichen Projektes. Herrn Geyer danke ich für die hinzugekommenen bunten „Luftballons“, die dieses dicke Werk so wohltuend mit Leichtigkeit und Abwechslung schmücken.

Glengarriff/Irland, im Juni 2022
Eliane Zimmermann

Einleitung

Merke

Die Aromatherapie ist eine ernst zu nehmende und auf naturwissenschaftlicher Basis begründbare, ergänzende Heilmethode, die sich von der Manipulation der Gefühle und von einer auf Placebowirkungen beruhenden Behandlungsmethode deutlich unterscheidet [79].

Die Therapie mit ätherischen Ölen ist ein Teilbereich der **Phytotherapie**. Sie gehört damit zur sog. **„regulativen Medizin"** mit einer klaren Beziehung zwischen Präparat und Wirkung. Dem Körper wird mit sanften Heilmitteln ein „Angebot" gemacht – und er verarbeitet diese so, wie sie ihm im jeweiligen Moment am besten tun. So ist zu erklären, dass beispielsweise Lavendelöl auf manche Menschen stark beruhigend wirken kann, während andere davon so richtig fit werden.

Mit naturwissenschaftlichen Methoden ist dieses Phänomen kaum zu beschreiben; dennoch kann es nicht abgestritten werden, kommt es doch tagtäglich vor: Jede Hebamme weiß beispielsweise, dass sich die Zusammensetzung der Milch einer stillenden Frau den Bedürfnissen des gestillten Säuglings auf wundersame Weise anpasst. Der Nährstoffgehalt passt sich ständig der jeweiligen Entwicklungsphase des Babys an. Doch wie der weibliche Körper in diesem Moment „weiß", wann der kleine Mensch was braucht, bleibt (noch) ein Geheimnis. Ähnlich „weiß" der aus dem Gleichgewicht geratene Körper meistens, was er mit ihm zugeführten Zubereitungen aus Pflanzen „tun" soll.

Der Nachteil dieser schonenden Arbeit: Es kann Wochen oder gar Monate dauern, bis der Körper wieder im Lot ist. Jedoch sind meistens zumindest kleine Sofortwirkungen zu beobachten, und was vielleicht der wichtigste Aspekt ist: Wenn das richtige Mittel oder die richtige Kombination gefunden wurde, ist der Erfolg meist sehr anhaltend.

Anders wirken die meisten allopathischen Medikamente: Sie heilen selten die **Ursachen** der jeweiligen Erkrankung oder Störung, sondern **dämmen** die Symptome ein und töten bei Bedarf die Krankheitserreger ab. Das ist in Fällen von lebensbedrohlichen, akuten oder schmerzhaften Krankheiten wichtig und hilfreich. Bei chronisch kranken und psychosomatisch leidenden Menschen, empfindlichen Personen, Kindern etc. sind die unerwünschten Nebenwirkungen jedoch oft problematischer als die eigentliche Hilfe. Die konventionelle Medizin arbeitet häufig wie der Besitzer eines Autos, welcher sich über klappernde Geräusche aufregt, dann den losen Auspuff abreißt und nun glaubt, damit sei das Problem behoben.

Bei einem Fahrzeug, um dieses Beispiel weiterzuverfolgen, ist die unerwünschte Nebenwirkung „Funktionsstörung" leicht ersichtlich. Beim allopathisch behandelten Menschen sind die Begleitumstände oft verborgener oder die unerwünschten Nebenwirkungen werden dem Zufall zugeschrieben. Doch nicht umsonst ist für nebenwirkungsreiche (Kampf-)Mittel ein „Waffenschein", die Rezeptpflicht, vorgeschrieben.

In der Aromatherapie konzentrieren wir uns vorwiegend auf die lipophilen (fettlöslichen) Bestandteile einer Pflanze: die ätherischen Öle. Diese können wiederum aus vielen Hundert Bestandteilen zusammengesetzt sein, es sind – pharmakologisch gesehen – Vielstoffgemische.

Durch die Wasserdampfdestillation, die wichtigste Methode zur Gewinnung von ätherischen Ölen, werden der Pflanze nur diese **fettlöslichen** und **flüchtigen** (ätherischen) Stoffe entzogen, die aus sehr kleinen Molekülen bestehen. Während dieses Prozesses entstehen auch die sog. Hydrolate, in denen sich wasserlösliche Stoffe wie die wertvollen Pflanzensäuren befinden. Sie werden erst seit wenigen Jahren in der Literatur ausführlicher beschrieben und entsprechend auch praktisch eingesetzt. In manchen Fällen sind diese therapeutisch besonders sinnvoll in der Anwendung, z. B. Rosenhydrolat bei juckenden und entzündlichen Hautveränderungen.

Nach 30 Jahren der Anwendung von ätherischen Ölen sowohl in der Krankenpflege als auch in der Gesundheitsvorsorge konnten umfangreiche Erfahrungen über den sanften und dennoch in vielen Fällen hoch effektiven Einsatz der Aromapflege gesammelt werden. Dennoch können ätherische Öle bei unsachgemäßer Anwendung auch unerwünschte Nebenwirkungen haben. Sie sollten deshalb nicht ohne Fachwissen eingesetzt werden. Der auf ätherische Öle spezialisierte französische Allgemeinarzt Dr. Daniel Pénoël hat nach eigenem Bekunden in 10 Jahren lediglich 2 Patienten mit Antibiotika behandeln müssen, und das nur auf Wunsch von ängstlichen Eltern. Das komplexe **Vielstoffgemisch** in ätherischen Ölen schafft es auf einzigartige Weise, im Organismus des Menschen nur dort einzugreifen, wo es etwas zu korrigieren gibt – immer vorausgesetzt, die Öle werden korrekt und verträglich dosiert.

Moderne Forschung

Die komplexen Wirkungen von Hunderten von ätherischen Ölen werden überraschend oft in der modernen Wissenschaft untersucht. Wir können auf **etliche Tausend Studien mit ätherischen Ölen** zugreifen, oft werden sie von renommierten Universitäten durchgeführt. Der überwiegende Teil dieser Erkenntnisse stammt aus In-vitro-Arbeiten, also aus der Petrischale, die Ergebnisse sind dann eher theoretischer Natur. Leider finden auch unzählige Tierexperimente statt, so kommt man dann zu In-vivo-Ergebnissen, die sich jedoch nur bedingt auf die menschliche Physiologie übertragen lassen. Placebokontrollierte Doppelblindstudien finden in der westlichen Welt eher selten statt, da Ethikkommissionen diese Arbeiten oft nicht zulassen und der finanzielle Aufwand sehr hoch ist. Er führt selten zu patentierbaren Mitteln, welche das investierte Geld wieder einbringen.

In sog. „Entwicklungs- und Schwellenländern" wird intensiver geforscht, da dort ein großer Teil der aromatischen Pflanzen wächst und man zudem auf preiswerte und verlässliche Arzneimittel angewiesen ist. Im deutschsprachigen Raum tut man sich noch schwer, diese Mittel ernst zu nehmen, das spiegelt sich insbesondere in Bedenken und Vorbehalten von ärztlicher Seite wider. In der englischsprachigen Welt sieht die Lage etwas besser aus, möglicherweise auch aufgrund der Tatsache, dass die Wissenschaftssprache Englisch ist. Selbst wenn also Arbeiten von deutschsprachigen Teams durchgeführt werden, werden sie in den anerkannten internationalen Fachzeitschriften (peer-reviewed journals) selten auf Deutsch publiziert.

In den ersten 15 Jahren des neuen Jahrhunderts sind die wissenschaftlichen Methoden und Möglichkeiten präziser geworden, immer bessere hochauflösende bildgebende Verfahren ermöglichen neue Einblicke in die Welt der Zellen. Es gab in der jüngsten Vergangenheit bemerkenswerte Erkenntnisse zu einzelnen ätherischen Ölen oder deren Hauptkomponenten, stellvertretend seien Folgende erwähnt:

- Wegen der immer mehr nachlassenden Wirksamkeit von Antibiotika wird an Ergänzungen und Alternativen geforscht. Einige ätherische Öle wie Origanum vulgare (Oregano) sind bei nicht lebensbedrohlichen Erkrankungen als Alternative denkbar, da sie bereits als einzunehmende Kapseln erhältlich sind und so eine systemische keimmindernde Wirkung entfalten. Forschungen am Quorum sensing (Gemeinschaftswahrnehmung) von Bakterien belegen die seit bald 30 Jahren gesammelte praktische Erfahrung, dass auch nur moderat antibakteriell wirksame ätherische Öle wie Lavendel oder Rose bei Infektionen hilfreich sein können, da sie die „Angriffslust" von Keimen empfindlich zu stören vermögen ([9], [304], [332], [521]).
- In Deutschland konnte nachgewiesen werden, dass nicht nur die Nase bzw. Rezeptoren in der Riechschleimhaut riechen können, sondern vielerlei menschliche Zellen auf Reize von Riechstoffen reagieren, beispielsweise Herz-, Haut- und Blutzellen ([34], [99]). Prostatakrebszellen reagieren auf den Veilchenduftstoff β-Ionon (auch Ionon genannt) mit einer Hemmung des Zellwachstums [501]. Auch Leberkrebszellen reduzieren ihr Wachstum, wenn sie mit einem Riechstoff in Kontakt kommen: Es handelt sich um den Zitronen-Eukalyptus-Duftstoff (–)-Citronellal [432]. Be-

stimmte Darmzellen sondern Serotonin ab, wenn sie mit Riechstoffen, wie sie in Gewürzen vorkommen, konfrontiert werden [73]. Das Wahrnehmen von Geruchsreizen durch den Trigeminusnerv ist genauer erforscht worden, er kann nicht nur stechende Gerüche wie Ammoniak und Campher wahrnehmen, sondern auch etwas feinere Düfte wie Benzaldehyd (Bittermandel), Linalool (Lavendel) und Citronellal (Zitronen-Eukalyptus; [652]).

- Weltweit wird an der antitumoralen Wirkung insbesondere des Monoterpens d-Limonen, diverser Monoterpenole, einiger Sesquiterpene sowie einiger Furocumarine geforscht ([50], [58], [581], [647], [699]). In einer Übersichtsarbeit, für die fast 130 wissenschaftliche Experimente gesichtet wurden, wird sogar festgehalten, dass die Suche nach natürlichen antitumoral wirkenden Substanzen einen der am schnellsten wachsenden Bereiche der Forschung ausmacht [203]. Zum Leidwesen der Betroffenen, handelt es sich vorwiegend um in-vitro-Arbeiten. Auf der Petrischale sind die erstaunlichen antitumoralen Wirkungen gut nachzuweisen. Doch ein menschlicher Körper ist freilich viel komplexer als unter Laborbedingungen gezüchtete Gewebe. Somit können wir die Ergebnisse aus diesen Studien allenfalls als prophylaktische Inspiration betrachten.
- Im Jahr 2012 wurde in Japan ein medizinischer Forschungszweig, die „Forest Medicine" (Waldmedizin), eingeführt. Nicht nur weiß man inzwischen, dass Riechstoffe (Terpene), die von Bäumen abgesondert werden, mit dem menschlichen Immunsystem interagieren können, sondern es konnte vielfach belegt werden, dass der Anblick und Austausch mit der Natur beispielsweise das Stresshormon Kortisol und sogar Blutzuckerwerte bei Diabetikern senken können [28].
- Eine Zubereitung namens Silexan aus einem speziellen Lavendelöl, das besonders reich an Linalylacetat ist, wurde in mehreren Studien an weit über 1000 Patienten untersucht. Die daraus entwickelten dünndarmlöslichen Kapseln (Lasea) hatten annähernd die gleiche Wirkung wie das viel eingesetzte Benzodiazepam Lorazepam – allerdings ohne das suchterzeugende Potenzial. Das in jeder deutschen Apotheke erhältliche Produkt wird inzwischen gerne bei Schlafstörungen und leichten Angstzuständen empfohlen ([323], [659], [703], [750]).
- Das neue Jahrtausend brachte auch bahnbrechende Erkenntnisse über die Kommunikation zwischen Pflanzen sowie ihre „Nachrichten" an Feinde. Die Rolle von ätherischen Ölen als Pheromone und Signalstoffe von und für Insekten werden inzwischen etwas besser verstanden [482]. Pflanzen können mithilfe von ätherischen Ölen auch „befreundete" Insekten anlocken, welche sie dabei unterstützen, Fraßfeinde abzuwehren. Von einigen Pflanzen ist bekannt, dass sie das Getier, das an ihnen knabbert, am Speichel identifizieren und daraufhin – mithilfe der flüchtigen Riechstoffe, die in solchen Fällen Signalstoffe sind – passgenau bestimmte Alliierte anlocken können ([29], [349]). Bienen beispielsweise stellen Geraniol, Citral (auch in Rosen- und Lemongrassöl enthalten) und andere Terpene her und verwenden sie als Markierungspheromone [700]. Blattläuse stellen trans-β-Farnesen als Alarmpheromon her (auch in Schafgarbenöl enthalten), die Wanze Eurygaster integriceps stellt Vanillin als Sexuallockstoff her.
- Auf molekularer Ebene ähneln einzelne Bestandteile von ätherischen Ölen erstaunlich einigen Neuropetiden (Botenstoffen) in unserem Gehirn. Abkömmlinge dieser Bausteine wie Vanillin und Anthranilat werden also von uns Menschen produziert und sind im Gehirnstoffwechsel an der Herstellung von stimmungsbestimmenden Stoffen wie Serotonin und Dopamin beteiligt. Insbesondere „Stinkstoffe" wie Indol und auch Skatol, welche v. a. in Blütenabsolues vorkommen, sind auch bei diesen Auf- und Abbauprozessen von Nervenbotenstoffen beteiligt [662].

Verschiedene **Pharmazieunternehmen** im deutschsprachigen Raum haben ätherische Öle oder einzelne Bestandteile daraus bereits ausführlich unter die Lupe genommen (beispielsweise Klosterfrau mit Soledum, Pohl Booskamp mit Gelomyrtol und Gelositin, Spitzner mit Enteroplant, Wilmar Schwabe mit Lasea, Rowa mit Rowachol, Montavit mit Tavipec), sodass es von dieser Seite gesicherte Erkenntnisse gibt.

Wir bewegen uns mit der Aromatherapie also nicht auf der Spielwiese der Esoterik und energieschwingenden Wunderheilungen, sondern wir beschäftigen uns mit weitestgehend erwiesenen Tatsachen. Zudem zählt der Einsatz von ätherischen Ölen in sehr vielen Ländern der Erde zur traditionellen **Volksmedizin**, sodass uns recht viele empirisch gewonnene Erkenntnisse zur Verfügung stehen.

Traditionelle Anwendungen

Der Einsatz von Duftstoffen durch den Menschen wird seit Anbeginn der Aufzeichnungen dokumentiert.

Im **Altertum**, beispielsweise von den Priestern der ägyptischen Hochkulturen, wurden Duftstoffe vornehmlich aus Harzen und Blüten, später auch aus Gewürzen eingesetzt. Der Zweck war vermutlich die spirituelle Reinigung, die sich jedoch kaum von der „Therapie" bei körperlichen Beschwerden unterschied. Hier musste dann ein „böser Geist", der übrigens als übel riechend wahrgenommen wurde, vertrieben werden. Ganz wichtig war das Einbalsamieren der Toten. Dieses Mumifizieren verhinderte durch die Anwesenheit von antibakteriell wirksamen ätherischen Ölen das Faulen des Körpers, sodass dieser einfach getrocknet wurde. Das Räuchern von duftenden Substanzen hinterließ uns einen ganz bekannten Räucher- und Parfümstoff der Ägypter, das „Kyphi", genauso wie das Wort **Parfüm** (per fumum, lat. = durch den Rauch), da die ursprüngliche Bedeutung dieses Modeproduktes im Beräuchern von Menschen und Gegenständen liegt [186].

„Weihrauch" als Produkt des in Somalia und Ägypten einheimischen Olibanum-Baumes und auch als „Mischung von Duftstoffen zwecks Räucherung zur Weihe" ist sicherlich eine der ältesten Duftanwendungen.

Hatschepsut, die Königin von Saba, und Kleopatra sind Frauengestalten, denen der verschwenderische Umgang mit „Parfüms" nachgesagt wird. Es gibt heute eine nachempfundene Duftmischung „Song of Salomon", in der die wichtigsten Düfte dieser Epoche enthalten sind.

In der **Bibel** sind auch sehr viele duftende Pflanzen und Substanzen erwähnt: Weihrauch, Myrrhe, Zimt, Narde, Kalmus, Galbanum, Cistrose, Lavendel, Myrte, Adlerholz [606]. Könige wurden mit duftenden Ölen gesalbt, Jesus bekam Räucherwaren zur Geburt überbracht. Manchmal wird behauptet, zu vorbiblischen Zeiten und auch rund um die Zeitenwende seien ätherische Öle im Einsatz gewesen. Da die „richtige" Destillation erst später erfunden wurde (vorher destillierte man vermutlich nur Alkohol), handelte es sich bei den Salbungen, die Lahme wieder gehend gemacht haben sollen, höchstwahrscheinlich um Mazerate, also ölige Auszüge aus pflanzlichen Duftstoffen (in tierischen Fetten und auch in Olivenöl). Auch wurden heilende und stimmungsverändernde Räucherungen gemacht.

Die **Römer** um die Jahrtausendwende wurden bekannt durch ihre exzessive Verschwendung u. a. von Rosenprodukten. Die vermögenden Bürger stellten geradezu ihr Leben in den Dienst von Salben, Pomaden und Riechwässerchen. Cäsar soll sich erst in seinen Badestuhl gesetzt haben, wenn er über und über nach Parfüm duftete.

Im 10. Jahrhundert n. Chr. brachten die Araber die Technik der **Destillation** nach Spanien. Zwei Jahrhunderte später entbrannte in Frankreich ein Streit darüber, wer das Recht habe, Parfüm zu verkaufen. 1268 wurde die „Corporation des Maitres Gantiers" gegründet, sodass zunächst die Handschuhmacher die Herren der Düfte wurden und sich nach einem Rechtsstreit 1614 „Parfümeur" nennen durften. In Zeiten der äußerst ansteckenden Pest waren sie diejenigen, die selten erkrankten. Die Zeit von Königin Elisabeth I. von England (um 1650) war geprägt von duftenden Perücken, Pomaden und Pudern.

Über die Entstehung des „Kölnisch Wasser" gab es lange Zeit unterschiedliche Versionen. Neuere Recherchen zeigen, dass der Italiener Johannis Maria Farina (1685–1766) in die Firma seines Bruders einstieg und dort in Köln den prägenden Duft der Adligen des 18. Jahrhunderts kreierte.

1792, also nach Farinas Zeit, überreichte ein Mönch dem Kaufmann Mühlens das Rezept für das Duftwasser „Aqua mirabilis" zur Hochzeit. Auf der Pariser Weltausstellung 1867 war dieses Eau de Cologne mit der (Haus-)Nummer 4711 eine der größten Attraktionen. Hauptbestandteile vieler Kölnisch-Wasser-Varianten sind auch heute noch Bergamotte-, Neroli-, Petit-Grain- sowie Rosmarinöl.

In der Zeit um die französische Revolution herum waren neben der ersten Haute Couture feinste Düfte tonangebend; es wurden bereits Parfümkompositionen hergestellt. Die Zeit der Industrialisierung begann.

1874 wurde erstmals Vanillin synthetisiert. 1899 erschien das heute teilweise immer noch gültige Standardwerk zur Gewinnung und Zusammensetzung von ätherischen Ölen, *Die ätherischen Öle* von **Gildemeister** und **Hoffmann**, in Leipzig [214].

Zu Beginn des 20. Jahrhunderts schließlich besann man sich wieder auf die heilenden Aspekte der natürlichen Duftstoffe. Der Chemiker und Parfümeur **René Maurice Gattefossé** leitete mit der Erforschung der pharmazeutisch-medizinischen Eigenschaften der ätherischen Öle die Ära der **Aromatherapie** ein [694]. Er löschte nicht, wie es falsch in vielen Texten nachzulesen ist, nach einem Chemieunfall seine Verbrennungen mit Lavendelöl, sondern zog sich beim Wälzen im Gras (zum Löschen) eine Gasbrandinfektion mit Clostridium perfringens zu. Da diese Infektion im Ersten Weltkrieg der Schrecken aller Verwundeten war, wusste Gattefossé, dass er sich in Lebensgefahr befand und besann sich seines Wissens, dass Lavendelöl Infektionen bekämpfen kann. So rettete er mit diesem Öl sein Leben und setzte sich für die weitere medizinische Erforschung dieses und anderer ätherischer Öle ein. In Frankreich arbeiten darum v. a. Ärzte mit diesen Mitteln der Phytotherapie. In England dagegen wurde die Aromatherapie erst einmal eine Domäne von Kosmetikern und Masseuren, eingeleitet durch Kurse von **Marguerite Maury** und ihrer „Erben" **Danièle Ryman** und **Micheline Arcier** sowie **Robert Tisserand**, **Patricia Davis** und **Shirley Price**.

Es gibt bereits frühe wissenschaftliche Studien mit ätherischen Ölen, doch erst seit Ende des 20. Jahrhunderts wird in klinischen, also randomisierten kontrollierten Studien (RCT) der medizinische Einsatz bei Krankheiten von einigen Institutionen untersucht.

Das neue Jahrtausend brachte auch einen Wermutstropfen mit sich: Die Anwendung von weltweit in unvorstellbaren Mengen gehandelten ätherischen Ölen nahm derart zu, dass manche Duftpflanzen inzwischen zu den gefährdeten Arten gehören. Nachdem es bereits zuvor große Sorgen samt Lieferengpässen von **Sandelholz** und **Rosenholzöl** gab, rutschten weitere Naturdüfte in die roten Listen. Es wird immer schwieriger, guten **Weihrauch** zu importieren, die zarten Bäume werden buchstäblich ausgeblutet, das Öl erfährt seit einigen Jahren einen Hype. Das zu intensive Ernten von **Nardenwurzeln** führte zur Gefährdung, seit Januar 2021 zählt sogar Eucalyptus radiata zu den bedrohten Pflanzen (www.airmidinstitute.org), auch **Zedernholz** wird immer knapper, der Bestand wurde in 10 Jahren halbiert. Es gehört also zum Handwerkszeug von bewusst und achtsam arbeitenden Aroma-Enthusiastinnen und -Enthusiasten, sich in diesem Bereich auszukennen. Und Menschen aufzuklären, dass Verschwendung der ätherischen Öle sowohl für die Haut als auch für die Natur ungesund ist.

Zur Arbeit mit diesem Buch

Dieses Buch gibt Ihnen eine Übersicht über die wesentlichen Inhalte einer fundierten **Aromatherapie-Ausbildung**, wie sie sich in Großbritannien bereits durchgesetzt hat. Es skizziert gleichzeitig viele wissenschaftliche Erkenntnisse aus den letzten drei Jahrzehnten. Sie können es von vorne bis hinten durchlesen, es aber genauso gut als **Nachschlagewerk** für Ihren speziellen Bereich benutzen.

In **Teil 1** werden die botanischen und biochemischen Grundlagen erklärt, die für das Verständnis der Potenziale und die therapeutischen Wirkungen immens wichtig sind. Die Umsetzung in der therapeutischen Praxis ist Thema von **Teil 2**. Ausführlich wird auf Anwendungsmöglichkeiten eingegangen und in tabellarischer Form werden wichtige Indikationen übersichtlich dargestellt. Sie helfen im Pflegealltag, schnell die passenden Öle zu finden und sich selbst Mischungen zusammenzustellen. In **Teil 3** erhalten Sie dann einen detaillierten Überblick über Pflanzen und ihre ätherischen Öle – welche Inhaltsstoffe und wichtige Eigenschaften diese auszeichnen, für welche Hauptindikationen sie eingesetzt werden und welche Nebenwirkungen ggf. zu beachten sind. Nützliche Hilfsmittel für die vertiefte Beschäftigung mit der Aromatherapie sind im **Anhang** zusammengefasst. Dort bietet Ihnen ein Rezepturenverzeichnis auch einen wertvollen Überblick und schnellen Zugriff auf alle im Buch vorgestellten Rezepturen (nach Anwendungsgebieten alphabetisch in **Tab. 12.1** aufgelistet).

Sie finden Rezeptbeispiele, die jedoch nur als Anregungen verstanden werden sollen: Für eine ganzheitliche Therapie am Menschen muss man diesen erleben und sowohl die Auswahl der Öle als auch die Behandlungsmethode nach seiner momentanen Befindlichkeit treffen. Auch sollte, wann immer möglich, die Nase der Klientinnen und Klienten miteinbezogen werden. Duftvorlieben sollten respektiert werden, Abneigungen ebenso. Dennoch können Anfänger von den Tabellen profitieren, die sich in diesem Bereich bewährt haben.

Bitte bedenken Sie, dass Sie, wenn Sie Aromapflege oder Aromatherapie anbieten, immer **für** den Menschen (**Abb.**) arbeiten und nicht **gegen** seine Befindlichkeitsstörungen. Lassen Sie sich nicht von komplizierten Diagnosen ablenken, sondern versuchen Sie zusammen mit Ihrer Klientin oder Ihrem Klienten herauszufinden, wie genau sich seine Beschwerde anfühlt, lassen Sie seine Nase mit entscheiden, nachdem Sie als Fachperson eine Vorauswahl an Düften getroffen haben. Im klinischen Bereich gibt es inzwischen etliche Anbieter von bewährten hochwertigen Fertigmischungen, mit denen Sie wohltuende und heilungsfördernde Dufterlebnisse auch in den „sterilsten" Bereich der institutionalisierten Pflege bringen können.

Die ätherischen Öle sind in diesem Fachbuch, das sich an Fachleute wendet, meistens mit korrektem botanischem Namen benannt, insbesondere dann, wenn es sich um eine spezielle Auswahl für einen bestimmten Pflegeaspekt handelt. Für die „Übersetzung" gibt es im Anhang ein Verzeichnis der Öle, das nach den deutschen Bezeichnungen geordnet ist. Wenn keine Pflanzenteile oder Chemotypen dazu genannt sind, spielen sie für die Anwendung nach heutigen Erkenntnissen keine wesentliche Rolle.

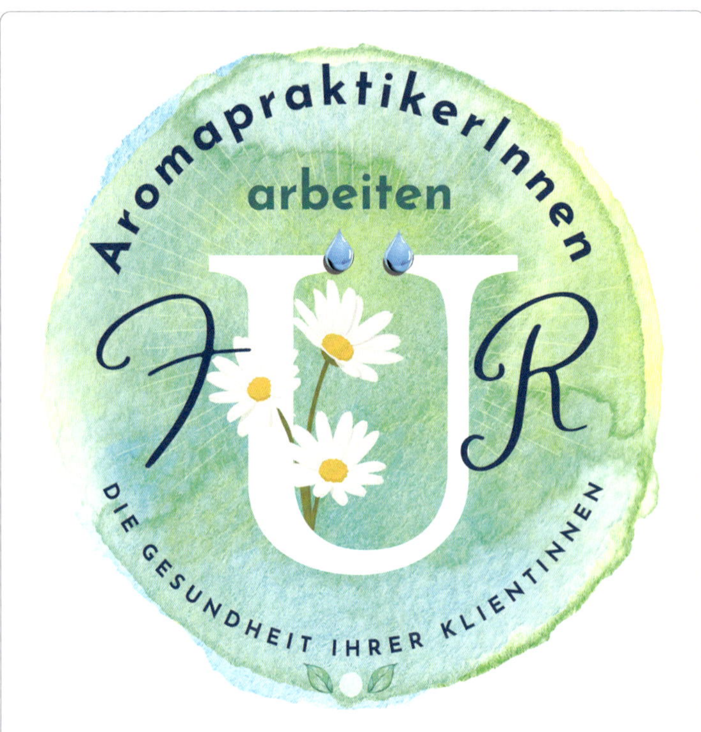

In der Naturheilkunde werden die Selbstheilungsfunktionen der Klientinnen und Klienten gestützt, anstatt nur gegen Symptome zu kämpfen.

Wenn Ihnen die Fülle an Informationen in diesem Buch zu groß vorkommt oder Sie einen roten Faden durch die umfangreiche Materie wünschen, lege ich Ihnen mein ergänzendes *Arbeitsheft Aromatherapie* (Haug Verlag) ans Herz [769]. Darin nehme ich Sie sozusagen an die Hand und zeige Ihnen anhand von leicht zu lösenden kleinen Aufgaben, Fragen und Rätseln, welche Gebiete unserer „duften Materie" besonders wichtig sind. Darin finden Sie, was Sie für eine Abschlussprüfung einer anspruchsvollen Ausbildung unbedingt wissen sollten.

Ich wünsche Ihnen viel Freude bei der Lektüre und v. a. bei eigenen Erfahrungen. Dazu dürfen auch kleine „Fehler" zählen, die einen lehren, achtsam mit diesen „duftenden Kraftpaketen" umzugehen.

Inhalt

Über die Autorin

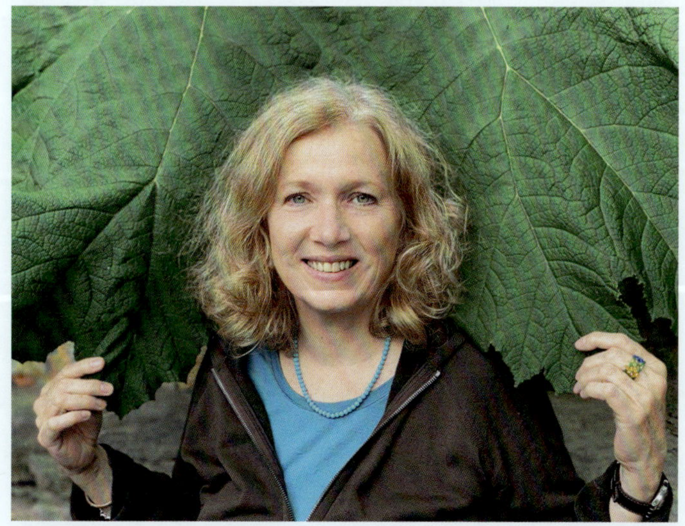

Eliane Zimmermann, Jahrgang 1959, ist in Südamerika geboren und aufgewachsen.

„Mich prägten die tropische Pflanzen- und Tierwelt und ganz besonders der blaue Himmel und das heitere Lebensgefühl.

Nach meiner Ausbildung zur Schwesternhelferin (1979) und neben meiner Arbeit in Krankenhaus und Altenheim besuchte ich Vorlesungen in Medizin an der Uni Bonn, wo mir allerdings zu wenig Aufmerksamkeit auf den Patienten und den Umgang mit ihm gelegt wurde. Meine Liebe zu Grafik und Design bewog mich, Design zu studieren, ein Studiengang, der auch Vorlesungen in Psychologie beinhaltet, die ich natürlich mit großem Interesse besuchte. Später lernte ich Neuro-Linguistisches Programmieren (NLP) bei Richard Bandler, Christina Hall und Cora Besser-Siegmund und spezialisierte mich auf Ernährungsstörungen (Easy Weight). Um zurückzukehren zu meinem ursprünglichen Wunsch, Menschen zu helfen, wandte ich mich nun ganz der Naturheilkunde zu und absolvierte eine 3-jährige Heilpraktikerinnenausbildung in Mainz. In dieser Zeit legte ich auch eine Prüfung ab, um den „Nachweis der Sachkenntnis im Einzelhandel mit freiverkäuflichen Arzneimitteln" führen zu können.

Meine Aromatherapie-Ausbildung absolvierte ich 1989, das Diplom von SPICA (Shirley Price International College of Aromatherapy) führte dann zu meiner ersten Aroma-Praxis in Wiesbaden. Ich ließ mich weiter inspirieren von Prof. Dr. Dietrich Wabner, Dr. Erwin Häringer, Susanne Fischer-Rizzi, Martin Henglein, Inge Andres, Patricia Davis, Dr. Daniel Pénoël, Rodolphe Balz und vielen anderen Kollegen.

Seit 1992 gebe ich Fortbildungsveranstaltungen in Aromakunde und Aromamassage. Im Jahr 2000 beschloss der Familienrat, unseren Lebensmittelpunkt in den Südwesten Irlands zu verlegen. Nun kann ich im subtropischen, fast frostfreien Klima am Golfstrom meine Duftpflanzen gut kultivieren. Der große Pflanzenreichtum meiner Wahlheimat ermöglicht mir außerdem, meine Fortbildungen anschaulich und naturverbunden zu gestalten.

Fasziniert von der klinisch orientierten Arbeit mit pharmazeutisch wirksamen Duftmolekülen suche ich regelmäßigen Austausch mit Wissenschaftlern und Wissenschaftlerinnen. Genauso viel Freude macht mir die „Jagd" nach wissenschaftlichen Studien über ätherische Öle. Noch mehr begeistert mich das Schreiben über dieses spannende Thema, sodass ich inzwischen Autorin von 9 Büchern, eines Sets mit 40 Psycho-Aromatherapie-Karten sowie von zahlreichen Fachbeiträgen über ätherische Öle bin. Zusätzlich schreibe ich seit 2008 regelmäßig Beiträge im ersten deutschsprachigen Blog über Aromatherapie (www.aromapraxis.de) und auf Instagram und Facebook (www.facebook.com/aromapraxis)."

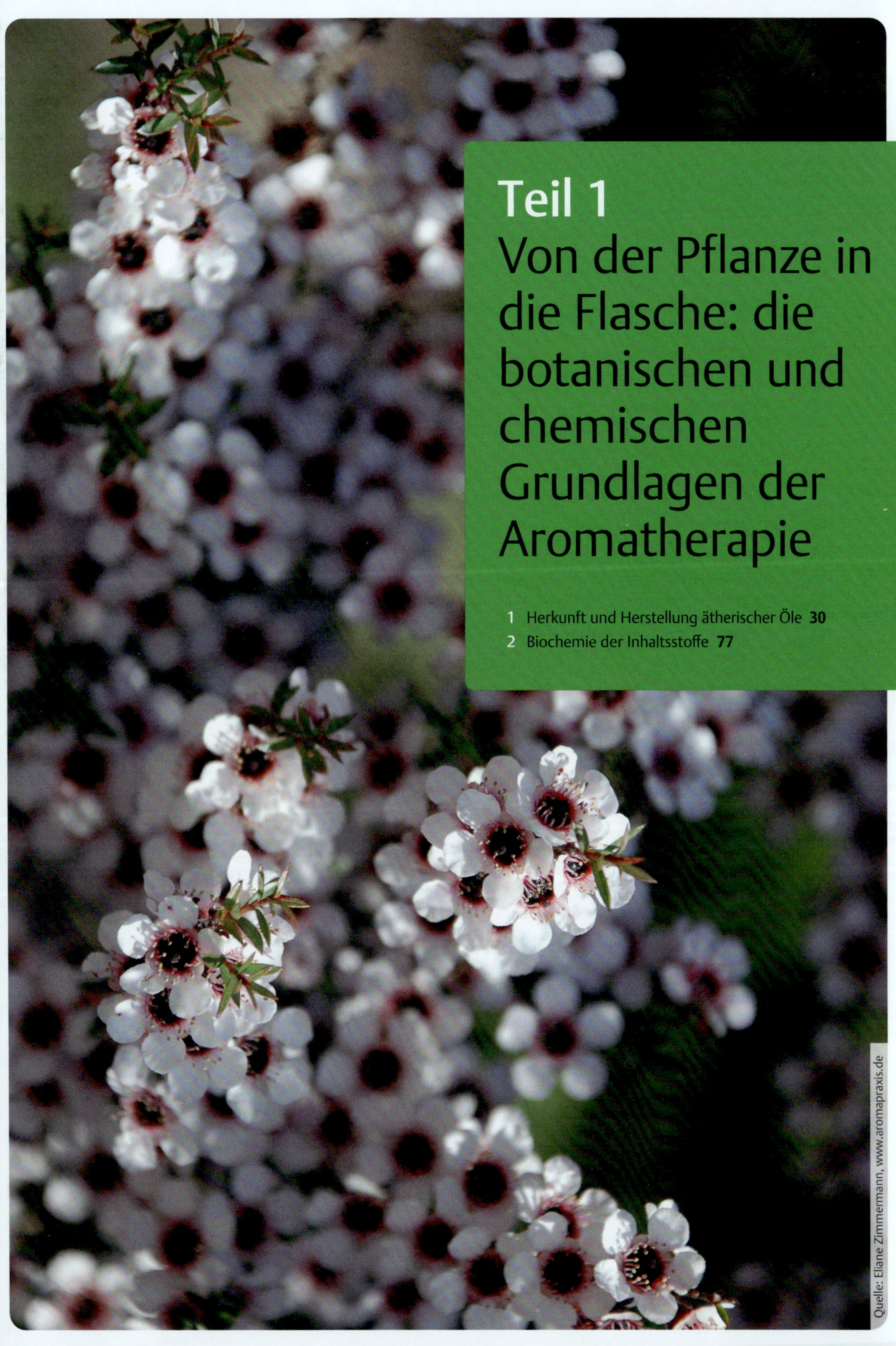

Teil 1
Von der Pflanze in die Flasche: die botanischen und chemischen Grundlagen der Aromatherapie

Quelle: Eliane Zimmermann, www.aromapraxis.de

1 Herkunft und Herstellung ätherischer Öle

Warum beschäftigen wir uns als Aromapraktiker und Aromapflegende mit dem Aufbau, dem Stoffwechsel, der Fortpflanzung und der Namensgebung von Pflanzen? Wir haben es in der ganzheitlichen Aromapraxis (Aromatherapie, Aromapflege) mit Produkten aus lebendigen Pflanzen zu tun: mit ätherischen Ölen, Absolues und Resinoiden sowie mit fetten Ölen und Hydrolaten. Synthetische, tierische und mineralische Produkte werden nicht angewendet.

1.1 Botanik

Da wir also mit Wirkstoffen aus Pflanzen arbeiten, ist es wichtig, die Herkunft des jeweiligen ätherischen Öles, nämlich die Ursprungspflanze, genauer kennenzulernen. Wie groß ist sie, welche Farben haben ihre Blätter und Blüten, welche Struktur und Konsistenz haben ihre einzelnen Organe, wo wächst sie bevorzugt, hat sie bestimmte Nachbarpflanzen, macht sie sich „dünn" oder „breit", blüht und duftet sie eher bei Tag oder eher bei Nacht etc.? Im Idealfall kann man sie in ihrer natürlichen Umgebung betrachten, sie anfassen, ihr Aroma schmecken, ihren Duft einatmen. Das ist nicht immer möglich, auch wenn in Deutschland viele gute Botanische Gärten, Apothekergärten, (Kräuter-)Gärtnereien und Baumschulen zur Verfügung stehen. Gute Abbildungen und getrocknete Pflanzen können beim Kennenlernen hilfreich sein und nicht zuletzt auch das Studium des Lebensraumes der einzelnen Pflanze (wächst sie eher in der Wüste oder an feuchten Orten etc.).

Nach der alten Lehre der „Signatur" gibt die äußere Erscheinung einer Pflanze dem geschulten Auge bereits mögliche Hinweise auf deren Verwendung [227]. Bei den ätherischen Ölen haben wir 2 sehr deutliche Beispiele: Der sich breitmachende, vor Kraft strotzende und auffällige Atlaszeder-Baum versorgt uns mit einem Öl, das bei Immunschwäche, Minderwertigkeitsgefühlen und Erschöpfungszuständen ausgesprochen hilfreich ist. Die schlanke, zum Himmel strebende Italienische Zypresse (Cupressus sempervirens) unterstützt uns mit einem Öl, das beim „Konzentrieren und Sammeln" hilft: Alles, was irgendwie aus den Fugen geraten ist, wird „geordnet", seien es Krampfadern, Cellulite, mangelnde Konzentrationskraft oder Trauerarbeit.

Bestimmte theoretische Grundlagen der Botanik sind für in der Naturheilkunde tätige Menschen auch deswegen nötig: Sie ermöglichen die internationale Verständigung, da die botanischen Namen von Pflanzen weltweit gültig sind. Zudem gibt der vor Jahrhunderten vergebene Artname in vielen Fällen dem Kenner auch Informationen über Aussehen, Wirkung oder Einsatzgebiet.

1.1.1 Taxonomie

Merke

Taxonomie (taxis, gr. = Ordnung) ist ein Teilgebiet der Systematik, das sich mit der Definition der Taxa (Gruppe von Lebewesen, z. B. Stamm, Klasse, Ordnung, Familie) und deren Benennung nach den internationalen Regeln der zoologischen und botanischen Nomenklatur befasst [173].

Die Arbeit der Klassifizierung der Pflanzen verhilft uns zu einer gewissen Übersicht, zudem können wir bei manchen Pflanzenfamilien deutliche Ähnlichkeiten im Aussehen und in der Wirkung der ätherischen Öle feststellen.

Für botanische Laien schwer nachzuvollziehen sind neue wissenschaftliche Erkenntnisse, weswegen es regelmäßig zu Neuerungen in Namen und Familienzuordnungen kommt. Führende Botaniker aus aller Welt treffen sich alle 5 Jahre in einer internationalen Konferenz zwecks Abstimmung von neuen Namen, Familienzugehörigkeiten und sonstigen Erkenntnissen.

Die Grundlagen der modernen Botanik wurden im 18. Jahrhundert gelegt. Es gab zwar über 50 Systeme zur Klassifizierung von Pflanzen, doch nur das System von Carl von Linné (1707–1778) hat bis in die heutige Zeit überlebt und wird als **Taxonomie** (taxis, gr. = Ordnung) bezeichnet. Diese Form der Klassifizierung ergibt sich nach der Anordnung der Fortpflanzungsorgane in den jeweiligen Blüten der Pflanzen. Sie hat weltweite Gültigkeit. Das Pflanzenreich wird in 5 große Hauptgruppen unterteilt:

1. Angiospermae – Bedecktsamer: Das sind ein- und mehrjährige Kräuter und auch viele Bäume und Sträucher (die Samen sitzen gut bedeckt in einer Art Gebärmutter).
2. Gymnospermae – Nacktsamer: Das sind v. a. Nadelhölzer und Ginkgogewächse (die Samen liegen recht ungeschützt an einzelnen Pflanzenstrukturen wie Zapfen).
3. Pteridophyta – Farnpflanzen, Bärlapp und Schachtelhalme
4. Bryophyta – Moose und Lebermoose
5. Algae – Algen

Für die Gewinnung von ätherischen Ölen werden fast nur blühende Pflanzen aus der Gruppe der Angiospermae (Blütenöle, Zitrusschalenöle, Kräuteröle, Gewürzöle, Holzöle) verwendet, sowie einige wenige Pflanzen aus der Gruppe der Gymnospermae (Nadelöle).

Info

Carl von Linné

Die Taxonomie ist eng verknüpft mit dem Namen Carl von Linné, auch Linnaeus genannt. Hinter vielen botanischen Bezeichnungen finden wir den Buchstaben „L.“. Namensgeber dieser Formen war der schwedische Naturforscher. Er wurde am 23. Mai 1707 in Råshult geboren und starb am 10. Januar 1778 in Uppsala.

Nach dem Studium der Medizin und der Naturwissenschaften unternahm er zunächst Forschungs- und Studienreisen nach Lappland, in die Niederlande, nach Großbritannien und Frankreich. Er wurde Arzt in Stockholm, 1739 Präsident der Stockholmer Akademie der Wissenschaften, deren Gründung er mitbewirkt hatte, 1741 wurde er Professor der Anatomie und Medizin in Uppsala, 1742 übernahm er die Professur in Botanik. Linné gestaltete den Botanischen Garten und errichtete ein naturhistorisches Museum.

Der viel beschäftigte Wissenschaftler hat die Grundlagen der botanischen Fachsprache geschaffen, d. h. eine Beschreibung in bestehender Reihenfolge der einzelnen Pflanzenteile. Zudem führte er die **binäre Nomenklatur** ein, z. B. Weißtanne: Abies alba. Die Abkürzung L. hinter einem Pflanzen- oder Tiernamen besagt, dass er diese Art als Erster beschrieben und benannt hat. Das 1735 veröffentlichte Linné-System war auf Unterschiede in den Geschlechtsorganen der Pflanzen aufgebaut (Sexualsystem). Auch zoologische und mineralogische Systeme gab er heraus.

Quelle: [77]

Pflanzenfamilien

Um die Wirkungen der ätherischen Öle zu studieren, ist es hilfreich, ihre Familienzugehörigkeit zu kennen. Mitglieder einer Familie verfügen oft über ähnliche Wirkungen und ähnliche Kontraindikationen. Zum Beispiel ist die äußere schirmartige Blütengestalt bei allen

Apiaceae (Umbelliferae, Doldenblütengewächse) sehr ähnlich. Ihre ätherischen Öle enthalten mal mehr und mal weniger Monoterpenketone oder Phenylether, viele wirken regulierend auf den Hormonhaushalt (z. B. Anis, Fenchel), blähungswidrig und verdauungsfördernd (z. B. Kümmel, Koriander).

In der Familie der **Asteraceae** (Compositae, Korbblütengewächse) – viele erinnern in ihrer Gestalt an Gänseblümchen oder Sonnenblumen – finden wir einige ätherische Öle, die nur zur Anwendung von erfahrenen Therapeutinnen und Therapeuten geeignet sind (z. B. Estragon, Tagetes) oder gar nicht verwendet werden sollten (z. B. Beifuß, Wermut, Rainfarn). Die entkrampfenden und entzündungshemmenden Kamillen dagegen gehören zur Grundausstattung der Aromatherapeutin/des Aromatherapeuten.

Die Familie der **Pinaceae** (Kieferngewächse) versorgt uns mit ausgezeichneten Helfern bei Atemwegserkrankungen, die auch hervorragend die Luft desinfizieren können: Kiefernnadelöl, Tannennadelöl, Fichtennadelöl.

Viele ätherische Öle, die aus Pflanzen der Familie der **Myrtaceae** (Myrtengewächse) destilliert werden, sind mittlerweile fast ein Synonym für „Anti-Erkältungsmittel“: Eukalyptus, Myrte, Cajeput. Ihr Duft wird mit „medizinisch“ beschrieben; einige sind auch wirksame Mittel bei venösen Leiden. Einige Myrtengewächse bieten hervorragende antiinfektiöse ätherische Öle: Gewürznelke und Piment.

Die Öle der meisten **Lamiaceae** (Labiatae, Lippenblütengewächse) sind ausgezeichnet verträglich. Früher wurde vom Gebrauch in der (problematischen) Schwangerschaft abgeraten, heutzutage spricht nichts gegen die äußere und gut verdünnte Anwendung, wenn entsprechende Indikationen vorliegen. Beispielsweise kann verdünntes Pfefferminzöl in der Schwangerschaft inhaliert, Melissenöl bei viralen Erkrankungen eingerieben, ein Fußbad mit 1 Tropfen Rosmarinöl bei niedrigem Blutdruck durchgeführt werden. Einige von ihnen wirken leicht blutdruckerhöhend.

Die Zitrusöle aus der Familie der **Rautengewächse** (Rutaceae) haben sowohl einen Bezug zum Verdauungstrakt als auch zur Psyche: Mandarine, Orange, Zitrone. Ihre Blüten (Neroli) und Blätter (Petit Grain) helfen der „zerknitterten Seele“.

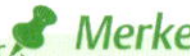

Merke

Trotz aller Gemeinsamkeiten ist es unerlässlich, jedes einzelne ätherische Öl und seine Inhaltsstoffe samt Nebenwirkungen gut kennenzulernen und, wann immer möglich, die Duftpräferenzen der Patienten zu respektieren.

Etwa 40 Pflanzenfamilien beliefern uns mit Duftstoffen. Nicht jede Pflanze, die stark duftet, lässt ihren Duft „einfangen“ (z. B. Maiglöckchen, Flieder), da die Duftstoffe durch Hitze, Druck oder Lösungsmittel zerstört werden (oder die Ausbeute zu gering für die Vermarktung ist).

Heutzutage sind rund 3000 ätherische Öle, Absolues und Resinoide bekannt, jedoch nur ca. 300 davon werden für pharmazeutische, landwirtschaftliche und kosmetische Zwecke sowie für die Lebensmittel- und Parfümbranche genutzt [581].

Nachfolgend sind die wichtigsten Pflanzenfamilien aufgelistet, aus denen dufteliefernde Pflanzen hervorgehen. Übrigens werden sie im Deutschen meistens falsch betont ausgesprochen. Im Standardwerk *Zander – Handwörterbuch der Pflanzennamen* kann man nachlesen, dass die Aussprache Geraniáceae, Lamiáceae, Lauráceae, Rosáceae, Santaláceae, Lavándula, Zíngiber usw. lautet [173]. Ausführliche Beschreibungen der ätherischen Öle, die zu den jeweiligen Pflanzenfamilien gehören, finden Sie in Kap. 7 (S. 332).

Info

Pflanzenfamilien und wichtige Gattungen mit aromatherapeutisch verwendeten Arten

Amaryllidaceae, Amaryllisgewächse

- Hyazinthe
- Knoblauch
- Narzisse
- Zwiebel

Anarcadiaceae, Sumachgewächse
- Mastix
- Roter Pfeffer

Annonaceae, Flaschenbaumgewächse
- Ylang Ylang

Apiaceae/Umbelliferae, Doldenblütengewächse
- Angelika
- Anis
- Asafoetida
- Dill
- Fenchel
- Galbanum
- Karotte
- Koriander
- Kreuzkümmel
- Liebstöckel
- Petersilie
- Sellerie

Asparagaceae, Spargelgewächse
- Tuberose

Asteraceae/Compositae, Korbblütengewächse
- Alant
- Beifuß
- Calendula
- Costus
- Davana
- Estragon
- Immortelle
- Kamille (deutsch)
- Kamille (römisch)
- Rainfarn
- Heiligenkraut
- Schafgarbe
- Tagetes
- Wermut

Burseraceae, Balsambaumgewächse
- Elemi
- Linaloe
- Opoponax
- Palo Santo
- Myrrhe
- Weihrauch

Caprifoliaceae, Geißblattgewächse
- Baldrian
- Narde

Cistaceae, Cistrosengewächse
- Cistrose

Cupressaceae, Zypressengewächse
- Cade
- Thuja
- Wacholder
- Texas-Zeder
- Zypresse

Ericaceae, Erikagewächse
- Rhododendron
- Wintergrün

Geraniaceae, Storchschnabelgewächse
- Rosengeranie

Hamamelidaceae, Hamamelisgewächse
- Styrax

Hypericaceae, Johanniskrautgewächse
- Johanniskraut

Iridaceae, Schwertliliengewächse
- Iris
- Safran

Lamiaceae/Labiatae, Lippenblütengewächse
- Basilikum
- Bohnenkraut
- Lavendel
- Majoran
- Melisse
- Mönchspfeffer
- Monarde
- Oregano
- Patchouli
- Pfefferminze
- Rosmarin
- Salbei
- Thymian
- Ysop

Lauraceae, Lorbeergewächse
- Cassiazimt
- Kampferbaum
- Litsea cubeba
- Lorbeer
- Massoia
- Ravintsara
- Rosenholz
- Sassafras
- Zimt

Leguminosae/Fabaceae, Hülsenfrüchtler, früher Papilionaceae, Schmetterlingsblütengewächse
- Cabreuva
- Cassie
- Copaiba
- Ginster
- Mimose
- Steinklee
- Tolubalsam
- Perubalsam
- Tonka

Magnoliaceae, Magnoliengewächse
- Magnolie
- Champaca

Malvaceae, Malvengewächse
- Moschuskörner

Myristicaceae, Muskatnussgewächse
- Muskatnuss
- Macis („Muskatblüte")

Myrtaceae, Myrtengewächse
- Bay
- Cajeput
- Eukalyptus
- Kanuka
- Manuka
- Myrte
- Nelkenbaum
- Niaouli
- Teebaum
- Zitronen-Teebaum
- Zitronenmyrte

Oleaceae, Ölbaumgewächse
- Jasmin
- Osmanthus

Orchidaceae, Orchideengewächse
- Vanille

Pinaceae/Abietaceae, Kieferngewächse
- Balsamtanne
- Douglasie
- Fichte
- Lärche
- Latschenkiefer
- Meerkiefer
- Riesentanne
- Weißtanne
- Zeder
- Zirbelkiefer

Piperaceae, Pfeffergewächse
- Kubebe
- Pfeffer

Poaceae/Gramineae, Gräser
- Citronella
- Lemongrass
- Palmarosa
- Vetiver

Rosaceae, Rosengewächse
- Bittermandel
- Rose

Rutaceae, Rautengewächse
- Amyris
- Bergamotte
- Boronia
- Bucco
- Clementine
- Grapefruit
- Limette
- Mandarine
- Orange
- Pampelmuse
- Raute
- Yuzu
- Zitrone

Santalaceae, Sandelholzgewächse
- Sandelholz

Schisandraceae/Illiciaceae, Sternanisgewächse
- Sternanis

Sterculiaceae, Sterkuliengewächse
- Kakao

Styracaceae, Storaxbaumgewächse
- Benzoe

Verbenaceae, Eisenkrautgewächse
- Zitronenverbene („Eisenkraut")

Violaceae, Veilchengewächse
- Veilchen

Zingiberaceae, Ingwergewächse
- Galgant
- Ginger Lily
- Ingwer
- Kardamom
- Kurkuma

Binäre Nomenklatur

Die ebenfalls von Linné geschaffene binäre Nomenklatur (binarius, lat. = zwei enthaltend; nomenclatura, lat. = Namensverzeichnis) ordnet jeder bekannten Pflanze 2 Namen zu. Sie ist – im Gegensatz zu lokal verwendeten, teils sehr unterschiedlichen Namen – **international gültig**.

Als botanischer Laie kann man sich Eselsbrücken ausdenken, um das System der Pflanzenbenennung nachvollziehen zu können. Da wir nur mit 3 Bestandteilen der wissenschaftlichen Klassifizierung arbeiten, könnte die Merkhilfe folgendermaßen aussehen:

1. **Pflanzenfamilie** (Familia):
   - z. B. Lamiaceae, Rutaceae, Rosaceae
     Eselsbrücke: das „Volk" der Bayern oder das „Volk" der Ostfriesen
2. **Gattung** (Genus):
   - z. B. Lavandula, Citrus, Rosa
     Eselsbrücke: die Nachnamen, also der Clan der Müllers, Meyers, Schmidts (Tante, Onkel, Oma, Opa etc.)
3. **Art** (Spezies):
   - z. B. angustifolium, aurantium, damascena
     Eselsbrücke: die Vornamen: Lieschen Müller, dazu ihre Geschwister Hans Müller und Gertrud Müller

Der erste Name innerhalb der binären Nomenklatur nennt immer die **Gattung**: beispielsweise Abies (Tannen), Citrus (Zitrusfrüchte), Lavandula (Lavendelarten), Rosa (Rosenarten; **Tab. 1.1**). Die entsprechende Klassifizierung gibt es auch in der Tierwelt.

Der zweite Name (Artepitheton) beschreibt meistens die **Merkmale** der Art:

- **Blattform** oder deren Anordnung:
  - angustifolia > schmalblättrig
  - latifolia > breitblättrig
  - acutifolia > spitzblättrig
  - flexuosus > biegsame Blätter
  - asperum > rau
  - lavandulifolia > Blätter ähnlich dem Lavendel

Tab. 1.1 Binäre Nomenklatur.

Reich	Pflanze	Tier
Familie	Rosaceae	
Gattung	Rosa (Rose)	
Art	R. damascena	
Familie		Hunde (Canidae)
Gattung		Dackel
Art		Rauhaardackel
Familie	Lamiaceae	
Gattung	Thymus (Thymian)	
Art	T. vulgaris	
Familie		Katzen (Felidae)
Gattung		Hauskatzen
Art		Perserkatze
Familie	Myrtaceae	
Gattung	Eucalyptus (Eukalyptus)	
Art	E. citriodora	

- Charakteristika der **Blüten**:
  - grandiflorum > großblumig
  - anthopogon > bärtige Blüte
  - viridiflora > grüne Blüten
  - centifolia > hundertblättrig
  - radiata > speichenförmig, strahlend
- Beschaffenheit der **Früchte**:
  - globulus > kugelförmig
  - racemosa > reich an Weinbeeren
  - nucifera > Nüsse produzierend
- Gebrauch in der **Heilkunde**:
  - officinalis > offizinell, in der Apotheke/Heilkunde gebräuchlich
  - medica > für medizinische Zwecke
  - verum, vera > der, die Wahre
- generelle **Wertschätzung** oder Handhabung:
  - nobilis > edel, nobel
  - basilicum > königlich
  - sacra > heilig
  - communis > üblich, weitverbreitet
  - sativum > angepflanzt, kultiviert
  - recutita > beschnitten
  - vulgare > gemein, überall vorkommend
- **Duft**, der Geschmack:
  - citrata > zitronig
  - odorata > duftend
  - fragrans > duftend
  - graveolens > stark duftend
  - piperita > pfeffrig
  - deliciosa > lecker
- **Farbe**:
  - nigrum > schwarz
  - album, alba > weiß
  - viridis > grün
  - pallida > blass
  - sempervirens > immergrün (= kein Laubfall im Herbst)
- **Größe**:
  - grandis > groß
  - nana > zwergwüchsig, klein
- **Wuchsform** oder das „Verhalten“:
  - procumbens > (nieder) kriechend
  - scoparium > besenartig
  - serpyllum > (schlangenartig) kriechend
- **Herkunftsort**:
  - damascena > aus Damaskus
  - atlantica > vom Atlasgebirge
  - italicum > aus Italien
  - sinensis > aus China
  - sibirica > aus Sibirien
  - zeylanicum > aus Sri Lanka (Ceylon war der alte Name der Insel)
- bevorzugter **Wuchsort**:
  - aquatica > am Wasser wachsend
  - montana > am Berg wachsend
  - hortensis > im Garten wachsend
  - sylvestris > im Wald wachsend
- **Absonderungen**:
  - styraciflua > Styraxharz fließend
  - ladanifer(us) > Labdanum(harz) machend
  - balsamifera > Balsam machend
  - galbaniflua > Galbanumharz fließend
- Jemand wird mit dem **Namen** geehrt:
  - menziesii > Archibald Menzies, ein Botaniker
  - sacra > William R. Carter, kanadischer Botaniker

Wenn Pflanzen wissenschaftlich exakt beschrieben und unterschieden werden, finden wir hinter dem Gattungs- und Artnamen entweder die Namen oder die Kürzel der Namen von Botanikern angefügt. Es handelt sich um die Namen derjenigen Forscher und Sammler, welche die Pflanze erstmals beschrieben haben. Sehr häufig war das Carl von Linné (1707–1778), darum finden wir sein Kürzel L. hinter vielen der traditionell verwendeten Kräuter und hinter den meisten Namen unserer beliebtesten Pflanzenöle. Mill. hinter den wissenschaftlichen Namen von Lavendel, Rose und Weißtanne bezieht sich auf den englischen Gärtner und Botaniker Philip Miller (1691–1771). Otto Stapf (1857–1933), ein österreichischer Botaniker, wurde hinter dem Namen von Lemongrass verewigt, Sir William Jackson Hooker (1785–1865), Direktor des Londoner Botanischen Gartens Kew, zeichnete mit Hook (z. B. Eucalyptus citriodora), sein nicht minder berühmter Sohn Joseph Dalton Hooker (1817–1911) dagegen zeichnete mit Hookf (filius, lat. = Sohn). Die Namen und Biografien hinter diesen Abkürzungen können im Internet nachgeschlagen werden.

Konsequenzen für die Aromatherapie und Aromapflege

An den Beispielen „Tanne“ (**Tab. 1.2**), „Ho-Baum“ (**Tab. 1.3**), „Zitronengras“ (**Tab. 1.4**) und „Lavendel“ (**Tab. 1.5**) können wir erkennen, dass ätherische Öle auch eng verwandter Arten und selbst verschiedener Chemotypen einer Art sehr unterschiedlich zusammengesetzt sein können. Die genaue Bezeichnung zu verwenden, ist also sehr wichtig.

Oft werden unterschiedliche Namen für ein und dieselbe Familie oder Pflanze verwendet, z. B. Apiaceae oder Umbelliferae für die Doldenblütengewächse, Lamiaceae oder Labiateae für die Lippenblütengewächse, Poaceae oder Gramineae für die Süßgräser, Syzygium aromaticum oder Eugenia caryophyllata für den Gewürznelkenbaum.

Manchmal wiederum werden fälschlicherweise gleiche Namen für völlig unterschiedliche

Tab. 1.2 Inhaltsstoffe (in %) und Eigenschaften von ätherischen Ölen aus der Gattung **Abies**. Die Monoterpene sind von links nach rechts in abnehmender, die Monoterpenester in steigender Konzentration angegeben.

Inhaltsstoff	A. alba Weißtanne	A. balsamea Balsamtanne	A. grandis Riesentanne	A. sibirica „Fichtennadel“
Monoterpene	bis 95	bis 90	bis 80	10
Monoterpenester, v. a. Bornylacetat	bis 10	bis 16	bis 26	30–40
Eigenschaften	• stark antiviral • stark antibakteriell • bei Muskelschmerzen • raumluftdesinfizierend • sekretolytisch • konzentrationsfördernd • potenziell hautreizend (v. a. in heißem Badewasser)	• stark antiviral • stark antibakteriell • bei Muskelschmerzen • raumluftdesinfizierend • sekretolytisch • konzentrationsfördernd • potenziell hautreizend (v. a. in heißem Badewasser)	• antiviral • antibakteriell • entspannend • entkrampfend • v. a. bei obstruktiven Atemwegserkrankungen • stimmungsaufhellend	• entspannend • entkrampfend • v. a. bei obstruktiven Atemwegserkrankungen • stimmungsaufhellend

Tab. 1.3 Inhaltsstoffe (in %) und Eigenschaften von ätherischen Ölen aus der Gattung **Cinnamomum** (Zweige/Blätter).

Inhaltsstoff	C. camphora Ct. Linalool Ho-Blätter	C. camphora Ct. 1,8-Cineol Ravintsara	C. camphora Ct. Campher Kampferbaum	C. zeylanicum Echter Zimt	C. aromaticum Cassiazimt
Linalool	96–99	0,2	–	–	–
Bornan-2-on (Campher)	–	0,07	40–50	–	–
1,8-Cineol	–	65	20–30	–	–
Eugenol	–	–	–	70–80	–
Zimtaldehyd	–	–	–	2	78–85

► **Tab. 1.3** Fortsetzung.

Inhaltsstoff	C. camphora Ct. Linalool Ho-Blätter	C. camphora Ct. 1,8-Cineol Ravintsara	C. camphora Ct. Campher Kampferbaum	C. zeylanicum Echter Zimt	C. aromaticum Cassiazimt
Eigenschaften	• hautpflegend • ausgleichend • antiseptisch • schlaffördernd • ideal für Kleinkinder	• tonisierend • sekretolytisch • konzentrationsfördernd • ab Schulkindalter	• anregend • sekretolytisch • konzentrationsfördernd • nicht für Kinder und Schwangere	• stark antiseptisch (Breitband) • stark durchblutungsfördernd • nicht für Kinder und Schwangere	• stark antiviral • stark durchblutungsfördernd • nicht für Kinder und Schwangere

Tab. 1.4 Inhaltsstoffe (in %) und Eigenschaften von ätherischen Ölen aus der Gattung **Cymbopogon**. Die Monoterpenole und Monoterpenester sind von links nach rechts in abnehmender, die Monoterpenaldehyde in steigender Konzentration angegeben.

Inhaltsstoff	C. martini Palmarosa	C. nardus Citronella	C. winterianus Java-Citronella	C. flexuosus Ostindisches Lemongrass	C. citratus Westindisches Lemongrass
Monoterpenole	± 85	± 58	± 32	± 6	± 5
Monoterpenester	18–35	8	10,5	3	2
Sesquiterpenverbindungen	1,5	3	keine	14	14
Monoterpenaldehyde	keine	± 16	± 45	± 82	± 90
Eigenschaften	• antimikrobiell (Breitband) • besonders antimykotisch • hautpflegend • ausgleichend • spasmolytisch • schlaffördernd • eher bei **akuten** Zuständen	• leicht antiviral • antiinflammatorisch • insektifug	• leicht antiviral • antiinflammatorisch • potenziell leicht hautreizend • insektifug	• antiviral • antiinflammatorisch • potenziell hautreizend • eher bei **chronischen** Zuständen	• antiviral • antiinflammatorisch • potenziell hautreizend • eher bei **chronischen** Zuständen

Pflanzen genannt, z. B. „Wald- oder spanischer Majoran“ für eine Thymianart (Thymus mastichina), „Zeder“ für diverse Wacholder- und Zypressenarten aus Nordamerika (Juniperus virginiana und Thuja occidentalis), „Westindisches Sandelholz“ für Amyris (Amyris balsamifera), „Eisenkraut“ für Zitronenverbene (Aloysia triphylla), „Melisse indicum“ für Citronella (Cymbopogon nardus/winterianus).

Tab. 1.5 Inhaltsstoffe (in %) und Eigenschaften von ätherischen Ölen aus der Gattung **Lavandula**.

Inhaltsstoff	L. angustifolia Echter Lavendel	L. intermedia Super Lavandin	L. latifolia/spica Speiklavendel	L. stoechas Schopflavendel
Linalool	29–37	37	40	Spuren
Linalylacetat	30–33	37	1,75	–
Bornan-2-on (Campher)	0,2	–	16–28	15–30
Fenchon	–	–	–	45–50
1,8-Cineol	0,6	3	26	–
Eigenschaften	• ausgleichend • spasmolytisch • schlaffördernd • hautpflegend	• ausgleichend • spasmolytisch • hautpflegend • etwas anregender	• tonisierend • hyperämisierend • sekretolytisch • konzentrationsfördernd • nicht für Kinder und Schwangere	• stark granulationsfördernd • potenziell neurotoxisch • nicht für Kinder und Schwangere

Es ist darum für die heilende und pflegende Arbeit mit ätherischen Ölen wichtig, sich mit den korrekten Namen der Ölepflanzen zu beschäftigen und diese bei Rezepturen exakt anzugeben.

1.1.2 Stoffwechsel der Pflanzen

Primärstoffwechsel

Der Primärstoffwechsel der Pflanzen heißt **Photosynthese**. Durch das grüne Pigment **Chlorophyll** wird das Sonnenlicht absorbiert und bildet aus energiearmem **Kohlendioxid** (aus der Luft) und Wasser (aus der Erde) energiereiche Kohlenhydrate (Zucker). Dabei wird Sauerstoff frei. Dieser Stoffwechsel ist notwendig für das Überleben der Pflanze und damit auch von Tier und Mensch. Der Primärstoffwechsel ist verantwortlich für den Aufbau (Anabolismus) und den Abbau (Katabolismus) biologischer Moleküle, beispielsweise von Aminosäuren, Fetten und fettartigen Stoffen, Kohlenhydraten sowie von Nukleinsäuren.

Dieser Metabolismus findet konstant statt, auch wenn sich die Pflanze im Ruhezustand befindet. Moleküle werden auf- und abgebaut, unnötige oder nicht funktionsfähige Bausteine können ausgeschieden werden.

Info

Produkte aus dem Primärstoffwechsel
Auf- und Abbau: konstant.
Notwendig für das Überleben der Pflanze.
Es **entstehen**:
- Fettsäuren und Fettsäureester (Kokosfett, Olivenöl, Sesamöl)
- Aminosäuren, Peptide, Proteine (Gelatine)
- Kohlenhydrate:
  - Monosaccharide (Sorbitol, Glukose, Fruktose)
  - Oligosaccharide (Saccharose, Laktose, Honig)
  - Polysaccharide (Stärke, Pektin, Agar-Agar)
  - Pflanzenschleime (Eibischwurzel, Flohsamen, Leinsamen)

Sekundärstoffwechsel

Der „Sekundärstoffwechsel der Pflanzen" ist ein Begriff aus dem letzten Jahrhundert und war ursprünglich eine Umschreibung für „zweitrangig, ohne Bedeutung" [61]. Heute weiß man, dass Pflanzen ohne einige der auf diesem Stoffwechselweg entstehenden Stoffe nicht überleben können, und man beginnt seit einigen Jahren, auch die enorme Wichtigkeit der sekundären Pflanzenstoffe für Ernährung, Gesundheit und Heilungsmöglichkeiten zu erkennen [732]. Im Sekundärstoffwechsel werden solche Stoffe gebildet, die nur in ganz spezifischen Zellen vorkommen, deren Produkte für die Zelle selbst entbehrlich sind. Diese Moleküle können jedoch für die Pflanze als Ganzes nützlich sein: Mono- und Sesquiterpene zur Abwehr von Fraßfeinden, phenolische Verbindungen zum Anlocken von Bestäubungsinsekten, Abtöten von schädigenden Mikroorganismen etc.

Viele dieser Inhaltsstoffe haben sehr unterschiedliche, teils noch unbekannte Funktionen für die jeweilige Pflanze. Dem Menschen dienen viele dieser Substanzen als Arzneimittel [86].

Ätherische Öle entstehen in 2 unterschiedlichen Prozessen im glatten endoplasmatischen Retikulum und in den Plastiden der Zelle:

- **Terpene** mit und ohne funktionelle Gruppen auf dem Terpenoidstoffwechselweg (oder Mevalonatweg),
- **Phenylpropane**, das sind Nebenprodukte des Aminosäurestoffwechsels, auf dem Shikimatweg.

Info

Produkte aus dem Sekundärstoffwechsel

Auf- und Abbau: bei Bedarf.

Für die Zelle **entbehrlich**, jedoch für den Gesamtorganismus **nützlich**.

Es **entstehen** über den **Mevalonatweg** (aus der Mevalonsäure) bzw. Terpenoidstoffwechselweg:

- Isoprenoide:
  - ätherische Öle: Monoterpene (C 10) wie Limonen, Menthol, Bitterstoffe und Sesquiterpene (C 15) wie Caryophyllen, Azulen, Bitterstoffe
  - Diterpene (C 20): Harze, Balsame
  - Triterpene (C 30): Harze, Steroide, Saponine
  - Tetraterpene (C 40): Carotinoide
- Alkaloide:
  - Alkaloide vom Phenylalanin-Typ: Morphium, Kodein
  - Alkaloide vom Tryptophan-Typ: Strychnin, Chinin
  - Alkaloide vom Glycin-Typ: Koffein, Theobromin

Es **entstehen** über den **Shikimatweg** (aus der Shikimisäure), d. h. über Nebenprodukte des Aminosäurestoffwechsels:

- Phenylpropanoide (Anethol, Estragol, Eugenol, Vanillin):
  - Cumarine (heuähnlicher Duft, beim Trocknen gebildet, z. B. Tonkabohne) und Furanocumarine (Bergamotte, Angelikawurzel)
  - Flavonoide (Isoflavone, Flavone, Anthocyane)

1.1.3 Funktionen von ätherischen Ölen

Man glaubte zunächst, ätherische Öle, also flüchtige Riechstoffe, seien Abfallstoffe des pflanzlichen Stoffwechsels. Viele Beispiele zeigen jedoch, dass sie vielfältige Funktionen erfüllen müssen:

- Bei Tierfraß oder übermäßigem Insektenbefall können sie zur „**chemischen Waffe**“ werden, sie können sogar als unmittelbare Reaktion auf die Attacke gebildet werden. Hungrige Tiere werden so abgehalten, zu viel von einer großen Pflanze oder zu viele Pflanzen einer Art zu fressen ([61], [772]). Maispflanzen beispielsweise produzieren trans-β-Caryophyllen (ein Duftstoff im Nelkenöl), wenn sie von den Larven des Schädlings Spodoptera littoralis angegriffen werden. Mit diesem flüchtigen Duftstoff locken sie Feinde des Schädlings an. Die meisten überzüchteten US-amerikanischen Maispflanzen können keine Verbündeten mehr anlocken, da sie diesen Riechstoff nicht mehr bilden können [353]. Mais kann zudem dank des flüchtigen Moleküls Indol (auch in den meisten Blütenabsolues enthalten) nicht nur Nachbarpflanzen, sondern auch die eigenen Blätter gegen einen bevorstehenden Angriff wappnen, wie Forscher an der Universität Bern feststellen konnten. Maisblätter produzieren Indol ausschließlich, wenn sie von Schädlingen angegriffen werden. Werden Maispflanzen künstlich mit Indol umgeben, reagieren sie mit einer gesteigerten Abwehrbereitschaft. Bei Schädlingsbefall erfolgt die Abwehr schneller und stärker als ohne Indol.

„Die Pflanzen warnen so nicht nur die Umwelt, sondern auch ihre eigenen Blätter“, berichtet der Mitautor der Studie, „sie führen sozusagen Selbstgespräche“ [172].

- Gleichzeitig dienen ätherische Öle oder besonders flüchtige Bestandteile daraus als „**Kommunikationsmittel**“, um andere Pflanzen, die sich in der entsprechenden Windrichtung befinden, vor dem Fraßfeind zu „informieren“. Diese verändern dann ihren Geschmack, z. B. durch Absondern von Bitterstoffen, ohne selbst „angegriffen“ worden zu sein ([29], [349]).
- Viele Pflanzen sind auf Insekten angewiesen, um die **Bestäubung** und damit den Fortbestand der Art zu sichern. Ätherische Öle sind gewissermaßen Kennzeichen oder Signalstoffe, mit denen sie die entsprechenden Tiere anlocken (z. B. Bienen, Schmetterlinge, Fledermäuse).
- Die bakteriziden und fungiziden Eigenschaften vieler Bestandteile der ätherischen Öle sind mittlerweile hinreichend bekannt. Sie unterstützen nicht nur die Gesundheit des Menschen, sondern sind in erster Linie die pflanzeneigene „**Apotheke**“, um Krankheiten durch Mikroorganismen abzuwenden.
- Manche Pflanzen sichern durch ätherische Öle ihren **Lebensraum** ab. Sie sondern Düfte ab, die es anderen Pflanzen erschweren, sich zu nah bei ihnen anzusiedeln. So sichern sie sich beispielsweise die benötigte Menge an Wasser und Mineralstoffen.
- In heißen und trockenen Gegenden sowie in der heißen Jahreszeit schützen ätherische Öle die Pflanzen auch vor übermäßiger ultravioletter (UV) Strahlung und Wasserverdunstung: Ein gasförmiger **Schutzschleier** legt sich um ihre Blätter oder Nadeln (der Begriff „Blaue Berge“ bezieht sich auf den Isoprenschleier, der in Mitteleuropa v. a. von den Nadelbäumen gebildet wird). Ansammlungen von Cistrosensträuchern kann man wegen dieser „Duftglocke“ beispielsweise im sommerlichen Portugal bereits von Weitem riechen.

Sicherlich werden noch andere Funktionen der ätherischen Öle entschlüsselt werden, obwohl das Interesse an diesem Gebiet eher zu den Randwissenschaften zählt.

Zwischen ätherischen und fetten Pflanzenölen bestehen die in **Tab. 1.6** aufgeführten Unterschiede.

Tab. 1.6 Unterschiede zwischen ätherischen und fetten Pflanzenölen.

Natürliche ätherische Öle schonend angebaut und gewonnen	Fette Pflanzenöle nativ (kalt gepresst)
Kohlenwasserstoffmoleküle, hauptsächlich C 10, C 15 und Benzenverbindungen C 6	Kohlenwasserstoffmoleküle, vorwiegend C 16 und C 18
„Hausapotheke der Pflanze“: wirken gegen Bakterien, Viren, Pilze	Nahrungsreserve für nachfolgende Pflanzengeneration (meistens in den Samen)
wirken antioxidativ („entgiftend“) und (viele Bestandteile) wirken antitumoral, wirken modulierend auf den Hormonhaushalt	wirken antioxidativ („entgiftend“) und unterstützen Reparaturvorgänge, Grundbausteine für menschliche Zellen
zählen zu den sekundären Pflanzenstoffen, müssen mit der Nahrung (in Spuren) aufgenommen werden	bestehen aus Fettsäuren, teilweise essenziell (müssen vom Menschen aufgenommen werden), einige Fettbegleitstoffe zählen zu den sekundären Pflanzenstoffen
enthalten keine Kalorien	1 g enthält 9 kcal, landen weniger „auf der Hüfte“ als tierische Fette, da stoffwechselaktiver
sind flüchtig, hinterlassen keinen bleibenden Fettfleck auf Papier (es sei denn, sie sind farbig wie Schafgarbenöl)	sind ölig-fettig, hinterlassen einen bleibenden, leicht transparenten Fettfleck auf Papier

1.1.4 Pflanzenorgane

Pflanzen bilden und speichern ihre Duftstoffe in unterschiedlichen Organen. Diese wiederum befinden sich in unterschiedlichen Pflanzenteilen.

Drüsen, Drüsenhaare oder Drüsenschuppen

Die Duftstoffe werden an der Oberfläche der Pflanze in ein- oder mehrzelligen Ausstülpungen gespeichert.

- **Drüsenhaartyp A (Köpfchenhaare)** kommt hauptsächlich bei den Korbblütengewächsen vor, z. B.
  - Chamaemelum nobile, Kamille (römisch),
  - Matricaria recutita, Kamille (deutsch),
  - Helichrysum italicum, Immortelle.
- **Drüsenhaartyp B (Drüsenschuppen)** befindet sich auf den Blättern vieler Lippenblütengewächse und Storchschnabelgewächse, beispielsweise von
  - Ocimum basilicum, Basilikum,
  - Thymus vulgaris, Thymian,
  - Rosmarinus officinalis (neuer Name: Salvia rosmarinus), Rosmarin,
  - Salvia officinalis, Salbei,
  - Salvia sclarea, Muskatellersalbei,
  - Pelargonium × graveolens, Rosengeranie.

Eine leichte Berührung, ein Vorbeistreifen genügt, um den Duft intensiv wahrnehmen zu können.

Wir sprechen beim ätherischen Öl der Rosengeranie, welche in der Osmologie oft interessante Hinweise zu menschlichen Beziehungen der schnuppernden Person verrät, gerne von einem „Kontaktdufter“.

Ölzellen und Harzzellen

Das sind Zellen, die wie winzige Behältnisse mit Öl oder Harz gefüllt sind, z. B. bei:

- Laurus nobilis, Lorbeerblätter
- Cinnamomum zeylanicum, Zimtblätter
- Zingiber officinale, Ingwerwurzel
- Elettaria cardamomum, Kardamom
- Curcuma longa, Gelbwurz
- Piper nigrum, Pfeffer
- Myristica fragrans, Muskatnuss

Bei diesen Pflanzen nehmen wir am meisten vom Duft wahr, wenn man die Pflanzenteile etwas bricht, zerreibt oder hineinbeißt.

Ölgänge und Harzgänge

Durch Auseinanderweichen von benachbarten Zellen entstehen Hohlräume (schizogene Öl- oder Harzgänge) im Gewebe der Pflanze; dort werden Öle und Harze gespeichert:

- Pimpinella anisum, Anis
- Foeniculum vulgare, Fenchel
- Carum carvi, Kümmel
- Picea obovata, Fichte
- Pinus sylvestris, Kiefer
- Abies alba, (Weiß-)Tanne
- Cedrus atlantica, Atlaszeder
- Commiphora molmol, Myrrhe
- Boswellia sacra, Weihrauch

Ohne diese Samen oder Nadeln zu quetschen oder zu mörsern, entweicht kaum etwas von dem Duft. Die Baumrinden müssen angeritzt werden.

Ölbehälter

Lysigene Ölbehälter entstehen durch das **Auflösen** der Zellwände von Sekretzellen (sekundäre Hohlraumbildung; **Abb. 1.1**). Wir können sie mit bloßem Auge in den Schalen der Zitrusfrüchte sehen, z. B. bei:

- Citrus × bergamia, Bergamotte
- Citrus reticulata, Mandarine

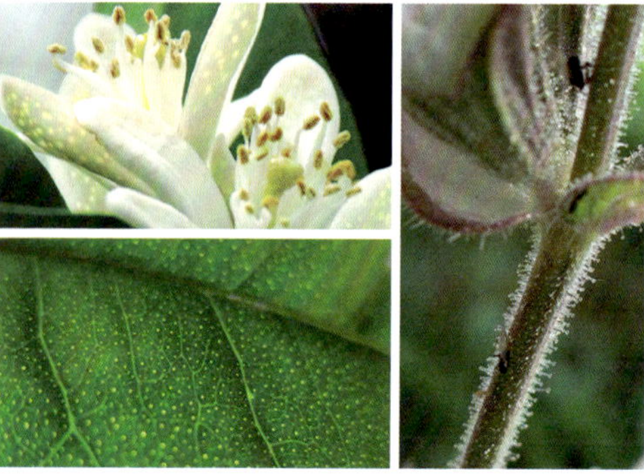

Abb. 1.1 Ölbehälter bei Orangenblüte und Mandarinenblatt sowie stark duftende Drüsenhaare bei Muskatellersalbei – mit einer handelsüblichen Kamera aufgenommen.

- Citrus × aurantium, (Bitter-)Orange
- Citrus limon, Zitrone
- Eucalyptus globulus, Eukalyptus
- Melaleuca alternifolia, Teebaum
- Syzygium aromaticum, Gewürznelke

Durch Schneiden und Drücken platzen diese Hohlräume, und der Duft kann entweichen. Sie enthalten relativ viel ätherisches Öl und liefern recht preiswerte ätherische Öle [670].

1.1.5 Pflanzenteile

Ätherische Öle, Absolues und Resinoide werden aus unterschiedlichen Pflanzenteilen hergestellt (**Abb. 1.2**). Ein und dieselbe Pflanze kann Düfte ganz unterschiedlicher Art mit ganz unterschiedlichen Inhaltsstoffen, Nebenwirkungen und Indikationen liefern (**Tab. 1.7**).

Für die therapeutische Anwendung ist es darum unerlässlich, nicht nur den korrekten botanischen Namen anzugeben, sondern bei manchen Pflanzen auch den Pflanzenteil, der verarbeitet wurde. Beim korrekten Rezeptieren von Heilpflanzen (Drogen) werden folgende Abkürzungen verwendet:

Tab. 1.7 Vergleich der Inhaltsstoffe (in %) in verschiedenen Pflanzenteilen.

Pflanze/Inhaltsstoff	Pflanzenteil		
Cedrus atlantica			
Inhaltsstoff	**Zweige**	**Zweige/Nadeln**	**Holz**
α-Pinen	69	80	–
Myrcen	7,3	–	–
α-Atlanton	–	–	7,5
α-, β-, γ-Himachalen	–	–	66,5
Cinnamomum zeylanicum			
Inhaltsstoff	**Blatt**	**Rinde**	**Wurzel**
Linalool	–	5	Hauptbestandteil
Cinnamal (Zimtaldehyd)	bis 3	64–76	–
Eugenol	70–87	6–10	–
Bornan-2-on (Campher)	–	–	Hauptbestandteil
Citrus × aurantium			
Inhaltsstoff	**Blüte (flos) Neroli**	**Blätter (fol.) Petit Grain**	**Früchte (fruct.)**
D-(+)-Limonen	0–10	1–8	89–94
Linalool	30–53	12–25	0,25–2
Linalylacetat	3–16	50–70	0,5
Bergapten	–	–	0,035–0,073

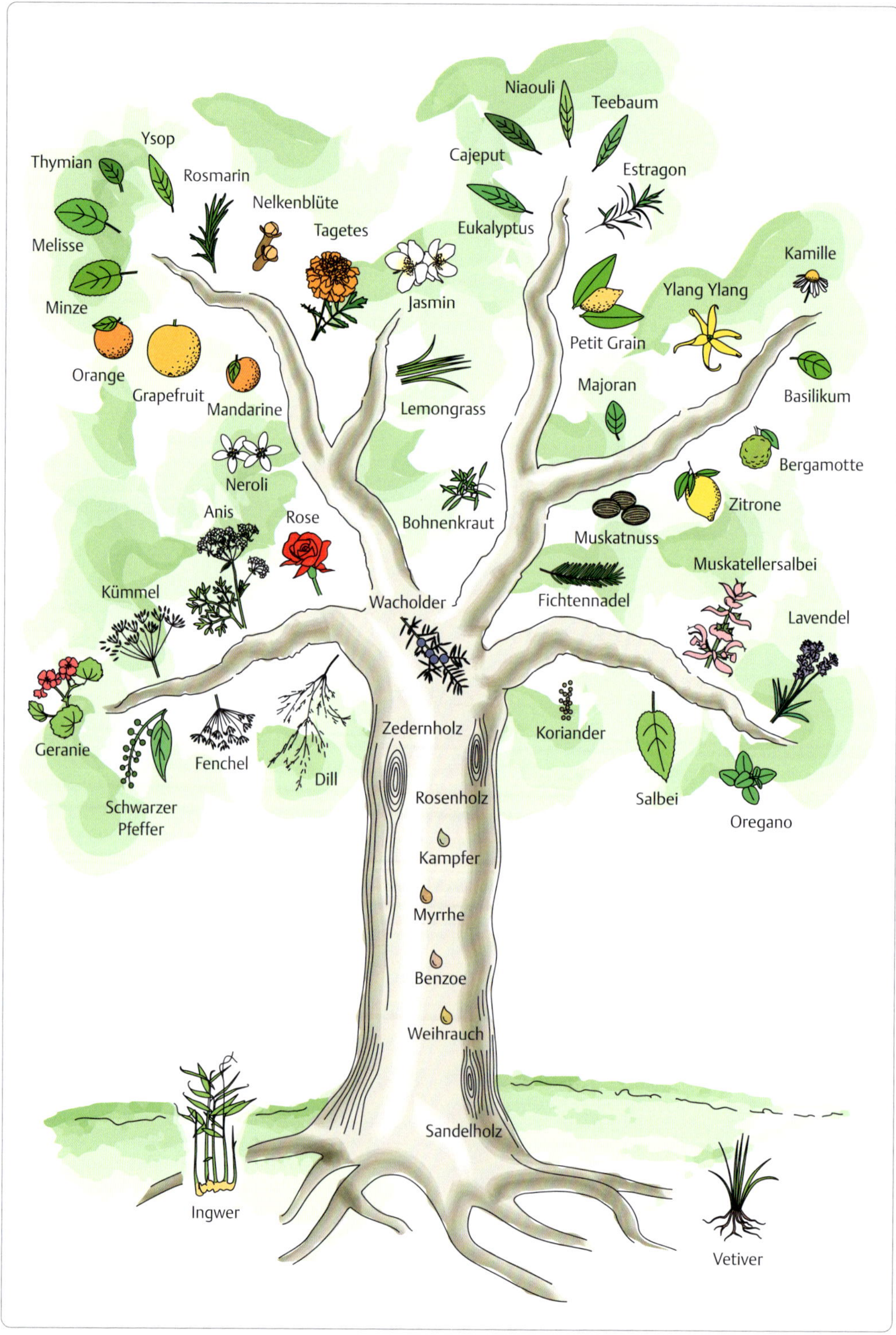

Abb. 1.2 Pflanzenteile, aus denen Öle gewonnen werden können.

ⓘ Info

Beispiele üblicherweise verwendeter Pflanzenteile mit Abkürzungen:

- **Blätter** (folium) fol., z. B.: Bay, Cajeput, Cassiazimt, Cistrose, Eukalyptus, Geranie, Ho-Baum, Kanuka, Lorbeer, Myrte, Niaouli, Gewürznelke, Manuka, Patchouli, Petit Grain, Ravintsara, Rhododendron, Teebaum, Thuja, Veilchen, Ysop, Zimt, Zitronenmyrte, Zypresse
- **Nadeln**, z. B.: Tanne, Kiefer, Fichte, Wacholder, selten: Zeder
- **Ganze Pflanze/Kraut** (herba) herb., z. B.: Basilikum, Bohnenkraut, Estragon, Immortelle, Johanniskraut, Kamille (wild), Liebstöckel, Majoran, Melisse, Minze, Oregano, Quendel, Rosmarin, Salbei, Thymian, Ysop, Zitronenverbene
- **Gras**, z. B.: Citronella, Gingergrass, Lemongrass, Palmarosa
- **Blüten** (flos) flos, z. B.: Cassis, Champaca, Frangipani, Ginster, Hyazinthe, Jasmin, Kamille, Lavendel, Mimose, Narzisse, Neroli, Osmanthus, Rose, Tagetes, Tuberose, Ylang Ylang
- **Blütenknospen**, z. B.: Gewürznelke
- **Fruchtschalen** (pericarpium) per., z. B.: Bergamotte, Clementine, Grapefruit, Limette, Mandarine, Orange, Zitrone
- **Früchte/Beeren** (fructus) fruct., z. B.: Wacholder, Schinus (Roter Pfeffer), Muskatnuss, Pfeffer, Tonka
- **Schoten** (Kapselfrucht), z. B.: Vanille
- **Früchte** (fructus) fruct. (korrekte Bezeichnung statt Samen), z. B.: Anis, Fenchel, Kardamom, Karotte, Koriander, Kreuzkümmel, Kümmel
- **Holz/Zweige** (lignum) lig. und (ramus) ram., z. B.: Amyris, Gewürznelke, Kiefer, Linaloe, Oud, Palo Santo, Rosenholz, Sandelholz, Tanne, Zeder
- **Harze/Balsame** (resina destillata) res. dest., z. B.: Benzoe, Copaiba-Balsam, Elemi, Galbanum, Myrrhe, Opoponax, Perubalsam, Tolubalsam, Styrax, Weihrauch
- **Rhizome** (rhizoma) rhiz., z. B.: Alant, Galgant, Gelbwurz, Ingwer, Iris
- **Rinde** (cortex) cort., z. B.: Zimt
- **Wurzeln** (radix) rad., z. B.: Angelika, Baldrian, Galbanum, Liebstöckel, Narde, Vetiver
- **Zapfen** (strobilus) strob., z. B.: Tanne

1.1.6 Chemotyp

Chemotypen (Abkürzung Ct. oder früher auch: Chemodem) beziehen sich auf botanisch und sichtbar identische Pflanzen, die jedoch durch Standort (Höhe, Längen- und Breitengrad, Klima, Boden und v. a. die Menge der UV-Licht-Einstrahlung), Erntezeitpunkt und Verarbeitungsmethoden völlig unterschiedliche biochemische Inhaltsstoffe entwickeln können (**Tab. 1.8**). Der Chemotyp ist also eine biochemische Beschreibung der Inhaltsstoffe individueller Pflanzen, die erst nach Destillation der Pflanzen per Gaschromatogramm des ätherischen Öles bestimmt werden können.

Das Phänomen der Chemotypen wurde bereits 1906 vom österreichischen Botaniker **Otto Stapf** (1857–1933) beobachtet. Für das „Bulletin Nr. 8 1906" des britischen Botanischen Gartens in Kew bei London schrieb er einen interessanten Artikel über ein und dieselbe botanische Art, nämlich über Cymbopogon nardus (L.) Rendle (früher Andropogon), und wie sie unterschiedliche chemische Schwerpunkte, also Inhaltsstoffe ausbilden kann. Er weist auf die Ähnlichkeit mit Lemongrass (Cymbopogon citratus und C. flexuosus) hin und beleuchtet auch andere ähnliche, kaum unterscheidbare tropische Süßgräser. Er sprach damals von „physiologischen Rassen".

Dem heute noch sehr aktiven französischen Forscher, Dozent, Fachbuchautor und Gründer des renommierten belgischen Öle-Anbieters Pranarôme, Pierre Franchomme (geb. 1943), haben wir das heutige Wissen und die Verfügbarkeit von gänzlich unterschiedlichen Chemotypen des Thymianöles zu verdanken (**Abb. 1.3**).

Die Abkürzung für Chemotyp lautet in Deutschland meist „Ct.", oder der dominierende Inhaltsstoff, z. B. Thymol, steht hinter dem botanischen Namen. Im Französischen benutzt man für „Spécificité biochimique" die Abkürzung „s. b.", im Englischen „b. s." für „biochemical specificity" oder auch „chemotype".

Für die heilende und pflegende Arbeit mit ätherischen Ölen bedeutet der korrekte Einsatz von chemotypisierten Ölen die bestmögliche Betreuung der Patienten, Bewohner und Kunden.

Tab. 1.8 Vergleich der Inhaltsstoffe (in %) verschiedener Chemotypen.

Pflanze/Inhaltsstoff	Chemotyp	
Melissa officinalis		
Inhaltsstoff	**Citral-Typ**	**Citronellal-Typ**
Citral (Geranial und Neral) • niedrige Werte: Ernte Juni • höhere Werte: Ernte Ende August	• Geranial 27–42 • Neral 20–31,5	• Geranial 24–28 • Neral 16–20
Citronellal	0,5–1,2	8–10
Myrtus communis		
Inhaltsstoff	**Cineol-Typ**	**Ester-Typ**
1,8-Cineol	30–44	16–30
Myrtenylacetat u. a. Ester	bis 8	15–22
Rosmarinus officinalis		
Inhaltsstoff	**Cineol-Typ**	**Ketonester-Typ**
1,8-Cineol	45	6–9
Bornylacetat (Monoterpenester)	0,5	11
Thymus vulgaris		
Inhaltsstoff	**Monoterpenol-Typ**	**Phenol-Typ**
Linalool und/oder Geraniol	35–75	1–7
Thymol/Carvacrol	bis 3	36–44

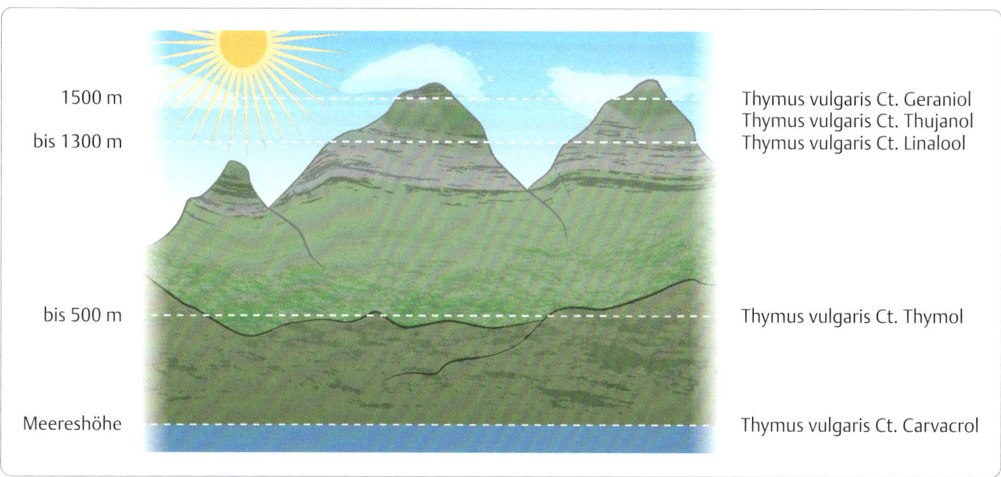

Abb. 1.3 Unterschiedliche Chemotypen von Thymus vulgaris in Abhängigkeit von Meereshöhe und UV-Strahlung.

Die therapeutischen Eigenschaften und potenziell unerwünschten Wirkungen können sich je nach Chemotyp erheblich unterscheiden; so können ätherische Öle mit einem bestimmten chemischen Schwerpunkt hautreizend wirken, während ein anderer chemischer Schwerpunkt keinerlei Gefahr bedeutet und sogar für Kleinkinder geeignet ist. Vor allem bei den häufig verwendeten Ölen von Thymus vulgaris und Rosmarinus officinalis ist es deshalb sehr wichtig, den exakten botanischen Namen samt Chemotyp zu wissen (**Tab. 1.9**). Menschen mit Erfahrung können den chemischen Schwerpunkt durch Riechen am Öl erkennen.

Bei Mentha (Minzearten) und Eucalyptus (Eukalyptusarten) werden die ätherischen Öle sowohl aus botanisch unterschiedlichen Arten als auch aus chemotypisierten Pflanzen gewonnen (beispielsweise Eucalyptus polybractea Ct. Cineol und Eucalyptus polybractea Ct. Crypton). Bekannt, jedoch selten als ätherische Öle erhältlich, sind ferner Chemotypen von Helichrysum italicum (Immortelle), Matricaria recutita (Deutsche Kamille), Melaleuca alternifolia (Teebaum),

Tab. 1.9 Öle unterschiedlicher Chemotypen im Handel.

Pflanze	Chemotyp	Anwendungsgebiet	Kontraindikation
Basilikum			
Ocimum basilicum Basilikum „exotisch“	Methylchavicol (Estragol)	• stark spasmolytisch • bei stressbedingten vegetativen Störungen • stimmungshebend	• bei starker Verdünnung (0,5–1 %) keine bekannt • bei hoher Dosierung eventuell hepatotoxisch
Ocimum basilicum Basilikum „europäisch“	Linalool	leicht spasmolytisch bei stressbedingten vegetativen Störungen bei Prüfungs- und anderen Ängsten stimmungshebend	bei starker Verdünnung (0,5–1 %) keine bekannt
Kampferbaum/Ravintsara			
Cinnamomum camphora Kampfer	Bornan-2-on (Campher)	Durchblutungsstörungen und Schmerzen der Muskulatur Erkrankungen der Atemwege (sekretolytisch und expektorativ)	nicht für Schwangere, Kinder und Epileptiker je nach Dosierung neurotonische bis neurotoxische Wirkung
Cinnamomum camphora Ravintsara	1,8-Cineol (Eucalyptol)	Erkrankungen der Atemwege (sekretolytisch und expektorativ) Herpes labialis und zoster Windpocken und Keuchhusten stark antiviral	keine bekannt
Cinnamomum camphora Ho-Blätter	Linalool	Erkrankungen der Atemwege und generelle Infekte bei Kindern Hautmykosen	keine bekannt

► **Tab. 1.9** Fortsetzung.

Pflanze	Chemotyp	Anwendungsgebiet	Kontraindikation
Melisse			
Melissa officinalis Melisse	Citronellal	virale Infekte	leicht hautreizend
Melissa officinalis Melisse	Geranial	virale Infekte lokale und systemische Entzündungen mit Schmerzen Schlafstörungen	bei starker Verdünnung (0,5–1 %) keine bekannt
Melissa officinalis Melisse	Caryophyllen	chronische Entzündungen immunmodulatorisch spasmolytisch	bei starker Verdünnung (0,5–1 %) keine bekannt
Myrte			
Myrtus communis Myrte türkisch	1,8-Cineol (Eucalyptol)	Erkrankungen der Atemwege (sekretolytisch und expektorativ) lokal schmerzlindernd	keine bekannt
Myrtus communis Myrte nordafrikanisch	Myrtenylacetat	Schlafstörungen Verspannungen systemisch schmerzlindernd allergischer Schnupfen	keine bekannt
Myrtus communis Myrte Anden	α-Pinen	schmerzlindernd (Rheuma) Infekte und Schmerzzustände bei Kindern	keine bekannt
Rosmarin			
Rosmarinus officinalis Rosmarin	Bornan-2-on (Campher)	Durchblutungsstörungen und Schmerzen der Muskulatur Kalziumantagonist [25] Hypotonie Gedächtnisstörungen leichte Demenz	nicht für Schwangere und Kinder je nach Dosierung neurotonische bis neurotoxische Wirkung
Rosmarinus officinalis Rosmarin	1,8-Cineol (Eucalyptol)	Erkrankungen der Atemwege (sekretolytisch und expektorativ)	nicht für Schwangere und Kinder
Rosmarinus officinalis Rosmarin	Verbenon/Bornylacetat	Dyspepsie cholagog und choleretisch spasmolytisch	nicht für Kleinkinder für Schulkinder geeignet

► **Tab. 1.9** Fortsetzung.

Pflanze	Chemotyp	Anwendungsgebiet	Kontraindikation
Thymian*			
Thymus vulgaris Thymian	Carvacrol	schwere Infektionen v. a. Bakterien, Pilze Atemwege Haut	haut- und schleimhautreizend Vorsicht bei Schwangeren und Kindern bei Leberschädigung Leberwerte im Auge behalten
Thymus vulgaris Thymian	Thymol	Infektionen v. a. Bakterien, Pilze Atemwege Haut	haut- und schleimhautreizend Vorsicht bei Schwangeren und Kindern bei Leberschädigung Leberwerte im Auge behalten
Thymus vulgaris Thymian	para-Cymen (p-Cymen)	Schmerzzustände v. a. bei rheumatischen Erkrankungen	leicht haut- und schleimhautreizend
Thymus vulgaris Thymian	α-Terpineol/Terpinylacetat	Infektionen	keine bekannt
Thymus vulgaris Thymian	Thujanol-4	Infektionen v. a. Viren und Chlamydien Genitalbereich	keine bekannt
Thymus vulgaris Thymian	Geraniol	Infektionen v. a. Bakterien, Pilze Kinder Schwangere Genitalbereich	keine bekannt
Thymus vulgaris Thymian	Linalool	Infektionen v. a. Bakterien, Pilze Kinder Schwangere Genitalbereich	keine bekannt

* Es gibt im deutschsprachigen Handel zudem noch ätherische Öle aus Thymus mastichina (Cineol-Typ), Thymus satureioides (Borneol-Typ), Thymus serpyllum (Thymol-Typ), Thymus zygis (Thymol-Typ).

Leptospermum scoparium (Manuka), Melissa officinalis (Melisse), Salvia officinalis (Salbei) und Ocimum basilicum (Basilikum). Manukapflanzen, deren ätherische Öle die höchste antibiotische Wirkung aufweisen, wachsen ausschließlich am East Cape in Neuseeland.

1.1.7 Dünger, Jahreszeit und geografische Lage

Je nachdem, wie beim Anbau von Ätherisch-Öl-Pflanzen gedüngt wird, beeinflusst die Art, die Menge und die Häufigkeit der Düngergaben die Zusammensetzung des entsprechenden ätherischen Öles. Der jeweilige Gehalt an β-Thujon,

Campher, p-Cymen, β-Caryophyllen, α-Humulen und Caryophyllenoxid veränderte sich signifikant [534].

Auch im Laufe der Saison kann sich die Menge eines bestimmten Inhaltsstoffes stark verändern, in diesem Bereich spielt neben dem Entwicklungsstand der Pflanze die Menge des einwirkenden Sonnenlichts die entscheidende Rolle. Somit entscheidet der Zeitpunkt der Ernte (Jahreszeit) und der anschließenden Destillation auch über die Verteilung der Inhaltsstoffe eines ätherischen Öles. Zum Beispiel enthält Bergbohnenkraut (Satureja montana) im Winter hauptsächlich Monoterpene, im Spätsommer dominieren die Phenole (Carvacrol). Das Gleiche gilt für Thymian (Thymus vulgaris Ct. Thymol): Bei der Frühjahrsernte finden wir ca. 30 % Thymol, bei der Herbsternte schon 60–70 % [103]. In **Tab. 1.8** erkennt man erhebliche Unterschiede bei der Zusammensetzung von Melissenölen, die auf ein und demselben Feld wuchsen, allerdings lagen ca. 9 Wochen zwischen den Ernten des Krautes.

Ob ein Eukalyptusöl (Eucalyptus globulus) aus Portugal oder aus Brasilien kommt, ein Lavendelöl (Lavandula angustifolia) aus Frankreich oder England, ein Rosmarinöl (Rosmarinus officinalis) aus Tunesien oder Frankreich, ein Weihrauchöl (Boswellia) aus Somalia oder Tunesien, ein Salbeiöl (Salvia officinalis) aus Italien oder Kroatien, ein Lemongrassöl (Cymbopogon flexuosus) aus Indien oder Guatemala (Cymbopogon citratus), ein Benzoeresinoid aus Thailand (Styrax tonkinensis) oder Sumatra (Styrax benzoin) – der unterschiedliche Boden, die Klimaverhältnisse sowie die Menge und der Winkel der Bestrahlung mit dem UV-Anteil des Lichts spielen bei der Duftqualität und den therapeutischen Eigenschaften des jeweiligen Öles eine Rolle.

Merke

Teilweise sind diese Qualitätsunterschiede rein subjektiv, werden also nach dem persönlichen Geruchsempfinden beurteilt, teilweise sind sie jedoch objektiver Natur, da sowohl für die therapeutische Anwendung als auch von der Parfümindustrie bestimmte Ansprüche an das Spektrum der Inhaltsstoffe gestellt werden. Bei oben genannten Beispielen wird oft jeweils die erstgenannte Herkunft bevorzugt.

1.2 Anbauverfahren

1.2.1 Anbaumethoden

Hochwertige ätherische Öle, die zur ganzheitlichen Erhaltung der Gesundheit eingesetzt werden, lassen sich nur aus Pflanzen gewinnen, die im Einklang mit der Natur angebaut worden sind. Es muss also auf geeignete Standorte sowie günstige Aussaat- und Pflanztermine geachtet werden, und man sollte möglichst nicht in Monokulturen anbauen, sodass Agrargifte überflüssig sind. Die Auswahl von botanisch eindeutig identifiziertem Saatgut oder Stecklingen versteht sich von selbst.

Die Bezeichnungen „konventionell", „Wildsammlung" oder „kontrolliert biologischer Anbau" sind nicht botanischen Ursprungs. Sie lassen jedoch Rückschlüsse auf den Zustand der Pflanze vor der Herstellung des ätherischen Öles zu und zeigen somit, ob wir ein Öl mit therapeutischem Potenzial vor uns haben könnten (andere Faktoren spielen freilich auch eine Rolle bei der Bewertung der Therapietauglichkeit eines Öles).

Ätherische Öle aus Zitrusfrüchten, die konventionell angebaut werden, können besonders stark mit Pflanzenschutzmitteln belastet sein, da diese durch das Gewinnungsverfahren der Expression direkt in das Produkt übergehen (ätherische Öle sind, wie die gängigen Pestizide, lipophil). Doch auch in destillierten ätherischen Ölen werden zunehmend beunruhigende Mengen an Pestizidrückständen gefunden.

Kontrolliert biologischer Anbau

Bei Pflanzen aus „kontrolliert biologischem Anbau" wird auf den Einsatz von künstlichen Insektiziden (Insektengiften) und Fungiziden (pilztötenden Mitteln) verzichtet. Es kann mit starken Brühen und natürlichen Spritzmitteln gearbeitet werden, welche beispielsweise ätherische Öle wie Teebaum und Neem enthalten [669].

Das sog. Unkraut, also die in der Nähe wachsenden und unerwünschten Wildkräuter, wird von Hand kontrolliert (Hacken, Flammen), anstatt es mit der chemischen Keule (Herbizide) auszurotten. Es wird nicht synthetisch gedüngt und stattdessen Fruchtfolgewechsel praktiziert; so wird der Boden vor dem Auslaugen bewahrt.

Insektizide und andere Pestizide stellen nicht nur eine Gefahr für die Gesundheit der damit befassten Landwirte sowie für davon konsumierende Menschen (oder Tiere) dar, sondern greifen auch direkt in den **Stoffwechsel** der behandelten Pflanze ein. Diese wehrt sich sozusagen und kann als Reaktion die Zusammensetzung ihrer Inhaltsstoffe erheblich verändern, andere therapeutische Eigenschaften entwickeln oder eventuell sogar zum vermehrten Auftreten von bis dato relativ unbekannten Allergien beitragen [206].

Ätherische Öle mit der Aufschrift „aus kontrolliert biologischem Anbau" garantieren jedoch nicht automatisch eine hervorragende, schadstofffreie Qualität. Beispielsweise durch Regen, Wind und Grundwasser können Umweltgifte auf ein ökologisch bewirtschaftetes Feld gelangen. Ätherische Öle, die aus Bio-Pflanzen produziert werden, können auch durch schlechte Ernte- und Herstellungspraktiken, Abfüllen in ungeeignete Gefäße, Kontamination mit Keimen und Sauerstoff beim Abfüllen, Hitze beim Versand oder vorzeitiges Öffnen im Laden von minderer Qualität sein. Auch gedeihen neben einem mit Chemikalien bespritzten Feld oder neben viel befahrenen Straßen keine echten „Ökopflänzchen".

Bei Pflanzen, die mit viel Handarbeit angebaut werden, entstehen Engpässe durch einen erhöhten Zeitbedarf und Arbeitsaufwand und natürlich auch durch die begrenzte Fläche, die dem biologischen Anbau zur Verfügung steht. Wenn also eine Öle-Firma bestimmte Öle über eine bestimmte Zeit nicht liefern kann, ist das eher ein gutes Zeichen. Bei einer seriösen Firma wird das leere Lager nicht durch Aufkäufe von beliebigen Großhändlern gefüllt, sondern man bleibt „seinen" Lieferanten treu und wartet die nächste Ernte ab. Zumindest wollen deutsche Öle-Abfüller in den vergangenen Jahren nachgerechnet haben, dass alleine die in Deutschland gehandelte Menge an sog. „kontrolliert biologisch angebautem Teebaum" die Gesamtproduktionsmenge in Australien überschreiten müsste.

Firmen, die Öle aus kontrolliert biologischem Anbau verkaufen, müssen sich regelmäßig von **Kontrollstellen** prüfen lassen. Dieser Vorgang sowie das Aufdrucken des Prüfsiegels auf Preislisten und Etiketten kosten erhebliche Geldsummen, die von kleinen Abfüllern nur schwer aufgebracht werden können.

Biodynamischer Anbau

Beim von der **Anthroposophie** beeinflussten „biodynamischen" oder „Demeter"-Anbau geht man noch einen Schritt weiter. Hier wird, außer der Vermeidung von Giften jeder Art und dem Fruchtfolgewechsel, der Boden gezielt gefördert, etwa mit Kräuterbrühen, die durch Kompostierung oder Vergärung entstanden sind. Auch Hornmehl und Gesteinsmehle dienen der Bodenstärkung. Chemische Düngemittel werden nicht eingesetzt. Aussaat und Ernte erfolgen nach bestimmten kosmischen Rhythmen (Mondkalender, bestimmte Aussaat- und Erntetage).

Nicht der Profit setzt hier die Prioritäten, sondern der respektvolle Umgang mit den Pflanzen und die Bewahrung einer gesunden Natur stehen im Vordergrund. Der Demeter-Gärtner oder -Landwirt hat einen fast liebevollen Bezug zu seinen Erzeugnissen und gefährdet auch seine eigene Gesundheit nicht durch Spritzgifte.

Um das Demeter-Logo verwenden zu dürfen, muss sich eine Öle-Firma regelmäßig vom Demeter-Verband prüfen lassen; auch hierfür sind erhebliche Geldsummen auf den Endverbraucherpreis aufzuschlagen.

Wildsammlung

Wild wachsende Pflanzen müssen sehr **widerstandsfähig** sein, da sie in der rauen Natur ohne menschliche Hilfe zu überleben gelernt haben. Sie haben sich ihren Standort selbst ausgesucht (wenn er nicht passt, geht die Pflanze ein oder mickert) und verfügen in den meisten Fällen über ein intaktes Netz aus wertvollen Mykorrhiza-Pilzgeflechten unter der Erde. Zwischen beiden Partnern findet ein nützlicher Stoffaustausch statt: Die Pilze werden von den höheren Pflanzen insbesondere mit Kohlenhydraten versorgt, während die höheren Pflanzen von den Pilzstrukturen Phosphor, Stickstoff und Spurenelemente erhalten. Man beginnt erst in neuerer Zeit zu verstehen, wie wichtig diese wechselseitige Versorgung für gesunde und nachhaltig erzeugte Pflanzen ist. Viele Gartengewächse können sich nur optimal entwickeln, wenn die frühzeitige Etablierung einer Mykorrhiza-Symbiose entsteht [651].

Natürlich und frei wachsende Pflanzen ergeben üblicherweise ein in Duft und Wirkung kräftiges Öl. Wenn sie in abgelegenen Gegenden geerntet werden (also nicht etwa in der Nähe eines Flughafens oder eines Zementwerkes), kann ein Öl aus Wildsammlung eine hervorragende Qualität haben. Bei dieser Art der Ernte sind immer die lokalen Vorschriften zu beachten und ggf. Gebühren zu bezahlen; auch darf weder gewildert noch dürfen Pflanzenbestände gefährdet werden. Es sollte sich von selbst verstehen, dass nur nachwachsende Pflanzen gesammelt werden dürfen und keine Bäume gefällt werden. Pflanzen dürfen nur in dem Ausmaß geerntet werden, dass ihr Bestand nicht gefährdet wird. Für Standards und Vorsichtsmaßnahmen in diesem Bereich setzen sich u. a. die Organisationen Fairwild und Fair Trade ein (**Tab. 1.10**).

Mittlerweile gelten etliche ölelieferndе Baumarten aus Wildbeständen laut CITES (Convention on International Trade in Endangered Species of Wild Fauna and Flora) als stark **gefährdet** bzw. dezimiert, beispielsweise Santalum album (Ostindisches Sandelholz), Amyris balsamifera (Westindisches Sandelholz), alle Aniba-Arten in Südamerika (Rosenholz) sowie Cedrus atlantica in Nordafrika (Atlaszeder). Auch Nardostachys jatamansi (Nardenwurzel) wurde inzwischen als gefährdet eingestuft. Aquilaria malaccensis (Oud, Adlerholz) in Laos, Vietnam und Kambodscha wird vermutlich noch zu unseren Lebzeiten ausgerottet sein ([93], [741]).

Selbstverständlich sollte sich jeder Anwender dessen bewusst sein, dass vermutlich **jedes** ätherische Öl, das aus dem duftenden Holz eines Baumes gewonnen wird, irgendwann auch zur Liste der bedrohten Arten hinzugefügt wird. Darum sind die Empfehlungen, statt Rosenholznur Linaloeholzöl oder statt indischem nur australisches Sandelholzöl zu verwenden, sehr kritisch zu sehen. Jedoch können sowohl beim Rosenholzbaum als auch beim Linaloebaum die **Zweige** bzw. die **Früchte** zu Öl destilliert werden. Diese Form der Duftstoffgewinnung ist deutlich nachhaltiger, als wenn ganze Bäume und Wälder zu Düften verarbeitet werden.

Naturgemäß gibt es auch bei Ölen aus Pflanzen, die in der freien Natur gesammelt wurden, immer wieder Lieferengpässe. Werden die „normal“ kultivierten Pflanzen reichlich und überall angebaut und durch Kunstdünger zu Höchsterträgen gezwungen, erhalten wir von Ölen aus Wildsammlung immer nur die Menge, die der jeweilige Jahrgang liefert. Berg-Lavendel (wild/extra) kann beispielsweise ab und zu ausverkauft sein, auch bei echtem Zimtrindenöl kommt es regelmäßig zu Lieferengpässen.

1.2.2 Siegel und Zertifizierungen

Unabhängig davon, ob ätherische Öle als Kosmetikum oder als Lebensmittel eingestuft sind, ist es ratsam, Haut und Schleimhäute nur mit Ölen, die mit einem anerkannten Bio-Siegel ausgezeichnet sind, in Kontakt kommen zu lassen. Ätherische Öle (**Abb. 1.4**) können auch als Bedarfsgegenstände (zur Raumbeduftung) ausgewiesen werden; ein anerkanntes Bio-Siegel sollte dem Anwender die Gewissheit auf eine wirklich natürliche Qualität geben (**Tab. 1.10**).

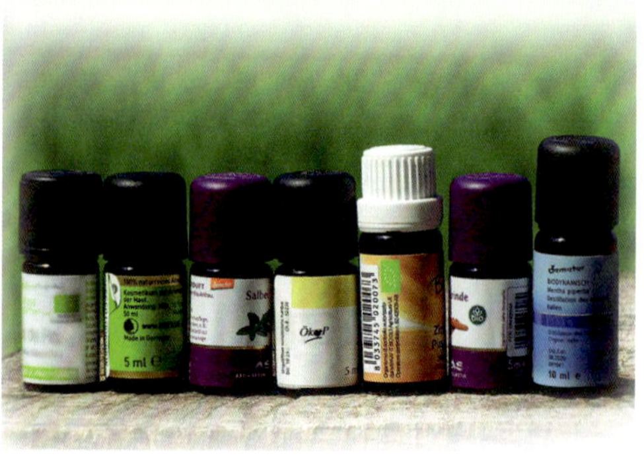

Abb. 1.4 Beispiele einiger ätherischer Öle mit unabhängigen und international anerkannten Bio-Siegeln. (Foto: Antje Wendel)

Tab. 1.10 Übersicht über Organisationen, die Bio-Siegel und Zertifizierungen verleihen.

Abkürzung/Organisation, die Siegel/Zertifizierung vergibt	Beschreibung
AB Agriculture Biologique	vom französischen Agrarministerium vergebenes Siegel für höchstmögliche Bio-Qualität, nur für Öle aus der EU
AFNOR Association Française de Normalisation	Normierung von industriellen Produkten und Firmen jeder Art (Abläufe, Geschwindigkeit, Größe, Gewicht, Zusammensetzung etc.), kein Zusammenhang mit und keine Garantie für Bio-Qualität
BDIH Bundesverband Deutscher Industrie- und Handelsunternehmen für Arzneimittel, Reformwaren, Nahrungsergänzungsmittel und Körperpflegemittel	Qualitätsrichtlinien für Naturkosmetik, erstellt von der „Arbeitsgruppe für kontrollierte Naturkosmetik", welche für die Mitglieder bindend sind; das Siegel kann allerdings auch an einzelne Produkte/Serien vergeben werden, die ansonsten bedenkliche Inhaltsstoffe enthalten
Bio Suisse	ätherische Öle (und Lebensmittel) mit dem Knospenlabel erfüllen einen der höchsten Bio-Standards der Welt
Demeter Demeter-Bund	höchstmögliche Bio-Qualität mit Berücksichtigung von Jahreszeiten, Mondrhythmen und einem achtsamen Umgang mit der Natur
Deutsches staatliches Bio-Siegel	seit 2001, kennzeichnet in Deutschland Lebensmittel und andere Produkte, die den Kriterien der EG-Öko-Verordnung genügen
ecocert Siegel Biokosmetik Siegel Naturkosmetik	Ecocert war die erste Zertifizierungsstelle, die einen Standard für Natur- und Biokosmetik entwickelt hat, mehr als 1000 Unternehmen sind zertifiziert: • Label **Biokosmetik**: Mindestens 95 % der pflanzlichen Inhaltsstoffe in der Rezeptur und mindestens 10 % der gesamten Inhaltsstoffe (in Gewichtsanteilen) müssen aus ökologischem Anbau stammen • Label **Naturkosmetik**: Mindestens 50 % der pflanzlichen Inhaltsstoffe in der Rezeptur und mindestens 5 % der gesamten Inhaltsstoffe (in Gewichtsanteilen) müssen aus ökologischem Anbau stammen
EU-Bio-Logo	seit Juli 2010, gilt EU-weit als verbindliches Bio-Siegel
Fair Trade	internationales Siegel, das Erzeugern von landwirtschaftlichen Produkten (Kaffee, Tee, ätherische Öle etc.) eine faire Bezahlung für ihre Arbeit garantiert; kann, muss jedoch nicht Bio-Qualität sein
Fairwild	ursprünglich von SIPPO (Swiss Import Promotion Programme) in Kooperation mit Forum Essenzia und IMO (Institute for Marketecology) geschaffenes Siegel für ökologischen und sozial fairen Handel, seit 2008 an den WWF angegliedert; kann, muss jedoch nicht Bio-Qualität sein
IFOAM International Federation of Organic Agriculture Movement	Dachverband internationaler Organisationen der biologischen Landwirtschaft, in Europa über 300 Mitglieder, weltweit Mitglieder aus 100 Ländern, Zentrale in Deutschland

▸ **Tab. 1.10** Fortsetzung.

Abkürzung/Organisation, die Siegel/Zertifizierung vergibt	Beschreibung
ISO International Standards Organization	Normierung von industriellen Produkten und Firmen jeder Art (Abläufe, Geschwindigkeit, Größe, Gewicht, Zusammensetzung etc.), kein Zusammenhang mit Bio-Qualität
Natrue	sehr strenge Richtlinien für naturkosmetische Produkte, ein hoher Anteil der Inhaltsstoffe muss aus kontrolliert biologischem Anbau sein, nicht gewinnorientiert, international
Nature et Progrès	1964 in Frankreich gegründet, höchstmögliche Bio-Qualität für Lebensmittel und Kosmetika

Es gibt einen aus den USA kommenden Trend, ätherische Öle mit der Bezeichnung „therapeutische Qualität" oder „therapeutic grade" zu vermarkten. Ausgerechnet diese Öle stammen nie (oder in den seltensten Fällen) von unabhängig zertifizierten Bio-Pflanzen. Vielen Menschen ist nicht bewusst, dass dies eine reine Marketingmaßnahme ist, vergleichbar mit verzuckerter Schokolade mit einer weißen Schicht, welche suggerieren soll, dass Kinder vom hohen Milchanteil profitieren sollen.

Diese Öle-Anbieter setzen große Mengen an ätherischen Ölen um, einerseits weil sie international agieren, andererseits weil sie die Anwendung von hochprozentigen, teilweise unverdünnten Anwendungen – auch für potenziell hautreizende Öle – bewerben. Auch wird mit dem französischen Industrie-Siegel AFNOR geworben, welches genau so wenig wie das internationale ISO-Siegel oder die Standards nach DIN eine relevante Aussagekraft über die therapeutischen Einsatzgebiete von ätherischen Ölen liefert. Dieser – geschickte – Marketingschachzug sorgt nicht automatisch für eine hervorragende Qualität. Für die nicht private Behandlung sollten eher ätherische Öle mit zuverlässigen Bio-Siegeln bevorzugt werden.

Allerdings gibt es hier wie dort schwarze Schafe, sodass ein Bio-Siegel für Pflanzen, aus denen ein Öl produziert wurde, sinnlos werden kann, wenn beispielsweise das Endprodukt zu stark erhitzt oder falsch gelagert wurde.

1.2.3 Hybride

Bei einigen ätherischen Ölen begegnen uns Bezeichnungen von Hybriden, also von Kreuzungen (auch Bastard genannt). Sie werden folgendermaßen aufgeschrieben: Artname × Artname in alphabetischer Reihenfolge. Hybride kommen einerseits in der freien Natur vor. Im Fall der Minzen beispielsweise kann manchmal selbst der Fachmann gar nicht mehr nachvollziehen, welche Pflanze er vor sich hat.

Hybride haben in solchen Fällen nichts – wie manchmal befürchtet – mit Laborzüchtungen oder gar mit Genmanipulation zu tun. Beispiele für Pflanzenhybride, die häufig in der Aromatherapie und -pflege verwendet werden, sind Citrus × bergamia (Bergamotte), Iris × germanica, Mentha × piperita (Pfefferminze), Rosa × damascena (Rose), Pelargonium × graveolens (Rosengeranie).

Die gezielte Hybridzüchtung ist andererseits ein Züchtungsverfahren zur Erzeugung von sog. Bastarden, welche nützlichere Eigenschaften als die jeweiligen Ausgangspflanzen haben. Ein Beispiel: Aus der eher zarten Pflanze Lavandula angustifolia, die sich durch Robustheit, breit gefächerte Inhaltsstoffe sowie einen feinen Duft auszeichnet, und Lavandula latifolia, die kräftig im Wuchs und somit sehr ergiebig in der Destillation ist, züchtete man **Lavandin** (korrekt: Lavandula × intermedia). Das ätherische Öl ist etwas flacher in Duft und Heilwirkung als das des echten Lavendels, jedoch wesentlich ergiebiger und somit preiswerter als dieses und gleichzeitig nicht so campherhaltig wie Speiklavendelöl.

Das Verfahren des Kreuzens von Pflanzen wird übrigens seit alten Zeiten vom Menschen praktiziert und ist grundsätzlich nicht negativ zu bewerten. Dennoch wird für die Produktion von gewaltigen Mengen an Duftpflanzen oder auch von Lebensmitteln immer häufiger die sog. Mikropropagation eingesetzt. Dafür werden keine normalen Ableger mehr in Töpfchen mit Erde gesteckt, sondern es werden nur noch Partikel der Stammpflanze in mit Nährlösung gefüllte Reagenzgläser gegeben. Die Pflanzen wachsen im keimfreien Labor unter „idealen“ Licht- und Temperaturverhältnissen heran. Sie müssen sich nicht mit Wind, Insekten, Regenfluten oder grasenden Tieren auseinandersetzen. Jeder kennt das Phänomen vom Basilikumtöpfchen aus dem Supermarkt: Nach einigen Tagen in der „echten“ Welt geht es häufig ein.

1.3 Herstellungsverfahren

1.3.1 Gewinnungsverfahren

Je nach Beschaffenheit einer Duftpflanze und dem verwendeten Pflanzenteil kommen unterschiedliche Herstellungsverfahren in Betracht.

Expression (mechanisches Auspressen)

Dieses sehr schonende Verfahren wird ausschließlich zur Gewinnung von Agrumenölen (Zitrusschalenöle) angewandt: aus den Schalen der Zitrusfrüchte Orange, Bergamotte, Mandarine, Grapefruit, Zitrone, Limette (Letztere wird manchmal auch destilliert, Bergamotteöl darf für kosmetische Zwecke inzwischen nur noch in der destillierten furocumarinfreien Variante verkauft werden). Diese therapeutisch wertvollen „Abfälle“ aus der Saftproduktion sind sehr hitzeempfindlich und werden daher mechanisch ausgepresst. Nur so bleibt zudem ihr wunderbar fruchtiges Aroma erhalten.

Durch Zerstörung der äußeren Schicht der Fruchtschale werden die mit dem bloßen Auge sichtbaren **Ölbehälter** zum Platzen gebracht, und der Duftstoff kann in Behältern gesammelt werden. Früher wurden die Schalen Stück für Stück von Hand in Schwämme ausgedrückt und diese dann wiederum in Behältnisse ausgedrückt. Heute werden die Schalen in großen waschmaschinenartigen Trommeln **abgeraspelt** und mit Wasser heruntergewaschen (**Abb. 1.5**). Dieses Gemisch aus Wasser, ätherischem Öl und festen Bestandteilen wird gefiltert und abzentrifugiert.

Destilliert man beispielsweise Limettenöl, bilden sich Artefakte wie 1,8-Cineol und p-Cymen, gleichzeitig werden Citral und n-Decanal abgebaut und fehlen im Öl, es riecht dann nach Terpen, also nach altem Zitrusöl oder gar nach Pinselreiniger. Das Ziel der Destillation von Zitrusschalenölen ist die Entfernung von Furocumarinen, die unter UV-Bestrahlung Hautveränderungen von Pigmentflecken bis zu Hautkrebs auslösen können. Diese Moleküle sorgen jedoch auch für eine gewisse Haltbarkeit der Öle [664] und wirken laut Studien antitumoral ([325], [361], [640], [641], [678]).

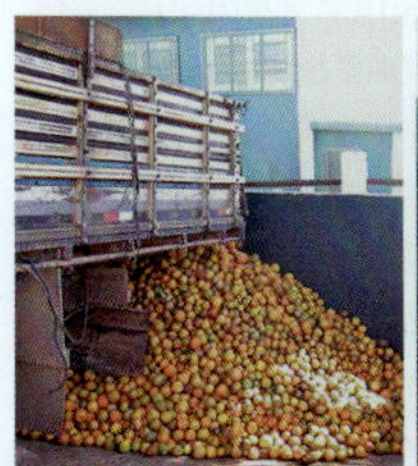
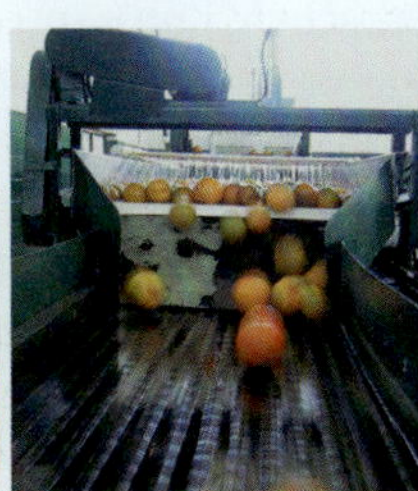
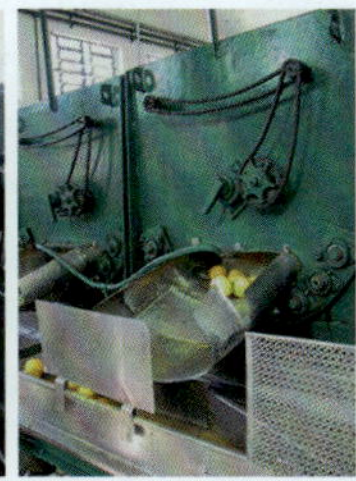
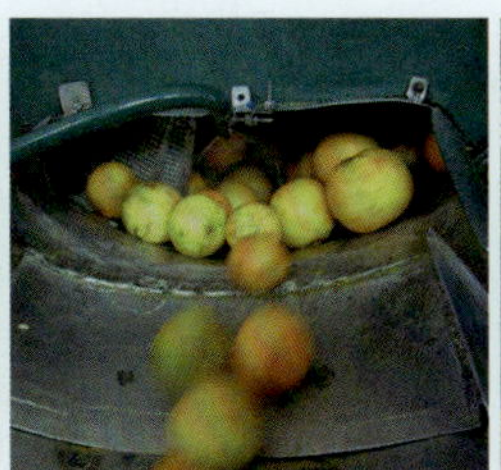
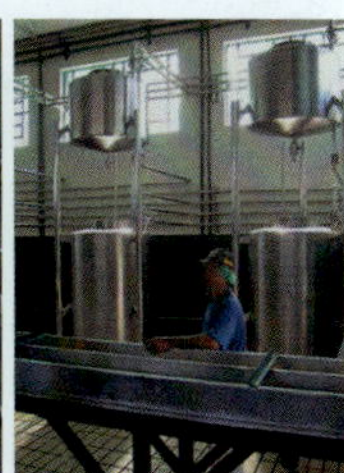

Abb. 1.5 Gewinnung von Orangenöl: Lieferung der Früchte, Transport mit Waschanlage, Raspeln in Trommel und Abfüllung nach dem Zentrifugieren.

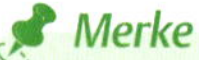 Merke

In der Literatur werden die durch Expression gewonnenen Öle gelegentlich als **Essenzen** bezeichnet, da das Endprodukt genau dem Stoff entspricht, der in der Pflanzenschale enthalten war. Es handelt sich streng genommen nicht um ätherische Öle. Bei der Destillation (S. 56) hingegen findet durch die Hitzeeinwirkung und den Druck eine **Umwandlung** vieler Moleküle statt, man spricht dann von ätherischen Ölen.

Da Insektizide und Herbizide aus großen Molekülen bestehen und zudem eine große Affinität zu Fetten und lipophilen Substanzen wie den ätherischen Ölen aufweisen, gelangen sie je nach Behandlung der Früchte mit in das gepresste Zitrusöl. Deshalb ist es bei diesen Ölen besonders wichtig, Produkte aus kontrolliert biologischem Anbau zu verwenden.

Auch große Moleküle wie Farbstoffe und Reste der Schale enthaltenen Wachse finden wir in Zitrusölen. Sie können die Flüssigkeit eintrüben, ohne Qualitätseinbußen hervorzurufen. Jedoch sind die Wachse anfällig für Oxidationsprozesse; Zitrusöle verderben auch wegen der reichlich enthaltenen Monoterpene (v. a. Limonen) recht schnell, manchmal innerhalb von 1 Jahr.

Destillation

Der Chemiker, Pharmazeut und Düfteforscher **Paolo Rovesti** (1902–1983) entdeckte auf einer seiner zahllosen Expeditionen rund um die Welt in Taxila, Nordpakistan, das älteste erhaltene Destillationsgerät der Welt. Es ist aus Terrakotta geformt und befand sich damals in einer Ecke des dortigen Museums, verkannt als Gerät zur Reinigung von Wasser. Vermutlich wurde damit **Alkohol** gewonnen. Mit diesem 5000 Jahre alten Apparat ging mutmaßlich auch das Wissen um die Destillation zunächst verloren: In der Nähe fand man nicht nur viele kleine Behälter zur Aufbewahrung von Duftstoffen, sondern auch Skelette, zwischen deren Rippen sich noch Messer befanden. Mit diesen ermordeten Destillateuren verschwand erst einmal das Wissen um die Kunst des Destillierens. Bis zu diesem Fund glaubte man, die Araber hätten diese Kunst im 10. Jahrhundert erfunden [578]; diese haben die Technik der Destillation jedoch tatsächlich perfektioniert und für die Gewinnung von ätherischen Ölen weiterentwickelt.

Die Gewinnung von ätherischen Ölen durch Wasserdampfdestillation ist die preiswerteste Art der Gewinnung, jedoch können die Geruchsqualitäten dadurch negativ beeinflusst werden, wenn sie nicht fachmännisch und mit viel Fingerspitzengefühl durchgeführt wird. Die blumig duftenden Ester können verseift werden (und duften dann nicht mehr fein), hydrophile (wasserlösliche) Komponenten gehen teilweise verloren und labile Stoffe können durch die Hitzeeinwirkung zerstört werden [682]. Auch bilden sich neue Stoffe während der Destillation, in manchen Fällen erwünschte, in anderen unerwünschte.

Bei jeder Destillation auf Wasserbasis entstehen 2 unterschiedliche Produkte: das **ätherische Öl** und das **Hydrolat**. Zur industriellen Gewinnung von ätherischen Ölen werden hauptsächlich die folgenden beiden unterschiedlichen Destillationsverfahren eingesetzt:

- **Wasserdestillation:** zarte Blüten wie Kamille, Rose, Ylang Ylang
- **Wasserdampfdestillation:** Kräuter, Zweige mit Blättern/Nadeln, Hölzer, Samen, Wurzeln

Das Grundprinzip der Destillation ist einfach: Wasser wird verdampft und sofort wieder abgekühlt, also kondensiert. Allerdings braucht man bei der Gewinnung von ätherischen Ölen nicht nur genügend Know-how, um den richtigen Druck, die passende Temperatur und die Länge des gesamten Vorganges einzustellen, sondern auch viel Fingerspitzengefühl und Intuition, sodass man in diesem Bereich zu Recht von einer (handwerklichen) Kunst sprechen kann.

Temperatur, Druck und Zeit(dauer) müssen beim Destillationsvorgang der jeweiligen Pflanze angepasst werden. Allgemein lässt sich sagen, dass die Temperatur 100 °C nicht übersteigen sollte, der Druck sollte nur leicht über dem atmosphärischen Druck liegen. Die Destillationszeit erstreckt sich meistens auf über 1 Stunde (**Tab. 1.11**), sie kann aber auch bis zu 100 Stunden dauern wie beim Sandelholz. Es ist möglich,

Tab. 1.11 Daten zur Herstellung ätherischer Öle.

Ätherisches Öl	Ergiebigkeit	Destillationszeit	Erntemonate	Preisbeispiel 1 ml in Euro
Angelikawurzel bio Angelica archangelica rad.	0,3–1,5 % der getrockneten Ware	4 h und mehr	8/9	17,90
Basilikum bio Ocimum basilicum	0,03–0,5 % (Komoren) 0,3–0,6 % (Frankreich)	2 h	8 + 9 in Ägypten 7 + 8 in Indien	1,58
Bergamotte bio Citrus × bergamia	200 kg Schalen für 1 l Öl	–	12–3	1,58
Bergbohnenkraut Satureja montana	0,2 % (S. montana) 0,1 % (S. hortensis)	2 h	Ende 9	1,96*
Cistrose bio Cistus ladanifer	6–7 %	6 h und mehr	Hochsommer	4,98
Citronella bio Cymbopogon citratus	0,4–3 %	1,5–2 h	3- bis 4-mal/Jahr	0,98
Eukalyptus Eucalyptus globulus bio Eucalyptus citriodora bio Eucalyptus radiata bio	0,7–3 % 3–4 % 2–3 % 2–2,3 %	3 h 1,5–2 h 1–1,5 h	ganzjährig besonders 10–3	– 0,90 0,98 1,30
Fenchel bio Foeniculum vulgare	0,4–1 %	1,5–2 h	4 + 5 in Ägypten 3–6 in Indien	1,30*
Rosengeranie bio Pelargonium × graveolens	0,1–0,15 %	1,5–2 h	3 + 4 in Marokko 6 + 7 in Ägypten 4–8–12 in Réunion	1,98
Gewürznelkenknospe Syzygium aromaticum flos	12 % 50 kg für 1 l Öl	8–18 h vorher 2–3 Tage getrocknet	9–3	1,24
Immortelle bio (Strohblume) Helichrysum italicum	0,9–1,1 %	1,75–2 h schwierig zu destillieren	Anfang 7	14,80
Ingwer bio Zingiber officinale	0,3–0,4 % 150 kg Ingwerknollen für 1 l Öl	–	9–11	1,98
Iriswurzel Iris × germanica (destilliert, Rarität)	2 ‰	Destillation nach 3-jähriger Reifung	Ernte: im Sommer, Destillation nach Lagerung jederzeit	199,00
Jasmin sambac Absolue Jasminum grandiflorum	1000 kg = 8 Mio. Blüten für 1 l Öl	–	11–4	24,00 24,00
Kamille (deutsch) bio Matricaria recutita	0,05–1 %	10–15 h	4/5	18,90

► **Tab. 1.11** Fortsetzung.

Ätherisches Öl	Ergiebigkeit	Destillationszeit	Erntemonate	Preisbeispiel 1 ml in Euro
Kamille (römisch) bio Chamaemelum nobile	0,8–1 %	1–3 h	7/8	18,90
Kardamom bio Elettaria cardamomum	3–8 %	–	2/3 + 8/9	3,78
Karottensamen Daucus carota sem.	0,5–1,5 %	2–2,5 h	Spätsommer	2,58
Kiefer Pinus sylvestris	0,25–0,35 %	5 h	ganzjährig	1,50
Koriander bio Coriandrum sativum	0,15–0,2 %	2 h	3- bis 4-mal/Jahr je reifer, desto höherer Gehalt an Linalool	2,50 Samen
Kümmel Carum carvi	3–8 %	6–8 h	6–8	1,00
Lavendel Lavandula angustifolia	2,5–3 % 100 kg für 1 l Öl	1–1,5 h 1–2 h	7/8	1,30 (Lavendel fein bio) 2,18 (Lavendel extra)
Lemongrass bio Cymbopogon flexuosus	2 %	–	6–2	1,04
Liebstöckel Levisticum officinale	0,05–0,15 %	2–3 h	Ende 7	5,81
Lorbeer bio Laurus nobilis	0,8–4 % (Provence) 0,5 % (Marokko)	3 h und mehr vorher angetrocknet	Sommer	2,58
Majoran bio Origanum majorana	0,5–0,8 %	1 h ohne Druck	7 + 8	1,58
Mandarine bio Citrus reticulata per.	0,3–0,5 %	–	rot: 1 grün: 10 + 11	1,18 1,18
Manuka Leptospermum scoparium	knapp 0,5 % ca. 150 kg für 1 l Öl	5 h	9–3	2,58
Melisse bio Melissa officinalis	0,01–0,3 %	Destillation sofort nach der Ernte (auf dem Feld)	Ende 6 + Anfang 9	26,90
Muskatellersalbei bio Salvia sclarea	0,05–0,4 % extrem von Temperatur, Wind, Feuchtigkeit abhängig	vorher 0,5–3 Tage angetrocknet	7/8	2,18

▸ **Tab. 1.11** Fortsetzung.

Ätherisches Öl	Ergiebigkeit	Destillationszeit	Erntemonate	Preisbeispiel 1 ml in Euro
Myrte bio Myrtus communis	0,1–0,8 %	3 h	Frühling und Herbst	2,18 (Anden) 1,98 (Türkei) 2,70 (Frankreich)
Neroli bio Citrus × aurantium flos	0,07–0,15 % bis 1500 kg Blüten für 1 l Öl	2,5–3 h	5 + 10	29,90
Niaouli bio Melaleuca viridiflora	0,7–1 % 50 kg für 1 l Öl	3 h und mehr	2–5 + 9 in Madagaskar	1,18
Orange Citrus sinensis per.	0,5 % 200–300 kg Schalen für 1 l Öl	–	1 + 2	0,78
Palmarosa bio Cymbopogon martini	1–1,3 %	3–4 h	10–3	1,38
Patchouli bio Pogostemon cablin	1,5–4 % 35 kg Blätter für 1 l	vorher getrocknet und fermentiert		1,58
Petit Grain bio Citrus × aurantium ram. und fol.	0,3–0,4 % 100–200 kg = 1 l Öl	–	1	1,58 (Bigaradier)
Pfeffer bio Piper nigrum	2 %	–	4–7 + 10/11 in Madagaskar	1,98 (schwarz)
Pfefferminze bio Mentha × piperita	0,1–1,5 %	1–1,5 h vorher 2–3 Tage getrocknet	bis zu 3 Ernten im Sommer, im August höchste Ausbeute	1,18
Ravintsara bio Cinnamomum camphora	0,7–1 % 125 kg Blätter für 1 l Öl	2–3 h	fast ganzjährig: 2–10	1,78
Rose Rosa × damascena	0,033–0,025 % (destilliert) 0,2–0,25 % (Absolue)	0,5–1 h	Ende 5 + 6	je nach Anbieter und Herkunft zwischen 28,00 und 65,00
Rosenholz Aniba rosaeodora	1 %, etwa 100 kg Holz für 1 l Öl	3 h	ganzjährig	2,98

► **Tab. 1.11** Fortsetzung.

Ätherisches Öl	Ergiebigkeit	Destillationszeit	Erntemonate	Preisbeispiel 1 ml in Euro
Rosmarin bio Ct. Campher Ct. Cineol Ct. Verbenon Rosmarinus officinalis	1–2 %	1,5–2 h vorher 3 Tage trocknen	4–7	1,38 1,58 2,38
Salbei bio Salvia officinalis	0,4–1 %	2 h und mehr	8 + 9	1,58
Sandelholz Santalum album Santalum austro-caledonicum	3–5 % 20 kg Kernholz für 1 l Öl	100 h (2-malige Destillation)	ganzjährig	ca. 10,00
Teebaum Melaleuca alternifolia	1–2 % 50–100 kg Blätter für 1 l Öl	1–4 h	ganzjährig	1,18 (kbA) 1,18 (WS)
Thymian bio Thymus vulgaris Ct. Linalool Thymus vulgaris Ct. Thymol*	0,3–0,5 % (Ct. Thymol) max. 0,2 % (Ct. Linalool)	1,5 h je länger, desto höherer Phenolgehalt	5 + 6	2,58 1,70*
Vetiver bio Vetiveria zizanioides	2 %	–	5–9	3,00
Wacholder bio Juniperus communis fruct. und ram.	0,5–3,4 % 0,05–0,2 %	2,5 h 6 h	Spätherbst (erste Fröste) Frühling	2,38 (Zweig und Frucht) 2,18 (Frucht)
Weihrauch Boswellia sacra Boswellia serrata	0,4 % 20 kg Gummiharz für 1 l	–	ganzjährig	1,98 1,90
Ylang Ylang extra bio Cananga odorata gen.	1–2 % 100 kg Blüten für 1–1,5 l Öl	8–24 h Destillation sofort nach der Ernte (auf der Plantage)	ganzjährig, v. a. 4/5 und 10–12	1,98 (Complet) 2,10
Ysop bio Hyssopus officinalis	0,1–0,3 % 0,15–1,3 %	2 h 2,5 h	8/9	2,44
Atlaszeder bio Cedrus atlantica	3–3,5 %	–	ganzjährig	1,18
Zimt bio C. zeylanicum cort. C. zeylanicum fol.	0,4–4 % 1,8 %	–	5–12 in Sri Lanka	2,58 0,89

▶ **Tab. 1.11** Fortsetzung.

Ätherisches Öl	Ergiebigkeit	Destillationszeit	Erntemonate	Preisbeispiel 1 ml in Euro
Zitrone Citrus limon per.	1,2–1,5 %, etwa 3000 Zitronen = ca. 200 kg Schalen für 1 l Öl	–	5–7 in Italien 1–6 in Israel 2–5 in Brasilien	1,10 (bio)
Zypresse bio Cupressus sempervirens	0,5–0,8 %	2 h, dann Pause (8 h), dann nochmals 3 h	11–3	1,38

Diese Angaben bieten nur Anhaltspunkte, die Erträge und Herstellungszeiten schwanken erheblich je nach Land, Destillationsgeräten, klimatischen Bedingungen etc. Bei einigen Ölen sind die Destillationszeiten nicht bekannt. Destillierte Zitrusöle werden in der Aromatherapie üblicherweise nicht eingesetzt.
Die Preise basieren auf Ölen der Firmen Primavera Life, Farfalla und Maienfelser Naturkosmetik Manufaktur. Die angegebenen Preise sind Endverbraucherpreise für die jeweils geringste Abgabemenge (1 oder 5 ml).
100 kg für 1 l ätherisches Öl = 1 %; 250–1000 kg für 1 l ätherisches Öl = 0,1–0,4 %

Quelle: [378], [416], [716], [421]

während des Destillationsvorganges sog. **Fraktionen** zu entnehmen, diese enthalten die bis zu dem jeweiligen Zeitpunkt gelösten Inhaltsstoffe. Bei den unterschiedlichen Qualitäten des Ylang Ylang ist diese Praxis üblich. Je nachdem, ob man frisches, leicht angetrocknetes oder vollständig getrocknetes Pflanzenmaterial verwendet, können die angegebenen Zahlen zur Ergiebigkeit schwanken.

Manche (erwünschte) Inhaltsstoffe gehen erst nach einer bestimmten Zeit in das ätherische Öl über, beispielsweise der wertvolle Diterpenol Sclareol im ätherischen Öl des Muskatellersalbei. Im Joanneum in Graz (Österreich) wurde herausgefunden, dass dieser therapeutisch wichtige Stoff erst nach einer Destillationszeit von mindestens 50 Minuten im Öl enthalten ist. Daneben wurde beobachtet, dass die verwendeten Pflanzenteile Einfluss nehmen: Je höher der Anteil an Muskatellersalbeiblüten in der Destille ist, desto mehr des stimmungsaufhellenden Linalylacetats bildet sich. Auch nach kürzerer Destillationszeit wäre besonders viel Linalylacetat im Endprodukt enthalten, allerdings kein Sclareol. Wenn mehr des Krautes destilliert wird, duftet das Öl nicht mehr so blumig und der Anteil am Sesquiterpen Germacren D ist erhöht.

Ähnlich verhält es sich beim ätherischen Schafgarbenöl mit dem wichtigen entzündungslindernden Chamazulen, das sich erst nach einer Mindestdestillationszeit bildet: Der relative Anteil an Chamazulen erhöhte sich um das 6-Fache, wenn man statt 20 Minuten die Destillationszeit auf 60 Minuten ausdehnte. Es wurde außerdem festgestellt, dass mit einem höheren Blütenanteil in der Destille mehr dieses Stoffes im Endprodukt enthalten ist. Wenn also vorwiegend Schafgarbenkraut mit wenigen Blüten destilliert wird, ist das Öl ärmer an Azulen [723].

Ätherische Öle

Natürliche Duftstoffe, die mittels Destillation aus frischen oder getrockneten Pflanzenteilen gewonnen werden, erhalten die Bezeichnung „ätherische Öle". Die Molmasse (Molekulargewicht) der meisten Inhaltsstoffe von ätherischen Ölen liegt zwischen 136 und 225 g/mol, selten werden 250 g/mol und mehr erreicht. Somit sind diese Moleküle flüchtig, d. h., sie können eine Zeit lang in der Luft „schweben". Beispiele zeigt die **Tab. 1.12**.

Eine der wichtigen biologischen Aufgaben pflanzlicher und auch tierischer Riechstoffe ist es, die „drei F" zu gewährleisten: Feind, Futter

Tab. 1.12 Molekülmasse von Inhaltsstoffen ätherischer Öle.

Inhaltsstoff	Molekülmasse	Beispiele
Limonen	136,23 g/mol	Kümmel, Mandarine, Orange, Zitrone
Linalool	154,25 g/mol	Ho-Blätter, Koriander, Lavendel, Rosenholz, Thymian
Geraniol	156,26 g/mol	Indianernessel, Palmarosa, Rose, Rosengeranie
Menthol	156,27 g/mol	Ackerminze, Flohminze, Pfefferminze
Linalylacetat	196,29 g/mol	Bergamottminze, Lavendel, Petit Grain
Caryophyllen	204,36 g/mol	Gewürznelke, Lorbeer, Ylang Ylang, Zimt
Farnesol	222,37 g/mol	Römische Kamille, Lemongrass, Rose, Spearmint

und Fortpflanzung. Diese leichten Moleküle umschwirren gewissermaßen alle Lebewesen, diese sind wiederum mit Rezeptoren (Empfangsvorrichtungen) ausgestattet, sodass sie auf diese Signalmoleküle entsprechend reagieren können [388]. Bewusst oder auch unbewusst können Menschen also zu einer Rose oder zu einer Erdbeere gehen. Eher unbewusst entfernen Menschen sich von kranken, schlecht riechenden, vielleicht sogar schlechte Laune ausdünstenden Menschen. Und sie fühlen sich angezogen von Riechstoffen, welche ihr sexuelles Interesse unterstützen. Inwiefern heute noch ausreichend „Informationsgerüche“ in der Luft liegen, mag fraglich sein, denn fast überall wird parfümiert und beduftet.

Trotz der Gewinnung mittels Destillation enthalten ätherische Öle leider oft erhebliche Pestizidrückstände, obwohl viele dieser Moleküle für die Destillation fast zu schwer sind. Ein Grund mehr, den biologischen Anbau zu unterstützen, denn bio ist „logisch“, also biologisch! Bis vor weniger als 100 Jahren gab es nichts anderes als Bio-Landwirtschaft.

Hölzer, Rinden und Wurzeln müssen vor der Destillation zerkleinert werden, um die Zellen, welche die Duftstoffe einschließen, aufzusprengen. Weiche Blätter und Blüten enthalten ihre Duftstoffe an Härchen oder an leicht zugänglichen Duftdrüsen und benötigen kaum Vorbereitung. Manche Pflanzen muss man sofort nach der Ernte auf dem Feld destillieren (Melisse, Ylang Ylang); manche Pflanzen sollte man vor der Destillation einige Tage lagern (Muskatellersalbei, Pfefferkörner und eventuell Pfefferminze).

Der Vorgang im Detail

In einem sich nach oben verjüngenden Behälter (**Alambic**) wird das Pflanzenmaterial auf ein Sieb platziert, unter dem sich siedendes (Brunnen-) Wasser befindet. Durch die Hitze und den entstehenden Druck reißt der Wasserdampf die winzigen Duftmoleküle **mechanisch** mit sich hoch (Huckepackverfahren). In einer Kühlschlange wird der aufgestiegene Dampf sofort abgekühlt, er kondensiert. Dieses Kondenswasser, Hydrolat genannt, gelangt zusammen mit dem ätherischen Öl, das sich durch seine geringere Dichte meistens an der Oberfläche abscheidet, in einen zweiten Behälter (Florentiner Vase), von wo beide mit auf entsprechender Höhe platzierten kleinen Ablassventilen entnommen werden können. Es gibt allerdings auch ätherische Öle, die schwerer als Wasser sind, also zu Boden sinken (Gewürznelke, Piment, Zimt). Das Ventil befindet sich dann ziemlich weit unten an der Florentiner Vase. Das ätherische Öl wird gefiltert und in Glasbehälter abgefüllt (**Abb. 1.6**).

Nun muss es noch einige Tage belüftet werden, d. h. ohne Verschluss lagern, und anschließend noch einige Wochen in einem kühlen, gut belüfteten Keller ruhen, damit es seine charakteristischen Dufteigenschaften entfalten kann.

Das kondensierte Wasser ist nun kein konventionelles destilliertes Wasser, sondern ein **Hydrolat**, das mit den wasserlöslichen Stoffen (größere Moleküle als im ätherischen Öl) der destil-

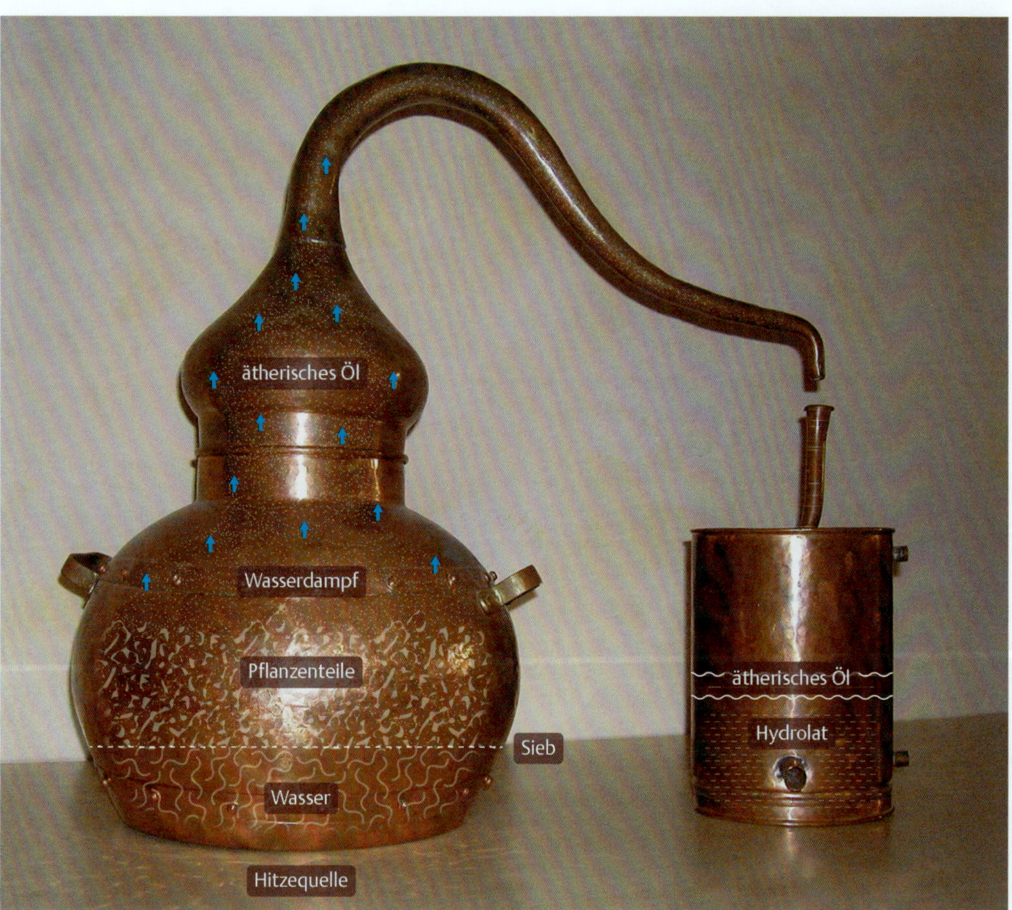

Abb. 1.6 Destillationsvorgang.

lierten Pflanze angereichert ist. Es kann bis zu 1% des jeweiligen ätherischen Öles enthalten; das hängt davon ab, ob die Destillation nur zur Gewinnung des Pflanzenwassers erfolgt ist oder ob das Hydrolat nur ein Nebenprodukt der Ätherisch-Öl-Herstellung ist. Auch spielt die Wasserlöslichkeit der im Hydrolat enthaltenen Moleküle eine Rolle sowie die Art und Intensität des Filtrierens. Das Hydrolat (Hydrosol, Aquarom) kann mehrmals diesen Prozess der Destillation durchlaufen; es wird dadurch in Duft, Haltbarkeit und Wirkung intensiver (z. B. Rosenhydrolat). Manche Inhaltsstoffe gehen dabei verloren, was jedoch selten ein Nachteil gegenüber der verbesserten Haltbarkeit ist.

Bei der Destillation können nicht nur Inhaltsstoffe der Pflanze zerstört werden, sondern es werden auch manche Inhaltsstoffe der Pflanze umgewandelt. Nur auf diese Weise können Stoffe wie das blaue **Chamazulen** aus Matricaria recutita (Deutsche Kamille) entstehen; es ist in der lebenden Pflanze in der Vorstufe **Matrizin** (Proazulen) zu finden. Chamazulen entsteht durch Verseifung, Wasserabspaltung und Decarboxylierung aus Matrizin [604]. Auch Rosenoxid entsteht erst bei der Destillation von Rosenblüten; es ist in der lebendigen Rose nicht enthalten. Durch Umwandlung oder Zerstörung mancher für den Duft entscheidender Stoffe kann ein ätherisches Öl ganz anders als die entsprechende frische Pflanze riechen, beispielsweise Basilikumöl.

Die **Ergiebigkeit** der Wasserdampfdestillation ist sehr unterschiedlich (**Tab. 1.11**) und hängt nicht nur von der Größe der Ölorgane der Pflanze ab, sondern auch von den Apparaturen und sogar vom Wetter. Die Erträge belaufen sich auf winzige 0,01 % für Melissa officinalis (Melisse; 4000–12 000 kg Pflanze für 1 kg ätherisches Öl), über 0,025 % für Rosenöle (bis zu 4000 kg Blütenblätter ergeben 1 l ätherisches Öl) bis zu 6 % für Sandelholz und 18 % für die Knospen der Gewürznelke.

Die **Wasserdestillation** wird zur Gewinnung der meisten Blütenöle praktiziert: Bei diesem Verfahren werden die Pflanzenteile mit dem kochenden Wasser vermengt, der restliche Ablauf ist wie oben beschrieben. Die Wirksamkeit der Inhaltsstoffe kann jedoch unter der länger anhaltenden Hitze leiden. Rosen-, Neroli-, Ylang-Ylang- und manche Kamillenöle werden auf diese Weise gewonnen. Setzte man das Verfahren der Wasserdampfdestillation ein, würden verflüssigte Blütenwachse den Aufstieg des mit Duftstoffen beladenen Wasserdampfes stark behindern, es würde sich eine wachsig-klebrige Masse bilden.

Bei der **Hydrodiffusion** (Perkolation) wird das Verfahren umgekehrt angewendet: Die Pflanzen werden von oben mit Wasserdampf „beschossen", der Kontakt mit dem heißen Dampf ist also wesentlich kürzer, da er nicht aufsteigen muss, sondern in einen Behälter „fällt". Danach läuft auch dieses Verfahren wie oben beschrieben. Es wird jedoch noch nicht häufig angewendet.

Meine Schilderung eines langen Mainachmittags in der Provence mag die geringe Ergiebigkeit und die Kostbarkeit der ätherischen Öle illustrieren.

Info

Erntearbeit in der Provence

„Etwa sieben Freiwillige helfen bei der Ernte von wildem Thymian. Die Handhabung der frisch geschliffenen Sicheln wird im Schnellverfahren gelernt. Auch, wie die Bienen von dem blühenden Kraut verscheucht werden. Reichlich Pflaster liegt bereit und wird in den nächsten Stunden auch oft benötigt. Manche Erntehelfer schneiden stundenlang trotz der heißen Sonne und der stechenden Insekten. Es werden viele Säcke des duftenden Thymians eingefahren, am nächsten Tag soll die Destillation stattfinden.

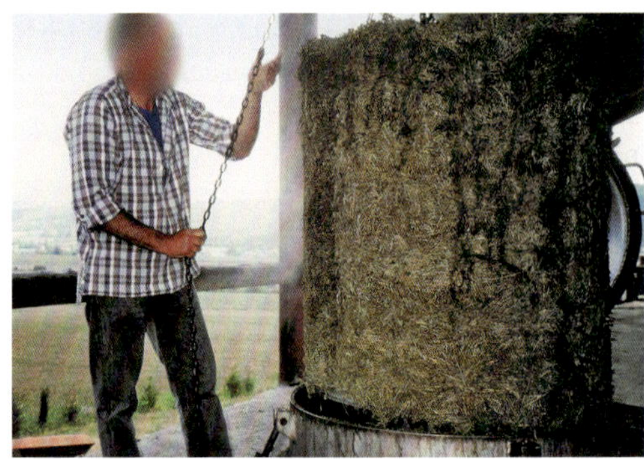

Abb. 1.7 Menge an Thymiankraut, die für 0,5 l Thymianöl benötigt wird.

Das Ergebnis von einer knapp halb vollen Literflasche löst Entsetzen unter den freiwilligen Landarbeitern aus: für insgesamt über 20 Stunden harte Arbeit so wenig ätherisches Öl (**Abb. 1.7**)! Der Bauer hingegen freut sich über einen recht guten Ertrag. Er wird keine 25 Euro für den halben Liter bekommen. Dieser idealistische Broterwerb zwingt zu einem bescheidenen Leben."

Hydrolat

Das bei der Gewinnung von ätherischen Ölen durch Destillation gewonnene „destillierte Wasser" ist mit den wasserlöslichen Bestandteilen der jeweiligen Pflanze versetzt. Beim Rosenwasser ist es z. B. der den Duft wesentlich prägende und sanft schmerzlindernd wirksame Phenylethylalkohol. Dieses Hydrolat duftet deshalb für viele Menschen sogar angenehmer als das Öl selbst. Das ätherische Öl enthält im Gegensatz dazu „nur" die fettlöslichen, leicht flüchtigen Inhaltsstoffe dieser Pflanze ([245], [771]).

Die Heilwirkung von Hydrolaten wird erst seit Kurzem wiederentdeckt. Manchmal – zumindest in bestimmten Bereichen – ist deren Heilwirkung sogar deutlicher zu erkennen als die der ätherischen Öle. Sie bilden einen komplementären Teil der Aromatherapie, werden aber noch nicht besonders ernst genommen – insbesondere, weil sie schnell verkeimen können. Je nach Pflanze, Abfüllmethode und Flaschentyp halten sie oft weniger als ein halbes Jahr [108]. Die Bahnhof-Apotheke (Kempten) bietet einige Hydrolate in kleinen Fläschchen mit speziellem Snap-on-Sterilfilter an, die besonders für die institutionelle Anwendung geeignet sind. Manchmal werden Hydrolate immer noch als „wertlose Abfallprodukte der Destillation" angesehen und darum entsorgt, also gar nicht erst in den Handel gebracht.

Der Bedarf an Forschung zum Befall mit Mikroorganismen und v.a. zu detaillierten Therapiemöglichkeiten bietet heutzutage noch ein enormes Betätigungsfeld. Für die Behandlung von Kindern, Schwangeren und gebrechlichen Menschen jedoch sind sie optimal, da sie eine sehr sanfte Wirkung haben.

Sie eignen sich gekühlt hervorragend für **Kompressen** bei Prellungen, Verbrennungen oder Fieber; man gefriert sie zu Platten oder Würfeln und wickelt sie vor Gebrauch in sterile Wundkompressen. Auch zum Ansetzen von Bachblütenpräparaten sind sie eine gute Ergänzung. Zur Herstellung von Cremes, Deos und Haarwässern sind sie ausgezeichnet geeignet – und natürlich auch zum Kochen.

Bei den kommerziell erhältlichen sog. „…-Wässern", also „Rosenwasser", „Neroliwasser" usw., handelt es sich in den seltensten Fällen um Hydrolate. Für diese Produkte wird oft destilliertes Wasser mit einigen Tropfen ätherischem Öl verschüttelt (oft wird sogar synthetisches Öl verwendet) oder mit einem Lösungsvermittler aufgelöst. Die Wirkung entspricht hier bestenfalls der Wirkung des verwendeten Öles, die wertvollen wasserlöslichen Bestandteile der jeweiligen Pflanze fehlen zwangsläufig.

Manche Hydrolate werden bei mehreren Destillationsvorgängen angereichert (**Kohobation**). Sie duften dann entsprechend „voll", ihre Wirksamkeit kann etwas stärker als bei einfach destillierten Hydrolaten sein, die Haltbarkeit ist meistens verbessert.

Der Preis von weit her transportierten Hydrolaten kann recht hoch sein, wenn man bedenkt, welch schwere und volumenmäßig große Ware rund um den Globus reisen muss; sie sind ja nicht in Form von Konzentraten wie beim Orangensaft zu verarbeiten. Auch fallen unterschiedlich hohe Zollbeträge an, wenn Hydrolate nicht aus der EU kommen. Jedes ätherische Öl (das also durch Destillation gewonnen wurde) hat sein entsprechendes Hydrolat, jedoch ist es aus diesen geschilderten Gründen bei uns nicht immer oder nur selten erhältlich.

Hydrolate in unangebrochenen Flaschen können bei kühler Lagerung in dunklen Flaschen **bis zu 1 Jahr haltbar** sein, auch danach kann man sie z.B. noch zum Blumengießen (verdünnt), im Garten zur Spritzung gegen Insekten oder zur Vertreibung von Ameisen einsetzen. Einige Firmen konservieren ihre Hydrolate durch Zugabe von ca. 12%igem Alkohol; diese Hydrolate sind nicht zur Behandlung von Schleimhäuten geeignet und auch nicht zur Pflege von Babyhaut oder von zur Trockenheit neigender Haut [771].

Hydrolate eignen sich – anders als die meisten ätherischen Öle – vorzüglich zur inneren Einnahme. Man sollte jedoch beachten, dass sie wesentlich konzentrierter wirken als beispielsweise ein Tee der gleichen Pflanze; also sollte man sie verdünnen, will man beispielsweise ein Glas Pfefferminzwasser trinken [108].

Es werden auch Pflanzen destilliert, aus denen man kein ätherisches Öl gewinnen kann, z.B. Hamamelis und Kornblume, bei diesen steht ausschließlich die Hydrolatgewinnung im Mittelpunkt.

Extraktion

Bei der Extraktion mithilfe flüchtiger **Lösungsmittel** gewinnen wir die größeren Duftmoleküle einer Pflanze. Das extrahierte Produkt erinnert im Duft stärker an die Ursprungspflanze als ein destilliertes Öl aus derselben Pflanze. Jedoch werden sie in der streng medizinisch orientierten Aromatherapie selten angewandt, da noch minimale Lösungsmittelrückstände enthalten sein können. Wir unterscheiden Absolues und Resinoide.

Resinoide

Für die Gewinnung von Resinoiden wird der betreffende Busch oder Baum verletzt. Das nun zum Schutz gebildete **Harz**, das austritt – manchmal trocknet es zunächst an der Luft – wird eingesammelt und mit Lösungsmitteln wie Alkohol oder Chlorkohlenwasserstoffen verrührt, unter Wärmeeinwirkung extrahiert und anschließend filtriert. Je nach Duftwunsch kann man unterschiedliche Kohlenwasserstoffe verwenden; sie lösen unterschiedliche Duftbestandteile (v. a. für die Parfümindustrie sehr wichtig). Das Lösungsmittel wird dann in anschließenden Destillationen mehr oder weniger vollständig verdampft, weshalb es wichtig ist, dass ein Resinoid rückstandskontrolliert ist.

Die Resinoidherstellung wird meistens an **Benzharzen** (Benzoe, Guajak, Perubalsam) und **Gummiharzen** (Myrrhe) vorgenommen; das merkt man an der klebrigen Konsistenz und der braunen Farbe. **Terpenharze** (Olibanum, Mastix und Elemi) werden zumeist destilliert; sie sind dann dünnflüssig und klar.

Absolues

Ähnlich wird beim Absolue verfahren: Die Duftstoffe der Pflanzenteile (v. a. nicht destillierbare Blüten wie Jasmin, Tuberose, Mimose, aber auch Rose) werden mit **Lösungsmitteln** wie Hexan, Petrolether (Hexan/Pentan), Toluol, Methanol oder Ethanol (Trinkalkohol) gelöst. Die Wahl des Lösungsmittels hängt von den gewünschten Inhaltsstoffen des zu extrahierenden Pflanzenmaterials ab.

Pflanzen und Lösungsmittel werden zunächst in dichten Behältnissen vorsichtig vermengt und erwärmt. Dadurch werden nach und nach die Duftstoffe in das Lösungsmittel abgegeben. Dieses wird in anschließenden Destillationen abgedampft.

Es entsteht zunächst eine lösungsmittelfreie farbige Paste, da auch Farbstoffe und Wachse mit gelöst werden: das **Concrète**. Durch die enthaltenen Blütenwachse ist es nur teilweise in Alkohol löslich; daher müssen diese entfernt werden. Dazu erwärmt man das Concrète zusammen mit Alkohol auf etwa 50 °C, lässt es auf 5 °C abkühlen und kann es nun filtern. Der Alkohol wird in 2 Destillationsvorgängen verdampft. Nun hat man ein Absolue gewonnen, das in Alkohol löslich ist.

Die Ergiebigkeit liegt bei dieser Extraktionsmethode etwas höher als bei der Destillation. Das erklärt, warum z. B. das sog. Mairosenabsolue aus Rosa centifolia deutlich preiswerter sein kann als das destillierte ätherische Öl.

Der Duft von Rosenabsolue erinnert mehr an die Ursprungspflanze als das entsprechende destillierte Öl. Denn die Lösungsmittel lösen duftrelevante Stoffe aus den Blütenblättern heraus, die bei der Destillation durch Druck und Hitze verloren gehen. Einige Absolues, beispielsweise aus Frangipani oder Lindenblüte, erinnern allerdings nur entfernt an die frische Blütenpracht.

Vorausgesetzt, das Lösungsmittel wird verantwortungsvoll aus dem Absolue entfernt, haben wir beim extrahierten ätherischen Öl der Rose ein etwas anderes therapeutisches Spektrum als beim Destillat: Durch einen hohen Anteil des hydrophilen **Phenylethylalkohols** wirkt es wesentlich stärker entzündungshemmend und schmerzlindernd.

Die bekanntesten Absolues sind folgende: Akazie, Cassis, Champaca, Eichenmoos, Frangipani, Ginster, Heu, Hyazinthe, Iris, Jasmin, Lotus, Magnolie, Mimose, Narzisse, Neroli, Osmanthus, Rose, Tabak, Tonka, Tuberose, Vanille, Veilchenblätter. Bis auf Iris, Magnolie, Neroli und Rose können die Duftstoffe dieser Pflanzen nicht durch Destillation gewonnen werden. Absolues wirken durch ihren Anteil an Benzenverbindungen (aromatische Alkohole und Ester) sowie an Stickstoffverbindungen bereits in Spuren stimmungsmodulierend, können also in der Psycho-Aromatherapie eine wertvolle Hilfe sein [739].

Die Blütenwachse kann man gelegentlich kaufen. Sie duften noch recht intensiv nach der jeweiligen Blüte. Aus 1 t Blüten gewinnt man ca. 1 kg Wachse. Sie eignen sich als reines Pflanzenparfüm und können auch statt Bienenwachs einer selbst gemachten (veganen) Creme beigemischt werden.

Eine Besonderheit ist die Extraktion mit neuartigen Lösungsmitteln, die einen extrem niedrigen Siedepunkt (etwa –30 °C) haben. Denn das Abdampfen der sonst gebräuchlichen Lösungsmittel unter Wärmeeinwirkung (beispielsweise Hexan) kostet wertvolle Geruchsbestandteile des damit gewonnenen pflanzlichen Duftstoffes. Nun kann das Lösungsmittel bei Raumtemperatur, ohne den Extrakt zu beeinträchtigen, verdampfen. Zudem benötigt man bei diesem Gewinnungsverfahren keinen hohen Druck wie bei der Kohlendioxidextraktion.

Die **Kohlendioxidextraktion**, die streng genommen eine Destraktion ist, ist ein relativ neues Herstellungsverfahren (entwickelt Anfang der 1980er-Jahre). Es ist sehr teuer, da die kostspieligen Apparaturen für einen extrem hohen Druck ausgelegt sein müssen, so als stünden sie 4 km unter der Meeresoberfläche (75 bar). Es wird nur eine Wärmezufuhr von unter 31 °C benötigt, sodass es möglich ist, temperaturempfindliche natürliche Duftstoffe zu gewinnen [238].

Inwieweit sich die Abwesenheit von Hitze auf das entstandene ätherische Öl positiv auswirkt, ist noch nicht klar. Der Duft dieser Öle ist jedoch voller, runder und naturgetreuer, zudem sind ganz andere Inhaltsstoffe zu finden als in den entsprechenden destillierten Ölen der gleichen Pflanze. Im Ingwerextrakt befinden sich die Scharfstoffe der frischen Pflanze; dieser Duftstoff kann somit die Schleimhäute reizen, im Gegensatz zum milden Ingwerdestillat. Im deutschsprachigen Bereich gibt es nur wenige Firmen, die ein Sortiment der CO_2-extrahierten Öle anbieten.

In den Niederlanden konnte die Palliativ-Pflegende Madeleine Kerkhof bereits Erfahrungen durch jahrelange Anwendung dieser sehr wirksamen Naturdüfte an ihren Patienten sammeln. Daraus entstand ein sehr informatives und umfangreiches Buch (in englischer Sprache) [333].

Enfleurage

Das sehr schonende Extraktionsverfahren der Enfleurage wird heute kaum noch angewandt, da es zu aufwendig ist, auch wenn auf diese Weise hervorragende Düfte gewonnen werden können. Ein Jasminöl, das durch Enfleurage gewonnen wird, riecht viel feiner als das aus einer Hexanextraktion. Es kostet jedoch auch mehr als das 6-Fache und ist kaum noch erhältlich.

Dünn mit Fett bestrichene Glasplatten (meistens Schweinefett) werden in Handarbeit immer wieder mit Blüten – v. a. Jasmin oder Tuberose – belegt und etwa 12 Stunden kühl und dunkel gelagert. Diese Prozedur wird 36-mal wiederholt. Dabei lösen sich die (fettlöslichen) Duftstoffe und sättigen nach und nach das Fett. Es entsteht die sog. „Pomade 36“, aus der die kostbare Essenz mit Alkohol herausgelöst wird. Dieser wird anschließend abgedampft.

Attars

Die Herstellung von Attars beruht auf einer etwa 200 Jahre alten indischen Tradition. Die schwierige Gewinnung von seltenen Blütendüften beruht oft auf Geheimrezepturen.

Wichtig sind hier transportable Destillen, die zum Ernteort gebracht werden, sodass auch die allerempfindlichsten Blüten frisch und zügig verarbeitet werden können. Auch muss das Feuer zum Erhitzen des Destillationswassers extrem sorgfältig überwacht werden, da es sehr gleichmäßig brennen muss. Für diesen Zweck wird meistens getrockneter Kuhdung verwendet.

Die Blüten werden per Wasserdestillation destilliert. Das kondensierte Wasser samt ätherischen Ölen wird jedoch nicht in einem leeren Behälter aufgefangen, sondern in einem Behälter, der 5 kg fertiges ätherisches **Sandelholzöl** enthält. Dieses Auffangbehältnis steht in einem kalten Wasserbad, damit das empfindliche Attar nicht durch unnötige Wärmeeinwirkung verdorben wird.

Dasselbe Sandelholzöl kann und soll die Duftstoffe aus mehreren Destillationsvorgängen aufnehmen. Traditionell werden Produkte mit nur einer Blütenart und auch sorgsam aufeinander abgestimmte Kompositionen der unterschiedlichsten Blütenarten zu Attars verarbeitet.

Attars werden meist unter ihrem indischen Namen verkauft: Gulab (Rosa damascena), Motia (Jasminum sambac), Chameli (Jasminum grandiflorum), Kewda (Pandanus odoratissimus), Saffron Attar (Safran), Shamama (Mischung aus Kräutern, Blüten und Gewürzen). Ganz besonders ist Mitti, das aus einer speziellen Erde destilliert wird – es duftet nach frischem Regen auf heißer Erde [399].

Da aufgrund von Naturschutzmaßnahmen bereits eine Verknappung von Sandelholzöl aus Indien eingetreten ist, gehören Attars zu den Produkten, die nur sparsam eingesetzt werden sollten.

1.3.2 Duftstoffe aus dem Labor

Für die Parfüm- und Kosmetikherstellung werden auf der ganzen Welt Tausende von Tonnen an Duftstoffen benötigt. Bei der Komposition eines ganz großen Parfüms ist man zudem auf über lange Zeit erhältliche und absolut identische Einzeldüfte (Monosubstanzen) angewiesen. Hier muss die Chemieindustrie einspringen, die standardisierte und preiswerte Ware in fast unbegrenzten Mengen liefern kann.

Die Begrifflichkeit **„naturidentische ätherische Öle“** ist seit 2011 nicht mehr gebräuchlich, man sieht sie jedoch noch hier und dort. Diese Duftstoffe entsprechen zumindest in Bezug auf wenige charakteristische Duftmoleküle einer Pflanze dem chemischen Aufbau der kopierten Substanz. Das raffinierte Zusammenspiel von 100–300 (und mehr) Inhaltsstoffen eines von der Natur „komponierten“ ätherischen Öles lässt sich so allerdings kaum erreichen. Zudem wäre die Kopie aus dem Labor dann viel teurer als das natürliche Original; solche olfaktorischen Kunstwerke werden nur für die Parfümindustrie komponiert, sie sind also für uns Laien weder erhältlich noch erschwinglich.

Also ist die Bezeichnung „naturidentisch“ nur eine irreführende Umschreibung von „synthetisch“. Ein Chemiker weiß, dass synthetische Substanzen üblicherweise nur in einer Reinheit von 85–90 % hergestellt werden, ansonsten wäre der (finanzielle) Aufwand sehr hoch. Bei der Herstellung von den üblicherweise im Handel erhältlichen synthetischen ätherischen Ölen (oder Bestandteilen zum Strecken von natürlichen Düften) fallen durch Oxidation, Reduktion, thermischen Abbau, Isomerisierung und andere Begleitreaktionen unvermeidbare Verunreinigungen an. Oft handelt es sich um chlorierte Verbindungen (chlorierte Kohlenwasserstoffe), die reizend oder gar toxisch sind [717]. Man schätzt, dass 80 % aller weltweit verfügbaren „natürlichen“ ätherischen Öle mit solchen Stoffen verlängert und verfälscht sind.

Diese Moleküle dienen als „Marker“, um Verfälschungen aufzudecken, denn sie sind Begleitsubstanzen vieler beliebter ätherischer Öle. So sind sie z. B. enthalten in künstlichem Thymol, Linalool, Linalylacetat, Zimtaldehyd, Methylsalicylat etc. [599]. Allerdings werden sie von unserem Organismus nicht abgebaut und können sich beispielsweise im Nerven- und Fettgewebe anreichern. Auf diese Weise können sie im schlimmsten Fall Krankheiten auslösen.

Gut **synthetisierte Stoffe**, wie sie in Medikamenten enthalten sein müssen, haben zwar die gleiche Wirkung der entsprechenden natürlichen Ebenbilder; im Produkt aus dem Pharmalabor fehlt jedoch die oft entscheidende und meistens besser verträgliche Synergie mit den minoritären Bestandteilen des Öles. Eine solche Kopie aus der Retorte enthält auch keine „lebendige Energie“, wie sie beispielsweise in einem handwerklich hergestellten Kräutertee aus getrockneten Heilpflanzen enthalten ist; im Sinne der Naturheilkunde ist sie eine seelenlose Substanz.

Die Bezeichnung „synthetisch“ auf Öle-Fläschchen bezieht sich auf Fantasieprodukte des Chemikers, die im Duft jedoch sehr nah an das kopierte Original herankommen können; sie orientieren sich jedoch nicht zwangsläufig an natürlichen Molekülen. Ihr Duft ist der Riechempfindung von Maiglöckchen, nativem Kokosöl oder Lindenblüten nachempfunden, der molekulare Aufbau kann jedoch ganz anders sein.

Viele „natürliche“ Düfte, die wir kennen und die sogar häufig in „Naturkosmetik“ vorkommen, sind in der Retorte entstanden. Diese sog. **„natürlichen Aromen“** werden aus pflanzlichen oder tierischen Stoffen mithilfe von enzymatischen, mikrobiologischen oder physikalischen Verfahren gewonnen. Himbeerduft kann aus Zedernholz gewonnen werden, Vanillin aus dem Labor wird gentechnisch erzeugt oder entsteht auch aus Holzabfällen: aus nach Schwefel riechenden Abfällen der Zellstoffgewinnung. Kokos-, Nuss- und Pfirsichdüfte werden von Schimmelpilzen produziert. Typische Vertreter davon sind Flieder, Maiglöckchen, Freesie, Geißblatt, Lilie, Apfelblüte, Veilchen(blüte), Gardenie, Lindenblüte, Reseda, Kokos und noch unzählige Fruchtdüfte wie z. B. Pfirsich, Aprikose, Himbeere und Erdbeere. Natürliche Flieder-, Lindenblüten- und Kokosabsolues sind mittlerweile gelegentlich im Handel zu finden.

Es ist fast unvorstellbar, dass so stark duftende Blüten wie die vom Maiglöckchen oder vom Flieder ihren Duft nicht „einfangen" lassen und zu erschwinglichen Preisen vermarktet werden können. Diese Duftstoffe sind jedoch extrem hitzeempfindlich und lassen sich kaum mit den üblicherweise verwendeten Lösungsmitteln gewinnen. Allerweltskosmetik wird also nicht mit diesen Duftnoten natürlicher Herkunft beduftet.

Der vermutlich am meisten eingesetze Duft nach Vanille ließe sich ganz einfach von jedermann als Extrakt herzustellen. Doch er wird fast immer synthetisch hergestellt. Die Duftnote riecht dann gefälliger, einfach „leckerer", manchmal fast sahnig. Es finden sich leider immer wieder sog. „natürliche" Körperöle und Cremes, die damit beduftet sind, denn – wie oben beschrieben – dürfen seit 2011 künstlich hergestellte Düfte als „natürliche Aromen" deklariert werden.

Mit der modernen „**Headspace-Technik**" lassen sich auch ganz diffuse Düfte einfangen und rekonstruieren wie „die Erde nach einem Regenschauer" oder „der Apfelkeller meiner Großmutter". Hierfür werden mithilfe einer gläsernen Kugel, die einen Filter enthält, und einer Ansaugpumpe minimale Mengen eines Duftes eingefangen (100–300 Millionstel Gramm). Diese Duftmoleküle werden mit einem Lösungsmittel gebunden und im Gaschromatografen analysiert. Nun muss nur noch nachgebaut werden. Auf diese sehr kostspielige Weise lassen sich ungewöhnliche und seltene Blütendüfte imitieren, da die Glasglocke den Duft der lebendigen Blume einfängt; sie muss zur Analyse also nicht erst gepflückt und dadurch im Duft verändert werden.

Sehr eindrucksvoll lässt sich der Unterschied zwischen Kunstduft und natürlichem ätherischem Öl mithilfe der Kinesiologie testen. Die meisten Menschen reagieren beim Riechen eines synthetischen Öles deutlich mit einer Schwächung ihres (Muskel-)Systems. Auch Verfahren wie die Kirlian-Fotografie, die anthroposophischen Fließbilder oder die Photonenmessung nach Popp geben Aufschlüsse über die Vitalität eines Öles.

Zusammenfassend kann man nur dringend dazu raten, Schimmelpilze, genmanipulierte Ausgangsstoffe, chlorierte Moleküle sowie allerlei für den Körper „unverdauliche" Substanzen zu meiden und stattdessen Bio-zertifizierte Naturdüfte für aromapflegerische und aromatherapeutische Anwendungen einzusetzen.

1.4 Qualitätsprüfung

Jedes Fläschchen mit ätherischem Öl, das wir kaufen, muss mit einer Chargennummer versehen sein. Hiermit kann man im Zweifelsfall die Qualität eines Öles rekonstruieren, v. a. im Falle von Hautreizungen.

Die Chargennummer bezieht sich auf eine Lieferung eines bestimmten ätherischen Öles. Neben den Testergebnissen der biochemischen und physikalischen Untersuchungen, wie in Kap. 1.4.2 (S. 70) ausgeführt, sollte das Qualitätszertifikat dieser speziellen Öllieferung auch das Herkunftsland, das Herstellungsverfahren und die Herstellungsart enthalten. Jede neue Lieferung dieses Öles muss neu untersucht werden. Das können sich nur große und engagierte Firmen leisten.

Therapeutisch benutzte Öle sollten deshalb nicht aus unterschiedlichen Herkunftsorten oder Jahrgängen vermischt werden, sonst könnten beispielsweise therapeutisch hervorragend geeignete Öle mit minderwertigen Ölanteilen verschnitten und somit in der Qualität herabgesetzt sein, von besonderen Dufterlebnissen ganz zu schweigen; wir sollten wie ein Weinkenner auf sortenreiner Qualität bestehen. Manchmal wird in diesem Zusammenhang von „**genuinen**" ätherischen Ölen gesprochen.

Ein Herstellungs- oder ungefähres **Haltbarkeitsdatum** wäre zumindest bei Zitrusölen notwendig. Doch auch bei anderen ätherischen Ölen würde dies den Anwendern helfen, da man mittlerweile weiß, dass oxidierte Öle, insbesondere solche mit hohem Gehalt an Monoterpenen, hautreizend sein können – insbesondere, wenn diese altern [692].

Es gibt 3 wichtige grundlegende Qualitätsprüfungen, die ein hochwertiges ätherisches Öl alle bestehen muss:

1.4.1 Sensorische Prüfung

Vorab werden v.a. folgende Faktoren von geschulten und erfahrenen „Nasen" untersucht:

- Duft
- Geschmack
- Farbe
- Konsistenz des Öles (Viskosität)

1.4.2 Chemische Qualitätsanalyse

Das gängigste, jedoch auch kostenaufwendige Testverfahren vonseiten einer seriösen Firma ist die **Gaschromatografie** (**Abb. 1.8**), die meistens mit Ergebnissen aus der **Massenspektrometrie** kombiniert wird.

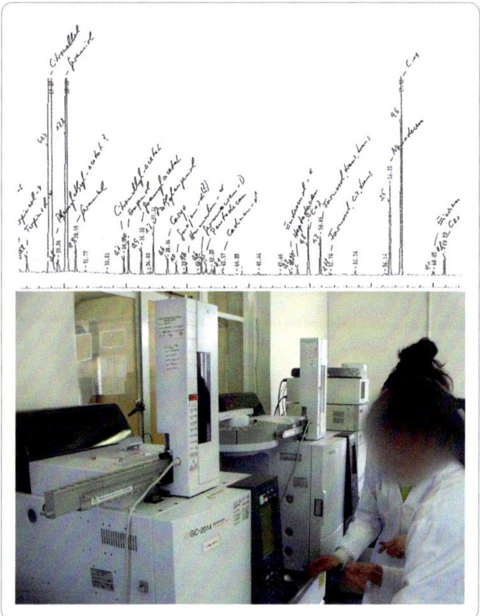

Abb. 1.8 Gaschromatogramm.

Gaschromatografie

Der Name bezieht sich auf die Trennung von Stoffen in einer farbigen Flüssigkeit (chromos, gr. = Farbe; grapho, gr. = aufzeichnen): Wenn man einen Papierstreifen in eine mit Wasser verdünnte Farbe hält, wandert die Flüssigkeit (durch die Kapillarkräfte der Papierfasern) den Streifen hoch. Dabei bewegen sich einige Bestandteile der Farbe schneller, die anderen langsamer. Das hängt von den Eigenschaften der Einzelstoffe ab und von deren unterschiedlichen Reaktionen mit den Papierfasern. Auf dem Papierstreifen bildet sich eine Art Leiterstruktur der Farbbestandteile, d. h., es bilden sich Stufen in unterschiedlicher Färbung. Wenn man die Kriecheigenschaften der Einzelstoffe erst einmal bestimmt hat, kann man mit dieser Methode auch unbekannte Stoffgemische analysieren.

Das Prinzip aller Chromatografen ist immer das Gleiche. So auch beim Gaschromatografen. Es wird jedoch nicht Wasser als Träger verwendet, sondern ein inertes Gas. Das sind in aller Regel Edelgase. Diese verändern die mitgeführten Stoffe nicht, da sie mit ihnen nicht reagieren können. Die Edelgase sind lediglich ein Transportmittel. Ein typisches Edelgas, das in Gaschromatografen verwendet wird, ist Helium. Es kann aber auch manchmal ein Nichtedelgas verwendet werden, beispielsweise Stickstoff. Es ist preiswerter und reagiert ebenfalls mit vielen Stoffen nicht. Daher wird Stickstoff häufig als sog. Schutzgas bei verpackten Lebensmitteln verwendet: Dort ersetzt es den Sauerstoff, sodass die Lebensmittel nicht oxidieren können.

Statt Papierstreifen nutzt man eine sehr lange Kapillarröhre, d. h. ein dünnes Röhrchen, manchmal aus Metall, oft aus Glas. Diese Röhrchen können mehrere Meter lang sein und sind dann meist gewendelt, sie sehen also aus wie eine „Spule", damit sie nicht so viel Platz einnehmen. Solch ein Röhrchen ist innen mit einem Stoff ausgekleidet, der mit den Bestandteilen des zu untersuchenden Stoffgemisches unterschiedlich reagiert („wechselwirkt", wie man das als Physiker sagt, vom Substantiv „Wechselwirkung", auf neudeutsch spricht man von „Interaktion"). Diese Auskleidung nennt man auch „stationäre Phase".

Wenn man jetzt auf einer Seite des Röhrchens das Stoffgemisch, das man analysieren möchte, einspritzt (das wird tatsächlich meistens mit einer Art Spritze gemacht), wird das Gemisch durch das Transportmittel (z. B. Edelgas) durch das lange Röhrchen geleitet. Wegen der Auskleidung des Röhrchen (stationäre Phase) und der unterschiedlichen Interaktion damit brauchen die Bestandteile unterschiedlich lange, um durch das Röhrchen zu gelangen. Am Ende des Röhrchens werden die nacheinander eintreffenden Bestandteile dann mit Detektoren festgestellt. Das ist ein bisschen wie bei einem Langlauf, bei dem am Ende die einzelnen Läufer per Stoppuhr gemessen werden. Wenn man die durchschnittlichen Laufzeiten der Bestandteile von ätherischen Ölen kennt, kann man also sehen, woraus das Stoffgemisch besteht. In modernen Gaschromatografen übernehmen Computer die Zuordnung von Laufzeiten zu den in Datenbanken erfassten Stoffen.

Das lange Röhrchen befindet sich übrigens meist in einer Art Ofen, in dem es erwärmt wird. Dadurch können auch Substanzgemische analysiert werden, die nicht bei Raumtemperatur gasförmig sind.

Massenspektrometrie

Das zu untersuchende Substanzgemisch sollte gasförmig sein. Falls es das nicht ist, muss es durch Erhitzen in den gasförmigen Zustand überführt werden. Dieses Gasgemisch wird dann in das Massenspektrometer gegeben. Dort wird das Gemisch elektrisch geladen – wie ein Kamm, den man an einem Wollpullover reibt. Elektrisch laden heißt, vom betreffenden Gegenstand Elektronen hinzuzufügen oder zu entfernen, sodass der Gegenstand nicht mehr elektrisch neutral ist. Elektrisch geladene Gegenstände sind mit elektrischen Feldern verbunden, die zu anziehenden oder abstoßenden Kräften führen. Der geladene Kamm kann dann beispielsweise kleine Papierschnipsel oder Haare anziehen.

Die Aufladung in einem Massenspektrometer erfolgt allerdings nicht über Reibung, sondern mit einer Art Elektronendusche: Wie in alten Fernsehern („Kathodenstrahlröhre") werden Elektronen aus einem Glühdraht „herausgedampft" und mit elektrischen Feldern in Bewegung gesetzt. Es wird ein Elektronenstrahl erzeugt. Mit diesem Strahl „besprüht" man die zu untersuchenden Stoffe möglichst vorsichtig, um diese nicht zu zerstören. Die Moleküle der zu untersuchenden Stoffe fangen dann beispielsweise jeweils ein Elektron ein, haben dann also ein Elektron mehr als im normalen, neutralen Zustand – und sind damit elektrisch geladen.

Die geladenen Moleküle werden dann mit elektrischen Feldern in Bewegung gesetzt (wie am Anfang die Elektronen). Es wird ein Molekülstrahl erzeugt. Danach sind mehrere Varianten möglich:

Flugzeitmassenspektrometer: Wenn die geladenen Moleküle alle über dasselbe elektrische Feld in Bewegung gesetzt werden, d. h., alle mit derselben Kraft beschleunigt wurden, sind – den physikalischen Gesetzen zufolge – die leichten Moleküle schneller, die schweren Moleküle langsamer. Die beschleunigten Moleküle überwinden eine bestimmte Strecke, an deren Ende dann sozusagen jemand mit der Stoppuhr steht: Die leichten Moleküle kommen zuerst an, die schwereren später. Wenn man weiß, wie lange bestimmte Moleküle für die Messstrecke brauchen, muss man nur noch zählen, wie viele Moleküle mit welcher Zeit am Ziel ankamen. Dann weiß man, welche Moleküle in welcher Menge im Stoffgemisch vorhanden waren. Das Verfahren hat ein kleines bisschen Ähnlichkeit mit dem Gaschromatografen.

Magnetisches Massenspektrometer: Auch hier wird ein Molekülstrahl erzeugt (wie eben). Die geladenen Moleküle durchlaufen hierbei aber ein Magnetfeld. Mit magnetischen Feldern kann man elektrisch geladene Teilchen so ähnlich ablenken wie mit elektrischen Feldern. Die Moleküle des Strahls werden durch das Magnetfeld von ihrer geraden Flugbahn abgelenkt. Diese Ablenkung ist umso größer, je leichter das jeweilige Molekül ist. Einen leichten Gegenstand kann man leichter aus der Bahn werfen, als einen schwereren. Jetzt muss man einfach nur noch zählen, wie viele Moleküle wie weit abgelenkt wurden, und weiß dann, aus welchen Einzelstoffen in welcher Menge das Gemisch bestand.

Sowohl mit Gaschromatografen als auch mit Massenspektrometern kann man analysieren, aus welchen Bestandteilen, aus welchen Einzelstoffen ein Stoffgemisch besteht. Da die Untersuchungsmethoden dabei jeweils andere Eigenschaften der Stoffe ausnutzen, haben sie unterschiedliche Stärken und Schwächen. Wenn man es besonders genau wissen will, verwendet man daher häufig eine Kombination aus Gaschromatografie und Massenspektrometrie. Damit kann man dann beispielsweise auch Moleküle unterscheiden, die zwar aus den gleichen Atomen in der gleichen Reihenfolge bestehen, aber spiegelbildlich aufgebaut sind. So lässt sich erkennen, ob ein Stoff natürlichen Ursprungs ist oder künstlich erzeugt wurde.

Info

Danke für diese Erklärungen, Volkmar! Der Physiker Volkmar Heitmann erklärt auf seiner Seite www.duftleben.de noch mehr Hintergründe.

1.4.3 Öle aus der Apotheke

Noch vor ca. 30 Jahren konnte man ätherische Öle fast nur in Apotheken kaufen. Die Auswahl war nicht sehr groß, zudem bekam man nur 12 standardisierte Öle wie sehr scharfen Thymian, Deutsche Kamille oder Pfefferminze (meistens aus getrocknetem Kraut destilliert). Diese entsprachen dem jeweils aktuellen **Deutschen Arzneibuch** (DAB) oder dem **Europäischen Arzneibuch** (Pharmacopoea Europaea, Ph. Eur.). Jedes (Arznei-)Mittel, das in diesen Pharmakopöen erfasst wird, muss einem festgelegten Standard entsprechen, was den chemischen Aufbau und die nachgewiesene Wirkung auf den menschlichen Organismus anbelangt [269]. Das bedeutet für die ätherischen Öle nach DAB, dass sie eine vorgeschriebene Zusammensetzung aufweisen müssen, damit sich jeder Apotheker, der arzneilich wirksame Mischungen herstellen möchte, aufwendige Qualitätsprüfungen und Zertifikate ersparen kann [664].

Natürliche Produkte unterliegen bekanntlich erheblichen umweltbedingten und geografischen Schwankungen und können diese Standards nicht immer erfüllen, da sich unterschiedliche Chargen öleliefernder Pflanzen erheblich voneinander unterscheiden können. Gemäß den geltenden Monografien muss sich der Gehalt der Leitsubstanzen des jeweiligen Öls in vorgeschriebenen Bereichen befinden. Durch gezielte Steuerung während des Destillationsvorganges kann die Zusammensetzung des jeweiligen Öles leicht verändert werden (Rektifizierung) [190].

Es werden keine Anforderungen an Anbau- und Herstellungsmethoden gestellt. Themen wie naturnahe, umweltfreundliche Erzeugung sind also nicht vorgeschrieben, auch die Vielfalt der Chemotypen wird nicht berücksichtigt.

Heutzutage führen viele Apotheken neben den gut 30 durch die Ph. Eur. monografierten ätherischen Ölen (Fachbegriff **aetheroleum**, beispielsweise Carvi aetheroleum = Kümmelöl) auch ein DAB-unabhängiges Sortiment. Oft finden Apothekenkunden ein Sortiment von namhaften und vertrauenswürdigen Anbietern, die streng auf ätherische Öle von Pflanzen aus unabhängig zertifizierten kontrolliert biologischen Anbau (kbA) achten. Diese dürfen jedoch im Gegensatz zu den oben beschriebenen Produkten nicht mit therapeutischen Anwendungszwecken deklariert werden.

1.5 Haltbarkeit

Anders als viele Kosmetikprodukte, Parfüms oder Raumsprays haben natürliche ätherische Öle nur eine recht begrenzte Lebensdauer. Wenn sich Geruch und Konsistenz anfangen zu verändern, heißt es noch nicht, dass man diese Öle nicht mehr in Duftlampen oder in Raumsprays verwenden kann (sofern Allergiker nicht damit in Kontakt kommen). Diese Veränderungen können jedoch nur von geschulten Laien wahrgenommen werden und sind ein erster Hinweis darauf, dass solche Öle nicht mehr für **Hautanwendungen** geeignet sein können – und schon gar nicht für Anwendungen auf Schleimhäuten.

1.5.1 Kalt gepresste Zitrusöle

Ätherische Öle aus Zitrusschalen – bis auf Bergamotteöl – sind sogar nur kurz haltbar: bei guter Lagerung – also dunkel, bei gleichmäßiger Umgebungstemperatur, nicht zu warm und kaum Sauerstoff in der Flasche – maximal **1,5 Jahre**. Die darin hauptsächlich enthaltenen Monoterpene (v. a. Limonen) sowie Spuren von Wachsen oxidieren leicht, und die Aldehyde können sich in hautreizende Säuren verwandeln. Die Öle verlieren dann irgendwann ihre Spritzigkeit und die frische Note; sie fangen an zu müffeln: Man denke an den Geruch von leicht verschimmelten Apfelsinen. Für Kosmetikzwecke müssen ätherische Öle seit einigen Jahren furocumarinfrei sein. Diese Bestandteile tragen jedoch ein wenig zur Haltbarkeit bei. Je älter/oxidierter Zitrusöle sind, desto eher wirken sie **hautreizend**. Sie können jedoch immer noch zu Reinigungszwecken verwendet werden, da sie hervorragende natürliche Lösungsmittel sind (Vorsicht auf Kunststoffen!), oder beispielsweise im Garten als Schnecken- oder Ameisenbarrieren eingesetzt werden. Beim Entsorgen muss immer daran gedacht werden, dass es sich um brennbare Stoffe handelt; streng genommen stellen sie Sondermüll dar.

1.5.2 Destillierte Öle

Bei destillierten ätherischen Ölen hängt die Haltbarkeit von verschiedenen Faktoren ab: von der Sorgfalt des Destillateurs, vom Wetter und den Bodenbedingungen und schließlich von der Pflanzenart. Am allermeisten entscheidet die Handhabung und Lagerung nach dem erstmaligen Öffnen über die Lebensspanne eines ätherischen Öles. Wenn es extrem oft geöffnet wird und starken Temperaturschwankungen sowie langem Verweilen in warmen Räumen ausgesetzt ist, wird sich die Haltbarkeit drastisch reduzieren [702]. Letzte Reste in Fläschchen sollten schnell aufgebraucht werden, da der Sauerstoff im Gefäß mit dem verbleibenden Öl reagiert.

Grundsätzlich ist es ein Unterschied, ob ätherische Öle privat eingesetzt werden oder im institutionellen Bereich, wo man die Menschen nicht oder wenig kennt und so ihre Reaktionen auf ätherische Öle nicht einschätzen kann. Darum ist es sinnvoll, im beruflichen Umfeld **alle** ätherischen Öle **innerhalb 1 Jahres** nach dem erstmaligen Öffnen des Fläschchens aufzubrauchen. Dies gilt auch für länger haltbare wie Patchouli, Rose und Zeder, da man die Oxidationsprozesse als Laie nicht einschätzen kann.

Für den Einsatz der Öle im Privatbereich gelten folgende groben Richtlinien: Bei Mitgliedern der Myrtenfamilie erstreckt sich die Haltbarkeit der geöffneten Fläschchen auf etwa **3 Jahre**, manchmal etwas weniger, z. B. bei Eukalyptusöl (es verliert dann die frische, cineolige Note und riecht holzig). Ähnlich verhält es sich bei vielen Ölen aus der Familie der Lippenblütengewächse; 3 Jahre sollten jedoch ein Minimum sein. Linalool als wichtiger Bestandteil von Lavendelöl ist jedoch in den letzten Jahren in den Fokus von Vorsichtsmaßnahmen geraten, dieses Monoterpenol oxidiert schneller als bis dato bekannt war [695], darum versucht man, linaloolreiche Öle auch innerhalb 1 Jahres nach erstmaligem Öffnen zu verbrauchen, insbesondere wenn sie auf empfindlicher Haut angewendet werden sollen.

Besonders bei Blütenölen und schweren Basisnoten muss man die private und die institutionelle Anwendung unterscheiden. Ihre Duftnoten werden zweifelsohne mit zunehmender Alterung oft runder und schöner. Dennoch wendet man sie im **Pflegebereich** nicht unbegrenzt an und versucht, sie innerhalb von maximal 2 Jahren aufzubrauchen. Der Duft der meisten Blütenöle gewinnt mit den Jahren an Profil; einen guten Jasminjahrgang kann man 10 Jahre hegen und pflegen und privat anwenden. Auch Holzdüften wie Altlaszeder und Sandelholz tut die Lagerung gut. Harze und andere Basisnoten wie

Patchouli und Vetiver werden mit dem Alter immer schöner und eignen sich hervorragend für die Herstellung von persönlichen Parfüms. Ein wohl temperierter „Duftkeller" wäre für Duftfans sicherlich eine Quelle der Freude und Inspiration.

Man kann verallgemeinern: Je frischer und heller ein Duft ist (Kopfnote), desto schneller verliert er seine Charakteristiken; seine typischen Merkmale sind sehr leicht und verflüchtigen sich im wahrsten Sinne des Wortes. Auch ein Blick auf die Inhaltsstoffe ist eine Hilfe:

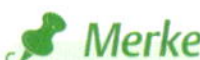

Merke

Je mehr **Monoterpene** sich mit ihren oxidationsanfälligen Doppelbindungen in einem Öl befinden, desto wahrscheinlicher ist eine relativ **kurze Haltbarkeit** von knapp 1 bis maximal 3 Jahren.
Je schwerer ein Duft (Basisnote) und je mehr **Sesquiterpenverbindungen** in einem Öl sind, desto länger ist dessen Haltbarkeit.

Man sollte demzufolge von empfindlichen ätherischen Ölen immer nur die Mengen kaufen, die man in den genannten Zeiträumen aufbrauchen kann. Andernfalls kann man die angebrochenen oder halb leeren Fläschchen mit kleinen Glaskugeln (Floristikbedarf) auffüllen, sodass die Luftsäule über dem jeweiligen Öl möglichst klein ist, der Sauerstoff also weitestgehend verdrängt wird.

Ätherisch-Öl-Produzenten und -Abfüllbetriebe füllen ihre angebrochenen Behälter mit dem reaktionsträgen Edelgas **Argon** auf. Es vermischt sich nicht mit dem ätherischen Öl, verhindert jedoch durch das Verdrängen des Sauerstoffes unerwünschte Oxidationsreaktionen.

Ätherische Öle duften übrigens in sehr frischem Zustand gar nicht besonders fein; bis zu 1 Jahr Reifezeit tut ihrem Duft meistens sehr gut. Das würde jedoch gebundenes Kapital für den Händler bedeuten: Er muss den Bauern oder Lieferanten bezahlen, kann jedoch die Öle noch nicht weiterverkaufen. Öle-Firmen, die Wert auf gute Qualität legen, lassen ihre Kunden lieber einige Wochen warten, als ihnen ein unreifes Öl auszuliefern. Dieser Prozess wurde früher durch „Belüftung", d.h. durch Hineinblasen von Sauerstoff (wie in einem Aquarium), beschleunigt. Hierdurch kann es jedoch zu unerwünschten **Oxidationsprozessen** kommen, die das jeweilige Öl hautreizend werden lassen. Bei kleineren Firmen wird der Reifeprozess lieber dem Kunden überlassen. Inwieweit sich dieses Abwarten auf die therapeutischen Eigenschaften auswirkt, ist derzeit noch nicht bekannt.

Man weiß inzwischen, dass oxidierte Bestandteile von ätherischen Ölen Hautreizungen und Allergien auslösen können. Forschungen an isolierten Molekülen (auch an synthetischen Riechstoffen) führten zur **Deklarationspflicht** von fast 30 vermeintlichen Allergenen in Kosmetika, die in der EU gehandelt werden. Wenn sich diese angeblich reizenden Moleküle im Verband mit anderen Inhaltsstoffen eines genuinen ätherischen Öles befinden, führen sie – in physiologischer Verdünnung angewendet – nicht zu unerwünschten Wirkungen [738]. Jedoch findet man in der neueren Literatur bereits Warnhinweise zur Anwendung von älterem Lavendelöl, der Hauptinhaltsstoff Linalool ist nicht sehr oxidationsstabil [692]. Es gibt andererseits Hinweise, dass zumindest die bakterizide Wirkung von einigen ätherischen Ölen verstärkt ist, wenn sie an der Luft leicht oxidiert sind ([350], [351]). Auch kann leicht oxidiertes Teebaumöl stärker schmerzlindernd wirken als frisches Öl, da sein Gehalt an p-Cymen erhöht sein kann (es entsteht durch Oxidation von beiden Terpinarten und Terpinolen; [284]). Es sollte dann nur von Personen mit robuster Haut und möglichst nur an den Füßen (beispielsweise zur privaten Behandlung von Fußpilz) eingesetzt werden.

Es gibt eine Möglichkeit, die oxidative Belastung und damit die Verträglichkeit eines ätherischen Öles zu testen. Dieses Verfahren wurde bis vor einigen Jahren v.a. zur Untersuchung von fetten Ölen (zu kosmetischen und zu Speisezwecken) herangezogen. Untersucht wird die **Peroxidzahl**, die ein Maß für die durch Autooxidationsprozesse gebildete Menge an Peroxiden ist. Sie muss möglichst niedrig sein, damit das jeweilige Öl für Haut und Schleimhaut verträglich ist.

Einige Untersuchungen des ätherischen Öles von Melaleuca alternifolia (Teebaum) zeigten, dass es ungewöhnlich anfällig für den Angriff von Licht und Luft ist. Bei experimenteller unsachgemäßer Lagerung erreichte das Öl mit einer hautverträglichen Peroxidzahl von 5 innerhalb von wenigen Tagen den Wert 500 – und damit eine ausgeprägte Fähigkeit zur Hautreizung [718]. In 2 anderen Experimenten konnte gezeigt werden, dass die Peroxidzahl von Teebaumöl mit maximal 65 unter verschiedenen Lagerbedingungen nach 160 Tagen noch keinen stark hautreizenden Wert anzeigte ([206], [284]).

In Kürze: Die Haltbarkeit von ätherischen Ölen, Absolues (die meisten Blütendüfte) und Resinoiden (viele Harze) hängt von vielen Faktoren ab und kann nur grob eingeschätzt werden; Naturdüfte sind in den seltensten Fällen „ewig" haltbar wie manche Parfüms, man sollte sie eher wie einen Portwein nach 1–3 Jahren verbraucht haben, v. a. wenn sie für das Auftragen auf der Haut verwendet werden (**Tab. 1.13**). Je heller und wärmer ein Öl gelagert wird und mit je mehr Luftsauerstoff es in Kontakt steht, desto schneller wird das Öl potenziell hautreizend. Grundsätzlich gilt, dass für empfindliche Haut nur recht frisch geöffnete Öle verwendet werden sollten (immer Öffnungsdaten auf den Fläschchen notieren).

Licht und der Sauerstoffanteil in der Luft sind sozusagen Gift für ätherische Öle, darum sollte es immer in dunklen Fläschchen, nicht im Bad oder in überheizten Räumen aufbewahrt werden, wenn über ⅔ verbraucht sind (also der Sauerstoff in der Flasche überhandnimmt), sollte das Fläschchen zügig aufgebraucht werden.

Grundsätzlich gilt: Je empfindlicher, feiner, jünger oder älter die Haut der zu behandelnden Person ist, desto eher sollte das betreffende Öl nur innerhalb eines ½–¾ Jahres (nach Anbruch) angewendet werden. Je höher der Anteil an Monoterpenen ist und je geringer der an Sesquiterpenen, desto schneller kann das ätherische Öl oxidieren und in der Folge hautreizend werden. Absolues und Resinoide enthalten diese „Sauerstoff-Jäger-Moleküle" meistens nur in geringen Mengen. Angebrochene Fläschchen sollten jedoch nicht im Kühlschrank gelagert werden, eine moderate Weinkellertemperatur (8–12 °C) ohne Temperaturschwankungen wäre ideal.

1.5.3 Mischungen

Bei selbst hergestellten Mischungen von ätherischen Ölen in fetten Trägerölen sollte darauf geachtet werden, dass sie bei therapeutisch-pflegerischen Anwendungen, v. a. bei topischer Anwendung (auf der Haut), nicht älter als ca. 2 Monate sind. Jedes einzelne Öl kann aus 200 und mehr Inhaltsstoffen bestehen; diese können untereinander neue Verbindungen bilden. Das ist zwar für einen Parfümeur sehr interessant, denn nur durch den „Reifeprozess" bekommt die Komposition ihren unverwechselbaren Charakter. Für **Therapie- und Pflegezwecke** ist das Heranreifen bzw. Bilden von unbekannten Verbindungen nicht geeignet, weil dadurch unnötige Reizungen riskiert werden. Beispielsweise können die beliebten blumig duftenden Ester in ätherischen Ölen bei feuchter Lagerung (beispielsweise im Bad bei unverschlossenem Deckel) zu Säuren und Alkoholen zerfallen, die Säuren reagieren dann eventuell wieder mit anderen Inhaltsstoffen, und schon haben wir es mit einer unkontrollierbaren Mixtur zu tun, die empfindliche Haut angreifen kann.

Seriöse Firmen, die Fertigmischungen anbieten, haben Erfahrungen mit diesem Phänomen und verwenden nur gut verträgliche Kombinationen und Verdünnungen. Es empfiehlt sich also, therapeutische Mischungen nicht auf Vorrat herzustellen. Generell lässt sich jedoch sagen, dass das Verdünnen/Mischen mit oxidationsstabilen fetten Ölen oder Wachsen – z. B. Jojobaöl – die Anfälligkeit für Oxidationsvorgänge herabsetzt. Die sauerstoffempfindlichen Doppelbindungen in vielen ätherischen Ölen werden vermutlich abgesättigt, zudem enthalten viele Pflanzenöle Tocopherole (Vitamin E), die als natürliches Antioxidans wirken.

Tab. 1.13 Inhaltsstoffe, Wirkung und Haltbarkeit in der Kurzübersicht.

Inhaltsstoff	Wirkung(en)	Haltbarkeit	Beispiel
Monoterpene wie Limonen und Pinen	schmerzlindernd, unspezifisch entzündungshemmend	nicht sehr gut, oxidieren relativ schnell, ± 1 Jahr	Zitrusöle, Nadelöle, Teebaumöl, Ingweröl
Sesquiterpenverbindungen wie Azulen und Caryophyllen	regulierende Wirkung auf das Immunsystem, unspezifisch entzündungshemmend, bei chronischen Verläufen von Krankheiten sehr gut verträglich	sehr gut, geben dem Öl/der Mischung eine bessere Haltbarkeit, 3–5 Jahre	Sandelholz, Atlaszeder, Karottensamen, Vetiver, Patchouli, Iris, Deutsche Kamille, Adlerholz
Alkohole wie Linalool und Geraniol	antiseptisch, ohne die Haut zu reizen, sanft belebend, ohne aufzuregen, ideal bei Infektionen von Kindern	mittelgut, 1–3 Jahre	Lavendel, Rosengeranie, Petit Grain, Pfefferminze, Koriander, Ho-Blätter, Thymian Ct. Linalool
Ester wie Linalylacetat und Geranylformiat	extrem entkrampfend und entspannend	gut, 2–3 Jahre	Muskatellersalbei, Rosengeranie, Römische Kamille
Aldehyde wie Citral und Citronellal	gut verdünnt (max. 1 %): entspannend, schlaffördernd, entzündungshemmend, bei Überdosierung hautreizend und überaktivierend	nicht sehr gut, oxidieren relativ schnell, ± 1 Jahr	Litsea, Zitronen-Eukalyptus, Zitronenmyrte, Lemongrass, Citronella, Zitronenverbene
Monoterpenketone wie Campher und Thujon	manche Öle nicht für die Behandlung durch Laien geeignet (z. B. Salbei, Ysop, Thuja)	gut, 2–3 Jahre	Rosmarin, Salbei, Ysop
Oxide wie Eucalyptol	schleimlösend	mittel, ± 1 Jahr	Cajeput, Ravintsara, Niaouli, Eukalyptus (E. globulus, radiata), Kardamom, Myrte
Phenole und Phenylderivate	sehr unterschiedliche Wirkungen, meistens stark keimtötend	gut, 2–3 Jahre	Thymian Ct. Thymol, Gewürznelke, Zimtrinde, Fenchel, Basilikum

2 Biochemie der Inhaltsstoffe

Ätherische Öle sind Vielstoffgemische, die im Sekundärstoffwechsel der Pflanze entstehen. Sichere Kenntnisse ihrer Eigenschaften und Wirkungsweise bilden den elementaren Bestandteil der therapeutischen Arbeit mit ätherischen Ölen. In diesem Kapitel erhalten Sie einen Überblick zur Biochemie der ätherischen Öle und zu den Eigenschaften ihrer Inhaltsstoffe.

2.1 Bildung der ätherischen Öle in der Pflanze

Ätherische Öle werden im glatten endoplasmatischen Retikulum und den Plastiden der pflanzlichen Zelle gebildet und über den Golgi-Apparat mithilfe der Golgi-Vesikel aus dem Protoplasma in den extrazytoplasmatischen Raum der Zelle (Umwandlung einer Zelle in eine Ölzelle), aus der Zelle unter die Kutikula (Bildung von Drüsenhaaren oder Drüsenschuppen) oder in interzelluläre Räume (Bildung schizogener Ölbehälter) transportiert [682].

Die detaillierten Vorgänge in Duftpflanzen sind noch nicht vollständig entschlüsselt. Sie sind für die Arbeit von Aromatherapeuten auch nicht wichtig. Um den Aufbau und die Wirkweisen der einzelnen Inhaltsstoffe in ätherischen Ölen zu begreifen, sollte man sich mit den Grundzügen der organischen Chemie beschäftigen. In anerkannten britischen Ausbildungskursen werden als Minimum ca. 18 Stunden Unterricht zu diesem Thema gefordert.

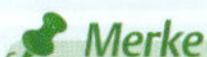

Man sollte sich dessen bewusst sein, dass beim heutigen Stand der Forschung zu den ätherischen Ölen immer noch viele Fragen offen sind. Auch muss betont werden, dass ein gut erforschter Hauptinhaltsstoff eines Öles nicht alleine über dessen therapeutische Wirkung bestimmt.

Oft sind es gerade die winzigen Spuren einer Substanz, die sowohl bestimmte Duftnuancen als auch die Wirkung ausmachen, beispielsweise Methylanthranilat in den ätherischen Ölen von Citrus reticulata (Mandarine) und Citrus × aurantium (Neroli/Orangenblüten) und Sclareol bei Salvia sclarea (Muskatellersalbei). Oft macht mutmaßlich das schwierig zu analysierende Zusammenspiel der einzelnen Moleküle die pharmakologischen Eigenschaften aus. Auch sorgen vermutlich diese natürlichen Kompositionen für eine wesentlich bessere Verträglichkeit als die vermeintlich „naturidentischen" Kopien aus dem Labor.

Mit der Kenntnis der wichtigsten Prinzipien des chemischen Aufbaus der ätherischen Öle gewinnt man dennoch ein Stück Sicherheit im Umgang mit diesem Bereich der Phytotherapie.

Man kann auf einen Blick den manchmal sehr großen Unterschied zwischen vermeintlich gleichen Ölen erkennen, wie das folgende Beispiel des Kamillenöles verdeutlicht (**Abb. 2.1** und **Abb. 2.2**). Nicht zuletzt kann man sich mit besserer Überzeugungsarbeit bei Chefärzten oder Pflegedienstleitungen für den Einsatz der ätherischen Öle in der Pflege seiner Patienten einsetzen.

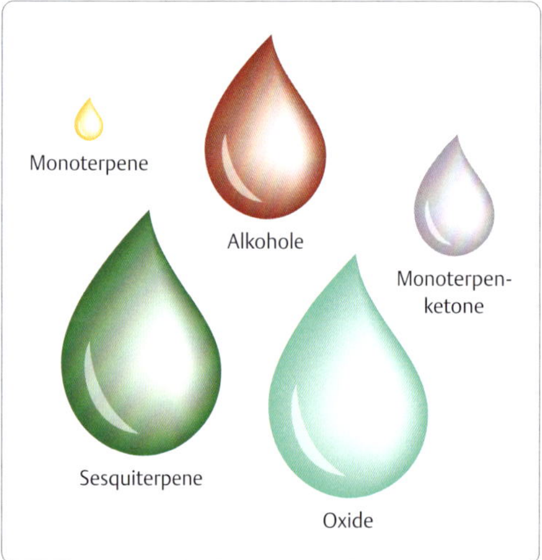

Abb. 2.1 Inhaltsstoffeprofil für Matricaria recutita (Deutsche Kamille): 3 Hauptinhaltsstoffe.

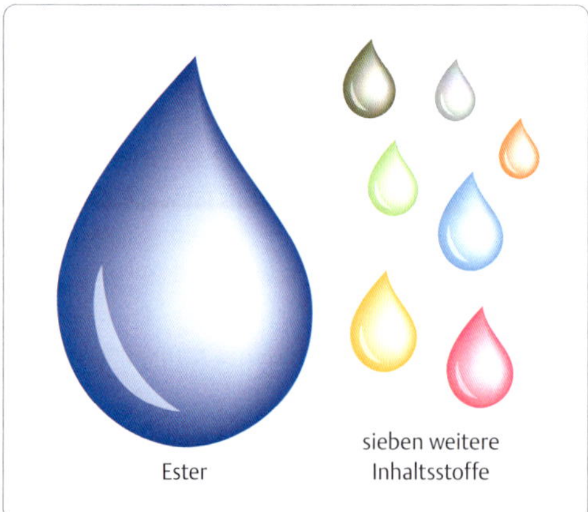

Abb. 2.2 Inhaltsstoffeprofil für Chamaemelum nobile (Römische Kamille): 1 Hauptinhaltsstoff.

Anders als viele Aromatherapeutinnen und Aromatherapeuten befürchten, ist das Erlernen dieses Basiswissens nicht schwierig, wenn man sich an einer Kiste mit Lego-Bausteinen orientiert: das Grundatom **Kohlenstoff** ist der Baustein mit den 4 Knöpfchen (4 Bindungsmöglichkeiten). Dieser Baustein bildet Ketten und Ringe, dabei müssen immer alle 4 Knöpfchen besetzt werden; dazu kommen an bestimmte Stellen einige Zweier- (Sauerstoff, 2 Bindungsmöglichkeiten) und Einer-Bausteine (Wasserstoff, 1 Bindungsmöglichkeit). Mit diesen 3 Arten von Bausteinen und einer entsprechend gut gefüllten Lego-Kiste bestehen sozusagen unendlich viele Kombinationsmöglichkeiten. (Von der Autorin gibt es einen lebendigen E-Learning-Kurs zu genau dieser spielerischen Annäherung an die Baustein der einzelnen Naturdüfte.)

Nicht viel anders läuft es in der Natur ab; Chemiker benutzen zur Beschreibung der chemischen Sachverhalte international gültige Modelle. Diese bilden die realen Begebenheiten genauso wenig ab, wie ein Notenblatt eine Oper wiedergibt. Aber wir können uns mit diesen Modellen über bestimmte Tatsachen verständigen. Und das ist das Ziel dieses Kapitels.

2.1.1 Organische Chemie

Die organische Chemie – der Aufbau der ätherischen Öle gehört dazu – beschäftigt sich mit dem Kohlenstoff und seiner Fähigkeit, unterschiedlich lange und verzweigte Ketten und auch Ringe zu bilden (**Abb. 2.3**). Diese Gebilde „schmücken" sich oft zusätzlich mit sog. funktionellen (Molekül-)Gruppen, die fast bei allen Duftmolekülen aus Sauerstoff bestehen und das chemische Verhalten der Kohlenstoffketten stark beeinflussen können. Winzige Spuren von Stickstoff und Schwefel können diese Wirkungen abwandeln und/oder verstärken.

Um sich darüber verständigen zu können, aus welchen Verbindungen bzw. Bestandteilen ein komplexes Molekül aufgebaut ist, gilt in der Chemie ein international gültiger Sprachcode (Nomenklaturregeln): **IUPAC** (International Uni-

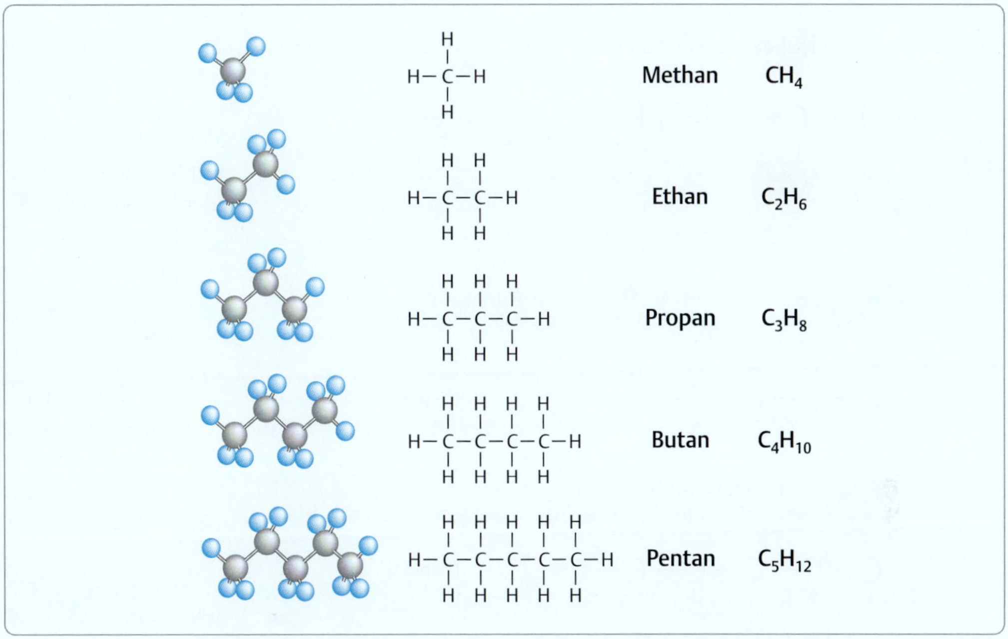

Methan	CH_4
Ethan	C_2H_6
Propan	C_3H_8
Butan	C_4H_{10}
Pentan	C_5H_{12}

Abb. 2.3 Homologe Reihe der Alkane.

on for Pure and Applied Chemistry; **Abb. 2.4**). Wenn man mit den Namensgebungen aus der einfachsten homologen Reihe der Kohlenstoffverbindungen – der Alkane – vertraut ist, kann man auch als Laie „Wortungetüme" mit etwas mehr Gelassenheit betrachten.

Damit bekommen wir eine Ahnung, was es mit den Zahlen in einigen Bezeichnungen auf sich hat. Die Buchstaben in manchen Inhaltsstoffen weisen auf Phänomene der **Isomerie** hin: Die Anzahl der vorkommenden Atome und Doppelbindungen in einem Molekül ist zwar gleich, jedoch ist die Anordnung im Raum unterschiedlich.

An dieser Stelle gebe ich jedem meiner Kursteilnehmer gerne ein Kästchen mit einer abgezählten Zahl an jeweils gleichen Lego-Bausteinen und lasse sie ein Häuschen bauen. Aus den identischen Steinen werden völlig unterschiedliche Gebäude konstruiert.

Griechische Buchstaben wie α, β, γ oder δ sagen dem Chemiker, an welcher Stelle im Molekül sich eine Doppelbindung befindet (Stereoisomerie). Wenn sich identische Molekülgruppen auf derselben Seite der Doppelbindung befinden, spricht man von einer cis-Konfiguration, befinden sie sich auf der gegenüberliegenden Seite, handelt es sich um eine trans-Konfiguration.

Wenn Isomere, also zahlenmäßig gleiche Atome im Molekül, unterschiedlich auf polarisiertes Licht reagieren, haben wir es mit **chiralen** Molekülen zu tun. Sie sind spiegelbildlich und können nicht ineinander projiziert werden, so wie eine linker Handschuh nicht in einen rechten Handschuh passt (optische Isomere). Man hat dann entweder ein linksdrehendes (l-Isomer oder [–]-Form) oder ein rechtsdrehendes Molekül (d-Isomer oder [+]-Form) vor sich. In Sachen Duftqualität bedeutet dieser kleine Unterschied sehr viel, so duftet beispielsweise l-Carvon nach Spearmint und d-Carvon kümmelartig.

Die meisten Namen der Inhaltsstoffe von ätherischen Ölen sind Trivialnamen („Kosenamen"), beispielsweise heißt das oft und reichlich vorkommende Linalool korrekt 3,7-Dimethylocta-1,6-dien-3-ol und Vanillin heißt in der Chemikersprache ganz nüchtern 4-Hydroxy-3-methoxybenzaldehyd.

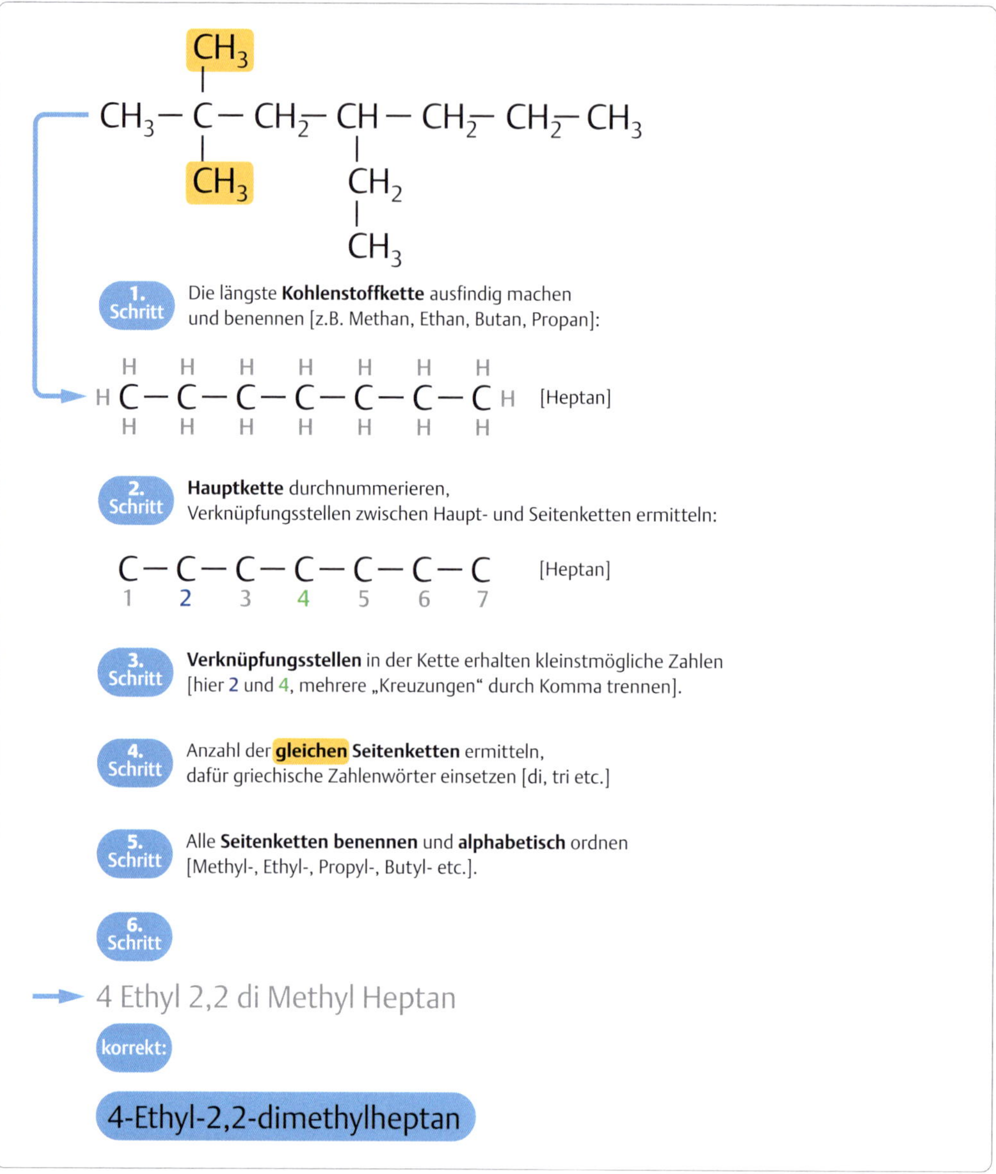

Abb. 2.4 Prinzip der IUPAC-Nomenklatur für Kohlenwasserstoffverbindungen.

2.1.2 Chemie der ätherischen Öle

Pflanzen haben bekanntlich nicht die Möglichkeit, vor ihren Feinden wegzulaufen oder sich Medikamente zu kaufen. Sie müssen mit den (wenigen) Mitteln, die ihnen unmittelbar zur Verfügung stehen, auf Umweltreize reagieren. Das gelingt beispielsweise durch Hinzufügen von 2 Molekülen, die sie in ihrer unmittelbaren Umgebung vorfinden: Sauerstoff kann an ihren Grundmolekülen hinzugefügt werden oder Wasserstoff wird abgespalten. So können Pflanzen Schutzschleier bei zu viel Sonneneinstrahlung „bauen", sie können ihren Geschmack unattrak-

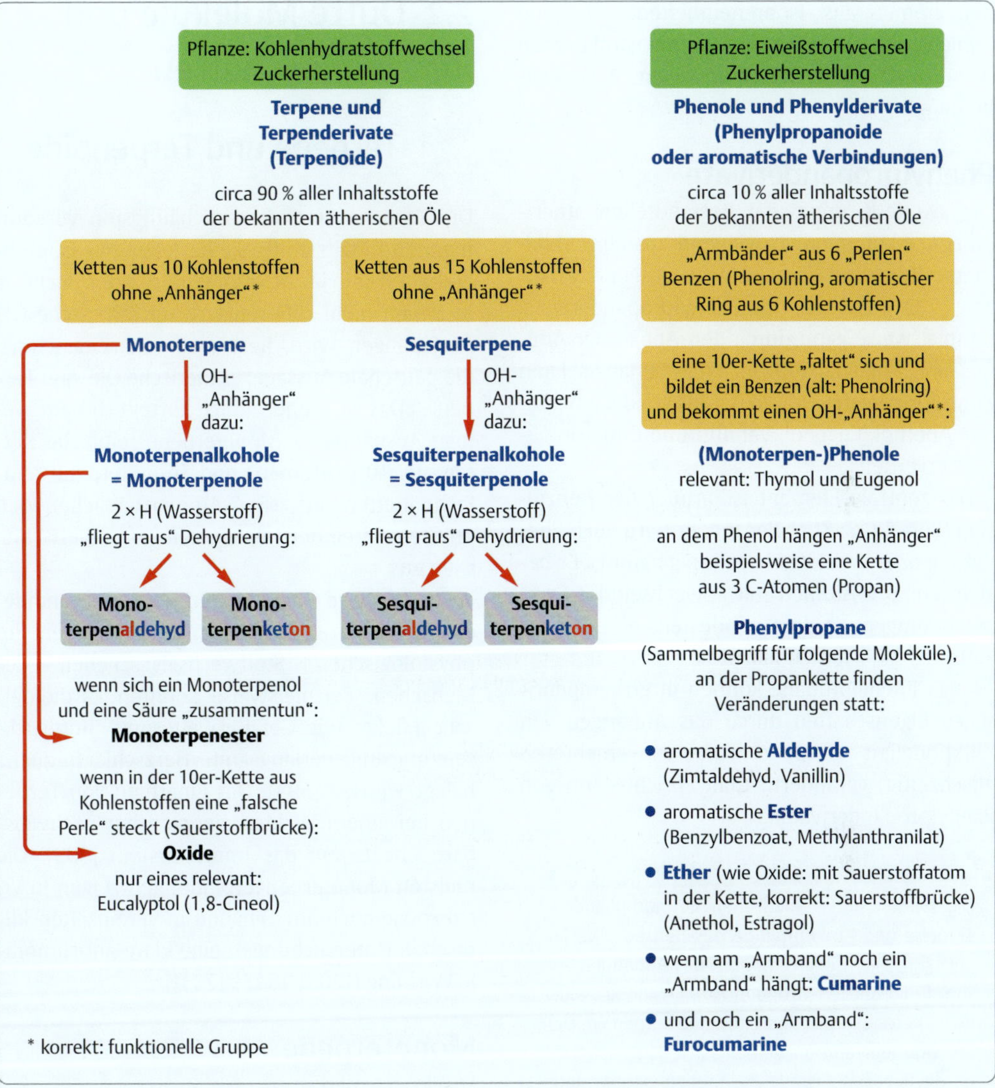

Abb. 2.5 Stark vereinfachter Werdegang der Duftmoleküle in der Pflanze und ihre unterschiedlichen Bildungswege.

tiv für Herbivoren machen oder mittels flüchtiger und attraktiv riechender SOS-Molekülen „Alliierte" herbeirufen, welche die Fraßfeinde dann vernichten. Auch können sie aus Vorstufen schädliche Stoffe bilden, welche Bakterien, Pilze und Viren zerstören oder reduzieren.

Die Hauptinhaltsstoffe ätherischer Öle (**Abb. 2.5**) werden in der lebendigen Pflanze in 2 unterschiedlichen Prozessen (Biosynthese) hergestellt. Sie lassen sich daher in die Derivate (Abkömmlinge) des Terpens und des Phenylpropans (S. 39) einteilen.

Terpene und Terpenverbindungen

Terpene machen ca. 90 % der Inhaltsstoffe in ätherischen Ölen aus. Sie gehen aus dem Acetat- bzw. **Isoprenstoffwechsel** der Pflanzen hervor [722]. Terpene und Terpenverbindungen bestehen immer aus Isopreneinheiten; das sind Kohlenstoffgerüste mit je 5 Kohlenstoffatomen (C-Atomen) und jeweils mindestens 1 Doppelbindung.

Phenylpropanderivate

Die zweite Gruppe von Bestandteilen ätherischer Öle stammen vorwiegend aus dem **Shikimatstoffwechsel** (Eiweißstoffwechsel der Pflanzen; [722]): Phenole und Phenylpropanderivate. Beispielsweise kann durch den Abbau der Aminosäure Phenylalanin in einer Pflanze kann Zimtsäure entstehen und daraus wiederum können Anethol, Eugenol, Vanillin und Cumarin gebildet werden.

Das zentrale Element ist immer der **Benzolring** (korrekt heißt er Benzen, er wird auch Phenylring oder aromatischer Ring genannt). Er besteht aus 6 C-Atomen mit abwechselnd 3 Doppelbindungen, an dem mindestens eine Seitenkette aus 3 C-Atomen hängt.

Auch Phenylpropane können ihre therapeutischen Eigenschaften durch das Anhängen von funktionellen Gruppen (oft von mehreren gleichzeitig) verändern; man spricht dann von Phenylpropanderivaten.

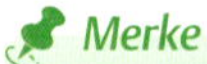

Merke

Die beiden unterschiedlichen Grundmoleküle – Terpene und Abkömmlinge des Benzen – verändern ihre Eigenschaften durch das Anhängen von sog. funktionellen Gruppen (z. B. Alkohole, Aldehyde, Ketone). Zum Begreifen und Lernen werden seit drei Jahrzehnten gemeinsame Eigenschaften für die jeweilige Gruppe angegeben. Aromatherapie-Pionier Robert Tisserand erinnert in allen neueren Seminaren, dass **jedes** dieser Duftmoleküle eigene einzigartige Eigenschaften aufweist und dass allgemeine Wirkweisen nicht existieren. Dennoch bleibt das vorliegende Buch bei dieser schematischen Einteilung, sie hat sich beim Einstieg in die Chemie der Riechstoffe bewährt. Gut untersuchte Moleküle wie Menthol werden an entsprechenden Stellen erläutert.

2.2 Dufte Moleküle und ihre Eigenschaften

2.2.1 Terpene und Terpenoide

Die Terpene sind die am häufigsten vorkommenden Inhaltsstoffe. Sie bestehen aus Isopreneinheiten mit je 5 C-Atomen. In alten Büchern, in denen nicht differenziert auf ätherische Öle eingegangen wird, liest man sogar manchmal die pauschale Aussage: „Ätherische Öle sind Terpene." Das ist grundsätzlich korrekt (bis auf wenige Ausnahmen). Monoterpene (einfache Ketten aus 10 C-Atomen) und Sesquiterpene (einfache Ketten aus 15 C-Atomen) machen den größten Anteil der Inhaltsstoffe von ätherischen Ölen aus.

Terpene und ihre Abkömmlinge (Terpenoide) erfüllen zahlreiche biologische Aufgaben im physiologischen Stoffwechselgeschehen des Menschen. Beispielsweise konnten kardiologische Effekte wie Gefäßerweiterung, Blutdrucksenkung und verlangsamte Herzschlagfrequenz belegt werden [593]. Das Einatmen von Terpenen bei einem Waldspaziergang hat nachweisbare Effekte auf das Immunsystem [393]. Die meisten Monoterpenverbindungen zeigen in vitro sowie auch am Tier und in vereinzelten klinischen Untersuchungen eine klare antitumorale Wirkung ([203], [647], [733]).

Monoterpene

Vorkommen

Monoterpene ohne funktionelle Gruppen sind reine Kohlenwasserstoffe und kommen in großen Mengen hauptsächlich bei Zitrusölen (Limonen) und in ätherischen Ölen von Nadelbäumen (Pinen) vor. Trotz ihres hohen Anteils von bis zu 95 % in den genannten Ölen prägen sie nicht zwangsläufig den charakteristischen Duft. Dieser wird auch von anderen, meist nur geringfügig vorkommenden Inhaltsstoffen gebildet. Jedes der bekannten ätherischen Öle enthält diese einfachen und leicht flüchtigen Kohlenstoffketten. Monoterpene zählen inzwischen zu den für die gesunde Ernährung wichtigen sekundären

Pflanzenstoffen (S. 39) [131] und sind in vielen (frischen) Obst- und Gemüsesorten enthalten.

Chemische Charakterisierung

Ein Monoterpen(kohlenwasserstoff) besteht aus **10 C-Atomen** (2 Isopreneinheiten) und 16 Wasserstoffatomen mit 2 Doppelbindungen: $C_{10}H_{16}$. Sie können **kettenförmig** (azyklisch oder aliphatisch) oder **ringförmig** (monozyklisch, dizyklisch, trizyklisch) angeordnet sein. Die kleinen Monoterpen-Kohlenwasserstoff-Moleküle prägen das Aussehen und die Eigenschaften dieser Öle: Sie sind relativ klar und recht dünnflüssig (gut zu tropfen); man spricht von niedriger Viskosität. Sie oxidieren sehr schnell, auch unter kühlen Bedingungen [123]. In den durch Pressung der Zitrusschalen gewonnenen Ölen befinden sich noch größere Moleküle wie z. B. Wachse und Farbstoffe. Diese prägen die Farbe des jeweiligen Öles: Zitronenöle sind meistens mehr oder weniger gelb, Mandarinen- und Orangenöle sind orangefarben und Bergamotteöle können grünlich aussehen.

Öle die vorwiegend aus Monoterpenen bestehen, beispielsweise zahlreiche Zitrus- und Nadelöle, sind – rein chemisch betrachtet – Lösungsmittel. Das macht sie stark beim Zerstören der „Schutzwände" von Mikroorganismen, doch gleichzeitig greifen diese Öle, wenn sie nicht stark verdünnt werden, unsere Schutzschicht, also die Haut an. Besonders die Schleimhaut des Verdauungstraktes kann von diesen Lösungsmitteln stark angegriffen werden. Darum müssen Öle, die fast nur aus Monoterpenen bestehen, sorgfältig verdünnt und emulgiert werden, wenn sie über den Mund eingenommen werden sollen.

Therapeutische Wirkungen

Ein hoher Anteil an Monoterpenen in ätherischen Ölen bewirkt Frische und Leichtigkeit im Kopfbereich. Viele dieser Öle, beispielsweise die Zitrus- und die Nadelöle, erfrischen den Geist und ermöglichen eine bessere Konzentration, ohne aufzuputschen. Monoterpene gelten generell als leicht **stimulierend**, vitalisierend und tonisierend [123]. Sie werden den Kopfnoten zugeordnet, da sie sehr schnell zu erschnuppern sind und ebenso schnell wieder verschwinden.

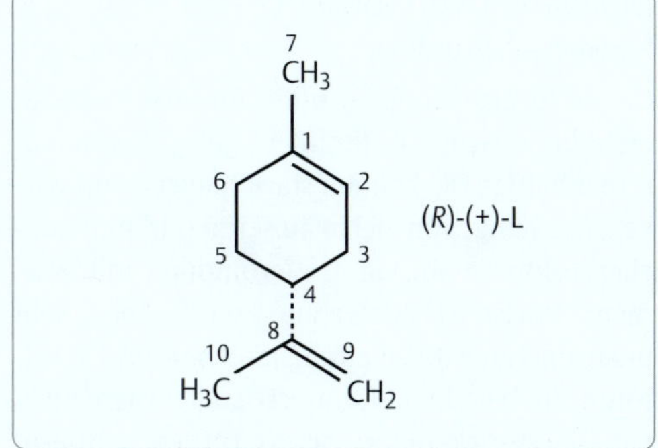

Abb. 2.6 Strukturformel von d-Limonen.

Monoterpene wirken zudem stark antiseptisch auf die Raumluft, im direkten Hautkontakt allerdings nur mäßig antibakteriell. Einige Monoterpene wirken lokal angewendet **anästhetisch**, v. a. p-Cymen (para-Cymen) und Myrcen. Auch ein „Cocktail" aus vielen verschiedenen Monoterpenen in einem ätherischen Öl weist auf eine schmerzlindernde Wirkung des betreffenden Öles hin.

Speziell in den Ölen der Nadelbäume wirken Monoterpene mild entstauend und schleimlösend auf die Schleimhäute des Atemtraktes und v. a. in Pinus sylvestris entzündungshemmend und schmerzlindernd [191].

Isoliertes **d-Limonen** (**Abb. 2.6**), auch D-(+)-Limonen genannt, und sein hydroxylierter Metabolit Perillylalkohol wirken in Experimenten vorbeugend und führen im Tierexperiment sogar zum Rückgang von durch UV-Licht induzierten Tumoren in der Haut sowie von Tumoren in Brust, Leber, Bauchspeicheldrüse und Dickdarm ([114], [631], [733]). Generell wird vermutet, dass Monoterpene ohne funktionelle Gruppe durch ihre Affinität zum Sauerstoff ihre gesundheitsprophylaktische Wirkung u. a. dadurch zeigen, dass sie freie Sauerstoffradikale im Körper, die für degenerative Erkrankungen mitverantwortlich sind, neutralisieren. Man kann also im neudeutschen Sinne von einem „Anti-Aging-Effekt" sprechen.

Mögliche unerwünschte Nebenwirkungen

Oxidierte, also alte oder unter Einfluss von Sauerstoff und Licht (UV-Strahlen) gelagerte, monoterpenhaltige Öle können stark hautreizend wirken. Das hängt von vielen äußeren und individuellen Faktoren ab; v. a. in Verbindung mit warmem Wasser (Badewanne) wird über sehr unangenehmes Kribbeln bis Stechen und Hautrötungen berichtet. Dennoch sollte man nicht auf Öle zurückgreifen, deren Terpene entfernt worden sind, was früher ein gängiges Verfahren war [707]. Es wurde v. a. in der Parfümerie eingesetzt, da Terpene nicht in Alkohol löslich sind; zudem dienen diese „Abfälle“ als Ausgangsmaterial für halbsynthetische Riechstoffe. Mit der Entfernung dieser Stoffe erhöht sich jedoch der Gehalt an anderen Stoffen, die eventuell nicht so gut verträglich oder sogar toxisch sind [543].

Info

Beispiele für Monoterpene:

- Camphen
- δ-3-Caren
- α-Cubeben
- p-Cymen
- Limonen
- β-Myrcen
- β-Ocimen
- α- und β-Phellandren
- α- und β-Pinen
- Sabinen
- Santen
- α- und γ-Terpinen
- Terpinolen
- α-Thujen

Beispiele für ätherische Öle, die reich an Monoterpenen sind:

- Angelikawurzel
- Cistrose
- Fichte, Kiefer, Tanne
- Grapefruit, Orange, Mandarine
- Pfeffer
- Wacholder
- Weihrauch

Sesquiterpene

Vorkommen

Sesqui heißt „halb so viel“, gemeint ist also so viel wie „anderthalbfaches Monoterpen“. Sesquiterpene ohne funktionelle Gruppen kommen meistens nur in kleinen Mengen in vielen unterschiedlichen Pflanzen vor. Sie sind sehr wirksame Bestandteile. Das am häufigsten in ätherischen Ölen vorkommende Sesquiterpen ist das β-Caryophyllen.

Chemische Charakterisierung

Sesquiterpene (Sesquiterpenkohlenwasserstoffe) bestehen aus **15 C-Atomen** (3 Isopreneinheiten) und 24 Wasserstoffatomen mit 3 Doppelbindungen: $C_{15}H_{24}$. Diese etwas größeren Moleküle sind für die physikalischen Vorgänge bei der Dampfdestillation fast zu schwer (weniger flüchtig); dementsprechend ist auch ihr Vorkommen in ätherischen Ölen bis auf wenige Ausnahmen gering. Diese können dennoch in ihrer Wirkung stark von ihnen beeinflusst werden.

Therapeutische Wirkungen

Zu Sesquiterpenen – auch die verschiedenen Azulene werden in dieser Gruppe zusammengefasst – kann man verallgemeinernd sagen, dass sie als **beruhigend** und stabilisierend gelten, gerade was chronische Krankheitsprozesse und die Rekonvaleszenz anbelangen. Manchen wird eine **immunmodulatorische** und **antiinflammatorische** Wirkung zugeschrieben. Auch werden mit sesquiterpenreichen ätherischen Ölen entzündliche und histaminbedingte allergische Vorgänge oft erstaunlich gut beherrschbar.

Bei Dermatosen mit allergischem und psychosomatischem Hintergrund können Öle, die einen deutlichen Anteil an Sesquiterpenen enthalten, sehr hilfreich sein, da sie fast alle längerfristig angewendet werden können.

Die antiinflammatorische Wirkung von **Chamazulen** ist bereits gut erforscht ([584], [604]). Für sedative und antidepressive Wirkungen gibt es ebenfalls Nachweise ([21], [488], [756]). Über antipyretische, antioxidative und sogar antitumorale Wirkungen kann in der Fachliteratur

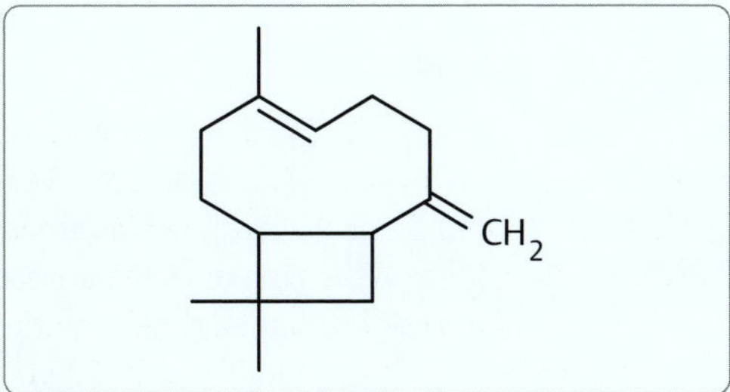

Abb. 2.7 Strukturformel von β-Caryophyllen.

ebenfalls nachgelesen werden. Beispielsweise beobachtete man bereits 1955 in Tierexperimenten eine Hemmung der Metastasierung nach relativ hohen intravenösen Dosen von 1,4-Dimethyl-7-isopropylazulen [604].

In den meisten ätherischen Ölen kommt **β-Caryophyllen** (**Abb. 2.7**) zumindest in kleinen Mengen vor. In Copaivaöl kann es bis zu circa 85 Prozent der Inhaltsstoffe, in Melisse und Ylang Ylang je nach Herkunft circa 20 Prozent ausmachen. Neuere Arbeiten belegen die modulierende Wirkung auf das Endocannbinoid-System, welches eine Vielzahl von Prozessen reguliert, insbesondere entzündliche Prozesse. Es beeinflusst auch Stimmung, Appetit sowie das Gedächtnis [16]. Es gibt Hinweise, dass es die Bildung von Krebszellen hemmen kann [585], auch wirkt es antiinflammatorisch [84]. **α-Caryophyllen** (Humulen) wirkt antiallergisch [570].

Mögliche unerwünschte Nebenwirkungen

Sesquiterpene sind allgemein gut verträglich.

Info

Beispiele für Sesquiterpene:

- Aromadendren
- Bergamotten
- α- und β-Bisabolen
- α- und β-Bourbonen
- α- und β-Bulnesen
- α- und γ-Cadinen
- Calamenen
- α- und β-Caryophyllen
- α- und β-Cedren
- Chamazulen
- α-Copaen
- α-Cubeben
- γ-Curcumen
- α- und β-Elemen
- α- und β-Farnesen
- Germacren D
- Guaiazulen
- α- und β-Guaien
- α- und β-Himachalen
- Humulen (α-Caryophyllen)
- Longifolen
- α- und γ-Muurolen
- α-, β- und γ-Patchoulen
- α- und β-Santalen
- α- und β-Selinen
- Seychellen
- Viridifloren
- Zingiberen

Beispiele für ätherische Öle mit über 20 % an Sesquiterpenen:

- Atlaszeder, Himalayazeder, Virginiazeder
- Copaivabalsam
- Ingwer
- Matricaria recutita
- Melissa officinalis
- Patchouli

Diterpene

Diterpene (Diterpenkohlenwasserstoffe) haben **20 C-Atome** (4 Isopreneinheiten) mit 4 Doppelbindungen.

Diterpene kommen nur in Spuren in Pflanzen vor und sind somit auch in ätherischen Ölen selten und in geringen Mengen vertreten. Auch weiß man fast noch nichts über ihre Eigenschaften und Wirkungen. Sie wirken vermutlich auswurffördernd, antimykotisch und antiviral.

Monoterpenole

Vorkommen

Monoterpenalkohole (oder Monoterpenole) kommen sehr häufig in ätherischen Ölen vor. Sie sind wegen ihrer milden, aber intensiven Wirkung und wegen ihres feinen Duftes die „Lieblingskinder" im Aromapflegebereich. Für die effektive und zugleich sanfte Behandlung von Kindern sind sie – bis auf Menthol – sehr gut geeignet.

Chemische Charakterisierung

Im Formelbild hängt eine Hydroxylgruppe (–OH) an der Monoterpenkette und bildet so einen Alkohol. Es handelt sich um eine Oxidation. In diesem Fall wurde Monoterpen zu Monoterpenol oxidiert.

Therapeutische Wirkungen

Monoterpenole wirken **antiinfektiös** (bakterizid, fungizid und antiviral) und gleichzeitig immunmodulatorisch. Die Haut schätzt Öle, die reich an Monoterpenolen sind, für ihre pflegenden, regenerierenden Attribute. Auf der subjektiven Ebene zeigen sie stimmungsaufhellende und auch neurotonische Eigenschaften. Ätherische Öle, die reich an Monoterpenolen sind, stellen keine Gefahr bei Alkoholabusus dar.

Mögliche unerwünschte Nebenwirkungen

Monoterpenole sind sehr gut verträglich. Mit Ausnahme von mentholhaltigen Ölen eignen sich Öle, die vorwiegend aus Monoterpenalkoholen bestehen, ausgezeichnet für die Behandlung von Kindern.

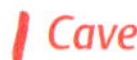

Cave

Menthol kann bei Kleinkindern zu Glottiskrämpfen führen [263].

Terpineol-4 (oder Terpinen-4-ol, ca. 35 % in Melaleuca alternifolia) wirkt aquaretisch durch Reizung der Tubuliwände der Niere. Das Öl kann wegen dieses Inhaltsstoffes – bei ungünstiger Lagerung (hell, unverschlossen) – innerhalb von wenigen Tagen stark oxidieren, sodass aggressive hautreizende Peroxide entstehen können: u. a. hyperämisierendes Ascaridol, welches zu ernsthaften Dermatiden führen kann. Es reagiert in isolierter Form mit organischen Säuren [252].

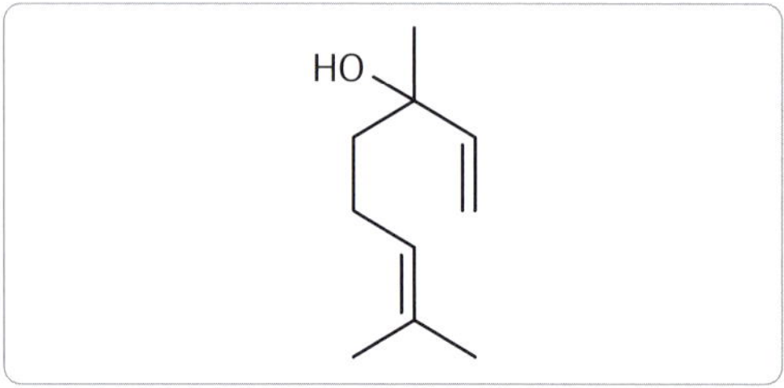

Abb. 2.8 Strukturformel von Linalool.

Info

Beispiele für Monoterpenole:

- Borneol
- Carveol
- Citronellol
- Cuminol
- Fenchol
- Geraniol
- Linalool (**Abb. 2.8**)
- Menthol
- Myrtenol
- Nerol
- α-Terpineol
- Terpineol-4
- Thujan-4-ol (Thujanol)
- Verbenol

Beispiele für ätherische Öle, die reich an Monoterpenolen sind:

- Citronella
- Ho-Blätter
- Koriander
- Lavendel
- Majoran
- Pfefferminze
- Rosengeranie
- Teebaum

Sesquiterpenole

Vorkommen

Sesquiterpenalkohole (oder Sesquiterpenole) kommen meistens nur in kleinen Mengen, jedoch in vielen ätherischen Ölen vor.

Chemische Charakterisierung

Im Formelbild hängt eine Hydroxylgruppe (–OH) an der Sesquiterpenkette und bildet so einen Alkohol. Es handelt sich um eine Oxidation. In diesem Fall wurde Sesquiterpen zu Sesquiterpenol oxidiert. Sesquiterpenole sind in Wasser schwer lösliche Verbindungen.

Therapeutische Wirkungen

Die Wirkungen der sehr hautfreundlichen Sesquiterpenalkohole lassen sich nicht leicht auf einen Nenner bringen. Die meisten wirken stark **immunmodulatorisch**; man verwendet sie zur Stärkung des individuellen neuroendokrinologischen Terrains [42]. Zudem entstauen sie das venöse und das lymphatische System. Sie weisen ferner einen pheromonartigen Charakter auf und können dadurch vermutlich das Zusammenspiel der Sexualhormone regulieren [739].

Auf der subjektiven Ebene zeigen sie erhebende, erheiternde und stimmungsaufhellende Eigenschaften. Santalol wirkt ähnlich wie das Neuroleptikum Haldol (Häringer, persönliche Mitteilung). Die antiinfektiösen Eigenschaften der Sesquiterpenole sind nicht ausgeprägt.

Mögliche unerwünschte Nebenwirkungen

Sesquiterpenole sind ausgezeichnet verträglich.

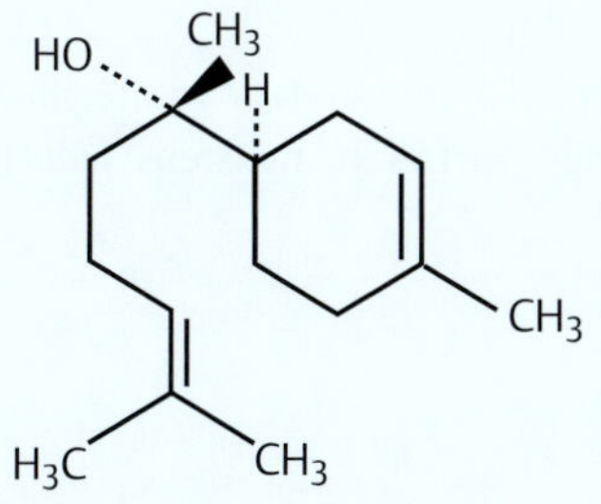

Abb. 2.9 Strukturformel von α-Bisabolol.

Info

Beispiele für Sesquiterpenole:

- Balsamiol
- α- und β-Bisabolol (**Abb. 2.9**)
- α-Cadinol
- Carotol
- Cedrol
- Elemol
- α-, β- und γ-Eudesmol
- Farnesol
- Globulol
- Nerolidol
- Patchoulol
- trans-Pinocarveol
- α- und β-Santalol
- Spathulenol
- Viridiflorol

Beispiele für ätherische Öle, die reich an Sesquiterpenenolen sind:

- Cabreuvaholz
- Karottensamen
- Patchouli
- Sandelholz
- Vetiver

Diterpenalkohole

Die sehr seltenen Diterpenalkohole (oder Diterpenole) wirken ähnlich wie die Sesquiterpenole; sie können eine hormonmodulierende Wirkung haben.

Info

Beispiele für Diterpenalkohole:

- Sclareol
- Salviol
- Abienol
- Incensol
- Phytol

Beispiele für ätherische Öle und Absolues, die Diterpenole enthalten:

- Jasmin
- Muskatellersalbei
- Zypresse

Monoterpenaldehyde

Vorkommen

Monoterpenaldehyde prägen mit ihrem Duft oft stark zitronig duftende ätherische Öle.

Chemische Charakterisierung

Monoterpenaldehyde, auch kurz Monoterpenale genannt, entstehen aus einem **primären Monoterpenalkohol**, der oxidiert ist. Bei einem primären Alkohol hängt die OH-Gruppe an einem C-Atom, das mit 2 zusätzlichen Wasserstoffatomen und einem Rest im Molekül verbunden ist. Bei diesem C-Atom ist in Aldehyden immer (mindestens) eine der beiden Bindungsmöglichkeiten mit einem Wasserstoffatom besetzt. Der Name bezeichnet diesen Vorgang: **Al**kohol **dehyd**rogenatus. Aldehyde sind wie die sehr ähnlichen Ketone sehr reaktive Verbindungen.

Therapeutische Wirkungen

Monoterpenaldehyde wirken bereits in kleinen Mengen stark **antiviral** und **sedativ**. In hoher Verdünnung wirken sie **antiinflammatorisch** und **antipyretisch**. Sie können leicht hypoton wirken. Citronellal kann als Insektenabwehrmittel eingesetzt werden.

Mögliche unerwünschte Nebenwirkungen

Durch falsche Destillation oder zu lange Lagerung können aus Aldehyden Säuren entstehen. Aldehyde sind ungiftig, können jedoch hautreizend wirken – je nach Öl und Hauttyp. Öle mit hohem Aldehydanteil sollten zur kutanen Anwendung sorgfältig verdünnt werden. Bei Überdosierung kann Hyperaktivität auftreten.

Untersuchungen zum Thema Citral und Augendruckerhöhung fallen sehr unterschiedlich aus [695]. Menschen mit Glaukom sollten sicherheitshalber übertriebene und häufige Anwendungen jeder Art (v. a. oral) mit citralreichen Ölen (Lemongrass, Litsea, Melisse, Zitronenverbene, Zitronenmanuka, Zitronenmyrte) unterlassen.

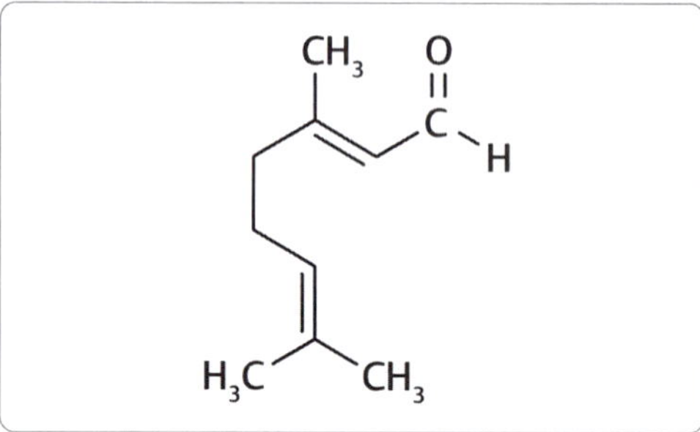

Abb. 2.10 Strukturformel von Geranial.

Info

Beispiele für Monoterpenaldehyde:

- Citral (Citral a: Geranial [**Abb. 2.10**] und Citral b: Neral)
- Citronellal
- Myrtenal
- Phellandral
- Farnesal (Sesquiterpenaldehyd)
- α- und β-Sinensal (Sesquiterpenaldehyd)

Beispiele für ätherische Öle, die reich an Monoterpenaldehyden sind:

- Citronella
- Kaffir-Limette (Combava Petit Grain)
- Lemongrass
- Litsea
- Zitronen-Eukalyptus
- Zitronenmyrte
- Zitronenmanuka (Zitronen-Teebaum)
- Zitronenverbene

Anmerkung: **Zimtaldehyd** ist kein Monoterpenaldehyd, sondern entsteht über die Biosynthese der Phenylpropane (S. 93).

Monoterpenketone

Vorkommen

Monoterpenketone sind in zahlreichen ätherischen Ölen vertreten, meistens jedoch nur in Spuren.

Chemische Charakterisierung

Monoterpenketone, auch kurz Monoterpenone genannt, entstehen aus einem **sekundären Monoterpenalkohol**, der oxidiert ist. Bei einem sekundären Alkohol hängt die OH-Gruppe an einem C-Atom, das mit nur 1 zusätzlichen Wasserstoffatom und 2 Resten im Molekül verbunden ist. Im Formelbild hängt eine **Carbonylgruppe** (>C=O), also ein Sauerstoffatom mit einer Doppelbindung direkt an 1 C-Atom in der Kette oder der Ringstruktur. Die funktionelle Gruppe wird als Ketogruppe bezeichnet und umfasst eine Carbonylgruppe mit 2 Kohlenwasserstoffresten. Monoterpenone sind reaktionsfreudige Verbindungen.

Therapeutische Wirkungen

Die sehr aktiven Monoterpenketone sind vielleicht die zwiespältigsten aller Inhaltsstoffe von ätherischen Ölen: In schwacher Dosierung wirken sie extrem **granulationsfördernd** und epithelisierend (zellbildend/-regenerierend) sowie **sympathikoton**, d. h., die Aktivität des Körpers, insbesondere des Gehirns, wird gesteigert. Sie wirken ferner stark schleimlösend und stimulieren das Immunsystem, dazu wirken einige stark **choleretisch** und cholagog (Menthon in der Pfefferminze und Carvon in Spearmint).

In zu hoher (Dauer-)Dosierung und bei oraler Einnahme dagegen können **einige** dieser Monoterpenketone **neurotoxisch**, **abortiv** (Thujon und Pulegon) und **epileptisierend** (Pinocamphon), also krämpfeauslösend, wirken.

Ein hierzulande unbekannter Anwendungsbereich ist die Parasitenbekämpfung. Die perkutane Anwendung von Artemisiaketon im Heiligenkraut (Santolina chamaecyparissus L.) und anderen Monoterpenketonen bewirkt beispielsweise die Abtötung des Bandwurms. Dieser Anwendungsbereich ist speziell geschulten Ärzten vorbehalten.

Mögliche unerwünschte Nebenwirkungen

Einige Monoterpenketone wirken besonders auf die Gewebe, die aus dem ektodermen Keimblatt entstanden sind, v. a. auf Haut und Nervensystem, siehe dazu auch Kap. 6.3.4 (S. 318). Sie wirken sehr dosisabhängig; der positive Effekt kann leicht ins Gegenteil umschlagen, insbesondere bei innerer Einnahme, da sie in der Leber akkumulieren können.

Schwangere und Kinder sollten nur von erfahrenen Aromatherapeutinnen und Aromatherapeuten mit monoterpenketonhaltigen Ölen behandelt werden.

Info

Beispiele für Monoterpenketone:

- Bornan-2-on (Campher)
- l-Carvon und d-Carvon*
- Fenchon*
- Jasmon*
- Crypton
- Menthon* (**Abb. 2.11**)
- Isomenthon
- Pinocamphon
- Pinocarvon
- Piperiton
- Pulegon
- Tageton
- α- und β-Thujon
- Verbenon*

Beispiele für gut verträgliche ätherische Öle, die Monoterpenketone enthalten:

- Kümmel
- Nanaminze, Pfefferminze, Spearmint
- Rosmarin Ct. 1,8-Cineol und Rosmarin Ct. Verbenon
- Speiklavendel
- Salbei, kleinblättrig
- Ysop, kriechend

Die mit * markierten Inhaltsstoffe gelten als ungefährlich. In Frankreich sind Öle, deren Hauptbestandteil Pinocamphon oder Thujon ist, verschreibungspflichtig und somit nur über Apotheken oder stark verdünnt erhältlich.
Anmerkung: Asaron ist trotz seiner Endung kein Keton, sondern ein karzinogen wirkender Phenylether (S. 96).

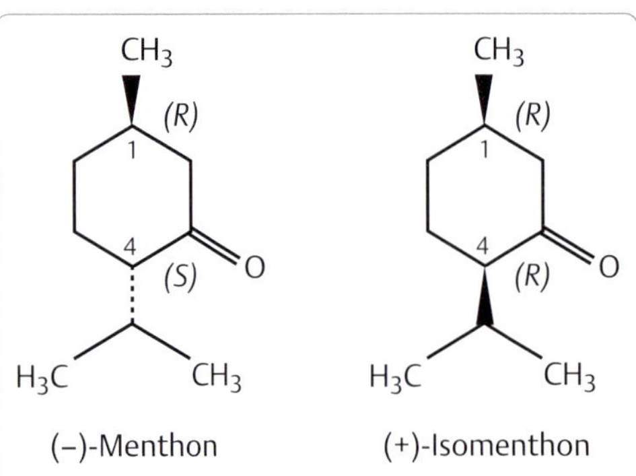

Abb. 2.11 Strukturformel von Menthon.

Sesquiterpenketone

Vorkommen

Sesquiterpenketone sind schwere, also wenig flüchtige Moleküle, daher eher selten und nur in geringen Spuren in ätherischen Ölen zu finden.

Chemische Charakterisierung

Sesquiterpenketone besitzen wie die Monoterpenketone eine **Carbonylgruppe** (C = O) in ihrem Molekül. Ihr Grundgerüst besteht aus 15 C-Atomen. Im Vergleich zu Monoterpenketonen haben sie eine höhere Molekülmasse und sind deswegen weniger flüchtig als Monoterpenketone.

Therapeutische Wirkungen

Sie vereinen die sekretolytischen und granulationsfördernden Eigenschaften mit einer stark harmonisierenden Wirkung.

Ionon ist ein prägnanter Duftstoff in Iris, Boronia, Champaca und Osmanthus. Eine Modulierung von Prostatakrebszellen konnte in vitro gezeigt werden [501]. Nootkaton (jeweils Spuren in Grapefruit, Bergamotte, Mandarine, Vetiver und einer Nordamerikanischen Zypressenart) besitzt eine enorm niedrige Riechschwelle (0,001 ppm). Dieser „Spurenstoff" wird für die psychisch aufhellende Wirkung der Öle mit verantwortlich gemacht.

Mögliche unerwünschte Nebenwirkungen

Sesquiterpenketone sind sehr gut verträglich. Sie kommen nur in wenigen ätherischen Ölen in Mengen über 10 % vor.

> *Info*
>
> **Beispiele für Sesquiterpenketone:**
> - α- und β-Atlanton
> - Germacron
> - Iron
> - Ionon
> - Nootkaton
> - Valeranon
> - α- und β-Vetiveron
>
> **Beispiele für ätherische Öle, die Sesquiterpenketone enthalten:**
> - Atlaszeder
> - Grapefruit (Spuren, jedoch duftrelevant)
> - Iriswurzel
> - Vetiver

Di- und Triketone

Ein Molekül mit 2 Ketonfunktionen wird **Diketon** (oder Dion) genannt. Das β-Diketon Italidion im ätherischen Öl von **Helichrysum italicum** var. serotinum (Immortelle) ist bislang das bekannteste Diketon. Dione sind winzige Bestandteile, die nicht toxisch für den Menschen sind. Sie wirken antikoagulierend und werden erfolgreich in der Behandlung von Hämatomen („blaue Flecken") eingesetzt; sie wirken ferner spasmolytisch, granulationsfördernd und leicht antiinflammatorisch. Helichrysum italicum kann bei Atemwegserkrankungen von Kindern, insbesondere wenn sie obstruktiver Natur sind, eingesetzt werden.

Triketone sind reichlich im Öl von **Leptospermum scoparium** (Manuka) enthalten (**Abb. 2.12**); diese sehr seltenen Moleküle wirken ungewöhnlich stark antibakteriell und antimykotisch und sind dabei dennoch sehr hautfreundlich [74].

Lactone

Vorkommen

Lactone kommen nur in Spuren in ätherischen Ölen vor, oft in den Ölen der Asteraceae (z. B. in Alant, Inula helenium); meistens handelt es sich um Sesquiterpenlactone. Sie sind extrem wirksam.

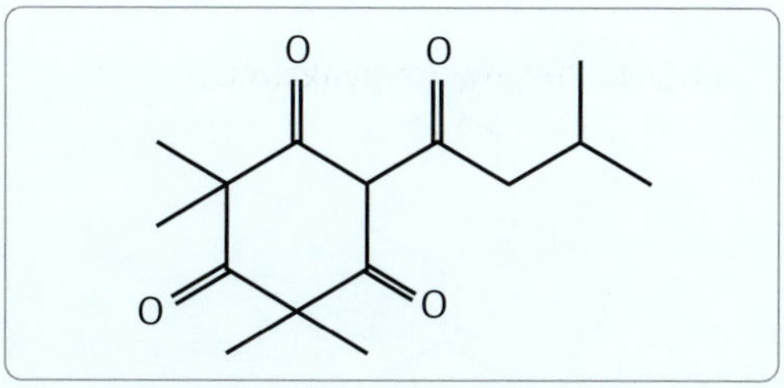

Abb. 2.12 Strukturformel von Leptospermon.

Chemische Charakterisierung

Lactone sind als innere **Ester** der Hydroxycarbonsäuren aufzufassen. Sie sind in Aufbau und Wirkung den Estern ähnlich; sie werden auch **Ringester** genannt. Sie weisen einen starken, meist angenehmen Geruch auf.

Wirkungen

Sie wirken auch in kleinsten Mengen sekretolytischer und expektorativer als Ketone. Zudem wirken sie deutlich antibakteriell und antimykotisch sowie einige von ihnen antitumoral [500].

Nebenwirkungen

Lactone sind nicht toxisch, können jedoch – je nach Art und Menge – stark hautreizend wirken.

Info

Beispiele für Lactone:

- Alantolacton (Helenin)
- Massoialacton
- Nepetalacton
- Costuslacton

Beispiele für ätherische Öle und Absolues, die Sesquiterpenlactone enthalten:

- Alantwurzel
- Jasmin
- Deutsche Kamille (nur bei CO_2-Extraktion)
- Römische Kamille
- Katzenminze
- Moschuskörner
- Schafgarbe

Anmerkung: Phthalide sind komplexere Lactonmoleküle, sie kommen hauptsächlich in den ätherischen Ölen von Sellerie und Liebstöckel vor und wirken stark unterstützend auf die reinigenden Funktionen von Leber und Niere.

Monoterpenester

Vorkommen

Monoterpenester kommen mit ihren ausgeprägt blumig-süß-fruchtigen Düften in etlichen ätherischen Ölen vor, beispielsweise von Bergamotte, Lavendel und Rosengeranie. Aromatische Ester (S. 95) sind etwas anders aufgebaut.

Chemische Charakterisierung

Monoterpenester sind Verbindungen, die aus der Reaktion zwischen einer organischen Säure und einem Alkohol unter Abspaltung von Wasser entstehen. Ester sind relativ instabile Verbindungen und können wieder in Säure und Alkohol zerfallen. Bei der Destillation werden diese Stoffe oft zerstört. Ester werden nach dem Wortstamm des beteiligten Alkohols mit der Endsilbe „-yl" (z. B. Geranyl oder Linalyl) und dem angehängten Namen des Salzes der beteiligten Säure mit der Endung „-at" (z. B. Acetat, Formiat) benannt (z. B. Fall also Geranylacetat). Die Namensbezeichnung des Esters kann aber auch mit dem Namen der beteiligten organischen Säure beginnen, an den der Name des Alkoholrestes mit der Endsilbe „-yl" und „-ester" angehängt wird (z. B. Essigsäuregeranylester).

Therapeutische Wirkungen

Ester gehören neben den Monoterpenalkoholen zu den Lieblingen der Aromafreunde. Sie wirken teilweise stark **spasmolytisch**, **anxiolytisch** und **sedativ**, zudem antimykotisch oder fungizid. Je länger die Kohlenstoffkette der esterbildenden Säure ist, desto spasmolytischer wirkt das entsprechende ätherische Öl. Ameisensäure ist beispielsweise mit 1 C-Atom bestückt, ihre Ester (Formiate, z. B. Citronellylformiat im Öl von Pelargonium × graveolens) verhelfen dem Öl zu einer leicht spasmolytischen Wirkung. Essigsäure hat 2 C-Atome, ihre Ester (Acetate) wirken sowohl spasmolytisch auf den Verdauungstrakt als auch sedativ auf das Nervensystem. Geranylacetat in Cananga odorata ist ein Beispiel für diese Wirkung. Die Ester der Anthranilsäure mit ihren

7 C-Atomen, die als Besonderheit noch ein Stickstoffatom enthalten [214], machen Mandarinenöl zu einem ungewöhnlich wirksamen spasmolytischen Mittel, v. a. für die Psyche [611].

Ester sind sehr hautfreundlich und können auch bei Entzündungen entstauend wirken. Hier finden wir also die antiinflammatorische Eigenschaft der Säuren kombiniert mit den tonisierenden Wirkungen der Monoterpenalkohole. Ester wirken regulierend auf die Herztätigkeit, in der Parfümerie sind sie typische vermittelnde Herznoten.

Mögliche unerwünschte Nebenwirkungen

Monoterpenester sind meistens sehr gut hautverträglich. **Sabinylacetat** wirkt bei Einnahme embryotoxisch und abortiv (je nach Herkunft bis zu 24 % in Salvia lavandulifolia enthalten). Methylsalicylat gehört zu den aromatischen Estern (S. 95).

Info

Beispiele für Monoterpenester:

- Bornylacetat
- Bornylisovalerat
- Citronellylacetat
- Citronellylformiat
- Eugenylacetat
- Geranylacetat
- Geranylformiat
- Linalylacetat (**Abb. 2.13**)
- Myrtenylacetat
- Nerylacetat
- Sabinylacetat
- Terpinylacetat

Beispiele für ätherische Öle mit Monoterpenestern (und ähnlichen Estern):

- Bergamotte
- Bergamottminze
- Immortelle
- Römische Kamille
- Lavendel
- Linaloe (Früchte)
- Myrte Ct. Myrtenylacetat
- Neroli
- Petit Grain
- Rosengeranie
- Ylang Ylang

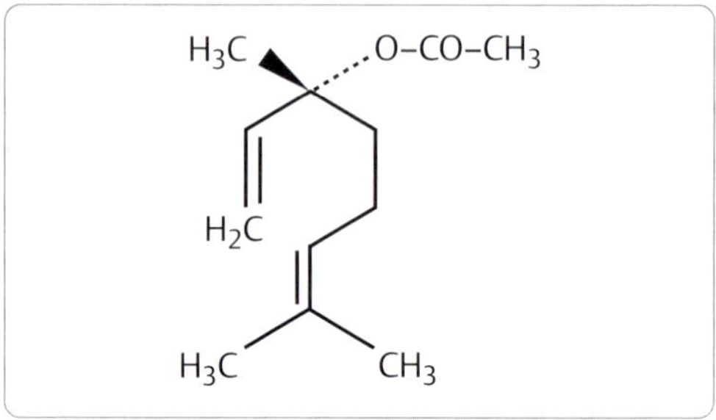

Abb. 2.13 Strukturformel von Linalylacetat.

Oxide

Vorkommen

Als einzig weitverbreitetes Oxid in ätherischen Ölen kommt 1,8-Cineol häufig in medizinisch-frischen Ölen wie Eukalyptus und Ravintsara vor.

Chemische Charakterisierung

Oxide sind zyklische Ether, in denen ein Sauerstoffatom in einer Kohlenstoffringstruktur steht. Je weniger C-Atome die Ringstruktur eines zyklischen Ethers besitzt, desto größer ist die Ringspannung und desto reaktionsfreudiger ist die Verbindung. So kann sich im ätherischen Öl von Melaleuca alternifolia sehr leicht aus Terpinen-4-ol in Gegenwart von 1,8-Cineol (ein zyklischer Ether) das toxische und hautreizende Peroxid Ascaridol bilden.

Therapeutische Wirkung

Die Wirkung der Oxide hängt von ihrem biochemischen Aufbau ab. Teilweise wirken sie sekretolytisch und expektorativ, 1,8-Cineol wirkt zudem antiinflammatorisch, was eine ideale Wirkungskombination bei Bronchitiden darstellen kann ([312], [592]).

Mögliche unerwünschte Nebenwirkungen

Oxide können hautreizend wirken, beispielsweise Bisabololoxid, wenn sich zu viel davon z. B. im Öl aus Deutscher Kamille befindet (nach Destillationsfehler). Die unter Ether aufgeführten Oxidether müssen wegen ihrer Toxizität gemieden werden. Myristicin (z. B. in Myristica fragrans) darf nur gezielt eingesetzt werden.

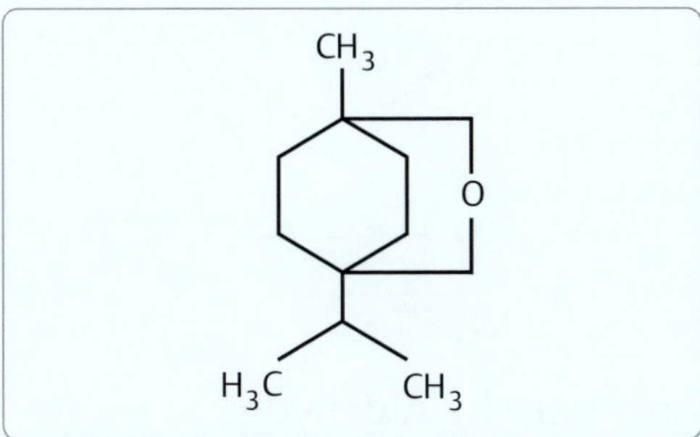

Abb. 2.14 Strukturformel von 1,8-Cineol.

Info

Beispiele für Oxide:

- 1,8-Cineol (Eucalyptol; **Abb. 2.14**)
- Rosenoxid
- Caryophyllenoxid
- Piperitonoxid
- Bisabololoxid

Beispiele für ätherische Öle, die reich an dem Oxid 1,8-Cineol sind:

- Cajeput
- Eukalyptus (E. globulus und radiata)
- Lorbeer
- Myrte
- Niaouli
- Ravintsara
- Rosmarin Ct. 1,8-Cineol
- Saro
- „Spanischer Majoran" (Thymus mastichina)

2.2.2 Phenole und Phenylpropanderivate

Monoterpenphenole

Vorkommen

Monoterpenphenole, scharf riechende Verbindungen von eigenartigem und intensivem Geruch, kommen in größeren Mengen nur in wenigen ätherischen Ölen vor. Der deutschsprachige Markt bietet sehr unterschiedliche Qualitäten, nur die phenolhaltigen Öle weniger Anbieter können darum für aromatherapeutische und aromapflegerische Zwecke empfohlen werden.

Chemische Charakterisierung

Einfache Phenole bestehen aus einem aromatischen Kohlenstoffring (Benzen, früher Benzolring genannt), der eine oder mehrere Hydroxylgruppen (–OH) trägt. Außerdem kann das Ringsystem weitere Substituenten, v. a. Methylgruppen (–CH_3) tragen. Ihre „Erweiterungen", die Phenylpropane, besitzen am Benzolring eine Seitenkette aus 3 C-Atomen. Hierzu gehören: Anethol, Estragol, Eugenol, Methyleugenol, Zimtaldehyd.

Therapeutische Wirkungen

Die Wirkungen der Phenole sind mit denen der Monoterpenalkohole vergleichbar, doch wesentlich intensiver. Phenole wirken v. a. sehr stark antiinfektiös (antiviral, bakterizid, fungizid) und immunmodulatorisch (Regulierung der γ-Globuline). Ihre tonisierenden Eigenschaften hängen von der Dosierung ab: Überdosierung kann zu Hyperaktivität führen. Phenole wirken zudem bei empfindlichen Menschen blutdrucksteigernd.

Mögliche unerwünschte Nebenwirkungen

Ätherische Öle, die reich an Phenolen sind, dürfen nur zeitweilig verwendet werden, da sie bei längerer Anwendung hepatotoxisch wirken können – die Literatur ist hierzu nicht eindeutig. Sie können zudem auf Haut und Schleimhäuten Reizungen hervorrufen und dürfen deshalb nicht unverdünnt aufgetragen werden. Selbst bei der Anwendung in der Duftlampe werden sie nicht immer vertragen.

Für Kinder und Schwangere sind phenolhaltige Öle nicht geeignet (am Ende der Schwangerschaft darf je nach Befindlichkeit Gewürznelkenöl mit seinem hohen Eugenolgehalt eine Ausnahme bilden).

Hypertoniker sollten diese Öle in Absprache mit einer erfahrenen Aromatherapeutin, einem erfahrenen Aromatherapeuten anwenden.

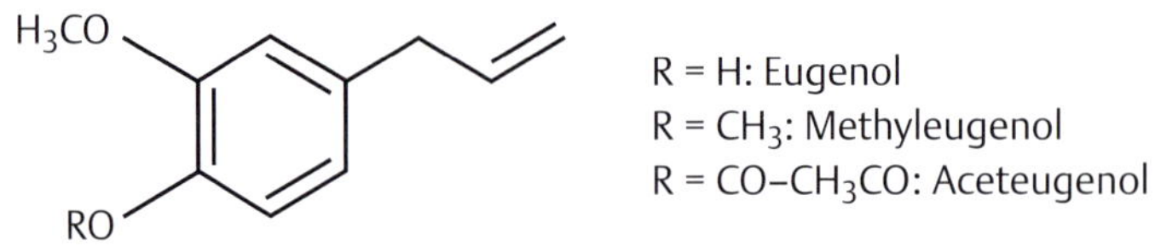

Abb. 2.15 Strukturformel von Eugenol.

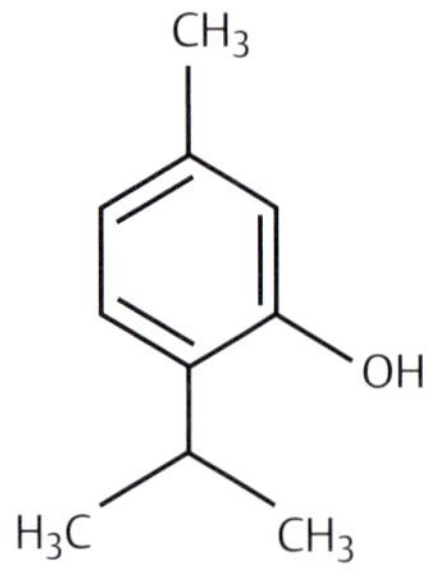

Abb. 2.16 Strukturformel von Thymol.

Info

Beispiele für Phenole:

- Australol
- Carvacrol
- Eugenol (gehört streng genommen zu den Phenylethern; **Abb. 2.15**)
- Thymol (**Abb. 2.16**)

Beispiele für ätherische Öle, die reich an Phenolen sind:

- Thymian Ct. Thymol und Carvacrol
- Bohnenkraut
- Oregano
- Ajowan (Bischofskraut)
- Gewürznelke
- Piment
- Tulsi

Anmerkung: Diese natürlichen Stoffe sind nicht mit dem giftigen Desinfektionsmittel Phenol (Karbolsäure) zu verwechseln. Interessanterweise desinfiziert natürliches Thymol um ein Vielfaches wirksamer als Karbolsäure.

Aromatische Aldehyde

Vorkommen

Aromatische Aldehyde kommen in unterschiedlichen Anteilen in ätherischen Ölen der Cinnamomum-Arten (Zimtöle) vor.

Chemische Charakterisierung

Aromatische Aldehyde besitzen einen Benzolring (auch Phenylring genannt), an dem eine Aldehydgruppe (–CHO) direkt oder über eine Kohlenstoffkette gebunden ist. Aromatische Aldehyde reagieren leicht mit Luftsauerstoff zu Carbonsäuren, wobei die Reaktion durch Licht beschleunigt wird.

Therapeutische Wirkungen

Zimtaldehyd wirkt sehr stark keimtötend und hyperämisierend. Es ist vermutlich für die emmenagoge und weheneinleitende Wirkung der Zimtöle verantwortlich.

Mögliche unerwünschte Nebenwirkungen

Zimtaldehyd wirkt stark stimulierend, aber auch irritierend auf die Haut. Isoliert oder synthetisch hergestellt hat man sogar verbrennungsartige Verletzungen auf der Haut beobachtet. In der Synergie mit den anderen Inhaltsstoffen des Zimtrindenöles ist dieser Effekt jedoch vermindert.

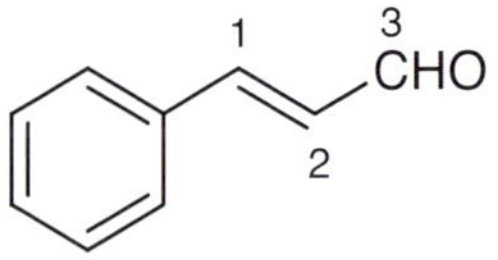

Abb. 2.17 Strukturformel von Zimtaldehyd.

Info

Beispiele für aromatische Aldehyde:
- Benzaldehyd
- Cuminal
- Vanillin
- Zimtaldehyd (**Abb. 2.17**)

Beispiele für ätherische Öle, die aromatische Aldehyde enthalten:
- Bittermandel
- Cassiazimt
- Vanille(extrakt)
- Zimtrinde

Anmerkung: Der anästhetisch wirksame **aromatische Alkohol** Phenylethanol kommt nur in nennenswerter Menge in **Rosenabsolue** (74 %), Champacaabsolue (8 %) und im **Rosenhydrolat** vor.

Aromatische Ester

Vorkommen

Aromatische Ester kommen v. a. in Blütenabsolues vor, das destillierte Ylang-Ylang-Öl enthält neben Monoterpenestern auch aromatische Ester. In Mandarinenöl sowie in anderen Zitrusölen (auch aus Blüten und Blättern) befinden sich Spuren eines stickstoffhaltigen Estermoleküls, das stark beruhigend und stimmungsaufhellend wirkt: Methylanthranilat hat strukturelle Ähnlichkeit mit Ritalin, das bei Hyperaktivität verschrieben wird.

Chemische Charakterisierung

Aromatische Ester enthalten einen Benzolring. Sie sind sehr wirksame Verbindungen aus aromatischen Alkoholen und Säuren (die entsprechenden freien Säuren in Absolues wirken ähnlich wie im Folgenden geschildert).

Therapeutische Wirkungen

Aromatische Ester besitzen stark spasmolytische und deutlich psychoaktive Wirkungen. Sie verleihen dem jeweiligen Absolue oder Öl eine schwere, meist blumige Note, darum sollten diese Düfte sehr niedrig dosiert werden. Benzylbenzoat ist als Mittel gegen Milben (Krätze) im Handel. Methylsalicylat ist in zahlreichen kommerziellen Schmerzsalben zu finden.

Mögliche unerwünschte Nebenwirkungen

Aromatische Ester können bei empfindlicher Haut und unzureichender Verdünnung hautreizend wirken. Wegen ihrer psychoaktiven Wirkungen sollten die entsprechenden Düfte nicht oder nur extrem vorsichtig im psychiatrischen Bereich eingesetzt werden. Methylsalicylat, zu 90 % in Betula ssp. und Gaultheria fragrantissima enthalten, kann bei Überdosierung zu allgemeinen Vergiftungserscheinungen führen [695].

Info

Beispiele für aromatische Ester:
- Benzylacetat
- Benzylbenzoat
- Methylanthranilat
- Methylsalicylat

Beispiele für ätherische Öle und Absolues mit aromatischen Estern:
- Benzoe
- Frangipani
- Jasmin
- Mandarine
- Neroli
- Tolubalsam
- Tuberose
- Ylang Ylang

Phenylether

Vorkommen

Phenylether kommen nur in wenigen ätherischen Ölen vor.

Chemische Charakterisierung

Phenylether sind chemische Verbindungen, in denen ein Phenylrest (Benzolring) mit einem Alkylrest (Kohlenwasserstoffgruppe) über 1 Sauerstoffatom miteinander verbunden sind (Sauerstoffbrücke).

Therapeutische Wirkungen

Phenylether verfügen über eine ähnlich entkrampfende Wirkung wie Ester. Methylchavicol wirkt besonders sedativ und spasmolytisch, wird allerdings aufgrund seiner auf Tierhaut festgestellten Kanzerogenität (bei extrem hohen Mengen auf der Haut) von einigen Autoren abgelehnt [695].

Mögliche unerwünschte Nebenwirkungen

In physiologischen Verdünnungen sind Phenylether unproblematisch. In höherer Konzentration sind Phenylether toxikologisch nicht unbedenklich. Viele dieser Stoffe wirken bei Tieren in extrem hohen Dosierungen mutagen, also krebserregend. Darum wurden diese Inhaltsstoffe in Kosmetika verboten (bzw. sind nur noch verschwindend geringe Mengen erlaubt), obwohl sie in kosmetischen Produkten schon allein wegen des starken Duftes (und Preises im Fall von Rosenöl) stark verdünnt und nur in kleinen Mengen aufgetragen werden.

Info

Beispiele für Phenylether:

- trans- und cis-Anethol
- Asaron
- Carvacrolmethylether
- Elemicin
- Methylchavicol (Estragol)
- Methyleugenol

Beispiele für ätherische Öle, die Phenylether enthalten:

- Anis
- Basilikum
- Estragon
- Fenchel
- Muskat

Cumarine und Furocumarine

Vorkommen

Cumarine und Fur(an)ocumarine sind in den gepressten ätherischen Ölen aus Zitrusschalen enthalten, in destillierten ätherischen Ölen kommen sie selten vor. In beiden Fällen sind sie geringfügige Bestandteile. Sie werden erst in den letzten 10 % der Destillationszeit gewonnen und kommen daher nur in hochwertigen, kompletten Ölen in Spuren vor. Ihre schweren Moleküle sind kaum flüchtig, daher sind sie fast nur in gepressten ätherischen Ölen enthalten.

Chemische Charakterisierung

Cumarine sind Lactone von 2-Hydroxyzimtsäurederivaten. Diese Stoffverbindungen bestehen aus einem Benzolring, an dem ein ungesättigtes Lacton hängt. Cumarine bilden so ein Doppelringsystem.

Bei Furanocumarinen ist am Benzolring der Cumaringruppe noch ein **Furanring** angefügt. Furanocumarine sind Dreifachringsysteme.

Cumarine und Furanocumarine sind sehr reaktive Verbindungen. Letztere werden unter Einfluss von UV-A- und UV-B-Strahlung photoaktiviert und wirken photosensibilisierend auf der Haut. Es kommt zu verbrennungsähnlichen Symptomen.

Therapeutische Wirkungen

Sie wirken – ähnlich wie die Monoterpenester – sedativ und anxiolytisch (angstmindernd), sie verstärken die spasmolytische Wirkung von Estern [191] und wirken analgetisch. In isländischen und italienischen Studien konnte gezeigt werden, dass Furocumarine in Citrus medica, Citrus × bergamia und Angelica archangelica eine hemmende Wirkung auf bestimmte Tumore haben ([452], [641]).

Mögliche unerwünschte Nebenwirkungen

Cumarine in ätherischen Ölen (Cassiazimt, Tonkabohnen, wenige Prozente in Lavendelabsolue) wirken nicht blutverdünnend, wie oft befürchtet. Furocumarine sind fluoreszierende Cumarinabkömmlinge und wirken photosensibilisierend, d. h., diese Moleküle besitzen die Fähigkeit, sich an die Melanozyten – insbesondere der feuchten Haut – zu binden. Bei gleichzeitiger Einwirkung von UV-Licht entsteht bei einer Wellenlänge von 312–320 nm eine Substanz, aus der sich zusammen mit körpereigenem Eiweiß ein Antigen entwickelt; so werden – je nach Hauttyp – leichte bis starke subepidermale Blasenbildungen, Schwellungen und Dermatitis solaris 1. und 2. Grades verursacht [577]. Dieser Wellenlängenbereich ist der erythemwirksamste (sonnenbrandwirksamste) Strahlungsbereich des UV-Lichts.

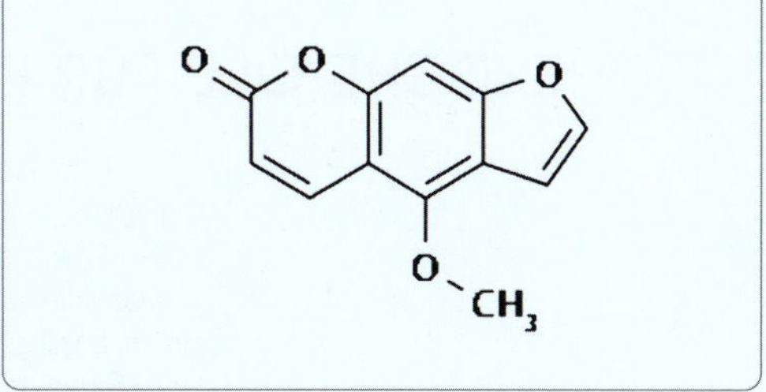

Abb. 2.18 Strukturformel von Bergapten.

Info

Beispiele für Cumarine und Furocumarine:

- Angelicin
- Bergamottin
- Bergapten (**Abb. 2.18**)
- Bergapton
- Khellin
- Psoralen
- Umbelliferon
- Visnadin

Beispiele für ätherische Öle, die Cumarine oder Furocumarine enthalten:

- Cassiazimt (Cumarine)
- Tonka(extrakt) (Cumarine)
- Angelikawurzel (Furocumarine)
- Bergamotte (Furocumarine)
- Limette (Furocumarine)

Die **Abb. 2.19** zeigt ätherische Öle, welche gut verträglich und relativ leicht anzuwenden sind; sie sind in der Regel auch von Laien nutzbar (unteres Dreieck und Mitte). Viele der im oberen Dreieck aufgeführten ätherischen Öle bedürfen allerdings genauerer Kenntnisse oder sollten sogar nur bei entsprechender Indikation und dann bestens verdünnt eingesetzt werden.

ÄTHERISCHE ÖLE FÜR PFLEGE- UND HEILBERUFE

Phenylpropanoide
in Cinnamomum zeylanicum
Foeniculum vulgare
Gaultheria fragrantissima
Ocimum basilicum Ct. Methylchavicol
Syzygium aromaticum

Phenole
in Origanum vulgare
Satureja montana
Thymus vulgaris Ct. Thymol

Monoterpenaldehyde
in Aloysia triphylla
Backhousia citriodora
Cymbopogon flexuosus
Cymbopogon winterianus
Eucalyptus citriodora
Leptospermum petersonii
Litsea cubeba
Melissa officinalis

Oxide
in Cinnamomum camphora Ct. 1,8-Cineol
Cinnamosma fragrans
Elettaria cardamomum
Eucalyptus globulus
Eucalyptus radiata
Laurus nobilis
Melaleuca leucadendra
Melaleuca viridiflora
Myrtus communis Ct. 1,8-Cineol

Monoterpenketone
in Carum carvi
Hyssopus officinalis
Lavandula latifolia
Mentha spicata
Rosmarinus officinalis Ct. Campher
Salvia officinalis

THERAPEUTISCHES DREIECK

Sesquiterpenverbindungen

in Amyris balsamifera	Cedrus atlantica	Leptospermum scoparium	Pogostemon cablin
Aquilaria malaccensis	Daucus carota	Matricaria recutita	Vetiveria zizanioides
Cananga odorata (complet)	Juniperus virginiana	Nardostachys jatamansi	Zingiber officinale

PFLEGEDREIECK

Ester
in Abies sibirica
Ammi visnaga
Angelica archangelica
Cananga odorata
Chamaemelum nobile
Citrus aurantium flos u. fol.
Citrus × bergamia
Citrus reticulata per. u. fol.
Elettaria cardamomum
Helichrysum italicum
Jasminum grandiflorum
Jasminum sambac
Lavandula angustifolia
Mentha × citrata
Pelargonium × graveolens
Salvia sclarea
Styrax tonkinensis

Monoterpenole
in Aniba rosaeodora
Cinnamomum camphora Ct. Linalool
Citrus aurantium flos
Coriandrum sativum fruct.
Cymbopogon martini
Lavandula angustifolia
Melaleuca alternifolia
Mentha piperita [!]
Monarda fistulosa Ct. Geraniol
Origanum majorana
Pelargonium × graveolens
Rosa × damascena
Thymus vulgaris
Ct. Linalool
Ct. Geraniol
Ct. Thujanol

Monoterpene
in Abies alba
Angelica archangelica
Boswellia sacra
Cistus ladanifer
Citrus aurantium per.
Citrus limon per.
Citrus paradisi
Citrus reticulata
Cupressus sempervirens
Elettaria cardamomum
Eucalyptus staigeriana
Ferula galbaniflua
Juniperus communis
Myrtus communis (Anden)
Origanum majorana
Pinus sylvestris
Piper nigrum

Abb. 2.19 Ätherische Öle in Therapie und Pflege: Das Therapiedreieck zeigt die Öle bzw. Inhaltsstoffe, die nur von gut geschulten Personen, v. a. im therapeutischen Bereich, eingesetzt werden sollten. Das Pflegedreieck zeigt die Öle bzw. Inhaltsstoffe, die mehr für den pflegenden Bereich geeignet und durchaus fehlertolerant sind. (Grafik: Doris Ilg-Hewelt, www.aroma-institut-am-see.de)

2.3 Inhaltsstoffe und Begriffe in Stichworten

Beim Studieren der Inhaltsstoffe von ätherischen Ölen ist es wichtig, die Öle als Ganzheit, als **Vielstoffgemisch** von manchmal 400 und mehr Substanzen zu betrachten [298]. Viele davon sind noch unbekannt. Ein toxischer Inhaltsstoff bedeutet nicht, dass das betreffende Öl – bei sachgemäßer Anwendung – gefährlich ist. Manchmal wiederum genügen Spuren einer Substanz, um die Wirkung und den Duft eines Öles zu prägen, oft bewirken sogar solche in Spuren vorhandenen Inhaltsstoffe eine deutliche psychisch stimmungsaufhellende Wirkung. Die meisten Wirkweisen wurden an isolierten (teilweise synthetischen) Substanzen am Tier oder in Zellkulturen (in vitro) untersucht, sodass die Beschreibungen in **Tab. 2.1** nur **Anhaltspunkte** für eine ganzheitliche Behandlung sein können.

Bei Verwendung von höchster Qualität bei ätherischen Ölen (möglichst von unabhängiger Stelle Bio-zertifiziert) und in den **üblichen Verdünnungen** von 1–2 % sind unerwünschte Nebenwirkungen wie Unverträglichkeiten und Hautreizungen so gut wie ausgeschlossen!

Tab. 2.1 Inhaltsstoffe und Begriffe in Stichworten.

Inhaltsstoff	Gruppe, Besonderheiten	Wirkung* mögliche unerwünschte Nebenwirkung als isolierter Stoff	Vorkommen
Abienol	Diterpenalkohol	hormonmodulierend	„Fichtennadel" = Abies sibirica, Cupressus sempervirens
Aceton	das einfachste Keton entsteht durch Dehydrierung von Isopropanol (2-Propanol), einem sekundären Alkohol	–	Spuren in Zingiber officinale
Alantolacton	Sesquiterpenlacton (interner Ester)	stark hautreizend	Inula helenium (> 50 %)
Anethol Isomer von Estragol Vorkommen als cis- und trans-Anethol	Phenylether (Phenylpropan), cis-Anethol kann toxisch wirken (meistens in synthetischen Ölen enthalten)	sekretolytisch, spasmolytisch auf das zentrale Nervensystem (ZNS) und den Verdauungstrakt, östrogenähnlich, nicht übertrieben in der Schwangerschaft, während des Stillens, bei Endometriose und Mammakarzinomen verwenden	Foeniculum vulgare, Illicium verum, Pimpinella anisum, Ravensara aromatica cort.
Angelicin	Furocumarin (Phenylpropanderivat)	photosensitivierend	Angelica archangelica rad.
Anisaldehyd (4-Methoxybenzaldehyd)	Phenylpropanderivat (aromatisches Aldehyd)	kann durch allergische Reaktionen stark hautreizend wirken	Foeniculum vulgare, Illicium verum, Pimpinella anisum
Anthecotulid			

▸ **Tab. 2.1** Fortsetzung.

Inhaltsstoff	Gruppe, Besonderheiten	Wirkung* mögliche unerwünschte Nebenwirkung als isolierter Stoff	Vorkommen
	Sesquiterpenlacton (interner Ester)	hohe Sensibilisierungspotenz [252]	Chamaemelum nobile (gelegentlich in Spuren), Matricaria recutita (eventuell in Spuren)
Anthranilsäure (2-Aminobenzoesäure)	Zwischenstufe der Biosynthese von Tryptophan im menschlichen Körper, kommt gebunden in ätherischen Ölen als Methylanthranilat vor	stark spasmolytisch	kommt nur in gebundener Form, also als Anthranilat in ätherischen Ölen vor: • Citrus × aurantium • Citrus reticulata per. und fol. • Jasminum grandiflorum • Spartium junceum
Apiol	Phenylpropanderivat (ein Dioxid und zweifacher Phenylether)	abortiv, wirkt anregend auf das ZNS	Anethum graveolens, Petroselinum crispum
Aromadendren	Sesquiterpen	antiinflammatorisch, hautpflegend	Pogostemon cablin (bis 20 %), Eucalyptus globulus, Eucalyptus radiata, Satureja montana, Thymus vulgaris Ct. Thymol
Asaron (α- und β-Asaron)	Phenylpropanderivat	• α-Asaron: embryotoxisch und hepatocarcinogen • β-Asaron: mutagen und kanzerogen [577]; kann zu Atemlähmungen führen [663]	Acorus calamus (bis zu 80 %)
Ascaridol	Peroxid	anthelminthisch, toxisch und hautreizend, kann sich im Öl von Melaleuca alternifolia aus Terpinen-4-ol bilden [718]	Chenopodium ambrosinoides (bis zu 80 %), Peumus boldus (25 %)
Atlanton	Sesquiterpenketon	sekretolytisch, granulationsfördernd, gut verträglich	Cedrus atlantica, Cedrus deodara
Azulen	Kohlenwasserstoff mit 14 C-Atomen, wird oft vereinfacht den Sesquiterpenen zugeordnet, siehe unter Chamazulen	antiinflammatorisch, antihistaminisch	Matricaria recutita, Achillea millefolium

▶ **Tab. 2.1** Fortsetzung.

Inhaltsstoff	Gruppe, Besonderheiten	Wirkung* mögliche unerwünschte Nebenwirkung als isolierter Stoff	Vorkommen
Benzaldehyd	Phenylpropanderivat, duftet nach Marzipan	antipruriginös, lokalanästhetisch, in hohen Dosen narkotisierend	Cananga odorata (in Spuren), Frangipaniabsolue (in Spuren), Jasminabsolue (in Spuren), Tuberoseabsolue (in Spuren), Cinnamomum aromaticum (bis 3,5 %), Hauptbestandteil im kaum erhältlichen ätherischen Bittermandelöl, Sexualpheromon von männlichen Faltern
Benzoesäure	Säure, wird als Konservierungsmittel in Lebensmitteln verwendet, kommt in ätherischen Ölen meistens chemisch gebunden als Ester vor	kann bei sensiblen Menschen hautreizend wirken	Myroxylon balsamum, Styrax tonkinensis
Benzopyren	Stoff, der in Zigarettenrauch und in Teer vorkommt	kanzerogen	im Trockendestillat von Juniperus oxycedrus und Betula alba
Benzylacetat (Essigsäurebenzylester)	Phenylpropanderivat (aromatischer Ester [Carbonsäureester] aus Benzylalkohol und Essigsäure)	sedativ, eventuell leicht narkotisch, kann bei sensiblen Menschen die Schleimhäute reizen	Cananga odorata, Jasminum grandiflorum, *in (Apfel-)Saft, Erdbeeren, Chinakohl, Reis, Quitten-Tee (schwarz und grün), Weißwein enthalten*
Benzylalkohol (Phenylmethanol)*	aromatischer Alkohol, kommt in ätherischen Ölen meistens chemisch gebunden als Ester vor, Konservierungsmittel für Injektionslösungen, Lebensmittelzusatzstoff: E 1519, Ulesfia: verschreibungspflichtiges Medikament gegen Kopfläuse, in den USA mit 5 % Benzylalkohol	kann bei sensiblen Menschen hautreizend wirken	Jasminum grandiflorum, Jasminum sambac, Liquidambar styraciflua, Myroxylon balsamum

► **Tab. 2.1** Fortsetzung.

Inhaltsstoff	Gruppe, Besonderheiten	Wirkung* mögliche unerwünschte Nebenwirkung als isolierter Stoff	Vorkommen
Benzylbenzoat* (Benzoesäure-benzylester)	Phenylpropanderivat (aromatischer Ester aus Benzylalkohol und Benzoesäure)	anregend, aphrodisisch, wird gegen Skabies (Krätze) eingesetzt, Produktion über 157 t/Jahr	Cananga odorata, Cinnamomum zeylanicum, Myroxylon balsamum, Polianthes tuberosa
Bergapten (5-Methoxy-psoralen)	Furocumarin (Phenyl-propanderivat)	stimmungsaufhellend, spasmolytisch, konserviert Zitrusöle, Bergapten wirkt photosensibilisierend und ggf. phototoxisch sowie photomutagen [577].	Citrus × bergamia, Citrus aurantiifolia (gepresst), in Spuren enthalten in den meisten Zitrusschalenölen: • Citrus limon • Citrus × aurantium
Bisabolen (α- und β-Bisabolen)	Sesquiterpen	sehr hautpflegend	Cedrus atlantica, Commiphora glabrescens, Daucus carota, Zingiber officinale
α-Bisabolol (Levomenol)	Sesquiterpenalkohol, fast geruchlos	bakteriostatisch, stimmungshebend, tonisierend auf die Haut, spasmolytisch (Kalzium-antagonist), leicht antiulzerogen, granulationsfördernd, antiinflammatorisch, induziert in hoher Konzentration die Apoptose bei Rattenthymozyten [506]	Matricaria recutita
Borneol	Monoterpenalkohol	bakterizid, fungizid, immunmodulatorisch, erfrischend, Modulator von GABA (γ-Aminobuttersäure) [223], kann in Überdosis Verwirrung und Übelkeit verursachen, nicht toxisch	Abies alba, Cymbopogon nardus, Cistus ladanifer, Dryobalanops camphora, Rosmarinus officinalis, Valeriana officinalis
Bornylacetat	Monoterpenester (aus Borneol und Essigsäure)	ausgleichend auf den Herzrhythmus [191]	Abies-Arten, Pinus-Arten, Pseudotsuga menziesii, Rosmarinus officinalis Ct. Verbenon/Bornylacetat, *Isobornylacetat ist in Parmesankäse enthalten*

► **Tab. 2.1** Fortsetzung.

Inhaltsstoff	Gruppe, Besonderheiten	Wirkung* mögliche unerwünschte Nebenwirkung als isolierter Stoff	Vorkommen
Bornan-2-on (Campher)	Monoterpenketon	sekretolytisch (beeinflusst die Becherzellen, dünnflüssigen Schleim zu produzieren), expektorativ, je nach Überdosis bei innerer Einnahme Übelkeit, Verwirrung, Erbrechen, Tod, für Babys, Kleinkinder, Asthmatiker und Schwangere nicht geeignet	Achillea millefolium, Cinnamomum camphora Ct. Campher (Ravintsara), Lavandula latifolia, Lavandula stoechas, Rosmarinus officinalis
Bulnesen (α- und β-Bulnesen)	Sesquiterpen	–	Pogostemon cablin (bis 35 %)
Cadinen (α-, β- und δ-Cadinen)	Sesquiterpen	sedativ, antihistaminisch, antipruriginös, analgetisch	kommt in über 150 ätherischen Ölen vor, z. B.: • Cananga odorata • Commiphora molmol • Juniperus communis • Kunzea ericoides • Leptospermum scoparium • Pistacia lentiscus
Cadinol	Sesquiterpenol	–	Amyris balsamifera, Ferula gummosa, Helichrysum italicum, Juniperus communis, Pinus sylvestris
Calamenen	Sesquiterpen	–	Copaifera officinalis
Camphen	Monoterpen	bakterizid, leicht antiviral, sedativ, kann bei sensiblen Menschen hautreizend wirken	Pinus-Arten
Caren (δ-3-Caren)	Monoterpen	analgetisch, nicht toxisch, in oxidierter Form (altes Öl) sehr hautreizend (Ekzeme), dann allergisierend	Pinus-Arten
Carotol	Sesquiterpenalkohol	sehr hautpflegend, regt die Neubildung von Leberzellen an	Daucus carota

▸ **Tab. 2.1** Fortsetzung.

Inhaltsstoff	Gruppe, Besonderheiten	Wirkung* mögliche unerwünschte Nebenwirkung als isolierter Stoff	Vorkommen
Carvacrol (p-Cymen-2-ol) Isomer von Thymol	Monoterpenphenol (Phenylpropanderivat)	stark antiseptisch, spasmolytisch, Anti-Cholinesterase-Wirkung (bei Demenzen), extrem hautreizend, stört das Quorum sensing von Bakterien [97]	Origanum vulgare, Satureja hortensis, Thymus Ct. Carvacrol
Carveol (cis- und trans-Carveol, Pinocarveol, Dihydrocarveol, Neodihydrocarveol)	Monoterpenol	antineoplastisch [130]	kommt in Spuren in vielen ätherischen Ölen vor, z. B.: • Anethum graveolens • Carum carvi • Chamaemelum nobile • Cistus ladanifer • Ormensis sp.
Carvon (l- und d-Carvon)	Monoterpenketon	choleretisch/cholagog, spasmolytisch, fungizid, penetrationsfördernde Wirkung von Tamoxifen [201], gut verträglich, nicht hepatotoxisch	als d-Isomer mit kümmelartigem Duft: • Carum carvi • Anethum graveolens als l-Isomer mit frisch minzigem Duft: • Mentha spicata
β-Caryophyllen (α-Caryophyllen = α-Humulen)	Sesquiterpen	immunmodulatorisch, antiinflammatorisch, spasmolytisch, kann bei sensiblen Menschen hautreizend wirken, modulierende Wirkung auf das Endocannbinoid-System (reguliert entzündliche Prozesse, beeinflusst Stimmung, Appetit sowie das Gedächtnis [16]	kommt in fast allen ätherischen Ölen vor, selten in größeren Mengen, z. B.: • Cinnamomum zeylanicum fol. • Humulus lupulus (50–60 %) • Lavandula angustifolia • Laurus nobilis • Melissa officinalis • Pimenta racemosa • Piper nigrum • Syzygium aromaticum
Cedren (α-Cedren)	Sesquiterpen	–	Cedrus atlantica, Juniperus virginiana
Cedrol	Sesquiterpenalkohol	wirkt tonisierend auf das venöse System	Cupressus sempervirens, Juniperus communis

► **Tab. 2.1** Fortsetzung.

Inhaltsstoff	Gruppe, Besonderheiten	Wirkung* mögliche unerwünschte Nebenwirkung als isolierter Stoff	Vorkommen
Chamazulen	Kohlenwasserstoff mit 14 C-Atomen, wird oft vereinfacht den Sesquiterpenen zugeordnet, blaue kristalline Substanz mit ungewöhnlicher Molekularstruktur, die erst bei der Destillation aus Matricin entsteht [604]	spasmolytisch, antipyretisch, reduziert durch eine Reaktion des Gewebes die Histaminausschüttung, wirkt also antiallergisch und antiinflammatorisch, Anti-Serotonin-Wirkung, antioxidativ, hat also Radikalfängereigenschaften	Matricaria recutita (bis 35 %), Achillea millefolium
1,8-Cineol (Eucalyptol, Cajeputol)	Monoterpenoxid (S. 92)	sekretolytisch/expektorativ, antiinflammatorisch (wie Budenosid), antiviral, antibakteriell, anästhetisch, antirheumatisch, konzentrationsfördernd, penetrationsfördernde Wirkung von Tamoxifen [201], Anti-Cholinesterase-Wirkung (bei Demenzen), kann bei sensiblen Menschen hautreizend wirken (aufgrund der Peroxidbildung durch α-Pinen und reaktive Aldehyde), bronchodilatatorisch als Add-on-Therapie bei COPD (chronic obstructive pulmonary disease, engl.; [752]), nicht für Babys und Kleinkinder geeignet, kann – wenn im Nasen- und Brustbereich angewendet – zu Atemproblemen führen	Cinnamomum camphora Ct. Cineol (Ravintsara), Elletaria cardamomum, Eucalyptus globulus, Eucalyptus radiata, Eucalyptus smithii, Laurus nobilis, Lavandula latifolia, Melaleuca cajuputi, Melaleuca viridiflora, Myrtus communis, Rosmarinus officinalis, Salvia lavandulifolia, Salvia officinalis
Cinnamal* (Zimtaldehyd) als Amylcinnamal* als Hexylcinnamaldehyd*	Phenylpropanderivat	stimulierend, stark hautreizend	Cinnamomum aromaticum, Cinnamomum zeylanicum
Cinnamylacetat	Phenylpropanderivat (aromatischer Ester aus Cinnamylalkohol und Essigsäure)	stimmungsaufhellend	Cananga odorata, Cinnamomum zeylanicum

► **Tab. 2.1** Fortsetzung.

Inhaltsstoff	Gruppe, Besonderheiten	Wirkung* mögliche unerwünschte Nebenwirkung als isolierter Stoff	Vorkommen
Cinnamylalkohol* (Zimtalkohol) als Amylcinnamylalkohol*	aromatischer Alkohol	kann bei sensiblen Menschen hautreizend wirken	Cinnamomum zeylanicum, Liquidambar styraciflua, Myroxylon balsamum
Cinnamylbenzoat	(aromatischer Ester aus Cinnamylalkohol und Benzoesäure)	stimmungsaufhellend	Michelia champaca
Citral* Citral A = Geranial Citral B = Neral	Monoterpenaldehyd	antiviral, sedativ, antiinflammatorisch, fungizid, insektifug, stört das Quorum sensing von Bakterien [304], Geranial in Melissa officinalis wirkt besonders stark antiviral, Neral wirkt immunmodulierend, kann die Haut reizen, wenn alt/oxidiert, kann bei Einnahme den Augendruck erhöhen, citralreiche Öle sollten sicherheitshalber bei Glaukom gemieden werden [695]	sehr weitverbreitet in ätherischen Ölen: • Eucalyptus staigeriana • Litsea cubeba • Aloysia triphylla • Melissa officinalis • Rosa damascena Markierungspheromon von Bienen, Angriffspheromon von Ameisen; Alarmsubstanz von Milben
Citronellal	Monoterpenaldehyd	stark antiseptisch, antiinflammatorisch, kann hautreizend wirken, da es schnell polymerisiert, (–)-Citronellal führt zu einem Wachstumsstopp von Leberkrebszellen [432]	Eucalyptus citriodora, Cymbopogon citratus, Cymbopogon nardus, Leptospermum petersonii, Litsea cubeba, Melissa officinalis
β-Citronellol*	Monoterpenalkohol	antiseptisch, neurotonisch, antineoplastisch [130], insektifug	Cymbopogon citratus, Pelargonium × graveolens, Rosa damascena
Citronellylacetat	Monoterpenester (aus Citronellol und Essigsäure)	spasmolytisch	Pelargonium × graveolens
Citronellylformiat	Monoterpenester (aus Citronellol und Ameisensäure)	spasmolytisch	Pelargonium × graveolens

▶ **Tab. 2.1** Fortsetzung.

Inhaltsstoff	Gruppe, Besonderheiten	Wirkung* mögliche unerwünschte Nebenwirkung als isolierter Stoff	Vorkommen
Coniferylbenzoat	Phenylpropanderivat (aromatischer Ester aus Coniferylalkohol und Benzoesäure)	spasmolytisch	Styrax tonkinensis
Copaen	Sesquiterpen	–	Apium graveolens, Copaifera officinalis, Piper cubeba
Cumarin (Coumarin)*	ungesättigtes Lacton, esterartige Substanz, schweres Molekül, daher fast nur in durch Pressung gewonnenen Zitrusölen oder Absolues, Duft nach Waldmeister, Hinweis: Das photosensibilisierende Bergapten in den Zitrusschalen ist ein Fur(an)ocumarin (siehe Bergapten) und nicht mit den Cumarinen zu verwechseln.	immunmodulatorisch, toxische Wirkung nur für Hunde und Nagetiere	Cinnamomum aromaticum, Dipteryx-odorata-Extrakt, Heuabsolue, Myroxylon balsamum var. Pereirae
Cuminal(dehyd)	aromatisches Aldehyd	gelegentlich sedativ, kann bei sensiblen Menschen hautreizend wirken	Cinnamomum aromaticum, Commiphora molmol, Cuminum cyminum, Eucalyptus polybractea
α- und γ-Curcumen	Sesquiterpen	–	Curcuma longa, Helichrysum italicum
p-Cymen (para-Cymen) = p-Cymol (para-Cymol)	Monoterpen	lokalanästhetisch (als Gegenreiz), kann bei sensiblen Menschen hautreizend wirken	Achilea millefolium, Eucalyptus polybractea, Eucalyptus staigeriana, Melaleuca alternifolia, Origanum majorana, Piper nigrum, Satureja montana
Elemen (α- und β-Elemen)	Sesquiterpen	–	Piper nigrum
Elemicin	Phenylpropanderivat (ein dreifacher Phenylether), mit Safrol und Myristicin verwandt	innerlich vermutlich kanzerogen	Canarium luzonicum, Myristica fragrans

► **Tab. 2.1** Fortsetzung.

Inhaltsstoff	Gruppe, Besonderheiten	Wirkung* mögliche unerwünschte Nebenwirkung als isolierter Stoff	Vorkommen
Elemol	Sesquiterpenalkohol	–	Cymbopogon martini, Hyssopus officinalis, Laurus nobilis, Mentha spicata, Piper nigrum, Zingiber officinale
Estragol (Methylchavicol, Chavicolmethylether, Isoanethol) Isomer von Anethol	Phenylether	sekretolytisch, stark spasmolytisch auf ZNS, wirkt als Isolat in starker Überdosierung in Tierversuchen auf der Haut kanzerogen	Artemisia dracunculus, Myristica fragrans, Ocimum basilicum, Petroselinum crispum
Eucalyptol siehe 1,8-Cineol	–	–	–
Eudesmol in mehreren Isomeren vorkommend	Sesquiterpenalkohol	β-Eudesmol kann den Blutdruck senken	Amyris balsamifera, Callitris glaucophylla, Thujopsis dolabrata, Valeriana officinalis, Vetiveria zizanioides
Eugenol*	Phenylpropanderivat (Phenol/Ether), typischer Gewürznelkenduft	stark antiseptisch, hyperämisierend, analgetisch, antikoagulierend, penetrationsfördernde Wirkung von Tamoxifen [763], eugenolreiche Öle sollten **nicht innerlich** bei Blutgerinnungs- und Leberfunktionsstörungen verwendet werden [695]	Cinnamomum zeylanicum fol., Ocimum sanctum, Pimenta dioica, Pimenta racemosa, Syzygium aromaticum, *in Erdbeeren, Muskatnuss und Gewürznelken enthalten*
Eugenylacetat	aromatischer Ester	wirksam bei Befall mit Pseudomonas, stört das Quorum sensing von Bakterien [489]	Syzygium aromaticum flos
α-Farnesen	Sesquiterpen	wird von Feuerameisen als Wegmarkierungspheromon gebildet	Jasminum sambac
β-Farnesen	Sesquiterpen	–	Achillea millefolium, Cananga odorata (Komplettdestillat), Humulus lupulus, Matricaria recutita, wird von Blattläusen als Alarmsubstanz gebildet

► **Tab. 2.1** Fortsetzung.

Inhaltsstoff	Gruppe, Besonderheiten	Wirkung* mögliche unerwünschte Nebenwirkung als isolierter Stoff	Vorkommen
Farnesal	Sesquiterpenaldehyd	–	Cymbopogon flexuosus
(trans-)Farnesol*	Sesquiterpenalkohol	Apoptose bei Lungenadenokarzinom [463], antineoplastisch [130], apoptoseinduzierend [311]	in kleinen Mengen in vielen ätherischen Ölen vorkommend: • Cananga odorata • Chamaemelum nobile • Citrus × aurantium flos • Cymbopogon flexuosus • Mentha spicata • Rosa damascena *in Äpfeln, Erdbeeren, Heidelbeeren, Trauben, Pilzen, Spinat, Tee, Tomaten enthalten* Sterzelduft von Bienen
Fenchon	Monoterpenketon	nicht toxisch, nicht reizend	Foeniculum vulgare, Lavandula stoechas
Furocumarin (Furanocumarin) siehe auch Bergapten	Gruppe fluoreszierender Cumarinabkömmlinge	antitumoral ([452], [640]), wirken photosensibilisierend und ggf. phototoxisch durch Bindung an die Melanozyten (insbesondere bei feuchter Haut); bei gleichzeitiger Einwirkung von UV-Licht und zusammen mit körpereigenem Eiweiß Entwicklung eines Antigens, in der Folge – je nach Hauttyp – leichte bis starke subepidermale Blasenbildungen, Schwellungen und Dermatitis solaris 1. und 2. Grades [577]	Angelica archangelica, Citrus × bergamia, Cuminum cyminum
Geranial (Citral A) Isomer von Neral A-Form von Citral (siehe Citral)	Monoterpenaldehyd	sedativ	Eucalyptus staigeriana, Litsea cubeba, Aloysia triphylla, Melissa officinalis

► **Tab. 2.1** Fortsetzung.

Inhaltsstoff	Gruppe, Besonderheiten	Wirkung* mögliche unerwünschte Nebenwirkung als isolierter Stoff	Vorkommen
Geraniol* Isomer von Nerol	Monoterpenalkohol	verstärkt die Wirkung von Antibiotika bei MRSA [404], hautpflegend, neurotonisch, ausgleichend, stimmungsaufhellend, antirheumatisch, antiseptisch, antineoplastisch [130], insektenvertreibend, verhindert Aktivierung der Effluxpumpe (sodass keine Resistenz gegen Antibiotika entsteht) [404]	kommt häufig in ätherischen Ölen vor: • Citrus × aurantium flos • Cymbopogon martini • Lavandula angustifolia • Melissa officinalis • Origanum majorana • Pelargonium × graveolens • Rosa damascena • Thymus vulgaris Ct. Geraniol *in Erdbeeren, Johannisbeeren, Heidelbeeren, Karotten, Tomaten enthalten* Markierungspheromon und Sterzelduft von Bienen
Geranylacetat	Monoterpenester (aus Geraniol und Essigsäure)	spasmolytisch, ausgleichend	Cymbopogon nardus, Cymbopogon martini
Geranylformiat	Monoterpenester (aus Geraniol und Ameisensäure)	spasmolytisch, harmonisierend	Cymbopogon martini, Pelargonium × graveolens
Germacren D	Sesquiterpen	hautpflegend	Hypericum perforatum, Melissa officinalis, Muskatellersalbei
Guaiakol (2-Methoxi-Phenol)	Phenolderivat (Oxid), eine der rauchigen Geschmackskomponenten von Kaffee, Ausgangsduftstoff für synthetisches Vanillin	Hauptbestandteil zweier nicht in der Aromatherapie eingesetzten Öle, die Informationen darüber sind nicht einheitlich, es soll sehr reizend sein	Bulnesia sarmentoi, Juniperus oxycedrus
α-Gurjunen	Sesquiterpen	–	Boswellia sacra, Kunzea ericoides, Leptospermum scoparium, Nardostachys jatamansi

► **Tab. 2.1** Fortsetzung.

Inhaltsstoff	Gruppe, Besonderheiten	Wirkung* mögliche unerwünschte Nebenwirkung als isolierter Stoff	Vorkommen
Heliotropin (Piperonal)	fast ausschließlich als synthetisches Aldehyd (Phenylpropanderivat) vorkommend, entsteht durch Oxidation von Isosafrol, süßer, marzipanartig-blumig-narkotischer Duftstoff	–	Piper nigrum
α-, β- und γ-Himachalen	Sesquiterpen	vermutlich immunmodulatorisch und antiallergisch	Cedrus atlantica, Cedrus deodara, Hypericum perforatum
Himachalol	Sesquiterpenalkohol	vermutlich immunmodulatorisch und antiallergisch	Cedrus atlantica, Cedrus deodara
Humulen (α-Humulen/ α-Caryophyllen) Isomer von β-Caryophyllen	Sesquiterpen	sedativ	Humulus lupulus, Hypericum perforatum, Laurus nobilis, Myrtus communis
Hydrozimtalkohol (3-Phenyl-1-Propanol)	durch Umesterung aus Zimtaldehyd entstandener Alkohol, balsamisch-blumiger Duft, wird synthetisiert zur Verwendung als milder Konservierungsstoff von Kosmetika	bei empfindlicher Haut zu meiden, eventuell allergisierend	Liquidambar orientalis
Indol (1H-Indol, Benzo-[b]-pyrrol, 2,3-Benzopyrrol) siehe auch Skatol	heterozyklische stickstoffhaltige Verbindung (Aminoverbindung), die im Steinkohlenteer sowie im Darm als Produkt der Eiweißzersetzung (Tryptophan) vorkommt, Baustein des Neurotransmitters Serotonin, riecht fäkalartig, in extrem starker Verdünnung duftet Indol jedoch nach Jasmin und Neroli	in extrem starker Verdünnung duftet es warm-animalisch und wirkt aphrodisisch sowie euphorisierend, Wirkung auf Neurotransmitter, die das Wohlbefinden regulieren, antidepressiv und aufmunternd	Citrus × aurantium flos, Jasminum grandiflorum, Jasminum sambac, Michelia alba, Spartium junceum

▶ **Tab. 2.1** Fortsetzung.

Inhaltsstoff	Gruppe, Besonderheiten	Wirkung* mögliche unerwünschte Nebenwirkung als isolierter Stoff	Vorkommen
Ionon (β-Ionon) kommt in α-, β- und γ-Isomeren vor	C-13-Keton, verwandt mit β-Carotin	Prostatazellen reagieren auf diesen Riechstoff, Prostatakrebszellen reagieren mit Rückzug [501], sekretolytisch, kühlend, gut verträglich	Boronia megastigma, Magnolia champaca, Osmanthus fragrans, *Früchte und Gemüse, die reich an Carotinabkömmlingen sind, enthalten Ionon: Aprikosen, Brokkoli, Brombeeren, Erdbeeren, Himbeeren, Karotten, Kirschen, Mais, Pflaumen, Süßkartoffeln, Tomaten*
Iron (2-Methylionon, Cis-α-Iron) kommt in α-, β- und γ-Isomeren vor	Sesquiterpenketon	stark sekretolytisch, kühlend, gut verträglich	Iris germanica
Isoeugenol* Isomer von Eugenol	Phenylpropanderivat	analgetisch, leicht narkotisch	Cananga odorata, Myristica fragrans, Syzygium aromaticum
Italicen	Sesquiterpen	–	Cupressus sempervirens Helichrysum italicum
Italidion Vorkommen als Italidion I, II und III	Diketon (enthält 2 Carbonylgruppen)	hautpflegend, trägt zur Antihämatomwirkung bei, spasmolytisch, granulationsfördernd und leicht antiinflammatorisch	Helichrysum italicum
Jasmon (cis-Jasmon)	Monoterpenketon	nicht toxisch	Citrus aurantium flos, Hedychium coronarium flos, Jasminum grandiflorum, Pheromon einer orientalischen Fruchtfliege und des Schmetterlings Amauris ochlea
Lavandulol	Monoterpenalkohol	antiseptisch, tonisierend	Lavandula angustifolia
Lavandulylacetat	Monoterpenester (aus Lavandulol und Essigsäure)	spasmolytisch	Lavandula angustifolia

▶ **Tab. 2.1** Fortsetzung.

Inhaltsstoff	Gruppe, Besonderheiten	Wirkung* mögliche unerwünschte Nebenwirkung als isolierter Stoff	Vorkommen
Leptospermon	Triketon (enthält 3 Carbonylgruppen)	stark antibakteriell, antimykotisch, granulationsfördernd, sekretolytisch, neurotonisch, pheromonartig [74]	bisher nur in Leptospermum scoparium (20–25 %) bekannt
d-Limonen* (D)-(+)-Limonen bzw. (R)-(+)-Limonen	Monoterpen	bakterizid, stark antiviral, bei übermäßigem gastroösophagealem Reflux, sedativ, isoliertes d-Limonen und noch mehr sein Metabolit Perillylalkohol: antikarzinogene und apoptosefördernde Wirkung bei Tumorzellen ([203], [581], [699]), penetrationsfördernde Wirkung von Tamoxifen [763], kann bei sensiblen Menschen hautreizend wirken, wenn es alt/oxidiert ist und im warmen Bad verwendet wird	sehr weitverbreitet bei ätherischen Ölen, bei vielen Ölen Hauptinhaltsstoff d-Limonen: • in Citrus-Arten *in Tomaten, Heidelbeeren, Himbeeren, Karotten, Kirschen, Kümmel, Muskatnuss, Sellerie, Trauben, Fruchtfleisch von Zitrusfrüchten enthalten, auch in Cola-Getränken und Limonaden enthalten* Perillylalkohol: • in Kümmel, Lavendelöl, Pfefferminze, Salbei und Spearmint
l-Limonen (S)-(–)-Limonen	Monoterpen	–	Hauptinhaltsstoff in Nadelölen
Linalool* (Linalylalkohol) Isomer von Nerol	Monoterpenalkohol, blumiger Duft mit würzigen und zitronigen Anteilen	bakterizid, zentral dämpfend, motorisch verlangsamend [82], antikonvulsiv (antiepileptisch), sedativ auf das ZNS, inhibitorischer Einfluss auf Glutamatbindung in Gehirnrinde, anxiolytisch (angstlösend), antineoplastisch [130]	sehr verbreitet bei ätherischen Ölen, z. B.: • Aniba rosaeodora • Bursera delpechiana • Cinnamomum camphora Ct. Linalool (Ho-Baum) • Citrus × aurantium fol. • Coriandrum sativum sem. • Lavandula angustifolia • Thymus vulgaris Ct. Linalool *in Aprikosen und Papaya enthalten*

▸ **Tab. 2.1** Fortsetzung.

Inhaltsstoff	Gruppe, Besonderheiten	Wirkung* mögliche unerwünschte Nebenwirkung als isolierter Stoff	Vorkommen
Linalooloxid	Monoterpenoxid	sedativ, sekretolytisch, expektorativ	Hyssopus officinalis
Linalylacetat (Bergamol)	Monoterpenester	sedativ, spasmolytisch, tonisierend, wird zum Verfälschen von Lavendelöl bereits auf die lebende Pflanze gesprüht, da es den Duft von gutem Lavendelöl prägt	sehr verbreitet bei den ätherischen Ölen, z. B.: • Citrus × aurantium flos • Citrus × aurantium fol. • Citrus × bergamia • Lavandula angustifolia • Mentha citrata • Salvia sclarea
Longifolen	Sesquiterpen	–	Pinus sylvestris
α- und β-Longipinen	Sesquiterpen	–	Nigella sativa
p-Menthen-8-thiol (Thioterpineol, alter Name Mercaptan)	enthält Schwefel, Geruchsstoff mit der niedrigsten Wahrnehmungsschwelle	Wirkung auf Neurotransmitter, die das Wohlbefinden regulieren	Citrus paradisi (0,01 %)
Menthofuran	entsteht beim Trocknen von Pfefferminzkraut und nach Aufnahme des Monoterpenketons Pulegon in der Leber	analgetisch, in großen Mengen toxisch	zu 0,1–7,5 % in Pfefferminzöl enthalten, bedeutet in diesem jedoch keine Gefahr [695]
Menthol	Monoterpenalkohol	analgetisch, spasmolytisch (Kalziumantagonist vom Dihydropyridin-Typ) [229], neurotonisch (stimuliert das ZNS), granulationsfördernd, antineoplastisch [130], penetrationsfördernde Wirkung von Tamoxifen [201], regt den Schluckvorgang an [160], kühlend oder wärmend, je nach Dosierung auf der Haut [246], nicht für Babys und Kleinkinder geeignet, kann – wenn im Nasen- und Brustbereich angewendet – zu Atemproblemen führen	Mentha × piperita, Mentha arvensis

▶ **Tab. 2.1** Fortsetzung.

Inhaltsstoff	Gruppe, Besonderheiten	Wirkung* mögliche unerwünschte Nebenwirkung als isolierter Stoff	Vorkommen
Menthon (und Isomenthon)	Monoterpenketon	stark granulationsfördernd, penetrationsfördernde Wirkung von Tamoxifen [763], eventuell leicht hepatotoxisch, jedoch in den üblichen Verdünnungen unproblematisch	Mentha arvensis, Mentha pulegium, Mentha × piperita
Menthylacetat	Monoterpenester (aus Menthol und Essigsäure)	nicht toxisch	Mentha-Arten
Methylanthranilat (Anthranilsäuremethylester)	Ester mit 8 C-Atomen aus Methanol und Anthranilsäure, stickstoffhaltig	stark spasmolytisch, antidepressiv und aufmunternd	Cananga odorata, Citrus × aurantium, Citrus reticulata per. und fol., Jasminum grandiflorum, Polianthes tuberosa
Methyl-N-Methylanthranilat (Dimethylanthranilat, auch MNMA und N-Methylanthranilsäuremethylester)	Ester mit 9 C-Atomen aus Methanol und N-Methylanthranilsäure, stickstoffhaltig	stark spasmolytisch, antidepressiv und aufmunternd, phototoxisch, soll ab 2021 eingeschränkt werden [57]	Cananga odorata, Citrus × aurantium, Citrus reticulata per. und fol., Jasminum grandiflorum, Polianthes tuberosa
Methylbenzoat	Phenylpropanderivat (aromatischer Ester aus Methylalkohol und Benzoesäure)	spasmolytisch	Cananga odorata, Frangipaniabsolue
Methylchavicol (Estragol)	Phenylether	sekretolytisch, stark spasmolytisch auf ZNS, wirkt als Isolat in starker Überdosierung in Tierversuchen auf der Haut kanzerogen	Artemisia dracunculus, Myristica fragrans, Ocimum basilicum, Petroselinum crispum

▸ **Tab. 2.1** Fortsetzung.

Inhaltsstoff	Gruppe, Besonderheiten	Wirkung* mögliche unerwünschte Nebenwirkung als isolierter Stoff	Vorkommen
Methyleugenol (Eugenolmethylether)	Phenylether	aphrodisisch, antidepressiv, als Isolat in hoher Dosierung bei Nagetieren embryotoxisch, kanzerogen und hepatotoxisch, seit 2004 wird Kosmetik, die diesen Stoff in Spuren enthält, streng von der EU reglementiert	Laurus nobilis, Pimenta dioica, Syzygium aromaticum, Artemisia dracunculus (in Spuren), Laurus nobilis, Ocimum basilicum, Pimenta dioica, Rosa damascena *in Pesto (Basilikum), Aprikosen, Pflaumen und Brombeeren enthalten* Sexualpheromon von Fruchtfliegen
Methylheptenon	aliphatisches Keton	–	Zingiber officinale
Methylsalicylat	Phenylpropanderivat (aromatischer Ester aus Methanol und Salicylsäure)	analgetisch, antiinflammatorisch, hyperämisierend, spasmolytisch, Wintergrünöl in 1 %igen Verdünnungen stellt keine Gefahr dar, die bekannten Warnung beziehen sich auf Zubereitungen mit 15–50 % iger Verdünnung des synthetischen Methylsalicylats, nicht einnehmen, auf verletzter Haut reizend, nicht für Kinder geeignet	Betula alleghaniensis (über 90 %), Gaultheria fragrantissima (über 90 %) *in Heidelbeeren, Pfirsichen und Tomaten enthalten*
α- und γ-Muurolen	Sesquiterpen	antiinflammatorisch	Juniperus communis
β-Myrcen	Monoterpen	analgetisch, Lymphe entstauend, bakterizid, leicht antiviral, sedativ, kann bei sensiblen Menschen hautreizend wirken	Cymbopogon flexuosus, Humulus lupulus, Juniperus communis, Mentha spicata, Myristica fragrans, Pistacia lentiscus, auch in Bellis-Mazerat (Gänseblümchen)
Myristicin	Phenylpropanderivat (Di- und Methyloxid), mit Safrol und Elemicin verwandt	aquaretisch, tonisierend auf ZNS, halluzinogen im Zusammenspiel mit anderen unbekannten Stoffen	Myristica fragrans, Petroselinum crispum

▸ **Tab. 2.1** Fortsetzung.

Inhaltsstoff	Gruppe, Besonderheiten	Wirkung* mögliche unerwünschte Nebenwirkung als isolierter Stoff	Vorkommen
Myrtenol	Monoterpenol	antiseptisch	Cistus ladanifer, Myrtus communis
Myrtenylacetat	Monoterpenester (aus Myrtenol und Essigsäure)	spasmolytisch	Myrtus communis Ct. Myrtenylacetat
Neral (Citral B) Isomer von Geranial B-Form von Citral (siehe Citral)	Monoterpenaldehyd	antiinflammatorisch, immunmodulatorisch	Cymbopogon flexuosus, Litsea cubeba, Melissa officinalis
Nerol Isomer von Geraniol	Monoterpenalkohol	antiseptisch, tonisierend, antirheumatisch, insektifug	Cananga odorata, Citrus × aurantium flos, Helichrysum italicum, Jasminum grandiflorum, Rosa damascena
Nerolidol (Peruviol)	Sesquiterpenalkohol, Vorkommen meistens als trans-Nerolidol, in Cabreuvaöl als cis-Nerolidol	hautpflegend, Einfluss auf Proteinprenylierung: gegen Adenome (Tierversuch), penetrationsfördernde Wirkung von 5-Fluorouracil [129], trans-Nerolidol: wirksam gegen einige Mückenarten [18]	Aloysia triphylla, Chamaemelum nobile, Citrus × aurantium flos, Melaleuca cajuputi, Myrocarpus fastigiatus, Myroxylon balsamum, Plumeria alba
Nerylacetat	Monoterpenester (aus Nerol und Essigsäure)	stark spasmolytisch	Citrus × aurantium flos, Helichrysum italicum
Nonylaldehyd (Pelargonaldehyd)	Aldehyd mit 9 C-Atomen	–	Spuren im Rosenabsolue
Nootkaton	Sesquiterpenketon, Geruchsstoff mit extrem niedriger Wahrnehmungsschwelle	antidepressiv und stimmungsaufhellend	duftprägende Spuren in: • Citrus × aurantium per. • Citrus paradisi
β-Ocimen	Monoterpen	antiseptisch, antibakteriell, leicht antiviral, kann bei sensiblen Menschen hautreizend wirken	Citrus × aurantium flos, Lavandula angustifolia, Ocimum basilicum, Origanum majorana
α-Patchoulen	Sesquiterpen	–	Nardostachys jatamansi, Pogostemon cablin

▸ **Tab. 2.1** Fortsetzung.

Inhaltsstoff	Gruppe, Besonderheiten	Wirkung* mögliche unerwünschte Nebenwirkung als isolierter Stoff	Vorkommen
Patchoulol (Patchouli-Alkohol)	Sesquiterpenalkohol	antiseptisch, hautpflegend	Pogostemon cablin (30–40 %), Nardostachys jatamansi
Phellandral	Monoterpenaldehyd	–	–
α-Phellandren Isomer von β-Phellandren	Monoterpen	aquaretisch, kann bei sensiblen Menschen hautreizend wirken, unerwünschte Herzwirkung [269]	Abies alba, Anethum graveolens, Angelica archangelica rad., Bursera graveolens, Eucalyptus dives, Juniperus communis, Mentha × piperita, Piper nigrum, Schinus molle
β-Phellandren Isomer von α-Phellandren	Monoterpen	–	Angelica archangelica rad., Hyssopus officinalis, Pinus cembra, Pinus mugo, Rosmarinus officinalis
2-Phenylethanol (Phenylethylalkohol)	Alkohol	bakteriostatisch, tonisierend, anästhetisch, nicht toxisch: wird im menschlichen Körper zu Phenylessigsäure abgebaut, jedoch für Ratten toxisch [695]	in Spuren in vielen Ölen enthalten, z. B.: • Cananga odorata • Rosa damascena • Pelargonium × graveolens wasserlöslich, daher zu über 50 % in Rosenabsolue und Rosenhydrolat *in Äpfeln, Bananen und Aprikosen enthalten*
Phthalide	Lactone mit C 4-Rest an einem Benzolring	leberentlastend [191]	Apium graveolens, Levisticum officinale
Phytol	Diterpenol	hormonmodulierende Wirkung	Jasminum grandiflorum

▶ **Tab. 2.1** Fortsetzung.

Inhaltsstoff	Gruppe, Besonderheiten	Wirkung* mögliche unerwünschte Nebenwirkung als isolierter Stoff	Vorkommen
α-Pinen (2-Pinen)	Monoterpen	antibakteriell, antiviral, sedativ, kann bei sensiblen Menschen hautreizend wirken, v. a. nach Oxidation/Verharzung des Öles [577]	in über 400 ätherischen Ölen vorkommend, z. B.: • Boswellia sacra • Cistus ladanifer • Cupressus sempervirens • Hypericum perforatum • Rosmarinus officinalis • Myrtus communis • Picea obovata *in Karotten und Sellerie enthalten*
β-Pinen (Nopinen)	Monoterpen	–	geringer Bestandteil in den meisten ätherischen Ölen, kommt überwiegend mit α-Pinen gemeinsam vor
Pinocamphon Isomer: Isopinocamphon	Monoterpenketon	bei innerer Einnahme neurotoxisch, kann Krämpfe/Epilepsieanfälle auslösen	Hyssopus officinalis (bis zu 40 %), (nicht vorhanden in Hyssopus officinalis var. decumbens)
Piperiton	Monoterpenketon, pfefferminzartig duftend	gut verträglich	Mentha-Arten, Eucalyptus dives
Psoralen	Furocumarin, esterartige Substanz	verstärkt die spasmolytische Wirkung von Estern [191], wirkt photosensibilisierend und ggf. phototoxisch	Citrus × bergamia, Citrus limon (in Spuren), Citrus × aurantium (in Spuren)
β-Pulegon	Monoterpenketon	innerlich und in großen Mengen abortiv und hepatotoxisch, wurde gegen Ungeziefer wie Flöhe eingesetzt	Mentha pulegium, Spuren in anderen Minzen
Rosenoxid	entsteht bei der Destillation von Rosenblütenblättern	–	Rosa damascena (in Spuren)
Sabinen	Monoterpen	–	Juniperus communis, Myristica fragrans
Sabinylacetat	Monoterpenester	einer der wenigen potenziell toxischen Ester, die in ätherischen Ölen vorkommen: embryotoxisch, abortiv	Juniperus sabina (20–53 %), Salvia lavandulifolia (0,1–24 %)

► **Tab. 2.1** Fortsetzung.

Inhaltsstoff	Gruppe, Besonderheiten	Wirkung* mögliche unerwünschte Nebenwirkung als isolierter Stoff	Vorkommen
Safrol	Phenylpropanderivat (Dioxid), Isosafrol ist ein Isomer von Safrol (Spuren in Cananga odorata), mit Elemicin und Myristicin verwandt	in Tierversuchen hepatotoxisch, genotoxisch und kanzerogen, vermutlich durch Aktivierung des Polyoma-Virus, wirkt insektizid und hautreizend ([577], [663])	Cinnamomum camphora, Brauner Campher (bis zu 80 %), Cinnamomum camphora, Gelber Campher (10–20 %), Sassafras albidum (85–90 %), Spuren in: Cananga odorata, Cinnamomum verum fol. und cort., Illicium verum, Myristica fragrans
Salicylsäure (2-Hydroxybenzoesäure)	kommt in ätherischen Ölen nur chemisch gebunden als Ester (Methylsalicylat) vor	siehe unter Methylsalicylat	–
Salviol	Diterpenalkohol	hormonmodulierende Wirkung	Salvia officinalis
α-Santalol	Sesquiterpenalkohol	kardiotonisch, neuroleptische Wirkung	Hauptbestandteil (58 %) und Duftgeber von Santalum album
β-Santalol	Sesquiterpenalkohol	neuroleptische Wirkung	wichtiger Bestandteil in Santalum album (22 %)
Sclareol	Diterpenalkohol (Labdanditerpenderivat)	hormonmodulierende Wirkung, sehr wirksam bei postmenstruellem Syndrom (PMS), antibakteriell bei Staphylococcus aureus, Anti-Tuberkulose-Wirkung [698]	Molekül mit extrem geringer Flüchtigkeit, daher kaum in destillierten Ölen: Salvia sclarea (0,1–3 %)
β-Selinen	Sesquiterpen	–	Apium graveolens, Cinnamomum camphora Ct. Bornan-2-on (Ravintsara)
Seychellen	Sesquiterpen	–	Nardostachys jatamansi, Pogostemon cablin

▶ **Tab. 2.1** Fortsetzung.

Inhaltsstoff	Gruppe, Besonderheiten	Wirkung* mögliche unerwünschte Nebenwirkung als isolierter Stoff	Vorkommen
Skatol (3-Methyl-1H-Indol) siehe unter Indol	–	–	–
Spathulenol	Sesquiterpenol	antimykotisch	Aloysia triphylla, Hyssopus officinalis, Laurus nobilis, Matricaria recutita, Origanum majorana, Pelargonium × graveolens
Tageton	Monoterpenketon	vermutlich antimykotisch	in Tagetesarten
Tagetenon = Ocimenon	azyklisches Monoterpenketon	–	Tagetes minuta
α-Terpinen	Monoterpen	bakterizid, leicht antiviral, sedativ, kann bei sensiblen Menschen hautreizend wirken, v. a. nach Oxidation des Öles, da es sich unter Einfluss von Sauerstoff in Ascaridol umwandeln kann	Melaleuca alternifolia, Origanum majorana
γ-Terpinen	Monoterpen	bakterizid, leicht antiviral, sedativ, kann bei sensiblen Menschen hautreizend wirken	Melaleuca alternifolia, Origanum vulgare, Pseudotsuga menziesii, Thymus Ct. Thymol
α-Terpineol kommt in α-, β- und γ-Isomeren vor	Monoterpenol	–	Citrus × aurantium per. und fol. Citrus sinensis Juniperus communis Melaleuca cajuputi Vitex agnus-castus *in Äpfeln, Aprikosen, Karotten und Limetten enthalten*
Terpineol-4 (Terpinen-4-ol)	Monoterpenol, bei Melaleuca alternifolia sind laut australischen Regulierungsbehörden über 30 % erwünscht	aquaretisch (durch Reizung der Tubuliwände in der Niere), fungizid, wirkt ausgleichend	Cupressus sempervirens, Juniperus communis, Melaleuca alternifolia, Origanum majorana
Terpinolen	Monoterpen	–	Origanum majorana, Petroselinum crispum, Pinus-Arten

► **Tab. 2.1** Fortsetzung.

Inhaltsstoff	Gruppe, Besonderheiten	Wirkung* mögliche unerwünschte Nebenwirkung als isolierter Stoff	Vorkommen
Terpinylacetat kommt in α-, β- und γ-Isomeren vor	Monoterpenester (Terpineol und Essigsäure)	spasmolytisch	Cinnamomum camphora Ct. Bornan-2-on (Ravintsara), Cupressus sempervirens, Elletaria cardamomum, Melaleuca cajuputi, Melaleuca viridiflora
Thujanol	Monoterpenol	antiviral	Thymus vulgaris Ct. Thujanol
α-Thujen	Monoterpen	–	Piper nigrum, Thymus vulgaris
Thujon (Isothujon) kommt in α- und β-Isomeren vor, die meistens zusammen vorkommen	Monoterpenketon	immunmodulatorisch, beide Isomere wirken stark (neuro-)toxisch und abortiv, können zu Krämpfen und schweren psychischen Schäden führen, abortiv, pathologische Veränderungen der Leber wurden bei Tieren beobachtet, thujonreiche Öle dürfen nur von erfahrenen Therapeutinnen und Therapeuten verwendet werden, sie sind in Frankreich verschreibungspflichtig	Artemisia-Arten, Salvia officinalis, Tanacetum vulgare, Thuja occidentalis
Thymol (p-Cymen-3-ol) Isomer von Carvacrol	Phenol	stark antiseptisch, spasmolytisch, penetrationsfördernde Wirkung von Tamoxifen [201], hyperämisierend, extrem hautreizend	Origanum vulgare, Satureja montana, Thymus Ct. Thymol
ar-Turmeron	Sesquiterpenketon	stark, aggregationshemmend, antitumoral (in vivo), regt Apoptose bei Leukämie und Lymphom an [338]	Curcuma longa (über 50 %)
Umbelliferon	Hydroxycumarin	fungistatisch, wirkt photosensibilisierend und ggf. phototoxisch	Angelica achangelica rad.

► **Tab. 2.1** Fortsetzung.

Inhaltsstoff	Gruppe, Besonderheiten	Wirkung* mögliche unerwünschte Nebenwirkung als isolierter Stoff	Vorkommen
2-Undecanon (Methylnonylketon)	Keton	überdosierte innere Anwendung: vermutlich abortiv	Humulus lupulus, Ruta graveolens (bis 50 %)
Valeranon	Sesquiterpenketon	gut verträglich	Valeriana officinalis
Vanillin (4-Hydroxy-3-methoxybenz-aldehyd)	Phenylpropanderivat mit Aldehyd-, Ether- und Hydroxygruppe	gut verträglich, Wirkung auf Neurotransmitter, die das Wohlbefinden regulieren, kann noch in einer Verdünnung von 0,000 000 0002 mg/l Luft wahrgenommen werden	Liquidambar orientalis, Myroxylon balsamum, Styrax tonkinensis, Vanilla planifolia, Sexuallockstoff der Wanze Eurygaster integriceps
Verbenon	Monoterpenketon	sedativ, granulationsfördernd, immunmodulatorisch, kann die Wirkung der Antibiotika Erythromycin und Ampicillin verändern/ verstärken [695]	Spuren in Boswellia-Arten, Rosmarinus officinalis Ct. Verbenon (bis zu 6 %), wird von Borkenkäfern als Aggregationshormon gebildet
Vetiven	Sesquiterpen	sehr hautpflegend	Vetiveria zizanioides
Vetiveron = Vetivon	Sesquiterpenketon, kommt in α- und β-Isomeren vor	hautregenerierend, gut verträglich	Vetiveria zizanioides
Vetiverol in mehreren Isomeren in vorkommend	Sesquiterpenol	–	Vetiveria zizanioides
Viridifloren	Sesquiterpen	–	Kunzea ericoides, Melaleuca alternifolia, Melaleuca viridiflora
Viridiflorol	Sesquiterpenol	hormonmodulierend, vermutlich radioprotektiv (bei Bestrahlungen)	Cistus ladanifer, Helichrysum italicum, Kunzea ericoides, Melaleuca viridiflora, Salvia officinalis
Zimtaldehyd siehe unter Cinnamal	–	antiviral, durchblutungsfördernd	–
Zimtalkohol* siehe Cinnamylalkohol	–	–	–

► **Tab. 2.1** Fortsetzung.

Inhaltsstoff	Gruppe, Besonderheiten	Wirkung* mögliche unerwünschte Nebenwirkung als isolierter Stoff	Vorkommen
Zimtsäure (3-Phenyl-2-propensäure, trans-3-Phenylacrylsäure)	ungesättigte Carbonsäure, entsteht durch Oxidation von Zimtaldehyd, kommt meistens in chemisch gebundener Form vor	selten hautreizend	Cinnamomum zeylanicum, Myroxylon balsamum
Zingiberen kommt in α- und β-Isomeren vor	Sesquiterpen	–	Zingiber officinale (30–55 %), Curcuma longa (11–17 %), wird von Stinkwanzen zur Kommunikation eingesetzt
Zingiberol	Sesquiterpenol	–	Zingiber officinale, wird von Stinkwanzen zur Kommunikation eingesetzt

* Muss gemäß der Europäischen Kosmetikverordnung als Allergen deklariert werden.

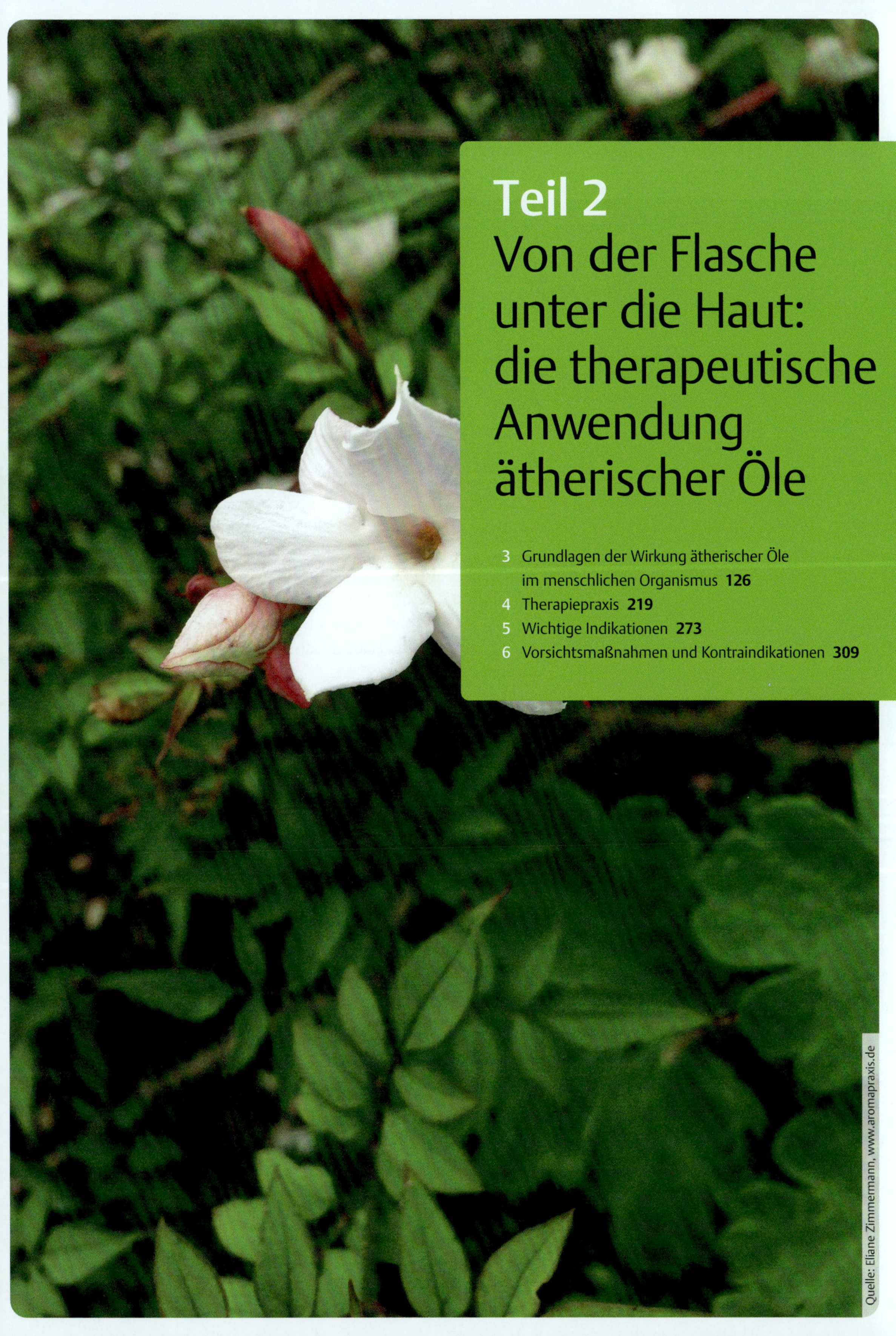

Teil 2
Von der Flasche unter die Haut: die therapeutische Anwendung ätherischer Öle

Quelle: Eliane Zimmermann, www.aromapraxis.de

3 Grundlagen der Wirkung ätherischer Öle im menschlichen Organismus

Die Praxis der Aromatherapie umfasst den bewussten und gekonnten Einsatz von ätherischen Ölen zur Gesunderhaltung und/oder Heilung des Körpers. Die kontrollierte Anwendung von pflanzlichen Riechstoffen beinhaltet viele unterschiedliche Anwendungsarten, die von Beruf zu Beruf variieren: Ein Arzt wendet die ätherischen Öle anders an als z. B. ein Duftberater oder ein Erzieher. Ärzte, die ätherische Öle in ihren Praxen einsetzen, und auch Menschen in Krankenpflegeberufen berichten von guten und teilweise überraschenden Erfolgen bei Behandlungen von infektiösen Prozessen. Das kann von Pneumonien und Candida-Befall über Herpes zoster bis zum „hoffnungslosen" Befall mit multiresistenten Keimen reichen. Dazu lassen sich viele Formen von entzündlichen Vorgängen gut in den Griff bekommen und – wichtig bei Hospitalismussymptomen und in der Seniorenpflege – psychisch-nervliche Störungen gut behandeln. Oft erreicht man mit einem Öl oder einer Mischung eine Besserung mehrerer Symptome gleichzeitig.

3.1 Wege in den Körper

Je nach Befindlichkeit des Patienten und der zu behandelnden Störung erfolgt die Aufnahme der ätherischen Öle durch

- die Nase (Inhalation, Raumbeduftung durch Duftlampe oder Raumspray),
- die Haut (Massage, Einreibung, Bad, Kompresse),
- die Schleimhaut: Anus (Zäpfchen) und Vagina (Zäpfchen, Tampons),
- den Mund (Nahrung, Tropfen, Kapseln, Inhalation).

Die einzelnen Gebiete lassen sich allerdings nicht voneinander trennen: Bei perkutanen Anwendungen wird das ätherische Öl auch eingeatmet, beim Inhalieren erfolgt eine Aufnahme des Öles über die Schleimhäute des Atemtraktes.

3.1.1 Nasale Anwendung

Die nächstliegende Anwendung von duftenden Substanzen ist sicherlich das Einatmen der Düfte durch die Nase. Sie hat eine jahrtausendealte Tradition und ist auch diejenige, die am schnellsten und unmittelbarsten wirken kann – insbesondere im psychischen Bereich. Herkömmliche Inhalationen kann man im Krankheitsfall zu Hause anwenden, Duftlampen und -zerstäuber kann jeder überall erwerben. Es gibt eine große Auswahl an hervorragenden Raumsprays mit natürlichen ätherischen Ölen, sie sind zudem schnell selbst hergestellt. Die Beduftung von Büros und Geschäften mittels spezieller Apparaturen zur Förderung der Konzentration bzw. der Kaufmotivation ist inzwischen keine Seltenheit mehr. Freilich kann dann aber nicht die Rede von Aromatherapie im klinischen Sinne sein.

Bei Infekten des Atemtraktes ist diese Form der Anwendung – wie wir später sehen werden – sehr Erfolg versprechend, besonders wenn ätherische Öle, die reich an 1,8-Cineol (Eucalyptol) sind, eingesetzt werden: beispielsweise Eucalyptus radiata, Melaleuca cajuputi, Rosmarinus officinalis Ct. Cineol und Myrtus communis. Auch Öle, die reich an Monoterpenen sind, sollten verwendet werden, v. a. Öle der Nadelbäume wie von Abies- und Pinus-Arten sowie Öle aus Zitrusschalen.

Bei seelischen Missbefindlichkeiten kann die Trockeninhalation – beispielsweise mit einem Inhalierstift aus Kunststoff – deutliche Linderung verschaffen. Im klinischen Bereich werden zudem gerne Riechläppchen bei Unruhe, Einschlafproblemen und Ängsten gereicht. Dafür gibt man 1 Tropfen eines stimmungsaufhellenden Öles (Citrus reticulata, Lavandula angustifolia, Citrus × aurantium fol., Mentha citrata) auf eine unsterile Kompresse und händigt sie den Patienten aus. Bei Kindern und verwirrten Menschen kann das Stoffstückchen auch unerreichbar am Bettgalgen aufgehängt werden.

Sprache und Riechen

Das Riechen ist ein Prozess, der mit unserer unmittelbaren Gegenwart verbunden ist. Wir können uns an ein längst verloschenes Bild erinnern, wir können eine verklungene Melodie im Ohr haben, doch den wenigsten Menschen gelingt es, sich aktiv einen vergangenen Geruch vorzustellen. Auch nehmen die wenigsten Menschen in ihren Träumen Gerüche wahr (bzw. sie erinnern sich nicht daran). Erst wenn ein bestimmter Geruch wirklich vor unserer Nase auftaucht, können mit ihm längst verschüttete Bilder, Klänge und Stimmungen hochkommen. Einen Namen können wir ihm dann vielleicht immer noch nicht geben. Wir finden oft keine passenden Worte, um einen Duft zu beschreiben, obwohl wir auf einer nicht intellektuellen Ebene irgendwie genau wissen, worum es geht. Das Beschreiben von Riecherlebnissen ist ähnlich flüchtig wie die riechenden Moleküle selbst.

Im Deutschen, ebenso wie in den meisten Sprachen, gibt es nur wenige Wörter für Riechbeschreibungen, denn der Riechvorgang verfügt über keine direkte, im Wachbewusstsein funktionierende Verbindung mit unserem „Sprachhirn". Eine linguistische Besonderheit stellt die Sprache der Jahai in Malaysia dar, sie kennt viele unterschiedliche Bezeichnungen von Riechqualitäten. Majid und Burenhult [417], Forscher aus den Niederlanden, drücken dies sogar wie folgt aus:

> *„Wenn Menschen sich bei der Bezeichnung von Farben oder der Beschreibung von visuell wahrnehmbaren Objekten so schwer tun würden wie mit der Benennung von Gerüchen, würde man bei ihnen eine Aphasie [Sprachstörung, z. B. nach einem Schlaganfall] diagnostizieren und ärztliche Hilfe zukommen lassen."*

Anders an die gängige Annahme der Wissenschaft, dass Menschen sich damit schwer tun, Gerüche mit Namen zu benennen, sind sie allerdings der Meinung, dass diese Behauptung nicht generell wahr ist:

> *„Gerüche können als Sprache beschrieben werden, solange man die dafür passende Sprache kennt."*

Mit dem Begriff „ltpɨt" beispielsweise wird in Jahai der Duft von verschiedenen Blumen, Seife, Adlerholz und von reifen Früchten, inklusive der Durianfrucht, beschrieben; „plʔɛŋ" riecht nach zerdrückten Kopfläusen, Eichhörnchenblut und lockt Tiger an; „cŋɛs" ist ein weiterer von über einem Dutzend an Geruchsvokabeln in Jahai, mit dem der Geruch von Benzin, Fledermauskot, Fledermaushöhle, einigen Tausendfüßlern, Ingwerwurzel, wildem Mango und noch einigen mehr olfaktorisch beschrieben wird. Die malaysischen Nomaden benennen Geruchswahrnehmungen so schnell und einfach, wie unsereins Farben benennen kann [65].

Wir dagegen verwenden vorwiegend Vergleiche: Es riecht „wie“ eine Blume, es stinkt „nach“ faulen Eiern, ein Duft ist vanilleartig, ein anderer Geruch wirkt erotisierend. Die Metaphern sind vielfältig, sie sind der Geschmackswelt entliehen (ein süßer Duft) oder es handelt sich um optische (eine bunte Duftvielfalt) und akustische (ein schriller Duft) Vergleiche. In traumartigen Trancezuständen oder unter dem Einfluss von Drogen wie LSD kann es gelingen, Dufterlebnisse sehr plastisch zu beschreiben.

Lassen wir uns kurz in die sinnliche Welt eines Parfümschöpfers entführen: „Die Kopfnote mit Bergamotte und grünen Noten ist frisch und rein wie die Morgenluft in den Bergen. Dazu gesellt sich in der Herznote das delikate Aroma von goldenem Honig und verlockendem Pfirsichelixier. Die einzigartige Persönlichkeit dieses Parfüms offenbart sich in der neuartigen Grundnote, in der Patchouli mit seinem herben Charme den erregenden Grundton angibt. Seine provokante Energie wird abgerundet durch weiche Klänge von Vanille, Coumarine, Schokolade und Karamell.“ Können Sie sich diese Duftkomposition vorstellen? (Hierbei handelt es sich um das Parfüm „Angel“ von Thierry Mugler.) Übrigens: Auch für diese Frage existiert nicht das Wort „erriechen“ oder ein ähnliches, sondern wir bedienen uns eines Wortes aus der sichtbaren Welt „vor (die Augen) stellen“. Solche und auch kürzere Umschreibungen können keine allgemein verständliche oder objektiv nachvollziehbare Beschreibung des soeben Gerochenen liefern.

Interessanterweise finden wir in der deutschen Sprache viele Redewendungen, die sich – zumindest vordergründig – auf das Riechen beziehen: „Mir stinkt’s“, „Das ist anrüchig“, „Verdufte endlich!“, „Es stinkt zum Himmel“, „Ich kann ihn/sie nicht riechen“, „Ich habe die Nase gestrichen voll“, „Geld stinkt nicht“, „Ich kann mich auf meine Nase verlassen“, „Jemand hat ein feines Näschen“, „Muss ich dir das aus der Nase ziehen?“, „Die Nase über etwas rümpfen“, „Ich rieche den Braten“, „Die Nase in anderer Leute Angelegenheiten stecken“, „Sie müssen sich erst beschnuppern“, „Ich bin stinkig“, „Mit der Nase vorn sein“, „Seine Nase passt mir nicht“, „Sich eine goldene Nase verdienen“, „Immer der Nase nach“, „Jemandem etwas auf die Nase binden“, „Jemandem auf der Nase herumtanzen“, „Das rieche ich drei Meilen gegen den Wind“, „Das konnte ich doch nicht riechen!“, „Das ist mir schnuppe“, „Sie schnüffelt in meinen Angelegenheiten“, „Er hat seine Duftmarke hinterlassen“, „Eigenlob stinkt“. Hier geht es oft um unangenehme Erlebnisse, oder aber um ein feines Gespür, Vor-Ahnungen und In-stinkt(!).

Geruchssinn

Selbst Wissenschaftlern ist es noch nicht gelungen, alle Geheimnisse des Riechens zu lüften; kein Wunder, dass in medizinischen Büchern die Nase und der Vorgang des Riechens einen ganz nebensächlichen Platz einnehmen. Man kennt jedoch schon länger die grundlegenden Vorgänge beim Riechen von wahrnehmbaren Duftstoffen; für diese Forschungsarbeiten wurde 2004 der Nobelpreis für Medizin vergeben: **Linda Buck** und **Richard Axel** hatten mehr als 1000 nur für das Riechen zuständige Gene entdeckt. Die beiden US-Forscher konnten aufzeigen, wie der Mensch rund 10 000 Gerüche unterscheiden kann [766].

Jedoch gibt es auch völlig abweichende Meinungen über den eigentlichen Mechanismus des Riechens: Der bekannte und doch umstrittene Biophysiker und Parfümkritiker Luca Turin geht davon aus, dass nicht nur das im Folgenden beschriebene Schlüssel-Schloss-Prinzip korrekt ist. Er und sein Team erbrachten im Jahr 2013 einen Beweis (mit trainierten Stubenfliegen), dass die Nase ähnlich wie ein Elektronenspektroskop die Vibrationen von Molekülen registrieren kann. Unterschiedliche Riechbausteine, die in derselben Frequenz schwingen, riechen seiner Meinung nach gleich, auch wenn sie nach aktuell geltender Betrachtung völlig unterschiedlich riechen müssten [200].

Inzwischen wird die Behauptung, dass der Mensch nur 10 000 Gerüche unterscheiden kann, bezweifelt. Caroline Bushdid und ihr Team von der Rockefeller University zeigten anhand von psychophysischen Tests, dass Menschen ca. 1 Billion unterschiedliche Riechstoffe unterscheiden können ([98], [520]).

Andere Forscher ließen Probanden Duftpaare erkennen und unterscheiden. Sie ordneten dann jedem Menschen einen einzigartigen „Riech-Fingerabdruck" zu. Diese individuelle Art, Gerüche wahrzunehmen, ist mit bestimmen Genen verbunden. Man geht davon aus, dass sich mithilfe von nur 34 Düften (bzw. Kombinationen daraus) alle 7 Mrd. Erdbürger unterscheiden lassen könnten. Diese Einzigartigkeit könnte für medizinische Zwecke genutzt werden: Vielleicht kann eines Tages mithilfe eines Geruchstests ganz schnell eine Übereinstimmung von Gewebe festgestellt werden, sodass die Suche samt Voruntersuchungen für Organtransplantationen einfacher und schneller vonstatten gehen kann. Denn der „Riech-Fingerabdruck" hat auch einen engen Bezug zu unserem Immunsystem, speziell zu dem Antigen mit dem Namen HLA (human leucocyte antigen, engl.). Dieses wird immer zur Bestimmung von Gewebeübereinstimmungen untersucht [618].

Info

Krebsfrüherkennung

Sehr viel besser als Menschen riechen **Hunde**, und auch dies wird bereits in der Medizin genutzt [679]. Die Trefferquote der Hunde zur Erkennung von Brustkrebs betrug bei der ausgeatmeten Luft 98 %, beim Urin 20 %. Bei Blasenkrebs erkannten die Tiere 41 % der betroffenen Personen anhand des Urins, bei Melanomen (schwarzem Hautkrebs) lag die Trefferquote bei 75–85,7 %. Besonders gut erkennt die Hundenase Lungenkrebs, die Erfolgsquote liegt bei 99 %. Bei Eierstockkrebs wurden 97,5 % der eingefrorenen Gewebeproben identifiziert ([444], [474]).

In Deutschland wurde dieses Ergebnis in der Klinik Schillerhöhe bei Stuttgart an 220 Personen bestätigt: Die speziell trainierten Hunde konnten mit wenigen Ausnahmen zwischen der Atemluft von 110 gesunden Personen, 60 Patienten mit Lungenkrebs und 50 Menschen mit COPD („Raucherhusten") unterscheiden [165].

Erste Forschungsergebnisse zeigten, dass Tumore, welche riechende Substanzen absondern, auch von neu entwickelten **„elektronischen Nasen"** detektiert werden können, die somit als Biomarker zur Krebsfrüherkennung eingesetzt werden könnten [609]. Die Arbeit an der Weiterentwicklung sog. „e-noses" ist derzeit ein vielversprechender Forschungszweig ([348], [746]).

Doch zurück zur offiziell gültigen Version über die Physiologie unseres Riechens. Mit jedem unserer etwa 23 000 Atemzüge/Tag kann ein Strom von lipophilen, winzigen Duftmolekülen in die Nasenhöhle gelangen, wo er verwirbelt und über die **Riechschleimhaut** (respiratorisches Epithel oder Mukosa) verteilt wird. Beim normalen Atmen gelangen etwa 2 % der (bedufteten) Luft in diese Region, beim Schnüffeln (kurzes und stoßweises Einatmen) steigert sich diese Menge auf etwa 20 %.

Die Riechschleimhaut befindet sich in der **Regio olfactoria** der obersten Nasenmuschel (Concha nasalis). Sie besteht aus 2 briefmarkengroßen, bräunlichen Gewebebezirken. Die Aufgabe der bräunlichen Pigmente ist noch nicht geklärt, es ist lediglich bekannt, dass Albinos keinen oder einen abgeschwächten Geruchssinn besitzen; ihnen fehlen auch sonst am Körper jegliche Pigmente. Der Zustand der Nasenschleimhaut wird von **Hormonen** beeinflusst.

In die Riechschleimhaut eingebettet befinden sich **Riechzellen**. Sie sind **bipolare Neurone**, deren Zellkörper in der Mukosa liegen und deren Dendriten sich zur Oberfläche der Nasenschleimhaut erstrecken. Hier spalten sich die Dendriten in 9–12 nicht bewegliche **Riechsinneshaare** (Zilien) auf. Diese „Härchen" sind in eine Sekretschicht eingebettet. Die Riechzellen werden von Stütz- und Drüsenzellen (Bowman-Drüsen) an Ort und Stelle gehalten.

Merke

Das eigentliche Riechen findet an den Zilien statt. Konkret: An den Zilien findet die Begegnung von Geruchsstoffen (also Molekülen, die Duft abgeben) und Rezeptoren statt, die sog. „olfaktorische Transduktion".

Moleküle mit einer Molekülmasse von über 294 g/mol sind nicht riechbar.

Ein gasförmiges Duftmolekül muss sich also erst in der Sekretschicht lösen, dann kann es eine der 30 Mio. Riechzellen ansteuern und an ein Riechsinneshaar, dessen Membran mit den passenden **Rezeptorproteinen** bestückt ist, andocken. Es gibt 350–400 dieser verschiedenen Proteine, die jeweils nur für eine bestimmte Duftgruppe empfindlich sind (Schlüssel-Schloss-Prinzip).

Jede Riechzellenart ist also auf einen bestimmten Duft spezialisiert, pro Duft existieren jeweils etwa 100 000 Riechzellen. Sie sind an bestimmten Arealen an beiden Seiten der Nasenscheidewand verteilt. Die Riechzellen haben nur eine kurze Lebensdauer von 1 bis maximal 2 Monaten und werden dann erneuert. Daran kann man erahnen, wie wichtig ein intaktes Riechorgan für das **Überleben** des Menschen ist bzw. vor Urzeiten war. Gefährliche Gegner mussten bereits „Meilen gegen den Wind" identifiziert, Essbares und Heilendes von Ungenießbarem unterschieden und genau wie heute mussten durch „Erschnüffeln" genetisch passende Geschlechtspartner gefunden werden, damit für das gesunde Fortbestehen der Menschheit gesorgt wurde.

Wenn also ein Duftmolekül an die Zilien einer Riechzelle angedockt hat, wird sein „Fingerabdruck" in eine elektrische Information umgewandelt: Die Bindung des Duftmoleküls an den Rezeptor erhöht die Konzentration von cAMP-Molekülen (zyklisches Adenosinmonophosphat) in der Riechzelle. Dies führt zu einer **Depolarisation der Zellmembran** aufgrund einer nun entstehenden Durchlässigkeit (Permeabilität) für Kationen (elektrisch positiv geladenen Teilchen) und damit zu einer Signalverstärkung. Die nun entstandene positive Ladung des Rezeptors löst im Axon **Aktionspotenziale** (elektrische Impulse) aus, die weitergeleitet werden. Die Zahl der aktivierten Rezeptoren zeigt an, wie stark der Duftreiz ist, und ihre Lage innerhalb der Nase enthält Informationen über die Art des Geruchs.

An diesem Prozess ist **Kalzium** maßgeblich beteiligt: Wenn Riechnervenzellen in unserer Nase in Kontakt mit eingeatmeten Riechstoffen kommen, steigt der Kalziumspiegel. Es folgt sofort der beschriebene elektrische Impuls, welcher über Nervenfortsätze an das Gehirn weitergeleitet wird. Die „Kraftwerke" der Zellen, die Mitochondrien, sind verantwortlich für die Regulierung des Kalziumspiegels in Zellen. Sie ermöglichen die feine Wahrnehmung ganz verschiedener Duftintensitäten. Einige neurodegenerative Erkrankungen wie Morbus Parkinson oder Morbus Alzheimer hängen möglicherweise mit dem fehlerhaften Funktionieren der Mitochondrien zusammen, vielleicht kann man eines Tages diese kleinen Kraftwerke zur Diagnose oder sogar zur Regulierung solcher neurodegenerativen Störungen einsetzen [187].

Das Kalzium bewirkt andererseits eine reduzierte Riechwahrnehmung, wenn wir einem Geruch konstant ausgesetzt sind, etwa unserem eigenen Parfüm, wir tragen es deswegen gerne einmal zu stark auf, weil wir es schlicht und einfach nicht mehr riechen. An diesem Prozess sind die Mitochondrien jedoch nicht beteiligt [556].

Wenn Duftinformationen digitalisiert sind, werden sie in Bruchteilen von Sekunden über den langen Nervenfortsatz aller auf diesen Duft spezialisierten Riechzellen durch viele kleine Öffnungen einer Knochenplatte namens **Siebbein** (Os ethmoidale) direkt in einen Teil des Endhirns geleitet: zu den 2 **Riechkolben** (Bulbi olfactorii, jeweils streichholzkopfgroß).

Die Dendriten (Nervenfortsätze) aller auf einen Duft spezialisierten Riechzellen bilden auf dieser Seite des Siebbeins im Riechkolben jeweils **Glomeruli** (kleine Knäuel). Hier an den Glomeruli docken nun sog. Mitralzellen an. Über den **Tractus olfactorius**, das sind die Axone der Mitralzellen, werden die Duftinformationen nun weitergeleitet an das **limbische System** (Rhinenzephalon) und weitere Hirnregionen:

- Alle Sinneswahrnehmungen führen über die paarig angelegte **Amygdala** (Mandelkern): An dieser Stelle werden Erinnerungen und Gefühle ausgelöst; das wiederum bewirkt eine Ausschüttung von Botenstoffen (Neurotransmittern), die Einfluss auf unsere Stimmungen haben.
- **Hypothalamus:** Hier werden die Nahrungsaufnahme, die vegetativen Reaktionen und die hormonellen Prozesse (insbesondere durch Sexualhormone) gesteuert.
- **Hippocampus:** Dieser „verwaltet" unsere Erinnerungen (und atrophiert bei neurodegenerativen Erkrankungen wie Morbus Parkinson und Morbus Alzheimer).
- In der **Riechrinde** (olfaktorischer Kortex) wird der Duft identifiziert und ggf. mit einem Namen versehen.

Angelehnt an die Gegebenheit, dass der Mensch vermutlich nur 5 Geschmacksrichtungen schmecken kann, u. a. salzig, süß, bitter, sauer, umami (5. Geschmacksqualität, die einige proteinreiche Nahrungsmittel beschreibt, Glutamatgeschmack; [398]), gibt es die Hypothese, dass der Mensch auch nur eine begrenzte Anzahl von **Primärdüften** erkennen und unterscheiden kann: blumig, ätherisch, moschusartig, campherartig, faulig, schweißig, stechend. Je nach Forscher werden mal weniger, mal mehr dieser Geruchsqualitäten beschrieben wie die des Parfümeurs **Günther Ohloff** in **Tab. 3.1** [508].

Die Vermutung resultiert aus Studien zu spezifischen **Anosmien** (Unfähigkeit, eine ganz spezielle Klasse von Duftstoffen wahrnehmen zu können). Diese Unfähigkeit ist genetisch festgelegt, woraus sich folgern lässt, dass eine bestimmte Art der Rezeptorproteine fehlt oder blockiert ist.

Was passiert, wenn Riechstoffe hoch verdünnt angewendet werden oder sogar unterhalb der Riechschwelle? Um das festzustellen, wurden am Institut für molekulare Physiologie der Universität Heidelberg Signalwege zwischen den Nervenzellen von Säugetieren untersucht. Verhaltensstudien zeigten, dass Menschen durchaus auf Gerüche reagieren (können), die sie unterhalb der **Riechschwelle** umwehen. Moderne Marketingmaßnahmen, also die Verkaufsförderung mithilfe von Verkaufsraumbeduftung, bestätigen diese Erkenntnis.

Die Zilien (Riechsinneshärchen) in unserer Riechschleimhaut sammeln für diesen Zweck während ihrer Ruhephasen mithilfe von spezialisierten Einweißkomplexen Chlorid-Ionen und entlassen diese schlagartig beim Auftreten eines Riechreizes. Die Chlorid-Ionenströme, welche nun durch Kanäle aus wiederum spezialisierten Eiweißbausteinen wandern, verstärken die Wahrnehmungsfähigkeit dieser „Riechantennen" und lösen durch eine **Umkehr** der elektrischen Ladung einen (elektrischen) Strom aus, sodass auch sehr schwache Düfte wahrgenommen werden können [256].

Dies bietet uns als Anwendern von ätherischen Ölen eine wissenschaftliche Erklärung dafür, dass unsere starken Verdünnungen von 2 % und oft deutlich darunter tatsächlich eine physiologische Wirkung haben. Somit stellt die Anwendung von unverdünnten Ölen nicht nur eine (teure) Ressourcenverschwendung dar und birgt unnötige Gefahren von **Hautreizungen,** sondern ist schlicht nicht nötig.

Vomeronasalorgan, Pheromone und soziale Interaktion

Das Vomeronasalorgan, auch Jacobson-Organ genannt, ist für das Erkennen von **Pheromonen** zuständig. Es ist beim Menschen entweder nicht mehr oder nur noch rudimentär vorhanden. Das 1 cm lange und 1 mm dicke schlauchförmige Or-

Tab. 3.1 Klassifizierung von Gerüchen (Tab. basiert auf Daten aus [508]).

Duftnote animalisch	Duftnote blumig	Duftnote fruchtig	Duftnote grün	Duftnote harzig	Duftnote holzig	Duftnote würzig
Ambra	Jasmin	Ananas	Buchenblätter	Kiefernholz	Koniferen	Anis
Bibergeil	Maiglöckchen	Apfel	Galbanum	Labdanum	Patchouli	Kampfer
Fäkalien	Mimose	Erdbeere	Gurken	Mastix	Sandelholz	Nelken
Moschus	Neroli	Himbeere	Heu	Myrrhe	Vetiver	Pfeffer
Schweiß	Rose	Passionsfrucht	Myrte	Weihrauch	Zedernholz	Vanillin
	Veilchen	Zitrusfrüchte				Zimt

gan befindet sich oberhalb des **Pflugscharbeins** (Vomer) in einer kleinen Vertiefung (0,2–2 mm) auf beiden Seiten der Nasenscheidewand. Es galt als funktionsloses Relikt aus grauer Vorzeit der Evolution. Man geht jedoch mittlerweile davon aus, dass das Vomeronasalorgan mit dem „normalen" Riechsinn interagieren kann [76].

Pheromone sind beispielsweise **Sexuallockstoffe** oder auch Abwehrstoffe, Alarmsubstanzen und Markierungsstoffe. Beim Menschen werden diese Stoffe in der Haut und in den Schweißdrüsen vermutlich aus Sexualhormonen gebildet. Sie wirken in der unbeschreiblich kleinen Menge von wenigen Femtogramm (1 fg = 1 Milliardstel von 1 Millionstel Gramm). Der Mensch kann diesen winzigen Mengen keinen Duft zuordnen, d. h., er kann sie nicht mit der Riechschleimhaut wahrnehmen. Beim Einströmen von Pheromonen sind jedoch neuronale Reaktionen messbar.

Die Entdeckung von Pheromonen in der Mitte der 1970er-Jahre war spektakulär: Ein junger Arzt, Dr. David Berliner, der an der Universität von Utah (USA) die menschliche Haut studierte, stellte an seinen Kollegen eine stets besser werdende Laune fest, wenn sie mit abgeschilferten und mit Schweiß versetzten Hautzellen arbeiteten [538]. Er benötigte Monate, um sicher zu sein, dass auch die wiederkehrende schlechtere Laune der Mitarbeiter durch das Verschließen der Gefäße mit den Hautproben ausgelöst wurde. Die unscheinbaren, nach nichts riechenden Proben, stellten sich als **wahre Stimmungsmacher** heraus [731].

Erst später konnte Dr. Berliner die **menschlichen** Pheromone darin identifizieren, lange nachdem sie bei Insekten entdeckt wurden. Inzwischen werden sie zur Schädlingsbekämpfung eingesetzt. Er ließ sich die Pheromone patentieren und seit dieser Zeit machte man sich – unterschiedlich erfolgreich – wieder auf die Suche nach einem Vomeronasalorgan beim Menschen. 11 natürliche Pheromone konnte Dr. David Berliner identifizieren; zudem stellte er 200 weitere im Chemielabor her.

Zahlreiche neuere Experimente können belegen, dass es beim Menschen noch nicht einmal zelluläre Überreste des Vomeronasalorgans gibt. Stattdessen wird nun an neu entdeckten speziellen Rezeptoren in Riechsinneszellen geforscht (*trace-amine-associated-receptors*). Diese spüren Amine, also Einweißbausteine, beispielsweise aus den **Körpergerüchen** anderer Menschen, auf. Prof. Dr. Bettina Pause führt seit vielen Jahren an der Universität Düsseldorf zahlreiche innovative Versuche zu diesem Themenbereich durch. Etliche Arbeiten zeigen, dass wir Menschen über solche chemosensorischen Systeme steuerbar sind bzw. dass wir miteinander über Riechstoffe „Botschaften" weitergeben ([456], [520]). Da insbesondere Zitrusöle und Absolues in winzigen Mengen auch **Amine** enthalten, kann damit vielleicht eines Tages ihre erstaunliche Wirkung auf seelische Prozesse erklärt werden. Zu diesen Aminen zählen Duftmoleküle, die Stickstoff enthalten, beispielsweise Methyl-N-methylanthranilat.

In einer niederländischen Doppelblindstudie konnte z. B. gezeigt werden, dass Angstpheromone im Schweiß von Männern bei Frauen, die diese wahrnehmen, einen ängstlichen Gesichtsausdruck erzeugen. Auch löste Schweiß, der durch ekelerregende Filme bei Männern erzeugt wurde, erkennbare Ekelmimik bei den weiblichen Probanden aus [137]. Durch Händeschütteln (und Begrüßungsküsschen) tauschen wir Botschaften miteinander aus. In einem Experiment aus Israel konnte beobachtet werden, dass Menschen nach einem Handschlag öfters mit der „markierten" Hand an ihr Gesicht und in die Nähe der Nase greifen als nach einem Händeschütteln mit Handschuhen [196].

Es gibt weibliche und männliche Pheromone, die jeweils das Gegengeschlecht ansprechen. Der Duftstoff **Hedion** beispielsweise aktiviert einen speziellen Vomeronasalrezeptor (VN1R1) in der menschlichen Riechschleimhaut, wie das Team um Prof. Hanns Hatt herausfand. Das ganz leicht nach Magnolien und Jasmin duftende Molekül beeinflusst damit einen von nur noch 5 funktionsfähigen Pheromonrezeptoren beim Menschen (Mäuse besitzen 300 Pheromonrezeptoren).

Der Geruch von Hedion erzeugt im Gehirn sogar geschlechtsspezifische Aktivierungsmuster, die bei anderen bekannten Riechstoffen nicht ausgelöst werden. Durch Hedion wurden Hirnareale im limbischen System signifikant stärker aktiviert als durch Phenylethylalkohol, der Hauptriechstoff im Rosenabsolue. Ein Bereich des Hypothalamus reagierte bei Frauen stärker als bei Männern auf Hedion. Dieses Hirnareal reguliert u. a. die Ausschüttung von Geschlechtshormonen, die den weiblichen Zyklus steuern, und auch des „Kuschelhormons" Oxytocin [725].

Neuere Experimente zeigen, dass beispielsweise Muskatellersalbeiöl eine eindeutig messbare Veränderung des Oxytocinspiegels im Speichel bewirken kann [676]. Dadurch kann das menschliche **Schmerzerleben** positiv beeinflusst werden [530].

Die Möglichkeit zur Manipulation des Menschen über Pheromone ist wesentlich stärker als nur mit „normalen" Duftstoffen. Zum Beispiel wurden in einem mittlerweile sehr bekannten Experiment einige Stühle im Wartezimmer eines Arztes mit dem männlichen Pheromon **Androsteron** präpariert. Die Frauen setzten sich bevorzugt auf diese Stühle, selbst wenn sie ungünstiger standen oder gar unbequemer waren. Die Pheromone konnten sie nicht bewusst wahrnehmen. Auf Befragen kamen „fadenscheinige" Begründungen: Der (präparierte) Stuhl sei bequemer, schöner, weicher usw. ([345], [712]).

Geschlechtsreife Frauen, die auf engem Raum zusammenleben, etwa im Internat, passen ihren Menstruationszyklus einander an – durch die Wirkung der Pheromone. Das konnte nachgewiesen werden, indem man irgendwelchen Frauen den verdünnten Achselschweiß einer bestimmten Frau regelmäßig und über einen längeren Zeitraum unter der Nase auftrug. Plötzlich synchronisierte sich die **Menstruation** der Probandinnen mit der Blutung der Frauen [541]. Bei Frauen, welche männlichen Achselschweiß rochen, während ihr Hormonspiegel gemessen wurde, erfolgte der Anstieg von LH (luteinisierendes Hormon, es fördert den Eisprung) schneller als normal, Anspannungen ließen nach und das Maß für Entspannung stieg an [542].

Die neuronale Verarbeitung sowohl von olfaktorischen als auch von sozialen Informationen basiert auf den gleichen neuronalen Netzwerken. Das bedeutet, dass je ausgeprägter die Riechleistung eines Menschen ist, desto größer ist sein soziales Netzwerk, desto mehr **Freunde** kann er – rein statistisch – haben [66]. Durch Typisierung von 17.413 Genen von 1.932 Personen konnte zudem belegt werden, dass Freunde sich genetisch ähnlicher sind als Unbekannte. Die ähnlichsten genetischen Abschnitte betreffen bei Freunden die Genfamilie der geruchlichen Sinneszellen [120].

Dr. Bettina Pause fasst die Vorteile der chemischen Kommunikation zwischen Menschen zusammen: Die Informationswahrnehmung funktioniert auch bei Dunkelheit und ist über längere **Distanzen** hinweg wahrnehmbar. Durch Angstschweiß können beispielsweise relevante Warnungen innerhalb von Menschengruppen weitergegeben werden. Eine auch nützliche und hilfreiche Information: Die für die chemische Information benötigten Moleküle sind länger „haltbar" als beispielsweise Klangsignale oder visuelle Eindrücke. Anders als verstellte Mimik und veränderte Stimmlage kann die chemische Information nicht intentional verändert werden, die Forscherin spricht von „Ehrlichkeitssignalen". Deren Verarbeitung verläuft meistens völlig unbewusst, denn sie werden in entwicklungsgeschichtlich alten Gehirngebieten verarbeitet, die das emotionale Verhalten steuern [412].

Ätherische Öle enthalten neben den „normalen" Düften auch pheromonartige Substanzen. Inwieweit diese eine durchschlagende Wirkung auf die Stimmung des menschlichen Anwenders haben, ist noch nicht bekannt, jedoch spricht vieles dafür. Düfte wie Patchouli, Narde, Vetiver, Adlerholz (Oud) und Baldrian enthalten Sesquiterpenverbindungen, welche vermutlich pheromonartig wirksam sind. Diterpenverbindungen wie in den ätherischen Ölen aus Muskatellersalbei, Jasmin und Zypresse wird auch eine pheromonartige Wirkung zugeschrieben.

Haupthistokompatibilitätskomplex

Jeder Mensch verströmt einen individuellen Mix aus Pheromonen und Duftstoffen, seine ganz persönliche „Duftmarke", die genetisch festgelegt ist und die er mit niemandem teilt (nur eineiige Zwillinge sind nicht am Duft zu unterscheiden). Unser Hormonhaushalt und unser Immunsystem sind an der „Komposition" unseres individuellen Duftes maßgeblich beteiligt, dieser entsteht durch Peptide (Eiweißbausteine) und deren anschließender Zersetzung durch Bakterien. Menschen mit ähnlichem Genmuster (MHC, **Haupthistokompatibilitätskomplex**) und mit ähnlichem Immunsystem können sich in Experimenten „nicht riechen", mögen sich also nicht so gerne wie Menschen mit ganz anderem MHC. Es gibt immer mehr Hinweise, dass die Anwesenheit von Pheromonen die Partnerwahl zumindest mit beeinflussen könnte: Es werden bevorzugt Geschlechtspartner „gewählt", die mit bestimmten andersartigen Genen ausgestattet sind, sodass für gesunde Nachkommen gesorgt ist ([253], [457], [736]).

Insektenriechstoffe und menschliche Riechrezeptoren

Insekten verwenden Riechstoffe, um ihr Leben und Zusammenleben zu regeln. Diese flüchtigen Moleküle sind mit vielen Inhaltsstoffen von ätherischen Ölen identisch, sie können zudem beim Menschen physiologische Reaktionen auslösen:

- Blattläuse setzen trans-β-Farnesen als Alarmsubstanz ein: Es wird in für sie gefährlichen Situationen abgesondert, um Artgenossen zu warnen. Dieser Riechstoff ist auch in Schafgarbenöl enthalten.
- Die olfaktorische **Alarmglocke** von Milben wird mithilfe von Neral und Geranial „geläutet". Diese Duftstoffe kennen wir Menschen von den ätherischen Ölen Lemongrass, Rose, Zitronenmyrte, Zitronenverbene und vielen anderen.
- Borkenkäfer setzen Verbenol und Verbenon als **Aggregationspheromon** ein, damit wird also die Gemeinschaft dieser Käfer „zusammengetrommelt". Beide Moleküle sind in Rosmarin-, Schafgarben- und Weihrauchöl enthalten.
- Stinkwanzen unterhalten sich mit den Riechstoffen (4S)-cis-cis-Bisabolenepoxid, (+)-α-Curcumen, (−)-Zingiberen, (−)-β-Sesquiphellandren und Zingiberenol. Zingiberen finden wir in Curcuma- und Ingweröl.
- Fruchtfliegen benutzen Methyleugenol aus der Orchideenspezies Bulbophyllum vinaceum, um daraus 2 Bestandteile ihres Sexualpheromons herzustellen [482]. Methyleugenol ist ein typischer Bestandteil von guten Rosenölen und wird seit 2004 aufgrund einer angeblichen Lebertoxizität streng reglementiert; es befindet sich auch in Basilikum- und Weihrauchöl (indisch).
- Bienen stellen Geraniol, Citral (auch in Rosen- und Lemongrassöl enthalten) sowie andere Terpene her, um sie als **Markierungspheromone** einzusetzen [700]. Ihr Sterzelduft enthält Geraniol, Citral und Farnesol. Auch die tropische stachellose Biene Lestrimelitta limao produziert in ihren Kieferndrüsen Citral (Neral und Geranial), um Feinde im Nest zu desorientieren [749].
- Das Sexualpheromon der parasitischen Wespe Itoplectis conquisitor enthält Neral und Geranial, Isomere, die auch in Lemongrass, Zitronenmyrte und Zitronenverbene vorkommen [569].
- Die Wanze Eurygaster integriceps stellt Vanillin als Sexuallockstoff her [739].

Pflanzen und Insekten produzieren also identische Riechmoleküle, um untereinander und miteinander Botschaften auszutauschen. Wir Menschen wiederum sind mit Rezeptoren ausgestattet, die viele dieser Riechstoffe aus der Pflanzen- und Insektenwelt erkennen und verwerten können. Sie können also auch bei uns Reaktionen auslösen wie Entzündungshemmung oder Stimmungsverbesserung.

Trigeminusnerv

Auf ca. 70 % aller Riechstoffe reagiert der Nervus trigeminus (Drillingsnerv, 5. Hirnnerv). Er durchzieht große Teile der Nasenschleimhaut und auch der Zunge. Seine Aufgabe ist es, uns vor stechenden, reizenden und schädlichen Geruchsstoffen wie Salzsäure, Chlor, Ammoniak, Capsaicin in Chilischoten zu warnen, er registriert zudem brennende und kühlende Effekte und ermöglicht erst das **Richtungsriechen.** Der Drillingsnerv kann nicht nur stechende Gerüche wie Ammoniak und Campher wahrnehmen, sondern auch etwas feinere Düfte wie Benzaldehyd (Bittermandel), Linalool (Lavendel) und Citronellal (Zitronen-Eukalyptus; [652]). Er hat keinen Kontakt zum Bulbus olfactorius der jeweiligen Hirnhälfte ([248], [507]).

Pharmakologischer Einfluss durch Gerüche

Bei aromatherapeutischen Anwendungen werden ätherische Öle inhaliert bzw. gerochen. Mittels moderner Technik lässt sich der Effekt recht gut messen: Mit speziellen **Elektroenzephalografien** (Olfaktometer) kann man diejenigen Areale im Gehirn sichtbar machen, in denen auf einen bestimmten Geruch hin eine verstärkte Aktivität auftritt und so Rückschlüsse auf die physiologische Wirkung des getesteten Duftes ziehen. Freilich spielen in diesem eher subjektiven Bereich auch Vorlieben, Erfahrungen und Prägungen im positiven wie auch im negativen Sinne eine Rolle.

An der Universität Wien wurden vielfältigste Experimente gemacht, die zeigen konnten, dass das **Verhalten** von Lebewesen durch die Wahrnehmung bestimmter Gerüche verändert werden kann ([261], [735]). Es wurde sogar untersucht, inwiefern „Stadtgeruch", also diverse Gerüche wie Modergeruch, Sommerluft, Kerzen/Wachs, Erbrochenes und Desinfektionsmittel, Einfluss auf Basisemotionen haben. Anhand des Hautwiderstandes konnten die Annahmen der Forscher, z. B. Ekelgefühl beim Riechen von Erbrochenem und Wohlgefühl beim Wahrnehmen von Sommerluft, bestätigt werden [216].

Die besonderen – medikamentenartigen – physikochemischen Eigenschaften der ätherischen Öle ermöglichen zudem einen gezielten pharmakologischen Einfluss auf die Körpersysteme des Menschen. Laut **Prof. Dr. Gerhard Buchbauer**, einem anerkannten Riechstoffeforscher in Wien, vermag es nur ein seriöser Wissenschaftler („nicht ein Esoteriker oder ein holistische Ideen schätzender Quacksalber"), die Eigenschaften der Riechstoffe in medizinischen und/oder kosmetischen Behandlungen einzusetzen [81].

Untersuchungen an Neu- und **Frühgeborenen** (S. 208) konnten ebenfalls weitreichende Wirkungen auf die Atmung und das Allgemeinbefinden aufzeigen.

Nicht nur die Nase kann riechen

In jüngster Vergangenheit konnte nachgewiesen werden, dass nicht nur die Nase bzw. Rezeptoren in der Nasenschleimhaut riechen können, sondern viele Zellen im menschlichen Körper auf Reize von Riechstoffen reagieren können, beispielsweise Herz-, Haut- und Blutzellen ([34], [99]). **Prostatakrebszellen** erkennen den Veilchenduftstoff β-Ionon und reagieren mit Rückzug [501], Leberkrebszellen erkennen den Zitronengrasduftstoff (–)-Citronellal und reduzieren ihr Wachstum ([432], [501]). Bestimmte Darmzellen sondern Serotonin ab, wenn sie mit Riechstoffen, wie sie in Gewürzen vorkommen, in Kontakt treten [73].

Menschliche Spermien besitzen funktionsfähige Riechrezeptoren und erhöhen ihre Schwimmgeschwindigkeit sowie ihre Zielsicherheit nach dem Aufspüren einer blumigen Duftmischung, welche die weibliche Eizelle ausströmt. Diese Entdeckung vom Team von **Prof. Dr. Dr. Dr. Hanns Hatt**, lässt hoffen, dass die Erfolgsrate bei künstlichen Befruchtungen dadurch eines Tages gesteigert werden kann bzw. auch neue Methoden der **Kontrazeption** gefunden werden können ([249], [250]). Interessant ist auch, dass Männer, die aufgrund eines genetischen Defekts des betreffenden Rezeptors keinen Maiglöckchenduft riechen können, Spermien besitzen, die die Eizellen nicht finden [654].

Wenn das Riechen nicht oder nicht mehr funktioniert

Erst zu Beginn des aktuellen Jahrtausends wurde systematisch erforscht, dass der unbemerkt nachlassende Geruchssinn zu den **Frühsymptomen** von neurodegenerativen Erkrankungen wie Morbus Alzheimer und Morbus Parkinson gehört ([149], [747]). Beim Riechen muss der **Hippocampus**, eine kleine Struktur im limbischen System, die Geruchsinformationen auswerten. Dieses kleine Organ, welches auch für die „Verwaltung“ unserer Erinnerungen zuständig ist, atrophiert (verkümmert) nach und nach bei der Alzheimer-Demenz.

Auf einer internationalen Konferenz über Alzheimer stellte der Forscher Matthew E. Growdon ein Experiment vor, in dem 215 ältere Teilnehmer neben diversen Untersuchungen am Gehirn einen standardisierten Riechtest (UPSIT, University of Pennsylvania Smell Identification Test) durchführten.

In einer anderen Untersuchung an 1 037 älteren Personen stellte der Arzt Davangere Devanand fest, dass der Übergang von einer leichten kognitiven Beeinträchtigung zur voll entwickelten **Alzheimer-Demenz** mithilfe von Riechtests erkannt werden kann [667]. Damit wurde eine ähnliche bereits veröffentlichte Studie an 1 529 Menschen bestätigt [658]. Mit einem der international anerkannten Riechtests kann schon seit Längerem unterschieden werden, ob jemand an der Alzheimer-Krankheit leidet oder an vaskulärer Demenz oder an einer Depression [152].

Wer über einen **intakten Geruchssinn** verfügt, hat (ab Mitte 50) noch lange zu leben. So lautet das Fazit einer größeren Studie, die von Prof. Dr. Jayant Pinto von der Universität Chicago an über 3000 Menschen durchgeführt wurde [536]. Der erste Durchlauf der Untersuchung erfolgte in den Jahren 2005–2006. 39 % der 3 005 Probanden zwischen 57 und 85 Jahren, die 5 Gerüche nicht identifizieren konnten, waren beim zweiten Durchlauf des Experiments – 2010–2011 – verstorben; demgegenüber starben „nur“ 19 % der Studienteilnehmer, welche den Riechtest bestanden hatten, innerhalb dieser 5 Jahre.

Für den Riechtest mussten folgende 5 Gerüche in der vorgegebenen Reihenfolge identifiziert werden: Pfefferminze, Fisch, Orange, Rose und Leder. Das Umfrageteam arbeitete mit den **Sniffin‘ Sticks,** die von Neurologen zur Identifizierung von ersten Symptomen von Morbus Alzheimer und Morbus Parkinson als Diagnosemittel verwendet werden. Dieses interessante Experiment zeigte, dass fast 78 % der Teilnehmer normal riechen konnten: 45,5 % von ihnen konnten alle 5 Gerüche korrekt identifizieren, 29 % konnten 4 Riechstoffe benennen. Fast 20 % der Probanden wurden als „hyposmisch“ eingestuft („Schwachriecher“): Sie identifizierten 2 oder 3 Gerüche. Die restlichen Teilnehmer, also 3,5 %, waren Anosmiker: Sie konnten nur 1 der 5 Gerüche erkennen (2,4 %) oder gar keinen (1,1 %). In dieser Gruppe befanden sich erwartungsgemäß die ältesten Probanden (25 % der 85-Jährigen) und die **Sterblichkeit** lag bei knapp 40 %.

Studienleiter Prof. Pinto sagt dazu [536]:

„Der Geruchssinn ist der am meisten unterschätzte und am wenigsten geschätzte menschliche Sinn – bis er entschwunden ist.“

Das Forschungsteam, das aus Biopsychologen, Ärzten, Soziologen und Statistikern besteht, hat dazu folgende Hypothese aufgestellt: Der Riechnerv ist der einzige Hirnnerv, der direkt der Umgebung/Umwelt ausgesetzt ist. Er könnte als **Eingangspforte** für Umweltverschmutzung, Toxine, Krankheitskeime oder andere Substanzen dienen, welchen das ZNS ausgesetzt ist [536].

Die für das Experiment verantwortliche Psychologin Prof. Martha K. McClintock, die sich in ihrer ganzen Karriere mit dem Geruchssinn und der Kommunikation durch Pheromone befasst hat, kommentiert die Ergebnisse folgendermaßen:

„Die Geruchsorgane enthalten Stammzellen, die sich selbst regenerieren können. So könnte ein Verlust in der Fähigkeit zu riechen ein Indiz dafür sein, dass die Fähigkeit des Körpers, seine wichtigen Ressourcen zu regenerieren, am Abnehmen ist. Somit könnte dieser Verfall ein Indikator für die Sterblichkeit sein. Der evolutionär gesehen uralte Geruchssinn könnte einen wesentlichen Mechanismus, der für Langlebigkeit verantwortlich ist, aufzeigen.“

(Prof. Martha K. McClintock)

Im praktischen Leben bedeuten diese Erkenntnisse: Ältere Menschen, die ihr Essen nicht mehr riechen können, essen Verdorbenes oder Unverträgliches oder essen zu wenig, da der **Appetit** fehlt, auch das könnte ein möglicher Faktor der

Verkürzung des Restlebens gegenüber riechenden Menschen sein. Menschen, die Gefahren wie Rauch, Feuer und Abgase nicht mehr riechen können, könnten eher einem Unfall zum Opfer fallen. Menschen, die nicht mehr riechen können, werden öfter depressiv als Riechende, sie verlieren öfter die Freude und das Interesse am Genuss und am Leben, was ebenfalls einen Risikofaktor darstellen könnte.

Ganz neu sind auch erste Erkenntnisse, dass Kinder mit **Autismus** nicht über eine natürliche Abwehrreaktion gegen schlechte Gerüche verfügen. Wenn gesunde Menschen einen unangenehmen Geruch wahrnehmen, etwa von Buttersäure (ranzige Butter) oder vergammeltem Fisch, reagieren sie reflexartig mit einer verringerten Einatmung. Nicht so die 18 7-jährigen Kinder mit Autismus in diesem Experiment, sie atmeten weiter, als wäre nichts gewesen; diese Reaktion war sogar umso deutlicher, je stärker ausgeprägt die Symptome des Autismus bei dem jeweiligen Kind waren. Bei den 18 gesunden Kindern, die zur Kontrolle dieselben Tests durchliefen, stockte die Atmung innerhalb von 305 ms nach dem Wahrnehmen des fiesen Geruchs. Die Forscher postulieren, dass so ein **Schnüffeltest** eine Hilfe bei der frühen Diagnose von Autismus sein kann, da er unabhängig vom Sprachvermögen eines Kindes ist [576].

Riechstörungen nach viralen Infektionen

Es ist kein neues Phänomen, dass der Riechsinn nach virenbedingten Infekten zeitweise oder permanent ausfallen kann. Denn Entzündungen im Bereich der Nase oder der Nasennebenhöhlen, insbesondere wenn diese wiederholt auftreten, können die Fähigkeit zu riechen empfindlich stören. Oder gar zum kompletten Ausfall führen.

Ein HNO-Spezialist unterscheidet zwischen **anatomischen** und **nichtanatomischen** Ursachen: Einerseits können Nasenpolypen oder Verkrümmungen der Nasenscheidewand zu Irritationen des Riechvermögens führen, denn sie behindern die Nasenatmung. Um riechen zu können, müssen wir die Riechmoleküle zusammen mit der Atemluft „einsaugen" können. Auch (temporäre) Schwellungen der Schleimhäute in der Nase oder den Nasennebenhöhlen, z. B. als Folge von allergischen Reaktionen, Histaminintoleranz, unspezifischen mechanischen Reizungen, Nasenspraymissbrauch, der Einnahme bestimmter Antibiotika sowie anderer Medikamente, können zu Beeinträchtigungen des Riechsinnes führen.

Ferner können hormonelle Ursachen vorliegen, beispielsweise durch Schwangerschaft oder bei hormonbildenden Hirntumoren. Diese Riechstörungen können durch Beseitigung der Ursache behoben werden bzw. verschwinden bei Ende der Schwangerschaft. Ein Riechverlust wird immer auch begleitet von einer Abnahme der gustatorischen und **trigeminalen Sensitivität.** Der betreffende Mensch schmeckt sein Essen deutlich weniger als gewohnt, schärfere und stechende Eindrücke wie von Pfefferminze oder verbranntem Toast führen nicht zuverlässig zu einem Gefühl der Warnung.

Ein plötzlicher Riechverlust zählt zu den wesentlichen Merkmalen einer Infektion mit dem Corona-Virus, das **Covid-19** verursacht. **Prof. Dr. Hendrik Streek** von der Universität Bonn beobachtete im Frühjahr 2020, also in den ersten Wochen der Pandemie, dass bei einem hohen Prozentsatz der Covid-19-Patienten der Geruchssinn beeinträchtigt ist, sogar wenn sie ansonsten keine Symptome haben. Dieser lange völlig vernachlässigte Sinn rückt als Folge der weltweiten Infektionen so wieder in den Fokus der Wissenschaft.

Grundsätzlich sind mehr Frauen als Männer betroffen, bei 10 % der Betroffenen ist der akute Riechverlust das einzige Symptom, es liegt meistens keine Nasenatmungsbehinderung vor. Bei 80–95 % dieser Menschen erholt sich diese Störung nach 4 bis 8 Wochen, jedoch kann sie sich auch monatelang hinziehen, allerdings selten über Jahre [294]. Während der Regenerationszeit können **Parosmien/Phantosmien** auftreten, es werden dann Dinge gerochen, die definitiv nicht vorhanden sind oder geliebte Düfte stinken plötzlich oder Stinker werden gar als fein empfunden [235].

Das Abfragen nach den Riechfähigkeiten beim Verdacht auf eine Infektion sollte also zur Anamnese gehören und im Fall einer plötzlichen

Anosmie zu einer Quarantäne führen. Gemäß einer kleinen Studie des University College London (UCL), die bereits im Oktober 2020 veröffentlicht wurde, gehört der (zeitweilige) Riechverlust sogar zu den eindeutigsten Symptomen.

Während der ersten Welle der Coronavirus-Pandemie wurden im Frühling 2020 Daten aus ärztlichen Versorgungszentren in London ausgewertet. 567 Studienteilnehmerinnen und Studienteilnehmer, die über Geruchs- und/oder Geschmacksverlust klagten, wurden von den Studienärzten per Online-Befragungen betreut und auch auf SARS-CoV-2-Antikörper untersucht. Bei 77,6 Prozent der befragten Personen fiel dieser Test positiv aus. Vier von zehn der infizierten Menschen hatten jedoch weder Fieber noch Husten, Symptome, die bis dahin als die wesentlichen Symptome einer Covid-19-Erkrankung galten (eines der „Kaiser-Symptome") [418]. Wer also sehr plötzlich die alltäglichen Gerüche von Kaffee, Zahnpasta, Knoblauch, Wein etc. nicht mehr oder nur sehr schwach wahrnehmen kann, sollte sich gemäß der Empfehlung der Studienleiterin Prof. Dr. Rachel Batterham sicherheitshalber isolieren.

Anders bei Erkältungen und Grippe, bei denen die verschnupfte Nase nicht mehr riecht, weil der Bereich der Nasenschleimhaut, der mit Geruchssinneszellen bestückt ist, zerstört ist, befällt das neue Virus nur einige Zellen der Riechschleimhaut: die **Stützzellen,** die sich schnell erneuern. Dort steuert das Virus die ACE2-Rezeptoren an. Die Infektion mit Sars-Cov-2 dagegen stört offenbar nur zeitweilig das Riechepithel, da die elektrische Leitungsfunktion der Nervenzellen durch diese Viren meistens nur temporär unterbunden ist [451].

Bei Anosmien unbekannter Ursache oder auch aufgrund einer Covid-Erkrankung empfiehlt der Riechforscher **Prof. Thomas Hummel** von der Uni Dresden zum täglichen Riechtraining vier grundsätzlich unterschiedliche Düfte, beispielsweise Rosenduft, Zitronenduft, Eukalyptusduft und Gewürznelkenduft: also etwas Würziges, etwas Blumiges, etwas Frisches und etwas Stechendes. Es gibt für diese Übungen seit vielen Jahren spezielle standardisierte Riechstifte (SniffinSticks). Natürliche ätherische Öle sind freilich auch geeignet, insbesondere Basilikumöl hat sich bei früheren Riechtrainings als erstaunlich effektiv herausgestellt.

Einige Tropfen des jeweiligen Duftes kann auf einen Baumwoll-Wattebausch geträufelt werden, dieser wird in ein gut verschließbares Braunglasfläschchen gegeben. Auch die praktischen selbst zu füllenden **Inhalierstifte,** die inzwischen im Naturdufthandel in vielen Farben erhältlich sind, eignen sich für dieses Training. In England werden beduftete Filzplättchen in gläserne Cremedöschen gegeben. Pro Duft wird jeweils circa 2 Minuten möglichst bewusst geschnuppert, also eingeatmet. Wichtig ist, dass die Gerüche stark sind und einer der vier Düfte ein Gefühl von Kühlen, Stechen oder Kribbeln auslöst.

Riechforscher Hummel empfiehlt zum Üben auch stark riechende Dinge aus dem täglichen Leben wie Essig, ein früher vertrautes Parfüm, Nagellackentferner, Terpentin etc. Auch hier sollte eine Substanz, die ein starkes Gefühl der **Kühlung** auslöst, wie Menthol bzw. Pfefferminzöl immer mit einbezogen werden. Jeder Covid-19-Patient mit Geruchs- und Geschmacksstörungen sollte auf diese Weise trainieren. Insbesondere, wenn die Beschwerden über einen längeren Zeitraum bestehen bleiben. Die Details des Trainings sind nicht relevant, jedoch sind Regelmäßigkeit und Geduld nötig, bewusstes Riechen sollte den ganzen Tag über praktiziert werden!

Zudem sind vielfältige Assoziationen wichtig, um neuronale **Verknüpfungen** aufzubauen. Es wird also nicht nur so getan, als ob man beispielsweise Basilikumduft einatmet und erkennt, sondern andere Gehirnareale sollten unbedingt gleichzeitig aktiviert werden: Welche Farbe haben Basilikumblätter, wie sieht daraus hergestelltes Pesto aus, was kann dazu gegessen werden (Tomaten = rot, Mozzarella = weiß), wo wächst eine Basilkumpflanze, wie sehen ihre Blüten aus, wann sah ich sie (Urlaub, Italien), wie roch es dort, wie warm war es dort, welche Geräusche hörte ich dort? Selbst das Blättern in schönen Kochbüchern, verbunden mit der Vorstellung von geliebten Essensgerüchen, kann eine enorme Unterstützung zur Wiedererlangung des Geruchssinns sein.

Zunehmen sollten laut Prof. Hummel als Ziel des Riechtrainings

- die Reizantworten auf der Riechschleimhaut,
- das Volumen der Riechkolben (Bulbus olfactorius),
- die zentralnervösen Riechstrukturen,
- die kortikale Aktivierung von Riechstrukturen,
- die Gehirnkonnektivität.

Neu ist auch seine folgende Beobachtung: Einem mit Sars-Cov-2 Infizierten entströmt oft ein völlig veränderter **Körpergeruch.** Es ist noch nicht bekannt, woher dieses Phänomen stammen könnte, evtl. könnten aber Hunde darauf trainiert werden, Sekrete von an Covid-19 erkrankten Patienten zu identifizieren.

Info

Krankheitsbilder

- **Anosmie:** kein Riechvermögen (mehr) vorhanden
- **partielle Anosmie:** Fehlen des Rezeptors für bestimmte Geruchsmoleküle
- **Hyposmie:** reduziertes Riechvermögen (z. B. durch Nasenspraymissbrauch, Kokain)
- **Kakosmie:** Veränderung der Duftwahrnehmung
- **Parosmie/Phantosmie:** geliebte Düfte stinken plötzlich oder Stinker werden gar als gut riechend empfunden/Dinge werden gerochen, die nicht vorhanden sind

3.1.2 Perkutane Anwendung

Die perkutane Anwendung (durch die Haut) ist sowohl im deutschsprachigen Raum als auch in Großbritannien die am meisten verbreitete Form der Anwendung von ätherischen Ölen. Eine Behandlung der Aromatherapeutin/des Aromatherapeuten besteht meistens aus einer Teil- oder Ganzkörpermassage mit einer ca. 1–2 %igen Ätherische-Öle-Mischung in fettem Pflanzenöl. Bei gut verträglichen Ölen verwenden manche Therapeutinnen und Therapeuten eine Verdünnung von bis zu 5 % (bei Erwachsenen). Nach wenigen Minuten können die Moleküle von Pfefferminze, Koriander sowie die Bestandteile Citral und Geraniol im Blut nachgewiesen werden [81]. Viele Inhaltsstoffe von ätherischen Ölen sind bei dieser Form der Behandlung innerhalb von 20 Minuten im **Blut** und in der ausgeatmeten Luft nachweisbar [695].

Da Forschungen der letzten Jahre belegen, dass Hautzellen auf Reize von Riechstoffen reagieren (Hatt 2010, persönliche Mitteilung) und sogar Heilungsprozesse beschleunigen, wenn sie einem (synthetischen) Sandelholzduft ausgesetzt werden [99], bekommt die Anwendung von ätherischen Ölen direkt auf der Haut eine wissenschaftliche Bestätigung. Es ist also völlig unerheblich, ob unsere Klientin oder unser Klient nicht (mehr) riechen kann oder **intubiert** ist: Aromapflegerische Streichungen ergeben immer Sinn und werden in den meisten Fällen als wohltuend empfunden.

In besonderen Fällen, beispielsweise bei einer nahenden Erkältung, können einige Öle auch in einer sehr hohen Konzentration – 50 % bis pur – mehrmals auf die Fußsohlen aufgetragen werden. Im Fall von Insektenstichen oder Verbrennungen kann Lavendelöl pur aufgetragen werden.

Bäder, Kompressen, Mundspülungen und kosmetische Applikationen zählen ebenfalls zu den perkutanen Anwendungen.

Info

Aufnahme von ätherischen Ölen und ihren Inhaltsstoffen ins Blut

- **20 Minuten:** Terpentin, 1,8-Cineol, α-Pinen, Limonen
- **20–40 Minuten:** Eugenol, Linalool, Anethol, Linalylacetat, Geranylacetat und Methylnonylketon
- **40–60 Minuten:** Anis, Bergamotte, Zitrone und Methylsalicylat
- **60–80 Minuten:** Citronella, Kiefernnadel, Lavendel, Zimtaldehyd, Geranie
- **100–200 Minuten:** Koriander, Raute, Pfefferminze, Citral, Citronellal, Geraniol

Quelle: [695]

Durchlässigkeit der Haut

Auch wenn man noch im vergangenen Jahrhundert glaubte, die 3 mm dicke Haut sei für jegliche von außen kommende Substanz undurchlässig, ist es heutzutage allgemein anerkannt, dass bestimmte Substanzen sie durchaus passieren können. Dieser Vorgang geschieht nicht passiv, sondern erfordert Energie. Es gibt Hinweise darauf, dass die Aufnahme in die Haut verbessert wird, wenn ätherische Öle in hydrophilen Mitteln wie Aloe-vera-Gel verdünnt werden [695].

Fette oder fettähnliche Stoffe mit niedriger Molekülmasse gelangen über die Haut auf verschiedenen Wegen in das Innere des Körpers (**Abb. 3.1**):

- Wegen ihres lipophilen Charakters können ätherische Öle mit einzelnen Zellmembranen interagieren (intrazelluläre/transzelluläre Route).
- Sie können zudem per Diffusion entlang der Ausgänge der Talg- und Schweißdrüsen sowie der Haarausgänge (Anhangsorgane der Haut) ins Körperinnere gelangen.
- Auch können sie sich entlang der fettähnlichen Zellmembranen und weiter über die feinen Blutkapillaren in der Lederhaut (Korium) bis in das Körperinnere „hangeln" (interzelluläre Route; [83]).

Einzelne Bestandteile von ätherischen Ölen können die Blut-Hirn-Schranke und die Plazenta passieren [37].

Die durchschnittliche Oberfläche des Organs Haut beträgt knapp 2 m². Somit steht uns eine ausgedehnte Behandlungsfläche mit entsprechend intensiver Penetration zur Verfügung. Die Diffusion in das Körperinnere ist möglich, weil die meisten Bestandteile der ätherischen Öle eine geringe Molekülmasse zwischen 100 und 300 g/mol haben; größere Moleküle können die Hautschranke kaum passieren [81].

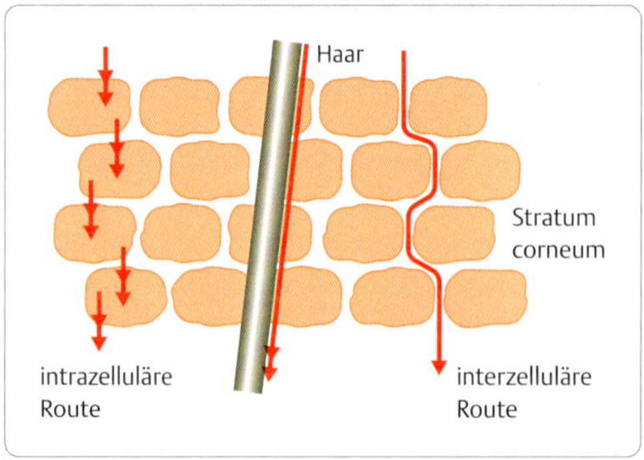

Abb. 3.1 Hautpenetration ätherischer Öle.

Nicht nur die Beschaffenheit, das molekulare Gewicht und der pH-Wert dieser Substanzen beeinflussen die Menge und die Geschwindigkeit des Eindringens, sondern auch die Beschaffenheit der jeweiligen Haut (**Tab. 3.2**).

Verstärkte Resorption

Eine Zeit lang ging man davon aus, dass Fußsohlen, Handflächen, Kopfhaut, Stirn, Armbeugen und Hodensack Moleküle von fetten und ätherischen Ölen besonders gut aufnehmen, also sämtliche Stellen, die reich an Haarausgängen, Schweiß- und Talgdrüsen sind.

Inzwischen gelten die **Fußsohlen** als wenig aufnahmefähig für ätherische Öle. Doch schon allein wegen der reflektorischen Auslöser kann durch Fußeinreibungen das Wohlbefinden von ängstlichen und kranken Menschen enorm gesteigert werden. Auch das Einreiben mit „Anti-Grippe-Ölen", wenn eine Infektion aufzieht, und/oder ein Fußbad mit beispielsweise Ravintsara oder Thymian Ct. Linalool kann die Erkrankung abwenden oder zumindest abschwächen. Insofern spricht nichts gegen Fußeinreibungen.

Dünne, unverhornte oder gar verletzte Haut erleichtert das Eindringen dieser Substanzen. Bauch, Rücken und Beine sind relativ undurchlässig, alle Schleimhäute wiederum sind sehr durchlässig, jedoch auch leicht reizbar. Bei Frauen ist die Permeabilität der Haut aufgrund der fettreicheren Gewebe größer als bei Männern [36]; bei Babys und Kindern sowie bei älteren Menschen genügt eine besonders geringe Dosierung der Öle, da deren dünne und empfindliche Haut sie schnell aufnehmen kann.

Je nachdem, aus welcher Art von Zellen ein Gewebe besteht, werden die verschiedenen Inhaltsstoffe von ätherischen Ölen ganz unterschiedlich resorbiert [610].

Tab. 3.2 Penetrationsverstärkende und -mindernde Faktoren bei topischer Applikation von ätherischen Ölen ([36], [83], [543]).

Verstärkende Faktoren	Mindernde Faktoren
ätherisches Öl aus kleinen Molekülen (Kopfnote)	ätherisches Öl aus großen Molekülen (Basisnote)
Trägeröl aus ungesättigten Fettsäuren (Pflanzenöl)	Trägeröl aus gesättigten Fettsäuren (Mineralöl)
gelartiges Verdünnungsmedium (z. B. mit Aloe vera)	reines Fett/Öl als Verdünnungsmedium
körperwarmes, angewärmtes Trägeröl	kühles Trägeröl
warme, entspannte Haut (Fango, Wärmflasche)	kühle, angespannte Haut
Weibliche Haut	**Männliche Haut**
behaarte Haut, reich an Talg- und Schweißdrüsen	unbehaarte Haut mit wenig Schweiß- und Talgdrüsen
feuchte Haut (Kompresse, nach dem Bad)	trockene Haut
Kopfhaut, Stirn, Achselhöhlen, Armbeugen, Genitalbereich, unverhornter Bereich der Fußsohlen, Handinnenflächen, Schleimhäute	Bauch, Rücken, Beine
fettige Haut	trockene, entfettete Haut
dünne Haut (Kleinkinder, Senioren)	dicke Haut
Frühgeborene	Erwachsene
verletzte, entzündete, narbige Haut	unverletzte, intakte Haut
warmer Raum	kühler Raum
Abdecken nach Auftragen (Okklusion)	unbedeckt lassen nach Auftragen

Warme, gut durchblutete und feuchtigkeitsreiche Haut fördert das Eindringen der Öle; durch Vorbehandlung mit aufgesprühten Hydrolaten oder feuchten Kompressen (leichtes Aufquellen der obersten Hautschichten) und nach der Behandlung durch Abdecken mit Tüchern wird dieser Prozess verstärkt.

Die Konsistenz und Temperatur der verwendeten Trägeröle spielen eine entscheidende Rolle: Je dünnflüssiger, wärmer und reicher an ungesättigten Fettsäuren – Genaueres dazu in Kap. 4.4 (S. 238) – sie sind, desto besser gelangen sie durch die Hautschichten in den Blutkreislauf. In einem gesättigten Fett verlieren Phenole ihre antiseptische Wirkung [83].

Eine Temperaturerhöhung der Trägerölmischung um 10 °C steigert die Rate der perkutanen Absorption an den Händen auf das Doppelte [37].

Gelartige, wässrige Zubereitungen ermöglichen gegenüber reinen Ölverdünnungen eine bessere Resorption der enthaltenen ätherischen Öle [695]. Denkbar wäre das Hinzufügen von 5–10 % Aloe-vera-Gel in Mischungen; erfahrungsgemäß profitiert fast jeder Hauttyp und fast jede dermatologische Beschwerde davon.

Unverdünnte ätherische Öle werden vielfach stärker von der Haut aufgenommen als verdünnte Öle. Somit können sie bei dauerhafter Anwendung viel schneller zu Unverträglichkeitsreaktionen führen als physiologische Verdünnung (ca. 0,5–3 %). In einem polnischen In-vitro-Experiment wurden wichtige Bestandteile von ätherischen Ölen und deren Resorptionsvermögen in Hautgewebe beobachtet, wenn sie in unterschiedlichen Medien verdünnt waren [101]:

- Linalool: gleiche Resorption in öliger Lösung wie in Öl-Wasser-Emulsion
- Linalylacetat: zweifach bessere Resorption in öliger Lösung
- Terpineol-4: bessere Resorption in Öl-Wasser-Emulsion als in öliger Lösung
- Citronellol: gute Resorption in Hydrogel, keine Resorption in öliger Lösung
- α-Pinen: kaum zu beobachtende Penetration in öliger Lösung, allenfalls in Hydrogel

3.1.3 Rektale und vaginale Anwendung

Die **rektale** Anwendung ist in Deutschland noch nicht verbreitet, in Frankreich ist sie jedoch bei lokalen Beschwerden (Hämorrhoiden und Prostataerkrankungen) oder bei bronchopulmonalen Erkrankungen v. a. bei Kleinkindern weitverbreitet. Der Vorteil dieser Verabreichung liegt darin, dass die Verstoffwechselung der Öle im Leberkreislauf umgangen wird. Für Kleinkinder ist die rektale Behandlung mit ätherischen Ölen sehr gut verträglich und schnell wirksam.

Die **vaginale** Anwendung wird gerne im Rahmen der „Hausapotheke" angewendet. Sie ist bei Candida-Erkrankungen und Juckreiz erfolgreich und bei richtiger Dosierung sehr gut verträglich. Als effektive Hilfe sei hier eine Ätherische-Öle-Mischung genannt, die bei Candida-Befall sehr hilfreich ist:

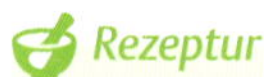

Vaginaltampon bei Candida-Befall

- 1 Tropfen Rosa damascena (destilliert)
- 2 Tropfen Lavandula angustifolia (Echter Lavendel)
- 1 Tropfen Melaleuca alternifolia (Teebaum) oder Leptospermum scoparium

in 5 ml Jojobaöl geben.

Davon 2–3 Tropfen (bei Bedarf in etwas Joghurt vermischt) auf einen Tampon streichen, 20 Tage lang anwenden, 3-mal täglich wechseln.

Das Melaleuca-Öl muss von einwandfreier, frischer Qualität sein, da es sehr schnell hautreizende Peroxide bildet.

Für die rektale und orale Form der Einnahme ist sehr viel Erfahrung notwendig. Ärzte in Frankreich verabreichen bei akuten Erkrankungen auch größere Mengen an ätherischen Ölen als hier beschrieben.

3.1.4 Orale Anwendung

Die orale Anwendung (durch den Mund) von ätherischen Ölen geschieht einerseits fast tagtäglich durch möglichst frische Lebensmittel (Kirschen, Tomaten, Sellerie, Lauch), aromatisierte Getränke (Cola, Limonade) und Speisen (Joghurt, Eis, Fertiggerichte, Süßigkeiten, Salatdressings) oder durch gezielte innere Einnahme im Krankheitsfall.

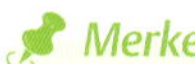

Die medizinische Verschreibung von ätherischen Ölen zur inneren Einnahme sollte Ärzten und Heilpraktikern vorbehalten bleiben. Zur Vereinfachung werden Fertigpräparate aus der Apotheke verschrieben (z. B. Soledum Kapseln, Gelomyrtol Kapseln, Lasea Kapseln, Tavipec Kapseln).

Es sollten nur in **Ausnahmefällen** Spuren oder einzelne Tropfen, auch: Guttae (gtt.), eines ätherischen Öles pur eingenommen werden. Sinnvoller und v. a. verträglicher für die Schleimhäute des Verdauungstraktes ist die Verdünnung mit fetten Ölen oder Honig. Die Einnahme auf Würfelzucker oder Milchzuckertabletten ist in der Selbstmedikation geläufig, jedoch nicht für jedermann verträglich, da die ätherischen Öle auf diese Weise unverdünnt an die Schleimhäute gelangen. In einem Trägermedium dispergierte Öle, die in Tausende von feinst verteilten Tröpfchen aufgelöst sind, werden besser vom Körper aufgenommen.

Die Verträglichkeit bei verschiedenen Personen ist sehr schwer abzuschätzen. Während z. B. manche durchaus 10 Tropfen Teebaum auf einmal einnehmen und sich noch nicht einmal über den Geschmack beklagen, nehmen andere 1 Tropfen und bekommen Durchfall. Man darf nie vergessen, dass ein einziger Tropfen ätherisches Öl einer ganzen Schüssel, wenn nicht gar einer Schubkarre eines Heilkrautes entsprechen kann.

Mit einem pflanzlichen und gut verträglichen **Lösungsvermittler** auf Kokosöl- und Glyzerinbasis (Solubol) kann man das ätherische Öl in wässrigen Substanzen lösen. Auch Alkohol ist zur Verdünnung geeignet. Gelegentlich findet man leere (Gelatine-)Kapseln, in die man das ätherische Öl (z. B. 25 mg) oder besser noch die verdünnte Lösung hineingibt. Die Konzentration an ätherischen Ölen sollte bei 1 bis maximal 5 % liegen.

Es gibt Kollegen, die lehren, dass man ätherische Öle **niemals** innerlich einnehmen darf. Dieses Thema sollte jedoch differenzierter betrachtet werden. Wir **müssen** aus gesundheitlichen Gründen ätherische Öle essen! Wir dürfen jedoch **nicht** wahllos und ohne Schulung das konzentrierte Ergebnis einer Kräuter- oder Gewürzedestillation in unser Essen geben. Der Umgang mit den ätherischen Ölen in den braunen Fläschchen und die Einnahme dieser ätherischen Öle müssen also gelernt sein und verantwortungsvoll durchgeführt werden.

Selbst das Würzen mit Zitrusschalenölen (die ja nicht destilliert sind, sondern abgeraspelt) muss mit viel Fingerspitzengefühl erfolgen – niemand würde z. B. die Schalen von 10 Zitronen in eine Nachspeise für 4 Personen raspeln, was in etwa 2–3 Tropfen Zitronenöl entsprechen könnte.

Zur Verdeutlichung seien an dieser Stelle einige wichtige Inhaltsstoffe von ätherischen Ölen gezeigt, welche uns fast täglich in der heimischen Küche begegnen können (**Tab. 3.3**).

Tab. 3.3 Ätherische Öle in Lebensmitteln.

Inhaltsstoff	im ätherischen Öl/ Absolue	Lebensmittel	Wirkung (des isolierten Moleküls)
Benzylacetat	Champaca, Jasmin, Hyazinthe, Narzisse, Ylang Ylang (auch im Hydrolat)	Apfel(saft), Chinakohl, Erdbeeren, Guaven, Kirschen, Quitten, Reis, Tee (schwarz und grün), echte(r) Vanille(extrakt), Weißwein	stark entspannend und stimmungsaufhellend
β-Citronellal	Citronella, Melisse, Zitronenmanuka (Leptospermum petersonii), Zitronen-Eukalyptus, Zitronenschale	Ingwer, Kakao, Liebstöckelwurzel, Wacholderbeeren, Zitrusschalen	antiviral, in niedriger Verdünnung entspannend, insektifug (insektenvertreibend)
Eucalyptol (1,8-Cineol)	Cajeput, Kardamom, Eucalyptus globulus, E. radiata, E. smithii, Myrte, Niaouli, Ravintsara	Cranberrys, Grapefruit (saft), Ingwer, Zimt	sekretolytisch (schleimlösend), entzündungshemmend
Eugenol	Bay, Gewürznelke, Tulsi, Piment, Rose, Zimtblätter	Basilikum, Erdbeeren, Gewürznelken, Muskat	stark antiseptisch, lokal durchblutungsfördernd, schmerzlindernd
Geraniol	Osmanthus, Palmarosa, Petit Grain, Rosengeranie, Rose	Apfel(saft), Aprikose, Basilikum, Ingwer, Kirschen (süß), Korianderblätter (Cilantro), Zitrussäfte	antiseptisch, antitumoral, neurotonisch (stimmungsausgleichend), antirheumatisch, hautpflegend

▸ **Tab. 3.3** Fortsetzung.

Inhaltsstoff	im ätherischen Öl/ Absolue	Lebensmittel	Wirkung (des isolierten Moleküls)
Isobornylacetat	Fichte	Annona (Frucht), Basilikum, Dill, Parmesankäse, Rosmarin	entspannend
• d-Limonen • l-Limonen	Zitrusschalenöle, Nadelöle, in Spuren in über 50 ätherischen Ölen enthalten	Dill, Muskat, Ingwer, Koriander(früchte), Kümmel, Pfeffer, Zitrusfrüchte	antitumoral, antiseptisch, wenn alt/oxidiert: hautreizend
Linalool	Bergamottminze, Ho-Blätter, Lavendel, Korianderfrüchte, (-samen), Linaloeholz, Magnolienblätter, Magnolienabsolue, Neroli, Petit Grain, Rosenholz, Thymian Ct. Linalool, in Spuren in ca. 200 ätherischen Ölen enthalten	Aprikosen, Korianderfrüchte, Papayas	angstlösend, antiseptisch, antitumoral, motorisch verlangsamend (stimmungsausgleichend), wenn alt/oxidiert: hautreizend
Methyleugenol	Basilikum, Champaca, Citronella, Lorbeerblätter, Muskat, Piment, Rose, Tuberose	Aprikosen, Basilikum, Brombeeren, Lorbeerblätter, Muskatnuss, Pesto, Pflaumen	starke Anti-Stress-Wirkung auf das ZNS
Methylsalicylat	Birke, Cassiazimt, Lorbeerblätter, Tuberose, Wintergrün, Ylang Ylang	Heidelbeeren, Pfirsiche, Tomaten, unterschiedliche Salicylate: in grünen Äpfeln, vielen Kräutern, Kaffee, Lakritz, Pfeffer, Tee, Tomaten	stark schmerzlindernd, stimmungsaufhellend
• α-Pinen • β-Pinen	Riesentanne, Weißtanne, in Spuren in über 400 ätherischen Ölen enthalten	Karotten, Sellerie	sekretolytisch (schleimlösend), wenn alt/oxidiert: hautreizend
Phenylethanol	Champaca, Narzisse, Hyazinthe, Orangenblütenabsolue, Rosenöl und (mehr) in Rosenabsolue (und im Hydrolat)	Äpfel, Aprikosen, Bananen, Erdnüsse (geröstet), schwarze Johannisbeeren, Pfeffer, Pflaumen, Rot- und Weißwein, Quitten, Senf	bakteriostatisch, stark schmerzlindernd, stark stimmungsaufhellend
α-Terpineol	Mönchspfeffer, Lavendel, Majoran, Neroli, Orangenschale, Palo santo, Petit Grain, Teebaum, Wacholder, Weihrauch	Äpfel, Aprikosen, Karotten, Limetten	antiseptisch, antioxidativ, antiproliferativ

3.2 Physiologische Wirkung

Die physiologische Wirkung von natürlichen ätherischen Ölen beruht auf zweierlei parallel nebeneinander stattfindenden Mechanismen:

- Die **psychologische** und mehr subjektive Beeinflussung eines Individuums wird durch den Kontakt der Duftinformation mit dem limbischen System im Zentrum des Gehirns hergestellt. Die Riechschleimhaut in der Nase ermöglicht diesen sehr schnellen Vorgang, für den sehr geringe Mengen an ätherischem Öl ausreichen. Die **Osmologie** nutzt die oft sehr spontane, gefühlsbetonte und ursprüngliche Reaktion auf Riechstoffe, um auf der psychologischen Ebene mit Klientinnen und Klienten zu arbeiten.
- Die primär **körperlichen** und objektiv messbaren Vorgänge wie Blutdrucksteigerung, Senkung der Herzfrequenz oder Vernichtung von Bakterien, Pilzen und Viren werden je nach Zusammensetzung der jeweiligen ätherischen Öle ausgelöst. Ätherische Öle sind Vielstoffgemische, somit ist nicht nur die Leitsubstanz für eine Wirkung verantwortlich, sondern bei vielen Ölen führt die Synergie zahlreicher pharmakologisch aktiver Moleküle zu balancierenden und heilenden Effekten – was sich reproduzierbar nachweisen lässt, z. B. an Elektroenzephalogramm (EEG), Elektrokardiogramm (EKG) und per Aromatogramm (S. 156). Die **Aromatherapie** macht sich diesen eher materiellen und grobstofflichen Bereich zunutze und arbeitet, zumindest oberflächlich gesehen, auf der eher körperlichen Ebene mit ihren Patienten.

3.2.1 Studien

Es wird bisweilen kritisiert, dass es zwar klinische Studien über die verschiedenen Wirkungen von ätherischen Ölen gibt, die Ergebnisse jedoch sehr unterschiedlich ausfallen – manchmal sogar einander widersprechen. Dafür gibt es mehrere Gründe:

- In den Studien werden gelegentlich Öle eingesetzt, deren **botanische Herkunft** nicht eindeutig identifiziert ist. Ärzte, Psychologen oder andere Forscher besitzen nicht zwangsläufig gute botanische Kenntnisse. So werden unter Umständen ähnliche Arten verwechselt – beispielsweise Melissa officinalis mit „Indischer Melisse“ (Cymbopogon nardus); auch unterschiedliche **Gewinnungsverfahren**, die eine wichtige Rolle bei der Zusammensetzung eines Öles spielen, scheinen bisweilen nicht beachtet zu werden. Beispielsweise weist Ingweröl, je nachdem, ob es destilliert oder CO_2-extrahiert worden ist, eine ganz entgegengesetzte Hautverträglichkeit auf.
- Das Wissen über **Chemotypen** ist oft nur Insidern bekannt. Kaum ein Pharmazeut ahnt, wie unterschiedlich die Zusammensetzung von ätherischen Ölen aus Ursprungspflanzen identischen Namens sein kann, wenn sie in unterschiedlichen Regionen der Erde gewachsen sind. So werden manchmal alle Thymian-, Kamillen- oder Eukalyptusöle über einen Kamm geschoren, obwohl sie extrem unterschiedlich zusammengesetzt sind.
- Auch spielt das **Gerät**, das zur Destillation genommen wurde, eine große Rolle beim Ergebnis: Ein Öl aus einer Destille aus Kupfer wird ganz anders zusammengesetzt sein als das Öl derselben Pflanze, das in einer Glasdestille gewonnen wurde. Die antibakterielle Wirkung von Thymianölen kann variieren, je nachdem, ob sie bei der Gewinnung mit Eisen oder mit Edelstahl in Berührung gekommen sind.
- Es werden Öle verwendet, die im Sinne der nationalen **Arzneimittelvorschriften** standardisiert/manipuliert worden sind, im guten Glauben, dass „Apothekenöle“ die beste verfügbare Qualität aufweisen würden. Diese können jedoch ganz anders wirken als das genuine naturbelassene Pendant – im positiven wie auch im negativen Sinne.
- Es werden (synthetische) **Isolate** (einzelne Öle-Bestandteile) für die Studie verwendet – im Glauben, dass „naturidentisch“ wirklich identisch mit dem Naturprodukt sei. Diese haben jedoch oft eine ganz andere Wirkung als das Vielstoffgemisch in einem entsprechen-

den natürlichen ätherischen Öl, in dem dieser Stoff eine Hauptrolle spielt. Im natürlichen Öl spielen minoritäre, oft noch unbekannte Bestandteile eine wesentliche Rolle bei der Verträglichkeit und Akzeptanz eines Öles. Im synthetischen Öl andererseits spielen die 2–3 % (chlorierten) Trägersubstanzen, die zur Herstellung notwendig sind, auch eine Rolle [717].

- Es werden Öle verwendet, über deren stark eingeschränkte Haltbarkeit man noch nicht genügend weiß. So können die Studienergebnisse je nach **Frischegrad/Oxidationsgrad** des Öles sehr unterschiedlich ausfallen – beispielsweise bei Melaleuca alternifolia, bei Ölen, die viel D-(+)-Limonen enthalten, und bei Ölen, die reich an Linalool sind.
- Es ist ungewohnt und bedarf einer fantasievollen Versuchsanordnung, **Blindstudien** mit ätherischen Ölen durchzuführen, da sich das zu testende Produkt durch seinen Duft verrät bzw. das Placebo normalerweise nicht duftet (siehe auch nächster Punkt).
- Assoziationen und **Erwartungshaltung** sowohl aufseiten der Probanden als auch bei den Ausführenden von Studien haben eine enorme psychologische Manipulationswirkung und können verfälschend wirken [80].

3.2.2 Psychisch-subjektive Wirkungen

Viele Düfte bzw. Bestandteile von ätherischen Ölen wirken **adaptogen**: Die Reaktion erfolgt je nach Befindlichkeit des betreffenden Menschen und je nach Dosierung, beispielsweise Neroli, Lavendel, Geranie, Rose, Basilikum, Lemongrass und Jasmin. Bei Messungen können ganz unterschiedliche Parameter gleichzeitig beobachtet werden, zum Beispiel:

- Der Herzschlag verlangsamt sich und die Muskelspannung erhöht sich.
- Die Gehirnaktivität ist erhöht (β-Wellen herrschen vor) und der Blutdruck sinkt.
- Der Hautwiderstand erhöht sich und die Pupillen erweitern sich.

Die **Erwartungshaltung** des behandelten Menschen und seine Vorannahme über die mögliche Wirkung der Öle beeinflusst die Wirkung der Öle sehr deutlich [712].

Außerdem spielen folgende Faktoren eine Rolle:

- Art der Anwendung des ätherischen Öles
- botanische und chemische Klassifizierung des Öles
- Konzentration des ätherischen Öles
- Art der Begleitumstände der Anwendung
- Geschlecht der Person, auch Alter und Persönlichkeit
- Stimmung der Person
- vorhergehende, alte Assoziationen mit dem Duft
- Anosmien oder partielle Anosmien
- Gedanken und die Erwartungshaltung zum Experiment

Pheromonartige Düfte verändern Stressreaktionen bei Menschen: Beispielsweise können Angstausdünstungen sekundenschnell zu Massenhysterien führen [540]. Umgekehrt kann ein Kleidungsstück, das nach der Mutter riecht, ein ängstliches Baby beruhigen [520].

3.2.3 Somatisch-pharmazeutische Wirkungen

Anhand der Auflistung der Bestandteile eines ätherischen Öles kann der Sachkundige feststellen, auf welche Organe es besonders wirkt bzw. welche physiologischen Prozesse es im Körper anregt, stabilisiert oder verlangsamt. In guten Büchern, wie auch hier in Kap. 7 (S. 332), sind die wichtigsten bekannten Inhaltsstoffe aufgelistet. Sehr viele Bestandteile von ätherischen Ölen sind allerdings noch nicht identifiziert. Es besteht jedoch nicht immer ein zwangsläufiger Zusammenhang zwischen der Wirkung des Hauptbestandteiles eines Öles und der Wirkung des gesamten Öles [684]. Es scheint, als ob das Zusammenspiel (Synergie) der einzelnen Substanzen wesentlich an der Wirkung beteiligt ist und dass Bestandteile, die im isolierten Zustand beispielsweise reizend oder anderweitig schädigend wirken können, im Zusammenspiel aber an Aggressivität verlieren.

Synthetische Duftöle, und riechen sie noch so „echt“, enthalten keine oder nur wenige dieser wertvollen Spureninhaltsstoffe, weswegen diese Öle für die ganzheitlich orientierte Therapie nutzlos sind. Auf der psychologischen Ebene können sie durch Erinnerung an wirksame Gerüche bisweilen jedoch Wirkungen zeigen. Doch im Sinne der Naturheilkunde sind sie „tote Stoffe“, die energetische Ebene des Menschen wird durch sie eher gestört. Neuere Forschungen zeigen zudem, dass viele synthetische und „naturidentische“ Stoffe das menschliche Immunsystem irritieren können.

3.2.4 Verarbeitung von ätherischen Ölen im menschlichen Körper

Egal, auf welche Art ätherische Öle in den Körper gebracht werden (Massage, Inhalation, Schlucken), sie müssen – wie jede andere Substanz auch – bestimmte Verarbeitungsprozesse durchlaufen, bevor sie wirksam werden können oder nachdem sie es waren.

Da ätherische Öle lipophil sind und wie fettartige Substanzen reagieren, werden sie vom Körper wie fettlösliche Medikamente oder andere Chemikalien verstoffwechselt [101].

Aufnahme

Gleich nach dem Kontakt mit der Haut und den Schleimhäuten des menschlichen Körpers lagern sich Bestandteile aus ätherischen Ölen an die lipophilen Komponenten der Zellmembranen und können dort Ionenkanäle, Carrier, Enzyme und/oder Rezeptoren beeinflussen [685]. Einige Beispiele:

- Durch Hemmung der **Mobilisierung von Kalzium-Ionen** (Ca^{2+}) wirkt das ätherische Öl von Mentha × piperita (10 %ig in Ethanol) im Darm wie ein Kalziumantagonist vom Dihydropyridin-Typ: Es hemmt den Ca^{2+}-Einstrom und die Wandspannung des Darmes nimmt ab ([229], [711]).
- Das ätherische Öl von Salvia lavandulifolia unterdrückt im Gehirngewebe das Enzym **Acetylcholinesterase** und wirkt somit wie moderne Medikamente aus der Gruppe der Acetylcholinesterasehemmer [528].
- Andere Öle haben durch Hemmung der **Prostaglandinsynthese** und Unterdrückung der Reizbarkeit von Mediatoren, die Zellen bei Entzündungen freisetzen (z. B. Mastzellen), einen antiinflammatorischen Effekt [685].
- Ein lokalanästhetischer Effekt wird durch Unterdrückung der Bildung von **Aktionspotenzialen** am Nerv und durch Entleerung von Substanz-P- und Substanz-Y-Speichern beschrieben [685].

Info

Wirkungsmechanismus ätherischer Öle

- **niedrige** Konzentrationen (systemische Anwendung):
  - Einlagerung in bestimmte Areale der Zellmembran
  - Beeinflussung der dort lokalisierten Enzyme, Carrier, Ionenkanäle oder Rezeptoren
- **mittlere** Konzentrationen:
  - membranstabilisierende Effekte ähnlich wie bei Lokalanästhetika
- **hohe** Konzentrationen:
  - durch Reizwirkung unspezifische Effekte (Gegenreizeffekt), Entleerung von Substanz-P- und Substanz-Y-Speichern, dadurch wird die Schmerzwahrnehmung (Nozizeption) deutlich herabgesetzt

Quelle: [685]

Neueren Erkenntnissen zufolge besitzen Hautzellen olfaktorische Rezeptoren, sie können also auf Riechstoffe reagieren. Heilungsprozesse können beschleunigt werden, beispielsweise durch einen synthetischen Sandelholzduft [99]. Riechrezeptoren sind auch in Spermien [653], im Gehirn [510], in Prostatagewebe [501], in der Plazenta [297], in den Nieren [537], in Zunge [154] und Darm [73] sowie in Ganglien des vegetativen Nervensystems [734] gefunden worden. Zudem sind ätherische Öle in der Lage, an der Zellmembran das körpereigene Antibiotikum β-Defensin vermehrt freizusetzen, sodass eine Abwehrfunktion gegen Mikroorganismen stattfinden kann (Häringer, persönliche Mitteilung).

Metabolisierung

Auf dem Weg zu den Blutbahnen passieren die Öle-Bestandteile das **Bindegewebe** und interagieren mit diesem [237]. Wenn Inhaltsstoffe von ätherischen Ölen perkutan oder peroral bis zu den Blutbahnen vorgedrungen sind, lagern sich diese – wie viele Medikamente – an Albumine (Eiweißstoffe) im Blutplasma, v. a. Bestandteile wie Ketone, Ester und Aldehyde, an. Während sie so gebunden sind, befinden sie sich in einer inaktiven Form, können aber mit Medikamenten reagieren, die an die gleichen Albumine andocken [695].

Der Metabolismus der Terpene und Terpenoide beginnt mit der **Hydroxylierung** durch mikrosomale Monooxidasen. Sie werden in der Leber in stärker polare (wasserlösliche) Moleküle umgewandelt, sodass sie bzw. die unbrauchbaren Reste über die Nieren ausgeschieden werden können [170].

Die wasserlöslicheren Bestandteile werden eher von einer wässrigen Umgebung wie dem Blut aufgenommen; sie wirken dann bevorzugt in stark durchbluteten Gebieten (z. B. Nieren, aktives Muskelgewebe, entzündete Bereiche).

Viele Bestandteile von ätherischen Ölen, beispielsweise Ester, werden in einem ersten Schritt durch Oxidation, Reduktion oder Hydrolyse hauptsächlich in der Leber verstoffwechselt. Auch andere Organe wie Lungen, Nieren, Haut, Plazenta und Dünndarm bauen Fremdstoffe mittels Oxidation ab; eine wesentliche Rolle spielen dabei Enzyme (z. B. Cytochrom P450).

Die menschliche Leber ist mit einem enzymartigen Stoff ausgestattet, der aggressive Verbindungen (z. B. freie Sauerstoffradikale) unschädlich machen kann. Diese entgiftende Aufgabe von Glutathion kann von bestimmten Medikamenten wie Paracetamol (Acetaminophen, engl.) und vermutlich auch von einigen **innerlich** eingenommenen ätherischen Ölen gehemmt werden. Mutmaßlich handelt es sich um methylchavicolhaltige Öle wie Estragon und Basilikum und eugenolhaltige Öle wie Gewürznelke und Zimtrinde. Darauf sollte bei der inneren Anwendung bei Menschen mit bereits vorgeschädigter Leberfunktion geachtet werden.

β-Pulegon (in Flohminzeöl) und β-Asaron (in Kalmusöl) zerstören das entgiftende Enzym Cytochrom P450. Umgekehrt können bestimmte Medikamente und ätherische Öle die Tätigkeit einiger Enzyme in der Leber abnormal steigern; Safrol in einigen Sassafras-Ölen ist diesbezüglich sogar als krebsauslösend für die Leber bekannt.

Das Gewebe des ZNS (Gehirn, Rückenmark) ist reich an Fetten und zeigt eine besondere Affinität zu Bestandteilen von ätherischen Ölen [81]. Auch stark durchblutete Gewebe und Organe nehmen ätherische Öle besser auf als wenig durchblutete Körperteile [37]. Ebenso können unsere „Fettpolster“ die natürlichen Duftstoffe für Stunden oder gar Tage unverändert speichern. Limonen beispielsweise hat eine Halbwertszeit von 24 Stunden [733]. Insbesondere Ketone können bei längerer Anwendung ein toxisch wirkendes Reservoir in der Leber aufbauen. Oder sie werden sogar in noch toxischere Produkte umgewandelt, z. B. β-Pulegon in Menthofuran, welches schon in sehr geringen Mengen die Leberzellen schädigen kann.

Ausscheidung

Kleine Moleküle (Molekülmasse unter 300 g/mol) mit einer OH-Gruppe (Alkohole, Phenole) können in einem zweiten Schritt der Ausscheidung bzw. Entgiftung zwecks besserer Ausscheidbarkeit an weitere Moleküle gebunden werden (Konjugation). Es bilden sich sog. Glukuronide, die inaktiv und wasserlöslich sind und über den Urin oder die Galle ausgeschieden werden [37].

Die kleinsten und extrem flüchtigen Moleküle von ätherischen Ölen werden hauptsächlich ausgeatmet und verlassen den Körper somit sehr schnell. Auf diesem Weg entfalten sie ihre therapeutische Wirkung in den unteren Atemwegen. Reste werden, wie oben beschrieben, in wasserlösliche Bestandteile umgewandelt und über die Nieren ausgeschieden. Spätestens nach 72 Stunden finden sich von den meisten Bestandteilen der ätherischen Öle keine Spuren mehr in Urin oder Stuhl.

3.3 Wirksamkeit

3.3.1 Zwei Jahrhunderte Forschung

Bereits Anfang des 19. Jahrhunderts kannte man erste Inhaltsstoffe von ätherischen Ölen und war auch bald in Lage, diese im Labor nachzubauen. Hydroxycitronellal beispielsweise wurde 1907 entdeckt und Cumarin konnte **1868** synthetisiert werden [707]. Die Entdeckung der antiseptischen Eigenschaften der ätherischen Öle wenig später markiert den Beginn der medizinisch-therapeutisch orientierten Aromatherapie, auch wenn dieser Begriff erst später geprägt wurde.

1887–1889 wurde von **Charles-Édouard Chamberland** (1851–1908), **Jean-Raymond-Celestin Cadéac** und **Albin Meunier** der Nachweis erbracht, dass ätherisches Thymianöl Kolibakterien, Staphylokokken, Meningokokken und das Koch-Virus zerstören kann [707]. 1893 wiesen **M. G. Bertrand** und **Forne** nach, dass ätherisches Niaouli-Öl eine bakterizide Wirkung besitzt. Die Chemiker **Samuel Rideal** (1863–1929) und **J. T. Ainslie Walker** (1868–1930) etablierten 1903 den Rideal-Walker-Test, indem sie den Phenolkoeffizienten verschiedener ätherischer Öle untersuchten. Die Zahl gab an, wie stark antiseptisch ein Stoff im Vergleich zum weitverbreiteten Desinfektionsmittel Karbolsäure (Phenol, heute Benzenol) wirkte. Die antiseptische Wirkung von verschiedenen ätherischen Ölen wurde fortan für längere Zeit an Oreganoöl gemessen [52]. 1910 zeigte **William Harrison Martindale** (1874–1933), dass ätherisches Oreganoöl das stärkste bekannte pflanzliche Antiseptikum ist: Es wirkt 25,76-mal aktiver auf Kolibakterien als das damals eingesetzte Desinfektionsmittel Phenol.

Der australische Wissenschaftler **Dr. Arthur de Ramon Penfold** (1890–1980) entdeckte, dass Teebaumöl 12-mal stärker als Karbolsäure wirkte, es wurde bereits 1933 im *British Medical Journal* als mächtiges und ungiftiges Desinfektionsmittel gewürdigt.

Seit der Heilung mithilfe von Lavendelöl einer bei einem Chemieunfall infizierten Wunde im Jahre 1910 befasste sich der französische Chemiker **René-Maurice Gattefossé** mit den desinfizierenden Eigenschaften der Öle. Er prägte den Begriff **Aromatherapie** und veröffentlichte 1937 sein gleichnamiges Fachbuch. Seitdem wird der therapeutische Einsatz der ätherischen Öle in Frankreich systematisch erforscht. Der Arzt und Phytotherapeut **Jean Valnet** spielte dabei eine maßgebliche Rolle. Sein Standardwerk *Aromathérapie – Traitement des Maladies par Essences des Plantes* (*Aromatherapie – Die Behandlung der Krankheiten mit Pflanzenessenzen*) erschien erstmals 1964 und wurde seither ständig aktualisiert und auch in andere Sprachen übersetzt.

Der Mediziner **Paul Belaiche** widmete 442 Seiten seines 3-bändigen *Traité de Phytothérapie et d'Aromathérapie* nur der Behandlung von Infektionskrankheiten mit ätherischen Ölen und schreibt: „Für den Phytotherapeuten ist die Aromatherapie die Speerspitze beim Kampf gegen die Bakterien." [52]

Pierre Franchomme eröffnete 1990 zusammen mit seinen Co-Autoren im Standardwerk *L'Aromathérapie Exactement* einen neuen Einblick in die chemischen Zusammenhänge der einzelnen Ätherische-Öle-Bestandteile und veranschaulichte sehr ausführlich, wie diese sowohl Mikroorganismen als auch die Physiologie des (kranken) Menschen beeinflussen können [191].

Für die englischsprachige Welt fasste **Jane Buckle** in Kapitel 9 ihres Fachbuches *Clinical Aromatherapy* viele Studien zur antiseptischen Wirkung der ätherischen Öle zusammen [84].

Diese und einige Hundert weitere internationale Studien können in der englischsprachigen Datenbank des früheren Fachjournalherausgebers **Bob Harris** unter www.quintessential.uk.com abgerufen werden (210 £). Zudem existieren auf den anerkannten medizinischen Datenbanken unzählige Zusammenfassungen von Studien aus aller Welt mit und über ätherische Öle.

3.3.2 Ätherische Öle und Bakterien

Ätherische Öle können unter sachkundiger Hand die notwendige Verabreichung vieler Antibiotika verringern helfen oder bei nicht akut lebensbedrohlichen **Infektionen** zum wertvollen Ersatz für diese werden. Wie wir seit über 100 Jahren wissen, bekämpfen sie nicht nur die Erreger, sondern sie können den Körper des erkrankten Individuums dergestalt stabilisieren, dass unerwünschte Nebenwirkungen und Wiederholungen klein gehalten werden oder auch langfristig ausbleiben. Shirley Price nennt ätherische Öle in diesem Zusammenhang „probiotisch" [543], im Sinn von pro-bios = „für das Leben" (nicht zu verwechseln mit Mitteln für die Darmgesundheit!). Jane Buckle postuliert, dass sie die „Antibiotika der Zukunft" werden könnten [84].

Zur Illustration der antibakteriellen Wirkung sei an dieser Stelle ein älteres Experiment von **Cavel** geschildert: In 1 Liter Fleischbrühe, die mit Wasser aus einer Klärgrube „verseucht" wurde, testete man die kleinste mögliche Menge verschiedener ätherischer Öle, welche die Vermehrung der Mikroben verhinderte:

- Thymian 0,7 ml
- Oregano 1 ml
- Zimtblätter chinesisch 1,7 ml
- Rose 1,8 ml

Dagegen wären 5,6 ml des klassischen Desinfektionsmittels **Phenol** nötig gewesen, um den gleichen Effekt zu erzielen [707].

Ähnlich wurde bei einem britischen Experiment verfahren, das belegen sollte, dass ätherische Öle steril sind und sich auch nach Kontaminierung mit Keimen „erholen" können. Hierzu wurden 8 unterschiedliche auf dem Markt erhältliche ätherische Öle gekauft und labortechnisch untersucht, sie waren steril. Nach Verunreinigung mit 8 typischen Krankenhauserregern wurden alle paar Stunden Proben entnommen und mikrobiologisch untersucht. MRSA und Pseudomonas konnten nicht länger als 6 Stunden in Bergamotte- und Ylang-Ylang-Öl überleben, Candida starb zwar zunächst nicht ab, konnte sich jedoch nicht vermehren [435].

Bei einer aktuelleren kleinen Untersuchung in einem Wiener Labor wurden 5 unterschiedliche unverdünnte ätherische Öle durch eine Fachärztin für Medizinische und Chemische Labordiagnostik labortechnisch untersucht: Teebaum, Lavendel fein, Thymian Ct. Linalool und Ct. Thymol sowie Manuka. Auch sie wurden mit typischen Krankenhauserregern verunreinigt. Zunächst wurden alle 10 Minuten, dann in größeren Intervallen Proben entnommen, bei 36 °C bebrütet und untersucht, das Ganze wurde 3-mal wiederholt. Als Beispiel sei Teebaumöl genannt: Bei den mit Staphylococcus aureus sowie MRSA kontaminierten Proben war bereits nach 30 Minuten, bei Escherichia coli (ESBL) sogar nach 10 Minuten keine Vermehrung der Bakterien feststellbar. Allerdings konnte Candida albicans bis zu 6 Stunden sowohl in Teebaum- als auch in Manukaöl überleben (danach war kein Wachstum mehr zu beobachten). In Thymian Ct. Linalool und Lavendel verschwanden die Bakterien nach 10 Minuten, in Thymian Ct. Thymol war der Pilz samt allen Bakterien nach 10 Minuten nicht mehr nachzuweisen [145].

In einer weiteren Versuchsreihe wurde der Verkeimungszustand von 3 handelüblichen Verneblergeräten untersucht. Sie waren mit 30 ml destilliertem Wasser, 3 Tropfen Zitronen- und 1 Tropfen Thymianöl (Ct. Thymol) gefüllt und wurden jeweils im Patientenzimmer einer Klinik, in einem Wartezimmer und im Behandlungsraum einer Arztpraxis aufgestellt. Dort waren sie jeweils 1 Stunde in Betrieb und wurden dann noch für 24 Stunden an diesen Orten belassen. Die enthaltene Flüssigkeit war nach 24 Stunden entweder steril oder nur minimal mit ungefährlichen Keimen belastet, sodass die Autorin zu dem Schluss kommt, dass Verneblergeräte bei korrekter Hygienepraxis kein Risiko in Krankenzimmern darstellen. Allerdings rät sie davon ab, die Flüssigkeit länger als 24 Stunden im Diffusor stehen zu lassen, denn nach dieser

Zeit könnte sich eine Kontamination beispielsweise mit Pseudomonas aeruginosa bilden [145].

Es wurden daneben Untersuchungen in geschlossenen Räumen vor und nach dem Zerstäuben von ätherischen Ölen vorgenommen. Während in einem Beispiel vorher 210 Keime gefunden wurden (einschließlich 12 Arten von Schimmelpilzen und 8 **Staphylokokkenstämme**), überlebten nur 8 Keimarten die halbstündige Beduftung mit ätherischen Ölen. In diesem Fall wirken insbesondere monoterpenhaltige Öle der Nadelbäume und Öle aus Schalen von Zitrusfrüchten.

Bei antibakteriellen Experimenten mit Korianderöl untersuchte man mithilfe der Durchflusszytometrie mit Propidiumiodid bakterielle Zellmembranen und fand heraus, dass diese unter Einfluss des ätherischen Öles ihre Zellatmung einstellten. Die elektrische Spannung der Membran (das sog. Membranpotenzial) war genauso gestört wie die Transporterfunktionen [643]. Bei Untersuchungen der antibakteriellen Wirkweise von Melaleuca alternifolia stellte man fest, dass Staphylococcus aureus unter dem Einfluss dieses Öles **Kalium-Ionen** verliert [233] und sich seine Morphologie, v. a. die seiner **Zellmembran**, stark verändert [106].

Bei Escherichia-coli-Bakterien passiert nach der Begegnung mit Teebaumöl Folgendes: Das Öl fördert die Bildung extrazellulärer Blasen, es hemmt die Zellatmung (des Keimes), es bilden sich Mesosomen (Auffaltungen der Zytoplasmamembran), zudem verändert sich die Permeabilität der Zellmembran des Bakteriums [558]. Gramnegative Bakterien sind mit ätherischen Ölen nicht so leicht zu bekämpfen wie grampositive Bakterien [498].

Ätherische Öle aktivieren zudem verschiedene biologische Prozesse, v. a. auf neurologischem, endokrinologischem und immunologischem Gebiet, sodass dem Körper die Abwehr gegen die pathogenen Keime erleichtert wird.

In einem umfassenden Fachbuch zur Wirksamkeit von ätherischen Ölen findet der interessierte Leser in tabellarischer Form auf 173 Seiten die Ergebnisse von Tausenden von Laboruntersuchungen zur antibakteriellen Wirksamkeit von allen 28 ätherischen Ölen der 6. Ausgabe der Europäischen Pharmacopöe gegen sehr viele Bakterienstämme [519].

Quorum sensing – die Schwarmintelligenz

Seit Beginn des aktuellen Jahrtausends gibt es einen neuen Zweig der Antibiotikaforschung, der auch Erkenntnisse über die verstärkende Wirkung ätherischer Öle hervorgebracht hat. Keime werden immer resistenter – selbst gegen die „schärfsten" Antibiotika. Die Lage ist derart besorgniserregend, dass Mitglieder der deutschen Regierung im Jahr 2015 dieses Thema öffentlich gemacht haben und einen Maßnahmenkatalog namens DART (Deutsche Antibiotika-Resistenzstrategie) folgen ließen [174]. In Deutschland infizieren sich jährlich zwischen 400 000 und 600 000 Menschen im Zusammenhang mit einer stationären medizinischen Behandlung mit Krankheitserregern [89]. Weltweit gab es im Jahr 2019 mehr als 1,2 Millionen Todesfälle, die durch antibiotikaresistente Keime hervorgerufen wurden [487]. Es müssen neue Wege der Behandlung von Infektionskrankheiten gefunden werden.

Im Zuge der unterschiedlichen Forschungsansätze zu diesem Thema befasst man sich mit der Schwarmintelligenz (oder Gemeinschaftswahrnehmung) von Keimen. Dieses sog. Quorum sensing beschreibt einerseits die Mechanismen, welche Bakterien nutzen, um sich sozusagen „abzusprechen" und eine bevorstehende Attacke möglichst erfolgreich und geschlossen ausführen zu können [521]. Man denke an einen Fisch- oder Vogelschwarm, der wie ein einheitliches Wesen in Sekundenschnelle Richtungsänderungen vornimmt.

Mit diesem Begriff werden andererseits die Kommunikationswerkzeuge der Mikroorganismen beschrieben. Man kennt inzwischen etliche Riechstoffe, welche diese „Unterhaltung" empfindlich stören: Der Angriff mag dann noch stattfinden, jedoch unkoordinierter und weniger effektiv, die sog. Virulenz wird geringer. Duftmoleküle können also als „Störsender" eingesetzt werden, um dem befallenen Organismus

Zeit zu geben, sich effektiver zu wehren und sein Immunsystem bestmöglich einzusetzen.

Der den Menschen sehr häufig belastende Candida-Hefepilz kann mithilfe von Farnesolmolekülen seine Angriffsstrategie „absprechen" (auch in den ätherischen Ölen von Lemongrass, Muskatellersalbei, Neroli, Rose und Ylang Ylang enthalten; [2]).

Aus diversen In-vitro-Studien sind bereits einige ätherische Öle und einzelne Riechmoleküle bekannt, die das Quorum sensing vieler Keime unterminieren, also die bakterizide und fungizide Wirkung einiger ätherischer Öle unterstützen. Zudem wirken folgende ätherische Öle der Bildung von Biofilmen, wie sie beispielsweise auf Kathetern entstehen, entgegen:

- Carvacrol [97]
- Cinnamomum zeylanicum [758]
- Citral [304]
- Citrus limon [332]
- Eugenylacetat (in Gewürznelkenknospen; [489])
- Elettaria cardamomum [304]
- Lavandula angustifolia ([673], [757])
- Origanum majorana [332]
- Rosa × damascena [673]
- Rosmarinus officinalis [673]
- Pelargonium graveolens [673]
- Piper nigrum [509]
- Zingiber officinale [304]

In einem Experiment wurde beobachtet, dass die rechtsdrehenden Enantiomere von Borneol, Carvon und Limonen eine weniger ausgeprägte Anti-Quorum-sensing-Wirkung hatten als die entsprechenden linksdrehenden Moleküle, dabei war α-Terpineol besonders wirksam [9].

Vielstoffgemische als Netzwerkpharmakologie

Wir Menschen sind mit pflanzlichen Riechstoffen seit vielen Tausenden von Jahren vertraut. Vermutlich brauchen wir sie sogar: zum Auffinden von unverdorbener Nahrung und möglicherweise zum Erschnüffeln von aktuell benötigten Vitalstoffen, zur Ausschaltung von mutierten Zellen, zur besseren Verwertung von Kalzium, also zur Osteoporoseprophylaxe, zur Regulierung des Cholesterinspiegels und zu vielem mehr. Wir haben gelernt, die nötigen Enzyme zu produzieren, um leicht toxische Begleitsubstanzen zu entgiften, unser Metabolismus ist auf Substanzgemische eingestellt und kann diese gut verarbeiten [30]. Die moderne Pharmazie und Medizin bevorzugt trotzdem Monosubstanzpräparate.

Vernetzte und gemeinsam agierende unterschiedliche Moleküle können sogar sehr gut von uns Menschen verarbeitet und genutzt werden (network pharmacology, engl.). Eher schwach wirksame Pflanzenmoleküle können also stärker wirksame Moleküle aktivieren. Darum können Vielstoffgemische effektiver wirken als Monosubstanzen, auch weil sie unterschiedliche „targets", also (Wirkstoff-)Ziele, in der Zelle ansteuern. Sehr stark antibiotisch wirkende Inhaltsstoffe in ätherischen Ölen können aufgrund ihres Molekülaufbaus die (feindliche) Zellmembran nicht gut durchdringen. Dagegen können die anderen Inhaltsstoffe in ätherischen Ölen aufgrund ihres abweichenden Molekülaufbaus die (feindliche) Zellmembran viel leichter durchdringen und den „starken Kollegen" sozusagen den Weg ebnen. Die phenolischen Verbindungen (in Thymian, Oregano, Bohnenkraut, Zimtrinde, Zimtblätter, Tulsi, Gewürznelke etc.) brauchen also ihre „schwächeren Mitspieler" wie Linalool, Geraniol und p-Cymen, um ihre Wirksamkeit entfalten zu können und unsere Gesundheit wirksam zu schützen.

Anhand der verschiedenen Inhaltsstoffe von Thymianöl lässt sich dieser Effekt illustrieren: Zunächst kann p-Cymen (ein Monoterpen, es ist oft nur in geringen Spuren in ätherischen Ölen enthalten) die Zellmembranen von Bakterien sozusagen „aufblasen"; sie werden weniger stabil und damit durchlässiger. Dann kommt Carvacrol (ein phenolisches Monoterpen, das als pflanzliches Antibiotikum gilt) zum Zug: Es kann nun leicht in die destabilisierte Zellmembran eindringen und seine „Killerwirkung" einfach und effizient ausführen. Geraniol (ein Monoterpenol, das in etlichen ätherischen Ölen vorkommt, auch in kleinen Mengen in Thymianölen) stört Pumpmechanismen in Zellmembranen und kann auf ähnliche Weise zur Störung oder Zerstörung von Bakterien beitragen – in Zusammenarbeit mit stärkeren Molekülen – beispielsweise von Antibiotika (**Abb. 3.2**; [708]).

Im Thymianöl sind die Anteile der unterschiedlich wirksamen Moleküle bereits gut untersucht, es wurden 21 % synergistische, 42 % additive, 36 % neutrale und 1 % antagonistisch wirksame Interaktionen der einzelnen Inhaltsstoffe beobachtet. Dieses Zusammenspiel findet nur zwischen den schwach und den hoch aktiven Molekülen statt; es wurde jedoch keinerlei Synergie innerhalb der hoch aktiven Inhaltsstoffe beobachtet [8].

Viele Pflanzen weisen keine hochwirksamen Einzelwirkstoffe auf. Beispielsweise finden wir in 320 Monografien von Arzneipflanzen, die weltweit eingesetzt werden, nur 9 % stark wirksame selektive Wirkstoffe. Wie können sich diese anderen Pflanzen dennoch gegen große Fraßfeinde und winzige Mikroorganismen wehren?

„Pflanzen haben diese Aufgabe evolutionär offenbar dadurch gelöst, dass sie keine stark wirksamen Monosubstanzen, sondern Wirkstoffgemische (meist als Vielstoffgemische vorliegend) erfunden haben, die zelluläre Targets nicht selektiv, sondern eher als ‚Breitbandwirkstoffe' angreifen."

So schreibt Prof. Dr. Wink von der Universität Heidelberg [748] und weiter:

Dies deutet darauf hin, dass eine Kooperativität der verschiedenen Komponenten in einem Vielstoffgemisch vorliegt. Wenn zugleich Proteine und Biomembranen angegriffen werden, ist der antimikrobielle Effekt sicher größer, als wenn nur ein einzelnes Target bekämpft wird."

Das Phänomen dieses **Synergismus** von unterschiedlichen Bestandteilen wird auch in einer brasilianischen Arbeit zur antibakteriellen Wirkung von Korianderöl beschrieben [151]. Also scheint es so zu sein – entgegen dem aktuellen Trend der Bevorzugung von Monosubstanzpräparaten, dass die Summe einzelner Bestandteile von Heilpflanzen und ätherischen Ölen mehr ist als ein Einzelstoff ([240], [265]).

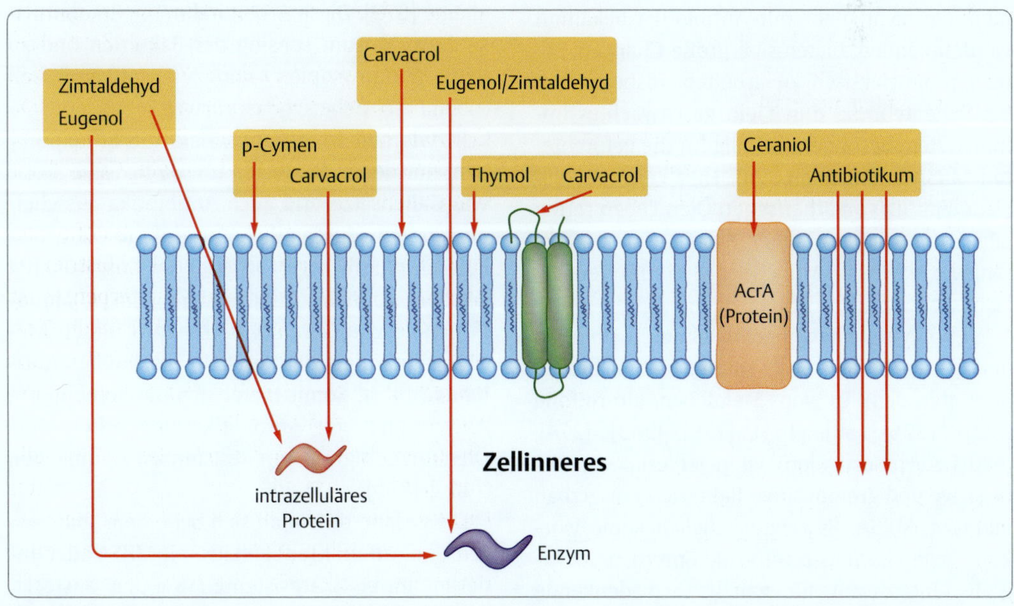

Abb. 3.2 Angriffsmöglichkeiten ätherischer Öle als Vielstoffgemische (AcrA = acriflavine resistance protein A, engl., ein Membranfusionsprotein).

Resistenzen

Da es sich bei natürlichen ätherischen Ölen, auch wenn sie in Fläschchen abgefüllt sind, um recht reaktive **Vielstoffgemische** handelt – ähnlich einem guten Wein, der sich mit der Zeit verändert und im idealen Falle reifer wird – finden Bakterien keine Möglichkeiten, Resistenzen gegen viele der antibakteriell wirksamen Inhaltsstoffe von ätherischen Ölen aufzubauen.

Standardisierte ätherische Öle bergen möglicherweise eher die Gefahr von Resistenzen, da sie immer gleich oder ähnlich zusammengesetzt sind und zudem oft synthetische Komponenten enthalten können. Genuine ätherische Öle dagegen fallen erstens je nach Anbaugebiet und Erntezeitpunkt immer unterschiedlich aus, zweitens „arbeiten" die Inhaltsstoffe, bilden also durch Anlagerung von Sauerstoff, durch Zerfallprozesse und durch die Bildung neuer Moleküle ein stets minimal verändertes Produkt, das es den Keimen erschwert, Enzyme zur Abwehr zu bilden [84].

Somit sind einige naturbelassene ätherische Öle geradezu dazu prädestiniert, in Kliniken und Heimen bei der Sanierung von **nosokomialen Keimen** eingesetzt zu werden. Vor allem bei Keimen, die nicht mehr mit Antibiotika bekämpft werden können, bieten sich große Chancen, bereits prophylaktisch zu arbeiten, insbesondere bei Patienten, die durch ein geschwächtes Immunsystem besonders anfällig für die gefürchteten **MRSA-Infektionen** sind. Hier kann der gezielte Einsatz von ätherischen Ölen Leben retten oder zumindest vor einer Amputation bewahren, wie man es im Münchner Klinikum Neuperlach erleben durfte [549].

Es gibt viele überzeugende Studien (in vitro und in vivo) zu diesem Themengebiet, insbesondere mit dem Öl von **Melaleuca alternifolia** ([72], [122], [150], [164], [179], [243], [374], [630]). Auch Korianderöl ist gegen etliche gramnegative und grampositive Bakterien einsetzbar, inklusive MRSA. Es zeigte lediglich keine Wirkung gegen Bacillus cereus und Enterococcus faecalis. Interessant für ganzheitlich denkende und pflegende Menschen ist die Erkenntnis, dass das komplette Öl besser wirkte als der isolierte Hauptinhaltsstoff Linalool [643].

Der deutsche Kieferchirurg Prof. Dr. Patrick Warnke zeigte in einigen kleinen Experimenten, dass ätherische Öle im Kampf gegen MRSA und andere antibiotikaresistente Keime sinnvoll sind. Er empfiehlt insbesondere Lemongrassöl bei grampositiven Bakterien, während Teebaumöl eine überlegene Wirksamkeit bei gramnegativen Bakterien zeigt [729].

In einer interessanten Biologiefacharbeit für „Jugend forscht" stellte die Abiturientin **Ute Runkel** in 816 Labortests fest, dass ätherische Öle pathogene Bakterien, denen Antibiotika nichts mehr antun können, abzutöten vermögen. Sie untersuchte die Wirkung der Öle von Aniba rosaeodora, Lavandula angustifolia, Melaleuca alternifolia, Melaleuca cajuputi und Melaleuca viridiflora, Pelargonium × graveolens sowie 2 Thymus-vulgaris-Öle auf folgende Bakterienarten: Enterococcus faecalis, Escherichia coli, Pseudomonas aeruginosa, Staphylococcus aureus und 15 unterschiedliche MRSA-Kolonien. Oft wirkt die Kombination aus (alleine wirkungslosem) Antibiotikum und einem ätherischen Öl stärker keimtötend als jede Substanz alleine [579]. Diese Arbeit nahm die Erkenntnisse zum Quorum sensing der Bakterien und zu den Wirkprinzipien von Vielstoffgemischen (oben beschrieben) quasi vorweg.

Inzwischen ist bekannt, dass die Effluxpumpen, mit denen Bakterien für sie toxische Stoffe wie Gallensalze und auch Antibiotika ausscheiden können, durch etliche Ätherische-Öle-Moleküle empfindlich gestört oder gar ausgeschaltet werden können. Insbesondere einige Monoterpenole wie Geraniol verhindern diesen Mechanismus, der zur Resistenz gegenüber Antibiotika führt. Somit bietet sich die kombinierte Anwendung von Antibiotika und ätherischen Ölen unbedingt an, um Resistenzen zu umgehen ([404], [559]).

Die Gefahr, dass man sich bei einem „harmlosen" Eingriff im Krankenhaus mit MRSA oder anderen antibiotikaresistenten Keimen ansteckt, ist nicht gering, insbesondere wenn das Immunsystem schon vorher kompromittiert war, beispielsweise bei chronisch kranken, sehr jungen und sehr alten Menschen. Wie kann man sich also auf bevorstehende Operationen vorbereiten? Man sollte Körper und Seele unbedingt mit ätherischen Ölen vorbereiten und begleiten. Offene Wunden und ein besorgter und gestresster Seelenzustand fördern die Anfälligkeit für MRSA und andere pathogene Keime. Fast alle ätherischen Öle, die einem guttun, sind geeignet. Im Prinzip wirkt fast jedes Öl gegen MRSA, zumindest leicht, denn man will ja zunächst die Keime nicht direkt angehen, sondern prophylaktisch arbeiten. Insbesondere die zum Quorum sensing aufgelisteten Öle (S. 151) und Inhaltsstoffe irritieren viele Keime dermaßen, dass sie an Virulenz verlieren. Erfahrungen in Kliniken zeigen: Auch wo ätherische Öle „einfach so", also unspezifisch, eingesetzt werden, treten deutlich weniger oder sogar kaum noch MRSA-Infektionen auf. Die Apothekerin Dorothea Hamm [51] aus Karlsruhe empfiehlt insbesondere Neroliöl, denn es kombiniert überzeugende Anti-MRSA-Wirkungen mit Entspannung, Loslassen und einem Anti-Trauma-Effekt.

Mit einer neuen Arbeit [587] konnte gezeigt werden, wie die ätherischen Öle aus Gewürznelken (Syzygium aromaticum) und der Rinde des Zimtbaums (Cinnamomum verum) kombiniert mit Lysozym die Wirkungen von einigen Antibiotika gegen Pseudomonas aeruginosa und Klebsiella pneumoniae verstärken. Es konnte belegt werden, dass beide ätherischen Öle die minimalen Hemmkonzentrationen von Gentamicin und Imipenem gegenüber multiresistenten klinischen Isolaten der beiden gramnegativen Bakterienarten vermindern. Somit kann die Antibiotikawirkung signifikant gesteigert werden.

3.3.3 Ätherische Öle und Pilze

Der Mikroorganismus Pilz ist ein primitiver Organismus, der weder zum Pflanzenreich noch zum Tierreich gezählt wird, da er viel mehr mit tierischen Zellen bzw. Genomen als mit pflanzlichen Genomen verwandt ist. Cryptococcus, Aspergillus und Candida albicans sind für den Menschen schädlich.

Die Forscherin Naho Maruyama von der Teikyo University (Institute of Medical Mycology) berichtete auf der Konferenz Botanica 2012 in Dublin über die neuesten Erkenntnisse bezüglich der Anti-Pilz-Wirkung von ätherischen Ölen. Sie arbeitet mit dem in Japan sehr bekannten Kollegen Shigeru Abe zusammen. 5 ihrer Sätze zum Thema Pilze sind erwähnenswert:

- Ätherische Öle wirken aus der Sicht ihres Forschungsteams stärker antimykotisch (gegen Pilze) als antibakteriell.
- Ätherische Öle sind aufgrund ihrer niedrigen Molekülmasse oft wirksamer als herkömmliche antimykotische Medikamente/Salben, deren Moleküle zu groß sind, um beispielsweise gut in das Nagelbett und in die Tiefen der (Fuß-)Nägel einzudringen. In manchen Fällen sei eine Kombination aus beiden Ansätzen sinnvoll.
- Ätherische Öle können verhindern, dass der Pilz vom Entwicklungsstadium der Hefe in das fadenförmige, sich unkontrolliert ausbreitende Stadium der Myzelien übergeht. Oft muss man sich mit diesem „In-Schach-Halten" der Pilzinfektion zufriedengeben, oft ist die Infektion nicht wirklich zu heilen.
- In hohen Konzentrationen wirken ätherische Öle antimykotisch, in niedrigeren Konzentrationen wirken sie gegen das Myzelienwachstum.
- Ätherische Öle wirken in Kombination mit Wärme besonders effektiv gegen pathogene Pilze, beispielsweise in einem 20-minütigen Fußbad (bis zu 42 °C). Die Durchblutung wird angeregt und die Penetration der Öle wird verstärkt.

Allerdings werden an der Universität von Naho Maruyama 32 Tropfen ätherisches Öl ins Fußbad gegeben, das sind Mengen, die im deutschsprachigen Raum auch bei der Verwendung von sanften Ölen nicht eingesetzt werden würden (allenfalls im Privatbereich). Die japanischen Forscher setzen Palmarosa (Cymbopogon martini), Rosengeranie (Pelargonium asperum) und Teebaum (Melaleuca alternifolia) zu gleichen Teilen ein. Mit dieser 1-mal/Tag vorgenommenen Anwendung kann man laut Frau Maruyama den Fußpilz in 4 Tagen loswerden.

In dem Labor von Frau Maruyama werden (manche) Aromatogramme anders hergestellt, als wir es kennen: Man arbeitet mit dem reinen „Dampf" der ätherischen Öle, diese berühren also die Pilzkolonien gar nicht, sondern werden durch die flüchtigen Moleküle in Schach gehalten. Die Studien wurden mit Fuß- und Nagelpilz (Trichophyton rubrum und Trichophyton mentagrophytes) sowie mit Vaginal- und anderen die Schleimhäute befallenden Pilzen (Candida albicans) vorgenommen. Sowohl Pelargonium asperum als auch der Hauptinhaltsstoff Geraniol zeigten einen sehr guten antimykotischen Effekt. Im Falle von oralem und vaginalem Pilzbefall ergab sich bei Studien mit Mäusen, dass das vorherige Gurgeln bzw. Waschen mit den ätherischen Ölen (oder der Öle-Mischung) eine deutlich positivere Wirkung hat als nur das Auftragen einer Öle-Mischung [427].

In einer brasilianischen In-vitro-Studie konnte gezeigt werden, dass das oft vergessene und unterschätzte Korianderöl eine deutliche Wirkung gegen Candida-albicans-Befall in der Mundhöhle aufweist. Es zeigte die beste Wirkung im Vergleich zu den ätherischen Ölen von Allium tuberosum (Knoblauch), Cymbopogon martini (Palmarosa), Cymbopogon winterianus (Java-Citronella) und Santolina chamaecyparissus (Heiligenkraut; [199]).

Die in **Tab. 3.4** aufgeführten Inhaltsstoffe in ätherischen Ölen gelten als besonders antimykotisch oder sogar fungizid.

Aromatogramm

Um die allgemeinen Studienergebnisse dem aktuellen Zustand eines erkrankten Individuums anzupassen, wird seit 1969 in Frankreich [52] und bislang eher selten im deutschsprachigen Raum ein Aromatogramm hergestellt, vorausgesetzt, es handelt sich um (aerobe) **bakterielle** oder **pilzbedingte** Krankheiten [773].

In Frankreich sind die Erkenntnisse aus unzähligen Aromatogrammen v. a. vom Arzt **Maurice Girault** zusammengetragen worden. Der ausführlichen Beschreibung dieser Arbeiten und Erkenntnisse widmet der Arzt **Paul Belaiche** Band 1 – „L'aromatogramme" – seines 3-bändigen Standardwerks *Traité de Phytothérapie et d'Aromathérapie* [52].

Tab. 3.4 Antimykotisch oder fungizid wirkende Moleküle und ätherische Öle.

Inhaltsstoffe	Beispiele für ätherische Öle
Geraniol (Monoterpenol)	• Cympopogon martini • Cympopogon nardus • Cympopogon winterianus • Monarda fistulosa Ct. Geraniol • Pelargonium graveolens • Rosa × damascena • Thymus vulgaris Ct. Geraniol
Carvacrol, Thymol (Phenole)	• Monarda fistulosa Ct. Carvacrol • Origanum vulgare • Satureja montana • Thymus serpyllum • Thymus vulgaris Ct. Thymol und Ct. Carvacrol • Trachyspermum ammi
Eugenol (Phenol, Oxid)	• Ocimum basilicum • Ocimum sanctum • Pimenta dioica • Pimenta racemosa • Syzygium aromaticum

Erkenntnisse aus der In-vitro-Forschung, dass ein bestimmtes ätherisches Öl beispielsweise gegen Staphylokokken hilft, führen jedoch nicht zwangsläufig zum Therapieerfolg, da der Gesamtzustand des Patienten das Verhalten der Bakterien mit beeinflusst. Staphylokokkus ist nicht gleich Staphylokokkus. Getreu dem Motto von Louis Pasteur „Die Mikrobe ist nichts, das Terrain ist alles", muss man das Gleichgewicht aller Organsysteme und den Allgemeinzustand des Patienten berücksichtigen [42]. Auch Dr. Daniel Pénoël äußert sich in diesem Sinn:

> *„Jeder Mensch besitzt einen eigenständigen Satz von Bakterien, auch wenn diese sich, oberflächlich betrachtet, morphologisch von denen eines anderen Menschen nicht unterscheiden. Ein Streptokokkus in Person A ist nicht notwendigerweise identisch mit einem Streptokokkus gleicher Art in Person B."*

Mit dem **Aromatogramm** (**Abb. 3.3**) kann die Behandlerin, der Behandler eine Kultur der Krankheitserreger (Bakterien und Pilze) anlegen und ganz konkret testen, welches ätherische Öl (oder welche Mischung) diese am besten eindämmt oder abtötet. Dazu müssen die getesteten ätherischen Öle eindeutig definiert sein – botanisch und chemisch. Der Therapieerfolg ist nur dann gesichert, wenn erfolgreich getestete ätherische Öle und Therapieöle absolut identisch sind, also von derselben Firma und aus derselben Charge stammen, siehe dazu Kap. 12.5 (S. 647).

Mit einem **Agardiffusionstest** – genau wie beim Erstellen eines Antibiogramms – werden in mehreren Petrischalen Erreger der erkrankten Person aus deren Blut, Urin, Auswurf oder einem Abstrich vermehrt. Auf die Oberfläche der infizierten Nährböden legt man Papierblättchen, die jeweils mit verschiedenen infrage kommenden ätherischen Ölen oder mit Mischungen aus ätherischen Ölen getränkt wurden.

Nach einer festgelegten Brutzeit haben sich die Keime mehr oder weniger ausgebreitet. Wenn das ätherische Öl gewirkt hat, sieht man eine wachstumsfreie Zone rund um das getränkte Papier; sie wird in Millimetern gemessen und

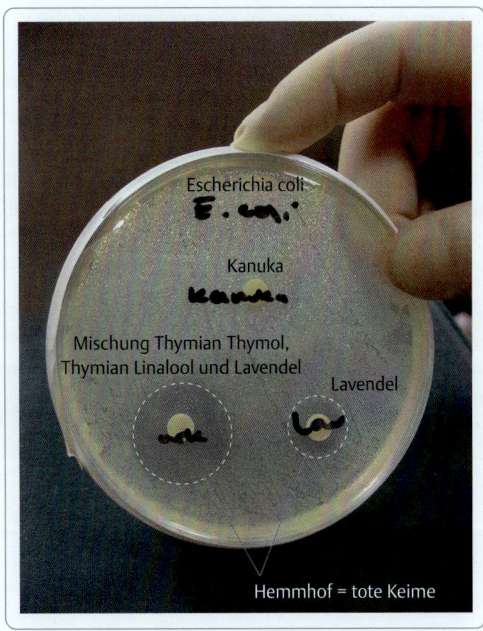

Abb. 3.3 Beispiel für ein Aromatogramm.

mit 0 oder 1–4 Pluszeichen bewertet: +, ++, +++, ++++.

Merke

Der Agardiffusionstest ist zuverlässig und jederzeit reproduzierbar, für (biochemisch) identische Öle erhält man übereinstimmende Resultate.

Allerdings können die Wirkungen am lebenden Menschen (in vivo) anders ausfallen, als wenn dasselbe Öl in der Petrischale eines Labors in vitro getestet wird. Ebenso besteht ein Unterschied zwischen der Anwendung von isolierten Bestandteilen aus ätherischen Ölen (z. B. Thymol, Linalool oder Zimtaldehyd) oder synthetischen Ölen und dem kompletten natürlichen Öl, in dem eben dieser Bestandteil vorrangig enthalten ist. Es scheint, dass die inaktiven Komponenten eines Öles die Bioverfügbarkeit der aktiven Bestandteile beeinflussen [669].

Das betrifft v. a. die sog. problematischen Öle, deren „Gefährlichkeit" entweder anhand von isolierten Hauptbestandteilen oder in vitro getestet wird. Bei naturreinen ätherischen Ölen scheint die Synergie aller Bestandteile die Gefahren abzuschwächen. Anders gesagt gilt gerade für die ätherischen Öle: Das unveränderte natürliche Öl wirkt stärker und unproblematischer als die Summe seiner einzelnen Bestandteile [265].

Mithilfe von Aromatogrammen ist festgestellt worden, dass alle ätherischen Öle – je nach Dosis – zumindest leicht antibakteriell (und antimykotisch) wirken, da sie in der lebenden Ursprungspflanze entsprechende Abwehrfunktionen ausüben. Die antibakterielle (und antimykotische) Wirksamkeit ist von 1987–2001 weltweit in mehr als 500 Studien dokumentiert worden ([318], [561]; **Tab. 3.5**).

Tab. 3.5 Erforderliche Minimalkonzentration (in %) von 2 ätherischen Ölen zur Abtötung von Mikroorganismen (Tab. basiert auf Daten aus [243]).

Mikroorganismen	Ätherisches Öl 1 (Leptospermum scoparium, East-Cape-Chemotyp)	Ätherisches Öl 2 (Melaleuca alternifolia)
Grampositive Bakterien		
Staphylococcus aureus 87	0,039	0,625
Staphylococcus aureus 147	0,078	0,625
Staphylococcus aureus 195	0,039	0,625
Staphylococcus aureus 917	0,039	0,625
Staphylococcus aureus 995	0,078	0,625
Staphylococcus aureus 2243	0,039	1,250
Staphylococcus aureus MRSA NS	0,020	0,313
Staphylococcus aureus MRSA ENG	0,039	0,625
Staphylococcus aureus MRSA AUS	0,039	0,625
Staphylococcus aureus MRSA 1056	0,039	0,313
Staphylococcus aureus MRSA 1061	0,039	0,625
Staphylococcus aureus OXFORD	0,039	1,250
Staphylococcus aureus P1	0,020	0,625
Staphylococcus aureus P2	0,039	0,625
Staphylococcus aureus P20	0,039	0,625
Staphylococcus epidermidis 2205	0,078	2,500
Streptococcus faecalis 1106	0,039	1,250
Streptococcus agalactiae 2267	0,039	0,156
Streptococcus pyogenes 2264	0,039	0,039
Micrococcus luteus 296	0,020	0,625
Sarcina lutea 1216	0,078	1,250
Bacillus subtilis 698	0,156	0,313
Listeria monocytogenes 44	0,039	0,625

▶ **Tab. 3.5** Fortsetzung.

Mikroorganismen	Ätherisches Öl 1 (Leptospermum scoparium, East-Cape-Chemotyp)	Ätherisches Öl 2 (Melaleuca alternifolia)
Gramnegative Bakterien		
Pseudomonas aeruginosa 2584	2,50	2,50
Pseudomonas aeruginosa	5,00	5,00
Pseudomonas fluorescens 7	5,00	5,00
Escherichia coli 29	2,50	0,313
Escherichia coli	5,00	5,00
Klebsiella pneumoniae	5,00	0,625
Proteus vulgaris 996	5,00	0,625
Vibrio furnissii 2605	0,625	0,625
Legionella pneumophila 2008	< 0,039	< 0,039
Hefen		
Candida albicans 1212	0,625	1,25
Pilze		
Aspergillus niger	> 1,25	0,625
Penicillium sp.	> 1,25	0,625
Chaetomonium globosum	< 0,039	0,156
Microsporum canis 90–359	< 0,039	0,156
Trichophyton mentagrophytes 90–196	0,078	0,156

Die Spitzenreiter mit Breitbandantibiotikumcharakter sind die stark phenolhaltigen Öle, die jedoch hautreizend wirken, wenn sie nicht sachgemäß verdünnt werden ([26], [141], [146]):

- Cinnamomum zeylanicum fol. und cort.
- Corydothymus capitatus
- Ocimum sanctum
- Origanum vulgare
- Pimenta dioica/racemosa
- Satureja montana
- Syzygium aromaticum
- Thymus vulgaris Ct. Thymol und Carvacrol

Die hautfreundlichen Öle von Melaleuca alternifolia (Teebaum) und Leptospermum scoparium (Manuka) zeigten in vielen Studien immer wieder, dass ihre jeweils einzigartige Zusammensetzung auch in starker Verdünnung ein enormes antiseptisches Potenzial besitzt; sogar bei der modernen weltweiten „Seuche“ MRSA wurden hervorragende Forschungsergebnisse präsentiert ([105], [106], [107], [243], [402]).

Um sich ausführlich mit Labortests bezüglich der antibakteriellen und antimykotischen Wirkung von ätherischen Ölen zu beschäftigen, ist eine knapp 200 Seiten lange Tabelle mit sämtlichen Details zu empfehlen, die von Prof. Dr. Heinz Schilcher und Alexander Pauli zusammengestellt wurde [49].

3.3.4 Ätherische Öle und Viren

Bei viralen Infektionen eines Individuums kann die Wirkung von ätherischen Ölen nicht mittels Aromatogramm überprüft werden, da Viren nicht mit diesem Verfahren gezüchtet und beobachtet werden können. Auch die Wirkung von ätherischen Ölen, Desinfektionsmitteln und konventionellen Pharmaka auf Viren kann übrigens **nicht** schnell in Aromatogrammen bestimmt werden, sondern erfordert einen (zeit)aufwändigeren Plaque-Assay (Plaque-Reduktions-Test) [557].

Dennoch wurde die antivirale Wirkung von ätherischen Ölen schon eingehend wissenschaftlich (in vitro) untersucht, u. a. am Hygieneinstitut der Universität Heidelberg ([258], [613], [615]). Dort konnte auch gezeigt werden, dass ein wässriger Melissenextrakt, der durch das Hinzufügen von Rosmarinsäure verstärkt wurde, das Andocken und Eindringen von Herpes-simplex-Viren mit Aciclovir-Resistenz in Wirtszellen verhinderte [32].

Antiviral wirksame Inhaltsstoffe von ätherischen Ölen sind gemäß der Autoren dieser und anderer Arbeiten folgende:

- 1,8-Cineol
- β-Caryophyllen
- Carvacrol
- Eugenol
- Carvacrol
- Methylsalicylat
- p-Cymen
- Patchoulol
- Piperitenonoxid
- Pulegon
- β-Santalol
- α-Thujon
- α-Terpineol
- Terpineol-4
- Terpinolen
- Thymol
- Zimtaldehyd [557]

Zudem gibt es Erfahrungsberichte vieler Aromatherapeutinnen und Aromatherapeuten, die ein Abnehmen der Virulenz einzelner Virenstämme beschreiben. Ihnen zufolge bewirken die Öle einen milderen Verlauf der entsprechenden Krankheiten als bei unbehandelten Menschen. Es scheint, als ob nicht nur die einzelnen Inhaltsstoffe der Öle antiviral wirken. Gleichzeitig scheint die Fähigkeit der Ölemoleküle, mit der menschlichen Zellmembran und auch der Virenhülle interagieren und auch teilweise in die Zellen eindringen zu können, den Viren das Andocken zu erschweren oder es sogar zu verhindern.

Die meisten ätherischen Öle haben einen rH-Wert (Redoxpotenzial) von 15–24. Hiermit werden ihre antiviralen Eigenschaften erklärt. Auch ihre antidegenerative Wirkung wird damit begründet: Ist der rH-Wert des Blutes zu hoch (normal 22), kann es beim Wert von 28 (Neutralpunkt) keinen Sauerstoff mehr binden; das führt zur Thrombose [42].

Herpes labialis ist z. B. mit einigen ätherischen Ölen ungewöhnlich gut zu bekämpfen (Cinnamomum camphora [Ravintsara], Lavandula angustifolia, Melaleuca alternifolia, Melissa officinalis, Mentha × piperita); eine bekannte antivirale Salbe gemäß DAB gegen diese unwillkommenen Bläschen wird mit einem Gesamtauszug aus Melissa officinalis hergestellt (Lomaherpan; [32], [358]).

Ein kommerziell erhältlicher Ätherische-Öle-Mix auf der Basis von Pfefferminz- und Cajeputöl (Olbas-Tropfen) zeigte in In-vitro-Experimenten, dass die Wirkung der Tropfen stärker ausfiel, wenn die Zellen **vor** der Herpesvirenattacke damit behandelt wurden. Die Viren konnten sich dann nicht gut an die Wirtszellen haften. Man geht jedoch davon aus, dass das Produkt für die Behandlung von Herpesinfektionen (Lippenbläschen) geeignet sein könnte – also wenn der Befall bereits sichtbar ist. Sicherlich wäre es hilfreich, wenn man bei den allerersten Symptomen an den Lippen wie Ziehen, Kribbeln und Brennen gleich zum ätherischen Öl greifen würde [258]. Auch **Zoster** erfährt einen erfreulich guten Verlauf mit antiviralen ätherischen Ölen. Grippe, Mumps und Windpocken können kürzer und leichter als gewöhnlich verlaufen, wenn eine begleitende Therapie mit ätherischen Ölen erfolgt.

Besonders antiviral wirksame Öle:

- Backhousia citriodora
- Cinnamomum camphora (Ravintsara)
- Cistus ladanifer
- Citrus × bergamia
- Citrus hystrix fol.
- Citrus limon
- Cymbopogon martini
- Eucalyptus sp.
- Lavandula latifolia
- Melaleuca sp.
- Melissa officinalis
- Leptospermum petersonii
- Origanum vulgare/compactum
- Pimenta racemosa
- Thymus vulgaris Ct. Thujanol

Einige dieser Öle können hautreizend wirken, es wäre also ideal, sie mit einem sehr hautfreundlichen Öl wie Patchouli zu mischen: In einem In-vitro-Experiment zeigte sich, dass durch den Hauptinhaltsstoff Patchoulol 99,8 % der H1N1-Viren eliminiert werden konnten [346].

In der ersten Zeit, als die weltweiten **Covid-19-Infektionen** noch neu waren, kam es zu einem nie da gewesenen Ansturm auf Ätherische-Öle-Anbieter. Insbesondere Ravintsaraöl war bald ausverkauft und auch Lorbeeröl erfreute sich großer Beliebtheit, da eine Studie zur antiviralen Wirkung bei Sars-CoV existiert [403].

Als umhüllte Viren sind Coronaviren empfindlich gegenüber Lösungsmitteln. Neben Alkohol, Seife sowie Geschirrspülmittel zerstören ätherische Öle – als lipophile Substanzen – das „Schutzmäntelchen“ dieser Keime. Das Andocken der „Fangarme“ (Spikes) dieser Krankheitskeime wird erheblich erschwert oder gar unmöglich gemacht.

Eindrucksvoll belegt wurde diese Wirkung in einer kleinen systematischen Beobachtung an 125 Patienten und Patientinnen einer Hausarztpraxis (weiblich: 57, männlich: 68). Die im Durchschnitt fast 55-Jährigen litten unter u. a. an Hypertonie (erhöhtem Blutdruck), Arthrose, Diabetes. Sie nahmen ab Februar 2020 mindestens 6 Wochen lang Cystus 054 Bio-Halspastillen (3 × 2 St.) ein und pflegten 3 × täglich ihre Nasenschleimhaut mit einer kommerziell erhältlichen Nasensalbe (Nisita).

Das Besondere an dieser Arbeit war, dass diese Patienten in zwei unterschiedliche Prophylaxe-Gruppen eingeteilt wurden. 81 dieser Menschen wurden als wenig von einer möglichen SARS-CoV-2-Infektion gefährdet eingestuft, 44 dieser Personen galten jedoch, da ärztliches Personal, Pflegende, Rettungsdienstler und Angehörige der Feuerwehr, als eher stark gefährdet. Alle diese Menschen wurden regelmäßig ärztlich und labortechnisch untersucht und betreut.

Es ergab sich im Beobachtungszeitraum keine einzige Infektion, Temperatur, Befunde im Hals, Lungengeräusche etc. waren bei allen Teilnehmern unauffällig. Besonders spannend finde ich, dass es bei 9 dieser Probanden im engsten häuslichen Bereich jeweils positive PCR-Test-Ergebnisse gegeben hatte. Bei den Probanden blieben jedoch sowohl die erste als auch die zweite PCR-Testung negativ [5]!

Ergänzt wurden diese Prophylaxe-Überlegungen der genannten Wissenschaftler durch eine Arbeit über acht kommerziell erhältliche Mundspülungen, die zur täglichen Mundpflege überall verkauft werden. In der In-vitro-Studie der Abteilung für Molekulare und Medizinische Virologie der Ruhr-Universität Bochum wurde gezeigt, dass sowohl der enthaltene Alkohol, kombiniert mit diversen keimwidrigen Inhaltsstoffen, als auch die Riechmoleküle Thymol, Eucalyptol, Methylsalicylat und Menthol einen wirksamen Schutz darstellen können. Denn sie können SARS-CoV-2 bei 30-sekündiger Anwendung inaktivieren, zumindest in der Petrischale. Das Team berichtet, dass das neuartige Virus sich als hochempfindlich gegenüber den verschiedenen Mundspülungen gezeigt hat. Diese konnten die Infektivität der Viren um das Dreifache des Ausgangswertes vermindern – und damit auf ein nicht mehr nachweisbares Level [448].

In vietnamesischem Cajeputöl (Melaleuca cajuputi) wurde eine deutlich hemmende Wirkung der aktiven Verbindungen gefunden. Das Angiotensin-Converting-Enzyme-2- (ACE2-) Protein im menschlichen Körper – dem Wirtsrezeptor für SARS-CoV-2 und der Hauptprotease (PDB6LU7) des SARS-CoV-2 – wurde untersucht. Die stärkste Anticoronavirus-Aktivität zeigt sich in der Reihenfolge: Terpineol, Guaiol, Linalool → Cineol → β-Selinenol → α-Eudesmol → γ-Eudesmol. Interessant sind die synergistischen Wechselwirkungen dieser 10 Substanzen im Cajeputöl, denn sie zeigen eine hervorragende Hemmung an den ACE2- und PDB6LU7-Proteinen. Die Autoren folgern, dass ihre Ergebnisse auf Cajeputöl als eine wertvolle Ressource zur Verhinderung des Eindringens von SARS-CoV-2 in den menschlichen Körper ist [491].

Zimtaldehyd und Thymoquinon (in Schwarzkümmel) blockieren Andock-Möglichkeiten für das Sars-CoV-2-Virus, Schwarzkümmel ist seit vielen Jahren bekannt als einer **der Immun-Unterstützer**, dieses fette Öl ist zudem durch Nigellon (Keton) sekretolytisch wirksam. Thymochinon ist ein Monoterpenchinon, das im fetten Öl aus Schwarzkümmelsamen (Nigella sativa) vorkommt, auch im ätherischem Öl sowie im CO_2-Extrakt. Seine deutliche entzündungshemmende und antioxidative Aktivität ermöglicht eine Reihe von möglichen zytoprotektiven Anwendungen. Es hat auch interessante antitumorale Eigenschaften.

Es wurde herausgefunden, dass Thymochinon effektiv an die menschlichen ACE2-Rezeptoren bindet – also an die menschlichen „Gastgeber"-Proteine, die auf der Oberfläche vieler Zellen exprimiert werden. So wird SARS-CoV-2 daran gehindert, in die Zelle einzudringen und sie zu infizieren. Darüber hinaus wies eine frühere Studie darauf hin, dass Thymochinon das virale Protease-Enzym hemmen könnte, was die antivirale Wirkung weiter verstärken könnte [755].

In einem Übersichtsartikel, der die mögliche Rolle von Thymoquinon bei Krebspatienten, die mit dem Coronavirus infiziert sind, untersuchte, wird argumentiert, dass Thymochinon eine einzigartige Kombination von antiviralen und antitumoralen Eigenschaften hat. Gleichzeitig kann es systemische Entzündungen, die mit beiden Krankheiten verbunden sind, sowie Chemotherapie-assoziierte Toxizitäten lindern [167].

In einer weiteren In-vitro-Arbeit konnte gezeigt werden, dass folgende Bestandteile von ätherischen Ölen als ACE2-Hemmer fungieren, sodass das Virus nicht oder nur erschwert andocken kann:

- Eucalyptol: antiviral, entzündungshemmend, sekretolytisch
- Jensenon (Ether): blockiert Andock-Möglichkeiten für das Sars-CoV-2-Virus
- Knoblauch bzw. Diallylsulfid: kann Zytokinsturm reduzieren helfen
- Farnesol, Farnesen und trans-Nerolidol: kann Replikation der Viren unterbinden
- Thymoquinon (in Schwarzkümmelöl): blockiert Andockmöglichkeiten für das Sars-CoV-2-Virus [31]

Eine Studie zum Gurgeln von 2021 wies darauf hin, dass das tägliche Gurgeln in Japan – anders als in Europa eine lange Tradition zur Vorbeugung von Atemwegsinfektionen – während der H1N1-Schweinegrippe-Pandemie im Jahr 2009 vom japanischen Ministerium für Gesundheit, Arbeit und Soziales stark gefördert wurde. Während der COVID-19-Pandemie wurde es wieder ausdrücklich zur täglichen Anwendung empfohlen. Salbeiextrakt hat sich als wirksam gegen Influenza und andere Coronaviren erwiesen, daher besteht eine hohe Wahrscheinlichkeit, dass er auch gegen SARS-CoV-2 wirksam ist [359].

Eine Review-Arbeit unter der Regie des italienischen Phytotherapeuten und Ätherische-Öle-Experten Marco Valussi zeigte, dass Eucalyptol und ätherische Öle, die reich an Eucalyptol sind, sowie Mischungen, die es reichlich enthalten, als adjuvantes Mittel zur symptomatischen Verbesserung von Patienten mit leichten und unkomplizierten Infektionen durch Coronaviren eingesetzt werden kann [709].

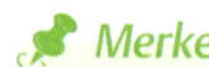

Es ist immer wieder zu lesen, dass ätherische Öle eine **viruzide** Wirkung haben. Das trifft für die aromatherapeutische Behandlung am lebendigen Menschen nicht zu: Die Silbe „-zid" heißt töten; Viren sind jedoch keine Lebewesen – und was nicht lebt, kann auch nicht getötet werden.

3.3.5 Ätherische Öle bei Schmerzen

Da ätherische Öle mit den Zellmembranen interagieren, können sie die Mechanismen, die zur Schmerzweiterleitung führen, dämpfen oder sogar unterdrücken. Zudem unterstützen sie die körpereigenen Dämmmechanismen durch Anregung der Ausschüttung von **Neurotransmittern**. Sie können die Ausschüttung von Serotonin (Citrus × aurantium flos, Lavandula angustifolia, Matricaria recutita, Origanum majorana) anregen und auch die Endorphinproduktion ankurbeln (Cananga odorata, Jasminum grandiflorum, Pogostemon cablin, Salvia sclarea).

Auch die Enkephalinwirkung von Citrus paradisi und Rosa damascena unterstützt die analgetische Wirkung. Zudem wird die qualitative Wahrnehmung von Schmerz von Gefühlen beeinflusst, die teilweise im limbischen System verarbeitet werden, in dem gleichzeitig der Riechprozess stattfindet.

Durch die spasmolytische (entkrampfende) Wirkung von einigen ätherischen Ölen können ferner Fehlhaltungen, die zu Schmerzen führen, gelöst werden.

Speziell das ätherische Öl von Mentha × piperita kann, wie experimentelle Untersuchungen an der glatten Muskulatur zeigten, Muskelkontraktionen hemmen, welche durch Serotonin und Substanz P ausgelöst wurden. Es muss dazu innerlich eingenommen werden und ist beispielsweise in Carmenthin (Fa. Schwabe) enthalten.

Folgende Inhaltsstoffe von ätherischen Ölen sollten bei schmerzlindernden Anwendungen berücksichtigt werden:

- p-Cymen (Monoterpen)
- Myrcen (Monoterpen)
- Methylsalicylat (Phenylester)
- Eugenol (Phenol)
- Menthol (Monoterpenol)
- Menthon (Monoterpenketon)
- Phenylethanol (Alkohol)

Entscheidend ist aber nicht die einzelne Substanz, sondern das Zusammenspiel mit anderen Inhaltsstoffen. Öle, die beispielsweise traditionell als analgetisch gelten, enthalten beispielsweise oft einen Mix aus den verschiedensten Monoterpenen.

Kopfschmerzen

Laut einer Umfrage des Emnid-Institutes leidet fast die Hälfte aller erwachsenen Deutschen an Kopfschmerzen. Circa ein Drittel davon klagt über Spannungskopfschmerzen, die mindestens einmal im Monat vorkommen, bei 3 % sind die Beschwerden bereits chronischer Natur; Frauen sind häufiger betroffen als Männer.

Diese Art von Kopfschmerz, die v. a. in Stresssituationen auftritt, wird als eher dumpf empfunden, das Gefühl eines Stahlbandes um den Schädel entsteht.

In einer randomisierten, placebokontrollierten Doppelblindstudie an der Universität Kiel konnte Professor Hartmut Göbel nachweisen, dass lokal appliziertes verdünntes Öl von **Mentha × piperita** (10 % in Ethanol, z. B. Euminz) bei Spannungskopfschmerzen innerhalb von 15 Minuten nach Behandlungsbeginn den gleichen Effekt hat wie 1 g Paracetamol (entspricht 2 Tabletten à 500 mg). Bei der Gabe von Paracetamol und der Pfefferminzlösung war ein additiver Effekt zu beobachten; man kann somit die Einnahme des Schmerzmittels vermeiden oder zumindest reduzieren [218].

Beim Auftragen des Öles kommt es zunächst zu einem lang anhaltenden Kältegefühl, das durch die Stimulation der Kälte- und Druckrezeptoren (nicht der Wärmerezeptoren) entsteht. Das reichlich vorhandene Menthol (rund 50 %) im ätherischen Öl bewirkt eine Veränderung an den **Ca^{2+}-Kanälen** der Zellmembranen, was zu einer Verminderung des Ca^{2+}-Ausstroms führt und in der Folge zu einer Erhöhung der elektrischen Aktivität dieser Nervenzellen.

Kältereize werden über schnell leitende (kaum markhaltige) A-δ-Fasern geleitet und können durch segmentale Hemmung im Bereich des Rückenmarks die Schmerzleitung (über marklose, afferente nozizeptive langsam leitende C-Fasern) blockieren.

Bei **Migräne** hingegen, unter der 10 % der Deutschen, v. a. Frauen, leiden, und die eher nach einer Stressphase in der Ruhepause auftritt, sind ätherische Öle erfahrungsgemäß seltener hilfreich. Hier hilft es jedoch, die Stressphasen durch spasmolytische Öle, z. B. Citrus × aurantium, C. reticulata, Lavandula angustifolia oder Chamaemelum nobile, zu „entschärfen".

Da Schmerz nicht gleich Schmerz und zudem das Schmerzempfinden sehr individuell angelegt ist, zeigt die **Abb. 3.4** unterschiedliche Möglichkeiten zur Behandlung der im Alltag vieler Menschen vorkommenden Schmerzarten.

Lokale Schmerzen

Viele ätherische Öle wirken antiinflammatorisch, durch eine Reduktion von Schwellungen lassen sich Schmerzen lindern; auch Nadelöle können eine kortisonähnliche Wirkung haben, sodass sich damit eine Schmerzlinderung erzielen lässt. Folgende Öle eignen sich für analgetische Anwendungen:

- Angelica archangelica
- Dipteryx odorata
- Eucalyptus globulus
- Eucalyptus radiata
- Gaultheria procumbens
- Juniperus communis
- Kunzea ericoides
- Laurus nobilis
- Lavandula angustifolia
- Lavandula latifolia
- Melaleuca cajuputi
- Mentha × piperita
- Myristica fragrans
- Nigella sativa
- Origanum majorana
- Piper nigrum
- Syzygium aromaticum
- Thymus serpyllum und Thymus vulgaris Phenolchemotypen
- Trachyspermum ammi

Schmerzlinderung durch antiinflammatorische Wirkung

Seit bekannt wurde, dass selbst Herzinfarkte von nicht erkannten Mikroentzündungen ausgelöst werden können, wird ein neues Gebiet der Wirksamkeit von ätherischen Ölen diskutiert. Viele ihrer Inhaltsstoffe sind als eindeutig **antiinflammatorisch** wirksam identifiziert worden [352]. So kann fast jede aromatherapeutische Behandlung unspezifisch unbekannten Entzündungsprozessen entgegenwirken.

Ein grundsätzlich als bedenklich eingestufter Prozess in manchen ätherischen Ölen, die Bildung von Peroxiden (Hautreizungen, Allergiebildungen), hat sich in einer Studie von seiner durchaus positiven Seite gezeigt: **Wasserstoffperoxid** wird auch im gesunden Organismus gebildet und dient der Immunabwehr. So zeigte sich, dass sowohl Pinus-mugo-Öl (Latschenkiefer) als auch seine isolierten Bestandteile (α-Pinen, Limonen, δ-3-Caren, γ-Terpinen und Terpinolen) die Überreaktion humaner **neutrophiler Granulozyten** herunterregelt, es erhält jedoch gleichzeitig durch seinen Wasserstoffperoxidgehalt die Bildung mikrobiozider Substanzen aufrecht [265].

Eine andere Reihe von placebokontrollierten Studien konnte belegen, dass der isolierte Hauptinhaltsstoff von vielen Eukalyptus- und Melaleuca-Arten sowie anderen Myrtaceen 1,8-Cineol (Eucalyptol) eine steroidartige Hemmung des **monozytären Arachidonsäuremetabolismus** und der Interleukin-1β-Produktion aufweist. Asthma-bronchiale-Patienten, die Eucalyptol 3 Tage lang in dünndarmlöslichen Kapseln einnahmen, zeigten am 4. Tag eine signifikante Verbesserung, die auch 4 Tage nach Absetzen des Produktes noch nachweisbar war. Dies führte zu einer deutlichen **Senkung des Glukokortikosteroidbedarfs** der Patienten [313].

Auch aus dem deutschsprachigen Raum kommen Studien über den antiinflammatorischen Einsatz der pentazyklischen Triterpene vom Boswelliasäure-Typ in Boswellia-serrata-Extrakten (Indischer Weihrauch): Diese Triterpene hemmen die Tätigkeit der 5-Lipoxigenase; dadurch wird die Bildung von **Leukotrienen** unterbun-

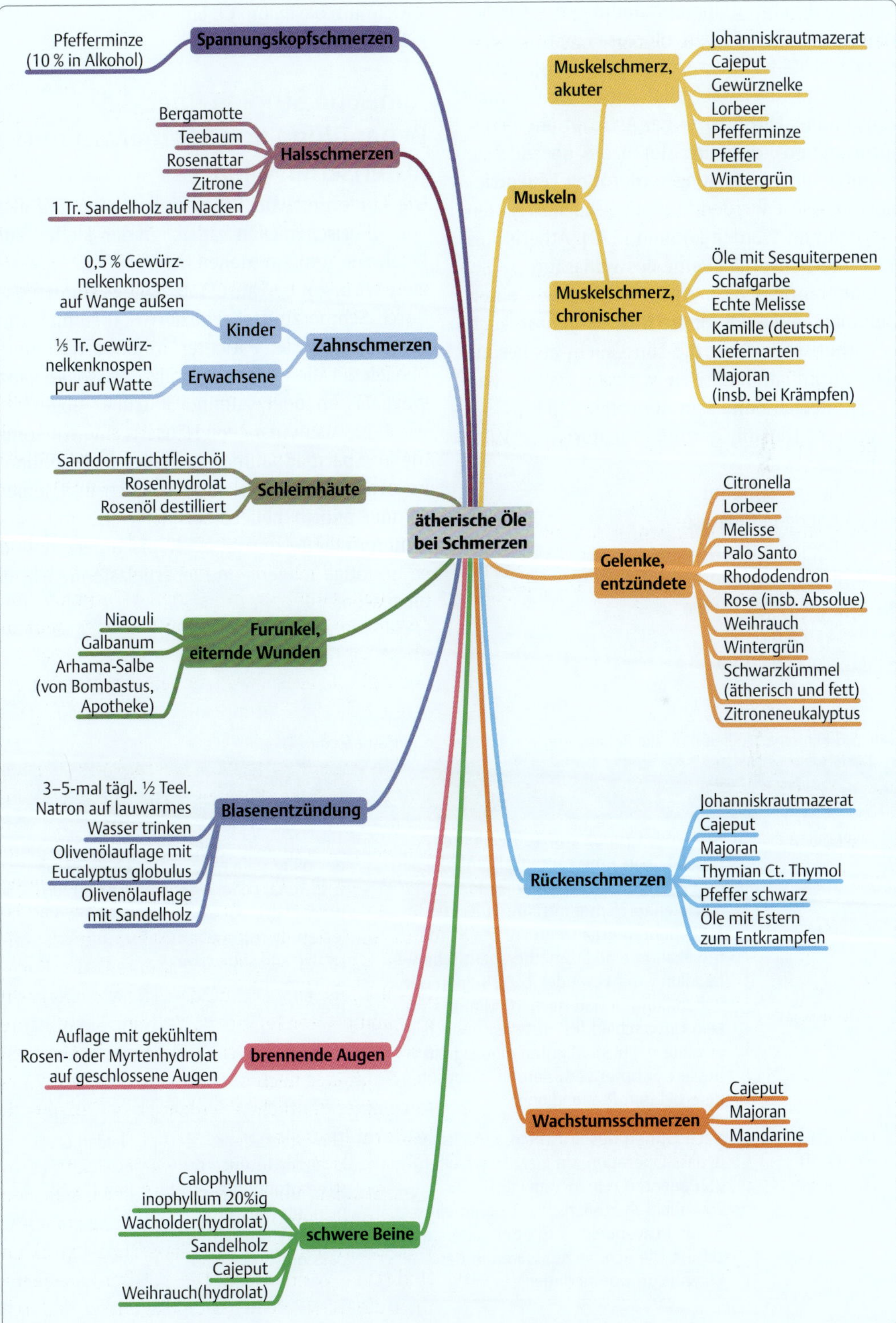

Abb. 3.4 Mindmap Schmerzen: viele Öle bei unterschiedlichen Schmerzarten.

den, die für chronische Entzündungen – z. B. bei Morbus Crohn, Colitis ulcerosa und Asthma bronchiale – verantwortlich sind ([19], [209], [232]). Im Universitätsspital Zürich konnte man zeigen, dass **Hirnödeme** bei Astrozytomen (Gehirntumoren), die auch durch die übermäßige Bildung von entzündungsfördernden Leukotrienen ausgelöst werden, mit Weihrauchextrakten eingedämmt werden können [278]. Ätherisches Weihrauchöl enthält keine Boswelliasäure.

Eine französische In-vitro-Studie zeigte einen hemmenden Effekt auf die **5-Lipoxigenase** auch bei ätherischen Ölen, die sonst nicht als besonders antiinflammatorisch wirksam gelten, wie Cedrus deodara und Santalum album [548].

Weitere Öle mit antiinflammatorischer Wirkung:

- Achillea millefolium
- Cymbopogon flexuosus
- Cymbopogon martini
- Eucalyptus citriodora
- Lavandula angustifolia
- Litsea cubeba
- Matricaria recutita
- Ocimum basilicum Ct. Linalool
- Rosa damascena

Klinische Studien über die Behandlung von Schmerzen mit ätherischen Ölen

Die Linderung von Schmerzzuständen mithilfe von ätherischen Ölen hat sich in den letzten gut 2 Jahrzehnten, in denen Aromapflege praktiziert wird, gut bewährt (**Tab. 3.6**). Es können dadurch Schmerzmittel reduziert und somit kann die Belastung der Patienten minimiert werden. In vielen Fällen können Analgetika sogar ganz weggelassen oder zumindest früher abgesetzt werden, was in manchen Häusern eine willkommene Sparmaßnahme darstellt. Insbesondere im privaten Bereich kann man sich und seiner Familie enorm helfen, beispielsweise mit verdünntem Pfefferminzöl bei Kopfschmerzen, und so unnötige magen- und leberbelastende Mittel einsparen.

Tab. 3.6 Klinische Studien über die Behandlung von Schmerzen mit ätherischen Ölen.

Ätherisches Öl	Stichworte zur Studie	Name der Studie	Autor, Jahr und Land
Lavendel	Aus einer Gruppe von 100 Patienten (19–64 Jahre) mit Nierenkoliken erhielten 50 Patienten Standardmedikation (Diclofenac 75 mg, intramuskulär) und 50 Patienten ergänzend zur Standardmedikation eine aromatherapeutische Behandlung mit Lavendelöl. Zu Beginn der Behandlungen und nach 10 Minuten war kein Unterschied festzustellen, jedoch erfolgte nach 30 Minuten eine signifikant bessere Schmerzreduzierung, insbesondere bei den Probandinnen.	The effect of lavender oil in patients with renal colic: a prospective controlled study using objective and subjective outcome measurements	Irmak Sapmaz et al. 2015, Türkei [296]
Lavendel Sauerstoff	Nach Öffnen des Brustbeins zwecks einer Bypass-Operation am Herzen erhielten 25 Patienten reinen Sauerstoff und 25 Patienten zusätzlich 2 Tropfen eines 2 %igen Lavendelöles mit der Sauerstoffzufuhr. Die Schmerzen waren in der Lavendelgruppe geringer.	The effectiveness of lavender essence on strernotomy related pain intensity after coronary artery bypass grafting	Heidari Gorji et al. 2015, Iran [257]

▸ **Tab. 3.6** Fortsetzung.

Ätherisches Öl	Stichworte zur Studie	Name der Studie	Autor, Jahr und Land
Lavendel	In einer placebokontrollierten Studie untersuchte man die Wirkung von Lavendelölinhalationen bei Migränekopfschmerzen. Die betroffenen Patienten sollten ihre Schmerzintensität 2 Stunden lang in 30-Minuten-Intervallen aufschreiben. Von 129 Migräneattacken konnten 92 teilweise oder ganz mit Lavendelöl verbessert werden, in der Kontrollgruppe reagierten 32 von 68 Patienten mit Verbesserung. Die Lavendelölintervention war signifikant erfolgreicher.	Lavender essential oil in the treatment of migraine headache: a placebo-controlled clinical trial	Sasannejad et al. 2012, Iran [595]
Lavendel	Je 15 Freiwillige inhalierten 5 Minuten Lavendelöl mit Sauerstoff oder nur Sauerstoff durch eine Gesichtsmaske. Die Stresswerte wurden untersucht und waren gegenüber den Kontrollen mit Inhalation von Sauerstoff signifikant reduziert. Der Schmerz durch Injektionsstiche war ebenfalls signifikant reduziert.	The effect of lavender oil on stress, bispectral index values, and needle insertion pain in volunteers	Kim et al. 2011, Korea [343]
Ingwer Orange Olivenöl	Placebokontrollierte Doppelblindstudie an 59 älteren Personen: Sie erhielten 6-mal (2-mal wöchentlich) Streichungen mit 1 %igem Ingweröl und 0,5 %igem Orangenöl. Eine Verbesserung der physischen Funktionen und Verringerung von starken Knieschmerzen trat nach 1 Woche ein, war jedoch 4 Wochen nach Abschluss der Behandlungsserie nicht mehr nachweisbar.	An experimental study on the effectiveness of massage with aromatic ginger and orange essential oil for moderate-to-severe knee pain among the elderly in Hong Kong	Yip u. Tam 2008, Hong Kong [760]
Lavendel Rosmarin Pfefferminze	Randomisierte und kontrollierte Studie bei 30 Schlaganfallpatienten mit hemiplegischen Schulterschmerzen: Sie erhielten 2-mal täglich 2 Wochen lang jeweils 30-minütige Akupressurbehandlungen mit ätherischen Ölen oder ohne Öle. In beiden Gruppen waren die Schmerzwerte deutlich reduziert, in der Duftgruppe ausgeprägter. Die motorischen Fähigkeiten zeigten sich bei beiden Gruppen signifikant verbessert.	Effects of aromatherapy acupressure on hemiplegic shoulder pain and motor power in stroke patients: a pilot study	Shin u. Lee 2007, Korea [634]

▸ **Tab. 3.6** Fortsetzung.

Ätherisches Öl	Stichworte zur Studie	Name der Studie	Autor, Jahr und Land
Dermasport und Solution Cryo (Birke, Cajeput, Römische Kamille, Kampfer, Zitrone, Gewürznelke, Eukalyptus, Zypresse)	30 Patienten mit Knie- oder Fußgelenkschmerzen (verletzungsbedingt oder nach chirurgischen Eingriffen) wurden mit beiden in Frankreich bekannten Produkten behandelt und jeweils von 6 unabhängigen Physiotherapeuten begutachtet. 30 Minuten nach den jeweiligen Behandlungen wurden eine Verringerung der Schwellung, eine Reduktion der Schmerzen, ein Rückgang der Ödeme und vermehrte Mobilität beobachtet.	The effects of the application of Dermasport plus Solution Cryo in physiotherapy	Le Faou et al. 2005, Frankreich [379]
Lavendel Majoran Eukalyptus Rosmarin	Bei Arthritispatienten wurde die Wirkung von Aromatherapie auf die Stärke ihrer Schmerzen, ihre depressive Verstimmung und Lebenszufriedenheit untersucht. Aromatherapie reduzierte signifikant die Schmerzen und die Depressivität.	The effects of aromatherapy on pain, depression, and life satisfaction of arthritis patients	Kim et al. 2005, Korea [342]
Rosengeranie in Mineralöl Mineralöl oder Capsaicin als Kontrolle	Doppelblindstudie im Cross-over-Design an 30 Personen, die an starken postherpetischen Schmerzen (Gürtelrose) litten: Je nach Verdünnung des Duftes (100, 50 oder 10 %) traten spontane Schmerzlinderungen ein.	Temporary relief of postherpetic neuralgia pain with topical geranium oil	Greenway et al. 2003, USA [228]
Pfefferminze	Fallbeschreibung: 76-jährige Frau, die nach Herpes zoster nicht auf schmerzlindernde Medikamente ansprach; sie trug „reines Pfefferminzöl" (mit 10 % Menthol [in Europa nicht erhältlich]) auf, das sie für 4–6 Stunden schmerzfrei hielt.	A novel treatment of postherpetic neuralgia using peppermint oil	Davies et al. 2002, Großbritannien [135]
Pfefferminze 10 %ig in Ethanol (Euminz) Acetaminophen (Paracetamol) als Kontrolle	Randomisierte, placebokontrollierte Studie im Cross-over-Design an 41 Freiwilligen (18–65 Jahre): Jeweils 4 Episoden von Spannungskopfschmerz wurden mit der topischen Anwendung der alkoholischen Pfefferminzlösung oder 1000 mg Acetaminophen oder Placebo behandelt. Die mentholige Anwendung reduzierte die Intensität des Kopfschmerzes nach 15 Minuten signifikant und gleich stark wie Acetaminophen. Es wurden keine unerwünschten Nebenwirkungen beobachtet.	Effectiveness of Oleum menthae piperitae and paracetamol in therapy of headache of the tension type	Göbel et al. 1996, Deutschland [217]

3.3.6 Ätherische Öle bei degenerativen Erkrankungen

Ätherische Öle als Schutz vor Gewebezerstörung durch Oxidation

Vom Wirkstoff in der Antifaltencreme bis zum Nahrungsergänzungsmittel werden ätherische Öle in der neumodischen Anti-Aging-Bewegung eingesetzt. Ein Erklärungsmodell besagt, dass die reichlich vorkommenden **Doppelbindungen** in den Ölen für ein Abfangen der schädlichen freien Sauerstoffradikale auf der Haut und im Körper sorgen, ähnlich der Wirkung von Radikalfängern wie Vitamin C und E.

Tatsächlich gibt es Studien aus der Lebensmittelindustrie, die zeigen, dass ätherische Öle eine wirksame Unterstützung bei der natürlichen Form der Konservierung darstellen [401].

Herzkranzgefäßerkrankungen, die durch oxidierte Lipide verursacht werden, können durch den Einsatz der ätherischen Öle von Citrus limon und Pinus mugo verlangsamt oder aufgehalten werden, da diese die Oxidation von **LDL** (low density lipoproteine, engl. = Lipoprotein niedriger Dichte) verlangsamen ([224], [225], [226]).

31 Zitrusöle als Ganzes sowie die Wirkstoffe Terpinolen, γ-Terpinen und Geraniol wurden mit dem Standardantioxidans Trolox verglichen und erwiesen sich als vergleichbar oder deutlich stärker wirksam. Insbesondere ein ätherisches Öl von Citrus aurantiifolia aus Tahiti zeigte bemerkenswerte antioxidative Eigenschaften [117].

Ätherische Öle als antitumorale Moleküle

Auch die Pharmaindustrie interessiert sich seit Jahren für einige Inhaltsstoffe aus den Ölen, die im Tierexperiment eine eindeutige **chemopräventive** und **antikarzinogene** Wirkung zeigten ([203], [532], [581], [699]).

(D)-(+)-Limonen (d-Limonen) ist – neben bis zu 120 anderen Verbindungen in den Agrumenschalen – der Hauptinhaltsstoff der meisten Zitrusschalenöle, zudem ist dieses Molekül in kleineren Mengen in fast jedem ätherischen Öl enthalten. Es konnte vielfältig und zuverlässig nachgewiesen werden, dass dieses Monoterpen in vitro sowohl die Wucherung von Brustkrebszellen vermindern als auch die **Apoptose** (den natürlichen Zelltod) induzieren kann ([460], [462], [657], [733]).

Auch **Perillylalkohol**, ein Metabolit (Abbauprodukt) von d-Limonen, hat Anti-Krebs-Eigenschaften, indem es die Apoptose der Krebszellen auslöst [114]; zudem hemmt es die Angiogenese, entstehende Tumore werden also nicht mit Blutgefäßen versorgt [406]. Perillylalkohol hemmt außerdem die Farnesyltransferase [81]. Auch Santalol (in Sandelholzöl) löst diese Blockade aus [594].

Menschliche SH-SY5Y-Neuroblastomzellen (Gehirntumor) wurden dem krebsauslösenden Zellgift N-methyl-D-aspartat (NMDA) ausgesetzt. Durch die Beigabe von unterschiedlichen Fraktionen (Anteilen der Inhaltsstoffe) von Bergamotteöl konnte die Schädigung der Nervenzellen reduziert werden ([127], [580]).

Durch **1,8-Cineol** konnte die Apoptose bei 2 Leukämiezelllinien beobachtet werden [480]. Bei den Ölen von Nigella sativa, Cuminum cyminum und Ocimum sanctum konnte man eine Anti-Karzinogenese-Wirkung feststellen [669].

Klinische Studien über die Begleitung bei Krebserkrankungen

Die Zahl der In-vitro-Studien über die antitumoralen Wirkungen von ätherischen Ölen ist inzwischen fast unüberschaubar – eine Auswahl zeigt **Tab. 3.7**. Dennoch können die Ergebnisse nicht auf den Menschen übertragen werden, da die Mengen an ätherischem Öl, die zur Zerstörung von Tumoren führen könnten (teilweise im Tierversuch erfolgreich bewiesen), sehr hoch sind und zu Unverträglichkeiten führen.

Tab. 3.7 Klinische Studien über die Begleitung bei Krebserkrankungen.

Ätherisches Öl	Stichworte zur Studie	Name der Studie	Autor, Jahr und Land
Lavendel Zitrone Wasser	10 gesunde Probanden und 5 Palliativpatienten mit und ohne Bewusstsein bekamen Naturdüfte oder Wasser zu riechen. Atem- und Herzfrequenz, Sättigung des Blutes mit Sauerstoff, systolischer und diastolischer Blutdruck wurden überwacht. Gesunde Testpersonen reagierten auf Zitronenöl mit signifikanter Steigerung von Atemfrequenz, Herzfrequenz und diastolischem Blutdruck. Lavendelöl löste eine signifikante Reduktion der Atemfrequenz aus. Patienten mit und ohne Bewusstsein reagierten dagegen bei diesen Parametern mit Steigerungen bei Zitronenöl und Verminderung bei Lavendelöl. Die Forscher schließen aus diesem kleinen Experiment, dass gesunde Probanden anders reagieren als Palliativpatienten, egal ob sie bei Bewusstsein sind oder nicht.	Aroma oil therapy in palliative care: a pilot study with physiological parameters in conscious as well as unconscious patients	Goepfert et al. 2017, Deutschland [220]
Ingwer (auf einem Halsband) künstliches Ingweraroma (auf einem Halsband)	Einfach verblindete, randomisierte Cross-over-Studie an 60 Brustkrebspatientinnen, die mit Chemotherapie behandelt wurden: In der akuten Phase der Chemotherapie reduzierte die Inhalation von Ingweröl die Übelkeit signifikanter als nach Inhalation des Placebos. Der Effekt hielt jedoch nicht an. Ingweröl wirkte nicht gegen Erbrechen, allerdings verbesserten sich die Befindlichkeit und der Appetit signifikant. Die Autoren folgern, dass inhaliertes Ingweröl nicht überzeugend genug ist, um die durch Chemotherapie induzierte Übelkeit zu lindern.	Effects of inhaled ginger aromatherapy on chemotherapy-induced nausea and vomiting and health-related quality of life in women with breast cancer	Lua et al. 2015, Malaysia [409]

► **Tab. 3.7** Fortsetzung.

Ätherisches Öl	Stichworte zur Studie	Name der Studie	Autor, Jahr und Land
Lavendel Zitrone Weihrauch Bergamotte Orange Pfefferminze u. a.	Die Verwendung von selbst befüllbaren Inhalationsstiften ist in der britischen Palliativpflege weitverbreitet, die Autorinnen untersuchten retrospektiv die verwendeten Öle, mögliche Erfolge und eventuelle Nebenwirkungen. Die Effekte von 514 ausgegebenen Inhalationsstiften wurden über einen Zeitraum von 28 Monaten untersucht. Die meisten Patienten fühlten sich wohl und etwas autonomer mit ihren Riechstiften und sie atmeten bewusster. Die Autorinnen betonen, dass diese Art der Anwendung andere Patienten im Raum nicht belästigt, und sie fanden keinerlei negative Nebeneffekte.	The use of aromasticks at a cancer centre: a retrospective audit	Dyer et al. 2014, Großbritannien [156]
Spearmint und Pfefferminze	Randomisierte Doppelblindstudie an 200 Patienten, die infolge von Chemotherapie an Übelkeit und Erbrechen litten: Einnahme von entweder Spearmint- oder Pfefferminzöl (respektive Placebo oder konventionelle antiemetische Medikation). Sowohl die Häufigkeit als auch Intensität des Erbrechens waren bei beiden Ätherisch-Öl-Gruppen signifikant reduziert.	Antiemetic activity of volatile oil from Mentha spicata and Mentha × piperita in chemotherapy-induced nausea and vomiting	Tayarani-Najaran et al. 2013, Iran [680]
Ingwer Pfefferminze	Retrospektive Bewertung von 160 Patienten, die Inhalierstifte zum Inhalieren v. a. von Ingwer- und Pfefferminzöl benutzten: Aus der gesamten Gruppe berichteten 123 Patienten von wenigstens einer Verbesserung auf einem der abgefragten Gebiete. Von der Gruppe der ängstlichen Patienten fühlten sich 65 % entspannter und 51 % weniger gestresst. Bei den Patienten mit Übelkeit berichteten 47 %, dass der Inhalierstift ihre Übelkeit reduzierte. 55 % der Patienten mit Schlafstörungen konnten besser schlafen. Die Resultate deuten laut den Autoren darauf hin, dass die positiven Effekte umso häufiger eintraten, je regelmäßiger und/oder häufiger die Inhalation mit den Inhalationssticks vorgenommen wurde.	Aromasticks in cancer care: an innovation not to be sniffed at	Stringer u. Donald 2011, Großbritannien [668]

▸ **Tab. 3.7** Fortsetzung.

Ätherisches Öl	Stichworte zur Studie	Name der Studie	Autor, Jahr und Land
Orange (Schale) Lavendel Sandelholz Jojoba	12 Brustkrebspatientinnen erhielten 2-mal wöchentlich 4 Wochen lang jeweils 30 Minuten Aromastreichungen, und ihre psychologischen und immunologischen Parameter wurden aufgenommen. Die Ängste reduzierten sich, jedoch nicht die Depressionen. Der Leukozyten- und der Lymphozytenanteil erhöhten sich signifikant nach der 8. Behandlung, die CD16-positiven Lymphozyten (Killerzellen) waren signifikant reduziert.	Anxiolytic effect of aromatherapy massage in patients with breast cancer	Imanishi et al. 2009, Japan [290]
Manuka Kanuka	Placebokontrollierter und randomisierter Versuch mit 19 erwachsenen Patienten, die an einer durch Radiotherapie verursachten Mukositis litten. Die Entzündung der Mundschleimhaut setzte bei der Versuchsgruppe, welche mit je 2 Tropfen der Öle gurgelte, später ein und verursachte weniger Schmerzen sowie Mundsymptome.	Evaluating the effects of the essential oils Leptospermum scoparium (manuka) and Kunzea ericoides (kanuka) on radiotherapy induced mucositis: a randomized, placebo controlled feasibility study	Maddocks-Jennings et al. 2009, Neuseeland [414]
Bergamotte Lavendel Weihrauch	58 Hospizbewohner mit Krebserkrankungen im Endstadium erhielten jeweils 7 Tage 5 Minuten lang Handeinreibungen mit Öle-Mischungen (gleiche Anteile 1,5 %ig in 50 ml Mandelöl). Anders als bei der Kontrollgruppe zeigten sich signifikante Verbesserungen bei den Schmerzwerten und bei der Depressivität.	Effects of aroma hand massage on pain, state anxiety and depression in hospice patients with terminal cancer	Chang 2008, Korea [111]
aromapflegerische Streichungen	Zweiarmige randomisierte und kontrollierte Studie an 288 Krebspatienten, denen 4 Wochen lang 1-stündige Aromaeinreibungen verabreicht wurden: Die Angst der Patienten und die Depression konnte nicht langfristig gemildert werden, jedoch zeigten sich klinisch wichtige Verbesserungen, die bis zu 2 Wochen nach den Behandlungen anhielten.	Effectiveness of aromatherapy massage in the management of anxiety and depression in patients with cancer: a multicenter randomized controlled trial	Wilkinson et al. 2007, Großbritannien [743]

▸ **Tab. 3.7** Fortsetzung.

Ätherisches Öl	Stichworte zur Studie	Name der Studie	Autor, Jahr und Land
Eukalyptus Lemongrass Teebaum Gewürznelke Thymian	Bei 30 Patienten mit stark riechenden Tumoren im Gesichtsbereich wurden die Geschwüre 2-mal täglich mit einer antibakteriell wirkenden Öle-Mischung gespült. Die Geruchsentwicklung wurde gemindert, Entzündungsvorgänge gestoppt und Fisteln geschlossen, zudem kam es zur Schmerzminderung.	Antibacterial essential oils in malodorous cancer patients: Clinical observations in 30 patients	Warnke et al. 2006, Deutschland/Australien [728]
Kielmix (Eukalyptus, Teebaum, Lemongrass, Zitrone, Gewürznelke, Thymian in Ethanol)	Bericht über 1 Patienten (Bezug nehmend auf die Behandlung der 30 Patienten zuvor) mit stark riechendem Tumor im Gesichtsbereich: Das Geschwür wurde 2-mal täglich mit einer antibakteriell wirkenden Öle-Mischung gespült. Der Geruch konnte unterbunden, die Lebensqualität erhöht werden.	Antibacterial essential oils reduce tumor smell and inflammation in cancer patients	Warnke et al. 2005, Australien [727]
Lavendel Jojobaöl mit Lavendel	20 Patienten mit Krebs im Endstadium erhielten jeweils ein 3-minütiges Fußbad und eine 10-minütige Reflexzonenbehandlung: Die chronische Müdigkeit (Fatigue) reduzierte sich signifikant. Es wurden keine unerwünschten Nebenwirkungen beobachtet.	Combined modality treatment of aromatherapy, footsoak, and reflexology relieves fatigue in patients with cancer	Kohara et al. 2004, Japan [354]
Megabac (Teebaum, Grapefruit, Eukalyptus)	25 Patienten mit stark riechendem Tumor im Gesichtsbereich: Das Geschwür wurde 2-mal täglich mit einer antibakteriell wirkenden Öle-Mischung eingesprüht. Der Geruch konnte nach 2–3 Tagen unterbunden, die Lebensqualität erhöht werden. Empfehlung der Autoren: „Wir schlagen vor, dass antibakterielle ätherische Öle in die moderne Palliativpflege eingeführt werden. Diese Öle sind preiswert, weltweit verfügbar und können einfach verabreicht werden."	Tumor smell reduction with antibacterial essential oils	Warnke et al. 2004, Australien/Deutschland [726] Akhmetova et al. 2016, Kasachstan [13]

► **Tab. 3.7** Fortsetzung.

Ätherisches Öl	Stichworte zur Studie	Name der Studie	Autor, Jahr und Land
Niaouli	Beschreibung einer präventiven Maßnahme zur Vorbeugung von Verbrennungen der Haut bei Bestrahlungstherapien von 20 Brustkrebspatientinnen (20–80 Jahre, Dosis: 50 Gray). Bei 30 % der Patientinnen war nach 6 Monaten eine Radiodermatitis Grad 2 feststellbar; in vorherigen nicht systematisch in die Studie eingeflossenen Statistiken betrug die Anzahl der entsprechend betroffenen Patientinnen 60 %. 5 % der Betroffenen (statt vorher 15 %) litten an einer Radiodermatitis Grad 1. Der schmerzlindernde Effekt von Niaouliöl wurde betont.	L'huile essentielle de niaouli (Melaleuca quinquenervia) dans la prévention des radiodermites du cancer du sein	Giraud-Robert 2004, Frankreich [215]
Lavendel Bergamotte Zeder Trägeröl als Kontrolle	Placebokontrollierte, randomisierte Doppelblindstudie an 313 Patienten, die während einer Radiotherapie ätherische Öle inhalierten. Es waren keine signifikanten Unterschiede beim Grad der Depressivität festzustellen, die Ängste waren in der Trägerölgruppe nach Beendigung der Therapie signifikant geringer. Der Zusatz von ätherischen Ölen brachte somit keine Vorteile.	Inhalation aromatherapy during radiotherapy: results of a placebo-controlled double-blind randomized trial	Graham et al. 2003, Australien [222]
Lavendel	17 Hospizbewohner mit Krebserkrankungen erhielten entweder 60 Minuten lang Aromastreichungen mit 3 %igem Lavendelöl oder Luftbefeuchtung mit Wasser oder keine Behandlung an 3 unterschiedlichen Tagen. Kleine positive Veränderungen des Blutdrucks, bei den Ängsten, Schmerzen und Depressionen sowie dem Wohlgefühl waren sowohl bei der Duft- als auch bei Luftanwendung zu verzeichnen. Auch nach der Nichtbehandlung gab es, bis auf die Schmerzreduktion, positive Veränderungen.	Use of aromatherapy with hospice patients to decrease pain, anxiety, and depression and to promote an increased sense of well-being	Louis u. Kowalski 2002, USA [405]

3.3.7 Aromapflege im klinischen und betreuenden Umfeld

Auch wenn therapeutische Maßnahmen mit ätherischen Ölen in deutschsprachigen Krankenhäusern und Pflegeinstitutionen eher noch eine Ausnahme sind, so hat sich doch der Einsatz von ätherischen Ölen zur Unterstützung, Begleitung und Nachsorge an vielen Orten gut etabliert. Ob Übelkeit als Folge von Anästhesien und Nebenwirkung von aggressiven Medikamenten oder die Prophylaxe von Stürzen im Seniorenbereich: Mit ätherischen Ölen können keine Zaubereien bewirkt werden, doch oft lassen kleine Wunder staunen. Wenn verunsicherte und kranke Menschen ein Stück ihrer Würde bewahren können und sich als Mensch ernst genommen fühlen – trotz Einschränkungen und Krankheit, dann ist eine der wesentlichen Aufgaben der Pflege erfüllt. Mit „duften Helfern" können sowohl die Patienten also auch Pflegende und Angehörige sehr erfolgreich unterstützt werden.

Eine Einzelfallbeschreibung von 2 betroffenen Senioren (Mann 86 und Frau 88) illustriert dieses Tätigkeitsfeld: Beide hatten Probleme im erschlafften unteren Kopf- und Gesichtsbereich, Hämatome im Mund und damit verbundene Schwierigkeiten bei der Nahrungs- und Flüssigkeitsaufnahme, gestörte Zungenkoordination und Sprachstörungen. Nach 5 bzw. 8 sanften Massagen mit 2 %igem Mandarinen- und Lavendelöl (Citrus reticulata und Lavandula angustifolia) in Mandelöl hatten beide wieder eine wesentlich bessere Kontrolle über die betroffenen Körperfunktionen. Bei einer 46-jährigen Frau mit ähnlichen Problemen, die ständig in der Gefahr stand, ihre dünnflüssigen Mahlzeiten zu aspirieren, verhalfen 5 Gesichtsbehandlungen mit Lavendel und Bergamotte (Lavandula angustifolia und Citrus bergamia) und eine Behandlung mit Lavendel und Rosmarin (Lavandula angustifolia und Rosmarinus officinalis) zu einer normalen Nahrungsaufnahme und deutlich besserem Sprechvermögen [484].

Klinische Studien über ätherische Öle bei medizinischen Untersuchungen und zur Nachsorge

Ein kreatives und ungewöhnliches Experiment erfolgte bei schlecht sicht- und tastbaren Venen, welche Schwierigkeiten beim Anlegen von intravenösen Zugängen bereiten können. In der randomisierten, kontrollierten Studie aus den USA an 120 Patienten wurde entweder 20 %iges Pfefferöl aufgetragen oder die Standardprozedur durchgeführt (Wärmeauflagen und Klopfen des Venenbereichs). Ein höherer Prozentsatz der Patienten in der Pfeffergruppe erreichte bessere Trefferquoten bei Punktion der Vene als in der Kontrollgruppe. In der Pfeffergruppe befanden sich zudem fast halb so viele Patienten, deren Venen nach der Intervention immer noch nicht sichtbar waren ($p < 0,05$). Die Autoren rund um Aromapflegefachfrau Jane Buckle schließen aus ihrem Experiment, dass das topische Aufbringen von Pfefferöl die Tastbarkeit von schlecht sichtbaren Venen erhöht und das Einführen von intravenösen Zugängen erleichtert [366].

Weitere Studienergebnisse zeigt die **Tab. 3.8**.

Tab. 3.8 Klinische Studien über ätherische Öle bei medizinischen Untersuchungen und zur Nachsorge.

Ätherisches Öl	Stichworte zur Studie	Name der Studie	Autor, Jahr und Land
Osmanthus Lavendel Grapefruit Inhalation ohne Duft (Kontrolle)	361 Patienten inhalierten in dieser randomisierten kontrollierten Studie vor der als unangenehm empfundenen Koloskopie Naturdüfte. Osmanthusduft reduzierte die Stärke der Angst signifikant, bei den Patienten mit starker Angst und Unwohlsein halfen Osmanthusduft und Grapefruitduft signifikant.	Aromatherapies using Osmanthus fragrans oil and grapefruit oil are effective complementary treatments for anxious patients undergoing colonoscopy: A randomized controlled study	Hozumi et al. 2017, Japan [279]
Pfefferminze Spearmint Ingwer Lavendel	Von 70 erfassten Patienten, die eine ambulante Bauchoperation durchlaufen hatten, litten 25 Personen nach der Entlassung an Übelkeit; sie verwendeten einen kommerziell erhältlichen Inhalierstift (QueaseEase). 47 Episoden von Übelkeit wurden erfasst, bei allen trat eine Verbesserung ein; 22 dieser Übelkeitsattacken verschwanden nach Anwendung des Stiftes komplett.	The efficacy of aromatherapy in the treatment of postdischarge nausea in patients undergoing outpatient abdominal surgery	Mcilvoy et al. 2015, USA [446]
Lavendel Rosengeranie	50 Patienten mit Persönlichkeitsstörungen, die sich auf einer psychiatrischen Station aufhielten, erhielten jeweils 6 Aromamassagen (vorderer und hinterer Brustkorb). Physiologische Parameter und das Ausmaß von Angst wurden vor und nach den Behandlungen protokolliert. Die Atem- und Herzfrequenz nahm nach jeder Behandlung signifikant ab.	Massage with aromatherapy: effectiveness on anxiety of users with personality disorders in psychiatric hospitalization	Domingos Tda u. Braga 2015, Brasilien [144]
Ingwer Pfefferminze	5 Studien, die 328 Patienten umfassten, erfüllten die Kriterien dieser Review*. Die Inhalation von Pfefferminze- und Ingweröl reduzierten das Vorkommen und die Stärke von Übelkeit und führten zur Verringerung der antiemetischen Maßnahmen.	A brief review of current scientific evidence involving aromatherapy use for nausea and vomiting	Lua u. Zakaria 2012, Malaysia [408]
Ingwer Mischung aus ätherischen Ölen: Ingwer, Spearmint, Pfefferminze und Kardamom Isopropylalkohol als Placebo	1 151 Personen wurden in einer US-amerikanischen Arbeit erfasst, von denen 303 Personen eine postoperative Übelkeit entwickelten. Nach Inhalation der Öle-Mischung und des Ingweröles alleine zeigten sich signifikante Verbesserungen, jedoch nicht nach Einatmen des Alkohols.	Aromatherapy as treatment for postoperative nausea: a randomized trial	Hunt et al. 2013, USA [286]

► **Tab. 3.8** Fortsetzung.

Ätherisches Öl	Stichworte zur Studie	Name der Studie	Autor, Jahr und Land
Pfefferminze grün gefärbtes steriles Wasser als Placebo Standardantiemetikum als Kontrolle	35 Teilnehmerinnen, die nach einem Kaiserschnitt an Übelkeit litten, half die Inhalation von Pfefferminzöl.	Examination of the effectiveness of peppermint aromatherapy on nausea in women post C-section	Lane et al. 2012, USA [375]
Orangenblüten-hydrolat (Neroli)	Jeweils 30 Patienten bekamen vor einem kleinen chirurgischen Eingriff Nerolihydrolat oder physiologische Kochsalzlösung zum Einnehmen. Die Angstwerte wurden vor und nach den Eingriffen protokolliert, sie fielen in der Duftgruppe signifikant.	Citrus aurantium blossom and pre-operative anxiety	Akhlaghi et al. 2011, Iran [12]
Neroli Sonnenblumenöl	Randomisierte kontrollierte Studie an 27 Personen mit Angst vor kolonoskopischen Untersuchungen. Während der Untersuchung bestand kein Unterschied zwischen denjenigen, die Neroliöl oder Sonnenblumenöl inhalierten, bei der Neroligruppe sank vor und nach der Prozedur der Blutdruck.	Aromatherapy for reducing colonoscopy related procedural anxiety and physiological parameters: a randomized controlled study	Hu et al. 2010, Taiwan [281]
Lavendel Pfefferminze Teebaum	20 Patienten, die sich 3-mal wöchentlich einer Dialyse unterzogen, erhielten 2 Wochen lang jeweils 7 Minuten Handmassage der nicht verwendeten Hand mit einer 5 %igen Öle-Mischung. Der Juckreiz ging signifikant zurück.	Effect of aromatherapy on pruritus relief in hemodialysis patients	Shahgholian et al. 2010, Iran [624]
Lavandin	150 erwachsene Patienten mit präoperativen Ängsten wurden in 3 randomisierte Gruppen unterteilt: Ein Drittel erhielt die standardisierte Vorbereitung auf operative Eingriffe, ein Drittel erhielt diese Maßnahmen und dazu Lavandin, ein Drittel erhielt Jojobaölanwendungen zur Standardprozedur. Die Lavandingruppe zeigte signifikant weniger Ängste auf dem Weg zum Operationssaal.	The use of the essential oil lavandin to reduce preoperative anxiety in surgical patients	Braden et al. 2009, USA [70]

► **Tab. 3.8** Fortsetzung.

Ätherisches Öl	Stichworte zur Studie	Name der Studie	Autor, Jahr und Land
Lavendel Neroli	Review* zu ganzheitlichen aromapflegerischen Anwendungen zum Management von Symptomen bei lebensbedrohlich erkrankten Patienten: Ätherische Öle bei Stimmungsschwankungen, Ängsten, Schlafstörungen und Stress wurden mithilfe von 5 Studien und 2 Reviews untersucht und verglichen. Auch wenn die Beweislage nicht überwältigend sei, spricht sich die Autorin für den Ansatz der ganzheitlichen Symptomkontrolle aus. Sie beansprucht keine Ergebnisse, die Heilung versprechen, und ruft zu mehr Forschung auf, damit die aromapflegerischen Anwendungen legitimiert werden können.	Essential oils for management of symptoms in critically Ill patients	Halm 2008, USA [239]
Lavendel unbeduftetes Babyöl als Kontrolle	54 Patienten erhielten nach einem laparoskopischen Mageneingriff Lavendelöl durch die Sauerstoffmaske zur Inhalation. Von der Placebogruppe wurden signifikant mehr Schmerzmittel verlangt, die Lavendelgruppe benötigte signifikant weniger Morphinpräparate.	Treatment with lavender aromatherapy in the post-anesthesia care unit reduces opioid requirements of morbidly obese patients undergoing laparoscopic adjustable gastric banding	Kim et al. 2007, USA [341]
Lavendel Sauerstoff als Kontrolle	50 Patientinnen, die sich einer Brustbiopsie unterzogen, zeigten keine signifikanten Unterschiede in ihren Bedürfnissen nach Narkotika und auch nicht in ihrer postoperativen Erholungszeit nachdem sie den 2 %igen Duft bzw. reinen Sauerstoff eingeatmet hatten. Die Lavendelgruppe zeigte jedoch eine höhere Zufriedenheitsrate bei der Schmerzkontrolle.	Evaluation of aromatherapy in treating postoperative pain: pilot study	Kim et al. 2006, USA [340]
Aloe vera Fette Pflanzenöle Ätherisch-Öl-Drogen	Review* über die wundheilenden Eigenschaften von Pflanzenzubereitungen, die ätherische Öle enthalten: Es zeigte sich, dass eine hydrophile Substanz wie Aloe-vera-Gel oder auch ein Pflanzenöl, das reich an ungesättigten Fettsäuren ist, genauso effektiv wie 1 %ige Kortisonsalben waren. Pflanzliche Zubereitungen scheinen keine unerwünschten Nebenwirkungen zu haben, wie sie bei Steroidanwendungen auftreten.	Novel approaches to radiotherapy-induced skin reactions: a literature review	Maddocks-Jennings et al. 2005, Neuseeland [413]

▶ **Tab. 3.8** Fortsetzung.

Ätherisches Öl	Stichworte zur Studie	Name der Studie	Autor, Jahr und Land
Pfefferminze Isopropylalkohol oder Salzlösung als Kontrolle	33 ambulante Patienten, die an Übelkeit nach chirurgischen Eingriffen litten, inhalierten den Duft von damit imprägnierten Pads. Pfefferminze reduzierte die Übelkeit, Alkohol war genauso effektiv wie Salzlösung, sodass vermutet wird, dass die kontrollierte Atmung bei Inhalationen entscheidender ist als das eingesetzte Aroma.	Aromatherapy with peppermint, isopropyl alcohol, or placebo is equally effective in relieving post-operative nausea	Anderson u. Gross 2004, USA [22]
Römische Kamille in Trägeröl Trägeröl als Kontrolle	103 Palliativpflegepatienten zeigten eine signifikante Verringerung ihrer Ängste nach Aromamassagen: Massage mit oder ohne ätherische Öle scheint den Grad der Ängste zu reduzieren. Die Hinzunahme eines ätherischen Öles scheint diesen Effekt zu verstärken und verbessert die körperlichen und seelischen Symptome wie auch die Lebensqualität.	An evaluation of aromatherapy massage in palliative care	Wilkinson et al. 1999, Großbritannien [742]

* Übersichtsarbeit über vorhandene Studien

Klinische Studien über ätherische Öle bei Infektionen

Fast täglich wird eine inzwischen nahezu unüberschaubare Anzahl an wissenschaftlichen Arbeiten über die keimtötende Wirkung von ätherischen Ölen veröffentlicht. Die In-vitro-Experimente sind extrem vielversprechend, doch ähnlich wie zur antitumoralen Wirkung von ätherischen Ölen (S. 169) können die Ergebnisse nicht auf den Großorganismus Mensch übertragen werden. Leider spiegelt sich diese Flut an Erkenntnissen nicht in klinischen Untersuchungen wider, sodass die **Tab. 3.9** eher kurz ist.

Dennoch ist bekannt, dass auf Stationen, auf denen mit ätherischen Ölen gearbeitet wird, MRSA und andere hartnäckige und antibiotikaresistente Keime seltener anzutreffen sind als in duftfreien Häusern. Beschäftigt man sich mit dem Quorum sensing von Bakterien (S. 151), verwundert diese Tatsache nicht, denn was für uns gut duftet, wird von aggressiven Bakterien sozusagen als unzumutbarer stinkender „Störfunk" in ihrer Kommunikation empfunden: Sie können sich weniger gut „absprechen", verlieren an Durchsetzungskraft und Koordination. Das menschliche Immunsystem gewinnt Zeit, die Verteidigung effektiver vorzunehmen.

Der Glaube an die Allmacht des Antibiotikums lässt nach, Bakterienresistenzen beschäftigen inzwischen sogar Regierungsoberhäupter. Möglicherweise liegt in der nahen Zukunft die einzige Chance bei den fein duftenden Vielstoffgemischen, denn Bestandteile von ätherischen Ölen können wirkungslose Antibiotika wieder aktivieren, indem sie „Vorarbeit" leisten, also die Zellmembran der widerspenstigen Bakterien durchbrechen und so den Eintritt der tödlichen Medizin ins Bakterien- und Pilzinnere erst wieder ermöglichen.

Tab. 3.9 Klinische Studien über ätherische Öle bei Infektionen.

Ätherisches Öl	Stichworte zur Studie	Name der Studie	Autor, Jahr und Land
Palmarosa, Rosengeranie und Teebaum (zu gleichen Teilen)	Bezug nehmend auf ihre Studie mit vaginalen Pilzinfektionen bei Mäusen berichtet die Autorin, dass man mit nebenstehenden Ölen in einem Fußbad (1-mal/Tag, insgesamt 32 gtt.!) Fußpilz in 4 Tagen loswerden kann. Ätherische Öle wirken aus der Sicht ihres Forschungsteams stärker antimykotisch als antibakteriell, sie sind zudem aufgrund der niedrigen Molekülmasse oft wirksamer als herkömmliche antimykotische Medikamente/Salben, deren Moleküle zu groß sind, um beispielsweise gut in das Nagelbett und in die Tiefen der (Fuß-)Nägel einzudringen. In manchen Fällen sei eine Kombination aus beiden Ansätzen sinnvoll. Ätherische Öle können verhindern, dass sich der Pilz vom Entwicklungsstadium der Hefe in das fadenförmige, sich unkontrolliert ausbreitende Stadium der Myzelien übergeht. In hohen Konzentrationen wirken ätherische Öle antimykotisch, in niedrigeren Konzentrationen wirken sie gegen das Myzelienwachstum (die Mengen wurden nicht spezifiziert). Ätherische Öle wirken in Kombination mit Wärme besonders effektiv gegen pathogene Pilze, beispielsweise in einem 20-minütigen Fußbad (bis zu 42 °C).	The effects of essential oils on inflammation and superficial mycoses (Vortrag mit Bezug auf folgende Studie der Referentin:) Protective activity of geranium oil and its component, geraniol, in combination with vaginal washing against vaginal candidiasis in mice	Maruyama 2012 [426] und Maruyama et al. 2008 [427], Japan
Teebaum (Novabac)	11 Patienten mit – teilweise chronisch – MRSA-infizierten Wunden nahmen an dieser unkontrollierten Pilotstudie teil, in der eine 3,3 %ige wässrige Lösung mit Teebaumöl zur Spülung bei jedem Verbandwechsel eingesetzt wurde (zwischen täglich und 3-mal wöchentlich, je nach Wunde). Der Erreger konnte nicht eliminiert werden, sondern die Lösung schien die Größe der Wunden zu verringern.	Uncontrolled, open-label, pilot study of tea tree (Melaleuca alternifolia) oil solution in the decolonisation of methicillin-resistant Staphylococcus aureus positive wounds and its influence on wound healing	Edmondson et al. 2011, Australien [163]
Listerine (Thymian, Eukalyptus, Pfefferminze, Wintergrün)	Placebokontrollierte, randomisierte Doppelblindstudie mit Cross-over-Design an 15 Patienten, die 14 Tage lang 2-mal täglich eine Mundspülung verwendeten: Es trat eine signifikante Reduktion von Plaque mit Veillonella sp., Capnocytophaga sp., Fusobacterium nucleatum ein.	Effect of an essential oil-containing antimicrobial mouthrinse on specific plaque bacteria in vivo	Fine et al. 2007, USA [184]

▸ **Tab. 3.9** Fortsetzung.

Ätherisches Öl	Stichworte zur Studie	Name der Studie	Autor, Jahr und Land
Teebaum Kontrolle: Standardprotokoll, u. a. mit Mupirocin 2 % Nasensalbe	224 Patienten mit MRSA wurden behandelt, 49 % waren nach Standardprotokoll MRSA-frei, 41 % waren nach Teebaummaßnahmen (10 %ige Salbe und 5 %ige Seife) MRSA-frei. Fazit der Studie: „Die Teebaumbehandlung war bei der Heilung von oberflächlichen Hautläsionen effektiver als Chlorhexidin oder Silbersulfadiazin. Die Teebaumzubereitungen waren effektiv, sicher und gut verträglich und könnten als Standard zur Sanierung von MRSA-Trägern eingeführt werden."	A randomized, controlled trial of tea tree topical preparations versus a standard topical regimen for the clearance of MRSA colonization	Dryden et al. 2004, Großbritannien [150]
Teebaum	Placebokontrollierte, randomisierte Doppelblindstudie an 158 Patienten mit Fußpilz: 4 Wochen lang wurden die betroffenen Stellen mit 25 %igem oder 50 %igem Teebaumöl behandelt; Sanierung bei 68 % der Patienten mit 50 % igem Teebaumöl und 72 % der Patienten mit 25 %igem Teebaumöl.	Treatment of interdigital tinea pedis with 25 % and 50 % tea tree oil solution: a randomized, placebo-controlled, blinded study	Satchell et al. 2002, Australien [596]
Polytoxinol (Lemongrass, Eukalyptus, Teebaum, Gewürznelke, Thymian)	Fallbeispiel eines Patienten mit chronischer MRSA-Besiedelung nach offener Tibiafraktur, der nach 2-jähriger Antiobiose nicht saniert war, jedoch nach 3-monatiger Intervention mit der Ätherische-Öle-Mischung.	Percutaneous treatment of chronic MRSA osteomyelitis with a novel plant-derived antiseptic	Sherry et al. 2001a, Australien [629]

3.3.8 Aromatherapie als wirksame Unterstützung bei seelischen Problemen

In der Krankenpflege hat sich die Arbeit mit ätherischen Ölen zur Förderung des Wohlbefindens und zur Unterstützung der Psyche bei Krankheit und Schmerzen im vergangenen Vierteljahrhundert erfreulich verbreitet. Auch wissen inzwischen viele Menschen, dass ätherische Öle bei den alltäglichen privaten „Achterbahnen der Seele" eine wertvolle Hilfe sein können.

Klinische Studien über ätherische Öle als Hilfe bei Angstzuständen, Burn-out und zur Verbesserung der Lebensqualität

Wer sich mit Psychoneuroimmunologie beschäftigt, der weiß, wie wichtig das ganz persönliche Wohlbefinden für die Genesung ist. Insofern kann jede Erkrankung mit ätherischen Ölen begleitet werden, insbesondere wenn der betroffene Mensch an den Begleitumständen leidet: stressige Untersuchungen, schmerzhafte Behandlungen, ungewohnte Umgebung, schlechte Gerüche etc. Vertraute Wohlfühldüfte können in diese besonderen Zeiten ein Stück Normalität und Stabilität zurückgeben (**Tab. 3.10**).

Tab. 3.10 Klinische Studien über ätherische Öle als Hilfe bei Angstzuständen, Burn-out und zur Verbesserung der Lebensqualität.

Ätherisches Öl	Stichworte zur Studie	Name der Studie	Autor, Jahr und Land
Neroli in Paraffin nur Paraffin als Placebo	Doppelblinde, placebokontrollierte, randomisierte Studie an 140 Patienten: Inhalationen (3-mal tägl.) mit Neroliöl wurden auf eine angstlösende Wirkung bei Patienten mit akutem Koronarsyndrom (ACS) untersucht. Die Angstwerte waren bei Patienten mit ACS verringert.	Citrus aurantium Aroma for Anxiety in Patients with Acute Coronary Syndrome: A Double-Blind Placebo-Controlled Trial	Moslemi et al. 2019, Iran [475]
individuell angepasste ätherische Öle	In einer Pilotstudie mit 30 Familienmitgliedern, die unheilbar kranke Familienangehörige betreuten, bekamen die Hälfte der Probanden keine Behandlung, die anderen 15 Personen erhielten während 3 Tagen jeweils 2-mal täglich 5 Minuten Handmassage. Die Angstwerte der Duftgruppe gingen signifikant zurück.	Benefit to family members of delivering hand massage with essential oils to critically Ill patients	Prichard u. Newcomb 2015, USA [545]
Bergamotte	Japanisch-deutsche randomisierte Cross-over-Studie mit 41 gesunden Studenten in 3 Gruppen: Gruppe 1 ruhte für 15 Minuten, die 2. Gruppe ruhte und atmete Wasserdampf ein, die 3. Gruppe ruhte, atmete Wasserdampf und Bergamotteöl ein. Speichelproben mit Bestimmung des Kortisolstatus zeigten signifikant unterschiedliche Ergebnisse: Die kombinierte Inhalation von Bergamotteöl und Wasserdampf erzeugt psychisch und physisch positive Effekte innerhalb einer relativ kurzen Zeitspanne, eine leichte Sedierung bei den gesunden Probanden wird als positiv eingestuft.	Effects of bergamot (Citrus bergamia (Risso) Wright u. Arn.) essential oil aromatherapy on mood states, parasympathetic nervous system activity, and salivary cortisol levels in 41 healthy females	Watanabe et al. 2015, Japan [730]
Lavendel	68 randomisierte Patienten nach Myokardinfarkt und mit leichten Angstsymptomen: 33 Patienten inhalierten an 2 Tagen je 2-mal täglich Lavendelöl, 35 Patienten erhielten Standardpflege ohne ätherische Öle. Der Angststatus wurde vorher und 20 Minuten nach Inhalation protokolliert. Die Lavendelgruppe zeigte ein niedrigeres Angstlevel.	The effects of inhalation aromatherapy on anxiety in patients with myocardial infarction: a randomized clinical trial	Najafi et al. 2014, Iran [494]

► **Tab. 3.10** Fortsetzung.

Ätherisches Öl	Stichworte zur Studie	Name der Studie	Autor, Jahr und Land
2 % Lavendel 2 % Rosengeranie in Jojobaöl	13 Frauen, deren Kinder die Diagnose ADHS (Aufmerksamkeitsdefizit-/Hyperaktivitätsstörung) bekommen hatten und in einer psychiatrischen Abteilung aufgenommen werden mussten, wurden mit Aromamassagen behandelt, 12 Frauen mit dem gleichen Hintergrund bekamen keine Behandlung. Die Teilnehmerinnen der Duftgruppe erhielten 4 Wochen lang jeweils 2-mal wöchentlich eine 40-minütige Aromamassage. Ihre Angst- und Depressionswerte verbesserten sich signifikant, die Aktivität der α-Wellen des Gehirns war erhöht, die δ-Wellen dagegen reduziert – damit war mehr Entspannung zu erkennen. Nach jeder Behandlung waren zudem die Speichelkortisolwerte signifikant reduziert.	Modulatory effects of aromatherapy massage intervention on electroencephalogram, psychological assessments, salivary cortisol and plasma brain-derived neurotrophic factor	Wu et al. 2014, Korea [753]
Orange	Orangenduft wurde vor und während einer chirurgischen Backenzahnextraktion in die Raumluft gegeben, in der Kontrollgruppe kein Duft (je 28 Patienten). Da Parameter wie Blutdruck, Puls- sowie Atemfrequenz in der Duftgruppe signifikant gesunken waren, geht man davon aus, dass Orangenduft die Angst während dieser zahnärztlichen Intervention verringern kann.	Can ambient orange fragrance reduce patient anxiety during surgical removal of impacted mandibular third molars?	Hasheminia et al. 2014, Iran [247]
Lavendel Muskatellersalbei Orange Sandelholz	31 ruhig lesende Studenten mit leichten Angstsymptomen atmeten 10 Tage lang für 45 Minuten die Duftmischung ein. Ihr Urin wurde vor den Testtagen und nach Ablauf des 10-tägigen Experiments untersucht. Über 200 Metaboliten wurden geprüft, 29 davon unterschieden sich bei einem Teil der Freiwilligen erheblich vor und nach der Aufnahme von ätherischen Ölen.	Assessing the metabolic effects of aromatherapy in human volunteers	Zhang et al. 2013, China [762]

► **Tab. 3.10** Fortsetzung.

Ätherisches Öl	Stichworte zur Studie	Name der Studie	Autor, Jahr und Land
Pfefferminze Basilikum Immortelle (in einem Tascheninhalator) Rosenwasser (Speisequalität) als Kontrolle	Randomisiert-kontrollierte Doppelblindpilotstudie an 14 Patienten (einer privaten Praxis) mit mittelstarken Burn-out-Symptomen und mentaler Erschöpfung (13 Frauen und 1 Mann): 3 Wochen lang wurden 3-mal täglich Daten zur Befindlichkeit erhoben. In beiden Gruppen reduzierten sich die Symptome, in der Ätherische-Öle-Gruppe war die Verbesserung der Befindlichkeit deutlicher.	Effect of inhaled essential oils on mental exhaustion and moderate burnout: a small pilot study	Varney u. Buckle 2013, USA [713]
Orange (Schale) Teebaum als Kontrolle Wasser als Kontrolle	40 Probanden wurden einer angstauslösenden Situation ausgesetzt und inhalierten unterschiedliche Mengen an Orangenöl oder Kontrollsubstanzen. Laut den Autoren deuten die Resultate auf eine starke anxiolytische Wirkung hin und können eine gewisse wissenschaftliche Bestätigung geben, dieses Öl als Beruhigungsmittel (Tranquilizer) einzusetzen.	Effect of sweet orange aroma on experimental anxiety in humans	Goes et al. 2012, Brasilien [221]
Lavendel	15 randomisiert-kontrollierte Doppelblindstudien erfüllten die Kriterien für diese Review*, in der Lavendelöl als angstlösendes Medikament untersucht wurde. 7 Experimente scheinen die Stärke der Wirksamkeit von Lavendel gegenüber Vergleichsmitteln zu bestätigen.	Is lavender an anxiolytic drug? A systematic review of randomised clinical trials	Perry et al. 2012, Großbritannien [529]
Lavendel	20 gesunde Freiwillige inhalierten Lavendelöl: Es traten ein signifikanter Abfall des Blutdrucks, eine Verlangsamung der Herzschlagfrequenz und ein Sinken der Hauttemperatur auf.	The effects of lavender oil inhalation on emotional states, autonomic nervous system, and brain electrical activity	Sayorwan et al. 2012, Thailand [602]

▸ **Tab. 3.10** Fortsetzung.

Ätherisches Öl	Stichworte zur Studie	Name der Studie	Autor, Jahr und Land
1-mal pro Tag 80 mg Silexan/ Lasea (Lavandula angustifolia) 6 Wochen lang	Untersuchungen an 50 weiblichen und männlichen Patienten mit Neurasthenie, posttraumatischem Stresssyndrom oder psychosomatischen Störungen: 96 % der Patienten litten an Unruhezuständen, 98 % an depressiven Verstimmungen, 92 % an Schlafstörungen, 72 % klagten über Ängste. Bei 62 % verbesserten sich die Unruhezustände, bei 57 % die depressiven Verstimmungen, bei 51 % die Schlafstörungen und bei 62 % die Ängste. Bei den Patienten mit Neurasthenie und posttraumatischem Stresssyndrom ergaben sich ähnliche Resultate, sodass gezeigt werden konnte, dass diese spezielle Lavendelölzubereitung effektiv bei der Behandlung dieser Beschwerden ist.	Phase II trial on the effects of Silexan in patients with neurasthenia, post-traumatic stress disorder or somatization disorder	Uehleke et al. 2012, Deutschland [703]
Übersicht über die anxiolytischen Effekte von Aromapflege bei Menschen mit Angstsymptomen	16 randomisierte und kontrollierte Experimente von 1990–2010 wurden in dieser Review* durchgesehen: Die meisten dieser Studien zeigten positive Effekte von Aromapflege (meistens Streichungen) bei Menschen mit Angstsymptomen. Es wurden keine unerwünschten negativen Begleiterscheinungen beobachtet.	A systematic review on the anxiolytic effects of aromatherapy in people with anxiety symptoms	Lee et al. 2011, Hong Kong [387]

► **Tab. 3.10** Fortsetzung.

Ätherisches Öl	Stichworte zur Studie	Name der Studie	Autor, Jahr und Land
Lavendel Bergamotte	Untersuchung der Effekte auf autonome Parameter und emotionale Reaktionen bei topischer Anwendung einer Öle-Mischung aus Lavendel und Bergamotte bei 40 gesunden Freiwilligen: Parameter des vegetativen Nervensystems wurden untersucht (Blutdruck, Puls, Atemfrequenz und Hauttemperatur), dazu wurde der emotionale Zustand abgefragt (empfundene Entspannung, Ruhe, Wachheit etc.). Anders als das Placebo verringerte die untersuchte Öle-Mischung signifikant die Pulsfrequenz und den Blutdruck, was auf eine Entspannung des autonomen Nervensystems hindeutet. Die Probanden bewerteten ihren emotionalen Zustand zudem als „ruhiger“ und „entspannter“ im Vergleich zur Placebogruppe. Laut der Autorin belegen die Ergebnisse, dass diese synergistisch wirkende Öle-Mischung in der Medizin verwendet werden kann, um Depressionen und Ängste zu behandeln.	Aroma-therapeutic effects of massage blended essential oils on humans	Hongratanaworakit 2011, Thailand [273]
Bergamotte	54 Grundschullehrer und ihre Reaktionen auf Bergamottespray: Es wurde eine signifikante Reduktion des Blutdrucks und der Herzfrequenz beobachtet.	Aromatherapy benefits autonomic nervous system regulation for elementary school faculty in Taiwan	Chang u. Shen 2011, Taiwan [110]
Jasmin (Jasminum sambac)	An 40 gesunden Freiwilligen wurde ein stimulierender/aktivierender Effekt bei topischer Anwendung von Jasminöl beobachtet. Es ließ sich nachweisen, dass es zur Stimmungsaufhellung und Reduktion von Depressionen bei Menschen eingesetzt werden kann.	Stimulating effect of aromatherapy massage with jasmine oil	Hongratanaworakit 2010, Thailand [272]

▶ **Tab. 3.10** Fortsetzung.

Ätherisches Öl	Stichworte zur Studie	Name der Studie	Autor, Jahr und Land
Lavendel	An 19 männlichen Angehörigen medizinischer Berufe wurden Messungen der Blutgefäße an einem normalen Arbeitstag und nach einer Nachtschicht sowohl vor als auch nach der 30 Minuten andauernden Inhalation von Lavendelöl vorgenommen. Die endothelialen Funktionen (Zustand der inneren Auskleidung der Blutgefäße) waren nach der Nachtschicht reduziert und verbesserten sich nach der Duftinhalation.	Aromatherapy alleviates endothelial dysfunction of medical staff after night-shift work: preliminary observations	Shimada et al. 2010, Japan [633]
Lavendel	Randomisiert-kontrollierter Versuch mit Gruppen von insgesamt 340 Patienten mit generalisierter Zahnarztangst. Diese Angst konnte nicht in Bezug auf zukünftige Zahnarztbesuche reduziert werden, jedoch bei der aktuellen zahnärztlichen Behandlung.	The effects of lavender scent on dental patient anxiety levels: a cluster randomised-controlled trial	Kritsidima et al. 2010, Großbritannien [367]
1-mal pro Tag 80 mg Silexan/ Lasea (Lavandula angustifolia) 6 Wochen lang	Multizentrische, randomisierte Doppelblindstudie an 77 Patienten, in der die Gabe von Silexan mit der von 0,5 mg Lorazepam verglichen wurde: Die Lavendelkapseln wirkten bei generalisierten Angststörungen fast genauso gut wie der Tranquilizer.	A multi-center, double-blind, randomised study of the Lavender oil preparation Silexan in comparison to Lorazepam for generalized anxiety disorder	Woelk u. Schläfke 2010, Deutschland [750]
1-mal pro Tag 80 mg Silexan/ Lasea (Lavandula angustifolia) 10 Wochen lang	Randomisierte placebokontrollierte Doppelblindstudie an 221 Erwachsenen mit subsyndromalen Angstleiden: Silexan war sowohl wirksam als auch sicher zur Behandlung von Angststörungen, die nicht näher spezifiziert sind. Es wurden keine unerwünschten sedativen Begleiterscheinungen beobachtet.	Silexan, an orally administered Lavandula oil preparation, is effective in the treatment of 'subsyndromal' anxiety disorder: a randomized, double-blind, placebo controlled trial	Kasper et al. 2010c, Österreich [324]
1-mal pro Tag 80 mg Silexan/ Lasea (Lavandula angustifolia)	Review* mit 3 randomisierten Doppelblindstudien (insgesamt 280 Patienten), in denen die Wirksamkeit von Silexan bei subsyndromalen Angststörungen, generalisierten Angststörungen, Unruhe und Reizbarkeit untersucht wurden. Diese spezielle Lavendelölzubereitung war sowohl sicher als auch effektiv bei der Behandlung von nicht spezifizierten Angstzuständen.	Efficacy and safety of silexan, a new, orally administered lavender oil preparation, in subthreshold anxiety disorder – evidence from clinical trials	Kasper et al. 2010a, Österreich/Deutschland [322]

► **Tab. 3.10** Fortsetzung.

Ätherisches Öl	Stichworte zur Studie	Name der Studie	Autor, Jahr und Land
Lavendelkapseln Placebokapseln	Randomisierte Doppelblindstudie: 97 Probanden bekamen Placebo oder Kapseln mit je 100 oder 200 µl Lavendelöl zur Einnahme verabreicht. Zunächst schauten sie einen neutralen Film, dann einen furchterregenden und abschließend einen leichten. Der Herzschlag veränderte sich insbesondere bei den weiblichen Probandinnen, sodass die britischen Autoren daraus schließen, dass das eingenommene Lavendelöl milde anxiolytische Effekte hat.	Effects of orally administered lavender essential oil on responses to anxiety-provoking film clips	Bradley et al. 2009, Großbritannien [71]
Rose	An 40 gesunden Freiwilligen wurde verdünntes Rosenöl topisch angewendet, das Einatmen des Duftes wurde durch Atemmasken verhindert. Stress und depressive Empfindungen waren durch Aufbringen des Rosenöles verringert.	Relaxing effect of rose oil on humans	Hongratanaworakit 2009, Thailand [271]
Lavendel Rosmarin	Duftsäckchen reduzierten Stresssymptome, die Pulsfrequenz und die Angstgefühle bei Pflegestudenten, die eine Prüfung absolvierten.	The effects of lavender and rosemary essential oils on test-taking anxiety among graduate nursing students	McCaffrey et al. 2009, USA [442]
Ylang Ylang	An 40 gesunden Freiwilligen wurde verdünntes Ylang-Ylang-Öl topisch angewendet. Ein signifikantes Absinken des Blutdrucks und eine signifikante Erhöhung der Körpertemperatur wurden festgestellt.	Relaxing effect of ylang ylang oil on humans after transdermal absorption	Hongratanaworakit u. Buchbauer 2006, Thailand/Österreich [275]
Lavendel	Bei gesunden Männern wurden der koronare Blutfluss und das Speichelkortisol nach Lavendelanwendungen gemessen. Die Kortisolwerte sanken und der koronare Blutfluss steigerte sich bei der Lavendelgruppe, jedoch nicht bei der Kontrollgruppe. Die Autoren folgern, dass Lavendelöl neben der entspannenden Wirkung förderliche Effekte auf die Herzdurchblutung habe.	Relaxation effects of lavender aromatherapy improve coronary flow velocity reserve in healthy men evaluated by transthoracic Doppler echocardiography	Shiina et al. 2008, Japan [632]

▸ **Tab. 3.10** Fortsetzung.

Ätherisches Öl	Stichworte zur Studie	Name der Studie	Autor, Jahr und Land
Orange 20 %ig in Mandelöl Mandelöl als Placebo	Placebokontrollierter Versuch an 39 gesunden Freiwilligen zwischen 18 und 48 Jahren, denen ohne Beteiligung der Nase (Atemmaske) ätherisches Öl oder Placebo auf den unteren Bauch massiert wurde. Die Orangenölanwendung verringerte signifikant die Pulsfrequenz und den Blutdruck, was auf eine Entspannung des autonomen Nervensystems hindeutet. Die Probanden bewerteten zudem ihren emotionalen Zustand als „ruhiger" und „entspannter" im Vergleich zur Placebogruppe. Diese Ergebnisse sind als Deaktivierung und Entspannung durch topisch angewendetes Orangenöl zu bewerten.	Autonomic and emotional responses after transdermal absorption of sweet orange oil in humans: placebo controlled trial	Hongratanaworakit u. Buchbauer 2007, Thailand/Österreich [276]
individuell angepasste ätherische Öle	Mitarbeiter aus der Krankenpflege wurden 12 Wochen lang mit Aromamassagen und begleitender Musik behandelt. Vor der Behandlungsserie wurden ihre Stress- und Angstwerte untersucht, dazu auch unmittelbar vor sowie nach jeder einzelnen Massage. Die Angst konnte signifikant reduziert werden, die Stresswerte blieben gleich.	The effect of aromatherapy massage with music on the stress and anxiety levels of emergency nurses: comparison between summer and winter	Cooke et al. 2007, Australien [126]
Aromapflege im Management von psychiatrischen Störungen: klinische und neuropharmakologische Perspektiven	Review* mit folgendem Fazit: „Aus unterschiedlichen Studienmodellen kann geschlossen werden, dass Aromatherapie ein Potenzial zur effektiven Behandlung bei diversen psychiatrischen Störungen besitzt. Zudem kann man anhand der verfügbaren Information ablesen, dass Aromatherapie sicher ist und nicht die bei psychotropen Medikamenten üblichen unerwünschten Nebenwirkungen aufweist."	Aromatherapy in the management of psychiatric disorders: clinical and neuropharmacological perspectives	Perry u. Perry 2006, Großbritannien [524]
Lavendel Zypresse Majoran Mandelöl	11 Freiwillige erhielten Aromamassagen, durch die ihre periphere Blutlymphozytenzahl anstieg. Fazit der Studie: „Aromamassagen könnten vorteilhaft sein bei Krankheiten, bei denen eine Vermehrung der $CD8^{+}$-Lymphozyten notwendig ist."	Immunological and psychological benefits of aromatherapy massage	Kuriyama et al. 2005, Japan [372]

► **Tab. 3.10** Fortsetzung.

Ätherisches Öl	Stichworte zur Studie	Name der Studie	Autor, Jahr und Land
Orange Lavendel	200 Zahnarztbesucher zwischen 18 und 77 Jahren wurden Orangen- oder Lavendelduft oder keinem Duft im Wartezimmer ausgesetzt. Die Parameter Angst, Stimmung, Wachheit und Ruhe wurden erhoben, mit dem Ergebnis, dass die Duftgruppen weniger an Zahnarztangst litten, während sie auf die Behandlung warteten.	Ambient odors of orange and lavender reduce anxiety and improve mood in a dental office	Lehrner et al. 2005, Österreich [390]
Ylang Ylang	24 gesunde Freiwillige inhalierten Ylang-Ylang-Öl. Verschiedene Werte, die Aufschluss über das vegetative Nervensystem geben, deuten eher auf eine „Harmonisierung" als auf eine Entspannung hin. Der Blutdruck und die Herzfrequenz wurden signifikant gesenkt, die Wachheit und Aufmerksamkeit stiegen.	Evaluation of the harmonizing effect of ylang-ylang oil on humans after inhalation	Hongratanaworakit u. Buchbauer 2004, Thailand/Österreich [274]
Lavendel Traubenkernöl reines Traubenkernöl als Placebo	2 verblindete randomisierte und kontrollierte Studien mit 80 bzw. 40 Frauen, die sich keiner psychotherapeutische Behandlung unterzogen: Sie badeten jeweils 14 Tage lang entweder mit reinem Traubenkernöl als Badezusatz oder mit 20 %igem Lavendelöl in Traubenkernöl. Bei beiden Anwendungsarten zeigten sich positive Veränderungen der Stimmung, bei der Lavendelbädergruppe verbesserten sich in der 1. Studie die Werte für „Ärger und Frustration", in der 2. Studie verminderten sich die „negativen Aussichten auf die Zukunft".	The effects of lavender (Lavendula angustifolium) baths on psychological well-being: two exploratory randomised control trials	Morris 2002, Großbritannien [473]
Orange	72 Zahnarztbesucher zwischen 22 und 57 Jahren wurden Orangenduft oder keinem Duft im Wartezimmer ausgesetzt. Angst, Stimmung, Wachheit und Ruhe wurden erhoben, mit dem Ergebnis, dass die Patienten der Duftgruppe weniger an Zahnarztangst litten, während sie auf die Behandlung warteten. Zudem befanden sie sich in einer positiveren Stimmung und waren ruhiger.	Ambient odor of orange in a dental office reduces anxiety and improves mood in female patients	Lehrner et al. 2000, Österreich [389]

* Übersichtsarbeit über vorhandene Studien

Klinische Studien über ätherische Öle als Hilfe bei Ein- und Durchschlafproblemen

Stressige Lebensumstände, Sorgen um Arbeit und Familie und viele weitere Anforderungen des modernen Lebens rauben heutzutage zahlreichen Menschen den Schlaf. Dieser leidet auch, wenn jemand krank ist, unter Schmerzen leidet, ins Krankenhaus muss oder sogar seinen letzten Lebensabschnitt in einem Pflegeheim oder Hospiz antreten muss. Die Wechseljahre können insbesondere Frauen nachts zu schaffen machen. Einen Überblick zu den klinischen Studien vermittelt **Tab. 3.11**.

Tab. 3.11 Klinische Studien über ätherische Öle als Hilfe bei Ein- und Durchschlafproblemen.

Ätherisches Öl	Stichworte zur Studie	Name der Studie	Autor, Jahr und Land
Lavendel	Doppelblinde, randomisierte Studie mit 212 Patienten (10-wöchige Einnahme von Lavendelölkapseln), der indirekte Effekt auf verbesserten Schlaf wurde der Verringerung der Ängstlichkeit zugeschrieben.	Beneficial effects of Silexan on sleep are mediated by its anxiolytic effect	Seifritz et al. 2019, Schweiz/Deutschland [619]
Lavendel	60 Patienten mit Schlafproblemen inhalierten auf einer Intensivstation für Herzerkrankungen entweder 15 Tage lang 2 %iges Lavendelöl oder erhielten keine Duftbehandlung. Die Qualität des Schlafes war in der Lavendelgruppe signifikant verbessert.	Effects of aromatherapy on sleep quality and anxiety of patients	Karadag et al. 2015, Türkei [319]
Pflaster imprägniert mit 55 µl Lavendelöl nur Pflaster als Kontrolle	Randomisiert-kontrollierte Studie mit 79 Studenten: Die Qualität ihres Schlafes wurde mit und ohne Lavendelöl untersucht. Die Schlafquantität unterschied sich nicht in beiden Gruppen, die Schlafqualität war in der Lavendelölgruppe besser.	Effect of inhaled lavender and sleep hygiene on self-reported sleep issues: a randomized controlled trial	Lillehei et al. 2015, USA [396]
Lavendel	67 Frauen (45–55 Jahre) mit Schlafstörungen erhielten 12 Wochen lang eine Aromatherapie (Einreibungen) mit Lavendelöl. Kurzfristig verbesserte sich die Schlafqualität, jedoch ohne Langzeiteffekt.	The effect of lavender aromatherapy on autonomic nervous system in midlife women with insomnia	Chien et al. 2012, Taiwan [115]
Lavendel	Verblindete, randomisierte Studie mit 15 Teilnehmern: Verglichen wurde die Schlafqualität von gesunden Studenten unter Einfluss oder in Abwesenheit von Lavendelöl. Das Öl verringerte das Verschlafensein beim Aufwachen.	Effects of lavender aroma on sleep quality in healthy Japanese students	Hirokawa et al. 2012, Japan [266]

▸ **Tab. 3.11** Fortsetzung.

Ätherisches Öl	Stichworte zur Studie	Name der Studie	Autor, Jahr und Land
Lavendel	Einfach verblindete Untersuchung an 64 Patienten auf kardiologischen Intensivstationen: Die Schlafqualität nach 9 Stunden Beduftung mit 2 Tropfen Lavendelöl auf einem Wattepad in der Nähe des Kissens (Abstand 20 cm) verbesserte signifikant die Schlafqualität.	Effect of aromatherapy on the quality of sleep in ischemic heart disease patients hospitalized in intensive care units of heart hospitals of the Isfahan University of Medical Sciences	Moeini et al. 2010, Iran [468]
Orange Lavendel Paraffin als Kontrolle	Studie (Dissertation) mit Cross-over-Design an 40 älteren Menschen, die 4 Wochen lang Flaschen mit Dochten (duftgefüllt bzw. paraffingefüllt) in die Nähe des Bettes gestellt bekamen (unterhalb der Riechschwelle): Die Schlafqualität, die Tiefe der Atmung und die depressiven Zustände verbesserten sich hochsignifikant bei beiden Düften, bei Lavendel jedoch deutlicher.	Der Einfluss etherischer Öle auf die Stimmung, das Schlafverhalten und die Lungenfunktion von älteren Menschen – Vergleich von Lavendel- und Orangenduft in einer placebokontrollierten Studie	Eidt 2008, Deutschland [166]
Lavendel destilliertes Wasser als Placebo	31 junge, gesunde Freiwillige wurden im Schlaflabor einem Duftstimulus ausgesetzt. Der Duft erhöhte den Prozentsatz der Tiefschlafphasen (langsame Wellen) bei Männern und Frauen.	An olfactory stimulus modifies nighttime sleep in young men and women	Goel et al. 2005, USA [219]
Lavendel Mandelöl als Placebo	In einer verblindeten, randomisierten Cross-over-Studie wurde 4 Wochen lang bei 10 Freiwilligen per Aromastream-Gerät Lavendelduft im Schlafzimmer verbreitet. Trotz des Geräusches des Gerätes, das darum vor dem Schlafengehen ausgeschaltet wurde, konnte ein verbesserter Schlaf beobachtet werden.	A single-blinded, randomized pilot study evaluating the aroma of Lavandula augustifolia as a treatment for mild insomnia	Lewith et al. 2005, Großbritannien [392]
Lavendel	42 Collegestudentinnen, die unter Schlaflosigkeit litten, wurden mit Lavendelöl behandelt. Sie litten anschließend weniger an depressiven Zuständen und schliefen besser.	Effects of lavender aromatherapy on insomnia and depression in women college students	Lee u. Lee 2006, Korea [383]
Lavendel in Trägeröl Trägeröl ohne Öl als Placebo	42 Hospizbewohner erhielten 4 Wochen lang je 1-mal wöchentlich Aromastreichungen (oder Massagen ohne Öle). Es konnten keine Langzeiteffekte nachgewiesen werden, jedoch verbesserte sich der Schlaf in beiden Gruppen signifikant. In der Massagegruppe (ohne Öle) verbesserten sich zudem die Depressionswerte.	A randomized controlled trial of aromatherapy massage in a hospice setting	Soden et al. 2004, Großbritannien [648]

3.3.9 Aromapflege und -therapie bei geistiger Müdigkeit und körperlicher Überbeanspruchung

Ätherische Öle eignen sich für Menschen aller Altersgruppen als Verbündete beim Lernen und Konzentrieren.

Klinische Studien über ätherische Öle als Hilfe für Senioren mit und ohne demenzielle Veränderungen

Das Leben im hohen Alter ist oft beschwerlich, nicht nur wegen allerlei Zipperlein oder gar starker Schmerzen an abgenutzten Gelenken und müden Organen. Der Geschmacks- und Geruchssinn lassen nach, Augen und Ohren wollen immer weniger mitarbeiten, Einsamkeit und Trauer sind oftmals stete Begleiter. Mit ätherischen Ölen können alle diese Bereiche aktiviert und auch verbessert werden (**Tab. 3.12**). Pfefferminzöl kann Schluckprobleme bei älteren Menschen lindern und damit das Risiko einer Aspirationspneumonie senken.

Insbesondere die kognitiven Fähigkeiten lassen sich mit Riechstoffen unterstützen, denn der Ort im Gehirn, in dem die Erinnerungen verwaltet werden, ist identisch mit dem Organ, das Gerüche verarbeitet: der Hippocampus mit Sitz im limbischen System (S. 128).

Tab. 3.12 Klinische Studien über ätherische Öle als Hilfe für Senioren mit und ohne demenzielle Veränderungen.

Ätherisches Öl	Stichworte zur Studie	Name der Studie	Autor, Jahr und Land
Lavendel	Randomisierte, placebokontrollierte Studie mit 145 Bewohnern von japanischen Seniorenheimen: 73 Personen bekamen 360 Tage Lavendelöl zu riechen (auf einem Pflaster), 72 Personen erhielten für den gleichen Zeitraum ein unbeduftetes Pflaster. In der Lavendelgruppe gab es weniger Stürze, zudem signifikant weniger Auffälligkeiten, die mit Demenz assoziiert waren.	Fall prevention using olfactory stimulation with lavender odor in elderly nursing home residents: a randomized controlled trial	Sakamoto et al. 2012, Japan [586]
systematische Übersicht über den Gebrauch von Aromapflege bei der Behandlung von Verhaltensauffälligkeiten bei Demenzen	Diese Review* mit 11 klinischen Studien über psychologische Symptome und Verhaltensauffälligkeiten bei älteren Menschen mit demenziellen Veränderungen zeigte: „Aromatherapie hatte positive Effekte bei der Reduktion dieser Symptome, kognitive Fähigkeiten und die Lebensqualität wurden verbessert und die Unabhängigkeit zur Erledigung von Dingen des täglichen Lebens wurde verstärkt."	A systematic review of the use of aromatherapy in treatment of behavioral problems in dementia	Fung et al. 2012 [198]

► **Tab. 3.12** Fortsetzung.

Ätherisches Öl	Stichworte zur Studie	Name der Studie	Autor, Jahr und Land
Aromatherapie in der Pflege	Von 201 vorhandenen Studien erfüllten 10 Arbeiten die Bedingungen für diese Review*: Themen waren Bluthochdruck, Depression, Angst, Schmerzlinderung und Demenzerkrankungen. Fast alle Arbeiten wiesen erhebliche methodische Mängel auf, sodass sie nicht darin überzeugen konnten, Aromatherapie als effektive Maßnahme für die untersuchten Symptome einzusetzen.	Aromatherapy for health care: an overview of systematic reviews	Lee et al. 2012, Korea/Großbritannien [384]
Melisse Donepezil als Kontrolle	Placebokontrollierte, randomisierte Doppelblindstudie in 3 gerontopsychiatrischen Zentren an 114 Patienten (die Bewerter waren mit Nasenklammern verblindet): Beide Mittel sowie das Placebo zeigten eine 18 %ige bzw. 37 %ige Verbesserung der Agitiertheit (je nach Messskala PAS bzw. NPI[1]), somit ist die Anwendung von Melissenöl genauso effektiv wie der Cholinesterasehemmer (Standard) bzw. das Placebo, jedoch nicht überlegen. (In früheren Studien ging man davon aus, dass Melisse-Anwendungen das Mittel der Wahl sein könnten.)	A double-blind placebo-controlled randomized trial of Melissa officinalis oil and donepezil for the treatment of agitation in Alzheimer's disease	Burns et al. 2011, Großbritannien [95]
Capsaicinkapseln Menthol (in mentholreichem Essen) Pfeffer (als olfaktorischer Reiz)	Der Schluckreflex ist bei älteren Menschen mit Dysphagie verzögert, wenn die Nahrung eine ähnliche Temperatur wie der Körper hat, die Schluckzeit verringert sich, wenn die Temperatur steigt. Durch Aktivierung der TRP-Kanäle[2] mittels Capsaicin, Menthol und Pfeffer kann der Schluckreflex aktiviert werden. Somit können Aspirationspneumonien vermieden werden.	Sensory stimulation to improve swallowing reflex and prevent aspiration pneumonia in elderly dysphagic people	Ebihara et al. 2011, Japan [160]

▸ **Tab. 3.12** Fortsetzung.

Ätherisches Öl	Stichworte zur Studie	Name der Studie	Autor, Jahr und Land
Menthol	Aufgrund von Schluckschwierigkeiten erkranken viele ältere Menschen an Aspirationspneumonie. Speisen, die Menthol enthalten (Desserts oder Naschwaren), könnten helfen, denn Menthol ist ein Stimulanz der TRPM8-Rezeptoren (Kälterezeptoren)[2]. Auch Rotwein könnte den Schluckreflex koordinierter ausfallen lassen, da er die Antwort der TRPV1-Rezeptoren[2] verstärkt.	Stimulating oral and nasal chemoreceptors for preventing aspiration pneumonia in the elderly	Ebihara et al. 2011, 2014, Japan ([161], [162])
Rosmarin und Zitrone (am Morgen) Lavendel und Orange (am Abend)	28 ältere Menschen, davon 17 mit Morbus Alzheimer erfuhren signifikante Verbesserungen der persönlichen Orientierung, insbesondere die demenziell veränderten Menschen zeigten signifikante Verbesserungen (TDAS-Skala[3]). Es wurden keine unerwünschten Nebeneffekte der Aromatherapie beobachtet.	Effect of aromatherapy on patients with Alzheimer's disease	Jimbo et al. 2009, Japan [306]
Pfeffer Lavendel	Beobachtungsstudie an 17 älteren Personen (78 ± 6 Jahre) ohne neurologische Störungen: Das Riechen von Pfeffer- und Lavendelduft verbesserte die Stabilität ihrer Körperhaltung bei geschlossenen Augen (nicht aber bei geöffneten Augen).	Olfactory stimuli and enhanced postural stability in older adults	Freeman et al. 2009, Japan [194]
systematische Übersicht über den Gebrauch von Aromapflege bei Patienten mit Demenzen	Aktualisierte Version der Übersichtsarbeit von Thorgrimsen et al. [688]: Von 7 Studien mit 428 Teilnehmern zeigten nur 2 Studien brauchbare Ergebnisse. Es wird darauf hingewiesen, dass etliche methodische Probleme die Auswertung erschwerten. Notwendig sind den Autoren zufolge v. a. besser entworfene Arbeiten und die Berücksichtigung der unterschiedlichen Demenzarten.	Aromatherapy for dementia	Forrester et al. 2014 [189]

► **Tab. 3.12** Fortsetzung.

Ätherisches Öl	Stichworte zur Studie	Name der Studie	Autor, Jahr und Land
systematische Übersicht über den Gebrauch von Aromapflege bei der Behandlung von Verhaltensauffälligkeiten bei Demenzen	11 prospektive randomisierte Studien bei BPSD[4] wurden identifiziert und bewertet. Fazit des Reviews*: „Aromapflege ist eine potenziell nützliche Behandlung bei Verhaltensauffälligkeiten von demenziell veränderten Patienten, jedoch sind die Daten, die dies untermauern, noch nicht ausreichend. Es bleiben noch viele Fragen offen darüber, nach welchen Kriterien man die Öle auswählt, wie man sie optimal verabreicht, wie effektiv sie sind und wie das Nebenwirkungsprofil aussieht. Wenn man diese Einschränkungen in Betracht zieht, sollten klinische Anwender Vorsicht walten lassen, wenn sie Aromapflege bei Verhaltensauffälligkeiten von demenziell veränderten Patienten empfehlen. Ansonsten könnte es sein, dass eine Behandlung mit einer schlechten Nutzen-Risiko-Abwägung durch eine andere ersetzt wird."	The use of aromatherapy to treat behavioural problems in dementia	Nguyen u. Paton 2008 [504]
Lavendel Kontrolle: keine Behandlung	Aromapflege mit Lavendelöl bei 28 Patienten (19 Frauen, 9 Männer, ± 78 Jahre) mit demenziellen Veränderungen (Verhaltensauffälligkeiten und psychologische Symptome) wurden in 2 Gruppen randomisiert, eine Gruppe erhielt 4 Wochen lang 3-mal täglich je 2 gtt. Lavendelöl auf die Kragen der Krankenhausunterwäsche. In der Lavendelgruppe verminderten sich die neuropsychiatrischen Symptome (NPI-Index), der Barthel-Index verbesserte sich nicht signifikant (Bewertung von Fertigkeiten des alltäglichen Lebens).	Lavender aroma therapy for behavioral and psychological symptoms in dementia patients	Fujii et al. 2008, Japan [197]

▸ **Tab. 3.12** Fortsetzung.

Ätherisches Öl	Stichworte zur Studie	Name der Studie	Autor, Jahr und Land
Lavendel Sonnenblumenöl als Kontrolle	Randomisierter Versuch im Cross-over-Design an 70 chinesischen älteren Erwachsenen mit demenziellen Veränderungen: Die Öle wurden jeweils 3 Wochen lang inhaliert. Fazit der Studie: „Zusammenfassend gesagt ist Lavendelöl als adjuvante Therapie zur Linderung von agitiertem Verhalten bei chinesischen Patienten mit Demenz sinnvoll. In einer Patientenpopulation, die besonders verletzlich bezüglich der unerwünschten Nebenwirkungen von psychotropen Mitteln ist, könnte Aromatherapie mit Lavendelöl eine alternative Option darstellen."	Efficacy of aromatherapy (Lavandula angustifolia) as an intervention for agitated behaviours in Chinese older persons with dementia: a cross-over randomized trial	Lin et al. 2007, Hong Kong [397]
Menthol	42 Patienten zwischen 81 und 95 Jahren mit Schluckstörungen konnten besser schlucken, nachdem ihnen 1 ml einer Menthollösung verabreicht wurde. So können Aspirationspneumonien verhindert werden.	Effects of menthol on the triggering of the swallowing reflex in elderly patients with dysphagia	Ebihara et al. 2006, Japan [159]
Lavendel Jojobaöl	Ältere Menschen mit Alzheimer-Demenz erhielten jeweils 2 Wochen Handmassagen mit und ohne Lavendelöl. In der Lavendelölgruppe zeigten sich keine kognitiven Verbesserungen, jedoch signifikante Veränderungen bei aggressiven Verhaltensauffälligkeiten. Fazit der Studie: „Handmassagen mit Lavendelöl sind bei älteren Menschen mit Alzheimer-Demenz bezüglich der Emotionen und des aggressiven Verhaltens positiv zu bewerten."	The effect of lavender aromatherapy on cognitive function, emotion, and aggressive behavior of elderly with dementia	Lee 2005, Korea [386]

► **Tab. 3.12** Fortsetzung.

Ätherisches Öl	Stichworte zur Studie	Name der Studie	Autor, Jahr und Land
Lavendel Thymian Traubenkernöl als Kontrolle	7 aufgebrachte Heimbewohner mit fortgeschrittener Demenz bekamen 10 Wochen lang ein Riechsäckchen mit Lavendelduft in der Nähe des Schlüsselbeins angebracht. Es gab keinen Beweis dafür, dass die reine olfaktorische Form der Aromatherapie die Erregung reduzieren konnte.	A controlled trial of aromatherapy for agitation in nursing home patients with dementia	Snow et al. 2004, USA [645]
Lavendelsalbei (Auszüge und Bestandteile)	In einer nicht verblindeten (open-label) Pilotstudie wurden Auszüge von Salvia lavandulifolia oral verabreicht. Nach 6 Wochen Behandlung ergaben sich eine signifikante Reduktion der neuropsychiatrischen Symptome und eine Verbesserung der Aufmerksamkeit.	Salvia for dementia therapy: review of pharmacological activity and pilot tolerability clinical trial	Perry et al. 2003, Neuseeland [528]
Melisse Sonnenblumenöl als Kontrolle	In einer placebokontrollierten Studie an 72 Menschen mit schweren demenziellen Veränderungen wurde 4 Wochen lang 2-mal täglich eine Lotion mit dem jeweiligen Öl auf Arme und Gesicht aufgetragen. 60 % der Melissengruppe und 14 % der Placebogruppe zeigten eine Verringerung der Symptome um 30 % (auf der CMAI-Skala[5]), die generelle Verbesserung der Agitiertheit betrug 35 % (Melissae) bzw. 11 % (Placebo).	Aromatherapy as a safe and effective treatment for the management of agitation in severe dementia: the results of a double-blind, placebo-controlled trial with Melissa	Ballard et al. 2002, Großbritannien [41]
Lavendel Wasser als Kontrolle	In der placebokontrollierten Studie mit verblindetem Bewerter wurden 15 Patienten mit schweren demenziellen Veränderungen beobachtet. 2 %iges Lavendelöl wurde mit dem Aromastream-Gerät jeweils 2 Stunden lang in die Raumluft gegeben. Nach 10 Tagen waren bei 9 Patienten Verbesserungen der Agitiertheit zu beobachten, bei 5 Patienten gab es keine Veränderung, 1 Patient zeigte Verschlechterungen.	Lavender oil as a treatment for agitated behaviour in severe dementia: a placebo controlled study	Holmes et al. 2002, Großbritannien [270]

▸ **Tab. 3.12** Fortsetzung.

Ätherisches Öl	Stichworte zur Studie	Name der Studie	Autor, Jahr und Land
Lavendel Majoran Patchouli Vetiver	Versuch im Cross-over-Design an 56 Bewohnern eines Seniorenheimes mit mittleren bis schweren demenziellen Veränderungen: Aromacreme wurde 8 Wochen lang 5-mal täglich auf den Körper und die Extremitäten gerieben. Es ergaben sich eine signifikante Reduzierung des demenzbezogenen Verhaltens und eine signifikante Verbesserung einiger Teilnehmer beim Mini-Mental-Status-Test.	Effects of essential oils and touch on resistance to nursing care procedures and other dementia related behaviours in a residential care facility	Bowles et al. 2002, Australien [69]

* Übersichtsarbeit über vorhandene Studien
[1] PAS (Psychogeriatric Assessment Scale): genormte Skala zur Erfassung von psychogeriatrischen Stimmungslagen; NPI (Neuropsychiatric Inventory): genormte Skala zur Erfassung von demenziellen Symptomen
[2] TRP-Kanäle (transient receptor potential channels): eine Familie von Ionenkanälen zur Weiterleitung von zellulären Informationen; ihre Unterschiede werden durch Hinzufügen von weiteren Buchstaben und Ziffern kenntlich gemacht, z. B. TRPM8, TRPV1
[3] TDAS (Touch Panel-type Dementia Assessment Scale): computerunterstütztes Instrument zur schnellen Erfassung von demenziellen Symptomen
[4] BPSD (Behavioural and Psychological Symptoms of Dementia): Verhaltensauffälligkeiten und psychologische Symptome bei Demenz
[5] CMAI (Cohen-Mansfield Agitation Inventory): genormte 7-stufige Skala zur Erfassung von Agitiertheit bei demenziell veränderten Menschen

Klinische Studien über ätherische Öle zur Verbesserung der kognitiven Fähigkeiten – auch bei jungen Menschen

Ob Jung oder Alt: Wir alle benötigen in dieser Welt voller Informationen, die uns von allen Seiten zu überwältigen drohen, Struktur und Konzentration (**Tab. 3.13**). Ätherische Öle können dabei helfen, den roten Faden immer im Auge zu behalten und unsere Aufgaben möglichst reibungslos zu erledigen.

Tab. 3.13 Klinische Studien über ätherische Öle zur Verbesserung der kognitiven Fähigkeiten – auch bei jungen Menschen.

Ätherisches Öl	Stichworte zur Studie	Name der Studie	Autor, Jahr und Land
Rosmarin Mandelöl als Kontrolle	20 gesunde Probanden inhalierten Rosmarinöl: Ihre Herzfrequenz, ihr Blutdruck und die Atmungsfrequenz erhöhten sich signifikant gegenüber der Kontrollgruppe mit Mandelöl. Die Hauttemperatur sank signifikant. Im EEG zeigte sich eine Reduktion der α-Wellen, die β-Wellen dagegen, die für Aufmerksamkeit stehen, stiegen an.	Effects of inhaled rosemary oil on subjective feelings and activities of the nervous system	Sayorwan et al. 2013, Thailand [603]
Rosmarin	20 Freiwillige waren unterschiedlichen Mengen von Rosmarinduft ausgesetzt, und die Konzentration des wichtigen Inhaltsstoffes 1,8-Cineol im Blut wurde gemessen. Sie verhält sich proportional zu den kognitiven Fähigkeiten: Je höher der 1,8-Cineol-Level ausfiel, desto konzentrierter waren die Studienteilnehmer.	Plasma 1,8-cineole correlates with cognitive performance following exposure to rosemary essential oil aroma	Moss u. Oliver 2012, Großbritannien [476]
Salbei Lavendelsalbei kein Aroma als Kontrolle	135 gesunde Freiwillige unterzogen sich nach oraler Verabreichung zweier Salbeiprodukte Gedächtnistests: Die Salvia-officinalis-Gruppe schnitt bezüglich der Gedächtnisleistung signifikant besser ab als die Kontrollgruppe.	Differential effects of the aromas of Salvia species on memory and mood	Moss et al. 2010, Großbritannien [479]
Ylang Ylang Pfefferminze kein Aroma als Kontrolle	144 Freiwillige wurden nach dem Zufallsverfahren den beiden Düften zugeordnet: Pfefferminze verbesserte die Gedächtnisleistung; Ylang Ylang verminderte diese, verbesserte jedoch die Ruhe signifikant.	Modulation of cognitive performance and mood by aromas of peppermint and ylang-ylang	Moss et al. 2008, Großbritannien [478]
Lavendel	In einer placebokontrollierten Doppelblindstudie wurden 96 gesunde junge Frauen Lavendelaroma, einem vergleichbaren Placebo oder keinem Duft ausgesetzt, nachdem sie eine stressauslösende kognitive Aufgabe zu erfüllen hatten. Dabei wurden sie manipuliert, indem Aussagen über die Wirkung gemacht wurden. Nicht der Duft, sondern v. a. die Erwartungshaltung dazu löste Entspannungsmuster bei Hautwiderstandsmessungen aus.	Expectancies, not aroma, explain impact of lavender aromatherapy on psychophysiological indices of relaxation in young healthy women	Howard u. Hughes 2008, Irland [280]
Lavendelsalbei (Auszüge)	Die placebokontrollierte, randomisierte Doppelblindstudie im Cross-over-Design mit 20 älteren Menschen zeigte eine signifikante Verbesserung der sekundären Gedächtnisleistungen.	An extract of Salvia (sage) with anticholinesterase properties improves memory and attention in healthy older volunteers	Scholey et al. 2008, Australien [614]

► **Tab. 3.13** Fortsetzung.

Ätherisches Öl	Stichworte zur Studie	Name der Studie	Autor, Jahr und Land
Lavendelsalbei (standardisiert)	Die placebokontrollierte Doppelblindstudie im Cross-over-Design mit 24 Freiwilligen zeigte eine signifikante Verbesserung der sekundären Gedächtnisleistungen.	Positive modulation of mood and cognitive performance following administration of acute doses of Salvia lavandulae folia essential oil to healthy young volunteers	Tildesley et al. 2005, Großbritannien [690]
Lavendel Rosmarin kein Aroma als Kontrolle	144 Freiwillige wurden nach dem Zufallsverfahren unterschiedlichen Raumdüften zugeordnet: Lavendel bewirkte einen signifikanten Leistungsabfall beim Arbeitsgedächtnis, Rosmarin bewirkte eine Steigerung.	Aromas of rosemary and lavender essential oils differentially affect cognition and mood in healthy adults	Moss et al. 2003, Großbritannien [477]
Lavendelsalbei (standardisiert)	Die placebokontrollierte Doppelblindstudie im Cross-over-Design mit 44 Freiwilligen zeigte eine signifikante Verbesserung der Fähigkeit, Worte zu erinnern.	Salvia lavandulaefolia (Spanish sage) enhances memory in healthy young volunteers	Tildesley et al. 2003, Großbritannien [689]
Melisse (Pharmaton)	Placebokontrollierte, randomisierte Doppelblindstudie im Cross-over-Design mit 20 gesunden, jungen Teilnehmern, die unterschiedliche Mengen an Melissenextrakt einnahmen: „Ruhe" wurde bei der geringsten Dosis als erhöht angegeben, „Wachheit" war bei allen Dosierungen reduziert.	Modulation of mood and cognitive performance following acute administration of Melissa officinalis (lemon balm)	Kennedy et al. 2002, Großbritannien [328]

3.3.10 Ätherische Öle zur Behandlung von spezifischen Problemen von Frauen und Kindern

Fast jede Frau erlebt im Laufe ihres Lebens die eine oder andere Störung des Menstruationszyklus, auch sonstige Probleme hängen manchmal indirekt mit den Hormonen zusammen. Ätherische Öle helfen dem weiblichen Körper, u. a. aufgrund ihrer Inhaltsstoffe aus Isopreneinheiten, dieses Ungleichgewicht auszubalancieren. Denn die Steroidhormone, zu denen einige Sexualhormone zählen, besitzen eine strukturelle Ähnlichkeit mit einigen Riechstoffen (auch wenn diese aus wesentlich längeren Kohlenstoffketten bestehen; [513]). Schwangerschaft und Entbindung sind Zeiten, in denen die Pflanzendüfte wertvolle Helfer sein können.

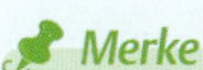
Merke

Ein Baby sollte in den ersten Monaten nicht mit ätherischen Ölen behandelt werden (es sei denn, verschwindend geringe Mengen und nur von einigen ausgewählten Ölen werden verwendet). Später können kranke und leidende Kinder von dieser „duften" Naturmedizin allerdings profitieren – vorausgesetzt, es werden nur hochwertigste Öle (S. 208) eingesetzt, die kindgerecht verdünnt werden.

Klinische Studien zur Anwendung von ätherischen Ölen rund um Menstruation, Schwangerschaft, Geburt und Klimakterium

Da die unterschiedlichen Zyklen im Leben einer Frau oft nicht reibungslos funktionieren, können ätherische Öle wertvolle Begleiter sind, um diese Phasen nicht zur Krankheit ausarten zu lassen. Die duftenden Naturstoffe können auch helfen, Hormoneinnahmen zu reduzieren oder sogar wegzulassen, sodass sich Ungleichgewichte nicht noch zusätzlich verschlimmern (**Tab. 3.14**).

Tab. 3.14 Klinische Studien zur Anwendung von ätherischen Ölen rund um Menstruation, Schwangerschaft, Geburt und Klimakterium.

Ätherisches Öl	Stichworte zur Studie	Name der Studie	Autor, Jahr und Land
Individuell angepasste Öle und Behandlungen	Review aus 33 Studien über Anwendungen, um Wehenschmerzen zu verringern: Angewendet wurden Inhalation, Massage, Fußbad, Geburtsbad, Akupressur und Kompresse, oft mit Lavendel. Positiver Effekt bei der Reduzierung von Wehenschmerzen und Angstzuständen wurde bestätigt.	The Effectiveness of Aromatherapy in the Management of Labor Pain and Anxiety: A Systematic Review	Tabatabaeichehr et al. 2020, Iran [675]
Fenchelöl (in eine Vaginalcreme eingearbeitet?)	Jeweils 30 Frauen (45–65 J.) mit sexuellen Störungen aufgrund trockener, brennender und/oder juckender Vaginalschleimhaut pflegten ihren Vaginalbereich 8 Wochen lang jeden Abend mit Fenchelsalbe, die andere Gruppe trug ein Placebo auf. Fenchelöl, intravaginal angewendet wirkt dem Abbau der Vaginalschleimhaut entgegen und vermindert Trockenheit und Juckreiz und kann die sexuelle Zufriedenheit verbessern.	Effect of fennel vaginal cream on sexual function in postmenopausal women: A double blind randomized controlled trial	Abedi et al. 2018, Iran [3]
Yuzu-Zitrone Lavendelöl als Kontrolle	17 junge Frauen mit subjektiv empfundenen prämenstruellen Symptomen inhalierten in dieser einfach verblindeten randomisierten Cross-over-Studie 10 Minuten lang Naturdüfte. Ihre Herzfrequenzvariabilität und Stimmung wurden nach einer internationalen Skala (POMS, Profile of Mood States) protokolliert: Yuzu-Duft reduzierte signifikant die Herzfrequenzvariabilität, die Aktivität des parasympathischen Nervensystems reduzierte sich ähnlich wie bei Lavendelöl.	Does Japanese Citrus Fruit Yuzu (Citrus junos Sieb. ex Tanaka) fragrance have lavender-like therapeutic effects that alleviate premenstrual emotional symptoms? A single-blind randomized crossover study	Matsumoto et al. 2017, Japan [434]

▶ **Tab. 3.14** Fortsetzung.

Ätherisches Öl	Stichworte zur Studie	Name der Studie	Autor, Jahr und Land
Lavendel	80 Studentinnen mit Menstruationsschmerzen (Dysmenorrhö) bekamen beim Einsetzen der Blutung an 2 Zyklen entweder eine 15-minütige Bauchmassage mit Lavendelöl (2 Tropfen auf 5 ml Mandelöl) oder mit Placebo. Nach 30 Minuten wurde die Schmerzintensität gemessen. In beiden Gruppen wurde ein signifikanter Rückgang der Schmerzen verzeichnet, die Verbesserung fiel in der Lavendelgruppe signifikant höher aus.	The effect of aromatherapy massage with lavender oil on severity of primary dysmenorrhea in Arsanjan students	Bakhtshirin et al. 2015, Iran [44]
Rosengeranie destilliertes Wasser als Kontrolle	Jeweils 50 Erstgebärende bekamen entweder 2 Tropfen Wasser oder 2 Tropfen eines 2 %igen Rosengeranienöles auf ein Stück Stoff appliziert, das auf Schlüsselbeinhöhe an der Kleidung befestigt wurde. Als der Muttermund 3–5 cm eröffnet war, zwischen den Wehen und 20 Minuten nach der Intervention wurden die Angstwerte und andere physiologische Parameter ermittelt. Die Angstwerte und der Blutdruck waren in der Duftgruppe signifikant niedriger.	Effect of inhalation of aroma of geranium essence on anxiety and physiological parameters during first stage of labor in nulliparous women: a randomized clinical trial	Rashidi Fakari et al. 2015, Iran [554]
Yuzu-Zitrone (Citrus ichangensis × Citrus reticulata)	60 Mütter inhalierten Yuzu-Duft, während ihr krankes Kind im selben Raum einer Kinderklinik eine Infusion erhielt. 61 Mütter unter vergleichbaren Umständen erhielten keine Inhalation. Die Mütter in der Duftgruppe litten signifikant weniger unter Ängsten um ihr krankes Kind.	Effectiveness of aromatherapy in decreasing maternal anxiety for a sick child undergoing infusion in a paediatric clinic	Ueki et al. 2014, Japan [704]
Rose	120 Erstgebärende wurden bei Beginn ihrer Wehen in 3 Gruppen unterteilt: 40 Frauen inhalierten Rosenöl und machten ein Fußbad mit Rosenöl, 40 weitere Frauen machten ein Fußbad ohne Duft, die 3. Gruppe erhielt die Standardbetreuung. Die Angstwerte waren in der Duftgruppe signifikant niedriger.	Comparing the effects of aromatherapy with rose oils and warm foot bath on anxiety in the first stage of labor in nulliparous women	Kheirkhah et al. 2014, Iran [336]

► **Tab. 3.14** Fortsetzung.

Ätherisches Öl	Stichworte zur Studie	Name der Studie	Autor, Jahr und Land
destilliertes Citrus aurantium (unklar ob Fruchtschale oder Blüte) physiologische Kochsalzlösung als Kontrolle	Randomisierte Studie mit je 63 schwangeren Frauen: Diese erhielten entweder etwas Wasser oder 4 ml Orangenöl auf Gazestücke, die auf Schlüsselbeinhöhe an der Kleidung befestigt und alle 30 Minuten frisch bestückt wurden. Im Laufe der Entbindungen waren die Angstwerte bei den Teilnehmerinnen der Duftgruppe signifikant niedriger.	Aromatherapy with citrus aurantium oil and anxiety during the first stage of labor	Namazi et al. 2014, Iran [495]
Lavendel Zimt Gewürznelke Rose (5 %ig in Mandelöl) reines Mandelöl als Kontrolle	Prospektive, randomisierte Cross-over-Studie mit knapp 100 Krankenpflegestudenten, die täglich 10-minütige aromatherapeutische Baucheinreibung 7 Tage lang vor der erwarteten Menstruationsblutung erhielten. Durch die Behandlung mit ätherischen Ölen waren sowohl die Schmerzintensität als auch die Dauer der Schmerzen signifikant geringer.	The effect of aromatherapy abdominal massage on alleviating menstrual pain in nursing students: a prospective randomized cross-over study	Marzouk et al. 2013, Ägypten [429]
individuell angepasste ätherische Öle	Ein Drittel von 90 Frauen, die nach der Menopause an psychologischen Problemen litten, erhielt 4 Wochen lang jeweils 2-mal/Woche eine 30-minütige Aromamassage, 30 Frauen wurden ohne Duft massiert, die Kontrollgruppe erhielt keine Behandlung. Es verbesserten sich die psychologischen Werte vor und nach den Behandlungen in beiden Massagegruppen, die Werte in der Duftgruppe fielen etwas besser aus.	The effect of aromatherapy massage on the psychological symptoms of postmenopausal Iranian women	Taavoni et al. 2013, Iran [674]
Lavendel	Jeweils 30 Erstgebärende wurden nach Episiotomie entweder mit Lavendelöl behandelt oder nach dem gängigen Protokoll mit Betadine. In der Lavendelgruppe wurden 4 Stunden und 5 Tage nach dem Dammschnitt signifikant weniger Schmerzen empfunden als in der Kontrollgruppe. Nach 12 Stunden war kein Unterschied feststellbar. In der Lavendelgruppe waren nach 5 Tagen auch die lokalen Rötungen und Schwellungen geringer.	Episiotomy pain relief: Use of Lavender oil essence in primiparous Iranian women	Sheikhan et al. 2012, Iran [628]

▸ **Tab. 3.14** Fortsetzung.

Ätherisches Öl	Stichworte zur Studie	Name der Studie	Autor, Jahr und Land
Aromastreichungen mit und ohne ätherische Öle	Randomisierte, placebokontrollierte Studie an 90 Frauen mit klimakterischen Beschwerden, die 4 Wochen lang jeweils 2-mal wöchentlich für 30 Minuten Behandlungen mit ätherischen Ölen erhielten (oder Streichungen ohne Düfte). In beiden Gruppen konnten die Symptome effektiv reduziert werden, in der Ätherische-Öle-Gruppe jedoch deutlicher.	Effect of aromatherapy massage on menopausal symptoms: a randomized placebo-controlled clinical trial	Darsareh et al. 2012, Iran [134]
Lavendel Muskatellersalbei Majoran (2:1:1) synthetische Düfte als Kontrolle	Randomisierte Doppelblindstudie an 48 Frauen (ambulante Patientinnen), die an primärer Dysmenorrhö litten (auf einer 10-Punkte-Skala über 5). Die Düfte wurden 3 %ig in unparfümierter Creme verdünnt und von den Probandinnen täglich auf den Unterbauch gestrichen. Die Intensität und die Dauer der Schmerzen reduzierten sich signifikant nach einem Menstruationszyklus. Schmerzlindernde Inhaltsstoffe in der Mischung (79,29 %): Linalylacetat, Linalool, Eucalyptol, β-Caryophyllen.	Pain relief assessment by aromatic essential oil massage on outpatients with primary dysmenorrhea: a randomized, double-blind clinical trial	Ou et al. 2012, China (Taiwan) [512]
Rose Lavendel	Beobachtungsstudie an 28 Frauen direkt oder bis zu 18 Monate nach Geburt ihres Kindes in einer Hochrisikogruppe für Wochenbettdepression und Ängste: 4 Wochen lang erhielten sie jeweils entweder eine 15-minütige Handmassage mit 2 %igen Ölen nach der „M-Technik" (von Jane Buckle) oder machten Inhalationen. Die Ergebnisse fielen positiv aus mit minimalen Risiken.	The effects of clinical aromatherapy for anxiety and depression in the high risk postpartum woman – a pilot study	Conrad u. Adams 2012, USA [125]

► **Tab. 3.14** Fortsetzung.

Ätherisches Öl	Stichworte zur Studie	Name der Studie	Autor, Jahr und Land
Muskatellersalbei Majoran Zimt Ingwer Rosengeranie Mandelöl Acetaminophen als Kontrolle	55 Highschool-Mädchen mit Menstruationsschmerzen erhielten entweder Bauchstreichungen oder Acetaminophen als Schmerzlinderungsmaßnahme. Die Reduktion dieser Schmerzen war in der Ätherische-Öle-Gruppe signifikant höher als in der Medikamentengruppe. Fazit der Studie: „Diese Ergebnisse legen nahe, dass lokale Aromastreichungen eine effektive Schmerzlinderungsmaßnahme bei Menstruationsschmerzen von Highschool-Mädchen sind. Es konnte jedoch nicht verifiziert werden, ob der Erfolg von den ätherischen Ölen, von den Streichungen oder von beidem herrührte."	Aromatherapy massage on the abdomen for alleviating menstrual pain in high school girls: a preliminary controlled clinical study	Hur et al. 2012, Korea [287]
Lavendel	Review* über die Wirksamkeit von Lavendelöl bei Traumata, die durch einen Dammschnitt (Episiotomie) während der Entbindung entstanden sind. Einige Frauen fanden die Anwendung von Lavendelöl hilfreich.	The efficacy of lavender oil on perineal trauma: a review of the evidence	Jones 2011, Großbritannien [310]
Lavendel	In einer einfach verblindeten, randomisierten Studie inhalierten 200 Frauen nach geplantem Kaiserschnitt 3-mal (mehrstündige Abstände) Lavendelöl. Fazit der Studie: „Aromatherapie ist eine erfolgreiche und sichere komplementäre Therapie, um Schmerzen nach einer Sectio zu reduzieren."	Lavender essence for post-cesarean pain	Hadi u. Hanid 2011, Iran [234]
Salbe mit Johanniskrautmazerat als Grundlage	Randomisierte Doppelblindstudie an 144 Frauen nach Sectio (Kaiserschnitt): 16 Tage lang wurde 3-mal täglich eine Hypericum-perforatum-Zubereitung aufgetragen, nach 10 und 40 Tagen wurden Parameter zum Fortschritt der Wundheilung – mit signifikanten Unterschieden zu Placebo und Kontrolle – notiert. Fazit der Studie: „Die topische Anwendung von Hypericum perforatum ist sicher und kann nach Sectio die Wundheilung beschleunigen sowie Narbenbildung, Schmerz und Juckreiz vermindern."	The effect of Hypericum perforatum on the wound healing and scar of cesarean	Samadi et al. 2010, Iran [588]

► **Tab. 3.14** Fortsetzung.

Ätherisches Öl	Stichworte zur Studie	Name der Studie	Autor, Jahr und Land
Mischungen	In einer Review* wurden unterschiedliche Mischungen von ätherischen Ölen zur Unterstützung von spezifisch weiblichen Gesundheitsthemen untersucht. Die Anwendung der (unterschiedlichen) Öle stellte keine Gefahr dar und wurde von den (allerdings wenigen) Studienteilnehmerinnen akzeptiert.	The uses of aromatherapy in women's health	Tillett u. Ames 2010, USA [691]
Pfefferminzhydrolat Muttermilch als Kontrolle	In einer randomisierten kontrollierten Untersuchung wurden 196 erstgebärende stillende Frauen mit schmerzenden Brustwarzen mit Pfefferminzhydrolat oder Muttermilch versorgt. Das Pfefferminzhydrolat zeigte eine bessere schmerzlindernde Wirkung.	Effect of peppermint water on prevention of nipple cracks in lactating primiparous women: a randomized controlled trial	Melli et al. 2007, Iran [450]
Pfefferminzgel Lanolinsalbe als Kontrolle Placebogel	In einer randomisierten kontrollierten Untersuchung wurden 216 erstgebärende stillende Frauen mit wunden (aufgeplatzten) Brustwarzen mit Pfefferminzgel, Lanolinsalbe oder Placebo behandelt. Das Pfefferminzgel zeigte eine bessere wundheilende Wirkung.	A randomized trial of peppermint gel, lanolin ointment, and placebo gel to prevent nipple crack in primiparous breastfeeding women	Melli et al. 2007, Iran [449]
Lavendel Muskatellersalbei Rose (Rosa centifolia) Mandelöl	In einer placebokontrollierten Doppelblindstudie erhielten 67 Collegestudentinnen mit Menstruationskrämpfen Bauchstreichungen mit jeweils 2 Tropfen der Ätherische-Öle-Mischung in 5 ml Mandelöl. Diese milderte effektiv die Stärke von Menstruationskrämpfen.	Effect of aromatherapy on symptoms of dysmenorrhea in college students: A randomized placebo-controlled clinical trial	Han et al. 2006, Korea [241]
Kamille Lavendel Rosmarin Zitrone	16 ältere Frauen erhielten jeweils 3-mal/Woche je 20 Minuten Aromamassagen, 20 ältere Frauen wurden ohne ätherische Öle behandelt. Die Behandlung erfolgte 3 Wochen lang mit 1 Woche Pause und weiteren 2 Wochen Behandlung. Zu verzeichnen waren signifikant weniger Angst und eine Steigerung des Selbstwertgefühles.	Effects of aromatherapy massage on anxiety and self-esteem in korean elderly women: a pilot study	Rho et al. 2006, Korea [566]

► **Tab. 3.14** Fortsetzung.

Ätherisches Öl	Stichworte zur Studie	Name der Studie	Autor, Jahr und Land
Aromapflegeanwendungen mit nach Beratung individuell angepassten ätherischen Ölen	15 ambulante Patientinnen (Durchschnittsalter 54,3 Jahre) mit Wechseljahresbeschwerden erhielten aromatherapeutische Behandlungen (Beratung, 30-minütige Streichung und Anwendungsempfehlungen für zu Hause). Nach 1 Monat folgte eine 2. Behandlung und die Erfassung der Beschwerden, die sich nach der KI-Skala (Kuppermann-Index) signifikant besserten.	Aromatherapy for outpatients with menopausal symptoms in obstetrics and gynecology	Murakami et al. 2005, Japan [485]

* Übersichtsarbeit über vorhandene Studien

Ätherische Öle zur Behandlung von spezifischen Problemen von Kindern

Dr. Luc Marlier hat am Centre National de la Recherche Scientifique in Straßburg frühgeborene Babys beobachtet. Wenn sie Gerüche präsentiert bekamen, veränderte sich ihr **Atemrhythmus**. Bei einem ekligen Geruch wie dem der Buttersäure verlangsamte sich die Atmung, bei einem angenehmen Geruch wurde sie schneller. Es wurde daraufhin bei 14 Frühchen (geboren in der 24.–28. Woche) ein ganz schwacher Vanilleduft 24 Stunden lang in die Inkubatoren gegeben. Die durchschnittliche Zahl der Atemstillstände (über 20 Sekunden) reduzierte sich gegenüber dem Vortag bei 12 der 14 kleinen Patienten um 36 %, andere schwere Zwischenfälle wie Hypoxie und Bradykardie konnten um 45 % reduziert werden. Es wurden keinerlei negative Effekte vermerkt, die Autoren empfehlen angenehme Düfte im Inkubator, wenn Koffein und Doxapram nicht wirken [423].

Sie machen sich inzwischen nach einer Umfrage in 99 französischen **Neugeborenenstationen** auch dafür stark, dass weniger Gerüche (Babykosmetik, Desinfektions-, Putzmittel etc.) auf den Stationen verwendet werden, da hospitalisierte Babys während ihres 1. Lebensmonats durchschnittlich 1320–1800 Gerüchen begegnen und Frühchen sogar zwischen 2024- und 3488-mal unterschiedlichsten Gerüchen ausgesetzt sind [369].

Auch die Autoren einer Bestandsaufnahme in 170 britischen Haushalten kamen zu dem Schluss, dass Durchfälle, Erbrechen und Ohrenschmerzen bei Säuglingen bis zu 6 Monaten signifikant mit dem Gebrauch von stark riechenden Haushaltsprodukten wie (synthetischen) Raumsprays zusammenhingen. Zudem wurde ein Zusammenhang zwischen Kopfschmerzen und Depressionen bei jungen Müttern und dem Gebrauch von Raumsprays gesehen [181].

Weitere Studienergebnisse zu spezifischen Problemen bei Kindern sind in **Tab. 3.15** zusammengeführt.

Tab. 3.15 Studien zu ätherischen Ölen zur Behandlung von spezifischen Problemen von Kindern.

Ätherisches Öl	Stichworte zur Studie	Name der Studie	Autor, Jahr und Land
Lavendel Orange	73 Kinder und Teenager unter 18 Jahren mit gut eingestelltem Diabetes Typ 1 atmeten 1 Woche lang 4-mal täglich eine Duftmischung aus einem Vernebler ein, 2 Wochen lang erfolgte die Kontrolle ohne Düfte. 647 Messergebnisse der Schmerzstärke wurden notiert. Die Herzfrequenz zeigte eine annähernd signifikante Reduktion, also Beruhigung, doch die Schmerzen bei der Blutabnahme verringerten sich nicht.	Essential oils reduce autonomous response to pain sensation during self-monitoring of blood glucose among children with diabetes	Małachowska et al. 2016, Polen [419]
Orange	30 Kinder zwischen 6 und 9 Jahren, die eine schmerzlose Zahnarztbehandlung (Versiegelung, Kontrolle) erfuhren, nahmen an dieser Cross-over-Interventionsstudie teil, einmal mit Raumbeduftung mit Orangenöl, einmal ohne. Vor und nach der Behandlung wurden die Herzfrequenz und der Speichelkortisolwert gemessen. Die Werte bei der „duftenden Behandlung" waren signifikant reduziert gegenüber der duftfreien Behandlung.	Effect of aromatherapy with orange essential oil on salivary cortisol and pulse rate in children during dental treatment: a randomized controlled clinical trial	Jafarzadeh et al. 2013, Iran [300]
Lavendel	40 Neugeborene zwischen 2 und 6 Wochen mit Koliken erhielten Bauchstreichungen von ihren Müttern. Die Schreihäufigkeit pro Woche wurde als Indikator für die Anwesenheit oder Abwesenheit der Koliken gewertet. Die Autoren kommen zu dem Schluss, dass durch die Verwendung von Lavendelölstreichungen die Symptome von Koliken effektiv reduziert werden können.	The effectiveness of aromatherapy massage using lavender oil as a treatment for infantile colic	Çetinkaya u. Başbakkal 2012, Türkei [109]
Bergamotte	Randomisierte, placebokontrollierte Doppelblindstudie an 37 Kindern und Jugendlichen sowie ihren Eltern vor einer Stammzelltransfusion. Nach der Prozedur und der Inhalation von Bergamotteöl waren weder die Ängste, Übelkeit noch Schmerzen der Patienten reduziert, jedoch Ängste der Eltern vermindert (wenn auch nicht statistisch signifikant).	Inhalation aromatherapy in children and adolescents undergoing stem cell infusion: results of a placebo-controlled double-blind trial	Ndao et al. 2012, USA [499]

▶ **Tab. 3.15** Fortsetzung.

Ätherisches Öl	Stichworte zur Studie	Name der Studie	Autor, Jahr und Land
Aromapflegeanwendungen mit individuell angepassten ätherischen Ölen	71 Kinder (Durchschnittsalter 3 Jahre) mit Verbrennungen erhielten Streichungen mit ätherischen Ölen (insgesamt 126 Anwendungen): Die Herzschlagfrequenz und die Atemfrequenz sanken signifikant. Bei 92,8 % der Patienten ergaben sich positive Ergebnisse (die Kinder schliefen ein, wurden ruhiger oder baten um Fortsetzung); 9 Kinder (7,2 %) reagierten mit Schreien und Stress (sie waren im Durchschnitt 15 Monate alt).	Aromatherapy massage seems to enhance relaxation in children with burns: an observational pilot study	O'Flaherty et al. 2012, Südafrika [505]
Lavendel Ingwer Jojoba als Placebo	Bei Kindern mit und ohne Entwicklungsstörungen konnte mit ätherischen Ölen eine Steigerung des Wohlbefindens rund um eine Narkose erreicht werden.	Effectiveness of the essential oils lavender and ginger in promoting children's comfort in a perianesthesia setting	Nord u. Belew 2009, USA [503]
Lavendel in Traubenkernöl	In dieser Pilotstudie erhielten 12 Kinder mit Autismus und Lernschwierigkeiten (12–15 Jahre) Fuß- und Beinstreichungen mit 2 %igem Lavendelöl. Die Behandlungen fanden 4-mal im Abstand von jeweils 1 Woche vor dem Zubettgehen statt. Es war kein signifikanter Unterschied zwischen den Abenden mit oder ohne aromatherapeutische Anwendung zu beobachten.	Evaluating effects of aromatherapy massage on sleep in children with autism: a pilot study	Williams 2006, Großbritannien [745]
Aromapflegeanwendungen mit individuell angepassten ätherischen Ölen	Für diese Facharbeit eines stellvertretenden Schuldirektors erhielten 4 Kinder mit Autismus und Lernschwierigkeiten Aromastreichungen und zeigten verbesserte Werte der Aufmerksamkeit und anderer Störungen, die mit ihrer individuellen Situation einhergingen.	Using aromatherapy massage to increase shared attention behaviours in children with autistic spectrum disorders and severe learning difficulties	Solomons 2005, Großbritannien [649]
Deutsche Kamille Fenchel Melisse (standardisierter Extrakt ColiMil)	randomisierte, placebokontrollierte Doppelblindstudie an 93 gestillten Säuglingen mit Koliken: Sie erhielten entweder das Präparat 1 Woche lang 2-mal täglich oder ein Placebo. Bei 85,4 % der Babys der Duftgruppe war die Schreizeit reduziert, bei 48,9 % der Placebogruppe auch. Es wurden keine negativen Nebenwirkungen beobachtet.	A randomized double-blind placebo-controlled trial of a standardized extract of Matricariae recutita, Foeniculum vulgare and Melissa officinalis (ColiMil) in the treatment of breastfed colicky infants	Savino et al. 2005, Italien [601]

▶ **Tab. 3.15** Fortsetzung.

Ätherisches Öl	Stichworte zur Studie	Name der Studie	Autor, Jahr und Land
Zitronenmyrte Olivenöl	31 Kinder (Durchschnittsalter 4,6 Jahre) mit Dellwarzen (Molluscum contagiosum) wurden 21 Tage lang 1-mal täglich mit 10 %igem Zitronenmyrtenöl in Olivenöl behandelt (topische Anwendung). Bei 9 von 16 Kindern in der Duftgruppe verbesserte sich der Zustand um mehr als 90 %, bei keinem der 16 Kinder der reinen Olivenölgruppe zeigten sich Verbesserungen. Es wurden keine unerwünschten Nebenwirkungen beobachtet.	Essential oil of Australian lemon myrtle (Backhousia citriodora) in the treatment of molluscum contagiosum in children	Burke et al. 2004, USA [94]
Pfefferminzkapseln Placebo	Randomisierte, kontrollierte Doppelblindstudie an 42 Kindern mit Reizdarmbeschwerden, die entweder dünndarmlösliche Kapseln mit Pfefferminzöl erhielten oder Placebo: Nach 2 Wochen war bei 75 % der Patienten, die Pfefferminzöl einnahmen, die Intensität der Bauchschmerzen reduziert.	Enteric-coated, pH-dependent peppermint oil capsules for the treatment of irritable bowel syndrome in children	Kline et al. 2001, USA [347]

3.3.11 Ätherische Öle zur Behandlung von Hautkrankheiten

Die Behandlung von unterschiedlichsten Beschwerden im Bereich der Haut sind ein sehr dankbares Gebiet der Aromatherapie und Aromapflege, da man in den meisten Fällen recht schnell sehr positive Ergebnisse erzielen kann. Es ist darum umso verwunderlicher, dass es so wenige klinische Untersuchungen zu diesem Thema gibt (**Tab. 3.16**). Möglicherweise liegt dies daran, dass Verdünnungen von ätherischen Ölen im Bereich von ca. 2 % eher zu den kosmetischen als zu den therapeutischen Anwendungen gezählt werden. Auch werden vorsorgliche Maßnahmen wie die Dekubitusprophylaxe von der Wissenschaft nicht wirklich ernst genommen.

Jedoch können wir im deutschsprachigen Bereich inzwischen auf hervorragende Fertigprodukte, die gerne in der Krankenpflege verwendet werden, zurückgreifen; siehe dazu Kap. 12.15 (S. 652). Sie haben sich bewährt und sind eine unerlässliche Hilfe, wenn in einer Institution Mischungen nicht selbst hergestellt werden dürfen.

Tab. 3.16 Studien zu ätherischen Ölen zur Behandlung von Hautkrankheiten.

Ätherisches Öl	Stichworte zur Studie	Name der Studie	Autor, Jahr und Land
Koriander	Kühlsalbe wurde mit 6 %igem Korianderöl angereichert: 40 Teilnehmer trugen 2-mal täglich ca. 1 Monat lang die Mischung oder ein Placebo auf. In der Koriandergruppe verbesserten sich nicht nur die Symptome, sondern auch der Befall durch den Fußpilz reduzierte sich hoch signifikant ($p < 0{,}0001$) im Vergleich zur Placebogruppe. Das Produkt wurde gut vertragen.	Topical treatment of tinea pedis using 6 % coriander oil in unguentum leniens: a randomized, controlled, comparative pilot study	Bikers et al. 2013, Deutschland [62]
Manuka(honig) Hydrogel als Kontrolle	Randomisierte, prospektive, multizentrische Studie an 108 Patienten mit teilweise verschorften Unterschenkelgeschwüren: 4 Wochen lang wurde 1-mal wöchentlich behandelt. Nach 4 Wochen zeigte Manukahonig eine Verbesserung der Verkrustung von 67 %, bei der Kontrolle von 52,9 %, die durchschnittliche Wundgröße verringerte sich um 43 % (Kontrolle: 13 %). Nach 12 Wochen waren 44 % der Geschwüre verheilt (Kontrolle: 33 %). Es entwickelten sich halb so viele Infektionen wie bei der Kontrollgruppe.	Manuka honey vs. hydrogel – a prospective, open label, multicentre, randomised controlled trial to compare desloughing efficacy and healing outcomes in venous ulcers	Gethin u. Cowman 2009, Irland [210]
Nachtkerzenöl Sonnenblumenöl als Placebo	Randomisierte, placebokontrollierte Studie an 50 Patienten mit atopischer Dermatitis (Neurodermitis): Die Patienten erhielten 5 Monate lang Kapseln mit 500 mg Nachtkerzenöl oder 300 mg Sonnenblumenöl. 96 % der Nachtkerzengruppe zeigten Verbesserungen (gegenüber 32 % in der Kontrollgruppe) bei der Ausbreitung und Intensität der Hautläsionen und bei der Trockenheit sowie dem Juckreiz. Es wurden zu keinem Zeitpunkt negative Nebenwirkungen beobachtet.	Evening primrose oil is effective in atopic dermatitis: a randomized placebo-controlled trial	Senapati et al. 2008, Indien [620]
Teebaum Lavendel Deutsche Kamille Thymian Basilikum	Review* über die wundheilenden Eigenschaften der genannten ätherischen Öle	The influence of essential oils on the process of wound healing: a review of the current evidence	Woollard et al. 2007, Großbritannien [751]

▸ **Tab. 3.16** Fortsetzung.

Ätherisches Öl	Stichworte zur Studie	Name der Studie	Autor, Jahr und Land
Eukalyptus Lavendel Lemongrass Teebaum Römische Kamille Pfefferminze Rosenholz Zypresse	Wissenschaftlich untermauerter Bericht über die Anwendung einiger ätherischer Öle bei unterschiedlichen Beschwerden im Rahmen des diabetischen Fußes: Im klinischen Umfeld der Autorin verwenden mehr als 50 % der Diabetiker komplementärmedizinische Therapien. Sie kommt zu dem Schluss, dass Aromapflege die Haut intakt erhalten und die Wundheilung unterstützen kann, zudem Schmerzen lindert und die Mobilität der Fußgelenke erhalten hilft. Zudem werden Infektionen vermindert und das Immunsystem gestützt, die lokale Durchblutung gefördert und das Risiko von Ödemen minimiert sowie der Fußgeruch verringert. Auch zur ersten Hilfe bei Fußtraumata sind ätherische Öle geeignet. Ebenso kann die Stimmung der Betroffenen und deren Lebensqualität gehoben werden.	Using essential oils in foot care for people with diabetes	Dunning 2006, Australien [153]
Majoran Weihrauch Myrrhe Thymian Deutsche Kamille Benzoe Speiklavendel Litsea	16 Schulkinder mit atopischem Ekzem (Neurodermitis), die nicht auf die übliche Medikation ansprachen, erhielten 8 Wochen lang jeden Tag entweder von ihren Müttern durchgeführte Streichungen mit ätherischen Ölen sowie Aromabäder oder Massagen ohne Düfte. In beiden Gruppen zeigten sich signifikante Verbesserungen, was die Hautirritationen und nächtlichen Störungen betraf.	Evaluation of massage with essential oils on childhood atopic eczema	Anderson et al. 2000, Großbritannien [23]
Lavendel Rosmarin Thymian Zeder Jojoba- und Traubenkernöl	Randomisierte, kontrollierte Doppelblindstudie an 86 Patienten mit Alopecia areata (kreisrunder Haarausfall), die Kopfhautstreichungen mit der Duftmischung oder nur mit fetten Pflanzenölen erhielten. In der Ätherische-Öle-Gruppe zeigten sich signifikante Verbesserungen bei 19 der 43 Personen (44 %), in der Kontrollgruppe verbesserte sich der Zustand bei 6 der 41 Personen (15 %).	Randomized trial of aromatherapy – successful treatment for Alopecia areata	Hay et al. 1998, Großbritannien (Schottland) [254]

* Übersichtsarbeit über vorhandene Studien

3.3.12 Ätherische Öle zur Behandlung von Erkrankungen im Hals-Nasen-Ohren-Bereich

Selbst Gegner der Phytotherapie empfehlen gerne Inhalationen mit Eukalyptusöl oder verschreiben Kapseln sowie Einreibungen, die ätherische Öle enthalten. Oft sind solche Fertigprodukte wesentlich höher dosiert als in der Aromatherapie üblich. Wegen der sekretolytischen und antiinflammatorischen Eigenschaften von sehr vielen Ölen können Erkältungskrankheiten hervorragend mithilfe der duftenden Medizin begleitet und verkürzt werden.

Die meisten klinischen Studien sind allerdings recht alt, aus neuerer Zeit sind nur wenige Arbeiten zu finden, insbesondere zur Einnahme des Wirkstoffes Eucalyptol (**Tab. 3.17**).

Tab. 3.17 Studien zu ätherischen Ölen zur Behandlung von Erkrankungen im Hals-Nasen-Ohren-Bereich.

Ätherisches Öl	Stichworte zur Studie	Name der Studie	Autor, Jahr und Land
Eucalyptol und ätherische Öle, die reich an Eucalyptol sind	Review mit dem Ergebnis, dass Eucalyptol und ätherische Öle sowie Mischungen, die es reichlich enthalten, als adjuvantes Mittel zur symptomatischen Verbesserung von Patienten mit leichten und unkomplizierten Infektionen durch Coronaviren eingesetzt werden kann. Menthol wird nicht empfohlen bei Patienten mit COVID-19, da es die Selbstwahrnehmung der Dyspnoe verringern kann, was dazu führen kann, dass infizierte Patienten die Krankheitsschwere unterschätzen und die medizinische Versorgung hinauszögern.	Appropriate use of essential oils and their components in the management of upper respiratory tract symptoms in patients with COVID-19	Valussi et al. 2021, Italien [709]
1,8-Cineol, 200 mg in Kapseln (Soledum)	Placebokontrollierte Doppelblindstudie an 242 Patienten mit mittleren bis schweren chronisch-obstruktiven Atemwegsbeschwerden („Raucherhusten“): Die Gabe von 3-mal täglich je 1 Kapsel mit 200 mg 1,8-Cineol plus Budesonid 6 Monate während der kalten Jahreszeit verstärkte den antiinflammatorischen Effekt des Tumornekrosefaktors TNF-α und von Budesonid. Es wurden keine unerwünschten Nebenwirkungen beobachtet.	Chronisch obstruktive Lungenerkrankung: Cineol als Kombinationspartner	Bischoff 2009, Deutschland [64]
Artemisia abrotanum L. „Tycho“ (ohne Thujon)	12 Patienten mit allergischer Rhinitis (verstopfte Nase, Niesen, laufende Nase) verwendeten das Nasenspray mit signifikanter und schneller Verbesserung der Symptome.	Characteristics, clinical effect profile and tolerability of a nasal spray preparation of Artemisia abrotanum L. for allergic rhinitis	Remberg 2004, Schweden [563]
Mischung aus 14 ätherischen Ölen (Helps Stop Snoring, Essential Health Products Ltd UK)	140 erwachsene Schnarcher sprühten jeden Abend vor dem Schlafengehen ein Spray mit 14 ätherischen Ölen in den Rachen (3 Stöße). Bei 82 % der Patienten war das Schnarchen vermindert.	The use of essential oils to treat snoring	Prichard 2004, Großbritannien [544]

► **Tab. 3.17** Fortsetzung.

Ätherisches Öl	Stichworte zur Studie	Name der Studie	Autor, Jahr und Land
1,8-Cineol, 200 mg in Kapseln (Soledum)	Placebokontrollierte Doppelblindstudie an 32 Patienten mit kortisonpflichtigem Bronchialasthma: Die Patienten nahmen 12 Wochen lang 1,8-Cineol-Kapseln, die den Stoffwechsel der Arachidonsäure und die Zytokinproduktion der humanen Monozyten unterdrücken. 12 der 16 Kapseleinnehmer erreichten eine Verringerung ihres Steroidbedarfs. Fazit der Studie: „Langzeittherapie mit 1,8-Cineol hat einen signifikanten Einspareffekt von Kortison bei kortisonpflichtigem Asthma."	Anti-inflammatory activity of 1.8-cineol (eucalyptol) in bronchial asthma: a double-blind placebo-controlled trial	Juergens et al. 2003, Deutschland [314]
1,8-Cineol, 200 mg in Kapseln (Soledum)	Placebokontrollierte, randomisierte Doppelblindstudie an 150 Personen mit akuter Sinusitis: Die Studienteilnehmer nahmen 7 Tage lang 3-mal täglich 2 Kapseln. Die Symptome verbesserten sich um 80 % (Placebo 42 %).	Soledum. Neue Erkenntnisse zur Behandlung von Sinusitiden. Cineol: Besondere Wirksamkeit bei entzündlichen Atemwegserkrankungen	Elies et al. 2001, Deutschland [168]

3.3.13 Ätherische Öle für Untersuchungen und gegen Beschwerden im Harn- und Verdauungstrakt

Dieser recht uneinheitliche Bereich zeigt, dass Erkrankungen und starke Schmerzen der Unterleibsorgane eher selten mit ätherischen Ölen behandelt werden. Allerdings sticht die stark spasmolytische Wirkung des Pfefferminzöles hervor, das sowohl bei Krampfzuständen des Reizdarmes als auch bei schmerzhaften Untersuchungen wie der Endoskopie hilfreich eingesetzt werden kann (**Tab. 3.18**).

Tab. 3.18 Studien zu ätherischen Ölen für Untersuchungen und gegen Beschwerden im Harn- und Verdauungstrakt.

Ätherisches Öl	Stichworte zur Studie	Name der Studie	Autor, Jahr und Land
Lavendel	100 Patienten mit Nierenkoliken zwischen 19 und 64 Jahren bekamen entweder 75 mg Diclofenac intramuskulär verabreicht oder das Schmerzmedikament und zusätzlich Lavendelöl zum Einatmen. Nach 10 Minuten war noch kein Unterschied in der Schmerzintensität zu verzeichnen, nach 30 Minuten war die Schmerzreduktion, insbesondere bei den weiblichen Patientinnen, mit zusätzlicher Lavendelölgabe signifikant verbessert.	The effect of lavender oil in patients with renal colic: a prospective controlled study using objective and subjective outcome measurements	Irmak Sapmaz et al. 2015, Türkei [296]
Lavendel Muskatellersalbei Mandelöl als Kontrolle	Randomisierte, kontrollierte Doppelblindstudie: 34 Patienten mit Harninkontinenz atmeten während einer urodynamischen Untersuchung entweder 5 %iges Lavendelöl oder 5 %iges Muskatellersalbeiöl oder Mandelöl ein. Der Blutdruck der Muskatellersalbeigruppe reduzierte sich signifikant.	Randomized controlled trial for Salvia sclarea or Lavandula angustifolia: differential effects on blood pressure in female patients with urinary incontinence undergoing urodynamic examination	Seol et al. 2013, Korea [622]
Pfefferminze (dünndarmlösliche Kapseln: Colpermin)	Placebokontrollierte, randomisierte Doppelblindstudie: 33 Erwachsene, die sich einer Endoskopie unterziehen mussten, bekamen 4 Stunden vor dem Eingriff Pfefferminzölkapseln oral verabreicht, 32 Kontrollpersonen erhielten Placebokapseln. Die Untersuchungen unter Pfefferminzöl dauerten kürzer, die Verkrampfung war geringer und die Schmerzen waren signifikant geringer als in der Kontrollgruppe. In der Pfefferminzegruppe wurde eher einer weiteren Endoskopie zugestimmt.	Premedication with peppermint oil capsules in colonoscopy: a double blind placebo-controlled randomized trial study	Shavakhi et al. 2012, Iran [626]
Pfefferminze (dünndarmlösliche Kapseln: Colpermin)	Placebokontrollierte Doppelblindstudie an 90 ambulanten Patienten mit Reizdarmbeschwerden, die 8 Wochen lang 3-mal täglich je 1 Pfefferminzölkapsel einnahmen. Die Schmerzen ließen signifikant nach, einige Probanden erreichten komplette Schmerzfreiheit.	The effect of enteric-coated, delayed-release peppermint oil on irritable bowel syndrome	Merat et al. 2010, Iran [453]
Pfefferminze (dünndarmlösliche Kapseln: Colpermin)	Doppelblindstudie an 57 Patienten mit Reizdarmbeschwerden, die 4 Wochen lang 3-mal täglich je 2 dünndarmlösliche Pfefferminzölkapseln einnahmen. Dadurch verminderten sich die Symptome bei 75 % der Patienten um mehr als 50 %, verglichen mit nur 38 % der Placebogruppe.	Peppermint oil (Mintoil) in the treatment of irritable bowel syndrome: a prospective double blind placebo-controlled randomized trial	Capello et al. 2007, Italien [102]

▶ **Tab. 3.18** Fortsetzung.

Ätherisches Öl	Stichworte zur Studie	Name der Studie	Autor, Jahr und Land
Übersicht zum Effekt von Mundspülungen mit ätherischen Ölen auf Zahnbelag und Zahnfleischentzündung	11 Studien (nur randomisierte kontrollierte Versuche) wurde in dieser Review* analysiert. Fazit der Übersicht: „Wenn Mundwässer mit ätherischen Ölen ergänzend zur Mundhygiene eingesetzt werden, belegen die existierenden Daten, dass diese einen zusätzlichen Nutzen ausüben, um Zahnbeläge und Zahnfleischentzündungen zu reduzieren – verglichen mit Placebo oder Kontrolle."	The effect of a mouthrinse containing essential oils on dental plaque and gingivitis	Patel u. Malaki 2008, Niederlande [515]
Übersicht zum Langzeiteffekt von Mundspülungen mit ätherischen Ölen auf Zahnbelag und Zahnfleischentzündung	11 Publikationen erfüllten die Kriterien für dieses Review*, in allen wurden ätherische Öle als Ergänzung zum täglichen Zähneputzen eingesetzt. Eine statistisch signifikante Reduktion von Zahnfleischentzündungen wurde im Vergleich zu den Kontrolluntersuchungen festgestellt.	The long-term effect of a mouthrinse containing essential oils on dental plaque and gingivitis: a systematic review	Stoeken et al. 2007, Niederlande [666]
Pfefferminze	205 zufällig ausgewählte Individuen, die sich einer Barium-Breischluck-Kontrastuntersuchung unterziehen mussten, wurde Pfefferminzöl oral verabreicht. Als Kontrollgruppe wurden 215 Personen ohne diese Maßnahme beobachtet. Die Aufnahmen wurden von verblindeten Personen evaluiert. Krämpfe der Speiseröhre, des unteren Magens und des Zwölffingerdarms traten in der Pfefferminzegruppe signifikant geringer auf als in der Kontrollgruppe, die Aufnahmen waren von besserer Qualität. In keiner der Gruppen wurden negative Begleiterscheinungen beobachtet.	Oral peppermint oil is a useful antispasmodic for double-contrast barium meal examination	Mizuno et al. 2006, Japan [466]
Terpengemisch (Rowatinex) Ibuprofen als Kontrolle	Einfach verblindete randomisierte Studie an Patienten mit chronischer Prostatitis und entsprechenden Schmerzen: Die Verbesserung nach 6-wöchiger Einnahme des Terpengemischs war deutlicher (68 %) als in der Schmerzmittelgruppe (40 %).	Preliminary experience with a terpene mixture versus ibuprofen for treatment of category III chronic prostatitis/ chronic pelvic pain syndrome	Lee et al. 2006, Korea [382]
Lavendel Mineralöl als Kontrolle	118 Patienten mit Angst vor Dickdarm- und Speiseröhrenspiegelungen wurden in einer kontrollierten prospektiven Studie untersucht. Es gab in der Gruppe, in der ätherisches Öl inhaliert wurde, keinen statistischen Unterschied bei der Angst, egal ob vor oder nach den Untersuchungen inhaliert wurde.	Aromatherapy and reducing preprocedural anxiety: A controlled prospective study	Muzzarelli et al. 2006, USA [490]

▸ **Tab. 3.18** Fortsetzung.

Ätherisches Öl	Stichworte zur Studie	Name der Studie	Autor, Jahr und Land
Pfefferminze (90 mg) Kümmel (50 mg) (Enteroplant) Trägeröl als Kontrolle	Gesunde Freiwillige nahmen die dünndarmlöslichen Kapseln ein: Die glatte Muskulatur von Magen und Zwölffingerdarm entspannte sich im Gegensatz zur Applikation der galenischen Hilfsmittel ohne ätherische Öle. Es wurden keine unerwünschten Nebenwirkungen beobachtet.	Effects of intraduodenal application of peppermint oil (WS (R) 1340) and caraway oil (WS(R) 1520) on gastroduodenal motility in healthy volunteers	Micklefield et al. 2003, Deutschland [455]
Pfefferminze (180 mg) Kümmel (100 mg) (Enteroplant)	Randomisierte Studie im Cross-over-Design an 16 gesunden männlichen Freiwilligen: Die Pharmakokinetik von Menthol und Carvon wurde untersucht. Die mittleren maximalen Plasmaspiegel für Menthol lagen bei 1 196 ng/ml nach Gabe des Testpräparates (dünndarmlöslich verkapselt) und 1492 ng/ml nach Gabe des Referenzpräparates (schnell lösliche Kapsel). Die Bioverfügbarkeit war nach Gabe von Test- und Referenzpräparat vergleichbar, entsprechende Daten wurden auch für Carvon ermittelt. Nach Gabe der magensaftresistenten Form wurde das Konzentrationsmaximum der Wirkstoffe im Vergleich zur schnell freisetzenden Kapsel signifikant später erreicht.	Pharmacokinetics of carvone and menthol after administration of peppermint oil and caraway oil containing enteric formulation	Mascher et al. 2002, Österreich [430]

* Übersichtsarbeit über vorhandene Studien

4 Therapiepraxis

Eine der Definitionen von Aromatherapie lautet: „Aromatherapie wird definiert als die kontrollierte Anwendung von ätherischen Ölen, um die eigene und die Gesundheit anderer zu erhalten und Körper, Geist und Seele auf eine positive Art zu beeinflussen" (Shirley Price). Wenn wir eventuelle Risiken bei der klinischen Anwendung von ätherischen Ölen betrachten, sollten wir nicht einfach vermeintlich „gefährliche Öle" abstempeln, sondern uns differenziert mit dem chemischen Aufbau der Öle, den Qualitätskriterien und Anwendungsformen sowie v. a. mit den Dosierungen beschäftigen, wie das in Kap. 4.2.3 (S. 223) geschieht.

4.1 Einkauf ätherischer Öle

Dadurch, dass die Aromatherapie zu einer Modeerscheinung wurde, schießen Firmen, die ätherische Öle verkaufen, wie Pilze aus dem Boden. Im neuen Jahrhundert drangen auch US-amerikanische Öle-Firmen auf den deutschsprachigen Markt, die völlig unkritisch und teilweise verantwortungslos extrem hohe Dosierungen ungeachtet der Klientenbefindlichkeit bewerben, teilweise sehr lautstark in fast missionarisch anmutenden Verkaufsveranstaltungen.

Jeder darf die Öle ungeachtet seiner Qualifizierung abfüllen und vertreiben. Er kann sie sehr preiswert literweise bei Großhändlern beziehen und muss sich auf deren – teilweise sehr oberflächliche – Qualitätsversprechungen verlassen. Oft ist es dem Händler gleichgültig, ob der Inhalt seiner Lieferungen den aufgedruckten Informationen entspricht, der überaus wichtige Kontakt zu den produzierenden Bauern wird in der Regel nicht gepflegt.

Weiß der Großhändler, dass „Sandelholz westindisch" nichts mit dem heilkräftigen Santalum album aus Mysore zu tun hat? Ist ihm bekannt, dass die sog. Indische Melisse ein Gras (Cymbopogon citratus) ist und über andere Eigenschaften verfügt als die Echte Melisse? Kennt er den Unterschied zwischen einem Rosenabsolue und einem destillierten Rosenöl? Sagen ihm die Zahlen und Begriffe hinter dem Wort Ylang Ylang etwas? Diese Informationen bleiben dann auch sämtlichen Zwischenhändlern und damit natürlich erst recht den Endverbrauchern verborgen.

Eine andere Seite der „Aromatherapiemode" sind die negativen oder übertriebenen Geschichten in der Presse: Durch Anwendungsfehler, durch qualitativ schlechte Öle und auch durch falsch gelagerte bzw. alte Öle kommt es zu Beschwerden, die bisweilen sogar von Ärzten behandelt werden müssen. Gesundheitsbehörden denken immer wieder darüber nach, ob ätherische Öle nicht apothekenpflichtig oder sogar rezeptpflichtig werden müssten.

Wenn man ätherische Öle zur Pflege, Vorsorge und zur Wiedererlangung der Gesundheit anwenden möchte, sollte man ausschließlich auf vertrauenswürdige Lieferanten zurückgreifen. Doch selbst, wenn „nur“ ihr Einsatz in der Duftlampe oder in Raumsprays gewünscht wird, sollte man nicht zu minderwertiger Ware greifen, um das Immunsystem nicht noch stärker mit der Verarbeitung naturfremder Substanzen zu belasten. Mit einer natürlichen Raumbeduftung können wir uns hingegen Gutes tun.

Angehörige von heilenden und helfenden Berufen sowie von Heilhilfsberufen sind schon allein aus medizinischen und haftungsrechtlichen Gründen auf beste ätherische Öle natürlichen Ursprungs angewiesen. Beste Qualität bedeutet fast immer, dass v. a. Öle aus biologischem Anbau, der von einer neutralen und anerkannten Stelle zertifiziert wurde, Verwendung finden. Wichtig bei der Entscheidung sind die beiden folgenden Faktoren: die Informationen auf dem Etikett (und/oder der Preisliste) und der Duft.

4.1.1 Was muss aufs Etikett?

Leider ist diese Frage nicht mehr ganz so unkompliziert zu beantworten wie noch vor einigen Jahren, denn es kommt auf die vom Öle-Anbieter gewählte Einstufung und Deklaration an. Er hat also die Möglichkeit, ein ätherisches Öl entweder als **Kosmetik**, als **Bedarfsgegenstand** (z. B. Raumbeduftung) oder als **Lebensmittel** (aroma) einstufen zu lassen. Pharmafirmen mit entsprechendem Budget können ein ätherisches Öl grundsätzlich auch als **Arzneimittel** deklarieren, diese Einstufung ist an extrem viele Bedingungen geknüpft.

Es kann durchaus vorkommen, dass ein und dasselbe ätherische Öl, also aus ein und demselben „Fass“, sowohl als Lebensmittel, als Kosmetikum oder als Bedarfsgegenstand zugelassen wird. Jedes „Teil-Fass“ muss dann die vorgeschriebenen Untersuchungen durchlaufen, diese führen dann zu den jeweiligen Etiketten. Die Öle dürfen nur für den angegebenen Verwendungszweck eingesetzt werden. Zur Körperpflege (zumindest im institutionellen Bereich) darf ein als Lebensmittelaroma deklariertes Öl also nicht verwendet werden. Der Koch in der Kantine darf wiederum nicht die als Kosmetik deklarierte Charge in die *Mousse au chocolat* geben. Auch wenn bekannt ist, dass es sich um identische, perfekte, reine Bio-Öle handelt!

Im Regal des Geschäftes (oder auf der Endverbraucher-Website) ist demzufolge jedes dieser chemisch identischen Öle (aus ursprünglich derselben Charge) mit unterschiedlichen Etiketten ausgestattet. Anbieter, die sich an die „normalen Verbraucher“ richten, können aus folgenden Optionen wählen.

Ist das ätherische Öl als **Bedarfsmittel** deklariert, müssen folgende Hinweise auf dem Etikett zu finden sein:

- Sicherheitshinweis/e
- Verwendungsdauer nach dem Öffnen
- botanischer Name
- Gewinnungsmethode
- Pflanzenteil, aus dem das ätherische Öl gewonnen wurde
- Qualität, z. B. kbA, konventionell, Wildsammlung
- Herkunftsland
- Zertifizierung/Kontrollstelle
- Chargennummer
- Beschreibung, z. B. 100 % naturreines ätherisches Öl
- Füllmenge
- Anwendungsempfehlung: zur Raumbeduftung
- Gefahrensymbole und Warnhinweise, je nach Öl individuell

Wenn das ätherische Öl als **Kosmetikum** zugelassen werden soll, müssen folgende Hinweise auf dem Etikett zu finden sein:

- Sicherheitshinweis/e
- Chargennummer
- INCI = Ingredients (jede „Zutat“ in absteigender Reihenfolge)
- Zertifizierung/Kontrollstelle
- botanischer Name

- Gewinnungsmethode, z. B. Wasserdampfdestillation
- Qualität, z. B. kbA, konventionell, Wildsammlung
- Herkunftsland
- Beschreibung, z. B. 100 % naturreines ätherisches Öl
- Dosierungsempfehlung für kosmetische Anwendungen nach Sicherheitsbewertung: x Tropfen in 50 ml Mandelöl
- Naturkosmetik-Siegel z. B. Natrue, BDIH, Demeter usw.
- Herstellungsland
- Füllmenge
- Verwendungsdauer nach dem Öffnen (Dose mit geöffnetem Deckel)

Die INCI-Deklaration (*International Nomenclature of Cosmetic Ingredients*) muss nach strengen Vorschriften erfolgen. Deklarationspflichtig sind 26 natürliche Duftmoleküle, 18 davon stammen von natürlichen ätherischen Ölen. Diese Stoffe müssen seit 2005 auf der Verpackung gesondert aufgelistet werden, wenn bestimmte Konzentrationen überschritten werden. Dies sind z. B. Inhaltsstoffe (S. 313) wie Limonen, Citral, Linalool, Geraniol u.s.w. Dies ist der Grund warum auf der Flasche eines Lavendelöles (Lavandula angustifolia) zusätzlich in der INCI-Deklaration auch Linalool aufgelistet werden muss, obwohl es sich dabei um einen natürlichen Bestandteil des ätherischen Öls handelt!

Auch die Deklaration bei Rosenhydrolat irritiert Laien, denn es kann Benzylalcohol aufgelistet sein. Auch in diesem Fall handelt es sich um einen natürlichen Bestandteil der zum Hydrolat destillierten Rosenblüten, er wird nicht nachträglich zugesetzt. Das Hydrolat ist frei von Trinkalkohol (Ethanol, was bei manchen Hydrolaten auch natürlicherweise – in Spuren – enthalten sein kann)! Bei Hydrolaten, denen nachträglich Alkohol beigemischt wird, steht dies deutlich auf dem Etikett.

Bei Ölen, die als **Lebensmittel**(aromen) deklariert werden, sind folgende Angaben auf dem Etikett nötig:

- Sicherheitshinweis
- Chargennummer
- Mindesthaltbarkeitsdatum
- Liste der Bestandteile
- Kontrollstelle (Nummer)
- Verwendungszweck z. B. Würzessenz
- Füllmenge

Die Angaben auf den Etiketten hängen also von der Zulassung des Produktes ab! Diese erfolgt wiederum gemäß der vom Gesetzgeber aktuell geltenden Vorschriften.

Wichtig: Die Aussage, dass ein Anbieter bessere Öle hat, weil sich auf den Etiketten keine Gefahrenpiktogramme (S. 326) befänden und die Öle sogar essbar seien, ist nicht unbedingt korrekt! Wie oben beschrieben kann ein und dasselbe Demeter-Zitronenöl chargenabhängig als Kosmetik, als Bedarfsgegenstand und als Lebensmittel(aroma) in Verkehr gebracht werden. Die Etiketten auf den jeweiligen Fläschchen müssen jedoch völlig anders beschriftet werden. Die Qualität mag anders wirken oder aussehen, hinter dem Braunglas befindet sich jedoch manchmal ein- und dasselbe Produkt.

Die Fläschchen müssen aus getöntem Glas sein, da manche ätherischen Öle bestimmte Kunststoffe angreifen oder sogar regelrecht auflösen können. Das Glas muss dunkel getönt sein, da bestimmte Wellenlängen des Lichts die Qualität der ätherischen Öle sehr schnell negativ beeinflussen: Die **Peroxidzahl** steigt, es bilden sich hautreizende freie Radikale. Das allgemein gebräuchliche Braun der Flaschen schützt die Öle besser als viele Produkte aus blauem Glas (Wabner, persönliche Mitteilung). Ein Umkarton wäre natürlich auch eine Lösung, stellt aber eine unnötige Papierverschwendung dar und ist zudem umständlich in der Handhabung.

Auch wenn beim Verkauf von ätherischen Ölen die Beratung oftmals fehlt, sollten wir uns zurückbesinnen auf unsere Nase, die auch relativ ungeübt vor schlechter Qualität warnen kann und die uns v. a. vor den eventuell kritischen Ölen schützt: Sie duften oft gar nicht lieblich oder wehren ihre Anwendung durch geradezu stechenden Geruch ab. Auch kann ein Öl heute noch gut riechen, morgen lehnen wir es ab. Solchen Impulsen sollten wir unbedingt folgen. Bei etwas Feinfühligkeit vonseiten der Anwender ergibt sich also sowohl die Auswahl als auch die Dosierung meistens von selbst.

Wenngleich der Riechanfänger manchmal mit der Beurteilung eines Duftes überfordert sein dürfte, der Mensch entwickelt dennoch erstaunlich schnell ein Duftgedächtnis. Wir können also nach einiger Zeit Duftnuancen erriechen und spüren sogar, ob ein bestimmter Duft in diesem Moment gerade wohltuend/heilend ist oder nicht (selbst wenn die objektive Qualität einwandfrei ist). Manche Menschen testen ätherische Öle kinesiologisch aus (oder mit Pendel).

4.2 Auswahl, Dosis und unkomplizierte Anwendungsmethoden von ätherischen Ölen

In Europa wird Einzelpersonen und kleinen Firmen die Anwendung und die Mischung von ätherischen Ölen durch die zunehmend restriktive Gesetzgebung erschwert. Als Begründung wird der Verbraucherschutz angegeben. Viele kleine Naturkosmetikhersteller empfinden diese Reglementierungen jedoch eher als Vorwand, den Kosmetikmarkt ungestört in den Händen von großen Konzernen zu belassen. So gilt jetzt selbst das gewerbliche Mischen von etwas ätherischem Öl mit einem fetten Öl als Herstellung von Kosmetik und wird somit von der europäischen **Kosmetikverordnung** geregelt, diese „Produktion“ darf also nur noch unter strengsten Hygienevorschriften erfolgen. Diese ist nur in aufwendig ausgestatteten Gebäuden und durch Anschaffung extrem teurer Apparaturen einzuhalten. Die geforderten Rückstellmuster für jede einzelne hergestellte Charge sind für Kleinstbetriebe fast nicht umsetzbar.

Mischen auf **Vorrat** ist in der Aroma- und Massagepraxis somit nicht mehr möglich und das Mitgeben einer restlichen/angebrochenen Öle-Mischung nicht mehr erlaubt. Es ist nur noch ein Mischen für den „**Gebrauch zur Anwendung**“, also für die jeweilige Behandlung gestattet; die Öle werden demzufolge nur für eine Anwendung zusammengestellt [650].

4.2.1 Auswahl

Wie weiß die Behandlerin/der Behandler nun, welche ätherischen Öle für eine spezielle Befindlichkeit einer bestimmten Klientin oder eines bestimmten Klienten infrage kommen?

Im Allgemeinen werden zunächst Intuition und Erfahrungen zu einer engeren Auswahl an Ölen führen. Bei akuten Erkrankungen werden auch die Erkenntnisse aus wissenschaftlichen Studien die Entscheidung beeinflussen. Eine Ärztin bzw. ein Arzt oder eine Heilpraktikerin bzw. ein Heilpraktiker werden bei hartnäckigen Infektionen möglicherweise ein Aromatogramm (S. 156) herstellen (lassen). Im Krankenhaus muss möglicherweise auf Standards bei entsprechenden Indikationen zurückgegriffen werden.

Das freie Zusammenstellen von therapeutischen Mischungen kann mittels der in Kap. 5.1 (S. 273) befindlichen Übersichten für die häufigsten in der täglichen Aromapraxis vorkommenden Beschwerden vorgenommen werden.

Merke

Zur Grundausstattung einer Aromatherapeutin, eines Aromatherapeuten genügen etwa 25–35 verschiedene Öle, die je nach Vorlieben und Erfordernissen des Klientenkreises auf 50 Fläschchen wachsen kann.

4.2.2 Häufigkeit und Zeitpunkt

In diesem Bereich lässt sich keine pauschale Aussage machen, da dies je nach Individuum und angewendeten Ölen entschieden werden muss. Grundsätzlich gilt:

- Therapeutische Einreibungen können 2- bis 3-mal täglich verabreicht werden. Medizinisch orientierte Ganz- oder Teilkörpermassagen sollten bei akuten Beschwerden **2- bis 3-mal/Woche** stattfinden. Parallel empfiehlt man den Patienten Rezepturen für zu Hause, etwa je eine Mischung zum Inhalieren und zum Baden bei Erkrankungen der Atemwege, eine verdauungsfördernde Mischung bei Magen-, Darm- oder Leberbeschwerden oder eine neutrale Salben-/Cremegrundlage mit individuell abgestimmten ätherischen Ölen zum Selbermischen für Hautprobleme.

- Bei **akuten Kopfschmerzen** oder Übelkeit wird man sofort mit Einreibungen und Kompressen reagieren, bei Insektenstichen, Brand- und Schürfwunden ebenso.
- Bei **nahender Erkältung** werden ansteigende Fußbäder gemacht und viertelstündliche Einreibungen der Fußsohlen (beispielsweise mit wenig verdünnten phenolhaltigen Ölen). Hier benutzt man die entsprechenden Öle, bis eine subjektive Besserung empfunden wird.
- Bei **chronischen Funktionsstörungen** ist eine Begleitung über 3–6 Monate wichtig, 1 Massage/Woche ist empfehlenswert. Der stresslösende und psychisch entkrampfende Aspekt sollte in diesem Bereich eine große Rolle spielen. Wie in der Phytotherapie üblich, sollte ein Öl jedoch nicht länger als 3 Wochen verwendet werden. Es gibt viele Möglichkeiten, auf ein ähnlich wirksames Öl umzusteigen.
- **Stimulierende Einreibungen** oder Bäder mit anregenden ätherischen Ölen werden selbstverständlich am frühen Tag getätigt. Generell passen dazu die leichten, frischen Kopfnoten, v. a. von Zitrus- und Kiefernölen sowie mentholig/campherigen Ölen. Ein aromatisches Kreislauftraining kann sehr gut mit Wasseranwendungen und Bürstenmassagen kombiniert werden. Bei der Verwendung von **photosensitivierenden** Ölen muss beachtet werden, dass die Patienten sich – je nach Hauttyp und Sonneneinstrahlung – mindestens 6 Stunden nicht in die Sonne oder ins Solarium begeben.
- **Entspannende und schlaffördernde Maßnahmen** finden in der Regel spätnachmittags oder abends statt; sesquiterpenreiche Basisnoten wie Öle von Hölzern und Harzen passen gut zum späten Tag. Hier kann ergänzend mit beruhigenden Tees gearbeitet werden.
- **Akute Schmerzen**, Menstruationsprobleme, Hauterkrankungen, nervöse Störungen und Depressionen werden 3- bis 4-mal täglich durch unterschiedliche Maßnahmen (z. B. Massagen, Einnahme von Hydrolaten, Bäder, Einreibungen, Kompressen, Raumbeduftung) begleitet.

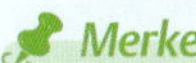

Die aktive Mitarbeit der Betroffenen ist Bestandteil der Therapie.

4.2.3 Dosierung und Verdünnung

Die Meinungen über den Grad der Verdünnung von ätherischen Ölen gehen recht weit auseinander, je nachdem, ob sich die behandelnde Person mehr zu der „englischen" oder der „französischen" Schule der Aromatherapie hingezogen fühlt. Letztere darf nur von gut geschulten Angehörigen von Heilberufen durchgeführt werden, da wenig verdünnte oder gar unverdünnte Öle eingesetzt werden.

Die Mehrheit der Autoren empfiehlt jedoch folgende **physiologische Verdünnungen**, die von medizinischen Laien und Angehörigen von Pflegeberufen unbedingt eingehalten werden sollten. Diese Richtlinien haben sich in der Praxis als sehr erfolgreich bewährt, zudem minimieren sie das Risiko von unerwünschten Reaktionen wie beispielsweise Allergien und Hustenreiz (**Abb. 4.1**).

Ein Arzt oder Heilpraktiker kann im **Einzelfall** und bei entsprechenden Indikationen durchaus wesentlich höhere Mengen verordnen und einsetzen. Doch nur diese Berufsgruppe ist von Gesetzes wegen zum Heilen berechtigt, und nur diese erfahrenen Fachleute können bei Unverträglichkeiten (etwa einem anaphylaktischen Schock) adäquat reagieren und sind auch entsprechend mit einer Haftpflichtversicherung ausgestattet.

In den meisten duftenden Pflanzen liegt der Gehalt ätherischer Öle unter 1 %, maximal sind

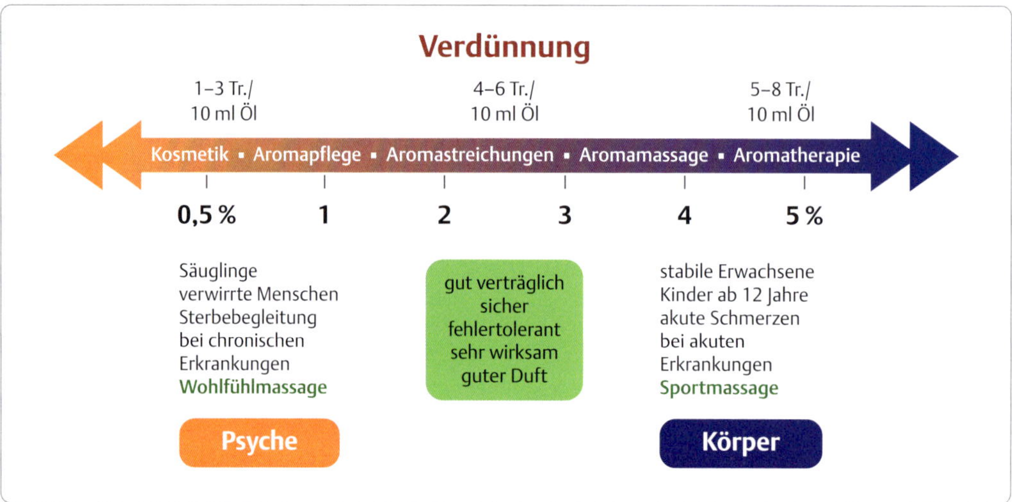

Abb. 4.1 Richtlinien für die Dosierung ätherischer Öle.

es **2 %**, nur gelegentlich enthalten sie eine größere Menge. Diese natürlich vorkommende Konzentration wird meistens als wohltuend empfunden, von den meisten Menschen gut vertragen und hat sich in ca. 30 Jahren Anwendungspraxis als sehr effektiv erwiesen. Am Beispiel des Rosenduftes lässt sich das verdeutlichen: Für ein Massage- oder Körperpflegeöl genügt schon 1 % (oder weniger) dieses kostbaren Duftstoffes, während es bei Grapefruit- oder Zitronenöl gerne deutlich mehr sein darf.

Die Verdünnungsempfehlungen in **Tab. 4.1** haben sich seit den 1970er-Jahren bewährt. Die Prozentangaben beziehen sich allerdings noch auf **Tropfvorrichtungen**, die man in den Anfängen der Aromatherapie und Aromapflege zur Verfügung hatte. Inzwischen ergeben je nach Firma und verwendetem Tropfer eher 30–35 Tropfen 1 ml, in manchen Fällen sogar über 40 Tropfen (Cassiazimt, Manuka, arabischer Weihrauch). Insofern kann man bei kleinen Überdosierungen immer beruhigt sein, dass man sich auf der sicheren Seite befindet.

Rezepturen mit Tropfenangaben sind also sehr ungenau, denn selbst der Oxidationszustand und damit die veränderte Viskosität von ätherischen Ölen kann mit darüber bestimmen, wie groß ein Tropfen ausfällt. Wer ganz korrekt und zuverlässig wiederholbar dosieren möchte, muss

Tab. 4.1 Hilfe beim Dosieren.

Dosierungen	Trägeröl	ätherisches Öl
0,5 %	10 ml	1 Tropfen
	20 ml	2 Tropfen
	50 ml	5 Tropfen
	100 ml	10 Tropfen
1 %	5 ml	1 Tropfen
	10 ml	2 Tropfen
	20 ml	4 Tropfen
	50 ml	10 Tropfen
	100 ml	20 Tropfen
2 %	5 ml	2 Tropfen
	10 ml	4 Tropfen
	20 ml	8 Tropfen
	50 ml	20 Tropfen
	100 ml	40 Tropfen
3 %	5 ml	3 Tropfen
	10 ml	6 Tropfen
	20 ml	12 Tropfen
	50 ml	30 Tropfen
	100 ml	60 Tropfen

sich eine Apothekerwaage anschaffen und in Milligramm abwiegen [671]. Je nach Tropfaufsatz und Dichte eines ätherischen Öles entsprechen **1–1,5 Tropfen gut 25 mg**. In Frankreich und Irland sind sehr feine Tropfer im Einsatz, mit denen präziser dosiert werden kann. So kommen übrigens manche der für uns furchtbar überdosiert anmutenden Rezepturen der „französischen Schule" zustande (zudem werden in Frankreich ätherische Öle traditionell höher dosiert angewendet; **Tab. 4.2**).

Je nach Rezeptur – aus Deutschland oder Großbritannien – wiegt beispielsweise 1 Tropfen Lavendelöl (Lavandula angustifolia) 27–36 mg,

Tab. 4.2 Beispiele für die Anzahl an Tropfen/ml ätherisches Öl ([182], [664]).

Pflanze	ätherisches Öl (deutscher Name)	Tropfenanzahl Deutschland*	Tropfenanzahl Frankreich**
Abies grandis	Riesentanne	36 Tropfen	56 Tropfen
Angelica archangelica rad.	Angelikawurzel	34 Tropfen	53 Tropfen
Boswellia sacra	Weihrauch	44 Tropfen	48 Tropfen
Chamaemelum nobile	Römische Kamille	35 Tropfen	54 Tropfen
Cinnamomum camphora	Ravintsara	35 Tropfen	49 Tropfen
Cinnamomum zeylanicum cort.	Zimtrinde	44 Tropfen	45 Tropfen
Cistus ladanifer	Cistrose	36 Tropfen	56 Tropfen
Citrus × bergamia	Bergamotte	36 Tropfen	56 Tropfen
Citrus limon	Zitrone	29 Tropfen	52 Tropfen
Cupressus sempervirens	Zypresse	31 Tropfen	58 Tropfen
Cymbopogon flexuosus	Lemongrass	30 Tropfen	44 Tropfen
Eucalyptus radiata	Eukalyptus	34 Tropfen	50 Tropfen
Helichrysum italicum	Immortelle	32 Tropfen	47 Tropfen
Juniperus communis fruct.	Wacholderbeere	31 Tropfen	54 Tropfen
Leptospermum scoparium	Manuka	44 Tropfen	48 Tropfen
Melaleuca alternifolia	Teebaum	36 Tropfen	49 Tropfen
Mentha × piperita	Pfefferminze	30 Tropfen	49 Tropfen
Ocimum basilicum	Basilikum	41 Tropfen	49 Tropfen
Pelargonium × graveolens	Rosengeranie	34 Tropfen	45 Tropfen
Pogostemon cablin	Patchouli	30 Tropfen	45 Tropfen
Rosa × damascena	Damaszener-Rose	33 Tropfen	46 Tropfen
Salvia sclarea	Muskatellersalbei	36 Tropfen	50 Tropfen
Vetiveria zizanioides	Vetiver	28 Tropfen	39 Tropfen
Zingiber officinale	Ingwer	31 Tropfen	45 Tropfen

* gemessen im Labor der Bahnhof-Apotheke Kempten per Langsamtropfer mit Kindersicherheitsverschluss
**gemessen per genormter Tropfpipette durch PhytoSun Arôms

1 Tropfen Rosmarinöl (Rosmarinus officinalis) wiegt 29–38 mg, 1 Tropfen Atlaszeder (Cedrus atlantica) wiegt 30–47 mg und 1 Tropfen Thymian (Thymus vulgaris Ct. Thymol) wiegt 27–44 mg ([254], [664]).

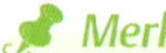 *Merke*

Die Erfahrung zeigt: Je höher und feiner eine **Verdünnung** ist, desto mehr spricht man die Psyche an; je niedriger und damit kräftiger eine Verdünnung ist, desto mehr wirkt sie auf körperliche Vorgänge. Akuten Infektionen kann man bei entsprechender Erfahrung mit einigen Ölen pur zu Leibe rücken.

4.2.4 Inhalation

Bei Inhalationen ist zu bedenken, dass 1 Tropfen eines ätherischen Öles einer vollen Schüssel der frischen Pflanze entsprechen kann, eher einem großen Wäschekorb voll. Aus diesem Grunde genügt es, **nur 1–2 Tropfen** auf die berühmte Schüssel voll heißen Wassers zu geben (kann, muss aber nicht in Honig oder Sahne emulgiert werden), sich unter das Handtuch zu begeben, die Augen gut zu schließen und vorsichtig mit dem tiefen Einatmen zu beginnen. Diese Form der Inhalation verursacht viel intensivere Dämpfe als die herkömmliche mit getrockneten Kräutern.

Die Inhalation mit den in der Apotheke erhältlichen preiswerten Kunststoffgefäßen ist zwar nicht ganz so intensiv wie die Schüssel-Handtuch-Methode, doch bei bestimmten Indikationen praktischer und einfacher. Sie wird daher eher akzeptiert, v. a. wenn mehrmals täglich inhaliert werden muss (man kann währenddessen lesen oder fernsehen, da die Augen nicht bedeckt sind).

Sehr wirksam bei Infektionen der oberen Atemwege ist die Inhalation mit einem **Aerosolgerät** (Diffuser), das eigentlich der Beduftung und Entkeimung von Räumen dient. Mittels einer kleinen Pumpe werden die ätherischen Öle ohne jede zerstörende Hitzeeinwirkung zerstäubt. Da die winzigen Öltröpfchen pur und sehr gezielt auf die Schleimhäute einwirken, sollte der Patient nur etwa 2–3 Minuten über diesem „Nebel" inhalieren, diese Prozedur kann mehrmals täglich wiederholt werden. Mit schleimlösenden Ölen kann diese Methode bei Katarrhen der Nebenhöhlen intensiver und schneller wirken als herkömmliche Mukolytika.

Für Erkrankungen der unteren Atemwege ist der sog. PARI-Inhalator überaus wirksam. Hier muss jedoch ein aromaerfahrener Arzt die Behandlung überwachen. Hierfür werden ca. 2 ml Hydrolat, z. B. Rosen-, Kamillen- oder Thymianhydrolat, mit 1 Tropfen ätherischen Öles (beispielsweise Leptospermum scoparium) gut verschüttelt und sofort inhaliert; die Tröpfchengröße ist winzig klein (4 µm und kleiner), sodass sie lungengängig ist. Da die meisten Teile der Inhalationsgeräte aus Kunststoffen bestehen, sollte man sicherheitshalber keine ätherischen Öle verwenden, die aus über einem Drittel Monoterpenen bestehen; diese können das Plastik angreifen und unerwünschte Dämpfe verursachen.

! Cave

Menschen mit allergischen Erkrankungen des Atemtraktes dürfen nur nach Rücksprache mit dem Arzt inhalieren, insbesondere wenn es sich um campher-, menthol- oder cineolhaltige ätherische Öle handelt. Diese Inhaltsstoffe können zu Krämpfen des Bronchialastes führen; bei Kleinkindern ist das lebensbedrohlich.

Für unterwegs ist das Einatmen von ätherischen Ölen von einem damit beträufelten Taschentuch bereits eine große Hilfe, z. B. bei Erkältungen, Reiseübelkeit oder Prüfungsangst. Dies ist auch eine praktische nächtliche Anwendung für Kleinkinder, deren Teddybären man beispielsweise ein Halstuch mit 1 Tropfen Melaleuca cajuputi oder Myrtus communis umbinden kann.

4.2.5 Raumbeduftung und ätherische Öle bei riechenden Krankheiten

Raumbeduftung kann nicht nur im privaten Alltagsleben die Anzahl der Keime in Wohn- und Schlafräumen verringern. Auch und gerade in Pflegeinstitutionen wäre es wünschenswert, wenn diese recht preiswerte und wohlduftende Maßnahme Patienten, Besucher und Pflegende vor zu hoher Keimlast schützen würde. In einem Experiment konnte gezeigt werden, dass Bohnenkrautöl das Bakterium Staphylococcus aureus abtöten kann und dabei nahezu dieselbe Reduzierung der Bakterienzahl erzielt wird wie mit der Gesamtdesinfektion durch in die Raumluft gegebenes Formol (Formaldehyd als starkes Desinfektionsmittel [533]).

In einer Pflegeeinrichtung mit 112 auf 2 Etagen verteilten Betten (ca. 1 060 m^2) wurde 5 Monate lang beobachtet, wie sich das Standard-Hygiene-Protokoll und dieses zusammen mit Beduftung durch ätherische Öle kombiniert auf das Vorhandensein von Keimen auswirkt. Vor und nach der Raumduftmaßnahme wurden mikrobiologische Abstriche (von Oberflächen) gemacht. Die Ergebnisse zeigten, dass sich in beiden Varianten die Keimlast (Pilze und Bakterien) um durchschnittlich 90 % reduzierte (gesamt $p < 0{,}01$ und $p < 0{,}05$ für Hefen und Pilze). Die Reduktion von benötigten Medikamenten war bemerkenswert:

- 70 % weniger Antibiotikaeinnahmen
- 100 % weniger Einnahmen von schleimlösenden Produkten
- 100 % weniger Einnahmen von bronchienerweiternden Mitteln
- 67 % weniger Bedarf an steroidalen entzündungshemmenden Medikamenten
- 33 % weniger Bedarf an nichtsteroidalen entzündungshemmenden Medikamenten

Unerwünschte Nebenwirkungen traten durch die Raumbeduftung keine auf. Die Autoren folgern, dass die von ihnen gewählte Mischung von ätherischen Ölen sowohl effektiv zur Verminderung der Keimlast in der Umgebung von Patienten in einer klinisch-pflegerischen Umgebung beiträgt als auch geeignet ist, die Einnahme von chemischen Medikamenten zu reduzieren [207].

Normalerweise verwendet man ätherische Öle, die vorwiegend aus leichten und gut flüchtigen Molekülen bestehen, vorzugsweise Zitrus- und Nadelöle, doch selbst aufgestellte Harze entlassen genügend desinfizierende Inhaltsstoffe in die Raumluft, wie bei Maßnahmen zur Keimverringerung in 2 österreichischen Apotheken nachgewiesen werden konnte [35].

Nachdem ein japanisches Forscherteam die immunmodulatorische Wirkung einer Waldumgebung nachgewiesen hat, untersuchten sie die gleichen Parameter bei 12 Personen, die 3 Nächte in einem städtischen Hotel verbrachten. Die Luft wurde mit dem ätherischen Öl aus dem Holz der dort heimischen Hinoki-Zypresse beduftet (Chamaecyparis obtusa). Die Aktivität der natürlichen Killerzellen war nach den 3 Nächten gesteigert, T-Zellen, Adrenalin und Noradrenalin wiesen niedrigere Werte als vor der Maßnahme auf. Die ermittelten Werte deuten auf eine verbesserte Leistung des Immunsystems und auf eine Reduktion von Stress hin [394].

In einer anderen Arbeit wurden ätherische Öle und deren Hauptbestandteile in ihrer Wirkung auf lufttragende Keime untersucht, insbesondere (−)-α-Bisabolol, (−)-Limonen und trans-Farnesol zeigten eine gute Effektivität in diesem Bereich [45]. Ältere Arbeiten wiesen die Verbesserung der Raumluft mit etlichen anderen Riechmolekülen nach wie Terpineol [365], 1,8-Cineol [598], Thymol und Eugenol [364] sowie (−)-Citronellal und Citral [597].

Viele Krankheiten gehen mit unangenehmen Gerüchen einher, die von den betroffenen Patienten als sehr peinlich empfunden werden, die aber auch für die Pflegenden, so abgehärtet sie sein mögen, schwer zu ertragen sind. Mit vielen ätherischen Ölen kann man einerseits den Bakterienbefall, der beispielsweise bei **Pseudomonas-Infektionen** für die üblen Gerüche verantwortlich ist, eindämmen und ihn gleichzeitig etwas überdecken. Das wird in Mehrbettzimmern von den anderen Menschen natürlich auch willkommen geheißen und bringt weniger Stress, wenn Besucher empfangen werden.

Genauso kann man bei nekrotisierenden **Tumoren** für eine Verringerung der Keime und für eine subjektiv empfundene Frische sorgen. Eine deutsch-australische Studie an über 30 Patienten zeigte, dass topisch applizierte Antigeruchsmaßnahmen (u. a. mit Eukalyptusöl) den positiven Seiteneffekt hatten, dass die Krebsgeschwüre ungewöhnlich gut und schnell verheilten [727].

Auch die **Stomatherapie** ist für viele Fachkräfte ohne ätherische Öle undenkbar. Gleichzeitig erhalten die betroffenen Patienten, die ja oft ganz normalen Berufen nachgehen, wertvolle Möglichkeiten, mit den ungewollten Geruchsemissionen diskret umgehen zu können, beispielsweise in Form von kleinen Duftsprays, Hydrolaten, duftenden Desinfektionslösungen und Aroma-Roll-Ons [321].

Nicht zuletzt sind die Zimmer von **Langzeitpatienten** und auch von sterbenden Menschen alles andere als eine Frischluftoase; diese kann man jedoch mit Raumsprays und anderen luftverbessernden Maßnahmen deutlich angenehmer gestalten. Ganz schnell können in einer Sprühflasche aus Braunglas erfolgreiche Maßnahmen zur Raumluftverbesserung geschaffen werden, beispielsweise mit je 10 Tropfen Litsea, Zirbelkiefer und Zitronen-Eukalyptus in 50 ml Ethanol (oder Wodka), auch je 10 Tropfen Lavendel, Thymian Ct. Linalool und Orange erfüllen diesen Zweck sehr gut. Das Aufstellen einer Schale mit ca. einer Tasse ungemahlenen Kaffeebohnen kann in einem streng riechenden Krankenzimmer ebenfalls erstaunliche desodorisierende Effekte erzielen. Mit diesen einfachen und preiswerten Maßnahmen kann die Würde der stark leidenden Patienten wieder etwas hergestellt werden, Besucher trauen sich wieder hinein ins Zimmer und auch die Pflegenden profitieren davon.

4.2.6 Einreibung und Teilmassage

Zur äußerlichen Anwendung bei normalerweise gesunden Erwachsenen verwendet man für pflegende Produkte und für eine entspannende Massage 2 %ige ätherische Öle bzw. Ätherische-Öle-Mischungen. Das entspricht 4–6 Tropfen ätherische Öle auf 10 ml Trägeröl/-lotion, am besten je 1–2 Tropfen eines ätherischen Öles (1 ml/0,9 g ätherischen Öles entspricht je nach Tropfer und Viskosität des Öles 25–46 Tropfen. Näheres dazu siehe auch in Kap. 4.2.3 (S. 223).

Merke

Optimale und sichere Verdünnung: 2 % ätherisches Öl auf 98 % fettes Öl

Idealerweise nehme man je 2 Tropfen einer frischen **Kopfnote**, 1–2 Tropfen einer mittelstark duftenden **Herznote** und 1 Tropfen einer schweren **Basisnote**, also eine ausgewogene Mischung aus unterschiedlichen Duftqualitäten, die je nach Tageszeit und Zustand des Patienten ihre Betonung mehr auf frisch oder schwer haben kann. Diese Konzentration kann normalerweise ohne Bedenken über einen langen Zeitraum angewendet werden, v. a. wenn es darum geht, den psychischen und körperlichen Allgemeinzustand des Patienten zu verbessern.

Bei einer drohenden Erkältung z. B. oder bei bereits bestehenden akuten Erkrankungen kann im Privat- und Therapiebereich die Verdünnung auf 10 % erhöht werden.

Bei schwangeren Frauen, Kindern ab 1 Jahr, gebrechlichen und **empfindlichen** Menschen mischt man maximal 1,5 % = 1–2 Tropfen ätherische Öle auf 10 ml Trägersubstanz. Geringere Verdünnungen sollten nur unter Aufsicht einer erfahrenen Therapeutin, eines erfahrenen Therapeuten angewandt werden.

Grundsätzlich sollte bei Unsicherheit bezüglich der Verträglichkeit mit der 1,5 %igen Verdünnung gearbeitet werden und bei empfindlichen bzw. allergischen Personen vorher etwas der geplanten Mischung (also nicht der unverdünnten Öle) auf eine **Armbeuge** aufgebracht werden. Wenn nach ca. 20 Minuten keine Rötung oder ähnliche Reaktion zu sehen ist, kann sie bei der betreffenden Person im größeren Rahmen eingesetzt werden.

Wenn die wenigen in Kap. 4.3 (S. 229) aufgeführten Kontraindikationen für Massage beachtet werden, können Einreibungen oder Teilmassagen fast immer und überall angewendet werden.

Bei **atemstimulierenden Einreibungen** (ASE), die bei bettlägerigen bzw. gesundheitlich angeschlagenen Menschen vorgenommen werden müssen, sollte man gemäß der Richtlinien für die Dosierung ätherischer Öle (**Abb. 4.1**) eine starke Verdünnung wählen. Viele der handelsüblichen Salben sind zu scharf bzw. zu hoch dosiert.

Einreibungen sind ein relativ kleiner Einsatz mit großen Wirkungen bei vielen Patienten. Trotz des weitverbreiteten Zeitdrucks in Kliniken, Heimen und Hospizen sind oft 1–2 Minuten für diese wohltuende Form der Anwendung übrig. Sie kann bei ängstlichen, unruhigen und schlaflosen Menschen willkommen sein, auch bei Bauch- und Muskelschmerzen zeigt sie Erfolg. Nicht nur das Öl, sondern v. a. die – wenn auch nur kurze – menschliche Zuwendung spielen hier eine große Rolle.

4.2.7 Einnahme

Bei oraler Einnahme, die ohne therapeutische Überwachung **nur in absoluten Ausnahmefällen** erfolgen sollte, ist folgende Menge pro Tag nicht zu überschreiten:

- Erwachsene: 75 mg (= 3 Tropfen)
- Heranwachsende: 50 mg (= 2 Tropfen)
- Kinder: 25 mg (= 1 Tropfen)

Das ätherische Öl sollte immer in einem Emulgator aufgelöst werden, z. B. in Honig, Sahne oder etwas Orangensaft. Im Fall von hochwertigen Bio-Zitrusschalenölen (die ja auch in der Küche in Form von geriebenen Schalen eingesetzt werden), ist diese Menge für gesunde Erwachsene meistens gut verträglich; bei vielen Kräuterölen können allerdings bereits 2 eingenommene Tropfen zu Unverträglichkeitsreaktionen führen. Darum ist es unerlässlich, sich bei geplanter Einnahme absolut sicher mit den Inhaltsstoffen und deren Eigenschaften auszukennen. Es gilt zu bedenken, dass beispielsweise in einem einzigen Tropfen Salbei- oder Pfefferminzöl eine halbe Schubkarre voll mit frischem Kraut stecken kann.

Es gibt einige wenige Fertigpräparate auf dem deutschsprachigen Markt, z. B. Lasea, deren Kapseln u. a. mit 80 mg ätherischen Öles von Lavandula angustifolia gefüllt sind; man nimmt laut Packungsbeilage nur je 1 Kapsel täglich [770].

Monoterpenketone (beispielsweise in Salvia officinalis, Hyssopus officinalis und Thuja occidentalis) können bei innerer Einnahme gesundheitsschädigende Effekte haben, da sich diese Inhaltsstoffe in der Leber anreichern und nach einiger Zeit Vergiftungssymptome auslösen können [695].

4.3 Aromamassage

Aromatherapie wird meistens mit Massage oder entspannenden Streichungen in Verbindung gesetzt.

Aus der Geschichte der ätherischen Öle wissen wir, dass die neuzeitliche systematische Anwendung von ätherischen Ölen von französischen Ärzten „erfunden“ und erforscht wurde. In Frankreich praktizieren eigens dafür ausgebildete Fachärzte die Aromatherapie; die Öle werden sehr hoch konzentriert angewendet, gerne als orale Verabreichung und in Form von Suppositorien.

Wie wir in Kap. 3.1.2 (S. 139) gesehen haben, werden ätherische Öle auch hervorragend über die Haut resorbiert. So können sich keine gefährlichen Kumulationseffekte potenziell schädigender Inhaltsstoffe (beispielsweise durch einige Monoterpenketone) bilden.

Diese Erkenntnis machten sich in den 1970er-Jahren britische Physiotherapeutinnen und Physiotherapeuten zunutze und entwickelten eine an die schwedische Massage angelehnte Behandlungsform, die Aromamassage. Die wohltuende und immunmodulatorische Wirkung entspannender Handgriffe unterstützt die jeweils gewünschte Wirkung von ätherischen Ölen.

In einem kleinen japanischen Experiment konnte an 11 Probanden gezeigt werden, dass verschiedene Parameter, die eine Verbesserung der Effektivität des Immunsystems anzeigen, sich durch Aromamassage signifikant verbesserten. Es wurde mit Lavendel-, Zypressen- und Majoranöl massiert. Anders als in der Kontrollgruppe konnte eine signifikante Steigerung der Lymphozytenanzahl beobachtet werden ($p < 0{,}05$), insbesondere die $CD8^+$- und $CD16^+$-Lymphozyten waren nach der Behandlung signifikant erhöht ($p < 0{,}01$), die Ratio zwischen $CD4^+/CD8^+$ war signifikant verringert ($p < 0{,}01$). Die Autoren folgern, dass Aromamassagen insbesondere bei Krankheiten von Nutzen sein könnten, in denen die Anzahl der $CD8^+$-Lymphozyten erhöht werden muss [372].

In einer kleinen koreanischen Untersuchung wurden 13 Frauen mit Aromamassagen behandelt, deren Kinder mit der Diagnose ADHS in einer psychiatrischen Abteilung aufgenommen werden mussten. 12 Frauen mit dem gleichen Hintergrund bekamen keine Behandlung. Die Teilnehmerinnen der Duftgruppe erhielten 4 Wochen lang jeweils 2-mal wöchentlich eine 40-minütige Aromamassage: 2 % Lavendel und 2 % Rosengeranie in Jojobaöl. Nach diesem Monat mit 8 Behandlungen verbesserten sich ihre Angst- ($p = 0{,}01$) und Depressionswerte ($p = 0{,}04$) signifikant. Die Aktivität der α-Wellen des Gehirns war erhöht, dagegen die δ-Wellen reduziert, damit war mehr Entspannung zu erkennen. Nach jeder Behandlung waren zudem die Speichelkortisolwerte signifikant reduziert ($p = 0{,}01$). Die Autoren folgern, dass Aromamassagen signifikante positive Einflüsse auf neurobiologische Werte wie EEG-Muster, Speichelkortisol und Wachstumsfaktor BDNF (brain-derived neurotrophic factor, engl.) sowie auf psychologische Faktoren ausüben [754].

Anders als bei einer medizinischen Massage werden die Griffe bei einer Aromamassage viel sanfter, ruhiger und langsamer ausgeführt. Genauer gesagt handelt es sich in den meisten Fällen um sanfte Streichungen. Dazu ist eine Schulung in meditativer Wahrnehmung hilfreich, sodass sich mit der Zeit ein sehr feines Spüren von kleinsten Störungen bei den Klientinnen und Klienten entwickeln kann.

Zudem wird die Behandlungsdauer des ganzen Körpers wesentlich länger angesetzt. Es findet normalerweise ein Vorgespräch statt und nach der Behandlung eine 5- bis 10-minütige Ruhephase.

In der klinischen Arbeit ist eine ausgedehnte Massage zumeist nicht möglich. Erfahrungsgemäß sind jedoch kleine **Einreibungen**, manchmal sogar kurze **Fuß**- oder **Handmassagen** erlaubt und möglich. Damit kann bei vielen Patienten mehr erreicht werden als mit aufwendiger Medikation; die Arzneimittel können dadurch oftmals geringer dosiert werden, die Therapie wird verträglicher und insgesamt humaner. Insofern gelten die Aussagen der nächsten Absätze selbstverständlich auch für „kleine" Behandlungen.

4.3.1 Berührung

Berührung, der Kontakt von Haut zu Haut, von der Hand des einen Menschen zum Körper des anderen Menschen – das ist die älteste Form der Kommunikation und auch der Heilkunst. Der direkte manuelle Kontakt zu einem Menschen, sei er erkrankt oder einfach nur ein wenig gestresst, gehört zu den grundlegenden Bedürfnissen des Menschen. Ein Neugeborenes verkümmert ohne ausreichende Streicheleinheiten, ganz ohne diese Zuwendung kann es sogar sterben.

Es ist schon längst kein Geheimnis mehr, dass belastender Disstress und Angst die Anfälligkeit für Krankheiten stark erhöhen können. Belastende Lebenssituationen können sogar zum Tod führen. Heute wissen wir aus der **Psychoneuroimmunologie**, dass das Immunsystem durch Berührungen positiv beeinflusst wird. Der Zustand der tiefen Entspannung während der Massage lässt im Gehirn die langsamen, wohltuenden α-Wellen vorherrschen. Das führt zu einem tranceartigen Zustand, in dem der Körper seine **Regenerationsfähigkeiten** besser ausnutzen kann als im β-Wellenzustand, der für Aufmerksamkeit und Schnelligkeit sorgt. **Endorphine**, die schmerzlindernd wirken und ein Gefühl der Zufriedenheit oder sogar der Euphorie entstehen lassen, werden während einer ruhigen Massage vermehrt produziert.

Die Haut ist Sinnes-, Schutz- und Ausscheidungsorgan gleichermaßen. Zudem stellt sie die Barriere zwischen der Innen- und der Außenwelt dar, zwischen dem Ich und dem Anderen. An der Haut kann das geschulte Auge viel über den inneren Zustand eines Menschen erkennen.

Der Bewegungsapparat und v. a. die Muskulatur sind die Werkzeuge für die Fortbewegung und alle Arten von Aktivitäten. Sie werden jede Sekunde beansprucht, ob man es merkt oder nicht. Selbst wenn wir still liegen, herrscht noch höchste Betriebsamkeit in unserem Körper.

Das Bindegewebe ist einerseits das Bindeglied zwischen den festen Bestandteilen des Körpers (Knochen, Gelenke, Muskeln, Organe), und andererseits stellt es mit dem Unterhautbindegewebe eine Verbindung zwischen der äußeren Haut und dem Muskel-Bänder-Gefäß-Nerven-Apparat her. Hier ist unsere „Mülldeponie“, da hier „Abfälle“ aus dem Stoffwechselgeschehen abgelagert werden können.

Dadurch kann das Unterhautbindegewebe hart werden, zudem unverschieblich und sogar schmerzhaft. Kleine Kristalle können sich ablagern oder knorpelartige Strukturen entstehen. Auch kleine Knötchen und bindegewebige Platten können sich entwickeln und führen zu Beeinträchtigungen der gesunden Funktionen.

Indem wir Muskeln und das darunter liegende Bindegewebe massieren, können wir nach und nach Verhärtungen auflösen, der „Körperpanzer“ kann wieder lernen loszulassen. Auch seelische Prozesse können so ganz sanft aufgearbeitet werden.

Bei der Wiederherstellung des gesunden Zustandes ist die Gewährleistung einer guten Durchblutung wichtig, denn nur so wird jedes Gewebe optimal versorgt und kann sich regenerieren. Das an „Schlackenstoffen“ reiche, sauerstoffarme Blut wird besser abtransportiert. Gerade wenn sich die Klientin, der Klient nicht mehr ausreichend aktiv bewegen kann, stellt die Massage ein ideales Mittel zur Verbesserung von Gesundheit und Wohlbefinden dar. Die ätherischen Öle unterstützen die entspannenden und reinigenden Prozesse sehr stark. Massage ergänzt in idealer Weise Entspannungsübungen und sportliche Aktivitäten.

Viele ätherische Öle leiten seelische Prozesse ein, sodass die Aromamassage ein wirklich ganzheitliches Arbeiten fördert. Die Öle ermöglichen manchmal sogar erst, dass sich ein chronisch angespannter Mensch dieser Methode öffnen kann, um nach und nach optimal davon profitieren zu können.

Merke

Durch verschiedene Massagetechniken wie Streichungen, Drückungen, Kreisungen, Reiben, Vibrationen oder Klopfungen zusammen mit fetten und ätherischen Ölen werden gezielt unterschiedliche Reaktionen in der Haut, Muskulatur und Psyche hervorgerufen.

4.3.2 Geschichte der Massage

Die Massage ist sicherlich so alt wie die Menschheit und hat früher v. a. der Prävention und Heilung von Krankheiten und Verletzungen gedient. Wir alle reiben – massieren – uns, wenn wir uns stoßen oder anderweitig verletzen, da sich allein die Berührung positiv auf Schmerzen auswirkt.

Der Begriff Massage taucht ca. 2700 v. Chr. zum ersten Mal in einem chinesischen Buch auf, dort heißt es [438]:

> *„Durch Streichen mit der Handfläche nach dem morgendlichen Erwachen, wenn das Blut gemächlich fließt und die Sinne ausgeruht sind, wehrt man Erkältungen ab, hält die Organe geschmeidig und beugt Beschwerden vor."*

Das wäre in unserer heutigen hektischen Zeit sicher eine sehr schöne Art, den Tag zu begrüßen.

Den nächsten historischen Hinweis auf Massage gibt es ca. 2000 v. Chr., damals wurde sie als Hilfs- und Heilmittel bei Prellungen, Druckverletzungen und unerklärlichen Schmerzzuständen eingesetzt. Die jeweilige betroffene Stelle wurde gerieben, gedrückt oder gewalkt, und es sollte sich eine deutliche Linderung zeigen.

Um 800 v. Chr. war es in Indien und China nur besonderen Personen vorbehalten, zu massieren, beispielsweise den Hohepriestern. Um 400 v. Chr. forderte Hippokrates, der als Gründer der Schulmedizin gilt, die Kenntnisse der Massage von Ärzten. Circa 800 n. Chr. gab es eine weitere Entwicklung der Massage durch Römer und Griechen in Verbindung mit sportlichen Kampfspielen. Die deutsche Seherin und Heilerin Hildegard von Bingen empfahl um 1150 n. Chr. Einreibungen mit verschiedenen Essenzen.

Im 17. Jahrhundert entstand in China während der Ming-Dynastie das erste Buch, das sich allein mit der chinesischen Heilmassage für Kinder beschäftigte. Nicht zu vergessen sind in diesem Zusammenhang die indischen Mütter, die seit Jahrhunderten, wenn nicht sogar Jahrtausenden, ihre Babys bis zu mehrmals täglich massieren.

Eine wahre Auflebung, Verbreitung und Weiterentwicklung der Massage gab es im 20. Jahrhundert. In den 1930er-Jahren wurde die Bindegewebsmassage durch Hede Teirich-Leube und Elisabeth Dicke entwickelt. Es entstanden die Lymphdrainage und verschiedene andere Massagearten. Zudem kamen in den letzten 30 Jahren unterschiedliche Massagen aus anderen Kulturen wie Akupressur, Shiatsu, indische Kopfmassage (Champissage) oder tantrische Massagen nach Europa. Sie wurden übernommen, manchmal etwas unseren Lebensgewohnheiten angepasst und teilweise mit großem Erfolg verbreitet und angewendet. Wie oben erwähnt, entstand in den 1970er-Jahren durch die Kombination von klassischer Massage und gezielt eingesetzten ätherischen Ölen die Aromamassage [360].

4.3.3 Wirkungen von Aromamassage

Wie sich eine Aromamassage bei dem behandelten Individuum auswirkt, hängt von verschiedenen Faktoren ab:

- von der Art der eingesetzten Trägeröle und ggf. ätherischen Öle
- von der Umgebung (angenehme Raumtemperatur von > 23 °C), ansprechender Raumatmosphäre, wenig/keine Geräusche und Störungen, gedämmtes Licht etc.
- von der Lagerung, die angenehm und bequem sein muss (bei Bedarf schmerzhafte Körperstellen entlasten)
- von der Dauer und Anzahl der Behandlungen
- von der Stärke und Intensität, die während der Massage angewandt wird und die auf die jeweilige Person abgestimmt ist

Eine Massage wirkt sowohl örtlich-mechanisch als auch reflektorisch „per Fernwirkung" (beispielsweise auf Herz und Kreislauf). Wir unterscheiden die nachfolgend beschriebenen Auswirkungen auf körperlicher und psychischer Ebene.

Haut

In der Epidermis wird die Neubildung von Hornzellen angeregt. Im Korium wird durch den mechanischen Reiz und durch viele ätherische Öle eine **Erweiterung der Gefäße** hervorgerufen, welche eine allgemeine Durchblutungsförderung zur Folge hat. In der Subkutis wird die Schweiß- und Talgdrüsentätigkeit angeregt. Reinigende und **granulationsfördernde** ätherische Öle können hier Unterstützung bringen.

Muskulatur

Im Allgemeinen werden eine verbesserte **Wärmebildung**, Erholung und Ernährung der Muskelzellen erzielt, dadurch werden Giftstoffe besser ausgeschieden (zusätzlich sollen die Patienten viel trinken). Eine Massage beeinflusst weiterhin den Muskeltonus, die Elastizität der Muskelfasern wird verbessert und die Kontraktionsfähigkeit gesteigert. Wärmende und **entkrampfende** ätherische Öle sind hierbei eine wertvolle Hilfe.

Herz-Kreislauf- und Gefäßsystem

Herz und Kreislauf stabilisieren sich, in den Arterien wird eine Kapillardilatation (Erweiterung feinster Blutgefäße) hervorgerufen, dadurch wird der gesamte Organismus besser mit Blut, Nährstoffen und Sauerstoff versorgt sowie eine Spannungsminderung und Schmerzlinderung erzielt. In den Venen entsteht eine Sogwirkung, die eine vermehrte Permeabilität (Durchlässigkeit) bewirkt, was eine verbesserte Stoffwechselresorption zur Folge hat. Es wird mehr Gewebsflüssigkeit aufgenommen und somit für einen verbesserten venösen Rückfluss des Blutes gesorgt. Leicht **hyperämisierende**, anregende und gerinnungshemmende ätherische Öle verstärken diese Wirkung.

Gelenke

Häufig treten bei Erkrankungen in Gelenken (beispielsweise Arthrose und Arthritis) Schmerzen im umgebenden muskulären Bereich auf. Hier können wir mit einer einfühlsamen Massage und **analgetisch** wirksamen ätherischen Ölen für eine deutliche Schmerzlinderung sorgen.

Stoffwechsel

Eine Massage bewirkt eine vermehrte Bildung von körpereigenen Immunglobulinen, die für unsere Infektabwehr mitverantwortlich sind, wie schon erwähnt, werden Schlackenstoffe besser ausgeschieden, und der allgemeine Stoffwechsel angeregt. **Immunmodulatorische** ätherische Öle unterstützen diesen Effekt.

Psyche

Die psychische Wirkung ist eine der wichtigsten Wirkungen der Aromamassage. Anhand neuer Forschungen der Psychoneuroimmunologie wissen wir, dass ein gesundes Immunsystem auf unserem inneren Gleichgewicht und auf Zufriedenheit basiert. Ebenso wirken sich positive Gedanken und Worte heilend auf unseren Körper aus, während Negatives schwächt.

Für die Massage bedeutet dies: Tun wir uns etwas Gutes, lassen uns verwöhnen und fühlen uns wohl, wirkt sich dies stabilisierend und positiv auf unsere Psyche aus. Ätherische Öle, die reich an **Estern** und **Sesquiterpenen** sind, können diese Wirkung unterstützen.

Hier ist zu betonen, dass bei einem positiv vertrauensvoll gestimmten Verhältnis zwischen Patientinnen und Patienten und ihrer Behandlerin bzw. ihrem Behandler die Massage besser „anschlägt".

Merke

Wissenschaftliche Grundlagen sagen aus, dass eine Muskelmassage von 3–5 Minuten den Körper besser regeneriert als eine Ruhepause von 20–30 Minuten.

4.3.4 Vorbereitung zur Massage

Raum

Der Massageraum sollte eine entspannende ansprechende Atmosphäre ausstrahlen und möglichst hell und freundlich gestaltet sein, jedoch nicht einsehbar von Fenster oder Tür. Kein Telefon oder sonstige Geräuschkulisse sollten stören. Während der Behandlung sollte die Temperatur mindestens 23 °C betragen, je nach dem Empfinden der behandelten Person. Eventuell kann während der Massage ein Heizlüfter für zusätzliche Wärme sorgen. Die Massageliege muss von allen Seiten frei zugänglich sein.

Utensilien

Zum Schutz der Massageliege(n) werden Spannbettlaken aus Baumwolle benötigt, weiß oder vielleicht farblich passend zur Einrichtung der Praxis. Oder man verwendet **Vliese** (viele Male waschbar) als Unterlage. Auch ausreichend Handtücher und Badetücher müssen vorhanden sein. Bei Klientinnen und Klienten, die sehr regelmäßig zur Behandlung kommen, ist es sinnvoll, ihnen ein Fach für ihr (eventuell mitgebrachtes) Handtuch zu reservieren, sodass es mehrmals verwendet werden kann und sich die Praxiswäsche nicht zu unüberschaubaren Bergen auftürmt.

2 warme (Woll-)**Decken**, ein kleines, festes Kissen oder eine Nackenrolle, eine abwaschbare Rolle oder Halbrolle (zur Platzierung unter den Knien) machen die Behandlung erst richtig entspannend. Fließendes **Wasser** in der Nähe des Behandlungsplatzes erleichtert die Arbeit. Falls das Wasser nicht sehr heiß wird, sollten noch ein Wasserkocher und eine Thermoskanne zur Verfügung stehen (für Wärmflasche, Kompressen und heiße Rolle). Sehr wohltuend ist es, die benötigte Portion des Trägeröles in einem **Babyfläschchenwärmer** anzuwärmen bzw. warm zu halten.

Eine praktische, weil tragbare, Ablagemöglichkeit für die Öle-Mischung in der Nähe der Massagebank ist z. B. eine einfache Blumensäule. Sie kann leicht und geräuschlos vom Kopf- zum Fußende mitgenommen werden, der Handkontakt zur Klientin, zum Klienten kann so aufrechterhalten bleiben.

Behandlerin/Behandler

Es sollte bequeme, luftige Kleidung, die Ölflecken verträgt, getragen werden. Ein gepflegtes Erscheinungsbild dürfte selbstverständlich sein, auch sollte die Behandlerin bzw. der Behandler weder stark parfümiert/deodoriert sein noch nach Schweiß riechen; wichtig ist, bei sich selbst auf kurze Fingernägel zu achten, ebenso müssen Ringe und Armbanduhr abgenommen werden. Es ist für beide Seiten hilfreich, wenn sich die Behandlerin bzw. der Behandler mental auf die Patientin bzw. den Patienten einstellt.

Erster Kontakt

Meistens ist bereits der erste Kontakt mit entscheidend, wie sich das Verhältnis zwischen Patientinnen und Patienten und ihrer Behandlerin bzw. ihrem Behandler entwickelt.

Normalerweise erfolgt die erste Kontaktaufnahme telefonisch. Hier können wir schon einige Informationen geben: Wie die Behandlung im Groben abläuft, oder dass die Patientin bzw. der Patient danach etwas Zeit einplanen und nicht sofort zum nächsten Termin hetzen sollte. Allerdings sollte sich die Behandlerin bzw. der Behandler kurz fassen und keine Romane erzählen.

4.3.5 Erster Termin

Schon wenn wir die Patientin bzw. den Patienten begrüßen und in Empfang nehmen, können wir uns ein Bild von der Person machen: Wie fühlt sich ihr **Händedruck** an, sind die Hände kalt, warm oder schwitzig, wie läuft die Patientin bzw. der Patient, wie ist das Erscheinungsbild, die Haltung, der Gang, die Stimme.

Info

Durch **folgende Beobachtungen** an den Patientinnen und Patienten können wir Rückschlüsse ziehen:

- **Stimme:** Wie spricht jemand (leise, sehr laut), nimmt sich jemand genügend „Raum“, oder kann er gar nicht mehr aufhören zu reden, wie hört er zu oder hört er gar nicht richtig zu.
- **Äußere Erscheinung:** Ein geübtes Auge erkennt beispielsweise beim Beobachten bereits eine Beinlängendifferenz: Wie läuft jemand (aufrechter Gang, steif wie ein Spazierstock)? Sind die Schultern hochgezogen? Oder beschreibt der Rücken einen „Buckel“?
- **Gesicht:** Wirkt es entspannt, sind die Mundwinkel mehr nach oben oder nach unten gezogen? Sind die Lippen schmal und verkniffen oder voll und entspannt? Kann uns unser Gegenüber in die Augen blicken?
- **Haut**: Wie ist die Konsistenz oder Festigkeit bzw. Spannung des Gewebes? Wie ist das Volumen? Eine stehende Hautfalte deutet auf Dehydratation hin; Dellen, die sich nur langsam zurückbilden, auf Ödeme.

- Wie fühlt sich die Haut an: heiß-kalt-schwitzig, teigig-fest-straff-weich?
- Sind Einziehungen sichtbar (Cellulite)?
- Wie ist die Verschieblichkeit der Haut und Unterhaut?
- Gibt es Stellen, an denen das Gewebe aufgequollen ist (bei Frauen während der Periode im Bereich des Steißbeins)?
- Gibt es Narben, sind sie verdickt?
- Helle Hautstellen im Bereich der Lendenwirbelsäule deuten eventuell auf häufigen Solariumbesuch hin (Vorsicht mit Bergamotteöl).

Anschließend sollten kurz die Räumlichkeiten gezeigt werden, auch Toilette/Waschmöglichkeit.

Wichtig ist die Durchführung einer genauen **Anamnese** (bei Heilpraktikerinnen und Heilpraktikern) oder ein klärendes **Vorgespräch** (bei Aromapraktikerinnen und Aromapraktikern), um auch von Kleinigkeiten wie Narben und Stürzen aufs Steißbein, die schon länger zurückliegen, zu erfahren. Am besten notiert man das auf einem Protokollblatt bzw. Anamnesebogen (**Abb. 4.2**).

Sind die Öle entsprechend ausgesucht, kann die Patientin bzw. der Patient über den **Ablauf** der Massage aufgeklärt werden; während des Mischens des Massageöles kann sich die Patientin bzw. der Patient bereits entkleiden (eventuell separate Ecke mit Paravent, wichtig: Kleiderhaken, Stuhl/Hocker). Sollte die zu massierende Person kalte Füße haben, kann ein **Fußbad** angeboten oder ein vorher angewärmtes Kirschkernsäckchen aufgelegt werden.

Wenn der zu behandelnde Mensch sich entkleidet hat, decken wir ihn warm zu und halten nur die zuerst zu massierende Hautpartie frei. Schön ist es, die Behandlung mit einer (ölfreien) **Dehnung** zu beginnen oder einfach durch Auflegen der Hände Kontakt aufzunehmen. Das schafft Nähe und ist ein erster (oft spür- und hörbarer) Schritt zum Loslassen. Nun erfolgt die Massage, auf deren Ablauf (S. 235) an anderer Stelle eingegangen wird.

Nach der kompletten Massage sollte die Möglichkeit bestehen, 5–10 Minuten nachzuruhen, danach sollte der Patientin bzw. dem Patienten ein Glas **Wasser** zu trinken angeboten werden. Bitte darauf hinweisen, dass sich viel Trinken nach der Massage positiv auswirkt. Vor der Verabschiedung kann eventuell noch ein neuer **Termin** vereinbart werden.

Info

Wichtig bei der Aromamassage

- Nicht direkt auf der Wirbelsäule massieren.
- Nicht auf Knochen oder Verhärtungen massieren.
- Während der Massage Rücksprache mit der Patientin bzw. dem Patienten halten, ob Druck und Raumtemperatur angenehm sind.
- Auf bequeme Lagerung der Patientin bzw. des Patienten achten.
- Körperteile, die gerade nicht massiert werden, sollen wegen unangenehmer Unterkühlung zugedeckt werden.
- Alle benötigten Utensilien in erreichbare Nähe stellen.
- Eventuell leise entspannende Musik im Hintergrund spielen (Gema-Gebühren).

4.3.6 Grifftechniken

Wir wenden folgende Grifftechniken an:

- Effleurage – Streichen
- Petrissage – Kneten
- Friktion – Reiben
- Zirkelung – Kreisen
- Vibration – Vibrieren
- Tapotement – Klopfen
- Drücken

Reihenfolge bei der Aromamassage

Wir beginnen mit der Massage des Rückens, denn dies ist ein „geschützterer" Bereich als die Körpervorderseite:

- Rücken
- Rückseite der Beine

Aromapraxis-Befund- und Behandlungskarte Datum

Familienname	Vorname
Straße, Hausnummer	PLZ, Ort
Telefon privat/mobil	Telefon geschäftlich
E-Mail	Beruf
Geburtsdatum	Behandelnde(r) Arzt/Ärztin
Behandelnde(r) HeilpraktikerIn	

Zur Zeit Medikamente (wegen/gegen)		
chronische Erkrankungen/Beschwerden		
Allergien	Blutdruck	
Letzte Periode	stark/mittel/schwach	schmerzhaft ja/nein
Schwangerschaft/Woche	Schwangerschaften/Geburten/Kinder	
Operationen/Narben wo	Narben schmerzhaft ja/nein	
Energiezustand eher energielos/hyperaktiv	subjektiv	Eindruck
Psychische Verfassung stabil/labil	Stress/Belastungen durch	
Ernährung/Essverhalten/Gewicht	Alkohol ja/nein	Zucker/Süßes viel/wenig
Rauchen ja/nein	Atmung tief/mittel/flach	
Ausscheidung/Verdauung gut/träge	Verstopfung/Durchfall/IBS	
Hautzustand Gesicht/Oberkörper	Beine/Füße	Krampfadern ja/nein
Haltung, Körperausdruck		
Bisherige Therapien, Erfolge, wann		

Momentane Beschwerden

Auswahl der infrage kommenden ätherischen Öle (Tabelle 5.1, Abkürzungen eintragen)

Psychische Befindlichkeit [zB Stress]:	Erstes Problem [z.B. Husten]:	Zweites Problem [Krampfadern]:

(siehe auch Übersicht 5.1)

Fette Öle

Mandel %	Aprikosenkern %	Macadamia %	Sesam %	Traubenkern %
Jojoba %	Avocado %	Sheabutter %	Weizenkeim %	Hanf %
Johanniskraut %	Calendula %	Aloe vera %	Sanddorn %	Granatapfel %
Calophyllum %	Rosa mosqueta %	Nachtkerze/Borretsch %	Schwarzkümmel %	andere %

Abb. 4.2 Anamnese- und Behandlungsbogen, der als Fotokopie zur Dokumentation von Behandlungen eingesetzt werden kann. Die **Tab. 5.1** führt zu den infrage kommenden ätherischen Ölen.

Auswahl der infrage kommenden ätherischen Öle

Datum 2. Behandlung

Psychische Befindlichkeit: Erstes Problem: Zweites Problem:

Fette Öle

Mandel %	Aprikosenkern %	Macadamia %	Sesam %	Traubenkern %
Jojoba %	Avocado %	Sheabutter %	Weizenkeim %	Hanf %
Johanniskraut %	Calendula %	Aloe vera %	Sanddorn %	Granatapfel %
Calophyllum %	Rosa mosqueta %	Nachtkerze/Borretsch %	Schwarzkümmel %	andere %

Auswahl der infrage kommenden ätherischen Öle

Datum 3. Behandlung

Psychische Befindlichkeit: Erstes Problem: Zweites Problem:

Fette Öle

Mandel %	Aprikosenkern %	Macadamia %	Sesam %	Traubenkern %
Jojoba %	Avocado %	Sheabutter %	Weizenkeim %	Hanf %
Johanniskraut %	Calendula %	Aloe vera %	Sanddorn %	Granatapfel %
Calophyllum %	Rosa mosqueta %	Nachtkerze/Borretsch %	Schwarzkümmel %	andere %

Auswahl der infrage kommenden ätherischen Öle

Datum 4. Behandlung

Psychische Befindlichkeit: Erstes Problem: Zweites Problem:

Fette Öle

Mandel %	Aprikosenkern %	Macadamia %	Sesam %	Traubenkern %
Jojoba %	Avocado %	Sheabutter %	Weizenkeim %	Hanf %
Johanniskraut %	Calendula %	Aloe vera %	Sanddorn %	Granatapfel %
Calophyllum %	Rosa mosqueta %	Nachtkerze/Borretsch %	Schwarzkümmel %	andere %

Abb. 4.2 Fortsetzung; Anamnese- und Behandlungsbogen, der als Fotokopie zur Dokumentation von Behandlungen eingesetzt werden kann. Die **Tab. 5.1** führt zu den infrage kommenden ätherischen Ölen.

Nach der Drehung:

- Vorderseite der Beine
- Füße
- (eventuell) Bauch
- beide Arme
- Kopf, Gesicht
- Schulterbereich/Dekolleté

Kontraindikationen

- Fieber und grippale Infekte
- akute Entzündungen
- Hauterkrankungen, z. B. offene Wunden, Verbrennungen, Pilzinfektionen, Hämatome
- Thrombosen (Gefahr einer Embolie), Venenentzündungen
- Krampfadern (Varizen)
- akute Schmerzzuständen z. B. Bandscheibenvorfall, oder nicht klar definierte stärkere Schmerzen im Wirbelsäulenbereich
- Bestrahlungsgebiet von Patienten mit Krebsleiden

Wann ist Vorsicht geboten?

- bei Hauterkrankungen wie Neurodermitis, Psoriasis, Akne, allergischen Erscheinungen im jeweils betroffenen Gebiet
- bei Osteoporose sanft massieren
- bei Bandscheibenvorfall
- bei schwangeren Frauen im Bereich der Lendenwirbelsäule, nur sanfte Streichungen in diesem Bereich, keine Manipulation des Iliosakralgelenks

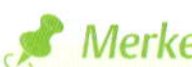

Merke

Allgemein gilt: Eine Aromamassage soll sich immer nach dem **Empfinden der Patientin bzw. des Patienten** richten, jeder Mensch hat eine andere Wahrnehmung für die Stärke und Intensität. Wir können eine Massage mit einem wunderschönen Musikstück vergleichen: Wir Behandlerinnen und Behandler sorgen als „Dirigierende" dafür, dass die Bewegungen rhythmisch und harmonisch sind und fließend ineinander übergehen.

4.4 Fette Pflanzenöle – mehr als Trägersubstanzen

In fast jedem Buch zum Thema ätherische Öle werden Einreibungen und Massagen als besonders geeignete Form der Aromapflege und Gesundheitsvorsorge beschrieben. Dass wir dabei als Trägersubstanz fette Pflanzenöle nehmen, ist allgemein bekannt. Übersehen wird jedoch oft, dass diese pflanzlichen Basisöle auch wertvolle **Wirkstoffe** in sich bergen, die man je nach Allgemeinbefinden und Hautbild differenziert einsetzen kann. Nur in wenigen Büchern finden wir zu diesem Thema mehr als ein paar Zeilen zu dem jeweiligen Öl.

Wie und warum können sowohl fette als auch ätherische Öle die Haut überhaupt passieren? Ätherische Öle bestehen aus fettlöslichen (lipophilen) Molekülen, die Zellwände (nicht nur der Haut) bestehen aus ungesättigten Fettsäuren. Wie wir gesehen haben, können ätherische Öle durch die Haut bis in den Blutstrom eindringen. Fette Pflanzenöle mit einem hohen Anteil an ungesättigten Fettsäuren (Doppelbindungen) können nach dem heutigen Wissensstand bis zu einem gewissen Grad in die Haut eindringen. Dieser Prozess variiert allerdings stark je nach behandelter Hautregion, nach der Wärme von Haut und Öl und der Anzahl ungesättigter Fettsäuren des Trägeröles.

Dass wir als Behandlerinnen und Behandler, die mit naturbelassenen und reinen ätherischen Ölen arbeiten, auch die Trägersubstanzen sorgfältig auswählen, versteht sich von selbst. Es ist allerdings auch wichtig, sich mit der ursprünglichen Pflanze, deren Eigenschaften und Vorlieben, vertraut zu machen. Nur so können wir das geeignete Öl bewusst einsetzen und auch seine heilsame Kraft würdigen.

Öl als Energiespeicher Warum entstehen in einer Pflanze überhaupt diese fetten Substanzen? Wenn wir uns die Herkunftsländer vieler Öle anschauen, sehen wir, dass dort oft oder sogar fast immer die Sonne scheint, dass es dort heiß ist. Die ölhaltigsten Pflanzen der Welt gedeihen relativ nah am Äquator bzw. zwischen den beiden Wendekreisen besonders gut: Die Ölpalme und die Erdnusspflanze finden wir v. a. in Afrika. Olivenbäume wachsen in Griechenland, Spanien und Italien; aus Nord- und Südamerika bekommen wir das Sojaöl und das Saflor- oder Distelöl. Kalifornien bzw. Mexiko beliefern uns mit Avocadoöl und Jojobaöl. Sesam- und Kokosöl kommen aus Südostasien. Aber auch in unseren Breiten wachsen gute Ölpflanzen: Sonnenblumenöl wird v. a. in Deutschland und in Russland gewonnen, Haselnussöl ist ebenfalls oft deutscher Herkunft, hervorragende Kürbiskern- und Hanfsamenöle kommen aus Österreich.

Das Fett in den Samen und Früchten dient der jeweiligen Pflanze als **Energiedepot**. Zudem ist es ein natürlicher **Schutz** gegen zu hohe Temperaturen. Die Pflanze benötigt wiederum Sonnenenergie, um mittels der Photosynthese organische Stoffe wie Eiweiß, Kohlenhydrate und eben Fette herzustellen.

Es gibt Pflanzen, aus denen sowohl fette als auch ätherische Öle gewonnen werden können: Basilikum, Calendula (Ringelblume), Fenchel, Hanf, Johannisbeere, Johanniskraut, Kaffee, Kakao, Karotte, Kokos, Koriander, Meerkohl (Crambe abyssinica), Kümmel, Lorbeer, Muskat, Niem, Perilla, Petersilie, Pfeffer, Kiefer/Pinie (Pinus pinea, Pinus pinaster, Pinus sylvestris) und Schwarzkümmel [362]. Üblicherweise ist jedoch nur eine Variante erhältlich.

Öle im täglichen Leben Verfolgt man die Geschichte der Anwendung von pflanzlichen Ölen, reicht man rasch an die Ursprünge der Menschheit. Dort begegnet uns der Ölbaum sowohl als Lieferant eines Grundnahrungsmittels als auch als Medizin, als Hautpflegemittel, als Opfergabe für die Götter und als Lampenbrennstoff. Im Jahr 500 v. Chr. stand das Roden eines Ölbaumes, selbst des eigenen, unter Todesstrafe.

Safloröl wurde im alten Ägypten als Rauchopfer und Inhalationsöl verwendet. Die Azteken massierten ihre Säuglinge in einem Einweihungsritual mit Jojobaöl. Pfirsichkernöl war im alten China eine Kostbarkeit, das der Seele half, aus der Dunkelheit zu entrinnen. Die innerliche und äußerliche Anwendung von Sesamöl hat in Indien eine alte Tradition.

4.4.1 Gewinnung von fetten Pflanzenölen

Pflanzliche Öle werden aus Samen und Früchten gewonnen. Die hochwertigen Sorten werden durch **mechanische Pressung** gewonnen (**Abb. 4.3**). Dazu quetschen Stempel- oder Schneckenpressen die zerkleinerten (und teilweise vorher erhitzten) Früchte und Samen aus. Bei dem mechanischen Druck entstehen kontinuierlich steigende Temperaturen im Pressgut (bis 60 °C). Deshalb werden diese Öle heutzutage

Pressen
mit heißen Temperaturen
ohne zusätzliche Wärme
Extrahieren
mit Lösungsmittel
Hexan o. Ä.
Destillieren
Entfernen der giftigen Lösungsmittel
Entlecithinieren
Entschleimen
Entsäuern
Bleichen > Färben
Desodorieren
Vitaminieren
natives
Pflanzenöl
Abfüllen
raffiniertes
preiswertes
Speiseöl

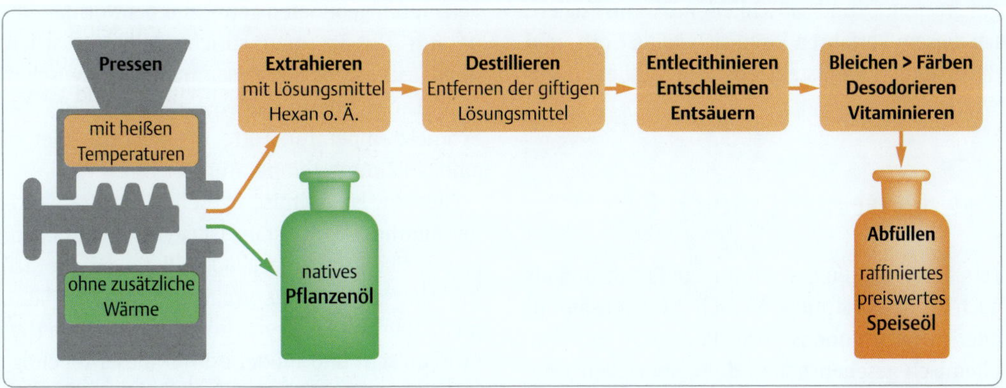

Abb. 4.3 Prozess der Ölherstellung.

nicht mehr „kalt gepresst“, sondern „**nativ**“ genannt. In dem zurückbleibenden Pressgut ist anschließend noch Öl (ca. 10–15 %) enthalten, das dann mittels Lösungsmitteln zu den handelsüblichen raffinierten Küchenölen verarbeitet wird.

Dazu nutzt man **flüchtige Lösungsmittel** wie Hexan. Samenbrei und Lösungsmittel werden vermischt, dabei geht das Öl eine innige Verbindung mit dem Lösungsmittel ein. Das Öl wird herausgeschwemmt und durch eine anschließende **Destillation** vom Lösungsmittel getrennt. Dabei können Rückstände im Öl verbleiben; es werden auch geschmacklich nicht erwünschte Substanzen wie Bitter- und Schleimstoffe gelöst. Um es genießbar zu machen, muss es daher **raffiniert** werden.

Das Öl wird nun mithilfe von Wasser vom Lecithin und von Schleimstoffen befreit. Dann entsäuert man es mit einer Lauge (löst die freien Fettsäuren), es wird nun nochmals mit Soda entschleimt, mit Bleicherde gebleicht und mit Wasserdampf (bei 240–270 °C) desodoriert (Geschmacks-/Geruchsstoffe entfernt). Nun kann man es ggf. mit β-Carotin oder künstlichen Farbstoffen färben und ihm (künstliche) Vitamine zusetzen. Diese Öle sind – wie die meisten Verbraucher es wünschen – geschmacksneutral und sehr lange haltbar, da sie fast frei von oxidationsempfindlichen ungesättigten Fettsäuren sind.

Olivenöl kann man durch **Zentrifugieren** gewinnen. Dazu werden die Oliven im Mixer zerkleinert, mit viel lauwarmem Wasser aufgeschwemmt und anschließend zentrifugiert. Bei diesem Verfahren lösen sich keine Gerb- und Bitterstoffe, es entsteht ein sehr mildes, hochwertiges Öl.

4.4.2 Öl ist nicht gleich Öl

Fettsäuren sollten sowohl für die Ernährung als auch für die Hautpflege einfach (Monoensäuren) oder mehrfach **ungesättigt** (Polyensäuren) sein. Chemisch gesehen haben diese speziellen Fettsäureketten einen oder mehrere „Sprünge“: Es fehlen an diesen Stellen die Wasserstoffatome (H-Atome), stattdessen befindet sich hier eine sehr reaktive **Doppelbindung**. Natives Kokosfett ist durch seinen hohen Gehalt an ungesättigter Laurinsäure auch für beide Zwecke hervorragend geeignet.

Fettsäuren mit mehreren Doppelbindungen werden **essenzielle** Fettsäuren genannt, da sie zum Erhalt des Lebens notwendig sind, vom Körper jedoch nicht selbst hergestellt werden können (alter Name „Vitamin F“). Besonders wichtig für den Menschen sind Folgende:

- **Ölsäure** (1 Doppelbindung in der Kette mit 18 C-Atomen, also einfach ungesättigt)
- **Linolsäure** (2 Doppelbindungen in der Kette mit 18 C-Atomen, also zweifach ungesättigt)
- **Linolensäure** (3 Doppelbindungen in der Kette mit 18 C-Atomen, also dreifach ungesättigt)

Fette und Öle haben eine sehr ähnliche chemische Strukturformel. Sie bestehen aus einer oder mehreren (bis zu 3) Fettsäuren (**Abb. 4.4**) und **Glyzerin**; darum werden sie auch **Triglyzeride** (**Abb. 4.5**) genannt. Das Glyzerin bildet dabei sozusagen die Brücke zwischen den Fettsäuren. Durch unterschiedliche Kombinationen entsteht eine große Vielfalt von Ölen.

Die **Abb. 4.5** zeigt diese 3 Fettsäuren, die in unterschiedlichen Anteilen an das Glyzerinmolekül angelagert sein können. Sie besitzen eine lange Kette von jeweils 18 Kohlenstoffatomen, denen jeweils Wasserstoffatome zugeordnet sind. Diese Moleküle sind also recht groß, sie bestehen aus über 50 Einzelatomen. Die aus diesen Fettsäuren gebildeten Fette sind bei Normaltemperatur flüssig; man spricht dann von Ölen, denn es besteht ein Zusammenhang zwischen der Länge der Kohlenstoffkette und der Schmelztemperatur. Fette mit kürzeren Ketten sind bei Zimmertemperatur fest.

Glyzerin ist chemisch gesehen ein dreiwertiger **Alkohol**. Als Substanz ist Glyzerin eine sirupartige, süßlich schmeckende Flüssigkeit, die sich mit Wasser und mit Weingeist mischen lässt, nicht aber mit Öl. Glyzerin zieht Wasser an (hygroskopisch) und bindet es. Auf dieser feuchtigkeitsbindenden Eigenschaft beruhen der Feuchthalteeffekt und damit eine weichmachende Wir-

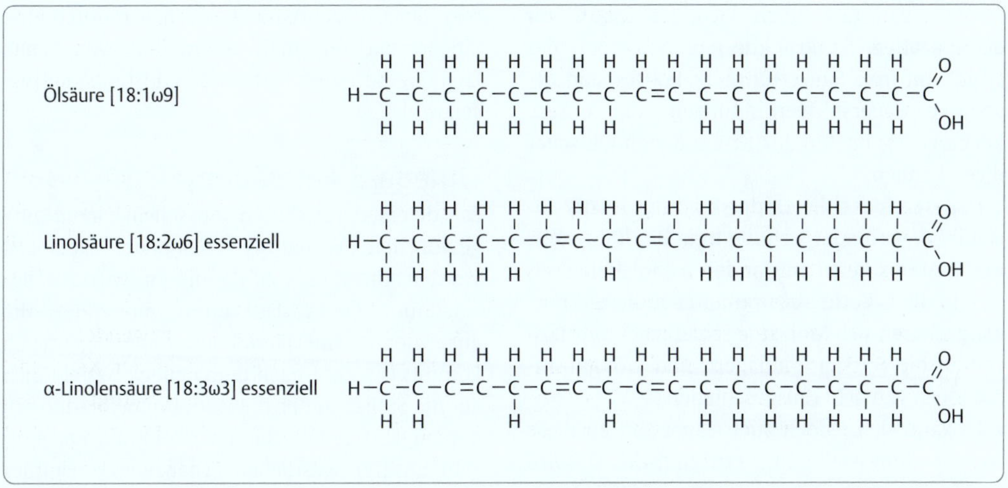

Ölsäure [18:1ω9]

Linolsäure [18:2ω6] essenziell

α-Linolensäure [18:3ω3] essenziell

Abb. 4.4 Chemischer Aufbau der Fettsäuren.

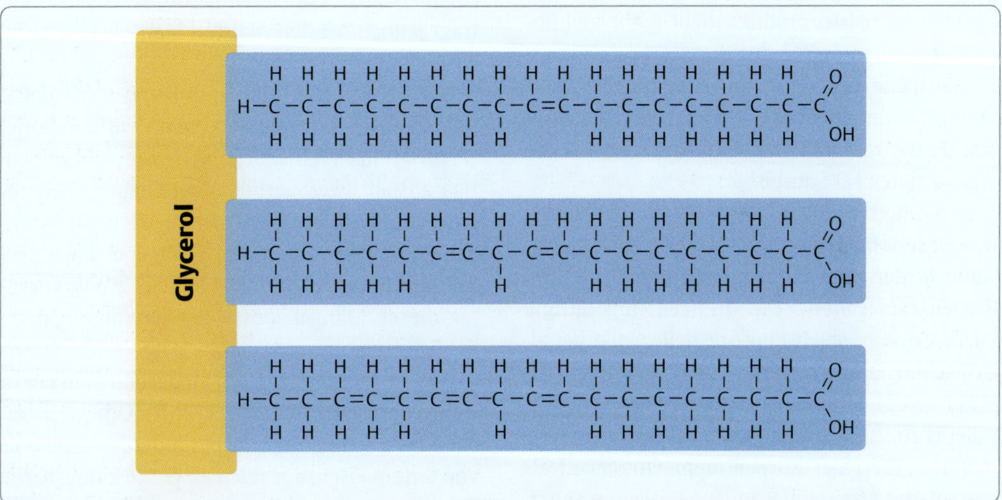

Abb. 4.5 Chemischer Aufbau der Triglyzeride.

kung für die Haut (zu viel auf der Haut würde sie allerdings austrocknen).

Fettsäuren: gesättigte und ungesättigte

Die Doppelbindungen in ungesättigten Fettsäuren können mit „Gelenken“ verglichen werden, sie sind im Vergleich zu gesättigten Fettsäuren „biegsam“ und anpassungsfähig. Sie schmiegen sich sozusagen an unterschiedliche Körperzellen an, statt sich Stoffwechselprozessen störend in den Weg zu stellen. Auch die Zellmembranen des menschlichen Körpers bestehen aus ungesättigten Fettsäuren, sie bleiben dadurch elastisch. Durch einen Mangel davon verlieren sie ihre Elastizität. Auch polstern und schützen die ungesättigten Fettsäuren unsere Gewebe.

Doppelbindungen in Ölen sind leicht verdaulich und bewirken bei innerer Einnahme in unserem Organismus einen wichtigen **Schutz vor degenerativen Erkrankungen**, v. a. bei der „Jagd“ auf freie Sauerstoffradikale. Das sind aggressive Sauerstoffverbindungen, die unsere Körperzellen bis hin zur Krebsentstehung schädigen können.

Dadurch, dass die Doppelbindung relativ instabil ist, verbindet sich die freie Bindungsstelle des C-Atoms lieber mit anderen Molekülen, als sich in die C-Kette einzureihen. Bei diesem Vorgang können sich Moleküle schädlicher Substanzen an die Fettsäure anlagern und werden unschädlich gemacht (ausgeschieden).

Es kann sich jedoch auch Sauerstoff an diese freie Bindungsstelle anlagern, und das Öl wird **ranzig**. Das ist der Grund, warum die Kosmetik- und Nahrungsmittelindustrie diese wertvollen Öle nicht gerne verwenden oder sie so verändern („gehärtete Fette“), dass von dem ursprünglichen Naturprodukt nicht mehr viel übrigbleibt.

Pflanzliche Öle enthalten grundsätzlich wesentlich mehr ungesättigte Fettsäuren als tierische Fette, mineralische Fette enthalten keine ungesättigten Fettsäuren.

Zwei- und dreifach ungesättigte Fettsäuren wirken sehr hautpflegend, teilweise auch granulationsfördernd und regenerierend (z. B. bei Narben und Falten). Die dreifach ungesättigte γ-Linolensäure spielt eine spezielle Rolle bei **allergischen** Erkrankungen – nicht nur der Haut [171].

Bei chronischem Mangel an essenziellen Fettsäuren verliert der Körper mehr Flüssigkeit als normal, der Mensch hat ungewöhnlichen **Durst**, die Haut wird trocken, spröde und schuppig. Bei der Sauerstoffversorgung der roten Blutkörperchen und damit des Blutes spielen sie eine Rolle. Der Informationsfluss in den **Nervenzellen** ist auf mehrfach ungesättigte Fettsäuren angewiesen, es wird spekuliert, ob die Generation der „hibbeligen Kinder“ mit ADHS an diesem Mangel leidet.

Die essenziellen Fettsäuren sind zudem die Ausgangsstoffe für **Prostaglandine**. Diese Gewebehormone steuern viele Stoffwechselabläufe, z. B. den Cholesterinspiegel im Blut. Auch PMS, Wechseljahresbeschwerden und bestimmte Formen der Unfruchtbarkeit lassen sich durch eine längere und regelmäßige Einnahme von mehrfach ungesättigten Fettsäuren günstig beeinflussen [85].

Omega-3-Fettsäuren

Die diversen Fettsäuren müssen in einem ausgewogenen Verhältnis zueinander verspeist werden. Um dieses zu definieren, wird die Bezeichnung Omega-Fettsäuren verwendet, die aus dem amerikanischen Sprachgebrauch kommt. Die Zahl nach dem Omega bezieht sich auf die Stelle, an der die erste Doppelbindung in der langkettigen Fettsäure vorkommt (Abb. 4.4).

In unserer westlichen Ernährung konsumieren wir einen zu hohen Anteil an Omega-6-Fettsäuren, was zu Lasten von Omega-3-Fettsäuren geht. Das Verhältnis von Linol- zu Linolensäure beispielsweise sollte etwa 4 zu 1 betragen, es beträgt jedoch bei den meisten Menschen circa 20 zu 1.

Das Fehlen von Omega-3-Fettsäuren macht sich spätestens bemerkbar, wenn wir an allerlei „Zivilisations-Wehwehchen“, wie Ekzemen, Haarausfall, verzögerter Wundheilung, Gelenkentzündungen, Aggressivität, Hyperaktivität, Kreislaufproblemen, PMS, Frühgeburten, unerfülltem Kinderwunsch etc. leiden. Je ausgeprägter dieser Mangel, desto gravierender können die Beschwerden ausfallen.

Darum werden uns in modernen Ratgebern Nahrungsergänzungsmittel mit Omega-3-reichen Ölen nahegelegt, insbesondere der Verzehr von fettem Fisch, der reich an gut resorbierbaren Omega 3 reichen Fettsäuren ist. Für Vegetarier gibt es auch einige vegetarische Quellen mit viel Omega-3-Fettsäure: Leinöl als einheimisches hochwertiges Öl, das Mitteleuropäer schon seit „ewigen Zeiten“ mit reichlich wertvoller Omega-3-Linolsäure versorgt, außerdem aus heißen Ländern importierter Perilla- und Chiasamen.

Nicht nur die mangelnde Zufuhr an diesen lebensnotwendigen „Gesundheits-Säuren“ lässt uns allerlei unangenehme Symptome verspüren, die moderne Ernährung, die reich an schädlichen Trans-Fettsäuren ist, benötigt sogar eine Extraportion der „guten Fette“, um die belastenden Fette unschädlich zu machen.

Am besten kann der nach den relevanten Fetten hungernde Organismus die Omega-3-Fettsäuren aus Algen und fettem Meeresfisch verstoffwechseln. Diese heißen EPA (Eicosapentaensäure) und DHA (Docosahexaensäure). Sie sind also nicht in Pflanzenölen enthalten und können nur unter idealen Bedingungen und zu einem geringen Maß aus der α-Linolensäure (ALA) hergestellt werden. Fast 100 % der Omega-3-Fettsäuren in unserem Gehirn und in unserer Netzhaut bestehen aus DHA. Im Gegensatz zu EPA kann DHA Blutdruck und Herzfrequenz senken [472]. Beide Fettsäuren sind neben vielen Stoffwechselprozessen sowohl wichtig für die Hormonbalance als auch unentbehrlich bei schmerzhaften Entzündungen. Beim Kauf des Algen- oder Fischpräparates ist es immens wichtig, auf nachhaltige und schadstofffreie Qualität zu achten.

Besonderheit: γ-Linolensäure

In der Kosmetik, aber auch für die Gesundheitsvorsorge spielt diese dreifach ungesättigte – also essenzielle – Fettsäure eine besondere Rolle. γ-Linolensäure gehört zu den ω-6-Fettsäuren und kommt in der Natur nur sehr selten vor. Man kennt sie aus der Muttermilch, sie wurde bereits 1917 in den Samen der Nachtkerze entdeckt. Weitere Samenöle, z. B. Borretschsamenöl, Öl aus den Samen von Schwarzen Johannisbeere und Nachtkerze, sind ebenfalls reich an dieser wertvollen Fettsäure. Sie wird in der Kosmetikindustrie und auch als wichtiges Nahrungsergänzungsmittel eingesetzt. Öle mit γ-Linolensäure unterstützen die Behandlung von schweren Hauterkrankungen, Störungen des Immunsystems (Allergien) und hormonellen Dysfunktionen ([75], [722]). Sie werden kurmäßig über mehrere Monate eingenommen und auch äußerlich aufgetragen – jedoch nicht auf sonnenexponierter Haut. Da sie nicht oxidationsstabil sind, könnte es sonst zu Hautreizungen kommen.

Der gesunde Körper kann zwar unter bestimmten Bedingungen aus der zweifach ungesättigten Linolsäure durch Reduktion und Kettenverlängerung γ-Linolensäure herstellen, allerdings ist dieser Prozess sehr anfällig gegen Störungen wie Disstress, übermäßigen Alkoholkonsum, Rauchen und das Verspeisen von zu viel gehärteten Fetten. Auch scheint eine erbliche Veranlagung diesen Vorgang zu stören, z. B. bei **Neurodermitis**.

Grundsätzlich sind bei allen Arten von Hautproblemen die Öle aus den winzigen Samen der Nachtkerze, der Schwarzen Johannisbeere und der Borretschpflanze ein idealer und wichtiger Ergänzungswirkstoff für die Massageölmischung. Sie enthalten zwischen 10 % (Nachtkerzensamen) und 30 % (Borretschsamen) γ-Linolensäure und zudem – soweit bis jetzt bekannt – antibiotikaähnliche Wirkstoffe. Beim Hagebuttenkernöl spielt die Vitamin-A-Säure eine besondere Rolle (S. 288).

Diese empfindlichen Öle werden frisch, möglichst aus einer Kapsel, die zur Einnahme verkauft wird, zur Massageölmischung gegeben. Alle 3 sind recht teuer und nur kurz haltbar, da sie unter Sauerstoffeinwirkung sehr schnell ihre Wirksamkeit einbüßen. Dennoch sollten sie bei keiner hochwertigen Gesichtspflege fehlen.

4.4.3 Fett und Wasser

Öl und Wasser haben so unterschiedliche Strukturen, dass sie sich nicht von selbst vermischen. Auch ätherische Öle sind lipophil und vermischen sich nicht mit Wasser.

Zum Vermischen benötigen wir **Emulgatoren**, d. h. Stoffe, die Öle, Fette, ätherische Öle und Wasser wie eine Brücke miteinander verbinden, weil sie aus Molekülen bestehen, die über je einen lipophilen und einen hydrophilen Anteil verfügen. In Cremes sorgen die Emulgatoren dafür, dass eine chemische Verbindung zwischen Emulgator, Fett und Wasser in Form von kleinsten Tröpfchen entsteht. Diese feinen Tröpfchen müssen durch kräftiges Schütteln, Rühren oder durch Pressen durch feinste Düsen mikroskopisch fein verteilt werden. Natürliche Emulgatoren sind z. B. Honig, Sahne, Dosenmilch und Lecithin.

Bei der äußerst effektiven Anwendung von ätherischen Ölen in Form von **Bädern** ist das Emulgieren unerlässlich, da die lipophilen duftenden Tröpfchen ansonsten wie Fettaugen auf dem Badewasser schwimmen würden. Das würde für manche Körperstellen einen massiven Kontakt mit den ätherischen Ölen bedeuten, andere Körperstellen blieben wiederum unversorgt. Zudem würden eventuell empfindliche Schleimhäute gereizt werden.

Mineralöle

Mineralölprodukte decken die Haut ab, sie wirken wie die Glasur auf einem tönernen Krug, dessen Inhalt keinen Austausch mit der Außenluft hat. Die Stoffwechselabläufe der Haut werden behindert, die hauteigene Feuchtigkeit kann sich nicht so gut den jeweils aktuellen Bedürfnissen anpassen (es kann auch ein Vorteil dieser Öle sein, dass sie die Feuchtigkeit „zwingen", in der Haut zu bleiben). Die Ausscheidung von toxischen Substanzen kann behindert werden.

Nach dem Auftragen von pflanzlichen Ölen (aus kontrolliert biologischem Anbau) hingegen bleibt die Haut durchlässig. Sie wird mit wertvollen Fettbegleitstoffen genährt, bleibt elastisch und durch unterschiedliche Inhaltsstoffe können sogar ernste Hautprobleme behoben werden.

Der abschirmende Effekt durch Mineralölprodukte kann in bestimmten Fällen erwünscht sein, z. B. in Cremes, die bei sehr kalter Witterung schützen sollen und in Handcremes beim Arbeiten in Schmutz oder Wasser. Auch am feucht-warmen Babypopo dürfen sie gelegentlich abschirmende Dienste leisten.

Zum Differenzieren seien an dieser Stelle einige Produkte vorgestellt, die öfters in Zusammenhang mit Naturkosmetik bzw. Aromakosmetik verkauft werden. Sie haben mit gesunder Hautpflege im oben erwähnten Sinne nichts zu tun, da sie „tote" Produkte sind, die dauerhaft von umwandelnden Lebensprozessen ausgeschlossen sind. Ihnen fehlen z. B. der **Sauerstoffanteil** und auch die nährenden und pflegenden **Doppelbindungen**. Sie sind zwar aus vergehendem Pflanzenmaterial im Laufe der Jahrmillionen entstanden, doch „stammen sie nicht aus aufbauenden Lebensprozessen in der Pflanze, sondern aus Abbauprozessen, die sich an das Sterben der Pflanze anschließen" [696].

In einer kleinen Studie fand man bei jedem 4. Teilnehmer mehr als 5 g Mineralöl (MOSH, mineral oil saturated hydrocarbons, engl.) im Körper. Es wird abgelagert und kann Knötchen (Granulome) in Leber, Milz und Lymphknoten bilden. Solche Knötchen führten in einigen Tierversuchen zu chronischen Entzündungen, was allerdings beim Menschen bisher nicht festgestellt werden konnte.

Mineralöle enthalten aromatische Kohlenwasserstoffverbindungen (MOAH), welche laut der Europäischen Behörde für Lebensmittelsicherheit (EFSA) zumindest im Verdacht stehen, ein karzinogenes Risiko zu tragen. Man nimmt an, dass sie erbgutverändernde und krebserregende Komponenten enthalten. Dies kommt insbesondere in Lippenpflegestiften und Lippenstiften zum Tragen, da diese direkt in den Mund gelangen können ([88], [178]). Produkte mit Vaseline gehören keinesfalls an den Mund und auch nicht an die Brustwarzen, wie von stillenden Müttern praktiziert; sie können laut Stiftung Warentest ([664], [665]) mit bis zu 9 % MOAH belastet sein. Ebenso darf rissige Haut und beispielsweise durch Neurodermitis geschädigte Haut nicht mit solchen Mineralölprodukten „gepflegt" werden. Produkte, die Mineralöle enthalten, sind laut internationaler Nomenklatur kosmetischer Inhaltsstoffe (INCI) mit folgenden Begriffen gekennzeichnet: Paraffinum liquidum, Paraffin, Cera Microcristallina, Petrolatum.

Laut dem Analytiker, Dr. Konrad Grob, vom Kantonalen Labor Zürich sind „Mineralöle die wahrscheinlich stärkste **Verunreinigung** des menschlichen Körpers". Er ist der Meinung, dass wir viel zu sorglos mit diesen Stoffen umgegangen sind. Weiter sagt er: „Was wir nicht sicher beherrschen, sollten wir auch nicht einsetzen." [665]

Paraffin(öl)

Paraffin ist ein in der Kosmetik- und Salbenherstellung oft verwendetes Gemisch aus gereinigten, gesättigten und kettenförmigen Kohlenwasserstoffen, das aus Erdöl gewonnen wird. Es ist weder in Wasser noch in hochprozentigem Alkohol löslich. Paraffinöl wird auch Weißöl genannt.

Vaseline

Sie besteht aus wachsartigen Rückständen der Erdöldestillation. Sie wird mit Schwefelsäure raffiniert und mit Bleicherde entfärbt. Für Kunstvaseline werden feste und flüssige Paraffine gemischt. **Petrolatum** lautet die Bezeichnung in der Inhaltsdeklaration für Kosmetika (INCI-Liste).

Mineralöle werden, im Gegensatz zu den pflanzlichen Ölen, nicht ranzig und sind extrem preiswert, das macht sie zu gerne eingesetzten Hauptbestandteilen herkömmlicher Kosmetik. Sie sind auch nicht durch die Verdauungsenzyme des menschlichen Körpers zu verarbeiten.

4.4.4 Haltbarkeit der Trägeröle

Fette Pflanzenöle sind eine leicht verderbliche Ware, und je mehr ungesättigte Fettsäuren ein Öl enthält, desto eher reagiert es mit Sauerstoff, d. h., es wird **ranzig**. Man sollte deshalb immer nur die Mengen einkaufen, die man innerhalb eines halben Jahres verbrauchen kann, auch wenn manche Öle wie Olivenöl, Avocadoöl und Sesamöl bis zu 1,5 Jahre halten können. Ranzige Öle, in denen sich trans-Fettsäuren gebildet haben, schaden nicht nur innerlich eingenommen, sie können auch bei äußerer Anwendung sog. „freie Radikale" auf der Haut bilden. Diese Stoffe stören und schädigen das Stoffwechselgeschehen.

Wichtig ist es, das Öl aus einer halb leeren Flasche in die nächstkleinere **umzufüllen**, sodass sich möglichst wenig Sauerstoff in der direkten Umgebung des Öles befindet. Man kann die angebrochenen Gefäße auch mit Glaskugeln „auffüllen", sodass durch die Verdrängung der Flascheninhalt steigt und die Sauerstoffsäule möglichst klein wird.

Öle mit viel γ-Linolensäure sollte man ausschließlich aus **Kapseln** verwenden, ohne Sauerstoff halten sich diese über 1 Jahr. Zur inneren Einnahme sind sie somit wohl portioniert, zur Massage genügt es, 1 Kapsel mit einer Nadel anzustechen und der Öle-Mischung beizugeben. Es versteht sich von selbst, dass Öle in dunklen Gefäßen und möglichst kühl aufbewahrt werden (Keller).

Trübungen der fetten Öle

Falls man seine fetten Öle im Kühlschrank oder im kühlen Keller aufbewahrt, stellt man bei folgenden Ölsorten eine Flockenbildung und Trübung fest: Avocado, Calophyllum, Erdnuss, Jojoba, Macadamia, Olive, Traubenkern und Weizenkeim.

Dieses physikalische Phänomen liegt an den unterschiedlichen Schmelzpunkten der Öle. Wenn also der Schmelzpunkt eines bestimmten Öles bei 12 °C liegt, beginnt es, bei dieser Temperatur Schlieren zu bilden, oder die Fettbegleitstoffe flocken aus. Dieser völlig natürliche Prozess, der durch einen hohen Phospholipidanteil im unverseifbaren Anteil des Öles noch verstärkt werden kann, mindert die Qualität des Öles nicht.

Bei normaler Raumtemperatur ist dieser Vorgang reversibel, man kann das Öl auch schonend auf maximal 40 °C (Heizung, vorsichtiges Wasserbad) erhitzen und dabei öfters umrühren.

4.4.5 Pflanzenöle auf der Haut

Es versteht sich von selbst, dass wir zur aromatherapeutischen Behandlung von Menschen nur beste natürliche pflanzliche Öle verwenden sollten. Da sich allerdings fette Substanzen mit verschiedenen hochgiftigen Stoffen anzureichern vermögen und in tiefe Hautschichten eindringen können, sollten die Trägeröle – wenn irgend möglich – aus kontrolliert biologischem Anbau stammen und schonend gewonnen sein. Sie nähren und pflegen zudem die Haut. Raffinierte pflanzliche Öle enthalten kaum noch die lebensnotwendigen zwei- und mehrfach ungesättigten (oder essenziellen) Fettsäuren.

Gesunde Haut ist in allererster Linie auf ungesättigte Fettsäuren aus naturbelassenen Ölen in der Ernährung angewiesen. Nur so kann sie schön und elastisch bleiben und ist in der Lage, Hauterkrankungen wieder ins Gleichgewicht zu bringen.

Äußerlich aufgetragen wirken natürliche Pflanzenöle schützend und reizmildernd auf der Haut. Sie sind also auch ohne die Beigabe von ätherischen Ölen ein Therapeutikum bei wunder Haut, lindern die Beschwerden von Ekzemen, Psoriasis (Schuppenflechte) und Neurodermitis, ferner unterstützen sie den Heilungsprozess von (leichteren) Verbrennungen und Sonnenbrand. Einige können durch ihren natürlichen Lichtschutzfaktor (meistens 3–4) als leichtes Sonnenschutzmittel verwendet werden.

Da sie die Wasserverdunstung der Haut vermindern können, ist eine mit Ölen gepflegte Haut elastisch und weich und weist einen hohen Feuchtigkeitsgehalt auf.

Zudem dienen Öle, wie bereits erläutert, als Transportmedium für die fettlöslichen ätherischen Öle und lipidlösliche Arzneimittel. Sie werden nicht nur in der Naturheilkunde zu Salben, Pflastern und Zäpfchen verarbeitet, auch bei intramuskulären Injektionen dient beispielsweise oft Erdnussöl als Trägersubstanz.

Halb trocknende Öle (sie verharzen unter Einwirkung von Sauerstoff) wie Erdnuss-, Raps-, Sesamöl und trocknende Öle wie Soja-, Sonnenblumen- und Leinöl haben leicht antiseptische Wirkungen und fördern die Epithelisierung der Haut, unterstützen also ein gutes und gleichmäßiges Verheilen von Wunden und Narbengewebe [722].

Pflanzenöle sind teuer, darum werden sie oft verfälscht. Eine neue Methode, diesen Betrügereien auf die Spur zu kommen, wurde erst kürzlich entdeckt und an der Universität Wien verfeinert: Jedes fette Öl enthält flüchtige Moleküle, teilweise solche, die wir aus ätherischen Ölen kennen. Beispielsweise dient ein winziger Anteil an α-Pinen dazu, genuines Sonnenblumenöl zu identifizieren [363].

4.4.6 Menge und Mischungen

Für den eigenen Gebrauch kann man Trägeröle-Mischungen auf Vorrat zubereiten, etwa eine eher leichte, tonisierende Mixtur aus je einem Teil Haselnussöl, Traubenkernöl und Jojobaöl und eine nährende Rezeptur aus Mandelöl mit je 5 % Weizenkeimöl, Macadamiaöl und Avocadoöl. Die je nach Bedarf und Befindlichkeit ausgewählten ätherischen Öle kommen erst vor der Massage in das Trägeröl.

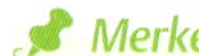

Als Anhaltspunkt gilt: Etwa 10–15 ml Trägeröl werden für eine Ganzkörpermassage einer durchschnittlich proportionierten Frau benötigt, etwa 15–20 ml sind es für die Ganzkörpermassage eines durchschnittlich großen Mannes.

Je nach Hautbeschaffenheit und Behaarung können diese Werte stark schwanken. Auch ist das Empfinden der massierenden Person sehr unterschiedlich, manche arbeiten eher „trocken“, manche benötigen eine starke Gleitfähigkeit.

Nach der ersten Behandlung oder sogar bereits im ersten telefonischen Vorgespräch sollte man seinen Klientinnen und Klienten empfehlen, gut waschbare Kleidung anzuziehen, da immer Ölreste an den Stoff gelangen. Die fein verteilten Partikel werden im Gewebe schnell ranzig. Dieser Geruch ist mit einer Feinwäsche kaum zu entfernen.

Für die benutzten Handtücher und Laken der Praxis kann man bei ranzigem Fettgeruch und Ölflecken das Waschergänzungsmittel der Hobbythek „Enzym F“ für die Wäsche verwenden. Außerdem sollte man im Falle von seltenen Massagen die gebrauchten Tücher nicht ansammeln, sondern möglichst schnell waschen.

4.4.7 Vielfalt der fetten Öle und ihre Wirkungen

Schauen wir uns nun die einzelnen natürlichen fetten Öle etwas genauer an. Je nach Jahrgang und Herkunftsort sehen einige Öle unterschiedlich aus. Sie duften und schmecken mal intensiv und mal ganz mild, und auch die Inhaltsstoffe, allen voran die empfindlichen Fettsäuren, schwanken zum Teil erheblich, je nachdem, wie ein Öl behandelt wurde. Die folgenden Seiten geben einen Überblick über die in der Aromatherapie verwendeten fetten Öle. Im oberen Teil werden jeweils der botanische Name, die Pflanzenfamilie, die Hauptherkunftsländer, die Haltbarkeit und die Besonderheiten vorgestellt, darunter befinden sich die therapeutischen und pflegenden Eigenschaften.

Merke

Abkürzungen in der folgenden Übersicht

Das Kürzel **{T}** bedeutet Trägeröl, d. h., das Öl wurde aus einer Pflanze allein gewonnen und kann alleine als Trägermedium verwendet werden. Es deckt etliche Pflegebereiche ab, ist allgemein gut verträglich und eher preiswert.

{W} bezeichnet Wirkstofföle, welche besondere Wirkstoffe enthalten, die bei speziellen Beschwerden und Pflegeproblemen auch ohne den Zusatz von ätherischen Ölen hilfreich sind (ideal für Duftstoffallergiker). Da viele stark riechen, eine deutliche Farbe besitzen und eher kostspielig sind, werden sie meistens nur anteilig einer Massageölmischung hinzugefügt.

{M} bezieht sich auf Mazerat: Die betreffende Heilpflanze ist in einem fetten Öl ausgezogen worden. Das Mazerat kann ganz alleine oder ergänzend zu anderen fetten und ätherischen Ölen verwendet werden.

Aloe vera {M}

Aloe barbadensis Mill., Asphodelaceae

Herkunft: Spanien, Wüstengebiete der USA

Pflanzenteil: eingelegte gelhaltige Pflanzenstücke

Eigenschaften:
- gut 1 Jahr haltbar
- sehr leichtes Öl
- in Canola- (Raps-) oder Distelöl eingelegt
- feuchtigkeitsspendend
- stärkt die Selbstheilungskräfte der Haut
- ein Muss bei Sonnenbrand: mit Lavendel fein 25 %ig mischen
- gute Alternative zum sonst stark konservierten Aloe-vera-Gel

Andiroba {T}

Carapa guianensis Aubl., Meliaceae

Herkunft: Amazonien/brasilianischer Urwald

Pflanzenteil: Samen

Besondere Inhaltsstoffe:
- 46 % Ölsäure
- 20 % Linolsäure
- Palmitinsäure, Stearinsäure

Eigenschaften:
- hellgelb
- antiinflammatorisch
- schmerzlindernd
- granulationsfördernd
- insektenvertreibend
- bei rheumatischen Erkrankungen
- bei Cellulite
- bei Akne

Aprikose {T}

Prunus armeniaca L., Rosaceae

Herkunft: Südfrankreich

Pflanzenteil: Samen (aus dem Steinkern)

Besondere Inhaltsstoffe:
- 65 % Ölsäure
- 28 % Linolsäure
- 5 % Palmitinsäure

Eigenschaften:
- gut 1 Jahr haltbar
- wärmend
- nach Marzipan duftend
- passt gut zu warmen und blumigen ätherischen Ölen
- sehr leicht, zieht schnell ein
- gut verträglich, auch für Babys
- unterstützt den Feuchtigkeitshaushalt der Haut
- wirkt beruhigend bei Sonnenbrand
- bestens geeignet für empfindliche oder entzündete Haut
- gegen Augenfältchen
- erhöht laut Speicheltests den Östrogenspiegel, auch wenn dermal angewendet [78]

Arganbaum (Eisenholzbaum) {T}

Argania spinosa (L.) Skeels, Sapotaceae

Herkunft: Marokko

Pflanzenteil: Samen

Besondere Inhaltsstoffe:
- 45 % Ölsäure
- 30–40 % Linolsäure
- 12 % Palmitinsäure
- Schottenol und Spinasterol
- 600 mg/kg Tocopherole

Eigenschaften:
- hochpreisig
- nussiger Duft (geröstet)
- antiinflammatorisch
- hyperämisierend
- stark antioxidativ
- zytostatisch [608]
- bei Akne und leichten Verbrennungen
- bei Neurodermitis
- bei allergischen Hauterkrankungen
- innerlich cholesterinsenkend

Avocado {W}

Persea americana Mill., Lauraceae

Herkunft: Kalifornien, Florida, Israel, Südafrika

Pflanzenteil: Fruchtfleisch (Mesokarp)

Besondere Inhaltsstoffe:
- bis 75 % Ölsäure
- hoher Anteil (2–6 %) an unverseifbaren Fettbegleitstoffen

Eigenschaften:
- 2–3 Jahre haltbar
- grüne Farbe, starker Eigengeruch
- passt zu krautigen, herben ätherischen Ölen
- enthält leichten Sonnenschutzfaktor
- vitaminreich, sehr nährend/fettig
- feuchtigkeitsbindend
- bei sehr trockener, rissiger Haut
- bei Neurodermitis und Psoriasis
- weicht erhärtetes Gewebe auf (z. B. spröde Fußballen, raue Ellenbogen)
- erleichtert das Eindringen der ätherischen Öle bei beleibten und haarigen Menschen
- gegen Schwangerschaftsstreifen (Striae)
- ideales, gesundes Speiseöl

Baobab (Affenbrotbaum) {W}

Adansonia digitata L. , Bombacaceae

Herkunft: Südafrika

Pflanzenteil: Samen

Besondere Inhaltsstoffe:
- 35 % Ölsäure
- 29 % Linolsäure
- 23 % Palmitinsäure
- 3 % Stearinsäure

Eigenschaften:
- hochpreisig
- 1 Jahr haltbar
- zieht gut in die Haut ein
- schützt Haut und Haare vor Austrocknung
- bei Schuppenflechte

- festigt Fingernägel
- bei Schmerzen

Borretschsamen {W}

Borago officinalis L., Boraginaceae

Besondere Inhaltsstoffe:
- bis zu 27 % γ-Linolensäure
- 38 % Linolsäure

Eigenschaften:
- nur wenige Monate (gekühlt) haltbar, daher in Kapseln verwenden
- recht kostenintensiv
- stark hautregenerierendes Mittel
- macht Haut elastisch, widerstandsfähig
- ein Muss bei Neurodermitis
- innerlich eingenommen: hormonell und psychisch ausgleichende Wirkung
- extrem wirksam bei PMS
- immunmodulatorisch
- antikoagulierend (bei Thrombosegefahr)
- muss frei von Pyrrolizidinalkaloiden sein, da diese leberschädigend sein können

Brahmikraut oder Tigergras {M}

Hydrocotyle asiatica L. oder Centella asiatica, auch Fo-ti-tieng, Gotu Kola, Umbelliferae

Pflanzenteil: Kraut, in Sesamöl eingelegt

Eigenschaften:
- in Sesamöl eingelegt
- recht kostenintensiv
- stark stimulierend auf Kollagenstoffwechsel der Haut
- ungewöhnlich hautregenerierend
- bei verzögerter Vernarbung
- bei wulstigen Narben (Keloide)
- ein Muss bei Cellulite

Calendula (Ringelblume) {M}

Calendula officinalis L., Compositae

Herkunft: Deutschland, Ägypten, Syrien

Pflanzenteil: in Olivenöl eingelegte Blüten

Eigenschaften:
- bis 2 Jahre haltbar
- antiinflammatorisch
- granulationsfördernd
- bei schlecht heilenden Wunden
- bei trockener und rissiger Haut, auch für Babys
- bei trockener Nase
- bei rheumatischen Beschwerden
- bei wunden Brustwarzen von stillenden Müttern
- bei Frostbeulen und Krampfadern

Calophyllum {W}

Calophyllum inophyllum L., Calophyllaceae

Herkunft: Indischer Ozean, pazifische Küsten

Pflanzenteil: aus den Früchten eines kleinen Baumes

Besondere Inhaltsstoffe:
- 49 % Ölsäure
- 21 % Linolsäure
- 14–20 % Harze
- 14 % Palmitinsäure
- 12 % Stearinsäure

Eigenschaften:
- mehrere Jahre haltbar
- bräunlich-grüne Farbe
- würziger Duft, erinnert an Maggikraut und Curry
- enthält 14–20 % Harze
- wird bei niedrigen Temperaturen fest
- antibakteriell
- stimuliert Phagozytose, ein Muss bei eitrigen Hauterkrankungen [124]
- weicht Narbengewebe auf
- bei Krampfadern
- bei Akne
- beugt Haarausfall vor
- ein Muss bei Herpes zoster (Gürtelrose)
- mit Ravintsara- und Melissenöl

Erdnuss {T}

Arachis hypogaea L., Leguminosae

Herkunft: Brasilien, USA, Indien, Afrika

Pflanzenteil: Samen („Nuss“)

Besondere Inhaltsstoffe:
- 35–72 % Ölsäure
- 13–43 % Linolsäure

Eigenschaften:
- selten kalt gepresst
- leicht austrocknend
- bei fettiger Haut
- weichmachende Wirkung auf die Haut
- wird oft in edler Naturkosmetik verarbeitet
- Vorsicht bei Allergie gegen Erdnüsse

Granatapfelsamen {W}

Punica granatum L., Lythraceae

Herkunft: Türkei

Pflanzenteil: Samen

Besondere Inhaltsstoffe:
- 80 % Punicinsäure (konjungierte γ-Linolensäure)
- 5 % Linolsäure, 5 % Ölsäure
- 3 % Palmitinsäure, 2 % Stearinsäure
- 1,5 % 17-α-Estradiol

Eigenschaften:
- hochpreisig
- wird oft in edler Naturkosmetik verarbeitet
- stark regenerierend bei reifer Haut
- bei trockener Intimschleimhaut

Hanfsamen {W}

Cannabis sativa L., Moraceae

Herkunft: Deutschland, Österreich, Schweiz

Besondere Inhaltsstoffe:
- 55 % Linolsäure
- 25 % α-Linolensäure
- 6 % Palmitinsäure
- 3 % γ-Linolensäure

Eigenschaften:
- im Kühlschrank wenige Monate haltbar
- grün-braune Farbe
- leicht bitter-nussiger Geruch/Geschmack
- passt zu herben ätherischen Ölen
- zieht sehr gut ein
- bei rauer, entzündlicher und schuppiger Haut
- bei Neurodermitis äußerlich und innerlich
- wegen seines ausgewogenen Fettsäureprofils wertvolles Speiseöl

Haselnuss {T}

Corylus avellana L., Betulaceae

Herkunft: Deutschland

Pflanzenteil: Samen („Nuss“)

Besondere Inhaltsstoffe:
- 74 % Ölsäure
- 12 % Linolsäure
- 5 % Palmitinsäure

Eigenschaften:
- wenige Monate haltbar
- nussiger Duft
- Lichtschutzfaktor 4
- sehr fettig, nährend
- gut verträglich
- für eher trockene und reife Haut
- Vorsicht bei Allergie gegen Haselnüsse

Schwarze Johannisbeersamen {W}

Ribes nigrum L., Saxifragaceae

Herkunft: Mitteleuropa

Pflanzenteil: Kerne

Besondere Inhaltsstoffe:
- 17 % γ-Linolensäure,
- 15 % α-Linolensäure
- 13 % Ölsäure

- 7 % Palmitinsäure
- 3 % Stearidonsäure
- antibiotikaähnliche Wirkstoffe, Flavonoide

Eigenschaften:
- nur wenige Monate (gekühlt) haltbar, daher in Kapseln verwenden
- recht kostenintensiv
- stark hautregenerierendes Mittel
- sehr mild und beruhigend
- für zu Allergien neigende Haut
- macht Haut elastisch, widerstandsfähig
- bei Neurodermitis
- bei rheumatoider Arthritis
- zur Regulierung des kardiovaskulären Systems

Johanniskraut, Rotöl {M}

Hypericum perforatum L., Hypericaceae

Herkunft: Deutschland

Pflanzenteil: Blütenknospen und Kraut, in Olivenöl eingelegt

Besondere Inhaltsstoffe:
- 6–15 % Gerbstoffe
- 4 % Flavonoide
- 0,2–4 % Hyperforin
- 0,1–0,3 % Hypericin

Eigenschaften:
- bis 2 Jahre haltbar (wenn mit Olivenöl hergestellt)
- krautiger Duft
- dunkelrote Farbe
- hyperämisierend
- analgetisch
- bei Wunden, Verbrennungen, Sonnenbrand, Geschwüren, Ulcus cruris
- bei rheumatischen Beschwerden
- Muskelkater
- Hexenschuss
- Neuralgien
- Verstauchungen
- zur Breuss-Behandlung der Wirbelsäule

Merke

Die innere Einnahme in Kapseln führt neuen Erkenntnissen zufolge nicht zur gesteigerten Lichtempfindlichkeit der Haut. Rotöl ist nicht zu verwechseln mit dem in Kap. 7.87 (S. 448) beschriebenen ätherischen Öl von Hypericum perforatum.

Jojoba(wachs) {T}

Simmondsia californica Nutt. oder Buxus chinensis, Simmondsiaceae

Herkunft: Mexiko, Arizona, Wüstengebiete Australiens

Pflanzenteil: Samen

Besondere Inhaltsstoffe:
- 70 % Gadoleinsäure
- 10 % Ölsäure
- 2 % Linolsäure
- 1,5 % Palmitinsäure

Eigenschaften:
- ein flüssiges Wachs
- jahrelang haltbar (wird nicht ranzig)
- erstarrt bei kühlen Temperaturen
- leichtes „Öl“, nicht fettend, zieht schnell ein
- recht kostenintensiv, wird oft gefälscht
- leichter Lichtschutzfaktor
- sehr gut verträglich
- feuchtigkeitsbindend
- antiinflammatorisch
- dem menschlichen Hauttalg sehr ähnlich
- zur Wundbehandlung
- bei Sonnenbrand (mit Aloe-vera-Öl)
- bei Akne, Ekzemen und Psoriasis
- für erfrischende, belebende Aromamischungen geeignet, idealer Träger von Naturparfüms
- nicht länger als 2,5 Jahre lagern, da es durch chemische Veränderungen seine Heilkraft einbüßt
- als pures Massageöl nicht geeignet (spreitet nicht gut, bremst eher)

Kakaobutter {W}

Theobroma cacao L., Sterculiaceae

Herkunft: nördliches Südamerika, Mittelamerika

Pflanzenteil: geröstete Samen

Besondere Inhaltsstoffe:

- 35 % Ölsäure
- 32 % Stearinsäure
- 27 % Palmitinsäure

Eigenschaften:

- gekühlt bis 2 Jahre haltbar
- butterartige Konsistenz, zartbräunlich
- leicht nach Schokolade duftend
- passt gut zu fruchtigen und blumigen Düften
- für trockene Haut
- zieht gut ein
- in Pflegestiften gegen Herpesbläschen
- wirksam als Insektenschutz (Repellent)
- als Konsistenzgeber

Kameliensamen, Tsubaki-Öl {T}

Camellia japonica L., Theaceae

Herkunft: Japan

Besondere Inhaltsstoffe:

- 85 % Ölsäure
- 6 % Linolsäure
- 6 % Palmitinsäure
- 1–2 % Stearinsäure

Eigenschaften:

- sehr lange haltbar
- geruchsneutral
- sehr kostenintensiv
- in Japan traditionell als Haaröl
- zieht sehr gut in die Haut ein
- bei zu Allergien neigender und extrem sensibler Haut

Kokosnuss {T}

Cocos nucifera L., Palmae

Herkunft: Ostasien, Südamerika

Pflanzenteil: Kopra („Fleisch" im Steinkern)

Besondere Inhaltsstoffe:

- 48 % Laurinsäure
- 18 % Myristinsäure
- 9 % Palmitinsäure
- 8 % Caprylsäure
- 6 % Caprinsäure
- 4 % Ölsäure
- 3 % Linolsäure
- 2–3 % Stearinsäure

Eigenschaften:

- kalt gepresst 1 Jahr haltbar
- kokosartiger Duft, wenn kalt gepresst
- bei Zimmertemperatur fest
- passt zu allen schweren Blütendüften
- im Fachhandel kalt gepresst erhältlich
- kühlend und beruhigend
- sehr wirksam als Zeckenschutz (Repellent)
- klassisches Schönheits- und Babymassageöl
- pflegt Haut und Haar (als nährende Packung)
- bei rissigen Stellen an Händen/Füßen
- innerlich bei neurodegenerativen Erkrankungen, insbesondere Morbus Alzheimer
- Natives Kokosfett, das unter 23 Grad fest ist, ist nicht zu verwechseln mit dem Modeprodukt „Fraktioniertes Kokosöl" (INCI: capric triglycerides), das ein stark industriell bearbeitetes, immer flüssiges und „ewig" haltbares Produkt ist. Es wird hergestellt, indem zunächst die Fettsäuren und das Glycerin im Kokosöl getrennt werden. Dies geschieht, indem mit Hitze und Druck (Hydrolyse) diese Bestandteile des Kokosöls gespalten werden.

Kukuinnuss, Lichtnuss-Baum (Candlenut) {W}

Aleurites mollucanus (L.) Willd., Euphorbiaceae

Herkunft: Hawaii

Pflanzenteil: Samen („Nuss")

Besondere Inhaltsstoffe:

- 42 % Linolsäure
- 31 % α-Linolensäure
- 15 % Ölsäure
- 6 % Palmitinsäure

Eigenschaften:
- in Kapseln verwenden
- sehr kostenintensiv
- sehr vitaminreich (Vitamin A, B und E)
- bindegewebsstärkend
- fördert die Regeneration der Haut
- bei Schwangerschaftsstreifen
- bei Cellulite

Leinsamen, Flachsöl

Linum usitatissimum L., Linaceae

Herkunft: Russland, Argentinien, Brasilien, USA

Pflanzenteil: Samen

Besondere Inhaltsstoffe:
- 54 % α-Linolensäure
- 20 % Ölsäure
- 13 % Linolsäure
- 5–6 % Palmitinsäure
- 4–5 % Stearinsäure
- Phytoöstrogene

Eigenschaften:
- wenige Wochen im Kühlschrank haltbar, dann unangenehmer traniger Geruch
- wird nicht in der Massage eingesetzt
- sehr wertvolle Nahrungsergänzung bei Hautkrankheiten und hormonellen Störungen

Lorbeerfrüchte [W]

Laurus nobilis L., Lauraceae

Herkunft: Südeuropa, Nordafrika, Schwarzmeerküste

Pflanzenteil: Beeren

Besondere Inhaltsstoffe:
- 26 % Ölsäure
- 24 % Linolsäure
- 22 % Laurinsäure
- 20 % Palmitinsäure
- 3 % Chlorophyll

Eigenschaften:
- dunkelgrüne, butterartige Masse
- stark medizinsch-teerig duftend
- natürliche Mixtur aus fettem und ätherischem Öl
- stark hyperämisierend
- als Einreibung bei rheumatischen Beschwerden
- bei Verstauchungen und Quetschungen
- zur Abwehr von Mücken
- laut DAB hilfreich bei Lahmheit von Tieren

Merke

Das Trägeröl darf nicht mit dem in Kap. 7.103 (S. 465) beschriebenen ätherischen Lorbeeröl verwechselt werden.

Macadamianuss [T]

Macadamia integrifolia Maiden u. Betche, Protaceae

Herkunft: Neuseeland, Australien, Hawaii

Pflanzenteil: Samen („Nuss“)

Besondere Inhaltsstoffe:
- 55–67 % Ölsäure
- 32 % Palmitinsäure
- 18–25 % Palmitoleinsäure

Eigenschaften:
- 3 Jahre haltbar
- Lichtschutzfaktor 4
- stark fettend, nährend
- gut verträglich, auch für Babys
- extrem hautfreundlich
- für eher trockene und reife Haut
- fördert die Weichheit und Geschmeidigkeit der Haut

Mandel [T]

Prunus dulcis (Mill.) D.A. Webb oder Prunus amygdalus var. amara (DC.) Focke, Rosaceae

Herkunft: Spanien, Südfrankreich

Pflanzenteil: Samen (aus dem Steinkern)

Besondere Inhaltsstoffe:
- 70 % Ölsäure
- 17–30 % Linolsäure
- 6 % Palmitinsäure
- 1–2 % Stearinsäure

Eigenschaften:
- gut 1 Jahr haltbar
- relativ preiswert
- leicht nussig duftend
- passt gut zu warmen und blumigen Düften
- ideales Massageöl
- leicht, zieht schnell ein, gut verträglich, unterstützt Feuchtigkeitshaushalt der Haut
- wirkt beruhigend bei Sonnenbrand
- für empfindliche oder entzündete Haut
- gegen Augenfältchen
- für trockene, spröde und rissige Haut
- für die empfindliche Haut von Babys

Mohnblüten {M}

Papaver rhoeas, Papaveraceae

Herkunft: Österreich, Osteuropa

Pflanzenteil: in Olivenöl eingelegte Blüten

Eigenschaften:
- über 1 Jahr haltbar
- schwer erhältlich
- stark analgetisch (durch Rhoeadin)
- hyperämisierend, anregend
- bei schmerzhaften Arthrosen und Bandscheibenschäden
- bei Gelenk- und Muskelschmerzen
- Muskelkater
- bei Narben
- zur „Energetisierung“ von trägen und apathischen Kindern

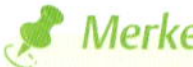 *Merke*

Empfohlen wird, das Öl weniger zu massieren als vielmehr „aufzulegen“. Mohnblütenmazerat ist nicht zu verwechseln mit fettem Mohnsamenöl aus den gepressten Samen, welches nur wenige Wochen frisch bleibt.

Nachtkerzensamen {W}

Oenothera biennis L., Onagraceae

Herkunft: Nordamerika, Großbritannien

Besondere Inhaltsstoffe:
- 72 % Linolsäure
- 7–10 % γ-Linolensäure
- 7–8 % Ölsäure
- 7 % Palmitinsäure
- 1–2 % Stearinsäure
- antibiotikaähnliche Wirkstoffe

Eigenschaften:
- nur wenige Monate (gekühlt) haltbar, daher in Kapseln verwenden
- recht kostenintensiv
- stark hautregenerierend und feuchtigkeitsbindend
- macht Haut elastisch, widerstandsfähig
- ein Muss bei Neurodermitis
- innerlich: degenerative Erkrankungen
- Rheuma
- multiple Sklerose
- Allergien
- PMS
- Unfruchtbarkeit
- klimakterische Beschwerden
- bei schwachem Immunsystem
- sollte beim Nichtstillen in die Babynahrung gegeben werden

Neemsamen (Niemöl) {W}

Azadirachta indica A.Juss. oder Antelaea azadirachta (L.) Adelb., Meliaceae

Herkunft: Indien

Pflanzenteil: Samen

Besondere Inhaltsstoffe:
- 53 % Ölsäure
- 25 % Palmitinsäure
- 15 % Linolsäure
- 4,5 % Stearinsäure
- Bitterstoffe und Schwefelverbindungen

Eigenschaften:
- goldbraun
- strenger Geruch nach gebratenen Zwiebeln
- bei Pilzerkrankungen der Haut, bei Schuppen und unreiner Haut
- insektenvertreibend
- ein Muss bei Kopfläusen

Olive [T]

Olea europaea L., Oleaceae

Herkunft: Südeuropa

Pflanzenteil: Fruchtfleisch (Mesokarp)

Besondere Inhaltsstoffe:
- 320 mg/l Tocopherole
- 55–83 % Ölsäure
- 11 % Linolensäure
- Oleocanthal und andere phenolische Komponenten [410]

Eigenschaften:
- 1 Jahr haltbar
- starker typischer Eigenduft
- Lichtschutzfaktor 3–4 (umstritten)
- schmerzlindernd
- wärmend
- antiinflammatorisch
- pflegt Nägel und Haare
- bei trockener Nasenschleimhaut
- bei Psoriasis
- Verbrennungen
- Ekzemen
- innerlich: leicht verdauungsfördernd

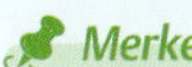
Merke

Mazerate werden meistens mit Olivenöl hergestellt, z. B. Johanniskrautöl, Ringelblumenöl, Mohnblütenöl.

Pflaumenkern, Zwetschgenkern [W]

Prunus domestica L., Rosaceae

Herkunft: Europa, auch Deutschland, China, USA

Pflanzenteil: Samen (aus dem Steinkern)

Besondere Inhaltsstoffe:
- 62–78 % Ölsäure
- 10–35 % Linolsäure
- 5–12 % Palmitinsäure
- bis zu 5 % weitere gesättigte Fettsäuren

Eigenschaften:
- duftet deutlich nach Amaretto und Marzipan
- ideal für „Gourmet-Duft-Mischungen" und für Desserts
- schützt durch circa 8 % Trilinolein die Haut besonders gut vor Austrocknung [75]
- auch für empfindliche und irritierte Haut
- hautfreundlich, zieht schnell ein
- ähnlich anzuwenden wie Mandel- und Aprikosenkernöl

Raps (Canola) [T]

Brassica rapa L., Cruciferae

Herkunft: Deutschland

Pflanzenteil: Samen

Besondere Inhaltsstoffe:
- 58 % Ölsäure
- 19,5 % Linolsäure
- 9 % α-Linolensäure
- 82–89 mg/100 g Tocopherole

Eigenschaften:
- knapp 1 Jahr haltbar
- nussig-grüner Duft/Geschmack
- honigfarben
- wird als Trägeröl für Aloe-vera-Mazerat verwendet
- für die reinigende Ölziehkur geeignet
- für Massage geeignet
- kalt gepresst kaum erhältlich
- enthält das seltene Vitamin K
- preiswertes Nahrungsöl

Sacha Inchi, Inka-Nuss [W]

Plukenetia volubilis L., Euphorbiaceae

Herkunft: Peru, Brasilien, Kolumbien

Pflanzenteil: Samen

Besondere Inhaltsstoffe:

- 50 % α-Linolensäure
- 35 % Linolsäure
- 10 % Ölsäure
- 2,4 g/kg Tocopherole

Eigenschaften:

- hochpreisig
- ca. 9 Monate haltbar
- nussig-bohnenähnlicher Duft/Geschmack
- zieht gut ein
- sehr gut für fettige Haut
- zellregenerierend
- bei übermäßiger Hornhaut
- bei Muskelschmerzen

Saflor, Färberdistel {T}

Carthamus tinctorius L., Compositae

Herkunft: USA

Pflanzenteil: Samen

Besondere Inhaltsstoffe:

- 20 % Ölsäure
- 55–81 % Linolsäure

Eigenschaften:

- preiswert
- eher austrocknend, für fettige Haut
- innerlich: eines der wirksamsten natürlichen Mittel gegen Gallensteine

Sanddorn {W}

Hippophae rhamnoides L., Elaeagnaceae

Herkunft: Ungarn, Osteuropa

Pflanzenteil: Fruchtfleisch und/oder Samen

Besondere Inhaltsstoffe:

- 34 % Palmitoleinsäure
- 25–28 % Ölsäure
- 330 mg/100 g Tocopherole

Eigenschaften:

- gut 1 Jahr haltbar
- orangefarben, stark färbend
- intensiv fruchtig duftend
- stark antiinflammatorisch
- analgetisch
- stärkt und regeneriert die Haut bei Radiotherapien, die Strahlung wird besser vertragen
- stark antioxidativ, wirkt vermutlich Tumorbildung entgegen
- bei Ekzemen
- sehr hautpflegend
- bei Entzündungen der Mundschleimhaut
- stark schützend bei Gastritis
- **Achtung:** Sanddornfruchtfleischöl (SFF) ist nicht zu verwechseln mit Sanddornöl (= Sanddornkernöl), welches fast farblos ist, eine völlig andere Zusammensetzung aufweist und demzufolge anders wirkt als hier beschrieben.

Schwarzkümmelöl {W}

Nigella sativa L., Ranunculaceae

Herkunft: Türkei, Ägypten

Pflanzenteil: Samen

Besondere Inhaltsstoffe:

- enthält bis zu 1,5 % ätherisches Öl
- 50–60 % Linolsäure
- 22 % Ölsäure
- 12,5 % Palmitinsäure
- Thymoquinon

Eigenschaften:

- strenger würziger Duft
- stark antiallergisch [607]
- bronchodilatatorisch
- antibakteriell, antimykotisch
- sehr hautpflegend
- innerlich: stark immunmodulatorisch
- bei rheumatoider Arthritis
- bei allergischer Rhinitis (Heuschnupfen)
- adjuvant bei Covid-19-Infektion (S. 137)

Sesam {T}

Sesamum indicum L., Pedaliaceae

Herkunft: Indien, China, Sudan, Venezuela

Pflanzenteil: Samen

Besondere Inhaltsstoffe:

- 44 % Linolsäure
- 40 % Ölsäure
- 8 % Palmitinsäure
- 272 mg/100 g Tocopherole

Eigenschaften:

- bis zu 1,5 Jahre haltbar
- mild nussiger Duft
- bindet blumige Düfte sehr gut
- enthält leichten Sonnenschutzfaktor
- durch Fettbegleitstoffe starke antioxidative Wirkung
- „Anti-Aging-Mittel“
- leicht hyperämisierend
- innerlich stark blutdrucksenkend [591]

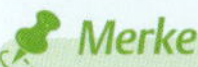

Merke

Im Ayurveda ist Sesamöl **das Heilungs- und Reinigungsöl**. Es gibt auch ein sehr stark duftendes, braunes Öl aus gerösteten Sesamsamen als Würzmittel.

Sheabutter, Karité-Butter, Galam-Butter {T, W}

Vitellaria paradoxa C.F.Gaertn., Sapotaceae

Herkunft: Zentralafrika (Burkina Faso, Ghana); zudem gibt es noch eine (seltenere) Qualität aus östlichen Ländern Afrikas: Vitellaria paradoxa subsp. nilotica (Kotschy)

Pflanzenteil: Samen („Nüsse“)

Besondere Inhaltsstoffe:

- 75 % Triterpenalkohole
- 48 % Ölsäure
- 40 % Stearinsäure
- 3–8 % Linolsäure
- bis 11 % an unverseifbaren Fettbegleitstoffen

Eigenschaften:

- 2–3 Jahre haltbar
- butterartiges weißes Fett
- gereinigt fast geruchlos, sonst säuerlich
- vitaminreich, sehr nährend/fettig
- feuchtigkeitsbindend
- bei sehr trockener, rissiger Haut
- bei Neurodermitis und Psoriasis
- normalisiert Verhornungsprozesse (z. B. spröde Fußballen, raue Ellenbogen)
- bei beleibten und haarigen Menschen
- ein Muss gegen Schwangerschaftsstreifen (Striae)
- zur Behandlung von Narben (Zunahme der Elastizität des Gewebes)
- beschleunigt Heilungsprozesse
- ausgezeichnet verträglich
- vorzügliche Salbengrundlage

Sojabohne {T}

Glycine max L., Leguminosae

Herkunft: Brasilien, USA

Pflanzenteil: Samen („Bohnen“)

Besondere Inhaltsstoffe:

- 50 % Linolsäure
- 20 % Ölsäure
- 10 % Palmitinsäure
- 4 % Stearinsäure
- 6 % α-Linolensäure

Eigenschaften:

- kalt gepresst nur wenige Monate haltbar
- meistens raffiniert und genmanipuliert
- sehr hautpflegend
- schonend raffiniertes Sojaöl sehr gut geeignet zur Verwendung für Ölbäder
- innerlich: senkt Cholesterinspiegel
- durch 1 % Phytosterole vermutlich hilfreich bei Wechseljahresbeschwerden

Sonnenblume {T}

Helianthus annuus L., Compositae

Herkunft: Russland, Balkanländer

Pflanzenteil: Samen

Besondere Inhaltsstoffe:
- 50–70 % Linolsäure
- 20 % Ölsäure
- 4–9 % Palmitinsäure
- 3–6 % Stearinsäure
- 125 mg/100 g Tocopherole

Eigenschaften:
- kalt gepresst: 0,5 Jahre haltbar
- kalt gepresst: herb-bitterer Geschmack/Duft
- wärmend
- leicht austrocknend
- für fettige Haut
- entgiftende Wirkung bei Ölziehkur
- als Trägeröl für wundheilende ätherische Öle
- bei Gelenkschmerzen
- gilt traditionell als Stärkungsöl für Schwangere bzw. bei verminderter Fruchtbarkeit
- High-Oleic-Sorten besser für Massage und Pflege geeignet

Traube(nkern) {T}

Vitis vinifera L., Vitaceae

Herkunft: Mittelmeerländer und Ungarn

Pflanzenteil: Samen („Kerne“)

Besondere Inhaltsstoffe:
- 69 % Linolsäure
- 10–20 % Ölsäure

Eigenschaften:
- gekühlt fast 1 Jahr haltbar
- passt gut zu frischen, kühlen, „grünen“ Düften
- leicht, tonisierend und „erfrischend“
- aus Kaltpressung schwer erhältlich
- bei unreiner Haut

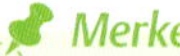

Merke

Traubenkernöl ist das wichtigste Trägeröl in englischsprachigen Ländern.

Walnuss {W}

Juglans regia L., Juglandaceae

Herkunft: Mittel- und Südeuropa, Kalifornien

Pflanzenteil: das Innere des Steinkerns („Nuss“)

Besondere Inhaltsstoffe:
- 54–65 % Linolsäure
- 14–21 % Ölsäure
- 10 % α-Linolensäure
- 6–8 % Palmitinsäure
- 1–3 % Stearinsäure

Eigenschaften:
- 0,5 Jahre haltbar
- stark nussiger Duft
- sehr kostenintensiv
- zur Herstellung von milchbildendem Öl
- zieht sehr gut in die Haut ein
- traditionell bei unerfülltem Kinderwunsch verabreicht

Weizenkeim {W}

Triticum aestivum L., Poaceae (früher Gramineae)

Herkunft: Mitteleuropa

Pflanzenteil: Keimling

Besondere Inhaltsstoffe:
- 55–60 % Linolsäure
- 13–21 % Ölsäure
- 13–20 % Palmitinsäure
- 6 % α-Linolensäure
- 1 % Stearinsäure

Eigenschaften:
- wenige Monate haltbar
- wird weltweit kultiviert
- brotartiger Duft

- orangefarben
- stark fettend
- sehr reich an Vitamin E
- bei reifer, müder Haut
- bei Psoriasis und Ekzemen
- traditionell gegen Schwangerschaftsstreifen und zur Massage des Perineums (Damms) kurz vor der Entbindung

Wildrose, Hagebuttenkern {W}

Rosa rubiginosa L., auch aus Rosa canina L., Rosaceae

Herkunft: ursprünglich aus Chile

Pflanzenteil: Nüsschen aus der Hagebutte

Besondere Inhaltsstoffe:
- 47 mg/100 ml Tocopherol
- 43 % Linolsäure
- 36 % α-Linolensäure

Eigenschaften:
- hochpreisig
- wenige Wochen haltbar, dann unangenehmer traniger Geruch, daher in Kapseln verwenden
- schonend raffiniertes Öl länger haltbar
- honigfarben
- recht kostenintensiv
- Spuren von trans-Retinolsäure (sehr aktive Form von Vitamin A)
- verbessert Durchblutung der Mikrogefäße der Haut
- antiinflammatorisch
- granulationsfördernd
- ein Muss bei Narben und Falten
- ungewöhnlich gute Heilung von schweren Hautkrankheiten
- bei Altersflecken
- bei Couperose, Akne und Psoriasis
- bei schweren Verbrennungen (auf das benachbarte gesunde Gewebe geben)

(Quellen für die Inhaltsstoffe: [75], [317], [362], [562])

4.5 Hydrolate – mehr als Wasser mit Duftstoffen

Nach ca. 3 Jahrzehnten praktizierter Aromatherapie im deutschsprachigen Gebiet sind zwar viele Menschen im Umgang mit ätherischen und fetten Ölen recht gut geschult, doch der Bekanntheitsgrad und insbesondere die Einsatzmöglichkeiten der duftenden Pflanzenwässer sind noch nicht sonderlich weitverbreitet. Einer der Gründe ist der wesentlich schwächere oder manchmal sogar schlechtere Duft als beim entsprechenden Ätherisch-Öl-Pendant: Beispielsweise riechen viele Lavendelhydrolate für die meisten Menschen eher unangenehm und erinnern kaum an Lavendel (in Abhängigkeit von der Verarbeitung). Andere Kräuterwässer können holzig-krautig oder sogar schwefelig-muffig riechen (in Abhängigkeit vom Reifestadium; [771]).

Es gibt kaum wissenschaftliche Erkenntnisse über die Heilwirkungen einzelner Hydrolate und erst seit wenigen Jahren deutschsprachige Literatur über die Wirkungen und Einsatzbereiche.

4.5.1 Gewinnung von Hydrolaten

Ein echtes Hydrolat ist immer das Produkt einer **Destillation** von Duft- oder Heilpflanzen, bei der das Destillationswasser nach Anreicherung mit flüchtigen und **wasserlöslichen** Molekülen und anschließender Kondensation von den ätherischen Ölen getrennt und aufgefangen wird. Somit ergänzt der Einsatz von Hydrolaten die Aromatherapie hervorragend, denn ätherische Öle enthalten die fettlöslichen Komponenten der Duft- und Heilpflanzen.

4.5.2 Hydrolat ist nicht gleich Hydrolat

Es bestehen die folgenden beiden grundsätzlichen Unterschiede bei Hydrolaten: Überwiegend erhält man Hydrolate, die als Nebenprodukt der Ätherisch-Öl-Herstellung anfallen. Doch es gibt auch diejenigen, von denen keinerlei (keimhemmendes) ätherisches Öl abgeschöpft wird. Erstere werden meistens in Edelstahldestillen hergestellt, Letztere sind selten erhältlich und werden in kleinen Betrieben meistens in **Kupferdestillen** produziert. Kupfer zeigte in einigen Versuchen, in denen Hydrolate im Labor mit diversen Keimen verunreinigt wurde, dass es die Vermehrung von Keimen wie Escherichia coli, Staphylococcus aureus, Aspergillus niger und Candida albicans deutlich hemmen konnte [245].

Gibt es bei ätherischen Ölen bereits erhebliche Unterschiede in der Zusammensetzung, auch wenn es sich um Öle mit identischen wissenschaftlichen Namen für die jeweils duftspendende Pflanze handelt, sind die uns zur Verfügung stehenden Hydrolate oft extrem unterschiedlich duftend und zusammengesetzt. Das liegt nicht nur an den unterschiedlichen Verfahren der Destillation, sondern auch an der Qualität des verwendeten Wassers, das mehr als 99 % dieses Produktes ausmacht.

Beim Anteil von duftenden (lipophilen = fettlöslichen) Molekülen begegnen uns erhebliche Unterschiede: In Hydrolaten kann der Anteil an ätherischem Öl von ca. 0,03 % bis zu 1 % betragen; das entspricht einerseits dem Anteil von Duftmolekülen in vielen Duft- und Heilpflanzen, andererseits entspricht diese „Verdünnung" einer in der Aromapflege empfohlenen und sicheren Dosierung. Der Anteil an hautfreundlichen organischen Säuren wird bislang selten in Analysen angegeben, sodass darüber kaum etwas bekannt ist.

4.5.3 Haltbarkeit der Hydrolate

Hydrolate haben, wenn sie frisch sind, unterschiedliche pH-Werte, die fast immer im **sauren Bereich** liegen. Je weiter die Zahl nach dem Öffnen und im Laufe des Verbrauches vom Ursprungswert abweicht, desto näher gelangt das Hydrolat an die Grenze seiner Haltbarkeit. Hydrolate werden meistens mit mindestens 12 %igem **Weingeist** (Ethanol) konserviert, insbesondere wenn sie von den Herstellerfirmen als Kosmetika deklariert werden, denn dafür eignen sie sich hervorragend.

Anders als viele Bakterien lassen sich **Schimmelpilze** vom sauren Milieu nicht allzu sehr beeindrucken [245]. Wenn bereits für das bloße Auge Schlieren sichtbar sind, ist das Produkt höchstwahrscheinlich schon sehr stark mit Schimmel kontaminiert. Die Haltbarkeit von Hydrolaten leidet bei stärkeren Temperaturschwankungen im Lagerraum, da sich dadurch kleine Kondenswassertröpfchen in den Flaschen bilden können. Diese sind ein beliebter „Tummelplatz" von schädlichen Mikroorganismen. Darum ist es sehr wichtig, immer auf **gleichmäßige** – nicht zu niedrige und nicht zu hohe – Temperaturen zu achten. Weinkellertemperatur (8–12 °C) oder etwas kühler ist ideal.

Es muss somit betont werden, dass sich die in der Literatur angepriesenen Pflege- und Heilwirkungen ausschließlich auf Produkte höchster Qualität beziehen, die nur bei zuverlässigen Lieferanten erhältlich sind. Wer auf Nummer sicher gehen möchte oder muss (beispielsweise im Bereich der institutionellen Pflege), kann die wichtigsten Hydrolate in hygienischen Sprühflaschen mit Snap-on-Sterilfilter in einer bekannten süddeutschen Apotheke erwerben, siehe Kap. 12.4 (S. 647).

4.5.4 Hydrolate auf der Haut

Hydrolate liegen in der Wirkkraft zwischen einem ätherischen Öl und dem entsprechenden Kräutertee. Der pH-Wert vieler Hydrolate beträgt ca. 5,5 und unterstützt somit den von Kosmetikherstellern angepriesenen physiologischen **Säureschutzmantel** der Haut. Rosen- und Melissenhydrolat beispielsweise sind hervorragend zur Pflege von gesunder und wunder Haut geeignet und werden auch von Babys und Senioren mit sehr feiner Haut gut pur vertragen. Man kann diese beiden „Wunderwässer" einfach und schnell auf irritierte Haut, Pickelchen, (geschlossene) müde Augen, geschwollene Schleimhäute und schmerzende Gelenke sprühen.

4.5.5 Menge und Mischungen

Pflanzenwässer können unverdünnt auf die Haut aufgesprüht werden und sind insbesondere für die Haut- und Schleimhautpflege der allerempfindlichsten Menschen hervorragend geeignet. Reine Ölanwendungen wirken durch vorheriges Aufsprühen von etwas Hydrolat weniger austrocknend. Üblicherweise reichen wenige Sprühstöße, sodass die Haut etwas benetzt ist. Man könnte Hydrolate auch unbedenklich miteinander mischen, diese Praxis ist jedoch nicht üblich.

Einige der besonders aromatischen Hydrolate wie Rosenhydrolat, Zimthydrolat und Pfefferminzehydrolat eignen sich sehr gut zum Einnehmen, sei es für Speise- oder Trinkzwecke oder zur Desinfektion und zur Schmerzlinderung. Stark verdünnte Hydrolate – innerlich eingenommen, wenige Tropfen täglich auf 1 l Wasser – können bei sensiblen Personen eine der Homöopathie ähnliche **Konstitutionswirkung** haben.

4.5.6 Vielfalt der Hydrolate und ihre Wirkungen

Es gibt zu jedem destillierten ätherischen Öl ein Hydrolat, auch wenn dieses nicht bei den bekannten Lieferanten erhältlich sein sollte. Die meisten Ätherische-Öle-Anbieter verzichten auf ein breites Angebot an Hydrolaten, weil es sich um eine recht leicht verderbliche Ware handelt, die viel öfter als die ätherischen Öle mikrobiologisch kontrolliert werden muss. Schauen wir uns einige der bekannteren Planzenwässer etwas genauer an.

Cistrose

Cistus ladanifer L., Cistaceae

Herkunft: Portugal/Mittelmeerraum

Pflanzenteil: Kraut mit harzigem Belag

Inhaltsstoffe im lipophilen Anteil:

- 15 % Verbenon
- 10 % Isopinocamphon
- 8 % Pinocarveol
- 7 % Linalooltransoxid
- 6 % 2,2,6-Trimethylcyclohexanon
- 6,5 % Acetophenon
- 5,5 % Borneol
- 4 % α-Terpineol
- je 1,5 % Carvacrol und Eugenol

Eigenschaften und Anwendung:

- starker, ungewöhnlicher Geruch
- stark blutungsstillend (Wunden, Rasur, blutende Schleimhäute, bei Endometriose und starken Mensblutungen)
- in edler Naturkosmetik: bei faltiger, schlaffer Haut
- wird in Frankreich zur Unterstützung bei Suchttherapien eingesetzt

Hamamelis, Zaubernuss

Hamamelis virginiana Gronov. ex L., Hamamelidaceae

Herkunft: Mitteleuropa, USA

Pflanzenteil: Rinde und Blätter

Inhaltsstoffe im lipophilen Anteil:

- 2–9 % Gerbstoff Tannin (die Rinde enthält mehr als die Blätter)

Eigenschaften und Anwendung:

- selten als echtes Hydrolat erhältlich (oft eher verdünnte Tinktur)
- zusammenziehend
- entzündungshemmend
- bei Varizen (Krampfadern) und Hämorrhoiden (Krampfadern am Anus)
- bei fettiger, grobporiger Haut
- stark antioxidativ: „Anti-Aging-Mittel" für reifere Haut
- bei Psoriasis
- bei juckenden Insektenstichen

Immortelle

Helichrysum italicum (Roth) G.Don, Asteraceae

Herkunft: Südfrankreich, Korsika, Balkan

Pflanzenteil: blühendes Kraut

Inhaltsstoffe im lipophilen Anteil:
- bis 26 % 3-Pentanon
- bis 16 % 4-Methyl-3-Hexanon
- weitere Ketone bis insgesamt 41 %
- bis 20 % Monoterpenole
- bis 16 % 1,8-Cineol

Eigenschaften und Anwendung:
- würzig-warmer, curryartiger Duft
- gekühlt hervorragend geeignet bei Prellungen und Hämatomen
- bei Patienten mit (Neigung zu) Hämatomen, beispielsweise bei Dialysepatienten (Auflagen können Schmerzen und Schwellungen reduzieren)
- zur Nachsorge nach chirurgischen Stichen und Schnitten
- zum Gurgeln nach größeren zahnärztlichen Behandlungen
- die Leberfunktion unterstützend (3–4 Wochen 1 Teelöffel in 1 Glas Wasser einnehmen)

Kamille (blau), Deutsche Kamille

Matricaria recutita L., Asteraceae

Herkunft: Ägypten, Ungarn, früher auch Deutschland (Münchner Raum)

Pflanzenteil: Blüten (möglichst wenig Kraut)

Inhaltsstoffe im lipophilen Anteil:
- 44 % Lavandulylacetat
- 13 % Linalool
- 10 % Geranylacetat

Eigenschaften und Anwendung:
- hautregenerierend, bei irritierter, wunder Haut
- bei Couperose (erweiterten Äderchen)
- bei Sonnenbrand
- zur Mundpflege und Pflege des Genitalbereichs
- zur Einnahme bei seelischen Ausnahmesituationen wie Trauer, Verlust, nach schwerwiegenden Diagnosen

Lavendel

Lavandula angustifolia Mill., Lamiaceae

Herkunft: Südfrankreich, Balkan, Großbritannien

Pflanzenteil: blühende Rispen (möglichst wenig Kraut)

Inhaltsstoffe im lipophilen Anteil:
- bis 68 % Linalool
- bis 12 % Terpineol-4
- bis 7 % α- und β-Terpineol

Eigenschaften und Anwendung:
- vorbeugend als leichter Sonnenschutz
- nach Sonnenbrand
- bei leicht verletzter Haut wie nach der Rasur
- als Grundlage für Deos
- bei Stress und nervöser Anspannung
- für Haustiere als Fellspray zur Parasitenabwehr
- für unruhige Patienten (Unterarme mit einer Mischung aus Melisse- und Lavendelhydrolat einreiben)

Melisse

Melissa officinalis L., Lamiaceae

Herkunft: Südfrankreich, Balkan, Großbritannien

Pflanzenteil: frisch geschnittenes Kraut (Ernte 2-mal jährlich, ergibt unterschiedliche Chemotypen)

Inhaltsstoffe im lipophilen Anteil:
- bis 40 % Neral
- bis 45 % Geranial
- bis 20 % Ketone (v. a. Aceton, Methylheptenon)
- bis 5 % Geraniol
- bis 5 % Linalool
- Spuren Thymol

Eigenschaften und Anwendung:
- stark antiinflammatorisch
- bei Herpes labialis und Herpes zoster
- zum Gurgeln bei beginnenden Halsschmerzen
- bei trockener, entzündeter Nasenschleimhaut
- bei Pruritus
- bei Hand-Fuß-Syndrom (1:1 mit Rosenhydrolat gemischt)
- innerlich bei psychosomatisch begründeten Herzrhythmusstörungen (vorher ärztlich abklären lassen)
- bei Schwangerschaftsübelkeit (1 Teelöffel auf 1 Glas Wasser trinken)
- bei viralen Infekten (3–4 täglich je 1 Teelöffel einnehmen)
- für Kinder mit ADHS (30 ml in 1 l Wasser geben und im Laufe des Tages trinken)
- für unruhige Patienten (Unterarme mit einer Mischung aus Melisse- und Lavendelhydrolat einreiben)

Neroli (Orangenblüte)

Citrus × aurantium L., Rutaceae

Herkunft: Südfrankreich, Süditalien, Portugal, Nordafrika

Pflanzenteil: Blüten

Inhaltsstoffe im lipophilen Anteil:
- Linalool
- α-Terpineol
- cis-Phytol

Eigenschaften und Anwendung:
- entspannend und entkrampfend
- hautregenerierend
- bei Befall von Candida albicans, insbesondere in der gefährlichen fadenförmigen Form ([292], [293])
- als Grundlage für entspannend wirksame Raumsprays
- bei Stimmungsschwankungen in den Wechseljahren
- angstmindernd vor Prüfungen und Vorstellungsgesprächen
- zum Verdünnen von Bachblüten
- vor und nach chirurgischen oder diagnostischen Eingriffen (Raumspray oder auf Kompresse zum Einatmen sprühen)

Pfefferminze

Mentha × piperita L., Lamiaceae

Herkunft: Deutschland (die Gegend westlich von München war früher ein Zentrum des Pfefferminzeanbaus), Südfrankreich, Nordafrika

Pflanzenteil: Kraut (frisch oder leicht angetrocknet)

Inhaltsstoffe im lipophilen Anteil:
- bis 50 % Menthol
- bis 30 % Menthon
- bis 10 % Pulegon
- bis 15 % 1,8-Cineol
- bis 10 % Isomenthon
- bis 4 % Piperiton

Eigenschaften und Anwendung:
- erfrischend und leicht kühlend
- bei juckender Haut
- bei Insektenstichen (eventuell als Eiswürfel eingefroren)
- als Wadenwickel bei Fieber (Minzeölen vorzuziehen)
- zum Gurgeln bei Mundgeruch
- als Gesichts- und Dekolletéspray bei Hitzewallungen während Antiöstrogentherapie (Brustkrebs)

Rose

Rosa × damascena Herrm. (und auch andere Rosenarten wie Rosa × alba, Rosa gallica, Rosa centifolia), Rosaceae

Herkunft: Bulgarien, Iran, Türkei, Nordafrika

Pflanzenteil: Blüten

Inhaltsstoffe im lipophilen Anteil:
- je bis 28 % Citronellol, Geraniol und Nerol
- 7 % Phenylethanol
- Ethanol

Eigenschaften und Anwendung:
- analgetisch
- antiinflammatorisch [428]
- kühlend
- bei entzündlicher und gereizter Haut
- Kompressen bei Konjunktivitis, auch bei Babys (auf geschlossene Augen, Qualität ohne Alkohol verwenden!)
- In-vitro-Wirkung gegen MRSA [428]
- nach Zahn- und Kieferoperationen (eventuell als Eiswürfel)
- bei Windeldermatitis von Säuglingen
- zur Vorbehandlung vor öliger Körperpflege, die ansonsten austrocknend wirken kann
- nach Episiotomie
- harmonisierend und ausgleichend, stabilisiert emotionale „Achterbahnfahrten“

Rosmarin

Rosmarinus officinalis L., Lamiaceae

Herkunft: Südfrankreich, Mittelmeerraum

Pflanzenteil: Zweige

Inhaltsstoffe im lipophilen Anteil:
- knapp 60 % Bornan-2-on (Campher) und andere Ketone
- Rosmarinsäure

Eigenschaften und Anwendung:
- kreislaufanregend
- leicht blutdrucksteigernd
- innerlich bei starker Fatigue und Frühjahrsmüdigkeit
- konzentrationsfördernd
- belebend bei demenziellen Veränderungen
- zur sanften atemstimulierenden Einreibung (ASE)

Teebaum

Melaleuca alternifolia (Maiden u. Betche) Cheel, Myrtaceae

Herkunft: Südostaustralien (New South Wales)

Pflanzenteil: Zweige

Inhaltsstoffe im lipophilen Anteil:
- fast nur Terpinen-4-ol
- etwas 1,8-Cineol

Eigenschaften und Anwendung:
- zum Gurgeln (1:1 mit Melissenhydrolat) bei drohender Erkältung
- als Gesichtswasser gegen Akne (1:1 mit Rosenhydrolat)
- zum puren Auftragen bei Lippenherpes
- zur Mundpflege (zusammen mit Kamillenhydrolat)
- zum Waschen des Genital- und Analbereichs bei Infektionen der Haut und Schleimhaut (eventuell mit Rosenhydrolat)
- zum Reinigen von infizierten Wunden von Haustieren

Ylang Ylang

Cananga odorata (Lam.) Hook.f. u. Thomson, Annonaceae

Herkunft: Madagaskar, Philippinen

Pflanzenteil: Blüten

Inhaltsstoffe im lipophilen Anteil:
- fast 40 % Linalool
- 12 % Benzylacetat
- 10 % Methylbenzoat
- 9 % δ-Terpineol
- jeweils 4 % Geraniol, Benzylalkohol, Eugenol

Eigenschaften und Anwendung:
- stark blumig-fruchtig duftend
- entspannend und ausgleichend, gleichzeitig leicht belebend
- als Gesichtswasser bei Mischhaut, als Body-Splash

4.6 Wasser und ätherische Öle

Sibylle Broggi-Läubli

Die Naturheilkunde versteht Krankheit als eine Störung der Grundregulation und Symptome als Ausdruck der Anstrengung unseres Körpers, das gesunde Gleichgewicht wieder herzustellen. Wasser und ätherische Öle können unseren Körper dabei unterstützen.

Schon die Römer nutzten die Kraft von Wasser zur Heilung von Krankheiten. So hat im Jahr 23 v. Chr. Antonius Musa Kaiser Augustus mithilfe von kalten Bädern von seinen schweren Erkrankungen geheilt. Vermögende, geplagt von Rückenschmerzen und Hexenschuss (Ischias), reisten nach Neapel in die Kurzentren auf der Insel Ischia zur Wassertherapie.

Johann Sigmund Hahn publizierte 1738 die erste deutsche Anleitung für Ärzte für die Anwendung der Hydrotherapie in der Praxis. Dieses Büchlein wurde allerdings kaum beachtet, bis 1849 ein Münchner Philosophiestudent diese Schrift entdeckte und durch ein tägliches Bad in der kalten Donau seine Tuberkulose heilte.

Vincenz Prießnitz (1799–1851) musste nach der Erblindung seines Vaters und dem Tod des älteren Bruders den elterlichen Bauernbetrieb übernehmen. Bei der Arbeit geriet er unter die Räder eines Wagens und erlitt mehrere Rippenbrüche. Der herbeigerufene Arzt gab ihn als hoffnungslosen Fall auf. Nach dem Einrenken fixierte Prießnitz selbst seinen Brustkorb mit einem in kaltes Wasser getauchten Umschlag und wickelte darüber sehr satt anliegende Tücher. So wurde er gesundet. Dies war der Start seiner „Wasserkur“, die er über die folgenden Jahre ausbaute. Wunden wusch er mit kaltem Quellwasser aus und fixierte einen kalten Umschlag mit einem festanliegenden Verband (dem Prießnitz-Umschlag) darüber. So wurde das Bakterienwachstum verzögert und durch die anschließende lokale Mehrdurchblutung (Hyperämie) die Heilung unterstützt und gefördert. Die Anregung der Selbstheilung sowie die Ausscheidung krankmachender Stoffe durch Vollbäder, Teilbäder, Abreibungen, Übergießungen, Luftbäder und Barfußlaufen sowie eine gesunde Lebensführung sind die Pfeiler der Prießnitz-Methode. Diese wurde 1847 im „Vinzenz Prießnitz'schen Familien Wasserbuch“ schriftlich festgehalten.

Der Münchner Philosophiestudent war der heute immer noch recht berühmte **Sebastian Kneipp** (1821–1897) und die Heilung seiner schweren Tuberkulose veränderte sein Leben. Mit 31 Jahren schloss er 1852 in München sein Studium ab und wurde kurz darauf Priester. Parallel dazu vertiefte er seine Erfahrungen mit dem Wasser, seinen Anwendungsmöglichkeiten und seiner Heilkraft. Der alsbald „Wasserdoktor“ genannte Geistliche wurde 1855 nach Bad Wörishofen versetzt, wo er durch die Heilung einer Rinderherde von Maul- und Klauenseuche für großes Aufsehen sorgte – er arbeitete nur mittels Wasseranwendungen. Durch seine weiterführenden Forschungen entstand nach und nach ein ganzheitliches Gesundheitskonzept, das auf fünf Säulen fußt: Wasser, Pflanzen, Bewegung, Ernährung und Balance – ein Ansatz, der heute aktueller ist denn je.

4.6.1 Hydrotherapie

Die methodische Anwendung von Wasser wird Hydrotherapie genannt. Hydrotherapie ist eine einfache, jedoch kräftige Regulationstherapie, bei der Wasser in allen drei Aggregatszuständen (fest, flüssig oder gasförmig) genutzt wird. Sachkundig angewandt ist diese Therapieform gefahrlos und sehr effizient. Zudem kann jeder sie selbst zu Hause durchführen. Es gibt allerdings einige Grundregeln zu beachten:

- Der Körper muss vor der Anwendung warm sein.
- Die Reize sollen klar, aber nicht übermäßig sein.
- Nach der Behandlung muss der Körper ruhen.

Werden diese Grundsätze beachtet, verbessert sich die Grundregulation; Stabilität und Wohlbefinden werden gefördert, die körperliche Belastbarkeit und Abwehrkräfte werden gestärkt.

Hydrotherapie kann prophylaktisch wie auch therapeutisch genutzt werden. Einzelne Anwendungen können zudem durch gezielte Beigabe ätherischer Öle intensiviert werden.

Zu den Anwendungsmöglichkeiten gehören: Voll- oder Teilbäder, Voll- oder Teilgüsse, Waschungen, Abklatschungen, Wickel, Auflagen, Kompressen, Packungen, Dampfbäder sowie Inhalationen.

Die Wirksamkeit der Hydrotherapie ist wissenschaftlich gut belegt. Sie eignet sich insbesondere in Verbindung mit Massagen, manuellen Therapien und Bewegungstherapie auch für die Rehabilitation, kann aber auch mit naturheilkundlichen Interventionen gut verknüpft werden.

4.6.2 Bäder

Vollbäder

Die ideale Badetemperatur liegt zwischen 36 °C und 37 °C: Für ein Antistressbad darf die Temperatur bei 38 C°–39 °C liegen. Wärmer sollte das Badewasser nicht sein, da dies sonst das Herz- und Kreislaufsystem belastet. Zudem verliert die Haut mit steigender Badetemperatur mehr Feuchtigkeit. 4–10 Tropfen ätherisches Öl werden, abgestimmt auf die Person, emulgiert in einem kleinen Gefäß mit z. B. 1 Eßlöffel Honig und 2 Eßlöffel Sahne (Vollrahm). Honig wirkt reizlindernd auf der Haut, Sahne hat eine rückfettende Komponente. Auch Solubol, ein Emulgator auf der Basis von pflanzlichem Glycerin, Sojalecithin und Kokosextrakt oder Fluidlecithin, eignet sich zum Binden von ätherischen Ölen zum Baden. Von „schweren" Ölen wie Absolues reicht oft ein Tropfen. Leichtere ätherische Öle wie Zitrus- oder Nadelöle dürfen höher dosiert werden, vorausgesetzt, sie sind frisch. Zitrus- und Nadelöle, aber auch Teebaumöl tendieren aufgrund ihres hohen Anteils an Monoterpenen zu einer schnellen Oxidation und können dadurch, vor allem in Kombination mit warmen Badewasser, zu Hautreizungen führen, wenn sie älter sind.

Die optimale Badedauer beträgt 15–20 Minuten. Ein warmes Bad am Abend unterstützt den Schlaf, ein eher kühleres am Morgen den Kreislauf.

Teilbäder für Arme und Beine

Während die Arme eher die Organe im Oberkörper ansprechen, unterstützen Teilbäder der Beine die Funktion der Becken- und Bauchorgane. Teilbäder können mit einer gleichbleibenden Temperatur durchgeführt werden, als temperaturansteigende Variante oder als Wechselbäder.

Gleichbleibende Temperatur

Für ein Fußbad ein Becken mit 4–6 Liter Fassungsvermögen mit 39 °C warmen Wasser füllen. Frotteetuch, eventuell Thermoskanne mit heißem Wasser (zur Verlängerung der Badezeit) und warme Socken bereitlegen. Die in einem Gefäß emulgierten 3–4 Tropfen ätherisches Öl hinzufügen und gleich die Füße ins Wasser tauchen. Nach dem Baden Füße gut abtrocknen und warme Socken anziehen.

Temperaturansteigende Teilbäder

Die Anfangstemperatur liegt zwischen 32 C° und 36 °C (je nachdem, was als behaglich empfunden wird) und wird im 2-Minuten-Takt um ein Grad erwärmt auf 40 C°–42 °C. Die Badedauer beträgt 15 Minuten. Ansteigende Teilbäder verbessern die Durchblutung im gesamten Körper, unterstützen Heilprozesse der Haut und helfen bei chronischen, rheumatischen Beschwerden. Teilbäder können wie Vollbäder durch den Einsatz geeigneter, emulgierter ätherischer Öle personenspezifisch ergänzt werden. Die Menge ätherischer Öle ist abhängig von der verwendeten Wassermenge und liegt deshalb zwischen Vollbad und Fußbad.

Wechselbäder für die Füße

Wechselbäder eignen sich vor allem für ältere und kälteempfindliche Menschen, aber auch bei chronisch kalten Füssen von Jüngeren, bei niedrigem Blutdruck und selbst bei Schlafstörungen. Es werden zwei Schüsseln benötigt, eine mit 36 C°–38 °C warmem Wasser, die andere mit 12 C°–20 °C warmem Wasser. Nach Bedarf die in einem Gefäß emulgierten 3–4 Tropfen ätherischen Öles hinzufügen und die Füße fünf Minuten im warmen und anschließend 5–15 Sekunden im kalten Wasser baden. Vorgang 2- bis 3-mal wiederholen. Immer mit kaltem Wasser abschließen.

Bei allen Formen von Bädern ist eine gute Emulgierung der ätherischen Öle wichtig. Sind die Öle nicht vollständig gelöst, können sie bleibende Schäden an Wannen, Becken und Waschbecken hinterlassen. Deshalb müssen die Utensilien nach dem Baden immer mit einem fettlöslichen Produkt gut gereinigt werden.

4.6.3 Waschungen

Für Ganzkörperwaschungen eignen sich 1–2 Tropfen ätherischen Öles, emulgiert in 1 Teelöffel neutraler Seifengrundlage, und vermischt in 1–2 Liter körperwarmem Wasser. Die Bewegungen auf der Haut mit dem Waschlappen können bei bettlägerigen und kranken Menschen zu einer stoffwechselmodulierenden Wirkung beitragen. Der beim Waschen eingeatmete Duft kann zusätzlich die Psyche unterstützen.

Für die lokale Wundreinigung werden 1–2 Tropfen ätherischen Öles, wie zum Beispiel Lavendel, Teebaum (frisch!) oder Cistrose mit wenigen Tropfen Solubol vermischt, in maximal 200 ml kühlem Wasser gelöst und punktuell eingesetzt.

In Pflege-Institutionen werden gerne auch Fieberwaschungen angewandt. Als Wirkstoffe bei Fieber eigenen sich pro Liter Flüssigkeit: 4 Beutel Pfefferminztee oder 1 Schuss Obstessig oder je 1 Tropfen Eucalyptus radiata, Lavendel und Bergamotte oder Zitrone emulgiert mit 1 Eßlöffel Sahne (Vollrahm) oder 3 ml Solubol. Oft wird auf Stationen jedoch auch Pfefferminzöl (Mentha × piperita) genutzt, wie es zum Teil in älteren Fachbüchern noch immer empfohlen wird. Fiebernde Patienten haben jedoch meistens eine erhöhte Pulsfrequenz und einen tendenziell eher niedrigen Blutdruck.

Beim Einsatz von Pfefferminzöl ist zu bedenken, dass sein Hauptbestandteil Menthol zwar anfangs die Kälterezeptoren auf der Haut anspricht und somit kühlend wirkt, jedoch kann diese kurzfristige Wirkung schnell in das Gegenteil umschlagen. Die Hauttemperatur kann dann um bis zu 2 Grad ansteigen und die stark krampflösende Wirkung des Pfefferminzöls lässt die Gefäße im Körper weiter werden. Das Blut, das im Körperstamm sein sollte, versackt in die Peripherie und an die Hautoberfläche, sodass es zu einem Kreislaufzusammenbruch kommen kann. Deshalb sollte anstelle des Pfefferminzöls nur Tee oder allenfalls Hydrolat genutzt werden.

4.6.4 Wickel und Kompressen

Wird ein Körperteil wie der Arm, die Wade oder der Fuß mit Tüchern umwickelt, ist das ein **Wickel**. Das Hausmittel „Wickel" lässt sich nach Sebastian Kneipp aber auch erfolgreich zur Prophylaxe einsetzen.

> *„Würden gesunde Leute alle acht bis vierzehn Tage einen kurzen Wickel nehmen, so könnten sie einer großen Anzahl von Krankheiten vorbeugen."*
>
> Sebastian Kneipp

Wird ein Tuch auf einer Körperpartie, zum Beispiel der Brust oder der Blase aufgelegt und/oder fixiert, handelt es sich um eine **Auflage** oder **Kompresse**. Bei **Kataplasmen** handelt es sich um Breiumschläge mit weichen Pasten z. B. aus Leinsamen oder Lehm.

Wirkstoffe wie Tees, Tinkturen, fette und ätherische Öle und/oder Temperaturreize gelangen über den Substanzträger – das innerste Tuch – an die Haut. Das Zwischentuch wird auf oder um das Innentuch platziert und dient der Aufnahme von Feuchtigkeit sowie als Isolation. Die Anwendung wird mit dem Außentuch abgeschlossen. Je nach Stoffart dient diese letzte Schicht primär der Wärmehaltung und der Fixierung. Ein wichtiger Grundsatz bei Wickel und Kompressen lautet: „Milde Reize regen an, große Reize hemmen", das gilt für Wirkstoffe ebenso wie für Temperaturen.

Wir unterscheiden kalte, temperierte und warme/heiße Anwendungen. Kälte dient der Schmerzlinderung bei akuten Traumata, akuten Hals- oder Gelenkbeschwerden. „**Kalt**" bezeichnet Temperaturen zwischen 10 °C und 22 °C. Temperierte Anwendungen eignen sich bei chronischen, nichtentzündlichen Schmerzen, beispielsweise muskulären Verspannungen, sowie bei Erkrankungen aus dem rheumatischen Formenkreis und allgemein, wenn eine Unsicherheit besteht, ob kalte oder heiße Anwendungen indiziert sind. Als „**temperiert**" gelten Anwendungen im Bereich von 28 °C bis 35 °C. Wärme unterstützt das Wohlbefinden, reduziert Spannungen und wirkt krampflösend. Akute Entzündungen dürfen nicht mit Hitze behandelt werden. Entzündungen, welche durch Kälte entstanden sind, wie zum Beispiel eine Blasenentzündung oder eine Bronchitis, bilden eine Ausnahme. „**Warme** bis **heiße**" Applikationen bewegen sich im Temperaturbereich zwischen 36 °C und maximal 48 °C. Zu beachten gilt, dass das Temperaturempfinden sehr individuell ist und deshalb von Person zu Person entsprechend angepasst werden muss.

Kalte Anwendungen

Wadenwickel

Indikationen: Fieber über 39 °C, Unruhe, Schlafstörungen, müde, schwere Beine.

Kontraindikationen: Kalte Hände und Füße, Schüttelfrost oder Frösteln.

Material:

- 2 Baumwoll- oder Leinentücher wadenbreit, aufgerollt
- 1 großes Woll- oder Badetuch
- 1 Schüssel
- 1 Liter Wasser
- als Wirkstoffe bei Fieber eigenen sich pro Liter Flüssigkeit: 4 Beutel Pfefferminztee oder 1 Schuss Obstessig oder je 1 Tropfen Eukalyptus (E. radiata), Lavendel und Bergamotte oder Zitrone emulgiert mit 1 Eßlöffel vollfetter Sahne (Rahm) oder 3 ml Solubol

Das Bade- oder Wolltuch unter den Waden quer ins Bett legen. Die aufgerollten Tücher ins Wasser tauchen und auswringen, locker um die Waden wickeln, damit Verdunstungskälte entstehen kann. Knöchel und Knie müssen unbedingt frei bleiben. Die Wickel wechseln, sobald sie körperwarm sind. Den Vorgang 3–4-mal wiederholen.

Anmerkung: Bei Fieber sollte die Wassertemperatur 2 bis maximal 5 Grad unter der Körpertemperatur liegen, bei Schlafstörungen und bei schweren Beinen 5–10 Grad unter der Körpertemperatur. Wenn die Füße kalt sind, diese zuerst mit einer Bettflasche erwärmen und dann – vor dem Anlegen der Wickel – warme (Woll-) Socken anziehen.

Nasse Socken können für Schlafstörungen oder schwere Beine anstelle von Wadenwickeln genutzt werden. Dafür werden Baumwoll- oder Leinensocken in der Lösung getränkt und darüber ein paar lange wollene Kniesocken angezogen. Pro Liter Wasser werden für müde schwere Beine und Varizen zum Beispiel je 1 Tropfen Zitrone, Niaouli (Melaleuca viridiflora) und Zypresse (Cupressus sempervirens) mit 1 Eßlöffel Vollrahm oder 3 ml Solubol emulgiert. Bei Venenbeschwerden kann der Vorgang nach Bedarf wiederholt werden, die Socken müssen jedoch erneut getränkt werden, bevor sie Körpertemperatur erreicht haben! Für eine schlaffördernde Wirkung können 3 Tropfen esterhaltige Öle (S. 91), mit Vollrahm oder Solubol emulgiert, in 1 Liter Wasser verwendet werden. Die Socken unmittelbar vor dem Schlafengehen anziehen. Bleiben die Socken zum Einschlafen, entziehen sie anfänglich dem Körper Wärme, bevor sie wärmend und gefäßerweiternd wirken und so über die Aktivierung des Nervus parasympathicus eine beruhigende, schlafunterstützende Wirkung fördern.

Anmerkung: Nasse Socken können durch den Einsatz entsprechender Basensalze und ätherischer Öle auch zur Entgiftung eingesetzt werden.

Halskompresse

Indikationen: Schluckschmerzen, Halsschmerzen, Heiserkeit

Kontraindikationen: Hautaffektionen im Auflagebereich, Allergien auf ätherische Öle oder Zitronensäure

Material:

- 1 größere Gazewindel
- 1 kleine Gazewindel oder 1 großes Baumwolltaschentuch oder 1 Viskosevlies/Windeleinlage
- 1 Zitrone (k.b.A.) oder ätherisches und fettes Öl
- Wasser

Variante Zitrone: Je nach Durchmesser der Zitrone drei bis vier 5 mm dicke Scheiben schneiden und auf dem kleinen Tuch platzieren. Das Tuch so falten, dass zwischen Zitronenscheiben und Haut nur eine Stofflage liegt und die Zitronenscheiben den Hals von Kieferwinkel bis Kieferwinkel abdecken. Dann die Auflage mit der größeren Gazewindel fixieren. Zitronenscheiben, solange sie kühlend wirken und keine Reizung wahrgenommen wird, liegen lassen. Den Hals nach der Anwendung mit lauwarmem Wasser abwaschen und nach Bedarf einen Schal tragen.

Anmerkung: Zitronensäure reizt die Haut, deshalb nur 1 Anwendung pro Tag durchführen!

Variante Öl: 5 ml Johanniskraut- oder Olivenöl mit je 1 Tr. Bergamotte und 1 Tr. Lorbeer oder 1 Tr. Niaouli mischen. Den Hals mit der Mischung gut einstreichen, das kleinere Tuch mit kühlem Wasser tränken, gut auswringen, um den Hals legen und mit der größeren Gazewindel fixieren. Kompresse entfernen, wenn keine kühlende Wirkung mehr wahrgenommen wird.

Als Ergänzung zur Kompresse können innerlich 8–10 Tropfen Sanddornfruchtfleischöl pur eingenommen und vor dem Schlucken gut eingespeichelt werden.

Augen-, Nacken-, Stirnkompressen und Pulswickel

Indikationen: Entzündungen, Hautreizungen, Müdigkeit, Konzentrationsmangel, Kopfschmerzen, Kreislaufbeschwerden, stumpfe Traumata

Kontraindikationen: Unverträglichkeit des verwendeten Hydrolates oder der darin enthaltenen Konservierungsstoffe zum Beispiel: Algenextrakt, Rettichextrakt oder Alkohol

Material:

- Hydrolat
- Wattepads oder Baumwollkompressen oder Papiertaschentücher
- für die Fixierung je nach Ort: Gazewindel, Mullbinde oder elastische Binde

Träger mit einigen Sprühstößen Hydrolat (S. 261) befeuchten. Je feuchter die Auflage umso stärker die wärmeableitende Wirkung! Die Kompresse auf die betroffene Stelle auflegen und, wenn erwünscht, fixieren. Sobald keine kühlende Wirkung mehr vom Substanzträger ausgeht, Kompresse erneuern.

Temperierte Anwendungen

Indikationen: chronische Schmerzen, Nervenschmerzen, Verspannungen, degenerative, rheumatische Erkrankungen, Bauchkrämpfe, Menstruationsbeschwerden, Harnverhalten, Husten, Bronchitis

Kontraindikationen: Allergien, Abneigung gegen Zusätze, wenn Wirkung als unangenehm empfunden wird oder sich die Beschwerden unter der Einwirkung der Anwendung verschlechtern

Material:

- 3 % ätherisches Öl gemischt in einem fetten Trägeröl (S. 247)
- kleine Gazewindel oder großes Taschentuch oder Baumwollkompresse 10 × 10 cm
- Plastikbeutel oder Bienenwachstuch
- Bettflasche (28–35 Grad warm)
- Baumwollwatte oder Rohwolle
- Material zum Fixieren

Nackenkompresse – Beispiel Verspannungen

- 1 Essl. (12 ml) Johanniskrautöl (S. 251)
- 3 Tr. Majoran, süß (Origanum majorana)
- 2 Tr. Lavendel
- 2 Tr. Mandarine rot

Mischung auf dem – auf der lauwarmen Bettflasche/Wärmflasche vorgewärmten – Innentuch verteilen. Substanzträger in Plastikbeutel legen oder in Bienenwachstuch einschlagen auf der Bettflasche knapp bis unter Körpertemperatur erwärmen. Dann aus dem Beutel/Tuch entnehmen, auf bedürftige Stelle legen, großzügig mit ebenfalls angewärmter Baumwollwatte oder Rohwolle abdecken und fixieren. Am besten eignen sich dazu Netzhosen, diese im Schritt aufschneiden und unter dem Bündchen seitlich 2 Einschnitte für die Arme machen. Entsteht kein Juckreiz, keine Rötung, und keine andere Hautveränderung, nach 30 Minuten kann die Kompresse auch über länger oder über Nacht getragen werden.

Brustauflage – Beispiel Reizhusten

1 Essl. (12 ml) Johanniskraut- oder Olivenöl mischen mit

- 2 Tr. Atlaszedernöl
- 3 Tr. Benzoe-Extrakt
- 2 Tr. Mandarine rot oder 2 Tr. Thymian Ct. Linalool

Für Kinder ab 2 Jahren auf 1 Essl. Trägeröl je 1 Tr. der obengenannten Öle nutzen.

Vorgehen wie unter Nackenkompresse beschrieben. Für die Fixierung auf der Brust eignet sich ein Paar Strumpfhosen aus Wolle oder Baumwolle. Höschenteil der Strumpfhose auf die Brust legen, Beine über die Schulter schlagen, im Rückenbereich überkreuzen und unter der Brust mit den Beinen den Höschenbereich fixieren. Für Kinder kann im Schritt der Strumpfhose ein Loch geschnitten werden, dieses ist für den Kopf, die Arme werden durch die abgeschnittenen Beine gestreckt und so fixiert der Höschenteil die Auflage schön anschmiegend.

Blasenkompresse – Beispiele Harnverhalten und Blasenreizung

Harnverhalten: 1 Essl. (12 ml) Johanniskraut- oder Olivenöl mischen mit

- 4 Tr. Eukalyptus (E. globulus)
- 3 Tr. Zitronen-Eukalyptus (Eucalyptus citriodora) oder 3 Tr. Eucalyptus staigeriana

Blasenreizung oder Blasenentzündung: 1 Essl. (12 ml) Johanniskraut- oder Sesamöl (S. 257) mischen mit

- 3 Tr. frischem(!) Teebaumöl (Melaleuca alternifolia)
- 2 Tr. Zitronen-Eukalyptus (E. citriodora)
- 2 Tr. Palmarosa (Cymbopogon martini) oder – bei Krämpfen – 2 Tr. Majoran, süß (Origanum majorana) oder – bei Candida – 2 Tr. Indianernessel (Monarda fistulosa) oder Koriandersamenöl (Coriandrum sativum)

Vorgehen wie bei der Nackenkompresse beschrieben, auflegen 2 Hand breit unter dem Bauchnabel im Bereich der Symphyse; dort wo sich die beiden Beckenschaufeln mit dem Knorpel verbinden. Ist die Blase gefüllt „schaut sie" wenige Zentimeter über die Symphyse. Bei Blasenbeschwerden immer besonders auf eine adäquate Trinkmenge achten! Bewährt haben sich 1:1 mit Wasser verdünnter Cranberry-Saft, Tees mit Bärentraubenblättern, 2 dl Wasser gemischt mit einer Messerspitze Natron (mehrmals täglich) sowie Präparate mit Kapuzinerkresse und begleitende Sitzbäder.

Gelenk- und Bauchwickel sowie **Nierenkompressen** werden mit entsprechenden ätherischen und fetten Ölen analog zubereitet.

Ohrwickel bei Ohrenschmerzen

5-ml-Braunglasflasche füllen mit

- Johanniskrautöl und mischen mit
- 2 Tr. Lavendel (Lavandula angustifolia)
- 2 Tr. Cajeput (Melaleuca leucadendra) oder
- für Kinder ab 3 Jahren 2 Tr. Lorbeer (Laurus nobilis)

Einen Baumwollwattepfropf vorbereiten, der gut ins Ohr passt, jedoch nicht darin verschwindet. 1 Tr. der Mischung auf den Wattepfropf geben, gut „ausdrücken“ und in den Gehörgang legen. Es darf nie Öl ins Ohr laufen, sonst bildet sich eine Okklusion und die Mikroben können sich eventuell sogar weiter ausbreiten! Ist der Wattepfropf hingegen gut „ausgedrückt“, verdunstet das in der Watte enthaltene ätherische Öle durch die Wärme im Gehörgang und kann diesen gasförmig desinfizieren. Das vom Ausdrücken an den Fingern zurückbleibende Öl wird um den knöchernen Vorsprung hinter dem Ohr – den Warzenforstsatz – sanft einmassiert. Für eine optimale Wirkung wird anschließend ein handgroßes Stück Rohwolle auf das betroffene Ohr gelegt, dieses wird mit einer Mütze oder einem Stirnband fixiert.

Heiße Anwendungen

Indikationen: chronische, abnützungsbedingte Gelenk- und Rückenschmerzen, muskuläre Verspannungen, Spätfolgen nach Verletzungen, Schlafstörungen, Nervosität, Unruhe, Stressabbau, Unterstützung der Organfunktion (Leber, Niere, Darm) und des Wohlbefindens

Kontraindikationen: akute Erkrankungen, alle Formen von akuten Entzündungen (-itis), Herzinsuffizienz, Metall(implantate) im Bereich, wo heiße Applikationen gewünscht werden, Hitzeunverträglichkeit, Unverträglichkeit der Zutaten, 3 Tage oder weniger postoperativ, sehr junge und sehr alte Menschen und Menschen mit Sensibilitätsstörungen wie Multiple Sklerose, Amyotrophe Lateralsklerose, Diabetes sowie Hemi-, Tetra- und Paraplegiker

Material:

- Mischung mit 2–3 % ätherischen Öl in einem fetten Trägeröl
- (kochend-)heißes Wasser
- Gazewindel oder Küchentuch oder Waschlappen als Wärmekern
- Flanellwindel oder Frottiertuch zum Einpacken des Wärmekerns
- Wärmflasche
- Becken
- Küchentuch oder dicke Gummihandschuhe zum Auswringen des Wärmekerns
- für die Auflagestelle geeignete Fixierung

Leber-Dampfkompresse

Zur Unterstützung und Regeneration, nach dem Essen

Kontraindikationen: Siehe Kap. 6.3.1 (S. 316).

Material:

- Bettflasche mit heißem Wasser füllen und Luft vor dem Schließen gut herausdrücken. Flanellwindel/Frottiertuch auf Bettflasche legen und vorwärmen.
- 5 dl Wasser kochend in Thermoskanne abfüllen.
- Küchenhandtuch zum Auswringen des Wärmekerns, quer übers Becken legen
- Wärmekern (Gazewindel/Küchentuch oder Waschlappen) in gewünschte Größe gefaltet in der Mitte des Küchentuchs über dem Becken platzieren
- Thermoskanne danebenstellen
- Einen halbierten Moltonbezug oder ein ca. 30 cm breit gefaltetes Badetuch quer aufs Bett legen, damit ich als Betroffene oder Betroffener oder die Person, welche den Wickel erhält, darauf liegen kann.
- Mischung aus 1 Teel. Johanniskraut- oder Olivenöl, 1 Tr. Rosmarin Ct. Verbenon, 1 Tr. Zitrone (Citrus limon) und 1 Tr. Rose 10 %ig (Rosa × damascena, andere mögliche Öle siehe **Tab. 5.1**), im rechten Oberbauchbereich großzügig auftragen.
- Dann wenig kochendes Wasser aus der Kanne auf den Wärmekern gießen und diesen mit Küchentuch oder Handschuhen gut auswringen. Schnell einpacken in vorgewärmte Flanellwindel/Frottiertuch und auf den eingeölten Oberbauch legen.
- Auf dem Bett liegend Dampfkompresse mit Tuch/Molton fixieren (lassen), Bettflasche darauflegen und 20–30 Minuten einwirken lassen.
- Kompresse entfernen, wenn sie nur noch körperwarm ist.
- Danach warm zugedeckt noch etwas nachruhen.

Feuchtheiße Anwendungen werden genau gleich vorbereitet, mit dem Unterschied, dass der Wärmekern vollständig mit kochendem Wasser getränkt und anschließend möglichst stark ausgewrungen wird. Bei dieser Applikation muss die Temperatur vor dem Auflegen auf der Unterarminnenseite des Wickelempfängers getestet werden. Wird die Wärme als angenehm eingestuft, darf die Kompresse auf die mit Öl vorbereitete Körperstelle aufgelegt und je nach Ort fixiert werden.

Anmerkung: Je nasser der Wärmekern umso größer die Verbrennungsgefahr und umso schneller kühlt die Kompresse aus. Bei nur knapp feuchtem Wärmekern kommt nur der Dampf an die Haut und es entsteht kein Nässe- respektive Kältegefühl.

5 Wichtige Indikationen

Wer zum ersten Mal mit ätherischen Ölen arbeitet, fühlt sich oft zunächst angesichts der vielen Öle und der vielen Möglichkeiten überfordert. Man weiß gar nicht, wie man zu einer Auswahl von Ölen für eine bestimmte Person und deren Problem kommen könnte. Dieses Kapitel vermittelt Ihnen einen Überblick zu den wichtigen Indikationen und ihrer Behandlung.

5.1 Bewährte Öle bei psychischen und körperlichen Symptomen

Für Einsteiger kann es hilfreich sein, mit **Tab. 5.1** erste Erfahrungen und Erfolgserlebnisse zu sammeln, um sich dann langsam an eigene, vielleicht intuitiv geleitete Mischungen heranzutas-

Tab. 5.1 Bewährte Öle bei psychischen und körperlichen Symptomen.

Beschwerde	Kopfnote	Herznote	Basisnote
Psychische Befindlichkeit			
aggressiv	Citrus reticulata (rot)	Chamaemelum nobile Pelargonium graveolens	Santalum album
angespannt	Citrus reticulata (rot) Citrus × aurantium per. Citrus paradisi Citrus × aurantium flos und fol.	Matricaria recutita Chamaemelum nobile	Ocimum basilicum Jasminum grandiflorum Cananga odorata
ängstlich	Citrus × bergamia Citrus aurantiifolia Citrus × aurantium flos und fol.	Chamaemelum nobile Hedychium coronarium Lavandula angustifolia Rosa × damascena Origanum majorana Pelargonium × graveolens Thymus vulgaris Ct. Geraniol	Viola odorata Commiphora glabrescens Nardostachys jatamansi Commiphora molmol
antriebsschwach	Rosmarinus officinalis Piper nigrum	Salvia officinalis	Zingiber officinale

► **Tab. 5.1** Fortsetzung.

Beschwerde	Kopfnote	Herznote	Basisnote
apathisch	Citrus × aurantium flos	Rosa × damascena Rosmarinus officinalis Cymbopogon martini	–
ärgerlich	Citrus paradisi	Matricaria recutita	Helichrysum italicum
Belastungen, zu große/ zu viele	Citrus sinensis	Juniperus communis Michelia alba flos	Cedrus atlantica Cedrus deodara
blockiert, emotional	Citrus limon Melaleuca viridiflora	Achillea millefolium Juniperus communis Plumeria alba	Boswellia sacra Helichrysum italicum
Burn-out	Mentha × citrata Citrus × aurantium fol. Pinus cembra Pinus sylvestris	Pelargonium × graveolens Monarda fistulosa Ct. Geraniol Thymus vulgaris Ct. Thymol Coriandrum sativum Ocimum basilicum	Pogostemon cablin Cedrus atlantica Cedrus deodara
depressive Verstimmung	Citrus limon Citrus × aurantium per. Aloysia triphylla Citrus × aurantium flos	Jasminum grandiflorum Cananga odorata Michelia alba flos	Santalum album Hypericum perforatum
Disstress	Citrus × aurantium per. Citrus reticulata (rot)	Ocimum basilicum Origanum majorana Artemisia dracunculus Pelargonium × graveolens Lavandula angustifolia	Vetiveria zizanioides
Empfindsamkeit	Abies sibirica Picea abies	Acacia dealbata Juniperus communis	Cedrus atlantica Cedrus deodara Leptospermum scoparium
Erdung, Wunsch nach	–	–	Aquilaria malaccensis Angelica archangelica Vetiveria zizanioides Pogostemon cablin Zingiber officinale
erschöpft, nervlich	Melaleuca alternifolia Mentha × citrata	alle Thymus vulgaris Laurus nobilis Salvia sclarea Mentha × piperita Kunzea ericoides Ocimum sanctum	Pogostemon cablin Satureja montana
Essstörung, leichte	Citrus paradisi Citrus × aurantium fol.	Pelargonium × graveolens	Vanilla planifolia
gereizt	Citrus × aurantium (alle Teile)	Pelargonium × graveolens Lavandula angustifolia Cinnamomum camphora Ct. Linalool	–

▸ **Tab. 5.1** Fortsetzung.

Beschwerde	Kopfnote	Herznote	Basisnote
hyperaktiv	Citrus reticulata per. Citrus reticulata fol. Citrus × bergamia	Chamaemelum nobile Lavandula angustifolia Cinnamomum camphora Ct. Linalool	Vetiveria zizanioides
instabil, seelisch	Citrus × aurantium flos	Pelargonium × graveolens Monarda fistulosa Ct. Geraniol Juniperus communis Leptospermum scoparium	Cedrus atlantica Cedrus deodara
Kindheits-trauma	Citrus reticulata (rot) Citrus × aurantium flos	Rosa × damascena	Helichrysum italicum
Konzentra-tionsmangel	Mentha × piperita Citrus limon Citrus × aurantium fol. Elettaria cardamomum	Eucalyptus radiata Hyssopus officinalis Cupressus sempervirens Rosmarinus officinalis	–
Laune, schlechte	Citrus × bergamia Citrus × aurantium per. Citrus reticulata (grün) Citrus paradisi	Pelargonium × graveolens Cymbopogon martini Monarada fistulosa Ct. Geraniol	Vanilla planifolia Styrax tonkinensis Liquidambar orientalis
Missbrauchs-erlebnis	Citrus paradisi Citrus × aurantium flos	Rosa × damascena Pelargonium × graveolens	Iris germanica Vetiveria zizanioides Vanilla planifolia Styrax tonkinensis
mutlos	Melaleuca cajuputi	Matricaria recutita Chamaemelum nobile Kunzea ericoides	Cedrus deodara
Mutter-problematik	–	Matricaria recutita Chamaemelum nobile Achillea millefolium	–
Nervosität	Citrus × aurantium flos Pinus cembra	Melissa officinalis Salvia sclarea Leptospermum scoparium Cymbopogon martini Cinnamomum camphora Ct. Linalool	Laurus nobilis Commiphora molmol Boswellia sacra
rastlos	Cymbopogon flexuosus Cymbopogon nardus	Carum carvi	Pogostemon cablin Angelica archangelica
Schlaf, zu viel	–	Rosmarinus officinalis	Piper nigrum Zingiber officinale
Schlaf, unruhig	Citrus reticulata (rot)	Rosa × damascena Melissa officinalis Cymbopogon martini Chamaemelum nobile Myrtus communis Ct. Myrtenylacetat Pelargonium × graveolens	Angelica archangelica Vetiveria zizanioides

► **Tab. 5.1** Fortsetzung.

Beschwerde	Kopfnote	Herznote	Basisnote
Schock-zustand	Citrus × aurantium flos	Chamaemelum nobile	–
Selbstver-trauen, zu wenig	Pinus sylvestris Rosmarinus officinalis	Rosa × damascena Thymus vulgaris Ct. Geraniol Juniperus communis Laurus nobilis	Cedrus deodara Zingiber officinale
Sexualität, Ablehnung	Pinus sylvestris	Cananga odorata Thymus vulgaris Ct. Geraniol Polianthes tuberosa Cinnamomum camphora Ct. Linalool Monarda fistulosa Ct. Geraniol	Aquilaria malaccensis Vetiveria zizanioides Pogostemon cablin Santalum album Cuminum cyminum Satureja montana Myrocarpus fastigiatus
Tod, Angst vor	Citrus × aurantium fol Citrus × bergamia Citrus × aurantium flos	Rosa × damascena	Boswellia sacra Iris germanica
Trauer	Citrus × aurantium flos Citrus × bergamia	Rosa × damascena Melissa officinalis Lavandula angustifolia Plumeria alba Polianthes tuberosa	Iris germanica Boswellia sacra Nardostachys jata-mansi Santalum album Commiphora molmol
unausge-glichen	Elettaria cardamomum	Pelargonium × graveolens Monarda fistulosa Ct. Geraniol	Santalum album
Vater-problematik	Pinus sylvestris	Cupressus sempervirens	Santalum album
verletzt, seelisch	Citrus × aurantium flos	Rosa × damascena Lavandula angustifolia Chamaemelum nobile	Iris germanica Commiphora molmol Leptospermum scopa-rium
Weiblichkeit, Angst vor Verlust an	–	Rosa × damascena Cymbopogon martini Thymus vulgaris Ct. Geraniol Cananga odorata Pelargonium × graveolens Leptospermum scoparium Jasminum grandiflorum Hedychium coronarium flos	Vetiveria zizanioides
zerstreut	Citrus aurantiifolia	Cupressus sempervirens	–

► **Tab. 5.1** Fortsetzung.

Beschwerde	Kopfnote	Herznote	Basisnote
Kopfbereich			
Kopfschmerzen	Citrus reticulata (rot) Eucalyptus Ct. Cineol Rosmarinus Ct. Campher Melaleuca viridiflora Citrus × aurantium flos	Mentha × piperita + + + (10 % in Alkohol) Melissa officinalis Lavandula angustifolia Origanum majorana Chamaemelum nobile Rosa × damascena Ocimum basilicum	–
Skelett – Muskulatur			
Arthritis	Eucalyptus globulus Eucalyptus citriodora Leptospermum petersonii	Matricaria recutita Rosa × damascena Achillea millefolium Bursera graveolens Piper nigrum	Boswellia sacra Commiphora molmol
Hämatom	*Immortellehydrolat*	Piper nigrum Leptospermum scoparium	Helichrysum italicum + + +
Krämpfe	Citrus reticulata (rot) Citrus × aurantium fol. Citrus × aurantium flos	Origanum majorana + + + Lavandula angustifolia Cananga odorata Ocimum basilicum	–
Muskelkater	Mentha × piperita Kampferbaum Rosmarinus Ct. Campher Melaleuca cajuputi Juniperus communis Pinus sylvestris	Origanum majorana Laurus nobilis Lavandula latifolia Matricaria recutita	Syzygium aromaticum Myristica fragrans Zingiber officinale
Muskelschmerzen	Rosmarinus Ct. Campher Piper nigrum *Johanniskrautmazerat* *Mohnblütenmazerat*	Betula lenta Gaultheria procumbens	Myristica fragrans
rheumatische Erkrankungen	Melaleuca cajuputi Eucalyptus globulus Eucalyptus citriodora Juniperus communis Gaultheria procumbens	Matricaria recutita Litsea cubeba Melissa officinalis Rosa × damascena Laurus nobilis Bursera graveolens Piper nigrum	Boswellia serrata Zingiber officinale Myristica fragrans innerlich: *Boswellia-serrata-Kapseln*
Herz – Kreislauf – Gefäße			
zur Blutstillung	–	Cupressus sempervirens	Cistus ladanifer + + +
Füße, kalt	–	Origanum majorana Piper nigrum Thymus vulgaris Ct. Thymol	Cinnamomum zeylanicum cort. Zingiber officinale Angelica archangelica
Hämorrhoiden	*Calophyllumöl* Melaleuca viridiflora	Cupressus sempervirens	Pistacia lentiscus + + + Pogostemon cablin

► **Tab. 5.1** Fortsetzung.

Beschwerde	Kopfnote	Herznote	Basisnote
Herz- arrhythmien	Citrus × aurantium flos Citrus × aurantium fol. Litsea cubeba	Rosa × damascena Pelargonium × graveolens Monarda fistulosa Ct. Geraniol Melissa officinalis	–
Hypertonie	Citrus × aurantium flos Cymbopogon flexuosus Cymbopogon nardus Citrus reticulata (rot)	Cananga odorata + + + Origanum majorana Melissa officinalis Ocimum basilicum Ammi visnaga	Santalum album + + +
Hypotonie	Rosmarinus Ct. Campher	Thymus vulgaris Ct. Thymol Thymus vulgaris Ct. Carvacrol	Pimenta racemosa Ocimum sanctum Piper nigrum
Lymph- stauungen	Myrtus communis Citrus limon	Cupressus sempervirens	Pistacia lentiscus Aquilaria malaccensis Cedrus deodara Santalum album Amyris balsamifera Bulnesia sarmentoi
Tachykardie	Litsea cubeba	Melissa officinalis	–
Ulcus cruris	*Johanniskrautmazerat* *Calophyllumöl* *Sanddornöl*	Lavandula angustifolia Rosa × damascena	Pogostemon cablin Styrax tonkinensis Commiphora molmol
Varizen	Citrus limon Myrtus communis Melaleuca viridiflora Melaleuca alternifolia *Calophyllumöl*	Cupressus sempervirens Rosa × damascena Pelargonium × graveolens	Pistacia lentiscus Cedrus atlantica Pogostemon cablin
Venen- entzündung	Eucalyptus citriodora Litsea cubeba Cymbopogon flexuosus *Sanddornöl*	Rosa × damascena Matricaria recutita Achillea millefolium	Boswellia sacra Commiphora molmol
Verdauungssystem			
Blähungen	Citrus reticulata (rot) Citrus × aurantium per.	Foeniculum vulgare Pimpinella anisum Coriandrum sativum Carum carvi Cuminum cyminum Ocimum basilicum	innerlich: *Schwarz-kümmelöl*
Durchfall (Diarrhö)	Citrus × aurantium flos Citrus × aurantium fol. Citrus × aurantium per.	Cupressus sempervirens Pelargonium × graveolens	Zingiber officinale Angelica archangelica
Gastritis	innerlich: *Sanddornfrucht-fleischöl* + + +	Matricaria recutita Rosa × damascena Melissa officinalis Achillea millefolium	Boswellia serrata

▸ **Tab. 5.1** Fortsetzung.

Beschwerde	Kopfnote	Herznote	Basisnote
Koliken	Citrus reticulata (rot)	Chamaemelum nobile Ocimum basilicum Artemisia dracunculus Foeniculum vulgare	–
Kolitis	Eucalyptus citriodora Cymbopogon flexuosus	Matricaria recutita Rosa × damascena Achillea millefolium	Boswellia serrata
Leber-insuffizienz (choleretisch/ cholagog)	Rosmarinus Ct. Verbenon Citrus limon	Rosa × damascena Carum carvi Levisticum officinale Apium graveolens Melissa officinalis	Curcuma longa
Übelkeit	Mentha × piperita + + + (v. a. postoperativ) Citrus limon	Foeniculum vulgare	Zingiber officinale + + + Angelica archangelica
Verstopfung (Obstipation), schlaff	Rosmarinus Ct. Cinnamomum camphora Ct. Bornan-2-on (Ravintsara)	Cupressus sempervirens Piper nigrum	Zingiber officinale Myristica fragrans
Verstopfung (Obstipation), spastisch	Citrus reticulata (rot) Mentha × piperita Citrus × aurantium fol. Citrus × aurantium per.	Chamaemelum nobile Ocimum basilicum Artemisia dracunculus Foeniculum vulgare Ammi visnaga	–
Atemwege			
Bronchitis, asthmatisch	*Schwarzkümmelöl* Citrus reticulata (rot)	Hyssopus decumbens	Nigella sativa Boswellia sacra innerlich: *Eucalyptol-kapseln*
Husten, katarrhalisch	Eucalyptus radiata Eucalyptus globulus Mentha spicata Rosmarinus Ct. Verbenon Mentha × piperita Rosmarinus Ct. Bornan-2-on Eucalyptus staigeriana Melaleuca viridiflora Melaleuca cajuputi Cinnamosma fragrans	Hyssopus officinalis alle Thymus vulgaris Lavandula latifolia Lavandula stoechas Salvia officinalis Foeniculum vulgare Pinus sylvestris	Cedrus atlantica Boswellia sacra Inula graveolens Styrax tonkinensis Liquidambar orientalis
Husten, Reiz-	Melaleuca viridiflora Eucalyptus citriodora Eucalyptus staigeriana Citrus × aurantium fol. Rosmarinus Ct. Verbenon	Chamaemelum nobile Artemisia dracunculus Ocimum basilicum Foeniculum vulgare Pimpinella anisum	Styrax tonkinensis Liquidambar orientalis Commiphora molmol
Husten, spastisch	Citrus reticulata (rot)	Cupressus sempervirens Ammi visnaga	Cedrus atlantica

► **Tab. 5.1** Fortsetzung.

Beschwerde	Kopfnote	Herznote	Basisnote
Influenza	Cinnamamum camphora Ct. 1,8-Cineol (Ravintsara) Eucalyptus globulus Eucalyptus radiata	Melissa officinalis Lavandula angustifolia Rosa × damascena Pelargonium × graveolens Thymus vulgaris Ct. Thujanol	Commiphora molmol Cistus ladanifer
Otitis	*Johanniskrautmazerat* Melaleuca cajuputi Cinnamosma fragrans	Lavandula angustifolia Laurus nobilis Rosa × damascena	Boswellia sacra
Rhinitis/ Sinusitis	Ocimum basilicum Citrus limon alle Melaleuca-Arten Eucalyptus rad. und cit. Mentha spicata Cinnamosma fragrans Rosmarinus Ct. Cineol Abies alba	Salvia officinalis Picea excelsa Thymus vulgaris Ct. Thujanol Melissa officinalis Lavandula latifolia	Cedrus atlantica Syzygium aromaticum Styrax tonkinensis Liquidambar orientalis
Schnupfen, allergisch	Melaleuca viridiflora Myrtus communis	Leptospermum scoparium Melissa officinalis Matricaria recutita	–
Tonsillitis	Citrus bergamia alle Melaleuca-Arten Citrus limon	Salvia officinalis Leptospermum scoparium Lavandula angustifolia Pelargonium × graveolens	Santalum album *Rosa-damascena-Attar*
Haut – Haar – Schleimhaut			
Abszess (Okklusiv- verband!)	*Calophyllumöl* Melaleuca alternifolia	Ferula gummosa Lavandula angustifolia Rosa × damascena Matricaria recutita	Commiphora molmol Daucus carota Canarium luzonicum
Akne	Melaleuca alternifolia Cymbopogon martini Citrus × bergamia	Matricaria recutita Pelargonium × graveolens Thymus vulgaris Ct. Geraniol Thymus vulgaris Ct. Linalool Rosa × damascena Leptospermum scoparium Rosa × damascena	Pogostemon cablin Daucus carota
Aphthen	Citrus limon	Salvia officinalis	Commiphora molmol
Cellulite	*Centellamazerat* + + + Citrus paradisi Juniperus communis Rosmarinus Ct. Cineol Citrus sinensis	Cupressus sempervirens Pelargonium × graveolens Foeniculum vulgare Piper nigrum	Cedrus atlantica + + + Cinnamomum zeylanicum cort.
Couperose (erweiterte Äderchen)	Citrus limon Citrus × aurantium flos Citrus × aurantium fol.	Cupressus sempervirens Pelargonium × graveolens Rosa × damascena Bursera delpechiana	Pistacia lentiscus Boswellia serrata
Dekubitus- prophylaxe	Melaleuca alternifolia	Lavandula angustifolia Lavandula latifolia	Cistus ladanifer Styrax tonkinensis Boswellia sacra

► **Tab. 5.1** Fortsetzung.

Beschwerde	Kopfnote	Herznote	Basisnote
Furunkel (Okklusiv-verband!)	*Calophyllumöl* *Arhama-Salbe (Bombastus)*	Ferula gummosa + + + Lavandula angustifolia Matricaria recutita Melaleuca viridiflora	–
Fußnagelpilz	Melaleuca alternifolia	Monarda fistulosa Thymus vulgaris Ct. Thymol Thymus vulgaris Ct. Carvacrol Leptospermum scoparium	Satureja montana Origanum vulgare Tagetes glandulifera + + + Pogostemon cablin
Haar, schuppig	Rosmarinus officinalis	Pelargonium × graveolens	Cedrus atlantica Pogostemon cablin
Haarausfall, Alopecia areata	Rosmarinus officinalis	Cananga odorata Cupressus sempervirens	Pimenta racemosa + + + Cedrus atlantica + + +
Haut, empfindlich	Citrus × aurantium flos Citrus × aurantium fol.	Matricaria recutita Rosa × damascena	Santalum album
Haut, entzündet	*Rosenhydrolat* + + + *Melissenhydrolat* *Sanddornöl*	Matricaria recutita Rosa × damascena Achillea millefolium	Pogostemon cablin Commiphora molmol
Haut, faltig	*Hagebuttenkernöl* + + + Citrus × aurantium flos	Cananga odorata	Boswellia sacra Vetiveria zizanioides
Haut, fettig	Citrus limon Citrus × bergamia Juniperus communis Citrus × aurantium flos Citrus paradisi Cymbopogon flexuosus	Salvia officinalis Pelargonium × graveolens Cupressus sempervirens	Cedrus atlantica
Haut, rissig, Rhagaden	*Sheabutter* + + +	Lavandula angustifolia Pelargonium × graveolens Rosa × damascena	Styrax tonkinensis Boswellia sacra Pogostemon cablin
Haut, trocken	*Avocadoöl* *Macadamiaöl* *Sheabutter*	Matricaria recutita Pelargonium × graveolens	Daucus carota
Herpes labialis	Cinnamomum camphora Ct. 1,8-Cineol (Ravintsara) Melaleuca viridiflora Citrus × bergamia Melaleuca alternifolia	Melissa officinalis *Melissenhydrolat* Lavandula angustifolia	*Kakaobutter*
Konjunktivitis	*Myrtenhydrolat*	*Rosenhydrolat* + + +	–
Narben, zur Epithelisierung	*Hagebuttenkernöl* + + + Mentha spicata	Lavandula latifolia Hyssopus officinalis Canarium luzonicum	Boswellia sacra Cistus ladanifer Cedrus atlantica
Neurodermitis	*Borretschsamenöl* + + +	Lavandula angustifolia Pelargonium × graveolens	Cistus ladanifer Helichrysum italicum Pogostemon cablin
Ödem	Citrus × aurantium fol. Juniperus communis	Foeniculum vulgare Pelargonium × graveolens	–

► **Tab. 5.1** Fortsetzung.

Beschwerde	Kopfnote	Herznote	Basisnote
Psoriasis	Citrus × bergamia	Apium graveolens Levisticum officnale Lavandula angustifolia Pelargonium × graveolens Ammi visnaga	Daucus carota Pogostemon cablin Leptospermum scoparium
Schnittverletzung	Citrus limon Melaleuca alternifolia	Cupressus sempervirens Lavandula angustifolia Pelargonium × graveolens	Cistus ladanifer + + +
Schwangerschaftsstreifen, vorbeugend	*Sheabutter* + + +	Pelargonium × graveolens Lavandula angustifolia	Boswellia sacra Daucus carota
Schweiß, exzessiv	Citrus limon Citrus aurantiifolia	Salvia officinalis Cupressus sempervirens	*Salbeihydrolat*
Vaginalmykosen	Melaleuca alternifolia (frisch!) Cymbopogon martini	Lavandula angustifolia Rosa × damascena Leptospermum scoparium	Pogostemon cablin *Rosenhydrolat* (ohne Alkohol)
Warzen	*Calophyllumöl* + + + Backhousia citriodora Citrus hystrix fol. Leptospermum petersonii Eucalyptus citriodora	Lavandula latifolia Hyssopus officinalis Canarium luzonicum	–
Zahnfleischentzündung	*Rathaniatinktur*	Rosa damascena Matricaria recutita	Commiphora molmol Pistacia lentiscus
Zoster (Gürtelrose)	*Calophyllumöl* Cinnamomum camphora Ct. 1,8-Cineol (Ravintsara) + + + Eucalyptus citriodora	Melissa officinalis Cymbopogon martini	Commiphora molmol
Hormonsystem – Zyklus			
Blutungen, stark	Citrus aurantiifolia Mentha × piperita	Cupressus sempervirens Pelargonium × graveolens Myrtus communis Salvia officinalis	Boswellia serrata
Dysmenorrhö	Citrus reticulata (rot) Citrus × aurantium fol. Citrus × aurantium flos	Chamaemelum nobile Origanum majorana Myristica fragrans Salvia sclarea Cananga odorata Jasminum grandiflorum	Myristica fragrans
Hitzewallungen	Mentha × piperita	Salvia sclarea Salvia officinalis	–
PMS	Citrus reticulata (rot) Citrus × aurantium flos Citrus × aurantium fol.	Salvia sclarea (nur bei schwacher Blutung) Origanum majorana Rosa × damascena	innerlich: *Borretschöl* Agnus castus

► **Tab. 5.1** Fortsetzung.

Beschwerde	Kopfnote	Herznote	Basisnote
Zyklus, unregelmäßig in 1. Hälfte anzuwenden	–	Salvia sclarea Origanum majorana Foeniculum vulgare Artemisia dracunculus Salvia officinalis Jasminum grandiflorum	–
Zyklus, unregelmäßig in 2. Hälfte anzuwenden	Juniperus communis Rosmarinus officinalis Citrus limon Pinus sylvestris Citrus × bergamia	Pelargonium × graveolens Levisticum officinale Apium graveolens	Piper nigrum Daucus carota Agnus castus
Schwangerschaft			
Gebärmutter: Subinvolutio uteri	*Hirtentäscheltee* + + +	Lavandula angustifolia Jasminum grandiflorum	–
„Geburtseinleitung“, wehenunterstützend	Aloysia triphylla	Foeniculum vulgare Salvia officinalis	Cinnamomum zeylanicum cort. Syzygium aromaticum
Geburtsschmerzen	Citrus reticulata (rot) Citrus × aurantium flos Citrus × aurantium fol.	Lavandula angustifolia (auch pur) Jasminum grandiflorum Cananga odorata Rosa × damascena Salvia sclarea	–
Hämorrhoiden	*Calophyllumöl* Melaleuca cajuputi	Cupressus sempervirens	Pistacia lentiscus Pogostemon cablin
Milchbildung	Pimpinella anisum *Schwarzkümmelöl*	Foeniculum vulgare Coriandrum sativum	Daucus carota
Milchüberfluss	Citrus limon *Quarkkompresse*	Cupressus sempervirens Salvia officinalis	–
Mastitis	*Quarkkompresse* + + +	*Rosenhydrolatauflagen* (kühl)	–
Perineum, Vorbereitung (4–6 Wochen vorher)	*Johanniskrautöl* *Sheabutter*	Rosa × damascena Lavandula angustifolia	Boswellia sacra
Ödeme	Citrus limon Citrus × aurantium fol.	Pelargonium × graveolens Lavandula angustifolia	Santalum album Pogostemon cablin
Sodbrennen	Cymbopogon flexuosus Citrus × aurantium per.	Coriandrum sativum Foeniculum vulgare Elettaria cardamomum	Zingiber officinale dest.
Stimmungsschwankungen (psychische „Achterbahn“)	Citrus × aurantium flos Citrus × bergamia Citrus × aurantium fol.	Cupressus sempervirens Pelargonium × graveolens Rosa × damascena	Cedrus atlantica Cedrus deodara

► **Tab. 5.1** Fortsetzung.

Beschwerde	Kopfnote	Herznote	Basisnote
Striae (Schwangerschaftsstreifen)	*Sheabutter* +++ Citrus × aurantium flos Citrus reticulata (rot)	Lavandula angustifolia Pelargonium × graveolens	Boswellia serrata Daucus carota
Übelkeit	Mentha × piperita	Chamaemelum nobile	Zingiber officinale dest.
Wehen, vorzeitig	–	Origanum majorana +++	–
Verstopfung (Obstipation)	Mentha × piperita Citrus reticulata (rot)	Lavandula angustifolia Chamaemelum nobile	Zingiber officinale
Säugling (ab 6 Monaten, 0,5 %ige Verdünnung)			
Blähungen, Koliken	Citrus reticulata (rot)	Foeniculum vulgare Coriandrum sativum fruct.	–
Milchschorf	Melaleuca alternifolia (frisch!)	Rosa × damascena	Santalum album
Neurodermitis	*Borretschsamenöl* *Cistus-Tee Dr. Pandalis* *Schwarzkümmelöl*	Lavandula angustifolia Rosa × damascena *Rosenhydrolat*	Cedrus atlantica (st. verdünnt)
Schluckauf	Carum carvi	Coriandrum sativum fruct.	–
Unruhe	Citrus reticulata (rot) *homöopathische Viburcol-Suppositorien*	Rosa × damascena Lavandula angustifolia Foeniculum vulgare	–
Windelpilz	Melaleuca alternifolia (frisch!)	Rosa × damascena *Rosenhydrolat*	–

ten. Der Anamnese- und Behandlungsbogen (**Abb. 4.2**) kann dabei hilfreich sein.

Auswahl und Reihenfolge stellen keine Wertung der ätherischen Öle dar. Die folgenden Tabellen sollen vielmehr als Anregung und zur groben Orientierung dienen. Die mit „+++" markierten Öle und Produkte haben erfahrungsgemäß eine sehr große Erfolgsquote bei der jeweiligen Beschwerde. Fette Öle, Hydrolate oder andere wichtige Ergänzungsprodukte sind in kursiver Schrift angegeben. Die ätherischen Öle zur psychischen Befindlichkeit beziehen sich auf therapeutische Erfahrungen sowie auf Angaben in der Literatur ([377], [469]).

Die Einteilung in Kopf-, Herz- und Basisnote erleichtert eine harmonische Mischung. Ein gutes Mischungsverhältnis kann 3:2:1 Tropfen betragen (auf 10 ml Trägeröl, das entspricht einer Verdünnung von 2–3 %). Bei lethargischen Patienten und am späten Tag wird man die Kopfnote eher betonen, bei hyperaktiven Menschen bzw. am Vormittag nimmt man mehr von der Basisnote.

Schritt 1 Zunächst sucht man in der ersten Tabelle 3–4 Öle aus, die am ehesten zur momentanen **psychischen Befindlichkeit** passen. Eventuell kann man mit dem Patienten die Stichwörter der Tabelle durchgehen („Fühlen Sie sich eher hyperaktiv oder ...?", „Fühlen Sie sich eher überlastet oder ...?"); vorzugsweise sollte man je 1 Öl pro Spalte notieren. Bei vielen „Treffern" vermerkt man die Öle, deren Nennung wiederholt wird.

Schritt 2 Nun erfragt man mindestens ein körperliches Thema: Neigt jemand oft zu Kopfschmerzen, leidet der Patient an Verspannungen oder plagt ihn immer wieder eine Sinusitis? Die passenden Öle werden notiert. Wenn dann ein oder mehrere Öle aus dem psychischen Bereich auch bei den **körperlichen Symptomen** vorkommen, kommen sie in die engere Wahl. Der Patient sollte der Nase nach gehen und so auf 3 oder maximal 4 Öle pro Behandlung kommen.

5.2 Übersicht: Auswahl der ätherischen Öle

In Anbetracht der vielen ätherischen Öle und der vielen Wirkweisen fällt es insbesondere Anfängern der Aromapraxis oft schwer, sich für ein Öl oder eine Mischung für ihre Klientinnen und Klienten zu entscheiden. Die Übersicht in **Abb. 5.1** bietet Ihnen daher eine kompakte Hilfestellung für die Auswahl geeigneter Öle.

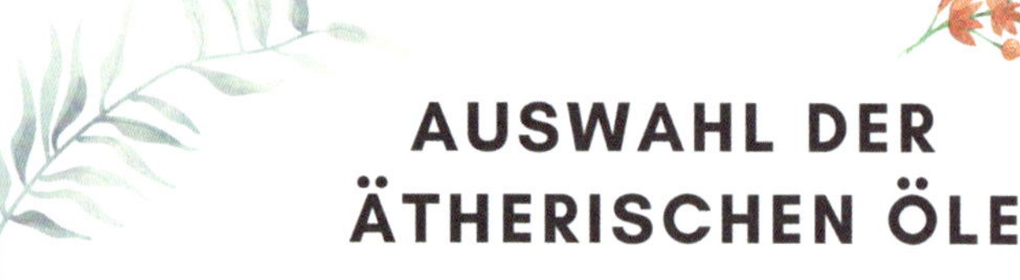

AUSWAHL DER ÄTHERISCHEN ÖLE

1. SCHRITT: WAHRNEHMUNG, BEOBACHTUNG, GESPRÄCH, ANAMNESE

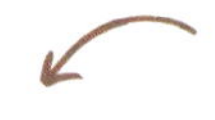

2. Schritt

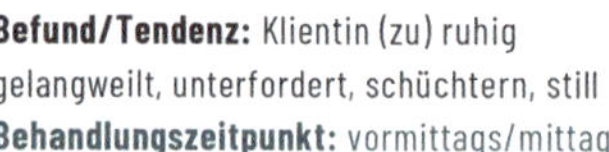

Befund/Tendenz: Klientin (zu) ruhig gelangweilt, unterfordert, schüchtern, still
Behandlungszeitpunkt: vormittags/mittags

3. Schritt

Ziele

leichte Steigerung von Herzschlag und Blutdruck, Verengen der Gefäße > durch Aktivierung, Anregung, Belebung der Klientin

Passende Öle auswählen, die reich sind an:

- Monoterpenen
- Monoterpenolen
- Phenolen
- Bornan-2-on (Campher)
- 1,8-Cineol (Eucalyptol)

2. Schritt

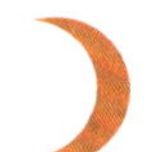

Befund/Tendenz: Klientin (zu) aktiv gestresst, überfordert, nervös, laut
Behandlungszeitpunkt: nachmittags/abends

3. Schritt

Ziele

leichte Senkung von Herzschlag und Blutdruck, Weiten der Gefäße > durch Beruhigen der Klientin in Richtung Entspannung, Entkrampfung

Passende Öle auswählen, die reich sind an:

- Estern & Ethern
- Aldehyden
- Sesquiterpenen
- Sesquiterpenolen
- Sesquiterpenketonen

Feinauswahl: orientiert an

Evidenz

Intellektuelle Entscheidung, z.B.

- Pfefferminze hilft bei Schmerzen
- Ester wirken spasmolytisch
- Calophyllumöl hilft gegen eitrige Prozesse
- Kamillenöl lindert Entzündungen
- Sesquiterpene helfen dem Immunsystem
- Cajeputöl löst zähen Schleim

Lehrbuch

z.B. **Steckbriefe, Tabellen zu ätherischen Ölen**

Ideal für Berufsanfängerinnen

- Drei aktuelle Symptome/Zustände auswählen
- Mehrfach genannte Öle wählen
- Klientin riechen lassen und ggf. mit ihr den Duft verfeinern (etwas mehr Zitrusduft oder Lavendel zur Abrundung)

Aromatogramm

Laborergebnisse

Nur durch Heilpraktikerin und nur bei leichten Infektionen

- Abstrich(e) durchführen und einschicken
- Öle gemäß den Ergebnissen anwenden und empfehlen
- Eher höhere Dosierung als 3 %

Wunsch der Klientin

Wohlbefinden

Ätherische Öle sind der Klientin bereits bekannt

- Vorlieben und Dufterinnerungen erfragen
- Aktuelles Befinden erfragen:
  - Wie fühlen Sie sich heute?
  - Was beschäftigt Sie im Moment?
- Düfte zur Auswahl anbieten

Intuition

Wahrnehmung, Beobachtung der Klientin, z.B.

- Assoziationen: An wen erinnert mich die Klientin?
- Was für ein Typ ist die Klientin?
- Kleidung und Farbvorlieben der Klientin
- Geruch der Klientin, z.B. ein auffälliges Parfüm
- Auftreten der Klientin

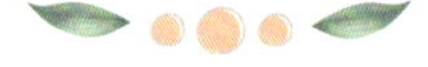

Abb. 5.1 Auswahl der ätherischen Öle.

5.3 Spezielle Anwendungen im klinischen Bereich, im Seniorenheim und in der ambulanten Pflege

Die Aromapflege im klinischen Bereich ist zwar weltweit gesehen bereits recht verbreitet, v. a. in englischsprachigen Ländern, doch es gibt wenige Studien an großen Gruppen von zufällig ausgesuchten Patienten. Kleine Studien können wissenschaftlichen Kriterien oft nicht standhalten: Sei es, dass die Methodik unsauber und fehlerhaft ist oder die Menge der Beteiligten nicht aussagekräftig ist oder evidenzbasiertes Wissen und Erfahrungsberichte vermischt werden [121].

Es werden zudem nur wenige Informationen über recht aussagekräftige Studienergebnisse, beispielsweise über die inzwischen hervorragend untersuchten Lavendelölkapseln zum Schlafen und Beruhigen, in der anerkannten Fachpresse publiziert, sodass diese auch nicht bekannt werden können. Das wundert nicht, da Aromatherapeutinnen und Aromatherapeuten weltweit fast nie einen naturwissenschaftlichen Hintergrund haben [344]. Empirische Erkenntnisse, die durch – teilweise jahrhundertelange – Beobachtung entstanden sind, werden erst recht nicht ernst genommen.

Für naturheilkundliche Mittel und Anwendungen ist es fast nicht möglich, die strengen Vorschriften für wissenschaftliche Arbeiten zu erfüllen. Riechende Substanzen können nicht „unriechend" gemacht werden, denn ihr Wirkmechnanismus beruht nachweislich auf ihrer Funktion als chemische Signalstoffe. Somit ist kein riechendes Placebo möglich, darum lassen sich solche Untersuchungen nicht verblinden. Vielmehr ist inzwischen hinreichend bekannt, dass Wohlfühldüfte den Heilungsweg enorm unterstützen können.

Riechsubstanzen lassen sich also nicht mit neutral schmeckenden und riechenden Pillen vergleichen. Somit sind vorgeschiebene technische Abläufe für Experimente nicht möglich. Wie Prof. Dr. Buchbauer von der Universität Wien zeigen wollte, kann durch Anwendung einer Sauerstoffmaske der Riechsinn sowohl der Probanden als auch der Verabreichenden „verblendet" werden. Doch dies ist nur unter experimentellen Bedingungen möglich. Kranken Patienten kann in den wenigsten Fällen eine unnötige Sauerstoffmaske zugemutet werden.

Eine kontrollierte Studie mit Patienten einer rheumatologischen Akutabteilung im Zürcher Stadtspital Triemli zeigte beispielsweise eine signifikante Verbesserung des Allgemeinbefindens der Teilnehmer, die Aromapflege an sich wurde jedoch nicht sehr positiv bewertet [121].

An dieser Stelle sei auf Kap. 8.3.10 „Komplementäre Pflegemethoden und geltendes Recht in Deutschland" (S. 613) und Kap. 8.4.1 „Aromapflege und geltendes Recht in Österreich" (S. 614) verwiesen, die länderspezifisch wichtige Informationen enthalten.

5.3.1 Anregungen und Rezeptbeispiele

Praktische Bio-Pflegemischungen für unterschiedliche Pflegeanwendungen wurden von namhaften Anbietern entwickelt. Außerdem können Pflegemischungen für den Privatbereich aus wenigen Zutaten (**Abb. 5.2**) schnell hergestellt werden.

Im Folgenden sind Rezepturen für 3 wesentliche Bereiche der Pflegearbeit aufgeführt, die Sie selbst herstellen und ggf. auch variieren können:

- **„Haut als Spiegel der Seele":** Anwendungen von der Dekubitusprophylaxe bis zur Behandlung von Wunden sowie zur adjuvanten Pflegebehandlung bei Hautkrankheiten
- **„Damit einem die Luft nicht wegbleibt":** Möglichkeiten zu Prophylaxe und Linderung bei Infektionen des Respirationstraktes
- **„Einen schützenden Mantel umlegen":** begleitende Anwendungen bei schweren Erkrankungen, v. a. in Altenpflege, Palliativpflege und im Hospizbereich

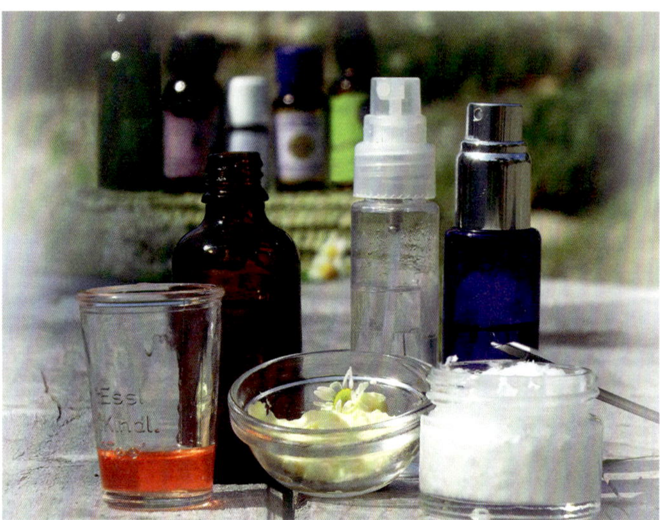

Abb. 5.2 Bestandteile einer Pflegemischung, hier Johanniskrautöl, Kokosfett und Rosenhydrolat. (Foto: Antje Wendel)

Haut als Spiegel der Seele

Eines der dankbarsten Gebiete für erfolgreiche aromapflegerische Behandlungen sind Hauterkrankungen, die sich oftmals noch nicht einmal von einem Dermatologen exakt diagnostizieren lassen.

Die Rezepturen für diesen Bereich werden meistens mit fetten Pflanzenölen hergestellt; diese können entscheidend zum Heilungserfolg beitragen. Besonders vorteilhaft für Hautkrankheiten haben sich das fette Öl von **Rosa rubiginosa** (Hagebuttenkernöl, auch „Wildrosenöl" genannt), das wachsartige Jojobaöl und die Mazerate von **Johanniskraut** und **Ringelblume** (Calendulaöl) herausgestellt. Allergische Hauterkrankungen reagieren besonders gut auf Argan-, Borretschsamen- und Nachtkerzensamenöl (innerlich und äußerlich). Bei besonders trockener Haut sollte Avocado-, Macadamia- und/oder Weizenkeimöl dazugegeben werden. Bei Auftreten von Eiter ist an Calophyllum-inophyllum-Öl zu denken.

Bei der Behandlung von Hauterkrankungen ist es wichtig, die psychischen Ursachen aufzudecken und durch aromatherapeutische Maßnahmen das „aufgekratzte" Innenleben zu stabilisieren. Hier stehen v. a. Öle, die reich an **Estern** und **Sesquiterpenen** sind, im Vordergrund:

- Chamaemelum nobile
- Cistus ladanifer
- Citrus × aurantium flos
- Citrus × aurantium fol.
- Helichrysum italicum
- Lavandula angustifolia
- Leptospermum scoparium
- Pelargonium × graveolens
- Rosa damascena
- Santalum album

Bei langwierigen Hauterkrankungen sollte auch immer die Besiedelung des Darmes auf Candida und andere Pilze sowie auf ein Überhandnehmen von pathogenen Bakterien hin untersucht werden.

Grundsätzlich kann empfohlen werden, bei allen nicht näher bekannten **akuten** Störungen der Haut – auch bei Kratzern, kleinen Schnitten, Insektenstichen etc. – ein- bis zweimal ätherisches Lavendelöl pur oder wenig verdünnt mit Jojobaöl und/oder Johanniskrautmazerat aufzutragen. Oft tritt schon nach wenigen Minuten eine sichtbare und spürbare Besserung ein. Bei öfters zu versorgenden Problemen, z. B. bei sehr unternehmungslustigen Kindern, empfiehlt es sich, folgende ausgezeichnet wirkende Mischung bereitzuhalten.

Rezeptur

HeiloSan

- 5 ml Jojobaöl oder Johanniskrautmazerat
- 3 gtt. Lavandula angustifolia
- 2 gtt. Leptospermum scoparium
- 1 gtt. Rosa-centifolia-Absolue

Alle Zutaten in einem Braunglasfläschen gut mischen, bei Bedarf auftragen.
Haltbarkeit bei hygienischer Entnahme: 1 Jahr

Die Behandlung von kleinen Störungen der Haut kann – unabhängig vom Namen, den die Krankheit tragen mag – in 3 Schritten erfolgen:

1. Falls der Verdacht auf einen Befall mit **Bakterien** oder **Pilzen** besteht, wird zunächst mit entsprechenden desinfizierenden, antiinfektiösen Maßnahmen behandelt:
   - Lavandula angustifolia
   - Leptospermum scoparium
   - Melaleuca alternifolia
   - Thymus vulgaris Ct. Thymol
2. Sobald sich eine **Entzündungsreaktion** einstellt, ergänzt man mit antiinflammatorischen Ölen:
   - Litsea cubeba
   - Rosa damascena
   - Matricaria recutita
3. Wenn das akute Geschehen am Abklingen ist, geht man zu **granulationsfördernden** Ölen über:
   - Boswellia sacra
   - Cedrus atlantica
   - Cistus ladanifer
   - Lavandula angustifolia
   - Mentha × piperita

A bis Z der Hautprobleme

Allergie

Eine generell antiallergische bzw. stabilisierende Wirkung auf den allergisch reagierenden Organismus erreichen wir mit ätherischen Ölen, die reich an **Sesquiterpenen** sind, und mit folgenden:

- Leptospermum scoparium
- Matricaria recutita
- Melissa officinalis
- Melaleuca quinquenervia
- Myrtus communis
- Nigella damascena

Ergänzend sollten die fetten Öle von Schwarzkümmel (Nigella sativa) und Argane (Argania spinosa) innerlich und äußerlich genommen werden.

5

Dekubitus (Wundliegen)

Durch lange Bettlägerigkeit kann an Stellen, auf denen lange Druck gelastet hat, die Haut in kürzester Zeit wund werden. Bei Nichtbeachtung kann sich das Haut- und Knochengewebe zersetzen oder sogar eine Blutvergiftung entstehen.

- Öle zur **Dekubitusprophylaxe,** 2 %ig in Johanniskrautmazerat, wenn möglich mit 1–2 % Calophyllumöl:
  - Boswellia sacra
  - Lavandula latifolia
  - Rosmarinus officinalis
- Öle für die **Elastizität** der Haut, 2 %ig in Sheabutter und Calendula-Mazerat:
  - Cananga odorata
  - Citrus × aurantium flos und fol.
  - Lavandula angustifolia
  - Rosa damascena
- Öle bei **Infektionsgefahr**, 2 %ig in Jojobaöl:
  - Leptospermum scoparium
  - Melaleuca alternifolia
  - Thymus vulgaris Ct. Geraniol
- Öle zum **Pflegen** und **Epithelisieren**, 2 %ig in Calendula-Mazerat mit Rosa-rubiginosa- und/oder Sanddornöl, vorher mit Rosenhydrolat besprühen:
  - Boswellia serrata
  - Cedrus atlantica
  - Cistus ladanifer
  - Helichrysum italicum
  - Lavandula angustifolia

Ekzem

Das Ekzem ist eine sehr häufig auftretende, juckende, schubweise auftretende Erkrankung der **Oberhaut** und des Papillarkörpers. Es erscheinen entzündete Flächen, die ohne Narbenbildung abheilen. Juckreiz, Rötung, Nässen und Krustenbildung sind die Anzeichen in der akuten Phase. Diese zu Rückfällen neigende Krankheit kann chronisch werden.

Es gibt das **nichtallergische** Kontaktekzem, ausgelöst durch immer wiederkehrende Reize (Chemikalien, Putzmittel, scharfe Kosmetika etc.). Die Abwehrfunktion der Oberhaut ist hier erschöpft. Das Ekzem heilt bei Weglassen der reizenden Substanz.

Das **allergische** Kontaktekzem tritt zunächst nur an der Stelle des Kontaktes mit dem Allergen auf (Modeschmuck, Haarchemie etc.). Dies kann durch einen Allergietest (Epikutan- bzw. Patch-Test) festgestellt werden.

Ätherische Öle, 2 %ig in fettem Öl, in Mandelöl, eventuell angereichert mit den fetten Ölen von Schwarzkümmel (Nigella sativa) und/oder Argane (Argania spinosa), dazu:

- Citrus × bergamia
- Daucus carota
- Helichrysum italicum
- Lavandula angustifolia
- Matricaria recutita
- Pogostemon cablin
- Rosa damascena
- Santalum album

Fußschweiß

Übermäßiges Schwitzen (nicht nur der Füße) kann auf krankhafte Prozesse hinweisen. Auf alle Fälle ist es eine Form des „Loswerdens“ und Entgiftens, wenn es der Körper anders nicht mehr schafft. Bei dauerhaften Schmerzzuständen kann der Mensch ebenfalls übermäßig schwitzen, genauso wie bei einer Überreaktion des vegetativen Nervensystems v. a. während der **Menopause**.

- ätherische Öle in Fußbädern, Fußcremes und Deosprays:
  - Citrus limon
  - Cupressus sempervirens
  - Salvia officinalis
- bei vegetativen Störungen:
  - Cistus ladanifer
  - Citrus × aurantium fol.
  - Cymbopogon flexuosus
  - Origanum majorana

Fußpilz

Geeignet sind folgende ätherische Öle in Fußbädern und Fußcremes:

- Eucalyptus globulus
- Lavandula angustifolia
- Leptospermum scoparium
- Melaleuca alternifolia
- Origanum vulgare
- Pogostemon cablin
- Satureja montana
- Tagetes glandulifera
- Thymus vulgaris Ct. Thymol

Gürtelrose (Zoster)

Sie kann an jedem Teil der Körperoberfläche auftreten, meistens sind aber das Gesicht oder der Rumpf betroffen. Die Gürtelrose äußert sich durch halbseitige brennende sehr **starke Schmerzen**, Rötung und Bläschen, die nach und nach entlang des Versorgungsgebietes eines Nervs erscheinen. Sie verkrusten und verschwinden nach 2–3 Wochen, ohne Narben zu hinterlassen. Die Schmerzen können jedoch noch wochenlang andauern. Schon vor dem Auftreten des Ausschlages fühlen sich die Betroffenen unwohl und abgeschlagen, und es schmerzen bereits die Hautpartien, an denen sich später der Ausschlag zeigen wird.

Auslöser der Krankheit ist das Varicella-zoster-Virus, das auch Windpocken auslöst. Nach der Infektion verbleibt das Virus in bestimmten Nervenzellen und wird durch eine Schwäche des Immunsystems aktiv. Die Krankheit ist ansteckend.

Folgende Öle, 10 %ig in fettem Calophyllumöl, eignen sich bei dieser Erkrankung (diese Dosierung versteht sich für die Privatanwendung, im institutionellen Pflegebereich werden sie 2 %ig angewendet):

- Cinnamomum camphora Ct. 1,8-Cineol (Ravintsara)
- Cistus ladanifer
- Cymbopogon martini
- Eucalyptus citriodora
- Lavandula latifolia
- Melissa officinalis

Haarausfall

Haarausfall, der durch Anspannung und mangelnde Versorgung der Kopfhaut, Hormonumstellung nach der Schwangerschaft sowie nach Chemotherapie hervorgerufen wird, kann durch folgende Öle positiv beeinflusst werden (je 2 %ig in Jojobaöl und in Zedern- oder Rosmarinhydrolat verschütteln, mindestens 2 Minuten einmassieren, anschließend abdecken):

- Cananga odorata
- Cedrus atlantica
- Lavandula angustifolia
- Pimenta racemosa
- Rosmarinus officinalis
- Thymus vulgaris Ct. Geraniol

Hämatom

„Blaue Flecken" sind **stumpfe** Verletzungen, die ausgezeichnet auf Helichrysum italicum ansprechen. Die darin enthaltenen Lactone wirken antikoagulierend. Ferner eignen sich folgende ätherische Öle:

- Cymbopogon citratus in Traumeel-Salbe (Heel)
- Helichrysum italicum (pur) oder in Arnika-Salbe (Wala oder Weleda)
- Piper nigrum in Arnika-Mazerat

Herpes labialis

Beherbergt man dieses Herpesvirus in seinem Körper, sind die **„Fieberbläschen"** immer ein Ergebnis einer schwachen Abwehrlage. Bei sehr häufigem Befall sollte an eine Darmsanierung gedacht und sonstige Maßnahmen zur Stabilisierung des Immunsystems sollten ergriffen werden (z. B. entspannende Massagen, Spirulina, Aloe-Präparate, ungesättigte Fettsäuren, „Schutzvitamine" wie Vitamin A, C und E).

Zur Behandlung geeignet sind folgende ätherische Öle:

- Citrus × bergamia
- Juniperus communis in Alkohol
- Lavandula angustifolia in Rescue-Salbe
- Melaleuca alternifolia
- Melissa officinalis (Öl und Hydrolat)

Konjunktivitis

Bindehautentzündung, übermüdete und gereizte Augen sowie schmerzhafte Reizungen der Haut sprechen sehr gut auf Kompressen mit leicht gekühltem Myrten- oder **Rosenhydrolat** an: Kompresse oder Wattepads gut besprühen und mehrmals täglich für 10 Minuten auf die **geschlossenen** Augen legen.

Nagelpilz

Nagelpilze können ebenso wie Pilzerkrankungen der Haut durch ein feuchtwarmes Klima (Synthetiksocken, Sportschuhe) begünstigt werden. Hier muss sehr konsequent gut 2 Wochen mit antimykotischen Ölen in Form von Einpinselungen und Bädern gearbeitet werden.

- ätherische Öle für empfindliche Haut und Schleimhäute:
  - Melaleuca alternifolia (frisch)
  - Leptospermum scoparium
  - Lavandula angustifolia
  - Cymbopogon martini
  - Pelargonium × graveolens
  - Monarda fistulosa Ct. Geraniol
  - Thymus vulgaris Ct. Geraniol
  - Pogostemon cablin
- für Hände und Füße:
  - Eucalyptus globulus
  - Origanum vulgare
  - Satureja montana
  - Tagetes glandulifera
  - Thymus vulgaris Ct. Thymol

Operationsnarben

Auf frische Operationsnarben kann sofort Lavandula angustifolia (ggf. mit Cistus ladanifer) pur gegeben werden. Das wird bereits von Hebammen praktiziert, beispielsweise auf frische Dammnähte: Der Schnitt wird keimarm gehalten, der Schmerz gedämmt und der Heilungsprozess setzt schneller ein.

Psoriasis vulgaris

Typisches Erkennungszeichen der Schuppenflechte sind die scharf umrissenen, rötlichen Flecken mit silberweißen **Schuppen**. Befallen sind meistens Ellenbogen, Knie und Kreuzbein, es können juckende Herde auftreten. Durch leichtes Kratzen kann man die oberen Schuppen ablösen und erkennt ein feines Psoriasishäutchen. Nach dessen Ablösung kommt es zu dicht beieinander liegenden, punktförmigen Blutaustrittsstellen. Besonders unter Alkoholeinfluss und Zigarettenkonsum verschlechtert sich das Krankheitsbild. Eine genetische Veranlagung scheint wahrscheinlich.

Folgende ätherische Öle (2 %ig in Sheabutter) eignen sich zur Behandlung:

- Ammi visnaga
- Angelica archangelica
- Cistus ladanifer
- Citrus × bergamia
- Daucus carota
- Helichrysum italicum
- Lavandula angustifolia
- Leptospermum scoparium
- Levisticum officinale
- Pogostemon cablin
- Santalum album

Ulcus cruris

Das schlecht heilende Unterschenkelgeschwür kann als Folge eines gestörten Blutrückflusses in den Beinvenen im Bereich der Knöchel entstehen. Aber auch arterielle Durchblutungsstörungen, Diabetes, Bakterien- oder Pilzinfektionen, Hautkrebs, Syphilis und bestimmte Formen der Anämie können die Ursache sein.

Die ätherischen Öle werden 2 %ig in Johanniskrautmazerat angewendet, vorher kann man das Unterschenkelgeschwür eventuell mit (frischem) Rosenhydrolat besprühen:

- Cistus ladanifer
- Ferula gummosa
- Lavandula angustifolia
- Melaleuca alternifolia
- Pistacia lentiscus
- Rosa damascena

Verbrennungen, Sonnenbrand

Kleine Verbrennungen (auch durch die Sonne) sprechen ausgezeichnet auf eine 1:1-Mischung aus Aloe-vera-Gel (möglichst ohne reizende Zusatzstoffe, z. B. von Alverde) und **Lavandula angustifolia** an. Besprühen mit **Rosenhydrolat** ist kühlend und schmerzlindernd.

Warzen

Warzen werden durch das Papillomavirus verursacht. Gelegentlich hilft hier das potenziell toxische Öl der Thuja occidentalis (auch als homöopathische Urtinktur), ansonsten lohnt es sich, mit folgenden antiviralen ätherischen Ölen zu experimentieren:

- Backhousia citriodora
- Cistus ladanifer
- Citrus hydrix fol.
- Cymbopogon citratus
- Leptospermum petersonii
- Melissa officinalis
- Thymus vulgaris Ct. Thujanol

Beispiele für haut- und schleimhautpflegende Produkte

 *Rezeptur*

Neutraler Allzweckbalsam

- 30 g Sheabutter zusammen mit
- 20 ml Jojobaöl (oder einem der oben empfohlenen Öle/Mazerate) in einem sauberen Schraubglas kurz schmelzen (Heizung, Stövchen, nicht stark erhitzen), dazu maximal
- je 5 gtt. von den Ölen gemäß den Indikationen.

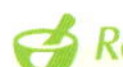 *Rezeptur*

Lippenbalsam

- 10 g Sheabutter mit
- 10 ml Calendula-Mazerat schmelzen, dazu
- 1 gtt. Citrus reticulata
- 1 gtt. Pelargonium × graveolens
- 1 gtt. Vanilla planifolia

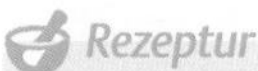

Mundpflege-Konzentrat, antibakteriell und erfrischend
- Mentha × piperita, 3 ml
- Mentha citrata, 3 ml
- Mentha spicata, 3 ml
- Elettaria cardamomum, 1 ml
- Foeniculum vulgare, 3 gtt.
- Matricaria recutita, 3 gtt.
- Salvia officinalis, 3 gtt.
- Pimpinella anisum, 3 gtt.
- Cinnamomum zeylanicum fol., 1 gtt.
- Syzygium aromaticum, 1 gtt.

Die ätherischen Öle mit einigen Tropfen **Solubol** mischen, 1–3 Tropfen von dieser Mischung in ein Glas Wasser geben und damit den Mund spülen/gurgeln.
Bei entzündetem Zahnfleisch statt Mentha × piperita und M. spicata je 2,5 ml Commiphora molmol und Matricaria recutita in die Mischung geben.

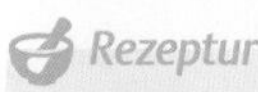

Ölbad zur Hautpflege
Badeöle kann man sehr schnell mit dem Emulgator Solubol oder essbarem Lecithin (aus Sonnenblumen- oder Distelöl) herstellen: 85 ml Pflanzenöl (Soja, Distel) mit 10 ml Fluidlecithin oder 5 ml Solubol mischen, **plus** folgende Ätherische-Öle-Mischung:
- Cananga odorata, 5 gtt.
- Coriandrum sativum, 10 gtt.
- Citrus × bergamia, 10 gtt.
- Citrus × aurantium fol., 10 gtt.
- Pelargonium × graveolens, 5 gtt.

Pro Vollbad ca. 2 ml dieser Mischung nehmen.

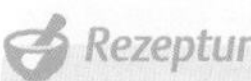

Ölbad gegen Muskelschmerzen
- 85 ml Pflanzenöl (Soja, Distel) mit
- 10 ml Fluidlecithin oder 5 ml Solubol mischen, plus
- Eucalyptus radiata, 10 gtt.
- Lavandula angustifolia, 10 gtt.
- Juniperus communis, 10 gtt.
- Pinus sylvestris, 10 gtt.
- Gaultheria procumbens, 10 gtt.

Pro Vollbad ca. 2 ml dieser Mischung nehmen.

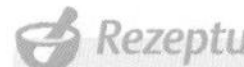

Deodorant
- 50 ml kosmetisches Haarwasser mit
- 50 ml Hydrolat/Hamameliswasser verschütteln, dazu
- Cinnamomum camphora Ct. Linalool, 20 gtt.
- Citrus aurantiifolia, 10 gtt.
- Pelargonium graveolens, 5 gtt.
- Salvia officinalis (thujonarm), 5 gtt.

Statt der Mischung aus kosmetischem Haarwasser und Hydrolat können auch ⅔ **Wodka** und ⅓ **Hydrolat** verwendet werden.

 Rezeptur

Haarwasser
- 60 ml Wodka mit
- 40 ml Rosmarinhydrolat verschütteln, dazu
- 8 gtt. Lavandula angustifolia
- 8 gtt. Cedrus atlantica
- 8 gtt. Pimenta racemosa
- 8 gtt. Cananga odorata
- 8 gtt. Rosmarinus officinalis

(nicht bei stark fettenden Haaren, nicht abends anwenden)

 Rezeptur

Luxus-Augenfältchenöl
- 10 ml Wildrosen-Öl mit
- 10 ml Jojobaöl mischen, dazu
- Rosa damascena, 1 gtt.
- Citrus × aurantium flos, 1 gtt.
- Boswellia sacra, 1 gtt.

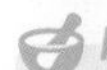 Rezeptur

2-Phasen-Vitamin-Öl
- 10 ml Wildrosenöl mit
- 10 ml Avocadoöl und
- 10 ml Jojobaöl mischen, dazu
- Citrus × aurantium flos, 2 gtt.
- Citrus × aurantium fol., 4 gtt.
- Pelargonium × graveolens, 2 gtt.
- Rosa damascena, 1 gtt.
- Vanilla planifolia, 8 gtt.

Alles gut mischen, 20 ml Rosenhydrolat dazugeben, vor Anwendung immer gut schütteln. Statt Avocadoöl kann auch Sanddornöl verwendet werden (jedoch nur 5 ml, dann 15 ml Jojobaöl verwenden), es wirkt leicht tönend.

Damit einem die Luft nicht wegbleibt – ätherische Öle für die Atemwege

Eines der Gebiete, in denen die „Schulmedizin" traditionell gerne ätherische Öle einsetzt, sind Reizungen und Infektionen der Atemwege. Viele ätherische Öle wirken **sekretolytisch** und **expektorativ**. Jeder Mensch leidet dann und wann unter Erkältungskrankheiten; das sind Krankheiten, die durch Kälteeinwirkung zu Gefäßverengungen im Körper führen. Die Blutversorgung nimmt ab und damit die Immunabwehr. Bakterien und Viren haben dann leichtes Spiel.

Nicht jede „Laufnase" ist jedoch bakteriell bedingt: Es kann sich auch um eine Allergie handeln oder um die Bemühung des Körpers, übersäuertes Gewebe zu reinigen. Man unterscheidet zwischen dem gewöhnlichen **Schnupfen** (Rhinitis), meist durch Rhino- oder Adenoviren ausgelöst, und der **Grippe** (Influenza), die eine durch Tröpfcheninfektion übertragene Virusinfektion ist (Grippevirus). Die Symptome sind schwerwiegender als beim Schnupfen: sehr hohes Fieber, starke Glieder- und Kopfschmerzen, Appetitlosigkeit und oft Kreislaufstörungen. Insgesamt dauert sie länger als eine gewöhnliche Erkältung, und die Genesung geht langsamer vonstatten. Antivirale ätherische Öle können diese erleichtern und beschleunigen. Auch können die begleitenden Symptome gemildert werden: Analgetische Öle reduzieren die Kopf- und Gliederschmerzen, antiinflammatorische Öle mildern die Entzündungen im Atemtrakt, sekretolytische Öle erleichtern den Schleimfluss, wärmende oder kühlende Öle helfen, die Symptome der gestörten Temperaturregulation abzuschwächen.

Ähnlich werden die ätherischen Öle bei einer Erkältung eingesetzt. Sie kann sich sowohl im oberen als auch im unteren Atemtrakt ausbreiten und geht meist mit einer Entzündung und ihren Anzeichen einher. Bevorzugt infrage kommen die ätherischen Öle aus den Familien der **Myrtaceae** wie Eucalyptus radiata oder Leptospermum scoparium, der **Pinaceae** wie Abies alba oder Pinus sylvestris sowie die Resinoide verschiedener **Harze**.

Folgende unterschiedliche Schritte der Behandlung führen zum Erfolg; die einzelnen Öle werden je nach Gesamtverfassung des Individuums ausgesucht:

1. Abschwächung und Dezimierung eindringender **Erreger** (antiviral, antibakteriell):
   - Cinnamomum camphora (Ravintsara)
   - Cistus ladanifer
   - Citrus limon
   - Commiphora myrrha
   - Cymbopogon flexuosus, Cymbopogon martini
   - Eucalyptus radiata
   - Eucalyptus staigeriana
   - Eucalyptus citriodora
   - Melaleuca sp.
   - Melissa officinalis
   - Leptospermum scoparium
   - Origanum vulgare
   - Thymus vulgaris Ct. Thujanol
2. Verminderung der **Entzündungssymptome** (antiinflammatorisch):
   - Achillea millefolium
   - Backhousia citriodora
   - Boswellia sp.
   - Citrus hystrix fol.
   - Eucalyptus citriodora
   - Leptospermum petersonii
   - Matricaria recutita
   - Rosa sp.
   - fettes Sanddorn- oder Arganöl
3. Entspannung des **Nervensystems**, Verminderung von Stress und damit einhergehende Aktivierung der Regenerationskräfte des Körpers:
   - Chamaemelum nobile
   - Citrus × aurantium fol. und flos
   - Citrus reticulata
   - Helichrysum italicum
   - Lavandula angustifolia
   - Melissa officinalis

- Monarda fistulosa Ct. Geraniol
- Myrtus communis Ct. Myrtenylacetat
- Pelargonium graveolens

4. Förderung der **Durchblutung** und verbesserte Versorgung der Atemwege:
   - Laurus nobilis
   - Lavandula angustifolia
   - Melaleuca leucadendron, M. viridiflora
   - Pinus sp.
   - Piper nigrum
   - Rosmarinus officinalis
   - Zingiber officinale
5. Verflüssigung zähen **Schleims**, Unterstützung des Abhustens und Vertiefung der Atmung:
   - Abies sp.
   - Boswellia sp.
   - Cinnamomum camphora Ct. 1,8-Cineol (Ravintsara)
   - Cinnamosma fragrans
   - Eucalyptus sp. (Cineol)
   - Hyssopus officinalis
   - Inula graveolens
   - Melaleuca leucadendron
   - Melaleuca viridiflora
   - Mentha × piperita
   - Myrtus communis
   - Nigella sativa
   - Pinus sp.
   - Rosmarinus officinalis Ct. Cineol
   - fettes Schwarzkümmelöl

Begleitend, insbesondere in Zeiten der Ansteckung (Herbst, Winter) oder in bestimmten Situationen (Familie, Kindergarten) sollte die Raumluft mit monoterpenreichen ätherischen Ölen desinfiziert werden (Zitrusöle, Kieferngewächse).

Zusätzlich bieten sich folgende Anwendungsarten an:

- Fußbäder (bereits bei den ersten Symptomen!)
- Einreibungen auf Brust, Rücken und Füßen
- Streichungen in Lymphknotenbereichen
- Inhalationen (bis zu 4-mal täglich)
- feuchte Kompressen oder Wickel

Beispiele für Ölanwendungen bei Erkrankungen des Atemtraktes

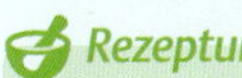

Rezeptur

Inhalation/Duftlampe

Grundmischung (in eine 10-ml-Flasche geben) aus je 2 ml:

- Citrus limon
- Cinnamosma fragrans
- Leptospermum scoparium
- Leptospermum petersonii
- Melaleuca cajuputi oder Thymus vulgaris Ct. Thujanol

Bei ersten Schnupfensymptomen nur 1–2 Tropfen der Grundmischung in eine Schüssel heißen Wassers geben, um die gereizten und empfindlichen Schleimhäute nicht unnötig zu reizen.

Rezeptur

Nasensalbe bei Schnupfen

- 10 g Sheabutter mit
- 10 ml Calendula-Mazerat schmelzen, dazu
- Lavandula latifolia, 2 gtt.
- Styrax tonkinensis, 2 gtt.
- Origanum majorana, 1 gtt.

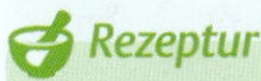

Rezeptur

Erste Hilfe bei Halsschmerzen

Vor allem bei empfindlichen Menschen (auch ideal bei Kindern) hilft es, bei den ersten Symptomen von Halsschmerzen 1 Tropfen Santalum album pur oder mit wenig fettem Öl auf dem Nacken einzureiben. Eventuell dazu 1 Tropfen Rosenattar auf die Zunge oder auf eine Emser-Salz-Pastille geben und möglichst lange einspeicheln.

Zum **Gurgeln** für eine Grundmischung in ein kleines Schraubglas füllen:

- ca. 100 g naturbelassenes (Meer-)Salz, dazu
- Citrus limon oder Citrus × bergamia, 10 gtt.
- Leptospermum scoparium, 10 gtt.
- Melaleuca alternifolia (frisch), 10 gtt.

Davon einen Teelöffel in lauwarmem Wasser mit Meersalz auflösen und alle 30 Minuten damit gurgeln.

Zusätzlich innerlich: z. B. Eukalyptus-Kapseln (z. B. Ratiopharm, Soledum, Pinimenthol), Gelomyrtol-Kapseln

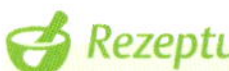 *Rezeptur*

Hustenöl bei trockenem Husten, Reizhusten

- 8 ml Jojobaöl und
- 2 ml fettes Schwarzkümmelöl mischen, dazu
- Cupressus sempervirens, 2 gtt.
- Styrax tonkinensis, 2 gtt.
- Lavandula angustifolia, 2 gtt.

Mit 1–2 ml davon Brust und Rücken einreiben. Begleitend homöopathische Monapax-Tropfen einnehmen sowie reichlich schleimbildende Tees aus Eibisch, Huflattich, Island-Moos, Königskerze, Spitzwegerich trinken.
Bei Krampfhusten wirken insbesondere Cupressus sempervirens, Chamaemelum nobile, Citrus × aurantium fol., Helichrysum italicum.

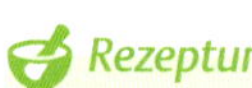 *Rezeptur*

Hustenöl bei verschleimtem Husten

- 8 ml Jojobaöl und
- 2 ml fettes Schwarzkümmelöl mischen, dazu
- Eucalyptus radiata, 1 gtt.
- Hyssopus officinalis, 1 gtt.
- Inula graveolens, 1 gtt.
- Lavandula latifolia, 1 gtt.
- Pinus sylvestris, 1 gtt.

Nach heißer Rolle am oberen Rücken und/oder warmer Kompresse im Brustbereich mit 1–2 ml davon einreiben.
Begleitend Hustensäfte mit Thymian-Fluid-Extrakt oder Efeuextrakten einnehmen sowie viel Wasser oder Kräutertees trinken!

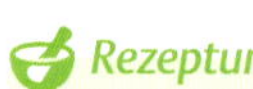 *Rezeptur*

Brustsalbe bei Husten und Schnupfen

- 30 g Sheabutter zusammen mit
- 20 ml Jojobaöl (oder Olivenöl, Mandelöl usw.) in einem sauberen Schraubglas schmelzen (Heizung, Stövchen, nicht stark erhitzen), dazu
- Melaleuca cajuputi, 5 gtt.
- Lavandula angustifolia, 5 gtt.
- Thymus vulgaris Ct. Linalool, 5 gtt.

oder stärker:

- Cinnamomum camphora Ct. 1,8-Cineol (Ravintsara), 3 gtt.
- Leptospermum scoparium, 3 gtt.
- Thymus vulgaris Ct. Linalool, 3 gtt.
- Eucalyptus citriodora, 3 gtt.
- Cinnamomum zeylanicum, 1 gtt.

 *Rezeptur*

Brustsalbe bei spastischer Bronchitis

- 30 g Sheabutter mit
- 20 ml Schwarzkümmelöl schmelzen, dazu
- Citrus × aurantium fol., 2 gtt.
- Lavandula angustifolia, 2 gtt.
- Thymus vulgaris Ct. Linalool, 2 gtt.
- Foeniculum vulgare, 2 gtt.
- Ammi visnaga, 2 gtt.

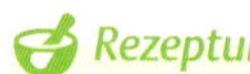 *Rezeptur*

Heuschnupfen (auch für Kinder ab 8 Jahren)

Rechtzeitig vor Beginn der Heuschnupfensaison reibt man sich 2- bis 3-mal täglich einige Tropfen folgender Ölmischung auf die Fußsohlen und/oder auf die Handgelenke:

- fettes Schwarzkümmelöl, 9 ml
- Cupressus sempervirens, 6 gtt.
- Cedrus atlantica, 6 gtt.
- Kunzea ericoides, 6 gtt.
- Melissa officinalis 2 gtt.

Nach 3 Wochen Anwendung 1 Woche Pause machen, dann nochmals 3 Wochen anwenden. Dazu Einnahme von Borretsch- und/oder Nachtkerzenölkapseln.

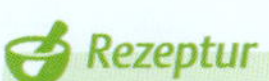

Badeöl

Badeöle kann man sehr schnell mit dem Emulgator Solubol oder essbarem Lecithin (aus Sonnenblumen- oder Distelöl) herstellen: 85 ml Pflanzenöl (Soja, Distel) mit 10 ml Fluidlecithin oder 5 ml Solubol mischen, **plus** je nach Indikation 8–10 ml einer der folgenden Ätherische-Öle-Mischungen:

Ölbad bei nahender Erkältung, morgens

- Lavandula latifolia, 2 ml
- Pinus cembra, 2 ml
- Leptospermum scoparium, 2 ml
- Thymus vulgaris Ct. Linalool, 2 ml
- Mentha × piperita, 1 ml

Pro Vollbad ca. 2 ml dieser Mischung nehmen.

Ölbad bei nahender Erkältung, abends

- Angelica archangelica, 2 ml
- Cedrus atlantica, 1 ml
- Citrus limon, 1 ml
- Lavandula angustifolia, 2 ml
- Myrtus communis, 2 ml

Pro Vollbad ca. 2 ml dieser Mischung nehmen.

Einen schützenden Mantel umlegen – ätherische Öle als Begleiter bei schweren Erkrankungen

Ältere Menschen leiden oft erheblich, wenn ihre Alltagsroutine und ihre Lebensgewohnheiten unterbrochen werden, beispielsweise wenn sie ins Krankenhaus oder gar ins Pflegeheim müssen. Zudem bedeutet ein Unfall, eine Operation oder eine plötzliche Erkrankung für jeden Menschen eine starke psychische Belastung, auf die er mit Schlaflosigkeit oder anderen **vegetativen Beschwerden** reagieren kann. In diesem Bereich kann mit Aromapflege sehr gut begleitet und unterstützt werden [765].

Gleichzeitig kann der erfolgreiche Einsatz der ätherischen Öle eine Entlastung für die Pflegenden sein, da die Patienten weniger klingeln, weniger umherwandern und oft auch weniger Medikation benötigen.

Hirnleistungsstörungen – dufte Moleküle für die grauen Zellen

In der Aromapflege und Aromatherapie wird oft beobachtet, dass sich die Befindlichkeit und das Verhalten von Patienten mit demenziellen Erkrankungen positiv verändern, selbst wenn ätherische Öle „nur“ zum Waschen, für die Duftlampe oder in der Dekubitusprophylaxe eingesetzt werden. Verwirrte Menschen haben plötzlich wieder klare Momente, aggressive Betroffene werden wieder sanftmütig. Für diese eher „zufälligen“ Erkenntnisse gibt es allerdings bereits eine ganze Reihe handfester wissenschaftlicher Erklärungen.

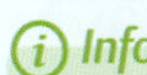

Fallbeispiel zur stimmungsaufhellenden Wirkung ätherischer Öle

Ich durfte bei einer 99-jährigen Dame eine „unfreiwillige Doppelblindstudie“ machen: Die Frau litt immer wieder an Durchblutungsstörungen ihrer Beine, die Haut war im besten Fall extrem trocken und im schlimmsten Fall ulzerierte sie im Bereich ihrer Knöchel. Ihre Tochter fragte mich um Rat, und ich erstellte eine rückfettende Salbe aus Sheabutter mit einigen ätherischen Ölen, mit der die Beine fortan gepflegt wurden. Die rüstige alte Dame kennt sich nicht mit Heilpflanzen aus, auch Pflegerinnen und Tochter sind nicht mit ätherischen Ölen vertraut, wussten also nicht, woraus meine Salbenmixtur bestand. So überraschte die Nachfrage der betreuenden Hausärztin, der die ungewöhnlich gute Regeneration aufgefallen war und die v. a. beobachtet hatte, dass die Seniorin zurzeit (noch) aufmerksamer, wacher, interessierter an allem schien, ob das an den Ölen liegen könne [767].

Ich hatte zwar nicht an diesen Nebeneffekt gedacht, doch liegt eine Beeinflussung der Stimmungslage und der kognitiven Fähigkeiten durch ätherische Öle nahe. In zahlreichen Studien konnte nachgewiesen werden, dass viele der winzigen lipophilen Moleküle, aus denen ätherische Öle bestehen, unterschiedliche Effekte auf das menschliche Gehirn ausüben können [768].

Förderung der zerebralen Durchblutung

Da Duftmoleküle sehr klein und fettlöslich sind, haben sie eine besondere Affinität zu lipidartigen Strukturen wie den Zellmembranen, an welche sie sich anlagern und beispielsweise Ionenkanäle beeinflussen können ([685], [748]). Manche Bestandteile von ätherischen Ölen durchdringen die Blut-Hirn-Schranke und fördern an unterschiedlichen Stellen die zerebrale Durchblutung [299].

Mit modernen bildgebenden Verfahren wie der funktionellen Magnetresonanztomografie (fMRT) konnte gezeigt werden, dass Duftstoffe bestimmte Gehirnareale stimulieren, was zu einem gesteigerten zerebralen Blutfluss führt. Dieser bewirkt eine **Signaländerung**, weil sich das Verhältnis von oxygeniertem und desoxygeniertem Hämoglobin verändert ([195], [260]). In einer Studie an 8 freiwilligen Probanden – darunter eine Dame, die nicht mehr riechen konnte – konnte nachgewiesen werden, dass der Blutfluss im Gehirn nach Inhalation von 1,8-Cineol signifikant erhöht war, ähnlich wie bereits in Tierexperimenten gezeigt, und die Bewegungszentren im Gehirn durch diesen Inhaltsstoff beeinflusst werden [80].

Inhibition von Acetylcholinesterase

Die ätherischen Öle von Salvia lavandulifolia (Lavendelsalbei), Salvia officinalis (Salbei), Rosmarinus officinalis (Rosmarin) und Citrus medica (Zedratzitrone) sowie Carvacrol (Hauptinhaltsstoff in den Ölen von Thymian Ct. Carvacrol und Bohnenkraut) und 1,8-Cineol (Hauptinhaltsstoff in den Ölen von vielen Eukalyptusarten, Ravintsara, Myrte Ct. Cineol, Cajeput, Niaouli) üben eine **inhibitorische Wirkung** auf die bei Morbus Alzheimer zu aktive Acetylcholinesterase aus ([315], [525], [527], [600], [614]). Dies führt zu einem Mangel an Acetylcholin und löst viele der typischen Symptome aus. Somit basiert die pharmakologische Wirkung etlicher ätherischer Öle auf dem gleichen Prinzip wie die der gängigen Medikamente.

Modulation von Verhaltensauffälligkeiten

Diverse kleinere Beobachtungsstudien an Menschen mit unterschiedlich schweren demenziellen Erkrankungen konnten zeigen, dass aromapflegerische Anwendungen zur erfolgreichen Intervention geeignet sein können. Unterschiedliche Massageanwendungen sowie **Raumbeduftung** zeigten deutliche Erfolge ([95], [198], [306]): Die Öle von Lavendel (Lavandula angustifolia), Melisse (Melissa officinalis) sowie zweier Salbeiarten (Salvia lavandulifolia und Salvia officinalis) konnten sowohl Agitation als auch Aggression und Angstzustände verringern ([15], [41], [270], [282], [524]).

Stimulation des Riechzentrums

Neuere Erkenntnisse zur Entstehung von Morbus Alzheimer konnten zeigen, dass vor den ersten klinisch relevanten Symptomen der Geruchssinn (S. 128) verloren geht, oft ohne dass die Betroffenen dies wahrnehmen [441]. Oregano gehört neben Vanille zu den Düften, die nicht mehr erkannt werden. Im MRT kann eine **Atrophie der beiden Riechkolben** (Bulbi olfactorii) beobachtet werden.

Riechkolben und benachbarte Areale schrumpfen noch bevor die Erinnerung und andere kognitive Fähigkeiten eingeschränkt sind [687]. Es gibt bereits standardisierte Riechtests (S. 135), mit denen Aufschluss auf eine sich aufbauende Demenz vom Alzheimer-Typ gewonnen werden kann ([148], [531]). Möglicherweise kann durch systematisches Riechtraining und auch durch die regelmäßige Anwendung von natürlichen Düften dieser degenerative Prozess aufgehalten bzw. verlangsamt werden.

Antiinflammatorische und protektive Wirkung gegen oxidativen Stress

Die Zellmembranen des ZNS bieten aufgrund ihres hohen Anteils an ungesättigten Fettsäuren eine große Angriffsfläche für oxidative Prozesse. Das Gehirn verbraucht zwar einen großen Teil des vom Körper aufgenommenen Sauerstoffes, doch ist es vergleichsweise schwach mit **Zellschutzsystemen** ausgestattet [230]. Chronisch niederschwellige Entzündungen verstärken die neurodegenerativen Vorgänge.

Insbesondere die Gruppe der antioxidativ wirksamen **Monoterpene** ohne funktionelle Gruppe – sie sind in den meisten ätherischen Ölen enthalten und auch in vielen Gemüsen und Obstsorten –, können diesen Teufelskreis, der zum schnell fortschreitenden Nervenzelltod führt, modulieren. Zitrus- und Nadelöle sind besonders reich an Monoterpenen, zudem sind sie bei den meisten Menschen beliebt und auch preiswert. Zu den besonders antiinflammatorisch wirksamen Ölen zählen beispielsweise Matricaria recutita (Deutsche Kamille), Rosa damascena (Rose destilliert) sowie Boswellia sacra und Boswellia serrata (Weihrauch).

Dieser kleine Exkurs in die wissenschaftliche Betrachtung von ätherischen Ölen bei demenziellen Erkrankungen zeigt, dass durch eine konsequente Anwendung von ätherischen Ölen sowohl für betroffene Menschen als auch für die betreuenden Personen eine **Verbesserung der Lebensqualität** ermöglicht werden kann. Denn wenn Orientierungslosigkeit, Ängste, Aggressionen und die ganze Palette des extremen Verhaltens ein klein wenig normalisiert werden, wird die Pflege leichter und würdiger.

Es ist für die Pflegenden allerdings sehr wichtig, die Düfte behutsam auszuwählen und nur jene anzubieten, welche die Patienten mögen. Wenn diese nicht mehr entscheiden können, sollte die Wahl der Öle aufgrund der Biografie der Betroffenen geschehen, z. B. beim Förster Nadeldüfte, bei der Hobbygärtnerin Blütendüfte, beim Bäcker Vanille etc.

Die Dosierung muss immer sehr zart erfolgen, ca. **1 %ig** in Körperpflegeanwendungen. Das bedeutet, dass nur 1–2 Tropfen des gewählten ätherischen Öles in 10 ml Mandelöl gegeben werden, um Einreibungen oder kleine Massagen durchzuführen. Bei einer Waschung werden ebenfalls nur 1–2 Tropfen (vermischt mit etwas Sahne oder duftfreier Waschlotion) auf 5 l Wasser gegeben. Zu starke Duftimpulse, zu lang andauernde Beduftung und zu penetrante Öle können bei Patienten mit Hirnleistungsstörungen das Gegenteil von der erwarteten Reaktion verursachen, im schlimmsten Fall dekompensieren sie und reagieren psychotisch. Insbesondere der schwül-blumige Duft der Rose kann für solchen Aufruhr sorgen [56]. Leichte und **kurze Duftimpulse**, beispielsweise maximal 20 Minuten mittels Duftlampe, sind oft ausreichend, weniger ist in der Aromapflege mehr.

Krebs bedeutet nicht das Ende

Im deutschsprachigen Raum kann seit über einem Jahrzehnt ein deutliches Engagement in Richtung aromatischer Palliativpflege beobachtet werden, ein erstes Buch, das sich diesem Thema widmet, ist 2015 erschienen [686]. Auch wenn noch wenige wissenschaftliche Erkenntnisse zu diesem Themenbereich existieren, kann man auf zahlreiche positive Fallbeschreibungen zurückgreifen. Sie besagen, dass sich sowohl körperliche Symptome als auch die angespannte psychische Lage der Betroffenen in den meisten Fällen signifikant verbessern lassen.

Eine deutsch-australische Forschergruppe wollte „nur“ eine Duftmischung zur Verminderung von üblen Gerüchen an nekrotisierenden Tumoren zusammenstellen und fand heraus, dass bei deren Anwendung auch das Fortschreiten des körperlichen Zerfalls der Patienten gebremst wird ([727], [728]). Zudem können die antioxidativen und regenerierenden Eigenschaften der meisten ätherischen Öle zu den lebensverlängernden Maßnahmen beitragen. Einige Studien an Zellkulturen und an krebskranken Tieren konnten zeigen, dass Tumore schrumpfen oder sich zumindest langsamer ausbreiten ([50], [58], [432], [501]).

Im *Spiegel* war zu lesen, dass Krebskranke, die psychotherapeutisch betreut wurden, eine wesentlich längere **Überlebensrate** hatten als ihre Leidensgenossen ohne diese Stütze. Überraschend war, dass – wie am Ende des Artikels zu lesen war – es sich dabei nur um 2 Sitzungen im Laufe von mehreren Jahren gehandelt hatte! Diese etwas eigenartige Erkenntnis bestärkt jedoch Naturheilkundler in ihrer festen Überzeugung und in ihren Erfahrungen, dass gerade in solchen belastenden Lebenssituationen, in denen der Mensch oftmals dem Tod ins Auge schauen muss, die menschliche Unterstützung besonders notwendig ist: Die Not kann dann vielleicht (etwas) abgewendet werden. Was eignet sich besser als die begleitenden und lindernden Anwendungen von duftenden Substanzen, die gleichzeitig körperliche Beschwerden lindern und auch noch eine hohe Wohlfühlqualität aufweisen?

Egal wie wissenschaftlich belegt einzelne Indikationen sein mögen, es geht beim Umgang mit schweren Erkrankungen v. a. darum, dem betroffenen Menschen neben der oft als kalt und maschinell erlebten schulmedizinischen Betreuung etwas an die Hand zu geben, was sein **Gesamtbefinden** verbessert, sodass er das Leben wieder als lebenswert empfinden kann. Wenn er dadurch dann noch einige Monate oder sogar Jahre mehr Lebenszeit geschenkt bekommt, umso besser.

Selbst wenn ein Mensch als „austherapiert“ gilt, ist er nicht zum baldigen Tode verurteilt und hat möglicherweise noch viele Jahre zu leben. Dennoch begleitet ihn eine belastende Diagnose, die einerseits dem Immunsystem zu schaffen macht, also auf der rein körperlichen Ebene zu Fehlregulationen führen kann, andererseits mit Angst, Sorgen, Schlaflosigkeit oder anderen Stresssymptomen einhergeht. Zudem hat er oft große Schmerzen zu ertragen und mit den Nebenwirkungen von starken Medikamenten zu kämpfen.

Dieser Bereich der Pflege ist in Großbritannien ohne Aromatherapie nicht mehr denkbar – es kann noch enorm viel unternommen werden, um den betroffenen Menschen das Leben so schmerzfrei und angenehm wie möglich zu gestalten. Sie bekommen oft über die kleinen und großen Aromaanwendungen und -zuwendungen erstmals einen Bezug zu ihrem Körper, lernen ihre Bedürfnisse überhaupt erst kennen und machen positive psychologische Veränderungen durch. Damit kann dann eine starke Besserung ihrer Gesamtbefindlichkeit einhergehen.

Ätherische Öle, die reich an **Monoterpenolen** und **Monoterpenestern** sind, sind aus dieser eher psychotherapeutisch orientierten Aromatherapie nicht wegzudenken: Sie wirken anxiolytisch, spasmolytisch und sedativ. Gut erforscht sind die Hauptinhaltsstoffe von Lavandula angustifolia, Linalool und Linalylacetat; ihre das Nervensystem beeinflussende Wirkung wurde an der Universität Wien in vielen Versuchen sowohl an Mäusen als auch am Rattenduodenum studiert. Zudem zeigt Linalool **zentral dämpfende Effekte** und verlängert die narkotische Wirkung von Barbituraten. Linalool wirkt auch **antikonvulsiv**, vermutlich durch eine Steigerung der GABAergen Aktivität, und reduziert signifikant die durch Kalium-Ionen stimulierte Freisetzung von Glutamat ([81], [309]).

Lavendelöl wirkt hemmend auf die spontane motorische Aktivität, ferner konnte anhand von EEGs mehrfach nachgewiesen werden, dass es angstlösend wirkt [80]. Es konnte auch gezeigt werden, dass die spasmolytische Aktivität postsynaptischen Ursprungs ist und keine Ähnlichkeit mit der Wirkung von Atropin hat [400].

Anwendungen in der Palliativpflege können v. a. durch Einreibungen, kleine Hand- und Fußmassagen sowie durch Raumbeduftung erfolgen. Für Letztere braucht man nicht zwangsläufig eine Duftlampe, vielmehr kann ein gut befeuchtetes Handtuch mit wenigen Tropfen der Einzelöle oder Mischungen im Winter auf die Heizung und im Sommer ans Kopfende des Bettes oder über eine Stuhllehne platziert werden.

Aromatherapieanwendungen nach einer Krebsdiagnose

Menschen mit Krebs können deutlich von einer Begleitung mit ätherischen Ölen profitieren. Auch ihre Betreuer werden feststellen können, dass aromatherapeutische Maßnahmen ihr Wohlergehen deutlich verbessern können. Manche Öle bringen laut den wenigen veröffentlichten Studien Tumore zum Stagnieren oder sogar zum Schrumpfen, sie verhindern die Neubildung von tumorversorgenden Blutgefäßen oder regen die Apoptose der krankhaft wachsenden Zellen an. Einige Bestandteile von ätherischen Ölen haben sich in Tierversuchen als deutlich chemopräventiv gezeigt, d. h., Tiere, die mit krebsauslösenden Chemikalien in Kontakt kamen, erkrankten wesentlich seltener oder langsamer als ihre unbehandelten Artgenossen. Manche der natürlichen Duftstoffe helfen dem geschwächten

Organismus durch ihre antioxidative und regenerative Wirkung, und andere wiederum helfen, den Gesamtzustand des betroffenen Menschen so zu stabilisieren, dass sein Immunsystem effektiver den Kampf aufnehmen kann.

Einige nicht in der allgemeinen Aromatherapie verwendeten ätherischen Öle wie die Echte Geranie (Geranium macrorrhizum L.), Gelbwurz (Curcuma longa L.) und Gagelstrauch (Myrica gale L.) haben sich in einzelnen Laborstudien als antitumoral wirksam erwiesen. Leider erfolgt eine vertiefende Forschung mit all diesen Natursubstanzen selten, da seriöse wissenschaftliche Studien aufwendig und teuer sind; zudem sind daraus gewonnene Erkenntnisse über Heilmittel nicht patentierbar. Wenn eine Pharmafirma viel Zeit und riesige Geldsummen in so ein Produkt investiert und dann womöglich noch mit Erfolgen aufwarten kann, sind die Nachahmer (mit oft billigeren Kopien) sofort mit von der Partie.

Freilich möchte und sollte kein Patient und schon gar nicht die Angehörigen den Ärzten ins Handwerk pfuschen. Die folgenden Rezeptvorschläge sind gering dosiert (also nicht „schlimmer“ als Kosmetika, die kranke Menschen ja auch weiterhin benutzen dürfen) und sie sind erprobt. Im Zweifelsfall sollte die Anwendung immer mit den zuständigen Medizinern abgestimmt werden. Die einzige berechtigte Einschränkung für ätherische Öle gilt für die Tage **während Chemotherapie** und Bestrahlung. Beide Behandlungsformen sollen zerstörerisch wirken, und die antioxidative Wirkung vieler ätherischer Öle könnte diese Wirkung möglicherweise reduzieren. Zudem erhöhen einige ätherische Öle (Eukalyptus, Pfefferminze, Ylang Ylang) die Resorption der Antibrustkrebsmedikamente 5-Fluorouracil und Tamoxifen, sodass es zu Überdosierungen kommen kann ([1], [129]).

Während der **Chemotherapieintervalle** jedoch kann der strapazierte Körper mit ätherischen Ölen aufgebaut und gestärkt werden, die regulierende Wirkung der meisten Öle auf das Immunsystem kann wertvolle Hilfe zur Selbsthilfe bieten.

Folgende Beispiele sollen veranschaulichen, wie eine ganzheitliche aromatherapeutische **Begleitung** bei schwerwiegenden Erkrankungen aussehen könnte. Allerdings sind dies abstrakte Rezepte, ohne die Lebensumstände des betroffenen Menschen mit einzubeziehen, sie sollen lediglich Mut machen, im Rahmen der Pflege von Angehörigen die eine oder andere Mischung auszuprobieren. Wichtig ist dabei, dass der betroffene Mensch die Öle mag, sich wohl mit deren Duft fühlt, die Behandlung als angenehm empfindet. Man darf bei schweren Erkrankungen niemandem eine Ölerezeptur nach „Schema F“ aufzwingen, die Nase des Patienten muss also immer wieder „befragt“ werden. Was für den einen Menschen richtig ist, kann beim anderen unerwünschte Reaktionen hervorrufen.

Beispiele für aromatherapeutische Begleitung

1. Diagnoseschock

Wenn eine Vermutung oder ein Verdacht auf eine Krebserkrankung besteht, kommt bei der betreffenden Person (und möglicherweise auch bei deren Familie) das Leben ins Stocken, es fühlt sich wie ein Albtraum an. Vielleicht folgt dann nach dem ersten Arztbesuch eine Gewebeentnahme und anschließend eine fast unerträgliche Zeit des bangen Wartens. Dann kommt die Diagnose wie ein Holzhammerschlag: Schock, Angst, Unsicherheit, Depression, „warum ich?“. In diesen Tagen und Wochen können stimmungsaufhellende Öle und solche, die helfen, den Schock zu verarbeiten, eine wertvolle Hilfe sein. Rescue-Tropfen (Bachblüten) und ab und zu Sprühstöße mit Aqua mirabilis auf die Zunge fangen die Panik etwas ab.

Neben Rose, Rosengeranie und Palmarosa sind es die 3 Öle des Orangenbaumes, die den momentanen seelischen Trümmerhaufen wieder etwas sortieren helfen können.

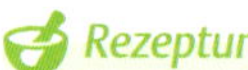

Grundmischung „Schock, lass nach!“

- Citrus sinensis per. (Orangenschalenöl), 140 Tropfen (7 ml)
- Citrus sinensis fol. (Petit Grain), 40 Tropfen (2 ml)
- Citrus sinensis flos (Neroli), 20 Tropfen (1 ml)

Von dieser Grundmischung regelmäßig 5 Tropfen in die Duftlampe geben, ab und zu 5 Tropfen mit etwas Honig oder Sahne emulgiert in einem Fußbad oder 7 Tropfen, ebenfalls so emulgiert, als Vollbadzusatz.
20 Tropfen in 30 ml Allzweckbalsam (S. 292) können immer dann aufgetragen werden, wenn der seelische Schmerz zu überwältigen droht. Orangenblütenhydrolat kann jederzeit rund um das Gesicht versprüht und auch eingeatmet werden. Auch klaustrophobische Angstzustände vor der **Computertomografie** lassen sich mit diesen Düften – einzeln oder in Kombination – reduzieren.

2. Entscheidung

In seinem Schock und meistens ohne jede Kenntnis über anstehende medizinische Verfahren muss der betroffene Mensch als Nächstes eine Entscheidung über die Art der Behandlung treffen. Und ob er sich überhaupt der Tortur der schulmedizinischen Chemotherapie unterwerfen möchte oder kann. Diese Entscheidung ist für Laien kaum zu treffen, vielleicht holt man Rat von einem anderen Arzt ein, vielleicht befragt man andere Menschen und sucht Informationen im Internet. Möglicherweise ist man nun nicht schlauer als zuvor, eher noch verwirrter. In dieser Situation hilft das ätherische Öl der Zypresse, etwas Struktur in die Gedanken zu bringen, so etwas wie einen roten Faden für das zukünftige Leben zu finden.

Die folgende Mischung ist wie oben geschildert in Duftlampe, Bädern und im Balsam anwendbar. Sie kann durch regelmäßiges Versprühen und Einatmen von Zypressenhydrolat verstärkt werden.

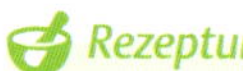

Grundmischung „Roter Faden“

- Cupressus sempervirens (Zypresse), 100 Tropfen (5 ml)
- Citrus paradisi (Grapefruit), 60 Tropfen (3 ml)
- Pelargonium graveolens (Rosengeranie), 20 Tropfen (1 ml)
- Rosa × damascena (Rose), 3 Tropfen

Von dieser Grundmischung regelmäßig 5 Tropfen in die Duftlampe geben, ab und zu 5 Tropfen mit etwas Honig oder Sahne emulgiert in einem Fußbad oder 7 Tropfen, ebenfalls so emulgiert, als Vollbadzusatz. Sie kann auch bestens mit der Schockmischung kombiniert werden (aber die Gesamttropfenzahl niemals überschreiten).

3. Vor und nach der Operation

Ist die Entscheidung gefallen und steht nun eine Operation an, sollte der Körper diese in bestmöglichem Zustand antreten. Mit Neroliöl und Orangenblütenhydrolat umgibt man sich mindestens 1 Woche vor dem Termin: in Bädern, in der Duftlampe, als Parfum. Der unruhige Herzschlag der Aufregung wird damit besänftigt, der Körper wird auf ein mehr oder weniger großes Trauma vorbereitet. Spielt Angst eine vordergründige Rolle, gehört Römische Kamille dazu; sie lindert die Enge, die den angsterfüllten Menschen erdrückt, gibt wieder Raum für wohltuendere Gedanken.

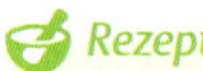

Grundmischung „Weite Welt“

- Citrus paradisi (Grapefruit), 100 Tropfen (5 ml)
- Citrus sinensis fol. (Petit Grain): 40 Tropfen (2 ml)
- Citrus reticulata (Mandarine rot), 20 Tropfen (1 ml)
- Chamaemelum nobile (Römische Kamille), 20 Tropfen (1 ml)
- Vetiveria zizanioides (Vetiver), 20 Tropfen (1 ml)

Nach dem chirurgischen Eingriff kann bei **Übelkeit** 1 Tropfen Pfefferminzöl auf einem Papiertaschentuch inhaliert werden, auch 1 Tropfen Ingweröl lindert den Brechreiz. Pfefferminzehydrolat und Aqua mirabilis, versprüht und eingeatmet, haben einen ähnlichen Effekt.

Nach Abnahme des Verbands erlaubt der Arzt hoffentlich, die **Narbe** zunächst mit einigen Tropfen purem Lavendelöl zu beträufeln, notfalls einfach auf den Verband geben. Bei Kunststofffäden mindestens 2 cm davon entfernt bleiben; wenn man das Öl auf entfernteres Gewebe gibt, wandert es auch unter der Haut weiter zu der Stelle, an der es benötigt wird. So beschleunigt man nicht nur die Heilung, man beugt auch einer Infektion mit gefürchteten Krankenhauskeimen vor. Nach dem Abnehmen des Verbands kann die Narbe mit Wildrosenölbalsam – zusammenschmelzen wie Allzweckbalsam (S. 292) – gepflegt werden, sodass sie schön und nicht wulstig zusammenwächst und später keine Probleme bereitet.

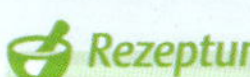
Rezeptur

Wildrosenölbalsam

- Vitellaria paradoxa (Sheabutter), 20 ml
- Rosa rubiginosa (Wildrosenöl), 10 ml
- Helichrysum italicum (Immortelleöl), 10 Tropfen
- Lavandula angustifolia (Lavendelöl), 5 Tropfen
- Matricaria recutita (Deutsche Kamille), 1 Tropfen
- Rosa × damascena (Rosenöl), 1 Tropfen

Bei Darmkrebs muss manchmal ein **künstlicher Darmausgang** gelegt werden. Die Stomapflege mit ätherischen Ölen und Hydrolaten kann einen Doppeleffekt erzielen: Keimbesiedlung, Entzündungen und auch Gerüche können mit ätherischen Ölen kontrolliert werden.

4. Bestrahlungen

Möglicherweise steht eine Serie von Bestrahlungen an. In der Betreuung auf diesem Gebiet sind in den letzten Jahren in Deutschland beachtliche Erfolge erzielt worden, denn mithilfe von jeweils einem ätherischen und einem fetten Öl konnte die Häufigkeit der Hautschäden beeindruckend reduziert werden. Selbst Ärzte staunten bereits über die verblüffende Wirkung. Die Verbrennungsschäden der gesunden Hautpartien sind nicht nur schmerzhaft, sie ziehen auch Keime an, und so kann weiteres unnötiges Leiden entstehen, das oft selbst mit Antibiotika nicht in den Griff zu bekommen ist.

Bereits 10 Tage oder 1 Woche vor dem Bestrahlungsbeginn sollten jeweils ½ Teelöffel Sanddornfruchtfleischöl und 1 Schnapsglas mit Trink-Aloe-vera (Reformhaus) eingenommen und die Mischung „Bestrahlungsöl" vorsichtig auf den betroffenen Bereich aufgetragen werden.

Rezeptur

Bestrahlungsöl

- Aloe barbadensis (Aloe-vera-Mazerat), 50 ml
- Hypericum perforatum (Johanniskrautmazerat), 48 ml (alternativ reines Olivenöl)
- Hippophae rhamnoides (Sanddornfruchtfleischöl), 2 ml
- Melaleuca viridiflora (Niaouliöl), 30 Tropfen
- Lavandula angustifolia (Lavendel fein-Öl), 30 Tropfen

Während der Bestrahlungstage nicht verwenden, jedoch in den Pausen zwischen den Sequenzen (beispielsweise an den Wochenenden). Bei starkem Wärmegefühl ist es auch hilfreich, die zu verwendende Menge der Ölmischung mit einer haselnussgroßen Menge Aloe-vera-Gel direkt in der Hand zu vermischen (ohne Alkohol/Konservierung, z. B. von Santaverde oder Pharmos); auch das Besprühen mit (sehr frischem) Rosenhydrolat kann Erleichterung verschaffen.

5. Chemotherapie

Chemotherapie, also die medikamentöse Behandlung mit Mitteln, welche die Krebszellen abtöten sollen, ist immer eine Gratwanderung. Es muss so viel „Gift" wie möglich verabreicht werden, dennoch muss dies so schonend wie möglich für den nicht betroffenen Rest des Körpers erfolgen. Heutzutage kann man bei einigen Krebsarten den Chemiecocktail schon recht lokal zuführen, oft wird jedoch der gesamte Organismus schwer in Mitleidenschaft gezogen.

Neben schwerer Übelkeit, bei der Pfefferminzöl (S. 302) ein treuer Begleiter werden kann, plagt den Menschen nun oft ein fürchterlicher **Juckreiz**, dem mit immer wieder aufgesprühtem Pfefferminz- oder Rosenhydrolat sowie mit folgender Mischung recht gut begegnet werden kann:

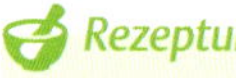

Anti-Juckreiz-Balsam

- 30 ml Allzweckbalsam (S. 292)
- Mentha piperita (Pfefferminzöl), 5 Tropfen
- Lavandula angustifolia (Lavendel fein-Öl), 5 Tropfen (alternativ Lavandinöl)
- Boswellia serrata (Weihrauchöl, indisch), 3 Tropfen
- Styrax tonkinensis (Benzoeresinoid), 3 Tropfen
- Citrus aurantium fol. (Petit Grain), 3 Tropfen

Viele Antikrebsmedikamente erzeugen einen totalen **Haarausfall**, denn die empfindlichen Haarwurzelzellen des gesamten Körpers werden durch die aggressiven Mittel als Erstes geschädigt. Nach Beendigung der Chemotherapie kann mit einem regenerativ wirksamen Haarwasser (S. 292) das Wachstum der Haare wieder etwas in Schwung gebracht werden.

Begleitend zu diesen sehr belastenden Therapiemethoden stellt sich meistens eine lähmende **Müdigkeit** ein. Bei diesem psychisch und körperlich stark belastenden Zustand **muss** und darf der Körper ruhen, hier heißt es, Akzeptanz zu üben! Natürlich muss in manchen Situationen das Leben (fast) wie gewohnt weitergehen, dann kann zur „Starthilfe" gegriffen werden: Morgens 1 Teelöffel Rosmarinhydrolat einnehmen, ggf. vormittags wiederholen; auch das Hydrolat ab und zu in die Luft zu sprühen und etwas einzuatmen, kann hilfreich sein. Dazu die Unterarme und Beine mit der Mischung „Muntermacher" sanft einreiben.

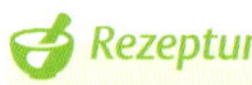

Muntermacher

- Simmondsia chinensis (Jojobaöl), 25 ml
- Prunus dulcis (Mandelöl), 25 ml
- Rosmarinus officinalis Ct. Bornan-2-on (Rosmarinöl), 15 Tropfen
- Lavandula latifolia (Speiklavendelöl), 15 Tropfen
- Mentha × piperita (Pfefferminzöl), 5 Tropfen

Vor lauter Sorgen kann es trotz der bleiernen Müdigkeit dennoch zu **Schlafstörungen** kommen. Hier hilft eine beruhigende Pflege mit dem Allzweckbalsam (S. 292), das v. a. auf den Herzbereich und die Fußsohlen aufgetragen wird.

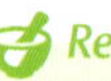

Rezeptur

StellaLuna (Sternenmond)

- Allzweckbalsam, 30 ml
- Myrtenöl nordafrikanisch, 3 Tropfen
- Mandarine rot, 3 Tropfen
- Tonkaextrakt, 3 Tropfen
- Vanilleextrakt, 3 Tropfen
- Patchouliöl, 2 Tropfen
- Melissenöl, 1 Tropfen

Zusätzlich 1 Tropfen Römische Kamille, wenn Angst im Vordergrund steht. Auf stimmungsaufhellende Öle sollte nicht verzichtet werden, um die Angst, die Verzweiflung und die Resignation wenigstens etwas in den Griff zu bekommen.

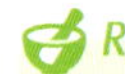

Rezeptur

Ölbad bei Angst (blumig)

- In 90 ml Badeöl-Pflanzenöl-Mischung (S. 297) folgende ätherische Öle geben:
- Chamaemelum nobile, 0,5 ml
- Cananga odorata, 1 ml
- Citrus × aurantium fol., 2 ml
- Citrus paradisi, 1 ml
- Lavandula angustifolia, 2 ml
- Melissa officinalis, 0,5 ml
- Pelargonium × graveolens, 1 ml
- Vanilla planifolia, 10 gtt.

Pro Vollbad ca. 2 ml dieser Mischung nehmen.

Rezeptur

Ölbad bei Unruhe (herb-frisch)

- 90 ml Badeöl-Pflanzenöl-Mischung (S. 297) plus
- Citrus aurantiifolia, 1 ml
- Citrus × bergamia, 1 ml
- Lavandula angustifolia, 2 ml
- Mentha citrata, 2 ml
- Origanum majorana, 2 ml
- Salvia sclarea, 3 gtt.

Pro Vollbad ca. 2 ml dieser Mischung nehmen.

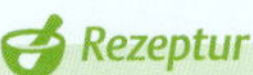

„Kölnischer Duft" zum Entkrampfen

- 90 ml Badeöl-Pflanzenöl-Mischung (S. 297) plus
- Citrus × bergamia, 4 ml
- Citrus × aurantium flos, 5 gtt.
- Citrus × aurantium fol., 2 ml
- Lavandula angustifolia, 2 ml
- Ocimum basilicum, 2 gtt.
- Rosmarinus officinalis Ct. Verbenon, 0,5 ml

Pro Vollbad ca. 2 ml dieser Mischung nehmen.

Diese Mischungen können auch als Konzentrate (dann ohne fettes Pflanzenöl mischen) für die Duftlampe, Inhalationen und Kompressen verwendet werden.

Zwei häufige Begleiterscheinungen bei etlichen Chemotherapien sind **Mukositis** und ein gefährlicher Mangel der Aminosäure Glutamin. Bei der schmerzhaften Schädigung des Mundes und der Schleimhaut des kompletten Verdauungstraktes gibt es inzwischen sehr gute Erfahrungen mit Sandornfruchtfleischöl, das mehrmals täglich eingespeichelt wird, einige Tropfen genügen. Dazu sollte mit Xylitol (Birkenzucker) Mundpflege durchgeführt werden: Man bereitet in der Zeit der Chemotherapie täglich eine sehr stark konzentrierte Birkenzuckerlösung in dünnem Kräutertee oder Wasser und spült zunächst halbstündlich, später 1- bis 2-stündlich den Mund damit aus. Diese kühlend wirksame Pflege verringert die Gefahr, einige Zeit nach der Chemotherapie die Zähne zu verlieren, zudem wirkt dieser Zucker nicht kariesfördernd wie normaler Haushaltszucker.

Da der tumor- und chemobedingte Verlust der Aminosäure **L-Glutamin** diese heftigen Schleimhautschädigungen mit verursacht, ist es zudem erforderlich, dass dieser Eiweißbaustein rechtzeitig substituiert wird [368]. Er ist reichlich in Quark enthalten, als Sportlerpulver erhältlich und als freiverkäufliches Medikament namens Glutamin Verla in jeder Apotheke zu kaufen. Menge und Einnahmemodus sollten mit einem Orthomolekularmediziner besprochen werden.

Zum Themenbereich „Begleitung bei Tumorerkrankungen" gibt es von der Autorin einen preiswerten Ratgeber, in dem weitere Rezepte und sonstige Hilfen beschrieben sind [259].

Koma und Wachkoma

Angehörige müssen nicht hilflos zuschauen, sondern können Menschen betreuen, die sich aus unterschiedlichen Gründen (wie einem Schädel-Hirn-Trauma) im Wachkoma befinden. Sowohl mit modernen medizinischen Apparaturen als auch mittels aufmerksamer Beobachtung der Patienten kann heute mit Sicherheit gesagt werden, dass sie auf Düfte wie auch auf andere Formen der behutsamen Stimulierung sehr gut reagieren können. Gerade in diesem Bereich ist sorgfältige Biografiearbeit nötig, damit nur Öle gewählt werden, die dem Menschen, der sich gar nicht mehr oder kaum noch ausdrücken kann, wirklich guttun.

Es ist angebracht, zunächst nur 1 Tropfen eines unaufdringlichen Öles, beispielsweise Lavendel oder Mandarine, in etwas Mandelöl zu geben und damit die eigenen Hände einzuölen. Bei Kindern wären auch Vanille- oder Kakaoextrakt denkbar. Eine Hand wird behutsam an die Nase des Patienten geführt und sorgfältig auf Reaktionen geachtet: Rötungen, Zuckungen, Veränderungen des Mundwinkels und der Augenlider etc. Erst wenn man das Gefühl hat, dass keine Ablehnung erfolgt, massiert man vorsichtig und ganz leicht Hände und Unterarme. In manchen Fällen ist es besser, die eingeölten Hände nur behutsam aufzulegen, eher auf den oberen Brustkorb. Je nach Schwere des Wachkomas und genereller Befindlichkeit kann der Kontakt zu den vom Rumpf entfernteren Körperpartien verloren gegangen sein, die Hand des Patienten wird beispielsweise nicht mehr als Bestandteil des Ich empfunden.

So arbeitet man sich über Wochen an weitere Öle heran und eventuell auch an etwas festere Massagegriffe. Es ist dabei wichtig, zunächst keine stechenden oder penetranten Gerüche am Körper zu verwenden (z. B. Pfefferminze, Rosmarin, Salbei).

Wie bei vielen anderen Erkrankungen muss bei Menschen, die sich kaum oder nicht mehr bewegen können, darauf geachtet werden, dass sie nicht wund werden und ihre Atmung, die durch das lange Liegen beeinträchtigt ist, sanft stimuliert wird. Für diesen Bereich haben etliche Kliniken bereits bewährte Aromamischungen in Anwendung.

Dekubitusprophylaxe

Wenn Menschen lange bewegungsunfähig sind – verletzungs- oder altersbedingt – muss man sie mehrmals täglich umbetten und die Haut mit durchblutungsfördernden Ölen vorm Wundliegen (S. 289) schützen. Rückenlieger sind besonders an Kreuzbein, Schulterblättern und Fersen gefährdet. Es können kraterartige Wunden entstehen, die zudem stark infektionsgefährdet sind. Etliche Kliniken im deutschsprachigen Bereich wenden zur Vorbeugung Öle-Mischungen an. Sie sollten zwar die Durchblutung ankurbeln, dennoch sanft zur Haut sein. Folgende Mischung hat sich seit Jahren bewährt:

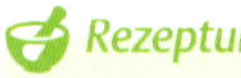

Dekubitusprophylaxe

- Hypericum perforatum (Johanniskraut ausgezogen in Olivenöl), 50 ml
- Prunus amygdalus oder Prunus armeniaca (Mandel- oder Aprikosenkernöl), 50 ml
- Lavandula angustifolia (Lavendel fein), 5 Tropfen
- Melaleuca viridiflora (Niaouli), 3 Tropfen
- Cymbopogon martini (Palmarosa), 2 Tropfen

Atemstimulierende Einreibungen (ASE)

Durch langes Liegen wird auch die Atmung beeinträchtigt, die durch ätherische Öle vertieft werden kann, sodass die Gefahr einer lebensbedrohlichen Lungenentzündung verringert wird. Auch diese Mischung, die auf dem Rücken oder dem Brustkorb eingerieben wird, hat sich seit langer Zeit bewährt.

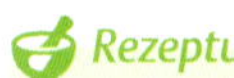

Atemstimulierung

- Prunus amygdalus (Mandelöl), 50 ml
- Abies sibirica (Fichtennadel), 5 Tropfen
- Melaleuca cajuputi (Cajeput), 5 Tropfen
- Myrtus communis Ct. 1,8-Cineol (Myrte türkisch), 5 Tropfen

Palliativpflege

Wenn schulmedizinisch gar nichts mehr helfen will, wenn also nicht mehr kurativ (= heilend) gearbeitet werden kann, finden wir im Schatzkästchen der Phytotherapie immer noch viele Mittel, welche die verbleibende Lebenszeit noch lebenswert oder erträglich machen können. Man spricht von palliativ (= lindernd; palliare, lat. = mit einem Mantel bedecken).

Ich lernte das sehr eindrucksvoll bei einer Patientin, die während der Arbeit an diesem Kapitel nach langen Jahren des Kampfes gegen den Krebs starb. Irgendwie kam sie mit allen Widrigkeiten der Krankheit und der vielen Behandlungsversuche klar, doch der starke Juckreiz, der nach den vielen Chemotherapien blieb, machte ihr das Leben sehr schwer. Die Ärzte fanden kein wirksames Mittel; erst die ihr zunächst sehr spanisch vorkommende Aromatherapie half. So versorgte ich sie 2 Jahre lang mit großen Mengen von meinem Anti-Juckreiz-Balsam (S. 304); dieser ist schnell vorbereitet und völlig unspektakulär, doch die Patientin war unendlich dankbar dafür.

Auch der Einsatz von ätherischen und angstlösenden Ölen wird in diesen Situationen oft dankbar und mit Erfolg angenommen, sodass Raumsprays und Öle in der Duftlampe für mehr Ruhe und für etwas Normalität in Anbetracht des unausweichlichen Todes sorgen. Lavendelöl sowie die Blüten- und Blätteröle der Orange (Neroli und Petit Grain) sind an dieser Stelle wichtige Mittel, da ihre Inhaltsstoffe, Linalool und Linalylacetat, das Nervensystem beruhigen, entkrampfen und Angst dämpfen [80].

Für Menschen mit fortgeschrittenen, extrem unangenehm riechenden Tumoren ist das Waschen mit ätherischen Ölen eine Erleichterung, da sie sich selbst nicht mehr riechen mögen und da es ihnen natürlich auch überaus peinlich ist, Pflegende und Besucher in ihren Raum zu lassen. Ein Kieler Arzt hatte eine reine Geruchsverbesserung im Sinn, als er solche Tumore mit ätherischen Ölen behandelte und war überrascht, als sich diese zurückbildeten [727].

In vielen Hospizen ist es mittlerweile erlaubt, ätherische Öle nicht nur streng nach Lehrbuch, sondern ganz pragmatisch und abgestimmt auf die Bedürfnisse des jeweiligen Bewohners, manchmal auch etwas unkonventionell, anzuwenden. Wenn gut geschulte Mitarbeiterinnen ein Öl leicht überdosieren, etwa weil der Tumorgeruch sich verschlimmert hat, sollte der Bewohner auf eine eventuelle Rückfrage hin darauf hingewiesen werden, dass eine Kompresse mit 10-prozentigem Pfefferminzöl sowohl den Geruch überdecken, als auch stark kühlend wirken, aber auch zu minimalen, kurzzeitigen Hautreizungen führen kann.

Die Erfahrung zeigt, dass die durch ihr Leiden beeinträchtigten Menschen diese ehrliche Aufklärung schätzen und dann dankbar für solche überraschenden lindernden Maßnahmen sind. Somit werden inzwischen gerne etwas höher dosierte Pfefferminzkompressen (verdünnt mit 90 Prozent eines fetten Öles) gegen Geruchsbildung und zur Linderung des unangenehmen Wärmegefühls in und um die Geschwüre eingesetzt. Damit ist allen Beteiligten geholfen, denn auch Pflegende sowie Angehörige müssen weniger gegen Ekelgefühle wegen des Geruchs des Tumorgewebes ankämpfen.

Richtig ist, was der Nase der Betroffenen hilft, die Dosierung kann dann in Absprache mit dem verantwortlichen Arzt etwas höher als „normal" sein: Weihrauchöl kann sowohl den Wundrand positiv beeinflussen als auch eine seelische Stütze sein. Manuka ist sehr hautmild und dennoch stark genug, um die den Geruch verursachenden Keime in Schach zu halten. Lavendel, Palmarosa oder Rosengeranie wirken auch keimreduzierend, Eukalyptus oder Lemongrass wirken deutlich geruchsmindernd.

Für die Mitarbeiter ist es wichtig, möglichst immer mindestens zwei Düfte in leicht unterschiedlichen Zusammensetzungen anzuwenden, damit ihr Geruchsgedächtnis nicht bei späterer Anwendung meldet: „Lemongrass riecht nach dem Tumor von Patientin X." Dass dann bei späterer Gelegenheit exakt dieselbe Geruchszusammensetzung angetroffen wird, ist – insbesondere im Privatleben – recht unwahrscheinlich.

Sterbebegleitung und Trauer

Der letzte Weg des Menschen ist oft einsam und mit starken Ängsten verbunden, v. a. wenn er aus medizinischen Gründen in einer „kalten" Umgebung gegangen werden muss. Auch in diesem Bereich werden Düfte oft als wertvolle Begleiter angenommen. Zu beachten ist hier, dass die ätherischen Öle grundsätzlich sehr gering dosiert werden, die Verdünnungen also **unter 1 %** liegen sollten.

Selbst wenn das Tor zum Bewusstsein schon geschlossen ist, können Wohlgerüche noch das Unterbewusstsein erreichen. Seit Jahrtausenden signalisieren sie dem Menschen Frieden, Ruhe, Spiritualität, Unendlichkeit. Anders als damals sind die feinen Pflanzendüfte nicht mehr nur den Priestern und den Reichen vorbehalten. Wir können sie anwenden, um die letzte Reise, vielleicht in ein anderes Universum, anzutreten.

Da der Mensch am Ende seines Lebens oft hilflos – wie ein Neugeborenes – ist, müssen Angehörige und Pflegende die Dosierung der ätherischen Öle dementsprechend anpassen. Kaum riechbar für den gesunden Erwachsenen ist er für den Sterbenden gerade richtig (unter 1 %). Wenn er es noch sagen kann, bestimmt er die Auswahl der Düfte.

Ansonsten orientieren wir uns an seiner Biografie: War er gerne im Garten, wählen wir vielleicht Rosenduft oder Iris, ging die Person gerne in die Kirche, wird Weihrauch in die engere Wahl fallen, war sie eine Naschkatze, werden ihr möglicherweise Vanille, Tonka und Mandarine guttun. Wichtig ist allein, dass der „Erinnerungsduft" nicht „erschlägt" und ablenkt, sondern einfach nur guttut. Meistens erhaschen die Betreuer noch genügend Informationen anhand der Reaktionen, selbst wenn sie fast unmerklich sind. Ein Pizzabäcker liebt möglicherweise auch noch am Lebensende Oregano oder Basilikum, ein Australienfan reist ruhiger mit Eukalyptusduft. Wenn keine Informationen für die Zusammenstellung eines „Erinnerungsduftes" zu erhalten sind, sollte man eher mit Einzelölen arbeiten.

Sterbende äußern den Wunsch nach Berührung oft nicht, auch wenn ihnen danach ist, sodass man mit kleinen Berührungen, Einreibungen oder Teilmassagen zunächst einen „Vorwand" liefern kann [7]. Die in **Abb. 5.3** aufgeführten Öle mit ihren psychologischen Themen haben sich als besonders hilfreich erwiesen.

Das Öl oder die Mischung kann als Raumspray eingesetzt werden, in der Duftlampe und natürlich als Berührungsduft: 1 oder 2 Tropfen in 10 ml eines fetten Pflanzenöles geben, einige Tropfen davon in den eigenen Hände verreiben, anwärmen und wie zum Wachkoma (S. 305) beschrieben anwenden. Nicht reiben, nicht aufdrängen, nur leise begleiten.

Nachdem der geliebte Mensch sich für immer verabschiedet hat, finden auch die Trauernden in wohltuenden Ölen eine Stütze, da sie einen starken Verlust verkraften und sich auch mit einer neuen Realität anfreunden müssen: auf den Angehörigen oder Freund verzichten zu müssen. Die folgende Mischung „Wurzeln im Sturm" kann hier wertvolle Dienste leisten.

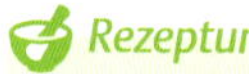
Rezeptur

Wurzeln im Sturm

- Jojobaöl, 10 ml
- Iris (1 %ig), 5 Tropfen
- Tonkaextrakt, 4 Tropfen
- Tuberose (3 %ig), 3 Tropfen
- Vanilleextrakt, 2 Tropfen
- Vetiver, 1 Tropfen

Auch die Mischung StellaLuna (S. 304) kann helfen, wieder entspannt schlafen zu können und neue Kräfte zu tanken – damit das Leben weitergehen kann.

Adlerholz
schwebend wie ein Adler
den Übergang erleichtern

Atlaszeder
Altes ablegen und
Neubeginn wagen

Weihrauch
Loslassen und Abschied in
Glaube und Hoffnung

Iris
Erde und Himmel berühren,
Kontakt zu neuen Ebenen

Rose
das Herz öffnen
ins Zentrum schauen

Neroli
gelassen nach
vorne blicken

Abb. 5.3 Spirale der Sterbeöle.

6 Vorsichtsmaßnahmen und Kontraindikationen

Inzwischen blicken wir in Europa auf über 30 Jahre Aromatherapie und -pflege. In vielen Ländern werden die Öle entweder stark verdünnt und auf die Haut aufgetragen oder sie werden mit unterschiedlichen Geräten und Methoden inhaliert. Die in allen seriösen Büchern und Fortbildungen empfohlenen Verdünnungen von 1–2 % entsprechen nicht nur ganz grob dem Vorkommen der Naturdüfte in Duftpflanzen, sondern sie haben sich als außergewöhnlich verträglich erwiesen. Diese Form der Anwendung von ätherischen Ölen ist also nahezu frei von unerwünschten Nebenwirkungen. Ob die in den letzten Jahren immer lauter propagierte Anwendung von unverdünnten Ölen zu vermehrten Allergien, Reizungen und sogar Verhaltensstörungen führen wird, bleibt abzuwarten. Empfehlungen, unverdünntes Zimtrindenöl auf schmerzende Schienbeine von Kindern zu geben oder jeweils 1 Tropfen pures Pfefferminzöl in die Augen bei Kopfschmerzen, sprechen für sich. Diese teilweise gravierenden Fehlanwendungen können durchaus Gefahren mit sich bringen.

6.1 Toxikologie der Duftstoffe

Toxikologie wird definiert als „Lehre von den schädlichen Wirkungen chemischer Substanzen auf lebende Organismen" [717]. Zunächst gilt es, zu unterscheiden, dass es eine **absolute** Toxizität von ätherischen Ölen geben kann (manche Öle mit hohem Anteil an bestimmten Monoterpenketonen) sowie eine **relative** Toxizität (Wechselwirkung mit Medikamenten, Licht und Verfall der Öle). Die **individuelle** Empfindlichkeit einer Person spielt dabei auch eine große Rolle, manche Menschen reagieren beispielsweise auf viele Substanzen allergisch.

Auch muss zwischen **akuter** und **chronischer** Toxizität unterschieden werden, da einige wenige Öle oder Ölbestandteile schon in geringsten Mengen sofort toxisch wirken können, andere müssen sich erst im Gewebe ansammeln, um ihre giftigen Effekte auslösen zu können. Der oft zitierte Satz von **Theophrastus Bombastus von Hohenheim** (Paracelsus genannt) muss in diesem Zusammenhang in Erinnerung gerufen werden [568]:

> *„Alle Dinge sind Gift, und nichts ist ohn' Gift, allein die Dosis macht, dass ein Ding kein Gift ist."*

6.1.1 Forschung zur Verträglichkeit

Bei der internationalen **Duftstoffindustrie**, wo neben vielen synthetischen auch immer noch natürliche Duftstoffe verarbeitet werden, weiß man um die Unverträglichkeiten von vielen Substanzen, v. a. wenn sie bestimmte Mengen in Parfüm- und Kosmetikprodukten überschreiten.

Um wissenschaftlich abgesicherte Richtlinien und Empfehlungen an die Hersteller aussprechen zu können, gründete man 1973 die Vereinigung **IFRA** (International Fragrance Association) in Genf, deren Mitglieder die Verbände der Riechstoffhersteller aus verschiedenen Ländern sind (www.ifraorg.org, hier sind weitere wertvolle Links zum Thema zu finden). Ein Komitee (TAC, Technisches Sachverständigenkomitee) sammelt, veröffentlicht und spricht Empfehlungen über die Erfahrungen mit den unterschiedlichsten Riechstoffen aus.

Forschungsunterlagen und Testergebnisse werden vom 1966 in den USA gegründeten Forschungsinstitut für Duftmaterialien **RIFM** (Research Institute for Fragrant Materials) bekannt gegeben. Hier arbeiten unabhängige Experten aus vielen verschiedenen Ländern zusammen, z. B. Dermatologen, Toxikologen und Pharmakologen, um die Endverbraucher vor gefährlichen oder reizenden Stoffen zu schützen.

Die toxikologischen Studien werden zunächst an Tieren vorgenommen, von Krabbenlarven bis zu Säugetieren. Um die tödliche Dosis (LD, lethal dose, engl.) eines Duftstoffes zu ermitteln, bekommt eine bestimmte Anzahl von Tieren eine Menge des Stoffes (oral) verabreicht. Die Menge, die 50 % der Tiere tötet, wird als **LD_{50}** angegeben. Von einem hochtoxischen ätherischen Öl wie Peumus boldus (Boldo) benötigt man beispielsweise 0,13 g/kg Körpergewicht des Tieres, um die Hälfte aller an der Studie beteiligten Tiere zu töten; bei Melaleuca alternifolia muss man bereits 1,90 g/kg Körpergewicht verabreichen, um den Tod zu verursachen, und bei Rosa damascena beträgt die LD_{50} mehr als 5 g/kg Körpergewicht. Auf den Menschen umgerechnet bedeutet das, dass ein 70 kg schwerer Mensch mit gut 3,5 kg Rosenöl umgebracht werden könnte.

Für Ärzte, v. a. für **Dermatologen** und **Allergologen**, ist die Liste der knapp 100 natürlichen und synthetischen Substanzen, die in Parfüms, kosmetischen Produkten und Reinigungsmitteln problematisch werden können, interessant. Diese Stoffe können hautreizend sein, ein allergenes Potenzial haben oder photosensibilisierend wirken. Für jeden dieser Stoffe werden Empfehlungen zu den zu verwendenden Maximalmengen oder Qualitätsanforderungen ausgesprochen.

Dem Arzt steht für **Allergietests** ein standardisierter sog. Duftstoffmix aus den am meisten im Kosmetik- und Parfumbereich verwendeten Inhaltsstoffen (Zimtalkohol, Zimtaldehyd, Amylzimtaldehyd, Eugenol, Isoeugenol, Hydroxycitronellal, Geraniol, Eichenmoos) zur Verfügung (www.riechstoffverband.de). Sie sind vermutlich alle synthetisch, können also chlorierte Substanzen enthalten, deren Verträglichkeit nicht gesichert ist, zudem fehlen die vielen hautfreundlichen Moleküle, die in einem genuinen, natürlichen Öl mit eben diesen Hauptbestandteilen zu finden wären.

6.1.2 Sicherheitsvorkehrungen

In Frankreich sind etliche Öle nur auf Rezept in der Apotheke erhältlich, z. B. Artemisia absinthium (Wermut), Cedrus atlantica (Atlaszeder), Hyssopus officinalis (Ysop), Salvia officinalis (Salbei), Tanacetum vulgare (Rainfarn) und Thuja occidentalis (Thuja). Die Verbraucher sollen v. a. vor der potenziell neurotoxischen und abortiven Wirkung von bestimmten Ketonen geschützt werden.

Besser, als in irgendeiner Liste nachzuschlagen, ist es natürlich, die einzelnen Inhaltsstoffe der ätherischen Öle zu kennen und zu wissen, wie sie aufgrund ihrer biochemischen Zusammensetzung wirken können, vgl. dazu Kap. 2 (S. 77) und Kap. 7 (S. 332).

Es kann nicht oft genug betont werden, dass insbesondere für medizinische oder pflegende Zwecke nur Öle bester Herkunft und **bester Qualität** verwendet werden. Selbst Flaschen mit der Bezeichnung „natürliches ätherisches Öl“ können mangelhafte Ware enthalten, da es sich um ein nicht nachvollziehbares Gemisch aus natürlichen Bestandteilen handeln kann.

Auch sind natürliche Öle, die für die Parfümindustrie gewonnen wurden, nur bedingt für die therapeutische Arbeit geeignet, da bei ihnen weder auf ungiftige Anbaumethoden geachtet werden muss, noch schonende und komplette Destillationen vorauszusetzen sind, wie anhand von Ylang Ylang nachvollzogen werden kann.

6.1.3 Anwendungsfehler und Vergiftungen

Bei der Behandlung mit einer dem jeweiligen Menschen angemessenen Dosis sind Unverträglichkeitserscheinungen unwahrscheinlich. Ausführliche Hinweise zu den Kontraindikationen stehen in Kap. 6.3 (S. 316).

Bei einer Ganzkörpermassage entspricht die **Aufnahmemenge** an reinem ätherischem Öl ca. 37 mg, denn es werden nur zwischen 4 und 25 % des aufgetragenen ätherischen Öles in den Körper aufgenommen. Bei der Verwendung von 6 Tropfen ätherischem Öl in 10 ml fettem Öl (3 %) werden also insgesamt maximal 1,5 Tropfen resorbiert [695]. Die Aufnahme bei Inhalationen und Bädern liegt ebenfalls in diesem Bereich.

Die orale Einnahme sollte nur in Ausnahmefällen und unter strikter Aufsicht von gut geschulten Personen erfolgen. Sie beträgt meistens 1 Tropfen, der im Gegensatz zu Massage oder Bad eher 3-mal täglich verabreicht wird. Diese Menge ist für die meisten erwachsenen Menschen gut verträglich – vorausgesetzt das Öl wurde in Honig oder Sahne emulgiert, damit es nur in feinsten Tröpfchen an die empfindlichen Schleimhäute gelangt.

Jedoch gibt es Menschen, die denken, alles Natürliche sei in jeder Dosis gut und berge keine Nebenwirkungen, und auch solche, die nach dem Motto handeln: „Viel hilft viel." Glücklicherweise fallen viele potenziell gefährliche Öle durch ungewöhnliche oder strenge und bittere Gerüche auf und schützen so fast automatisch vor Überdosierung. Es sind dann schon eher verantwortungslose Rezepte in unqualifizierten Büchern oder Zeitschriftenartikeln und zweifelhafte Tipps von ungenügend geschulten „Experten", die gelegentlich Menschen verunsichern oder vielleicht sogar schädigen können.

Extreme Vergiftungen mit ätherischen Ölen scheinen sehr selten zu sein, es gibt nur verhältnismäßig wenige dokumentierte Fälle. Selbst dann ist es schwierig, nachzuvollziehen, welche Qualität und welche Chemotypen von Ölen verwendet wurden, vgl. dazu Kap. 1.1.6 (S. 45). Vergiftungserscheinungen treten bei **unsachgemäßer** (innerlicher und stark überdosierter) Verwendung von bestimmten Ölen auf, die in Deutschland teilweise gar nicht erhältlich sind:

- Acorus calamus (Kalmus)
- Artemisia abrotanum (Eberraute)
- Artemisia absinthium (Wermut)
- Artemisia vulgaris (Beifuß)
- Gaultheria procumbens (Wintergrün)
- Hyssopus officinalis (Ysop)
- Juniperus oxycedrus (Cade, Trockendestillat)
- Juniperus sabina (Sadebaum)
- Mentha pulegium (Flohminze)
- Ocotea odorifera (Sassafras)
- Pinus pumilio (Zwergkiefer)
- Ruta graveolens ([Wein-]Raute)
- Tanacetum vulgare (Rainfarn)
- Thuja occidentalis (Thuja)

Auch sind ätherische Öle mit hohem Anteil an schleimhautreizenden Phenolen für die orale Einnahme (ohne fachliche Begleitung) nicht geeignet.

6.2 Verträglichkeit und Allergien

6.2.1 Allergien

Allergische Reaktionen gegen einige ätherische Öle (**Tab. 6.1**) sind bekannt, v. a. bei bekannter Allergie gegen Korbblütengewächse [252]. Auch bei allgemein gut verträglichen Ölen wie Rosa damascena tauchen gelegentlich Probleme auf, die jedoch oftmals mit der schlechten Qualität des verwendeten Öles zusammenhängen.

Nicht nur synthetische Beimischungen können hierfür verantwortlich sein, sondern auch erhöhte Oxidwerte in unsorgfältig destillierten natürlichen Ölen.

Auch können Pestizidrückstände in Zitrusölen oder im Trägeröl reizend oder allergisierend wirken. Reaktionen mit Chemikalien in der Kleidung oder mit Synthetikfasern können in seltenen Fällen nach der Massage auftreten.

Eine sachgemäße Anwendung vorausgesetzt, stellt fast kein ätherisches Öl eine Gefahr für grundsätzlich gesunde Menschen dar. Sachgemäß bedeutet für ätherische Öle:

- Sie müssen von einem zuverlässigen Lieferanten erworben werden.
- Sie müssen frisch sein und korrekt gelagert werden.
- Die Auswahl und die Dosierung müssen der Befindlichkeit des individuellen Patienten angepasst werden.

Info

Tab. 6.1 Allergene.

Kennzeichnungspflichtiges Molekül	Geschätzte Anzahl der ätherischen Öle und Absolues, in denen es vorkommt
Limonen	210
Linalool	180
Geraniol	50
Eugenol	30
Citral (Geranial und Neral)	25
Benzylbenzoat	20 (v. a. Absolues)

Wie wir im Folgenden sehen werden, gibt es allerdings für Personen mit bestimmten Krankheitsbildern einige Einschränkungen.

6.2.2 Haut und ätherische Öle

Hautreizende Öle

Grundsätzlich kann jedes ätherische Öl je nach Hauttyp und Verdünnungsgrad **Reizungen**, **Rötungen**, **Jucken** oder eine **Hyperthermie** verursachen, alles durchaus „normale“ Reaktionen, vergleichbar mit den Hautreaktionen auf die Berührung mit einer Brennnessel, die nichts mit Allergien zu tun haben.

Es gibt einige Öle, die die normale, gesunde Haut auch bei der üblichen Verdünnung von maximal 3 % angreifen können. Das sind v. a. **phenolhaltige** Öle, die bei Menschen mit empfindlicher Haut allenfalls auf die robuste Haut der **Fußsohlen** aufgebracht werden sollten, z. B. im Falle einer drohenden Erkältung. Selbst hier ist auf eine maximal 3 %ige Verdünnung zu achten.

Auch Öle, die reich an Aldehyden sind, können empfindliche Haut reizen, insbesondere wenn diese sehr reaktiven Inhaltsstoffe oxidiert sind. **Zimtaldehyd** kann besonders hautreizend wirken. Zitrus- und Nadelöle sind besonders im warmen Vollbad vorsichtig zu dosieren; 10 Tropfen können je nach Haut und Wassertemperatur bereits zu viel sein.

Info

Allergie oder Unverträglichkeit

Als Allergie wird eine überempfindliche Reaktion des Organismus auf nicht infektiöse Fremdstoffe (Allergene/Antigene) bezeichnet, mit anschließender vermehrter Bildung von Antikörpern. Beschwerden erfolgen meist nicht beim Erstkontakt. Eine Unverträglichkeitsreaktion kann sofort erfolgen und ähnlich aussehen, sie erfolgt nicht mehr nach Weglassen des entsprechenden Stoffes.

Info

Potenziell hautreizende ätherische Öle

- Cinnamomum cassia, Cassiazimt (chinesischer Zimt)
- Cinnamomum zeylanicum, Zimt (Rinde und Blätter)
- Myroxylon balsamum, Perubalsam
- Origanum vulgare, Oregano
- Satureja hortensis/montana, Bohnenkraut
- Syzygium aromaticum, Gewürznelke (Blätter und Knospe)
- Thymus vulgaris Ct. Thymol und Ct. Carvacrol, Thymian
- Trachyspermum ammi, Bischofskraut

Perubalsam, der kein ätherisches Öl, sondern ein Resinoid ist, wird als ungewöhnlich starkes Allergen eingestuft. Laut Expertenmeinung liegt das jedoch an der Kontaminierung mit Chemikalien, die meistens bei der Gewinnung eingesetzt werden, nicht jedoch am reinen Balsam.

Bei Allergikern und empfindlichen Personen sollten ätherische Öle zu Beginn der Behandlungsreihe zunächst nur **einzeln** eingesetzt bzw. die gewählten Öle zunächst getrennt getestet werden. Hierfür wird etwas von dem Öl, mit maximal der doppelten Konzentration als später verwendet werden soll, mit fettem Öl vermischt auf der Innenseite des Unterarms aufgetragen und dort 25 Minuten belassen. Kommt es zu einer Rötung, zu Jucken, einer Schwellung oder sogar zu Blasen, sollte das Öl nicht angewendet werden.

Isolierte Duftstoffe als Allergene

Seit die neue europaweit geltende **Kennzeichnungspflicht für Kosmetik** gilt [176], gibt es viel Unruhe in der Naturkosmetikbranche. Der Aufdruck „Sensibilisierung durch Hautkontakt" und „Berührung mit der Haut vermeiden" sollte zunächst im Fall von 26 vorkommenden Inhaltsstoffen gut lesbar auf die Verpackungen der Kosmetika aufgedruckt sein. Diese Kennzeichnungspflicht betrifft auch Massageöle mit ätherischen Ölen und ähnliche Produkte, die in der Aromapraxis eingesetzt werden können.

Problematisch bzw. sogar geschäftsschädigend für die betreffenden Naturkosmetikhersteller ist leider, dass vonseiten der Gesetzgeber kein Unterschied zwischen natürlichen Stoffen, die in das Vielstoffgemisch ätherisches Öl eingebunden sind, und „naturidentischen" Kopien gemacht wird. Diese wirken erfahrungsgemäß reizender, sei es durch laborbedingte Trägersubstanzen oder durch den Mangel an natürlichen – in Spuren vorkommenden – Begleitstoffen, die in natürlichen Ölen oft puffernde Effekte haben.

Bei naturreinen ätherischen Ölen scheint die Synergie aller Bestandteile die Gefahr der Hautreizung abzuschwächen. Um das zu überprüfen, hat die Firma Weleda eine Studie an 100 Duftstoffmix-Allergikern in Auftrag gegeben, die mit Naturstoffen beduftete Kosmetikprodukte 24 Stunden lang unter einem Pflaster auf ihrer Haut behalten mussten. Trotz dieser nicht alltäglichen Form der Anwendung zeigte sich die Haut der Probanden nicht gereizt [738]. Auch Wissenschaftler erkennen an, dass die Summe einzelner Bestandteile der Öle mehr sind als ein Einzelstoff ([240], [265]).

Info

Laut Kosmetikverordnung (EG) Nr. 1223/2009 (Artikel 19) müssen 26 Riechmoleküle (aufgrund ihres möglichen Potenzials, allergische Reaktionen auszulösen) separat deklariert werden. Es ist nicht ausreichend, diese unter dem Sammelbegriff „Parfum" anzugeben, wenn die jeweiligen Stoffe in einer Konzentration von mehr als 0,001 % bei Mitteln, die auf der Haut oder in den Haaren verbleiben, oder von mehr als 0,01 % bei Mitteln, die aus- oder abgespült werden, enthalten sind.

Laut „Richtlinie zur Angleichung der Rechtsvorschriften der Mitgliedsstaaten über kosmetische Mittel 76/68/EWG vom 26. Februar 2003" gelten folgende Riechstoffe als leichte, mittlere oder schwere Allergene:

- Amylcinnamal
- Benzylalkohol
- Cinnamylalkohol
- Citral
- Eugenol
- Hydroxycitronellal
- Isoeugenol
- Amylcinnamylalkohol
- Benzylsalicylat
- Cinnamal
- Cumarin

- Geraniol
- Hydroxymethylpentylcyclohexencarboxaldehyd (Handelsname: Lyral; seit August 2019 in der EU verboten)
- Anisylalkohol
- Benzylcinnamat
- Farnesol
- 2-(4-tert-Butylbenzyl-)Propionaldehyd
- Linalool
- Benzylbenzoat
- Citronellol
- Hexylcinnamaldehyd
- d-Limonen
- Methyl 2-Octynoat (= Methylheptincarbonat)
- α-Isomethyl-Ionon
- 3-Methyl-4-(2,6,6-trimethyl-2-cyclohexen-1-yl)-3-buten-2-on
- Eichenmoos- und Baummoosextrakt

Quelle: [176]

Bei der Auflistung dieser angeblichen Allergene wird nicht nach der Schwere der möglichen Hautreizungen unterschieden. Es ist jedoch bekannt, dass beispielsweise Geraniol (in Rosen-, Rosengeranien- und Palmarosaöl) oder Linalool (in Lavendel-, Petit-Grain- und Rosenholzöl) um ein Vielfaches schwächer wirken, was Hautirritationen anbelangt, als Zimtaldehyd (Amylcinnamal) oder gar Eichenmoosextrakt, auf die auch unempfindliche Menschen reagieren können.

Verunreinigungen als Allergene

Als besonderes Problem stellen sich das Öl und andere Produkte aus **Matricaria recutita** dar: Angeblich gibt es eine hohe Bereitschaft zu Allergien durch diese weltweit eingesetzte Heilpflanze. Hier scheint es sich jedoch um ein Problem mit Verunreinigungen der entsprechenden Tees und anderer Kamillenprodukte zu handeln, da der weltweite große Bedarf nicht mit der Heilpflanze allein gedeckt werden kann. So werden absichtlich oder versehentlich Anthemis- und andere Kamillen in die Produkte gemischt, die jedoch stark hautreizende **Anthecotulide** (Sesquiterpenlactone) enthalten können [252].

Ende der 1990er-Jahre traten plötzlich vermehrt Allergien gegen das sonst bestens verträgliche Öl von Lavandula angustifolia auf. Die Erklärung war einfach, aber erschreckend: In Frankreich waren viele der geklonten Lavendelpflanzen von einem **Virus** befallen; diese wurden nicht in allen Fällen vernichtet, sondern zu (verunreinigtem) Öl verarbeitet [717].

Perubalsam kann aufgrund der oft eingesetzten Gewinnungsmethode ein Allergen sein: Die Bäume werden mit Lumpen „abgeschlagen“, das klebrige Harz wird anschließend mithilfe von mehr oder weniger aggressiven Lösungsmitteln aus den Textilien gewaschen.

Auch Verunreinigungen mit synthetischen Bestandteilen können durch ihren Gehalt an produktionsbedingten **chlorierten Trägersubstanzen** für Hautirritationen oder sogar Allergien verantwortlich sein.

Oxidative Folgeprodukte als Allergene

Als es Anfang dieses Jahrtausends einen Teebaumboom gab, stellte sich heraus, dass die immer häufiger vorkommenden Irritationen und allergischen Kontaktekzeme gegen **Melaleuca alternifolia** durch falsch gelagertes, oxidiertes Öl zustande kommen, da sowohl das im Öl zu gut einem Drittel vorkommende Terpineol-4 als auch andere Monoterpene bei ungünstiger Lagerung (hell, warm, unverschlossen) innerhalb von wenigen Tagen oxidative Folgeprodukte bilden können ([252], [718]). Im Extremfall wird das Öl in kürzester Zeit reich an aggressiven, hautreizenden Peroxiden wie dem hyperämisierenden **Ascaridol**, das in isolierter Form mit organischen Säuren reagiert und zu ernsthaften Dermatiden führen kann. Dazu finden wir erhöhte Werte an **1,2,4-Trihydroxymenthan** und **γ- und p-Cymen**, die von 3 % im frischen Öl auf 10–30 % ansteigen können ([242], [560]).

Grundsätzlich können fast alle ätherischen Öle – insbesondere diejenigen, die reich an Monoterpenen und Aldehyden sind –, sofern sie nicht korrekt gelagert und gehandhabt werden und dadurch hohe **Peroxidzahlen** aufweisen, die Haut stärker angreifen als die entsprechenden frischen bzw. nicht angebrochenen Öle. Bekannt ist dieses Phänomen bei überlagerten **Zitrus-** und **Nadelölen**, aber auch bei **Eukalyptus**- und **Zitronengrasölen** [695].

Merke

Oxidierte Öle sollten nach 1 Jahr aus dem klinischen Bereich verbannt werden, möglichst also innerhalb von 1 Jahr nach dem Öffnen aufbrauchen!

Man kann die **Peroxidzahl** in ätherischen Ölen, genau wie es seit Jahren bereits bei fetten Ölen praktiziert wird, messen: Sie sollte unbedingt unter 20 liegen; am hautfreundlichsten verhält sich das Öl beim Wert 5 und darunter. Da etliche ätherische Öle, insbesondere das von Melaleuca alternifolia, so anfällig für Oxidationsprozesse sind, sollten diese also streng genommen nur nach sorgfältigen Kontrollen auf den Markt kommen und immer mit dem Hinweis versehen sein, dass die angebrochene Flasche nur eine begrenzte Haltbarkeit aufweist.

Photosensibilisierende Eigenschaften

Furocumarine sind eine Gruppe von Inhaltsstoffen in einigen ätherischen Ölen, die die Wirkung von UV-Strahlen auf der Haut verstärken. Sie verleihen dem jeweiligen Öl – je nach Verdünnung – eine photosensibilisierende und im schlimmsten Fall sogar **photomutagene** Wirkung, da diese Moleküle bei Berührung, insbesondere mit feuchter Haut, und unter gleichzeitiger Einwirkung von **UV-Licht** (312–320 nm Wellenlänge) eine Substanz bilden, aus der sich – zusammen mit einem körpereigenen Eiweiß – ein Antigen entwickelt [252].

Bei diesem Eiweiß handelt es sich um **Pyrimidinbasen der DNS**, die zusammen mit den Furocumarinen ein Additionsprodukt bilden, das die Zellteilung in den Epidermiszellen der Haut unmöglich macht. Es entsteht eine subepidermale Blasenbildung mit Schwellung, die in einer **Dermatitis solaris** 1. und 2. Grades resultiert ([577], [657]).

Als die Inhaltsstoffe in Kosmetika noch nicht so scharf reglementiert wurden, sah man oft Frauen mit der sog. **Berloque-Dermatitis**, v. a. im seitlichen Halsbereich. Diese entstand durch furocumarinhaltige Duftstoffe in Parfüms [252].

Tab. 6.2 Empfohlene Verdünnung nach Tisserand (Tab. basiert auf Daten aus [695]).

Ätherisches Öl	Verdünnung
Angelica archangelica	0,8 %
Citrus aurantiifolia	0,7 %
Citrus × aurantium	1,25 %
Citrus × bergamia	0,4 %
Citrus limon	2 %
Citrus paradisi	4 %
Citrus reticulata (fol.)	0,17 %
Cuminum cyminum	0,4 %
Ruta graveolens	0,15 %
Tagetes tenuifolia	0,01 %

Furocumarine befinden sich hauptsächlich in durch **Pressung** gewonnenen ätherischen Ölen und nur in einigen destillierten Ölen. Tisserand [693] rät diesbezüglich vom perkutanen Gebrauch von Aloysia-triphylla-Öl gänzlich ab und empfiehlt bei einigen Ölen die Verdünnungen in **Tab. 6.2**, die die angegebenen Werte nicht überschreiten sollten. Auch dann sollte die Haut nach der perkutanen Anwendung – je nach aufgetragener Menge/Verdünnung – **bis zu 8 Stunden** vor UV-Strahlen der Sonne oder eines Solariums geschützt werden.

Laut Tisserands Tests wirken die ätherischen Öle von Citrus sinensis und Citrus reticulata nicht photosensibilisierend. Auch die **destillierten** Öle von Citrus aurantiifolia und Citrus bergamia gehören dazu. Citrus limon enthält in sehr unterschiedlichen Anteilen die photosensibilisierend wirkenden Stoffe Bergapten und Oxypeucedanin, je nachdem, in welchem Gebiet auf der Welt es gewonnen wurde. Auch Citrus × aurantium per. und Citrus aurantiifolia können große Mengen Oxypeucedanin enthalten [493].

Citrus junos, das in Europa noch recht unbekannte mandarinenähnliche Zitronenöl namens Yuzu, ist frei von Furocumarinen und somit nicht photosensibilisierend wirksam.

Info

Nicht photosensitivierende Zitrusöle (Frucht und Blatt) [695]:

- Citrus × bergamia, Bergamotte (FCF = furocumarinfrei)
- Citrus hystrix, Combava; Citrus aurantiifolia, Limette; Citrus paradisi, Grapefruit; Citrus limon, Zitrone (destilliert)
- Citrus aurantium fol., Zitronen-Petit Grain
- Citrus reticulata, Mandarine
- Citrus sinensis, Orange; Citrus × aurantium, Bitterorange
- Citrus × aurantium fol., Petit Grain (Bitterorange)
- Citrus × junos, Yuzu

Info

Auswahl hautfreundlicher ätherischer Öle*:

- Anethum graveolens, Dill (ganze Pflanze)
- Chamaemelum nobile, Römische Kamille**
- Boswellia sacra, Weihrauch
- Bursera delpechiana, Linaloeholz und Linaloefrüchte
- Cedrus atlantica, Atlaszeder
- Cedrus deodara, Himalyazeder
- Cinnamomum camphora Ct. Linalool, Ho-Blätter
- Citrus × aurantium flos, Neroli
- Citrus × aurantium fol., Petit Grain
- Commiphora myrrha/molmol, Myrrhe
- Cupressus sempervirens, Zypresse
- Daucus carota, Karottensamen
- Elettaria cardamomum, Kardamom
- Ferula gummosa, Galbanum
- Hyssopus officinalis, Ysop
- Iris germanica, Iris
- Lavandula × intermedia, Lavandin
- Lavandula angustifolia, Lavendel
- Leptospermum scoparium, Manuka
- Matricaria recutita, Deutsche Kamille (Blaue Kamille)**
- Melaleuca viridiflora, Niaouli
- Melaleuca cajuputi, Cajeput
- Monarda fistulosa Ct. Geraniol, Indianernessel
- Origanum majorana, Majoran
- Pelargonium × graveolens, Rosengeranie
- Pogostemon cablin, Patchouli
- Rosa damascena, Rose
- Salvia sclarea, Muskatellersalbei
- Santalum album, Sandelholz
- Santalum austrocaledonicum, Australisches Sandelholz
- Vetiveria zizanioides, Vetiver

* nur in bester Qualität und frisch, also nicht oxidiert
** nur in Verdünnung hautfreundlich

6.3 Kontraindikationen: Auf was Sie achten müssen!

6.3.1 Leber und ätherische Öle

Die Leberwerte von grundsätzlich gesunden Menschen können sich laut einigen Autoren durch hochprozentige und länger anhaltende innere Anwendung (2 Wochen und mehr) von stark ketonhaltigen und phenolhaltigen ätherischen Ölen verschlechtern [695]. Es können allgemeine Vergiftungssymptome durch **Akkumulation** im Lebergewebe entstehen [191]. Bei Menschen mit vorgeschädigter Leber sollten die in der **Tab. 6.4** unter „Öle mit hohem Phenolgehalt" genannten Öle nur äußerlich und sparsam angewendet werden.

Andererseits ist inzwischen bekannt, dass (–)-Citronellal, der zitrusduftende Inhaltsstoff von Zitronen-Eukalyptus und vielen zitronig duftenden ätherischen Ölen zu einem Wachstumsstopp von Leberkrebszellen führt [432].

Hepatotoxizität

Einige Bestandteile von ätherischen Ölen können (bei innerer Anwendung) die gleichen Vergiftungssymptome wie Paracetamol (Acetaminophen, engl.) verursachen [695]:

- Das entgiftende **Glutathion** wird gehemmt durch **innere** Anwendung von:
  - Eugenol

- möglicherweise auch durch:
  - Zimtaldehyd
  - trans-Anethol
  - Pulegon

Veränderung der Hepatozyten

Bei Menschen **mit G6PD-Mangel** (Glukose-6-Phosphat-Dehydrogenase) sammelt sich Menthol in der Leber, bei betroffenen Babys verursacht **Menthol** eine schwere Neugeborenengelbsucht ([84], [191]). Dieser angeborene, vererbbare Defekt wird v. a. bei männlichen Chinesen, bei 12 % der Westafrikaner und bei Menschen aus dem Mittleren Osten relativ häufig angetroffen. Diese Menschen wissen darum, weil sie eines oder alle der folgenden Mittel nicht einnehmen dürfen: Antimalariamittel, Sulphonamide, Chloramphenicol, Streptomycin, Aspirin.

Seit durch Tierversuche bekannt wurde, dass oral verabreichtes **Cumarin** (u. a. in Waldmeister, Tonkaextrakt, Cassiazimtöl) Karzinome der gallеführenden Wege verursachen kann, wurde es von der US-amerikanischen Lebensmittel- und Medikamenten-Überwachungsbehörde (FDA) verboten. In Europa sind 0,002 g/kg als Lebensmittelaroma erlaubt. Cumarin gilt wiederum als vielversprechendes antitumorales Mittel [169]; es ist nur für Nagetiere toxisch, nicht für Menschen.

Genetische Veränderung in der Leber

Bei Tierversuchen – wie so oft mit hoch konzentrierten, isolierten Stoffen – wurden Veränderungen der Desoxyribonukleinsäure (DNS) in den Hepatozyten festgestellt. Diese Tatsache wird mit dem Auftreten von Leberkarzinomen in Verbindung gebracht [695]. Als verdächtig betrachtet wird nicht nur die häufige innere Anwendung von ätherischen Ölen mit **Methyleugenol**, sondern seit 2002 aufgrund einer Empfehlung in einer Richtlinie der EU auch die äußerliche Anwendung in Kosmetikprodukten ([175], [496]):

„Nach den Empfehlungen des SCCNFP [Scientific Committee on Cosmetic Products and Non-food Products] sollte Methyleugenol nicht absichtlich als kosmetischer Inhaltsstoff verwendet werden. Methyleugenol sollte daher in Anhang II aufgenommen werden. Da Methyleugenol allerdings in ätherischen Ölen, die als kosmetische Bestandteile verwendet werden, natürlich vorkommt, hat der SCCNFP eine genaue Höchstkonzentration für den Fall des Vorhandenseins in kosmetischen Mitteln angegeben.“

Die 1-Hydroxy-Metaboliten von **Methylchavicol** (Estragol) wurden in mehreren Tierversuchen als stark kanzerogen auf die Leber wirkend eingestuft ([140], [445]). Inzwischen weiß man jedoch, dass Nagetiere Methyeugenol und Methylchavicol grundsätzlich nicht verstoffwechseln können, ganz anders als der Mensch.

Genau wie bei den vermeintlichen Allergenen versuchen Wissenschaftler und Firmen, die teilweise absurden Einschränkungen mittels Studien zu entkräften, beispielsweise mit der Reihenanwendung von Rosenöl auf der Haut von freiwilligen Probanden, bei denen zeitgleich die Leberwerte kontrolliert werden, diese Studie wurde jedoch nicht genehmigt (weitere Informationen unter: www.nora-international.de).

6.3.2 Herz und Kreislauf und ätherische Öle

Die Praxis zeigt, dass die Wirkung der ätherischen Öle auf den Blutdruck individuell sehr unterschiedlich und nicht immer sehr ausgeprägt ist. Rosmarinus officinalis ist am erfolgreichsten bei Hypotonikern; Cananga odorata und Santalum album wirken blutdrucksenkend bei vielen Hypertonikern.

Leicht blutdrucksteigernd

- Hyssopus officinalis
- Rosmarinus officinalis
- Salvia officinalis
- Thymus vulgaris Ct. Thymol

Hypertoniker sollten bei langer Anwendung von ätherischen Ölen der Lippenblütengewächse (außer Lavandula und Melissa) ihren Blutdruck regelmäßig überprüfen lassen, da diese tonisierend wirken können.

Leicht blutdrucksenkend

Einige ätherische Öle wirken kurzzeitig leicht blutdrucksenkend, insbesondere Zitrusöle. Jedoch können auch folgende Düfte nur als Begleitmaßnahme eingesetzt werden und sind nicht zur Therapie von Hypertonie geeignet, da ihre Wirkung nur kurz anhält:

- Cananga odorata
- Daucus carota
- Santalum album
- Ocimum basilicum

Patienten mit **kardiologischen Störungen** sollten die intensive Anwendung von Rosmarin (Ct. Bornan-2-on und Ct. 1,8-Cineol) meiden: Das Öl kann die Kalziumströme in den Myokardzellen beeinträchtigen.

Zumindest der starke Konsum von Mentholzigaretten und pfefferminzhaltigem Konfekt stellt eine Kontraindikation für Menschen mit Tendenz zu **Rhythmusstörungen** des Herzens dar. Für diese Gruppe wird von der intensiven Anwendung von Pfefferminzöl abgeraten.

Menschen, die **Blutgerinnungsstörungen** (z. B. Hämophilie) haben bzw. gleichzeitig gerinnungshemmende Medikamente wie Heparin, Marcumar, Aspirin etc. einnehmen, sollten die intensive und regelmäßige Anwendung von ätherischen Ölen mit folgenden Inhaltsstoffen, die die Aktivität der Thrombozyten verändern [84], meiden:

- Eugenol
- Isoeugenol
- ätherisches Öl der Zwiebel

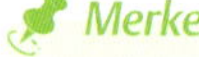

Merke

Zu betonen ist, dass es um die intensive und regelmäßige Verwendung der genannten Öle geht. Es ist wenig wahrscheinlich, dass diese Begleiterscheinungen bei regulärer aromatherapeutischer Anwendung auftreten.

6.3.3 Atemwege und ätherische Öle

Bei Asthmatikern, ganz besonders bei Kindern mit obstruktiven Erkrankungen der Atemwege, sind **äußere Anwendungen** im Bereich der Nase und der Brust mit ätherischen Ölen, die

- Menthol,
- 1,8-Cineol (Eucalyptol),
- Bornan-2-on (Campher)

enthalten, zu vermeiden; das gilt insbesondere für Inhalationen. Fuß- und Rückeneinreibungen sind mit kindgerechten Verdünnungen möglich.

6.3.4 Zentrales Nervensystem und ätherische Öle

Neurotonisch wirksame Inhaltsstoffe können bei übertriebener und langanhaltender Anwendung bzw. bei empfindlichen Patienten und Haustieren Spasmen bis hin zu epileptischen Anfällen auslösen, sie wirken dann **neurotoxisch** (**Abb. 6.1**). Die Menge des ätherischen Öles und die individuelle Empfindlichkeit lassen sich nicht in abstrakten Zahlen ausdrücken, der Übergang zwischen konzentrationsfördernd und neurologisch bedenklich ist fließend. Folgende Stoffe können im schlimmsten Fall problematisch sein:

- Fenchon
- Pinocamphon
- Thujon
- Bornan-2-on (Campher)

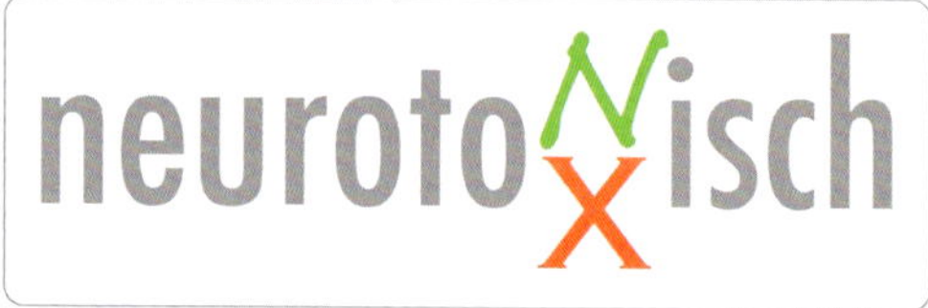

Abb. 6.1 Neurotonisch < > neurotoxisch – nur ein Buchstabe Unterschied.

Folgende ätherische Öle sollen bei **Epilepsie** allenfalls hoch verdünnt verwendet werden:

- Cinnamomum camphora
- Hyssopus officinalis
- Mentha pulegium
- Myristica fragrans
- Petrosellinum sativum
- Pimpinella anisum
- Rosmarinus officinalis (Ct. Bornan-2-on und Ct. 1,8-Cineol)
- Salvia officinalis
- Thuja occidentalis

Psychoaktive, halluzinatorische Wirkung von ätherischen Ölen

Das Gehirn von extrem empfindlichen Menschen kann von folgenden ätherischen Ölen so beeinflusst werden, dass sich Stimmungen, Wahrnehmung und/oder Benehmen verändern können:

- Artemisia absinthium (verantwortlicher Stoff: Thujon)
- Cannabis sativa (verantwortlicher Stoff: THC = Tetrahydrocannabinol)
- Myristica fragrans (verantwortlicher Stoff: Myristicin)
- Pimpinella anisum (verantwortlicher Stoff: trans-Anethol)
- Salvia sclarea (v. a. in Verbindung mit Alkoholgenuss)

6.3.5 Augen und ätherische Öle

Die Studienlage bezüglich einer signifikanten Erhöhung des Augentonus bei regelmäßiger Anwendung von citralhaltigen Ölen ist sehr widersprüchlich [695]. Sicherheitshalber empfiehlt man darum, dass Menschen mit **Glaukom** bzw. entsprechender erblicher Vorbelastung folgende citralreiche ätherische Öle nicht innerlich anwenden und die perkutane Anwendung einschränken:

- Aloysia triphylla
- Backhousia citriodora
- Cymbopogon flexuosus
- Leptospermum petersonii
- Litsea cubeba
- Melissa officinalis

Durch das Verdampfen der Öle in einer Duftlampe kommt es höchstwahrscheinlich nicht zu einer Veränderung des Augendrucks.

Info

H- und P-Sätze (P305, P351, P338)

Sind die Augen mit einem ätherischen Öl, das entsprechend der Gefahrstoffverordnung als „reizend" gekennzeichnet ist, in Kontakt gekommen, muss folgende Erste-Hilfe-Maßnahme eingeleitet werden: „Bei Kontakt mit den Augen: Einige Minuten lang behutsam mit Wasser spülen. Eventuell vorhandene Kontaktlinsen nach Möglichkeit entfernen. Weiter spülen." Da durch den Augenschließreflex meistens nur geringe Mengen ätherisches Öl ins Auge gelangen, wird dieses mitsamt der durch den Reiz vermehrt produzierten Tränenflüssigkeit ausgespült. Wenn die Reizung nach einiger Zeit (circa 2 Stunden) nicht besser wird, bitte einen Arzt aufsuchen.

Die Piktogramme mit dem Ausrufezeichen und dem zerbrochenen Reagenzglas warnen vor Augenreizungen und vor Augenschäden (**Tab. 6.3**).

6.3.6 Nieren und ätherische Öle

Obwohl in den Nieren die Höchstkonzentrationen von im Blut gelösten Substanzen vorhanden ist, sind in diesem Bereich bislang keine Schädigungen durch ätherische Öle oder deren Bestandteile bekannt. Bei der Warnung vor der Anwendung von ätherischem **Juniperus-communis-Öl** für nierenkranke Menschen scheint es sich um eine Verwechslung mit der Einnahme der stark nierenreizenden Wacholderbeere zu handeln; bei der Destillation gehen die dafür verantwortlichen Stoffe nicht in das ätherische Öl über [695].

6.3.7 Hormonsystem und ätherische Öle

Über die hormonelle Wirksamkeit von ätherischen Ölen oder manchen Bestandteilen wird noch sehr kontrovers diskutiert. Ätherische Öle bestehen vorwiegend aus 2 Isopreneinheiten (10 C-Atome), teilweise jedoch auch aus 3 und 4 Isopreneinheiten (15 und 20 C-Atome), sodass sie eine Art Vorstufe für die 6 Isopreneinheiten einiger Steroidhormone (30 C-Atome) bilden können [513]. Ätherische Öle enthalten also keine Hormone, sie können lediglich aufgrund ihrer strukturellen Ähnlichkeit mit Steroidhormonen modulierend auf Kortison, Kortisol, Östrogen und Testosteron einwirken. In den letzten Jahren zeichnet sich durch Speicheltests ab, dass fette Pflanzenöle, innerlich und äußerlich angewendet, die Balance der Steroidhormone beeinflussen können. Was nicht überrascht, denn ihre Fettsäuren sind für Teile des Hormonstoffwechsels unerlässlich.

Die Praxis zeigt, dass Frauen, die an einem erkennbaren Ungleichgewicht der Geschlechtshormone leiden, meistens sehr positiv auf bestimmte ätherische Öle reagieren. Die Hormonsubstitution im Klimakterium scheint wiederum nicht durch ätherische Öle gestört zu werden [84]. Vielmehr profitieren viele Frauen mit belastenden Begleiterscheinungen der Wechseljahre wie Hitzewallungen, vermehrte Schweißbildung, Schlafstörungen und starke Stimmungsschwankungen von der regulierenden Wirkung einiger ätherischer Öle ([115], [134], [485], [674]).

Eine Ausnahme ist das ätherische Öl von Vitex agnus-castus (Mönchspfeffer), dieses hochwirksame Öl mit dopaminerger Wirkung sollte nicht ohne fachliche Aufsicht eingesetzt werden, da es den Östrogenspiegel im Serum senken und den des Progesterons erhöhen kann [695].

6.3.8 Schwangerschaft und ätherische Öle

In seriösen Büchern über Aromatherapie muss meistens mehr gewarnt werden, als im realen Leben tatsächlich nötig wäre. Als Autorinnen und Autoren kennen wir nur wenige unserer Leser und können nicht abschätzen, ob der uns unbekannte Leser beispielsweise einen Hang zum Übertreiben hat („Was, nur 2 Tropfen? Das ist doch alles Natur, ich nehme mal 10 Tropfen.“). Auch der neue Trend zur Anwendung von unverantwortlich großen Mengen an unverdünnten Ölen kann zu Problemen führen. So veröffentlichen wir Autorinnen und Autoren möglichst niedrig dosierte Rezepturen und sprechen auch Warnungen vor bestimmten Ölen aus. Im Einzelfall und bei Bedarf würden wir möglicherweise dennoch „gefährliche“ Öle einsetzen oder auch höher dosieren.

Die Nase einer schwangeren Frau ist meistens extrem sensibel, manchmal ist sie schon durch die Umweltgerüche so gereizt, dass der betreffenden Frau oft schlecht wird. Schwangere Frauen können meistens sehr gut „der Nase nach“ gehen und haben ein sehr genaues Gespür, welche Öle sie wann und in welchen Mengen einsetzen können.

Die fürchterlich klingenden Warnungen über Aromatherapie in der Schwangerschaft kommen aus alten Büchern, in denen v. a. die Einnahme von synthetischen und isolierten Duftmolekülen bewertet wurde. Denn so wie manche Kräuter sind auch ätherische Öle immer wieder zur Beendigung von unerwünschten Schwangerschaften eingesetzt worden. Doch Aromapflege mit physiologisch verdünnten Ölen, also im 1–2 % igen Bereich, stellt für eine gesunde Schwangere und ihr Baby keinerlei Bedrohung dar. Der mit Billigöl angemachte Salat, die schreiend beduftete Kosmetik, das Herumstehen an der Tankstelle, das Lackieren von Möbeln etc. bergen eher ein Gefahrenpotenzial.

Es folgen dennoch ein paar grundsätzliche Hinweise zum Gebrauch von ätherischen Ölen in dieser Zeit, in der frau ein anderes – hochempfindliches – Lebewesen schützen muss. Die Anlagen des werdenden Menschen entstehen v. a. im 1. Schwangerschaftsdrittel (Trimenon), anschließend wachsen und verfeinern sich die angelegten Organe und Körperteile; in diesen nun folgenden beiden Dritteln geht es im Wesentlichen um das Wachstum. Somit sind besonders in den ersten 12–15 Wochen der Schwangerschaft toxische Substanzen sowie alle Öle zu meiden, die stark durchblutungsfördernd und somit blutungsauslösend oder sogar krampf-/wehenauslösend wirken könnten.

Insbesondere sind sehr empfindliche Frauen und solche mit bereits unglücklich verlaufenen Schwangerschaften von diesen Warnhinweisen betroffen, gesunde Frauen können bei entsprechender Indikation und betreut durch eine sachkundige Hebamme auch die folgenden Öle verwenden:

- Achillea millefolium, Schafgarbe (wegen des Kampfergehaltes, der einen starken Einfluss auf das Nervensystem hat und durchblutungsfördernd wirkt)
- Cinnamomum zeylanicum cort. und fol., Zimtblätter und Zimtrinde aus Sri Lanka, und Cinnamomum aromaticum, Cassiazimt aus China (wegen der starken Durchblutungsförderung)
- Foeniculum vulgare, Fenchel (wegen der leicht östrogenmodulierenden Wirkung)
- Melaleuca viridiflora, Niaouli (wegen des den Hormonhaushalt regulierenden Inhaltsstoffes Viridiflorol)
- Pimpinella anisum, Anis (wegen der leicht östrogenmodulierenden Wirkung)
- Aloysia triphylla/Lippia citriodora (wegen der bei manchen Frauen wehenauslösenden Wirkung)
- Salvia officinalis, Salbei (wegen der leicht östrogenmodulierenden Wirkung und des manchmal hohen Gehaltes an Thujon und Campfer, die einen starken Einfluss auf das Nervensystem haben, Thujon wirkt im Labor abortiv)
- Ocimum basilicum, Basilikum (wegen des bei manchen Ölen hohen Gehaltes an Methylchavicol, das einen starken Einfluss auf das Nervensystem hat und auch die Leber [nur in ausgesprochen hoher Dosierung] schädigen kann)

Auch sollten v. a. empfindliche Frauen in dieser Zeit mit den Ölen anderer Lippenblütler wie Thymian, Oregano und Bohnenkraut vorsichtig sein. Selbstverständlich müssen während der ganzen Schwangerschaft alle ätherischen Öle vermieden werden, die bestimmte Monoterpenketone enthalten, da diese das Nervensystem des Kleinen überstrapazieren können und bei übertriebener oder sogar innerer Anwendung abortiv wirken können:

- Hyssopus officinalis, Ysop
- Salvia officinalis, Salbei
- Lavandula stoechas, Schopflavendel
- Thuja occidentalis, Thuja/Lebensbaum
- Mentha pulegium, Flohminze
- Cinnamomum camphora, Kampferbaum
- Rosmarinus officinalis Ct. Bornan-2-on, Rosmarin

Auch die seltenen Öle mit Sabinylacetat sind nicht erlaubt, da dieser Inhaltsstoff zu den wenigen Estern gehört, die (embryo-)toxisch wirken, z. B. Salvia lavandulifolia (Lavendelsalbei) und Juniperus sabina (Sade, eine Wacholderart). Methylsalicylathaltige Öle müssen ebenfalls gemieden werden:

- Betula lenta, Birke
- Gaultheria fragrantissima, Wintergrün
- Syzygium aromaticum, Gewürznelke

Nur in Ausnahmefällen und unter Aufsicht einer in Aromatherapie erfahrenen Person sollten stark phenolhaltige Öle (z. B. Oregano, Bohnenkraut, Thymian Ct. Carvacrol und Ct. Thymol, Bay, Tulsi und Gewürznelke) verwendet werden. Stark 1,8-Cineol-haltige Öle sollten nur bei Bedarf und niedrig dosiert verwendet werden, beispielsweise 1 Tropfen in einer Inhalation oder maximal 3 Tropfen in einem Vollbad (Eucalyptus globulus, Eucalyptus radiata, Cinnamomum camphora Ct. 1,8-Cineol, Myrtus communis Ct. Cineol, Rosmarinus officinalis Ct. Cineol). Mentholhaltige Öle (Mentha piperita, Mentha arvensis) sollten nur wenig und nur wirklich bei Bedarf eingesetzt werden. Aber immer daran denken: Die Nase mit entscheiden lassen!

Welche Öle kann eine schwangere Frau „einfach so“ zum Wohlfühlen, Entspannen, und Loslassen verwenden oder auch bei Schnupfen, Rückenschmerzen, Krampfadern? Neben allen Ölen, die ihr guttun und die maximal 1%ig verdünnt werden (beispielsweise 2 Tropfen auf 10 ml Mandelöl), gibt es folgende „Klassiker" für Schwangere:

- Lavandula angustifolia, Echter Lavendel (nicht zu verwechseln mit oft kampferhaltigem billigem Lavandin)
- Mentha citrata, Bergamottminze
- Citrus reticulata, Mandarine und andere Zitrusschalenöle
- Rosa damascena, Rose
- Bursera delpechiana, Linaloeholz und Linaloefrüchte
- Cinnamomum camphora Ct. Linalool, Ho-Blätter
- Citrus aurantium flos, Neroli
- Citrus aurantium fol., Petit Grain
- Eucalyptus staigeriana, zitronenduftender Eukalyptus
- Myrtus communis Ct. Myrtenylacetat, Nordafrikanische Myrte
- Backhousia citriodora, Zitronenmyrte
- Santalum album, Sandelholz
- Boswellia sacra, Weihrauch
- Pogostemon cablin, Patchouli
- alle Blütenabsolues (in Maßen!)

Außerdem geeignet sind die 3 fein-lecker duftenden alkoholischen Extrakte:

- Vanilla planifolia, Vanille
- Styrax tonkinensis, Benzoeharz
- Dipteryx odorata, Tonkabohne

6.3.9 Besondere Vorsicht: Säuglinge

Säuglinge bis zu 6 Monaten sollten möglichst nur in Ausnahmefällen mit ätherischen Ölen behandelt werden. Bis zur Ausbildung einer Brustmuskulatur, die abhusten kann, also bis das Kind flott krabbelt und sich hochzieht, sollten die ganz Kleinen nur von gut geschulten Menschen mit über 0,5%igen ätherischen Ölen behandelt werden. Die Haut von Säuglingen ist zudem noch sehr durchlässig und empfindlich.

Pflegende und reinigende Öle mit kosmetischen Verdünnungen sind bei gesunden Kindern möglich, beispielsweise 1–2 Tropfen Rosa damascena (destilliert) auf 100 ml k.b.A. Mandel- oder Sesamöl. Eine zarte Mischung von Santalum album und Melaleuca alternifolia (frisch!) in Calendula-Mazerat ist bei Milchschorf erlaubt. Auch eine 1%ige Antiblähungsmischung mit Carum carvi, Citrus reticulata, Coriandrum sativum sem. und Foeniculum vulgare wird meistens gut vertragen und hat zudem eine stresslösende Wirkung. Die Blütenöle von Citrus × aurantium und Lavandula angustifolia helfen unruhigen Babys. Hier ist ganz besonders auf die Dosierung zu achten und nicht zu denken, viel hilft viel, dann schläft das Kleine besonders gut.

Bei Lavandula ist immer wieder ein Umkehreffekt bei einem Zuviel zu beobachten, und das Baby wird nun erst recht putzmunter. Möglicherweise liegt dieses Phänomen jedoch am billigeren Lavandinöl, das durch seinen Camphergehalt eher anregend wirken kann. Im Zweifelsfall bietet jedoch die Gabe von Tees oder von homöopathischen Mitteln für die ganz Kleinen eine sanftere Behandlung.

Fast jedes Öl wirkt zumindest leicht sekretolytisch (schleimlösend), was einem noch sehr unbeweglichen Säugling gefährlich werden kann, sofern er sich nicht selbst umdrehen und zuverlässig abhusten kann. Nur Fachleute können beurteilen, welche Inhaltsstoffe bedenklich sein können, kaum jemand ahnt beispielsweise, dass selbst im babyfreundlichen Mandarinenöl der eher scharfe Inhaltsstoff Thymol enthalten ist, wenn auch mit einem Gehalt von unter 1%.

6.3.10 Krebserkrankungen und ätherische Öle

Die Wirkung von ätherischen Ölen bei Krebserkrankungen ist kaum dokumentiert; die Meinung bezüglich Aromamassagen wird kontrovers diskutiert. Durch sanfte Streichungen mit entspannenden und angstlösenden ätherischen

Ölen zwischen Bestrahlungen und Chemotherapie kann man die betroffenen Menschen erfahrungsgemäß gut stabilisieren.

Für die Kosmetikindustrie wurden ätherische Öle bzw. deren Inhaltsstoffe identifiziert, die sich auch in geringen Dosierungen im Gewebe ansammeln und dann krebsauslösend wirken können (natürlich nicht bei kurzzeitiger Anwendung).

Mutmaßlich krebserzeugende Öle (bei innerlicher und übertriebener Anwendung):

- Acorus calamus, Kalmus
- Betula lenta, Birke
- Juniperus oxycedrus (Trockendestillat), Stechwacholder
- Sassafras albidum, Sassafras
- Thuja occidentalis, Thuja

Bei hormonabhängigen **Mamma-** und **Prostatakarzinomen** sind sicherheitshalber hoch dosierte hormonregulierend wirkende Öle zu meiden:

- Foeniculum vulgare, Fenchel
- Pimpinella anisum, Anis
- Salvia officinalis, (Echter) Salbei
- Salvia sclarea, Muskatellersalbei

Generell sieht es nach dem heutigen Stand der Forschungen so aus, dass viele ätherische Öle durch ihre antioxidativen und antitumoralen Eigenschaften eher krebsverhindernd oder rückbildend auf Tumore wirken, vgl. dazu auch Kap. 3.3 (S. 149).

Merke

Bei einer sachgemäßen Anwendung gehen keine Gefahren von ätherischen Ölen aus – wie auch nicht von vielen allopathischen Medikamenten. Die Dosierungsmenge, die Häufigkeit der Verabreichung und das Gesamtbefinden der Klientin, des Klienten müssen betrachtet und selbstverständlich aufeinander abgestimmt werden.

6.3.11 Wechselwirkungen mit Medikamenten

Wechselwirkungen von ätherischen Ölen mit Medikamenten sind noch wenig erforscht, da deren Einfluss im täglichen Leben der meisten Menschen keine Rolle spielt. Ätherische Öle können als Transportmedien für diverse Stoffe dienen, die selbst kaum in die tieferen Hautschichten eindringen würden. Einerseits kann diese sog. **Carrier-Funktion** nützlich sein; die Pharmaindustrie nutzt sie, um beispielsweise Hormonpflaster zu intensivieren.

Andererseits müssen Laien aufpassen, wenn sie ätherische Öle beispielsweise mit der Lieblingsbodylotion mischen: Es könnten Bestandteile des Kosmetikums, beispielsweise Konservierungsstoffe oder flüchtige Bestandteile des Mineralöles wie MOAH (S. 244) – in Bereiche der Haut und anderer Gewebe transportiert werden, in denen sie **Unverträglichkeiten** und Langzeitschäden verursachen könnten. Extremer können derlei unerwünschte Effekte beim Mischen etwa einer Schmerzsalbe mit ätherischen Ölen ausfallen. Darum wendet man ätherische Öle niemals direkt auf Hautstellen an, die mit synthetischen Produkten eingerieben worden sind, lässt also mindestens 30 Minuten zwischen beiden Anwendungen vergehen.

Die folgenden Erkenntnisse lassen auch Vorsichtsmaßnahmen während Chemotherapiebehandlungen in neuem Licht erscheinen. Einige Moleküle in ätherischen Ölen verstärken vermutlich die Resorption einiger Vertreter dieser Medikamentengruppe. Somit könnte es bei übertriebenen aromatherapeutischen Anwendungen zu einer Überdosierung der Chemotherapie kommen. Diese Erkenntnisse wurden allerdings in Studien mit großen Ölemengen auf Tierhaut gewonnen.

Während der Behandlungszeit von Krebserkrankungen sollten also sicherheitshalber nur aromapflegerische Anwendungen in **kosmetischer Verdünnung** stattfinden, also unter 3 %. Lange, heiße Vollbäder mit ätherischen Ölen scheinen ebenfalls nicht sinnvoll zu sein.

Einige Ergebnisse der folgenden Studien können auch Anlass zur Hoffnung geben, dass mithilfe von ätherischen Ölen chemoresistente Tumore wieder empfänglich für die Behandlung werden könnten. In vitro konnte bereits gezeigt werden, dass Linalool die Wirkung von Anthracyclinen, die im Management von Brustkrebs eingesetzt werden, verstärken könnte – insbesondere, wenn es sich um Tumore mit MDR (multidrug resistance, engl.) handelt, die also nicht mehr auf die Therapie ansprechen ([552], [555]). Im Tierversuch verursachte die kombinierte Verabreichung von 5-Fluorouracil (20 mg/kg Körpergewicht) und Geraniol (150 mg/kg Körpergewicht) eine 53 %ige Reduktion des Darmtumorvolumens. Mit Geraniol alleine wurde eine 26 %ige Reduktion erzielt, 5-Fluorouracil alleine bewirkte keinen Effekt [104]. Doch von solchen Kombinationstherapien sind wir noch weit entfernt, zu viele Faktoren im lebendigen Organismus scheinen noch unbekannt zu sein. Man kann also nicht zum Selbstexperiment raten, das wäre zu gefährlich.

Ätherische Öle wirken antioxidativ und erreichen damit den umgekehrten Effekt wie viele Krebsbehandlungen, die auf starke Zerstörung abzielen. Der naturheilkundliche Ansatz geht meistens den anderen Weg: Ziel ist der maximale Wiederaufbau und eine höchstmögliche **Regeneration** des betroffenen Individuums. Bei diesem Weg können ätherische Öle wertvolle Helfer sein.

Generell lässt sich sagen, dass man bei Menschen, die auf sehr stark in den Organismus eingreifende Medikamente angewiesen sind, insgesamt besonders achtsam und behutsam mit ätherischen Ölen umgehen sollte. Insbesondere lipophile (fettlösliche) Medikamente könnten bei **falscher Anwendung** von ätherischen Ölen Probleme verursachen.

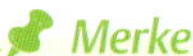

Merke

Grundsätzlich gilt bei gleichzeitiger Medikamentengabe: Man achtet streng auf starke Verdünnungen (2 % und weniger), die Öle sollten öfters gewechselt bzw. eine Mischung nicht länger als 3–4 Wochen verwendet werden. Je nach Medikament kontrolliert man regelmäßig die Blutdruckwerte, die Blutgerinnungsfähigkeit, den Puls oder andere relevante Parameter. Hält man sich an diese Vorsichtsmaßnahmen, sollten keinerlei negative Effekte auftreten.

Verstärkung der Resorption von Medikamenten

Im Tierversuch verstärkten sowohl 0,5 %iges wie auch 1 %iges Rosmarinöl die schmerzlindernde Wirkung von Diclofenac-Gel [11].

Die ätherischen Öle von Teebaum, Rose, Kreuzkümmel sowie Aloe-vera-Öl wurden in vitro als Penetrationsverstärker für das **Blutdruckmittel** Losartan auf Rattenhaut untersucht. Aloe vera wirkte am besten verstärkend, dann folgten in absteigender Reihenfolge Rosenöl, Kreuzkümmelöl und Teebaumöl [714].

Weniger bekannte Terpene wie Isoeucalyptol, Rosenoxid und β-Citronellen wurden als Verstärker für die Hautresorption von Valsartan, einem lipophilen Blutdruckmedikament untersucht. Isoeucalyptol öffnete die Doppellipidschicht, ohne Hautirritationen wie Erytheme oder Ödeme auszulösen, sodass das Medikament besser eindringen konnte [6].

Menthon und Carvon verstärken die Resorption von **Tamoxifen** und 5-Fluorouracil. Menthol beschleunigt die Penetration von **Testosteron**, indem es mit dem Testosteron eine Substanz bildet, welche die Barriereeigenschaften des Stratum corneum (Hornschicht der Haut) verändert [81].

Bei In-vitro-Studien mit Rattenhaut zeigte sich, dass Eukalyptusöl (keine nähere Bezeichnung) die Resorption von **5-Fluorouracil** um das 60-Fache erhöhte, Pfefferminzöl um das 46-Fache und Terpentinöl um das 28-Fache [1]. In einer anderen Arbeit verdoppelte α-Pinen den Durchlässigkeitswert von Tierhaut für 5-Fluorouracil, 1,8-Cineol erreichte eine 95-fache Erhöhung der Durchlässigkeit [744].

In einer anderen Studie wurde beobachtet, dass 12 unterschiedliche Sesquiterpene aus natürlichen ätherischen Ölen die Resorption durch das Stratum corneum von 5-Fluorouracil vervielfachen können. Die stärkste Resorptionsrate (20-fach) zeigte sich bei der Vorbehandlung der Haut mit dem Sesquiterpenol **Nerolidol** (in Melaleuca viridiflora). Dieser Effekt hielt mindestens für 4,5 Tage an [129].

Interaktion mit Cytochrom-P450-Enzymen

Einige Arzneipflanzen hemmten in vitro signifikant die Aktion von verschiedenen CYP-Isoenzymen (Cytochrom P450), die am Metabolismus von Medikamenten beteiligt sind. Das führt zu einem Anstieg der Plasmakonzentration von therapeutischen Substanzen mit geringer therapeutischer Breite, beispielsweise Digoxin, Phenytoin und Theophyllin, und damit häufig zu toxischen Arzneimittelreaktionen.

Das Interaktionsrisiko von **Hyperforin**, einem der Bestandteile von Johanniskrautöl und -extrakten, mit dem Immunsuppressivum **Ciclosporin**, das nach Organtransplantationen verschrieben wird, hat zu einer europaweiten Kampagne gegen den freien Verkauf von Johanniskrautprodukten geführt. Entsprechende Studien sind jedoch einseitig angelegt worden und darum anfechtbar [616]. Äußerlich aufgetragene Johanniskrautzubereitungen (Mazerate, Salben) scheinen bei korrekter Anwendung keinerlei Gefahr dazustellen, die Warnungen beziehen sich auf die Einnahme von hoch konzentrierten Hypericum-Medikamenten.

Das Öl von **Mentha × piperita** zeigte eine starke inhibitorische Wirkung auf die Unterfamilie CYP2C; 1,8-Cineol (Eucalyptol) in **Eukalyptusöl** hemmte CYP3A4. Pfefferminzöl steigerte in vivo die Bioverfügbarkeit des CYP3A4-Substrats **Felodipin** klinisch signifikant, obwohl die inhibitorische Aktivität in vitro nur schwach ausgeprägt ist (mittlere inhibitorische Konzentration = $IC_{50} > 500\,\mu g/ml$). Von den Ätherisch-Öl-Drogen fallen auch **Salvia officinalis** und **Hypericum perforatum** in diese Gruppe [705].

Die lipophilen Furocumarine (beispielsweise Bergamottin) in Öl und Saft von **Citrus paradisi** (Grapefruit) inhibierten ebenfalls die Aktivität von CYP-Enzymen. Die dadurch verursachte Hemmung von CYP3A4 in den Epithelzellen des Duodenums führte zu einem starken Anstieg der Plasmaspiegel von Arzneistoffen, die oral appliziert und vorwiegend durch dieses Isoenzym metabolisiert werden. Dies wurde bereits in vivo für zahlreiche Arzneistoffe wie Cyclosporin, Terfenadin, Erythromycin, Nifedipin und die Statine Atorvastatin, Lovastatin und Simvastatin nachgewiesen [705].

6

Interaktion mit Neurotransmittern

Das in Hypericum-Extrakten enthaltene Hyperforin scheint eine Wiederaufnahmehemmung von **Neurotransmittern**, v. a. von Serotonin und Noradrenalin, zu bewirken. Dies kann bei der gleichzeitigen Anwendung von synthetischen Wiederaufnahmehemmern, insbesondere selektiven Serotonin-Wiederaufnahmehemmern wie Fluoxetin, Fluvoxamin, Paroxetin und Sertralin, zu einem **toxischen Serotoninsyndrom** führen. Dieses äußert sich in Zittern, Schwitzen, Unruhe, Tremor sowie Bewusstseins- und Verhaltensstörungen [705].

Vitex agnus-castus, Mönchspfefferöl, hat eine dopaminerge Wirkung und sollte nicht ohne fachliche Aufsicht eingesetzt werden [695].

Homöopathische Mittel

Nach fast 30 Jahren Erfahrungen kann man heute sagen, dass sich beide Methoden gut vertragen. Viele Therapeutinnen und Therapeuten wenden beide Therapieformen parallel an und berichten allenfalls von sehr seltenen Störungen [436]. Je höher die Potenz des homöopathischen Mittels jedoch ist, desto eher ist eine Antidotwirkung möglich. Bei **Konstitutionsbehandlungen** (Hochpotenzen) sollte also möglichst wenig mit ätherischen Ölen gearbeitet werden [236].

Wer ganz vorsichtig sein möchte, meidet folgende ätherischen Öle und die entsprechenden Tees/Genussmittel sowie Körperpflegemittel, die die untenstehende Öle enthalten. Wie grundsätzlich bei der Einnahme von homöopathischen Mitteln sollte man immer mindestens 20 Minuten nach der Einnahme warten, bevor ätherische Öle aufgetragen/gerochen werden:

- Cinnamomum camphora, Kampherbaum
- Matricaria recutita, Deutsche Kamille
- Mentha × piperita, Mentha arvensis, Ackerminze
- Rosmarinus officinalis, Rosmarin
- Salvia officinalis, (Echter) Salbei

Bei sehr empfindlichen Patienten sollten auch ätherische Öle mit hohem Gehalt an 1,8-Cineol gemieden werden:

- Cinnamomum camphora (Ravintsara), Kampherbaum
- Eucalyptus sp., Eukalyptus
- Myrtus communis (Türkei), Myrte
- Laurus nobilis, Lorbeer

Es sollte darauf geachtet werden, dass Patienten bewusst riechen, ob ein bestimmtes Öl für sie momentan verträglich ist und welches benötigt wird.

6.3.12 Gefahrstoffverordnung

Ab dem 1. Juli 2000 mussten ätherische Öle, die zur Raumbeduftung bestimmt waren (Bedarfsgegenstände), europaweit gemäß der veränderten Gefahrstoffverordnung gekennzeichnet werden. Im Dezember 2012 wurde diese von der GHS (Globally Harmonized System of Classification, Labelling and Packaging of Chemicals) ersetzt.

Zum Beispiel müssen Substanzen, die mehr als 10 % aliphatischer und aromatischer Kohlenwasserstoffe (z. B. Monoterpene ohne funktionelle Gruppe) enthalten, mit dem neuen Gefahrenpiktogramm, das „gesundheitsschädlich" bedeutet, gekennzeichnet werden (**Tab. 6.3**). Die Kennzeichnungspflicht gilt auch, wenn sich ätherische Öle in Kleinstbehältnissen befinden. Das schwarze Andreaskreuz auf orangefarbenen Grund ist nun nicht mehr gültig.

Weitere Gefahrenpiktogramme, die auf ätherischen Ölen, je nach Anteilen der Inhaltsstoffe, gezeigt werden müssen (oft mehrere): der tote Fisch „umweltgefährlich" und die Flamme „entzündlich". Manche Öle, die einen bestimmten Anteil an Phenolen überschreiten wie Bohnenkraut und Thymian, müssen entweder verdünnt werden oder mit dem Gefahrenpiktogramm „reizend" (Ausrufezeichen) versehen sein (**Tab. 6.3**). Manche Öle wie Bergbohnenkraut, Citronella und Thymian Ct. Thymol müssen sogar mit dem „auslaufenden Reagenzglas" (GHS 05) als „stark reizend" gekennzeichnet werden.

Für blinde Menschen muss für giftige, ätzende, aspirationsgefährliche und leicht entzündbare Öle ein tastbares Gefahrendreieck angebracht sein.

Die ursprüngliche Idee hierbei war, Menschen in Abfüllanlagen, z. B. vor dem versehentlichen Verschlucken von ätherischen Ölen und ähnlichen Stoffen, zu schützen. Es wird nicht unterschieden, ob jemand gelegentlich 5 Tropfen aus seiner Duftlampe einatmet oder ob jemand tagtäglich vielen Fässern voller aromatischer Kohlenwasserstoffe ausgesetzt ist. Dadurch, dass also auch Kleinstmengen gekennzeichnet werden müssen, betrifft die neue Verordnung auch die 5-ml-Fläschchen von so „harmlosen" ätherischen Ölen wie Grapefruit, Lavendel, Mandarine, Neroli und Ylang Ylang. Benzoe, Myrrhe, Mimose, Patchouli und Sandelholz werden nicht als Gefahr gesehen und müssen demzufolge nicht mit einem Gefahrenpiktogramm gekennzeichnet werden [380].

Um diese umständliche und die Verbraucher irritierende Kennzeichnung zu vermeiden, haben sich einige Ätherische-Öle-Anbieter entschieden, viele ihrer Öle als **Kosmetika** deklarieren zu lassen. Bei Zitrusschalenölen muss dann jedoch der Gehalt an Furocumarinen extrem reduziert werden, was die Haltbarkeit von Bergamotte- und Limettenöl stark beeinträchtigen könnte, zudem würde das Fehlen dieses wichtigen stimmungsaufhellenden Stoffes die bisher bekannte Wirkung verfälschen. Darum werden inzwischen die meisten Zitrusöle als Lebensmittel(aroma) in Verkehr gebracht, zumindest wenn sie Furocumarine enthalten. Yuzuöl beispiels-

Tab. 6.3 Die häufigsten Gefahrenpiktogramme, die für viele ätherische Öle verpflichtend sind, wenn sie weder als Kosmetika noch als Lebensmittel in Verkehr gebracht werden.

Piktogramm	Bedeutung	Beispiele
	gesundheitsschädlich (GHS 08)	Atlaszeder, Cajeput, Citronella, Ingwer, Karottensamen, Kümmel, Neroli, Pfefferminze, Rosmarin, Spearmint, Ylang Ylang, Zitrone
	umweltgefährlich (GHS 09)	Kiefer, Neroli, Orange, Patchouli, Pfefferminze, Rosmarin, Spearmint, Weihrauch, alle Zitrusöle
	entzündlich (GHS 02)	viele Eukalyptusöle, Kardamom, Rosmarin, alle Nadelöle, alle Zitrusöle
	reizend (GHS 07)	Citronella, Ingwer, Muskatellersalbei, Neroli, Orange, Pfefferminze, Rosmarin, viele Thymianarten, Vanille, Vetiver, Wintergrün, Ylang Ylang, Zitronen-Eukalyptus
	stark reizend (GHS 05)	Bergbohnenkraut, Citronella, Thymian Ct. Thymol

weise enthält keine Furocumarine und kann also ohne Probleme als Kosmetikum angeboten werden. Destilliertes Limettenöl kann zudem im Geruch an Pinselreiniger erinnern, es fehlt ihm die typische „Gute-Laune-Frische". Phenolhaltige Öle (Thymian, Bohnenkraut etc.) und solche, die Phenylderivate enthalten (Zimt, Anis, Basilikum, Rose etc.), können dann nur noch verdünnt in den Handel gebracht werden (**Tab. 6.4**). Zu ätherischen Ölen für kosmetische Zwecke müssen die jeweils enthaltenen angeblichen Allergene aufgelistet werden.

Werden einige ätherische Öle als Lebensmittel deklariert, wie bereits von 2 deutschen Firmen praktiziert, gelten wieder andere Vorschriften und Kennzeichnungen.

Zu den Vorschriften der Etikettkennzeichnung siehe Kap. 4.1.1 (S. 220).

Tab. 6.4 Öle mit hohem Gehalt an Monoterpenketonen und Phenolen (Tab. basiert auf Daten aus [695]).

Ätherisches Öl	Inhaltsstoff	Anmerkungen
Öle mit hohem Gehalt an Monoterpenketonen, die beim Verschlucken Vergiftungen verursachen können		
Ruta graveolens **Raute**	31–49 % 2-Undecanon 18–25 % 2-Nonanon	wird in der Aromatherapie nicht benutzt, da giftig; hototoxisch und abortiv; kaum erhältlich
Artemisia vulgaris **Beifuß**	35 % Thujon 30 % Bornan-2-on	sehr hoher Thujongehalt, giftig; kaum erhältlich
Artemisia absinthium **Wermut**	34–71 % Thujon	wird zur Absinthherstellung verwendet, auch in Pastis; kaum erhältlich
Cinnamomum camphora **Kampferbaum**	30–50 % Bornan-2-on	neurotoxisch, abortiv, nur für stabile Erwachsene; leicht erhältlich, meistens synthetisch
Eucalyptus dives Schauer **Pfefferminz-Eukalyptus**	40–50 % Piperiton	genaue Wirkung unbekannt; nicht für empfindliche Menschen
Eucalyptus polybractea Ct. Crypton	40 % Crypton	nicht geeignet für empfindliche Menschen; mit verträglichen Ölen mischen
Hyssopus officinalis **Ysop**	40 % Pinocamphon 30 % Isopinocamphon	höchstens in 1 %iger Verdünnung, nur äußerlich verwenden; nicht bei empfindlichen Menschen; leicht erhältlich
Lavandula stoechas **Schopflavendel**	15–30 % Bornan-2-on (Campher) 45–50 % Fenchon	mit harmlosen Lavendelsorten verwechselbar; leicht erhältlich
Mentha pulegium **Polei-/Flohminze (Pennyroyal)**	55–95 % Pulegon	je nach Dosierung stark toxisch; kaum erhältlich
Santolina chamaecyparissus **Heiligenkraut**	10–45 % Artemisiaketon	von der Anwendung wird abgeraten; kaum erhältlich
Salvia officinalis **Salbei**	bis 44 % α-Thujon bis 53 % β-Thujon bis 26 % Bornan-2-on	sehr unterschiedliche Gehalte an Thujon, meistens verträglich; nicht bei empfindlichen Personen
Tanacetum vulgare **Rainfarn**	66–81 % Thujon 5 % Bornan-2-on	von der Anwendung wird abgeraten; schwer erhältlich
Thuja occidentalis **Thuja**	31–65 % α-Thujon 8–15 % β-Thujon 7–15 % Fenchon	höchstens in 1 %iger Verdünnung, nur äußerlich verwenden; nicht bei empfindlichen Menschen; relativ leicht erhältlich

► **Tab. 6.4** Fortsetzung.

Ätherisches Öl	Inhaltsstoff	Anmerkungen
Öle mit hohem Phenolgehalt (hautreizend, insbesondere bei minderen Qualitäten)		
Origanum vulgare/ compactum **Oregano**	60–70 % Carvacrol	innerlich unter ärztlicher Aufsicht, äußerlich nur auf Fußsohlen
Satureja hortensis/montana **(Berg-)Bohnenkraut**	25–50 % Carvacrol 1–49 % Thymol	innerlich maximal 3 Tropfen täglich, äußerlich nur auf Fußsohlen
Syzygium aromaticum **Gewürznelke, Blatt)**	70–95 % Eugenol	kann sehr starke Hautirritationen auslösen, äußerlich nur auf Fußsohlen
Thymus vulgaris Ct. Carvacrol Thymus vulgaris Ct. Thymol **Thymian**	23–44 % Carvacrol 1–5 % Thymol 26 % Thymol 26 % Carvacrol	innerlich maximal 3 Tropfen täglich, äußerlich nur auf Fußsohlen
Alle hier aufgeführten Öle sollten von schwangeren oder stillenden Frauen, Säuglingen und Kindern sowie von empfindlichen Personen nur unter fachlicher Aufsicht angewendet werden. Die angegebenen Inhaltsstoffe sind Circaangaben.		

6.3.13 Giftzentralen

Bei Vergiftungsfällen mit ätherischen Ölen (versehentliches Schlucken in großen Mengen) ist ein Arzt, besser noch die nächstgelegene Giftzentrale bzw. Universitätsklinik zu befragen. Beim deutschen **Giftnotruf**, Telefon (06 131) 1 92 40, wird man an die zuständige Stelle weitergeleitet (www.giftinfo.de). In Österreich wendet man sich an die **Vergiftungsinformationszentrale**, Telefon (01) 4 06 43 43–0 (www.gifte.de/oesterreich.htm), in der Schweiz an das **Schweizerische Toxikologische Informationszentrum** mit 24-Stunden-Telefonnotruf 145 (www.toxi.ch).

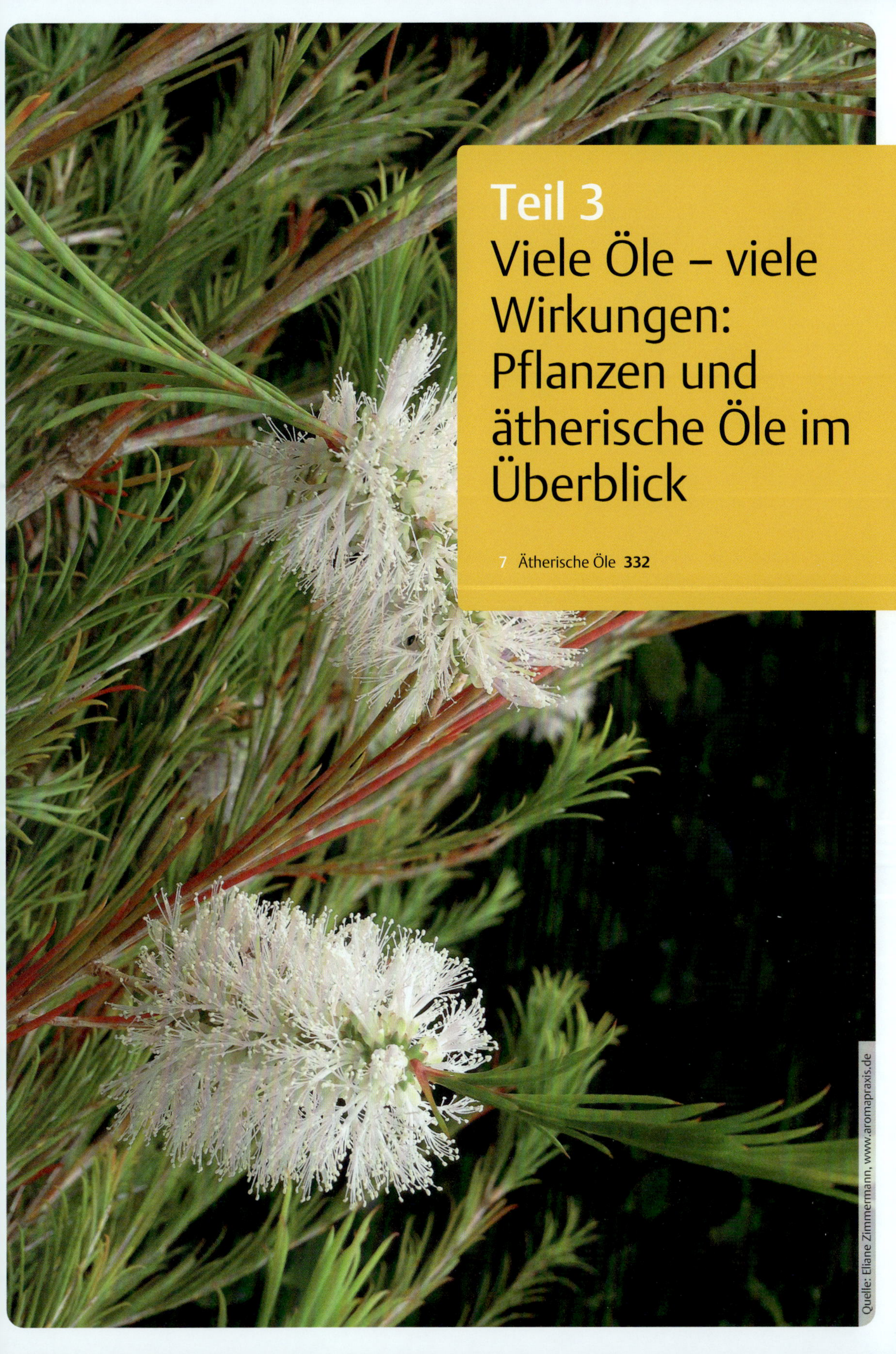

Teil 3
Viele Öle – viele Wirkungen: Pflanzen und ätherische Öle im Überblick

7 Ätherische Öle

Jedes ätherische Öl hat einen chemischen „Fingerabdruck", der im Labor des Chemikers analysiert werden kann. Es gibt nicht das Lavendelöl oder das Rosenöl, da die geografische Lage der Pflanze, das Wetter, die Düngung und andere Faktoren die Zusammensetzung von ätherischen Ölen erheblich beeinflussen können. Die in diesem Kapitel bei den ätherischen Ölen für Sie zusammengestellte Auflistung der jeweiligen Inhaltsstoffe zeigt daher nur eine Momentaufnahme, nämlich den „Fingerabdruck" einer konkreten Ölcharge einer Firma, oder es werden nur die typischen Inhaltsstoffe aufgelistet.

Die grafische Aufbereitung der relevanten Inhaltsstoffe von ätherischen Ölen „in Tropfenform" soll Ihnen, liebe Leserin, lieber Leser, dabei helfen, auf einen Blick nicht nur die Menge dieser Inhaltsstoffe einschätzen zu können, sondern – über die Farbgebung – auch gezielt gewünschte Eigenschaften von Ölen zu finden.

Info

Die Tropfengrafiken

Türkisfarbener Tropfen: Suchen Sie beispielsweise deutlich **schleimlösende** Öle für jemanden mit Husten, achten Sie auf einen möglichst großen türkisfarbenen Tropfen.

Blauer Tropfen: Möchten Sie **entspannend** wirksame Öle finden, zeigt Ihnen ein großer blauer Tropfen den Weg.

Gelber Tropfen: Ein großer gelber Tropfen führt Sie zu **schmerzlindernden und luftreinigenden** Ölen.

Violettgrauer Tropfen: Ein sehr großer Tropfen in Violettgrau kann auf ein Öl weisen, das bei sehr empfindlichen Menschen **nicht oder behutsam** angewendet werden sollte, da es sich um Moleküle handelt, die bereits in leichter Überdosierung problematisch sein können.

Es gilt zu bedenken, dass meistens selbst bei Nennung sehr vieler Einzelstoffe sog. Spurenstoffe fehlen können, da diese (noch) nicht bekannt oder (noch) nicht mit modernen Analysemethoden aufzudecken sind. Seit den ersten Auflagen dieses Buches sind die Analysen jedoch wesentlich ausführlicher geworden, auch solche, die bei einigen französischen und US-amerikanischen Öle-Anbietern für jedermann zugänglich auf deren Websites einsehbar sind. Aus Platzgründen werden nach wie vor die mengenmäßig relevanten Inhaltsstoffe aufgelistet und auch solche winzigen Anteile, die bereits für ihre stimmungsaufhellenden Eigenschaften bekannt sind, sowie etliche Inhaltsstoffe, die zwar im Bereich unter 1% vorkommen, dennoch aber wesentlichen Einfluss auf die Duftqualität und therapeutische Wirkungen haben können – einige davon zeigen insbesondere deutliche psychische Effekte, v.a. wenn sie **Stickstoffverbindungen** wie beispielsweise in Methylanthranilat enthalten.

Zudem verändert sich ein Öl durch Oxidationsprozesse ständig, in erster Linie durch Öffnen und Schließen der Flaschen und durch unsachgemäße Lagerung.

Bei allen ätherischen Ölen sind zur Sicherheit immer auch „Nebenwirkungen und Kontraindikationen" angegeben, die bei **nicht sachgemäßer Anwendung** auftreten können.

! *Cave*

Die 12 ätherischen Öle, deren Überschriften nachfolgend mit dem Warnhinweis ‼ gekennzeichnet sind, dürfen auf gar keinen Fall innerlich angewendet werden, sie sollten auch nicht auf die Haut aufgetragen werden. Bei berechtigten Indikationen können sie von gut geschulten Therapeutinnen und Therapeuten kurzzeitig, stark verdünnt und äußerlich eingesetzt werden.

Die im Folgenden aufgeführten Eigenschaften und Indikationen von ätherischen Ölen stammen aus der Praxis und Lehrtätigkeit der Autorin, zudem wurden sie der internationalen Fachliteratur entnommen. Viele davon entstammen der Erfahrungsheilkunde, jedoch sind bereits etliche Indikationsgebiete wissenschaftlich abgesichert. Beispiele von wissenschaftlichen Arbeiten, in den meisten Fällen handelt es sich um **klinische Studien**, sind unter der jeweiligen Monografie aufgeführt; sie können im Bereich der evidenzbasierten Aromapflege wertvolle Helfer zur Absicherung darstellen. Allerdings sind wissenschaftliche Designs oft nur sehr bedingt geeignet, um im Pflegebereich aussagekräftig zu sein.

Was den meisten Aromapflegenden nicht bewusst ist: Leider werden weltweit sehr viele, teils haarsträubende Studien mit ätherischen Ölen an Tieren durchgeführt. Die Ergebnisse können niemals in allen Bereichen auf den Menschen übertragen werden. Verhaltensbeobachtungen, beispielsweise bei Linderung von Angstzuständen, könnten dennoch Relevanz für ähnliche Symptome beim Menschen haben, wie am Beispiel von Lavendel- und Orangenöl vielfach nachgewiesen werden konnte.

ⓘ *Info*

Hinweis zu den Pflanzenfotos

Bei einigen Pflanzen, deren ätherische Öle in unterschiedlichen Chemotypen vorkommen, wurden Fotos von fast gleich aussehenden Pflanzen der jeweiligen Gattung verwendet. Dies erfolgte bei Boswellia, Cinnamomum, Eucalyptus, Galbanum, Litsea, Ocimum, Rosmarinus, Thymus und Tagetes.

Ich danke den Firmen Aroma-Impulse, Bahnhof-Apotheke, Feeling, Farfalla, Florentia, Golgemma, Jophiel (Rottaler Aromaöle), Light-of-Nature, Neumond, Primavera Life und Stillpoint Aromatics für die Überlassung der Analysen.

7.1 Abelmoschus moschatus Medik.

Moschuskörner, Ambrette

Herkunft des Namens: abelmosco, port., span., ital. = Okra oder Bisameibischstrauch; moschus, gr. = Moschus, stark riechendes, erotisierendes Sekret des Moschusochsen

Pflanzenteil: Samen

Gewinnung: Wasserdampfdestillation

Pflanzenfamilie: Malvaceae, Malvengewächse

Dieser hitzeliebende Verwandte (**Abb. 7.1**) des Gemüses Okra(schoten) ist eine bis zu 2 m hohe Pflanze mit gelben Blüten. Die bis zu 3 mm großen dunklen und nierenförmigen Samen liefern eines der teuersten ätherischen Öle sowie ein

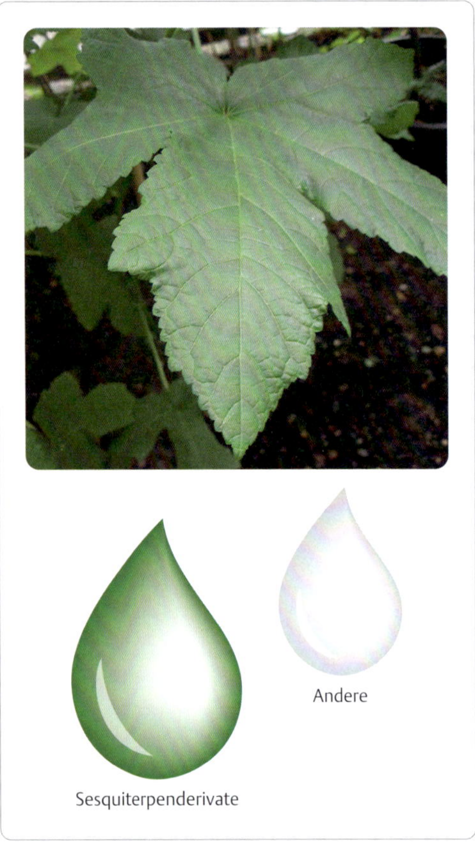

Abb. 7.1 Abelmoschus moschatus Medik.

fettes Öl, beide mit einem leicht an Moschus erinnernden Duft, der gerne als aphrodisische Basisnote eingesetzt wird.

Inhaltsstoffe

Sesquiterpenderivate
- 51,45 % Farnesolacetat
- 13 % Ambrettolid (Lacton)
- 1,16 % α-Guaien

Säuren
- Ambrettolsäure
- Palmitinsäure

Quelle: [27], [378]

Wichtige Eigenschaften:
- aphrodisisch
- spasmolytisch
- neurotonisch
- karminativ

Hauptindikationen:
- Burn-out
- Ängste, Depressionen
- Stresssymptome
- Muskelschmerzen

Nebenwirkungen und Kontraindikationen:
- Bei den üblicherweise eingesetzten Verdünnungen sind keine Nebenwirkungen zu erwarten.

7.2 Abies alba Mill.

Weißtanne, Silbertanne, Edeltanne

Herkunft des Namens: abies, lat. = Tanne (abire, lat. = weggehen, hochgehen, hochwachsen); alba, lat. = weiß

Pflanzenteil: Zweige mit Nadeln, selten auch Zapfen

Gewinnung: Wasserdampfdestillation

Pflanzenfamilie: Pinaceae, Kieferngewächse

Der feine Weihnachtsduft des ätherischen Öles der Weißtanne (**Abb. 7.2**) zeigt eine hervorragende Wirkung bei entzündlich-rheumatischen Schmerzen von Knochen und Muskeln. Das Öl gibt Kraft und Durchhaltevermögen, hilft bei körperlicher und seelischer Erschöpfung. Es eignet sich hervorragend für selbst gemachte Raumsprays, welche die Raumluft keimärmer machen. Dieses Öl hält nur 1,5–2 Jahre nach dem Öffnen, je nach Lagerung und Sauerstoffspiegel im Fläschchen.

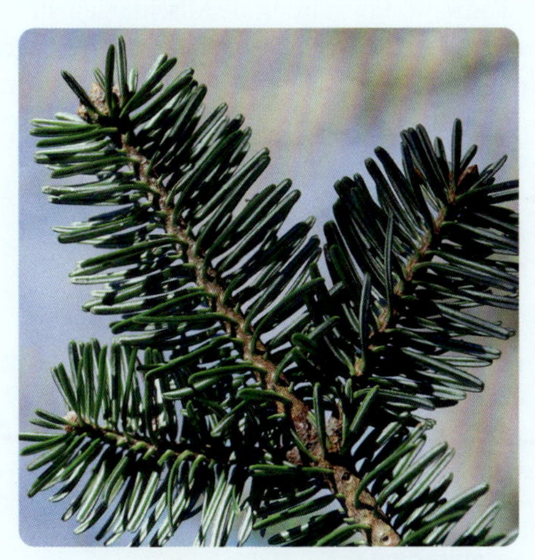

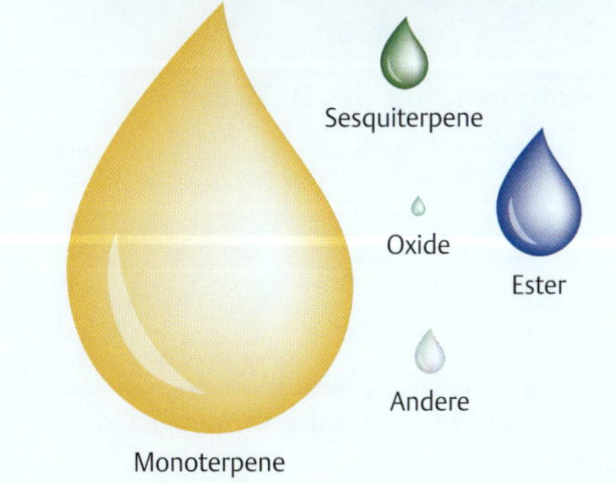

Abb. 7.2 Abies alba Mill.

Inhaltsstoffe

Monoterpene
- 9,5–24 % α-Pinen
- 11–21 % Camphen
- 54 % (S)-(–)-Limonen
- 1,8 % β-Myrcen
- Sabinen
- α-Phellandren
- α-Terpinen

Sesquiterpene
- 2,1 % α-Caryophyllen
- 0,4 % Longifolen

Monoterpenole
- Borneol
- Terpineol-4
- α-Terpineol

Monoterpenester
- 10 % Bornylacetat
- 0,6 % Geranylacetat
- Linalylacetat
- Citronellylformiat
- α-Terpinylacetat

Oxide
- 0,2 % Caryophyllenoxid

Quelle: Golgemma

Wichtige Eigenschaften:
- stark antiseptisch (Raumluft)
- sanft stimulierend
- sekretolytisch
- hyperämisierend
- analgetisch

Hauptindikationen:
- Bronchitis
- Burn-out
- Sinusitis, Rhinitis
- Arthrose, Arthritis
- Konzentrationsprobleme

Nebenwirkungen und Kontraindikationen:
- Bei Überdosierung und bei oxidiertem Öl, v. a. im warmen Badewasser, kann es zu Hautreizungen führen.
- Maximal 18 Monate nach dem Öffnen auf der Haut benutzen.

Wissenschaftliche Arbeiten:
- Die folgende Studie bezieht sich zwar nicht auf einzelne Baumdüfte wie Weißtannenduft, sondern auf Waldluft und Waldgeruch allgemein, doch können ihre Ergebnisse zumindest teilweise auf Spaziergänge in unseren einheimischen Wäldern übertragen werden. Denn weltweit geben viele Baumarten Monoterpene an die Luft ab, insbesondere wenn sie von Sonne beschienen werden. Für mehrere kleine japanische Arbeiten unterzogen sich jeweils ca. 12 Probanden des dort beliebten „Shinrin-yoku“ (Waldbaden), sie spazierten an 2 aufeinander folgenden Tagen jeweils 2,5 km durch ein bewaldetes Gebiet. Die Aktivität ih-

rer natürlichen Killerzellen (spezielle Lymphozyten des Immunssystems) war erhöht, der Effekt dauerte noch gut 7 Tage nach dem Verweilen in der terpenreichen Luft an. Auch konnte eine Reduktion der Aktivitäts- oder Stresshormone Adrenalin und Noradrenalin (Epinephrin und Norepinephrin) im Urin der Probanden nachgewiesen werden [393].

7.3 Abies balsamea L. (Mill.)

Balsamtanne

Herkunft des Namens: abies, lat. = Tanne (abire, lat. = weggehen, hochgehen, hochwachsen); balsameus, lat. = balsamartig

Pflanzenteil: Zweige mit Nadeln

Gewinnung: Wasserdampfdestillation

Pflanzenfamilie: Pinaceae, Kieferngewächse

Diese Tannenart (**Abb. 7.3**) wächst im nördlichen Nordamerika, v. a. in Kanada. Der Duft ist fein waldig, frisch und eignet sich hervorragend für konzentrationsfördernde Mischungen. In der Weihnachtszeit weckt er schöne Erinnerungen an echte altmodische Weihnachtsbäume und wirkt gleichzeitig luftreinigend.

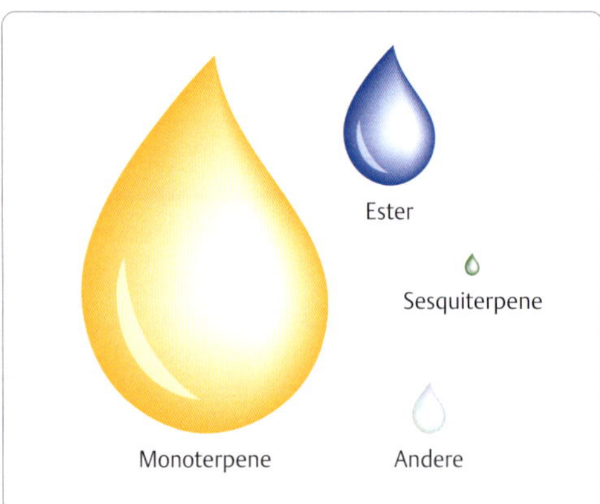

Abb. 7.3 Abies balsamea L. (Mill.).

Inhaltsstoffe

Monoterpene (bis 90 %)
- 35,21 % β-Pinen
- 16,12 % δ-3-Caren
- 13,85 % (S)-(–)-Limonen
- 10,46 % α-Pinen
- 6,73 % Camphen
- 1,96 % Santen
- 1,72 % Myrcen
- β-Phellandren

Sesquiterpene
- 0,30 % β-Caryophyllen

Monoterpenester (bis zu 25 %)
- 8–16 % Bornylacetat

Quelle: Golgemma

Wichtige Eigenschaften:
- stark antiseptisch (Raumluft)
- entkrampfend, öffnend (Atemwege)
- sanft stimulierend
- sekretolytisch
- hyperämisierend
- analgetisch

Hauptindikationen:
- Bronchitis
- Burn-out
- Sinusitis, Rhinitis
- Arthrose, Arthritis
- Konzentrationsprobleme

Nebenwirkungen und Kontraindikationen:
- Bei Überdosierung und bei oxidiertem Öl, v. a. im warmen Badewasser, kann es zu Hautreizungen führen.
- Maximal 18 Monate nach dem Öffnen auf der Haut benutzen.

7.4 Abies grandis (Doug. ex D.Don) Lindl.

Riesentanne, Küsten-Tanne

Herkunft des Namens: abies, lat. = Tanne (abire, lat. = weggehen, hochgehen, hochwachsen); grandis, lat. = groß

Pflanzenteil: Zweige mit Nadeln

Gewinnung: Wasserdampfdestillation

Pflanzenfamilie: Pinaceae, Kieferngewächse

Mit ihren fast 100 m Höhe zählt diese Tannenart (**Abb. 7.4**) zu den größten Bäumen ihrer Art und zu den größten Bäumen überhaupt (der größte Baum der Erde, eine Sequoia, misst gut 115 m). Sie ist im pazifischen Nordwesten der USA zu Hause, in Aussehen und Duft des ätherischen Öles erinnert sie an die Weißtanne.

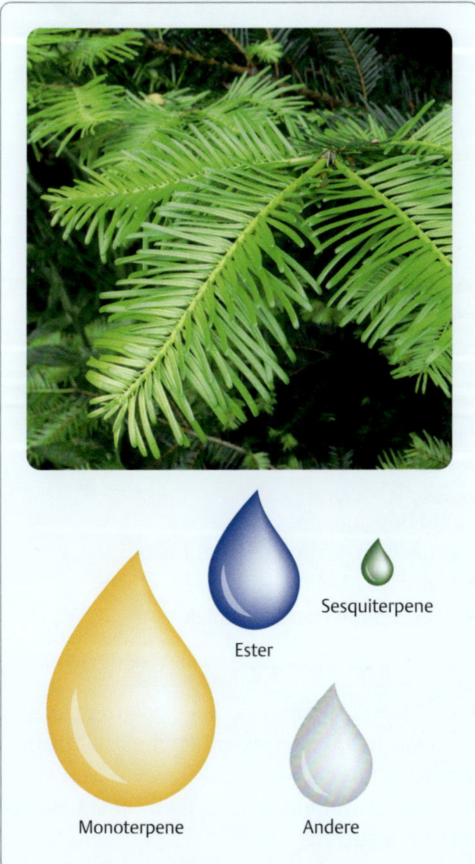

Abb. 7.4 Abies grandis (Doug. ex D.Don) Lindl.

Inhaltsstoffe

Monoterpene
- 20–31 % β-Pinen
- 13–25 % β-Phellandren
- 8–11,5 % Camphen
- 4,5–7,5 % α-Pinen
- 1–3 % Terpinolen
- 1–2 % α-Terpinen

Monoterpenole
- 1–3,5 % α-Terpineol

Diterpene
- Abietadien

Monoterpenester
- 12–26 % Bornylacetat

Quelle: [4]

Wichtige Eigenschaften:
- stark antiseptisch (Raumluft)
- entkrampfend, öffnend (Atemwege)
- sanft stimulierend
- sekretolytisch
- hyperämisierend
- analgetisch

Hauptindikationen:
- Bronchitis
- Burn-out
- Sinusitis, Rhinitis
- Arthrose, Arthritis
- Muskelverspannungen
- Konzentrationsprobleme

Nebenwirkungen und Kontraindikationen:
- Bei Überdosierung und bei oxidiertem Öl, v. a. im warmen Badewasser, kann es zu Hautreizungen führen.
- Maximal 18 Monate nach dem Öffnen auf der Haut benutzen.

7.5 Abies sibirica Ledeb.

Sibirische Tanne, „Fichtennadel"

Destillierte Pflanzen mit identischem deutschem Ölenamen: Picea abies (L.) H.Karst. (Gewöhnliche Fichte, Rotfichte)

Herkunft des Namens: abies, lat. = Tanne (abire, lat. = weggehen, hochgehen, hochwachsen); sibirica, lat. = aus Sibirien

Pflanzenteil: Zweige mit Nadeln

Gewinnung: Wasserdampfdestillation

Pflanzenfamilie: Pinaceae, Kieferngewächse

Positivmonografie der Kommission E: Piceae aetheroleum

Das für Badezusätze und Franzbranntwein verwendete „Fichtennadelöl" wird oft aus den Nadeln dieser Tannenart (**Abb. 7.5**) gewonnen, es ist im Gegensatz zu vielen anderen Nadelölen reich an Monoterpenestern und somit entspannend wirksam. Es ist das hautverträglichste unter den Nadelölen und darum ideal für erkältete Kinder und ältere Menschen geeignet.

Inhaltsstoffe

Monoterpene
- 10–20 % Camphen
- 15 % δ-3-Caren
- 12 % α-Pinen
- 5 % (S)-(–)-Limonen
- 3 % β-Phellandren

Diterpenole
- Isoabienol

Ester
- 30–40 % Bornylacetat
- Terpinylacetat

Quelle: [182]

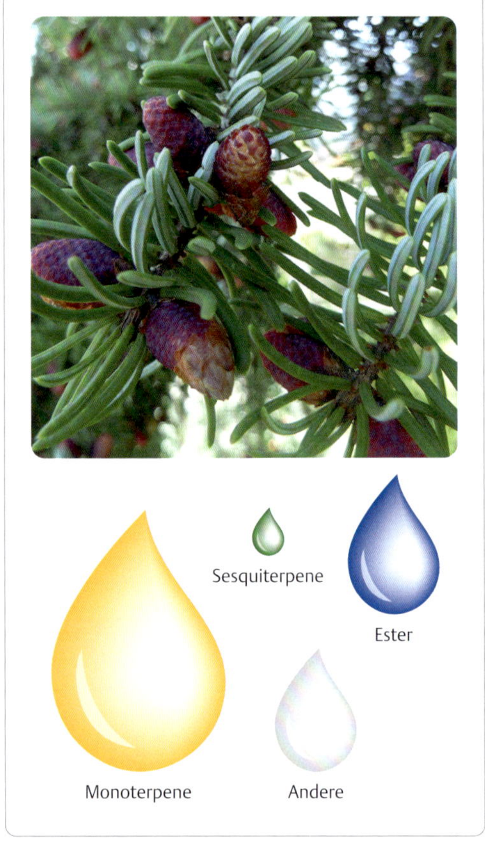

Abb. 7.5 Abies sibirica Ledeb. (Foto: Sibylle Broggi-Läubli, www.florentia.ch)

Wichtige Eigenschaften:
- stark spasmolytisch
- sekretolytisch

Hauptindikationen:
- Bronchitis, asthmatische Bronchitis
- spastische Kolitis
- wiederholte Harnwegsinfekte

Nebenwirkungen und Kontraindikationen:
- Bei Überdosierung und bei oxidiertem Öl, v. a. im warmen Badewasser, kann es zu Hautreizungen führen.
- Maximal 18 Monate nach dem Öffnen auf der Haut benutzen.

7.6 Acacia dealbata Link.

Mimose

Herkunft des Namens: acanthus, lat. = Dorn, Stachel, akazo, gr. = schärfen (viele Akazien sind sehr dornig); dealbatus, lat. = abgeweißt, weiß bestäubt (die Blättchen können von einem feinen hellgrauen Flaum überzogen sein)

Pflanzenteil: Blüten

Gewinnung: Solventextraktion

Pflanzenfamilie: Leguminosae, Hülsenfrüchtler

Dieses pudrig duftende Absolue wird aus den gelben Blüten von Akazienbäumen (**Abb. 7.6**) gewonnen, umgangssprachlich werden sie Mimosen genannt. Bei echten Mimosen (Mimosa pudica, auf Deutsch: Sinnpflanzen) handelt es sich jedoch um krautig, fast rankend wachsende Pflanzen, oft mit weißen oder rosafarbenen Blüten. Der feine und kostbare Duft, der auch aus Acacia decurrens gewonnen wird, ist ein wertvoller Helfer in der Psycho-Aromatherapie.

Inhaltsstoffe

- 52 % Lupeol (auch Lupenol und Fagarsterol genannt, ein Triterpenalkohol)
- 28 % C 19-Kohlenstoffe
- 25,5 % C 17-Kohlenstoffe
- 4 % 3-Keto-urs-12en
- 4,5 % Methylanisat
- 1 % Anisaldehyd
- Palmitinsäure

Quelle: Florihana, [523]

Wichtige Eigenschaften:
- psychisch aufhellend
- psychisch stabilisierend

Hauptindikationen:
- seelische Erschütterungen
- Traumata
- Gefühle von Verletzlichkeit

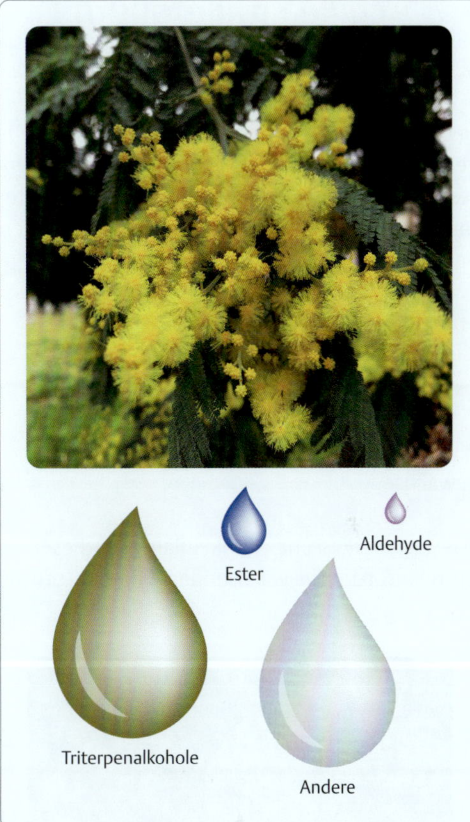

Abb. 7.6 Acacia dealbata Link.

Nebenwirkungen und Kontraindikationen:
- Hervorragend verträgliches Absolue, bei normaler Anwendung sind keine unerwünschten Nebenwirkungen bekannt.

Wissenschaftliche Arbeiten:
- In einer US-amerikanischen In-vitro- und In-vivo-Studie konnte gezeigt werden, dass der Hauptinhaltsstoff des Mimosenabsolues Lupeol (auch enthalten in Lebensmitteln wie Erdbeeren, Kohl, Mangos, Oliven, Paprika) eine signifikante Wirkung auf die Entstehungsprozesse von Prostatatumoren besitzt. Die Autoren gehen von einer guten Übertragbarkeit des Tiermodells auf Menschen aus, insbesondere um Krebszellen, die nicht mehr auf die konventionelle Behandlung ansprechen, wieder für diese zu sensibilisieren [638].

7.7 Achillea millefolium L.

Schafgarbe

Herkunft des Namens: Achilles(ferse) = Sagengestalt mit verwundbarer Ferse, die möglicherweise durch dieses Kraut geheilt werden konnte; mille, lat. = tausend, folium, lat. = Blatt (wegen der gefiederten Blättchen)

Pflanzenteil: blühendes Kraut

Gewinnung: Wasserdampfdestillation

Pflanzenfamilie: Asteraceae, Korbblütengewächse

Das fast vergessene, dunkelblaue Öl dieser in Mitteleuropa wild wachsenden Pflanze (oft als „Unkraut" angesehen, **Abb. 7.7**) wirkt durch seinen Azulengehalt stark wundheilend und antiinflammatorisch. Der häufig negativ bewertete, meistens sehr geringe Monterpenketongehalt trägt zur Wundheilung bei. Das Öl ist in den üblichen Dosierungen bestens verträglich.

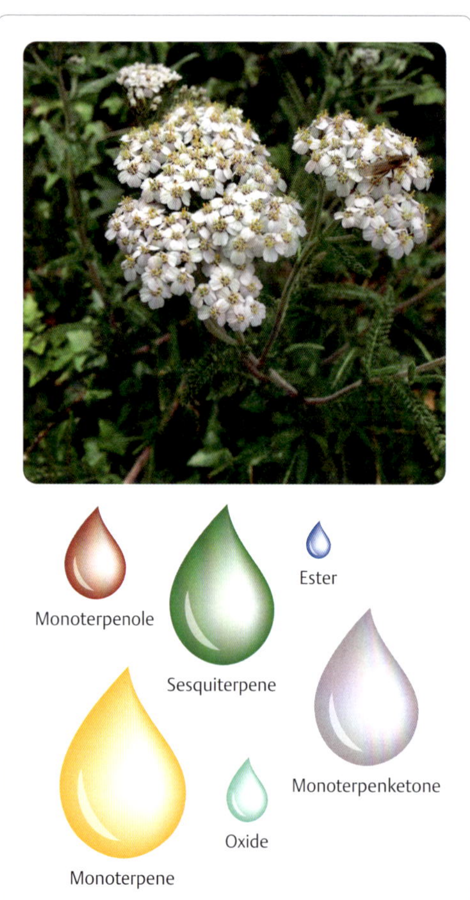

Abb. 7.7 Achillea millefolium L.

Inhaltsstoffe

Monoterpene
- 1,19–4,59 % Limonen
- 3,65–14,7 % β-Pinen
- 0,72–2,31 % Myrcen
- 2,26 % Camphen
- 0,29–2,24 % p-Cymen
- 0,78–2,15 % γ-Terpinen
- 1,79–20,73 % Sabinen
- 1,48 % α-Phellandren
- 1,25 % α-Pinen
- 0,81 % γ-Muurolen
- 0,77 % α-Terpinen
- 0,63 % Terpinolen

Sesquiterpene
- 13,3 % trans-α-Farnesen
- 4,22–11,21 % β-Caryophyllen
- 1,71 % trans-β-Farnesen
- 1,37 % trans-α-Bergamotten
- 0,79–1,49 % α-Humulen
- Chamazulen*, Dihydroazulen

Monoterpenole
- 3,66 % Terpineol-4
- 2,89 % Borneol
- 1 % α-Terpineol
- 0,84 % Verbenol

Monoterpenketone
- 0,37–21,6 % Bornan-2-on (Campher)
- 4,66–9 % Isoartemisiaketon
- 4,78 % β-Thujon
- 2,02 % α-Thujon

Ester
- 1,39 % Bornylacetat

Oxide
- 4,08 % 1,8-Cineol

Andere
- Sesquiterpenlacton: Achillin

Quelle: Golgemma, Farfalla

* Der Chamazulengehalt wie auch der Gehalt vieler Inhaltsstoffe schwankt je nach Herkunft, Länge der Destillationszeit sowie dem Anteil der Blüten stark, der Anteil an Azulen kann 35 % betragen.

Wichtige Eigenschaften:

- stark antiinflammatorisch
- stark granulationsfördernd
- blutstillend
- analgetisch

Hauptindikationen:

- (blutende) Wunden
- Nasenbluten
- Menorrhagie
- Ulcus cruris
- Neuralgien
- Progesteronmangel, Menopause [182]

Nebenwirkungen und Kontraindikationen:

- Bei den üblicherweise eingesetzten Verdünnungen sind keine Nebenwirkungen zu erwarten, sehr empfindliche Schwangere sollten das Öl nur extrem verdünnt und äußerlich einsetzen.
- Nicht für Babys und Kleinkinder verwenden.

Wissenschaftliche Arbeiten:

- Die vielseitige Anwendung des blühenden Krautes ist sowohl im DAB als auch in der europäischen ESCOP- sowie der WHO-Monografie vermerkt. Zu dem ätherischen Öl sind nur wenige Studienergebnisse zu finden. Da in Mitteleuropa ca. 15 unterschiedliche Chemotypen der Schafgarbe vorkommen [605] und die Destillationszeit eine entscheidende Rolle beim Gehalt an entzündungshemmenden Sesquiterpenverbindungen spielt, ist es nicht einfach, die traditionellen Wirkungen zu belegen. Der Anteil an Chamazulen beispielsweise steigt auf das 6-Fache, wenn das blühende Kraut statt 20 Minuten insgesamt 60 Minuten destilliert wird [723]. Der positive immunologische Effekt wurde für das ätherische Öl bestätigt [583].
- In einer iranischen Studie konnte gezeigt werden, dass Schafgarbenöl (je nach Chemotyp) eine antibakterielle Wirkung besitzt, insbesondere bei Staphylococcus aureus, Staphylococcus epidermidis und Bacillus cereus [440].

7.8 Acorus calamus L. !!

Kalmus

Herkunft des Namens: kori, lat. = Pupille (Saft aus dem Rhizom wurde für Augenbeschwerden eingesetzt), acorus, lat. = lateinischer Name für diese Wasserpflanze mit essbarer Wurzel; calamus, lat. = Rohr, Schilfrohr

Pflanzenteil: Rhizom

Gewinnung: Wasserdampfdestillation

Pflanzenfamilie: Araceae, Aronstabgewächse

Die süßlichen Rhizome wurden lange Zeit zum Aromatisieren von Absinth, Wein, Tabak und Brot verwendet, diese Pflanze (**Abb. 7.8**) wurde

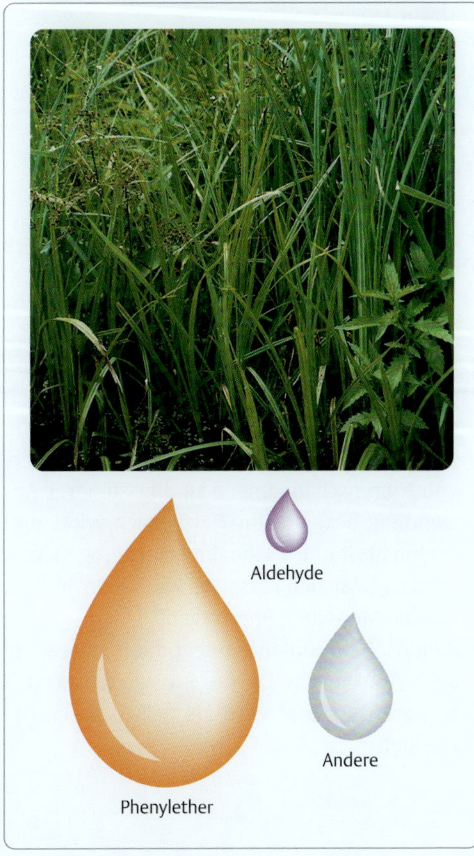

Abb. 7.8 Acorus calamus L.

ebenso medizinisch wie zu Rauschzwecken eingesetzt. In einigen asiatischen Ländern symbolisiert die Pflanze die Liebe, im tamilischen Kulturraum wird Neugeborenen ein Armbändchen mit Perlen aus dem Rhizom umgebunden. Das selten erhältliche Öl mit süßlich-balsamischem Duft wird aufgrund potenziell toxischer Inhaltsstoffe nicht in der Aromatherapie eingesetzt.

Inhaltsstoffe

Phenylether
- 45–80 % β-Asaron
- 1–2 % α-Asaron
- 2,5–25 % cis-Isoeugenol
- 0,5–2 % trans-Isoeugenol

Aromatische Aldehyde
- 0,2–6 % Asaronaldehyd

Quelle: [191], [378]

Wichtige Eigenschaften:
- stark spasmolytisch
- stark antiinflammatorisch
- verdauungsfördernd

Hauptindikationen:
- Gastritis, spastische Enterokolitis
- asthmatische Bronchitis
- Zystitis

Nebenwirkungen und Kontraindikationen:
- Dieses ätherische Öl sollte ausschließlich von erfahrenen Therapeutinnen und Therapeuten verwendet werden. Je nach Anteil an β-Asaron kann es spastische Zustände auslösen, Leber- und Nierenschädigungen sind bei innerer Anwendung bekannt. Im Tierversuch wirkt dieser Inhaltsstoff bei Einnahme kanzerogen, vermutlich lässt sich diese Wirkung jedoch nicht auf den Menschen übertragen.
- Kalmusöl aus Indien erreicht die Höchstwerte an β-Asaron, das Öl aus Russland weist 6 % α-Asaron auf und wird als nicht toxisch betrachtet.

7.9 Agathosma betulina (P.J.Bergius) Pillans

Bucco, Buchu, Duftraute

Synonym: Barosma betulina (P.J.Bergius) Bartl. u. H.L.Wendl, wird auch aus Agathosma crenulata (L.) Pillans angeboten

Herkunft des Namens: agathos, gr. = gut, osme, gr. = Geruch; betula, lat. = Birke, an Birken erinnernd (Blattform, Wuchs, Farbe etc.)

Pflanzenteil: Blatt

Gewinnung: Wasserdampfdestillation

Pflanzenfamilie: Rutaceae, Rautengewächse

Diese beiden südafrikanischen bis zu 2 m hohen Sträucher, die mit den Zitrusgewächsen verwandt sind, liefern interessant duftende, leicht fruchtige Blätteröle, die durch unterschiedlichste Duftnuancen – von minzig über würzig – überraschen. Agathosma betulina (**Abb. 7.9**) wird auch als Diosphenol-Chemotyp bezeichnet, Agathosma crenulata liefert den Pulegon-Chemotyp. Sie werden üblicherweise nicht in der Aromatherapie angewendet.

Inhaltsstoffe

Monoterpene
- 11,5–28 % D-(+)-Limonen

Phenole
- 12–40 % Diosphenol

Ketone
- 4–43 % Isomenthon
- 2,5–25 % (+)-Menthon
- sulfurierte Ketone

Ester
- 0,5 % Linalylacetat
- 0,01 % Geranylacetat

Quelle: [191], [695]

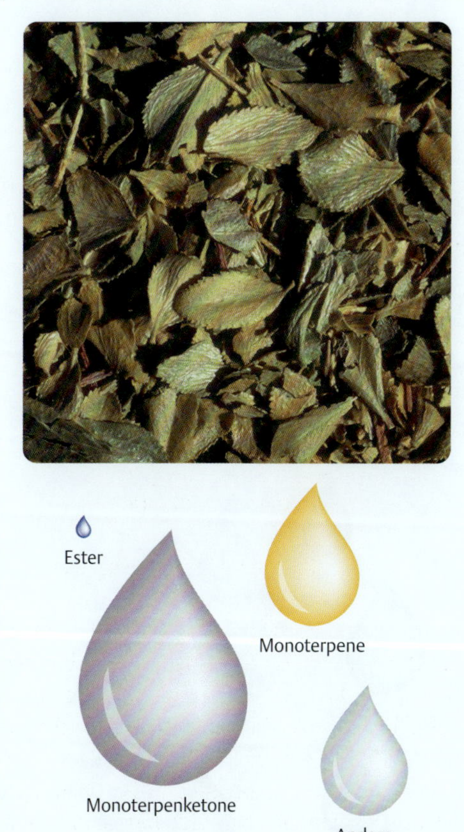

Abb. 7.9 Agathosma betulina (P.J.Bergius) Pillans. (Foto: Botanik Fotoarchiv Dr. Roland Spohn)

Wichtige Eigenschaften:
- sekretolytisch
- antiinflammatorisch
- granulationsfördernd
- aquaretisch

Hauptindikationen:
- asthmatische Bronchitis
- Niereninsuffizienz, Nierensteine
- Narben

Nebenwirkungen und Kontraindikationen:
- Agathosma crenulata enthält bis 73 % Pulegon und kann somit bei innerer Anwendung neurotoxisch und abortiv wirken.
- Nicht für Babys, Kinder und schwangere Frauen geeignet.

7.10 Aloysia triphylla (L'Hér.) Britton

Zitronenverbene

Synonym: Aloysia citriodora Palau, Lippia citriodora (Palau) Kunth

Herkunft des Namens: a Luisa = zu Ehren von Luisa María Teresa Ana de Parma, Gemahlin von Karl IV. von Spanien (1751–1819); tri, gr. = drei; phyllon, gr. = Blatt; kitron, gr. = Zitronatzitrone, odorus, lat. = duftend

Pflanzenteil: Zweige/Blätter

Gewinnung: Wasserdampfdestillation

Pflanzenfamilie: Verbenaceae, Eisenkrautgewächse

Das ätherische Öl aus dem Zitronenverbenenstrauch (**Abb. 7.10**) wird fälschlicherweise oft als Eisenkrautöl angeboten. Eisenkraut ist zwar auch eine Heilpflanze, sie strömt jedoch keinen Duft aus, vielmehr schmeckt ihr Tee ausgesprochen bitter. Tee aus den frischen oder getrockneten Zitronenverbenenblättchen schmeckt dagegen wunderbar zitronig-erfrischend. Das hochpreisige Öl passt gut in konzentrationsfördernde Mischungen. Die wehenauslösende Wirkung wird unterschiedlich diskutiert, ich habe sie in einzelnen Fällen bestätigt gesehen.

Inhaltsstoffe

Monoterpene
- 5–15 % (−)-Limonen

Sesquiterpene
- 4,5 % ar-Curcumen
- 4 % α-Farnesen
- 3–3,8 % β-Caryophyllen
- 1,8 % Germacren D

Monoterpenole (bis 27 %)
- 0,5–6 % Geraniol
- 0,5–5 % Nerol
- 1,5–2,5 % (+)-α-Terpineol

Sesquiterpenole
- 2,5–13 % Spathulenol
- 1,3–2 % (+)-Nerolidol
- Caryophylladienol I, II, III

Aldehyde (bis 40 %)
- 26 % Geranial
- 12 % Neral
- 1,5 % Photocitral und Epiphotocitral

Ester
- 4 % Nerylacetat
- 1,8 % Geranylacetat

Oxide
- 3–6 % 1,8-Cineol
- 2,5 % β-Caryophyllenoxid
- 1,5 % (−)-Epoxicaryophyllen

Andere
- in Spuren Furocumarine

Quelle: [191], [695]

Wichtige Eigenschaften:
- stark sedativ
- stark antiinflammatorisch
- stimulierend (Verdauungsorgane)
- konzentrationsfördernd
- wehenfördernd

Hauptindikationen:
- Ängste
- Disstress, Erschöpfung
- Schlafstörungen
- nervöse Depressionen
- Enterokolitis, Morbus Crohn
- Cholezystitis, Diabetes
- Koronariitis, Tachykardie
- Hypertonie
- Asthma (zur Vorbeugung)
- Rheumatismus
- Konzentrationsstörungen
- geburtseinleitend

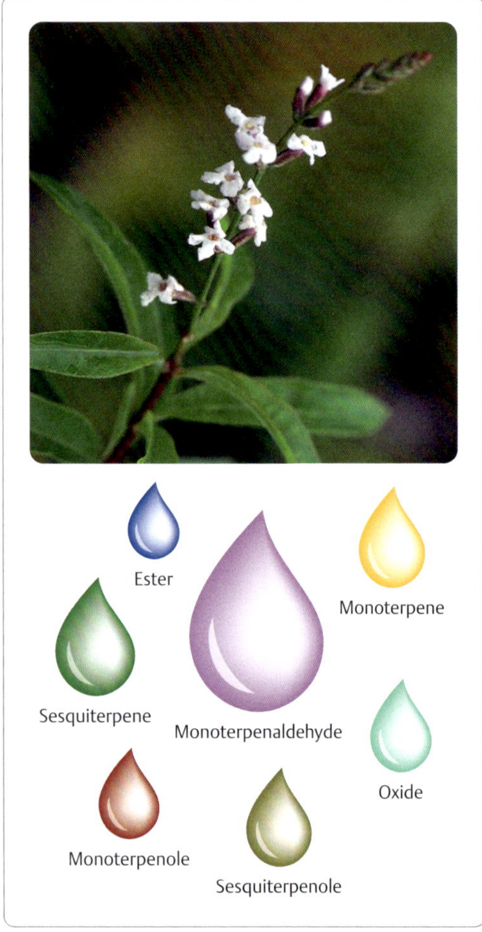

Abb. 7.10 Aloysia triphylla (L'Hér.) Britton.

Nebenwirkungen und Kontraindikationen:
- Sicherheitshalber nicht in der Schwangerschaft verwenden.
- Je nach Herkunft und Zusammensetzung wirkt das Öl photosensibilisierend, Hautreizungen sind bei oxidiertem Öl möglich. Tisserand und Young [695] lehnen es wegen des hautreizenden Potenzials für die Aromatherapie ab.
- Zu Allergien neigende Haut kann auf den Hauptinhaltsstoff Citral (Geranial und Neral), insbesondere wenn er leicht oxidiert ist, reagieren.

- Wenn das Öl honiggelb und zähflüssig wird, ist es möglicherweise bereits fortgeschritten oxidiert.

Anmerkung:

- Das eher seltene Öl wird meistens mit Cymbopogon-Arten verfälscht oder gestreckt. Zudem könnte es mit Ölen aus anderen Lippia-Arten verwechselt werden wie dem von Lippia alba (Mill.) N.E. Brown, deren Öl jedoch völlig anders duftet.

7.11 Alpinia galanga (L.) Willd.

Galgant

Herkunft des Namens: Der Gattungsname Alpinia wurde zu Ehren des italienischen Botanikers Prospero Alpina (1533–1617) verliehen. Der Wortstamm „galanga" bedeutet in vielen Sprachen der Herkunftsländer „hochwertiger Ingwer".

Pflanzenteil: Rhizom

Gewinnung: Wasserdampfdestillation

Pflanzenfamilie: Zingiberaceae, Ingwergewächse

Dieses Öl ist in der Aromatherapie kaum bekannt, obwohl es eine starke **spasmolytische** Wirkung auf den Verdauungstrakt hat und ebenso bei Bronchitiden wirkt. Die Rhizome (verdickte Wurzeln, **Abb. 7.11**) der auch Thai-Ingwer genannten Pflanze sehen dem gewöhnlichen Ingwer sehr ähnlich. Das bis zu 2 m hohe, hitzeliebende Gewächs kommt wie dieser aus dem südostasiatischen Raum.

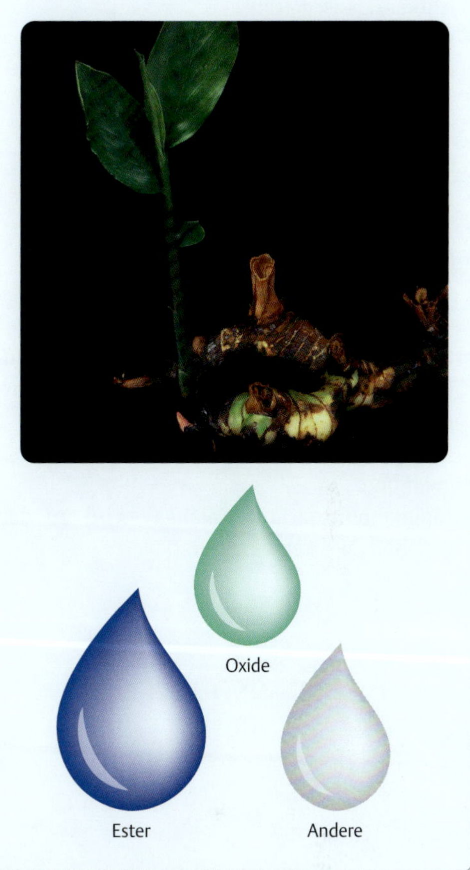

Abb. 7.11 Alpinia galanga (L.) Willd.
(Foto: Botanik Fotoarchiv Dr. Roland Spohn)

Inhaltsstoffe

Monoterpene
- δ-3-Caren
- Camphen

Ester
- 48 % p-Methoxymethylcinnamat

Oxide
- 20–30 % 1,8-Cineol

Andere
- p-Methoxystyren

Quelle: [191]

Wichtige Eigenschaften:

- stark spasmolytisch
- karminativ
- sekretolytisch

Hauptindikationen:

- spastische Gastritis
- Verdauungsinsuffizienzen
- (asthmatische) Bronchitis

Nebenwirkungen und Kontraindikationen:

- Bei den üblicherweise eingesetzten Verdünnungen sind keine Nebenwirkungen zu erwarten.

Anmerkung:

- Alpinia officinarum (Galanga) wird zu den gleichen Zwecken eingesetzt.

7.12 Ammi visnaga (L.) Lam.

Bischofskraut, Khella, Zahnstocherkraut, Knorpelmöhre

Herkunft des Namens: ammos, gr. = Sand (bezogen auf den bevorzugten Standort der Pflanze); visnaga könnte sich auf „Kakteenstachel“ beziehen (traditioneller Gebrauch der Doldenstrahlen als Zahnstocher)

Pflanzenteil: Früchte (Samen)

Gewinnung: Wasserdampfdestillation

Pflanzenfamilie: Apiaceae, Doldenblütengewächse

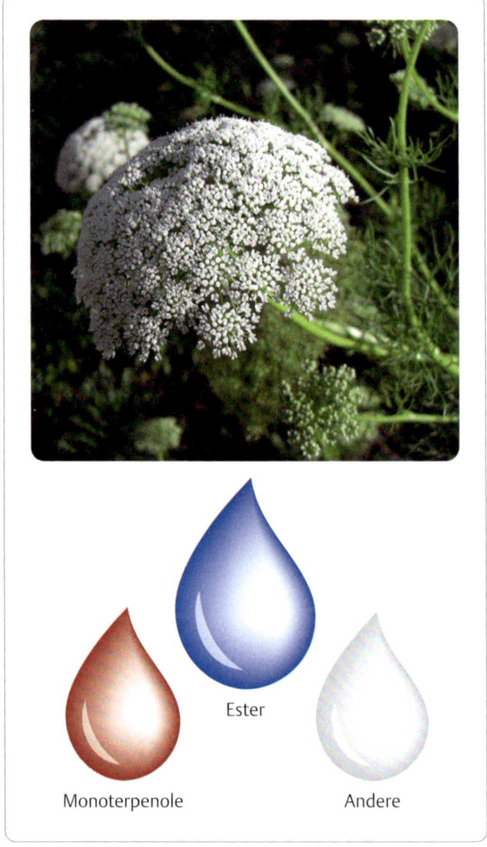

Abb. 7.12 Ammi visnaga (L.) Lam. (Foto: Christine Lamontain, Jena; www.christinelamontain.de)

Der alte botanische Name Daucus visnaga erinnert daran, dass dieses bis zu 1,20 m hohe Kraut (**Abb. 7.12**) der wilden Möhre sehr ähnelt, beide unterscheiden sich nur hinsichtlich der Samen, welche beim Bischofskraut kleiner und ganz glatt sind. Das seltene ätherische Öl duftet fast süßlich und leicht fruchtig, gleichzeitig würzig. Es ist eines der besten Mittel bei spastischer Bronchitis, da es sehr entkrampfend, öffnend und lösend wirkt. In Frankreich wird es bei koronarer Herzinsuffizienz empfohlen.

Inhaltsstoffe

Monoterpenole

- 29 % Linalool
- Borneol

Ester

- 18 % Isoamyl-2-Methylbutyrat
- 10,5 % Amylisobutyrat
- 10 % Amylvalerat
- 3 % Isoamylisovalerat
- 1,7 % Isoamylisobutyrat

Andere

- Chromone: 1 % Khellin, 0,1 % Visnagin

Quelle: [191], [695]

Wichtige Eigenschaften:
- stark spasmolytisch
- vasodilatatorisch
- antikoagulierend

Hauptindikationen:
- akutes Asthma
- Koronarinsuffizienz
- Psoriasis
- spastische Kolitis
- Leberkoliken
- Nierenkoliken

Nebenwirkungen und Kontraindikationen:
- Bei den üblicherweise eingesetzten Verdünnungen sind keine Nebenwirkungen zu erwarten.
- Der Inhaltsstoff Linalool kann bei falscher Lagerung (zu warm, zu hell, zu oft geöffnet) oxidieren und zu Hautreizungen führen, darum zur Verwendung auf empfindlicher Haut, bei Kindern und bei Senioren innerhalb von 18 Monaten nach dem Öffnen verbrauchen.

Wissenschaftliche Arbeiten:
- Für isolierte Psoralene aus dem Kraut konnte in einigen Studien eine überzeugende Wirkung bei Psoriasis nachgewiesen werden; sie hemmen das übermäßige Keratinozytenwachstum in Kombination mit UVA-Bestrahlung [565].
- Der Inhaltsstoff Visnagin zeigt im Tiermodell eine präventive Wirkung bei Nierensteinen [251].

7.13 Amyris balsamifera L.

Amyris, Westindisches Sandelholz

Herkunft des Namens: myron, gr. = Balsam, wohlriechendes Öl; -fer, lat. = tragend (balsamtragend)

Pflanzenteil: Holz

Gewinnung: Wasserdampfdestillation

Pflanzenfamilie: Rutaceae, Rautengewächse

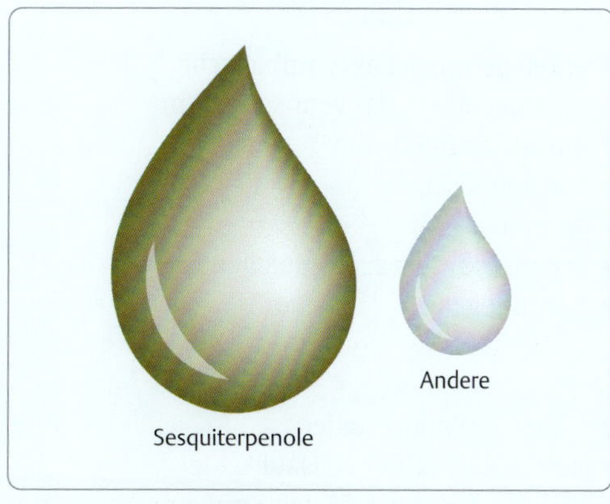

Abb. 7.13 Amyris balsamifera L.

Das ätherische Öl (**Abb. 7.13**) dieses mit den Zitrusgewächsen verwandten Baumes, der in der Karibik heimisch ist, trägt einen stark an Sandelholz erinnernden Duft und wird zum Verfälschen desselben verwendet. Die jeweiligen Zusammensetzungen entsprechen sich jedoch nicht. Auch wenn dieses Öl immer wieder als umweltfreundlicher Ersatz für das inzwischen immer seltenere und teurere Sandelöl Santalum album gepriesen wird, ist zu bedenken, dass für die Gewinnung von Amyrisöl ebenfalls ganze Bäume gefällt werden müssen; er wird offiziell als gefährdete Art eingestuft [741].

(i) Inhaltsstoffe

Sesquiterpene
- Cadinen
- Caryophyllen

Sesquiterpenole
- 17–44 % Valerianol
- 16 % α-Eudesmol
- 9 % Elemol
- 8 % γ-Eudesmol
- 7,2 % 7-epi-α-Eudesmol
- 7,5 % 10-epi-γ-Eudesmol
- 3,2 % β-Eudesmol
- 0,5 % δ-Selinen
- 0,36 % trans-Nerolidol

Andere
- 1,3 % β-Dihydroagarofuran
- 1,1 % Agarofuran
- 0,6 % α-Dihydroagarofuran

Quelle: [514]

Wichtige Eigenschaften:
- entstauend auf das lymphatische System
- entstauend auf das venöse System
- antiinflammatorisch
- kardiotonisch
- spasmolytisch
- sedativ, psychisch ausgleichend
- hautpflegend

Hauptindikationen:
- Varizen, Hämorrhoiden
- gestaute, entzündete Haut
- Unruhe, Disstress, Schlafstörungen

Nebenwirkungen und Kontraindikationen:
- Hervorragend verträgliches Öl, bei normaler Anwendung sind keine unerwünschten Nebenwirkungen bekannt.

7.14 Anethum graveolens L.

Dill

Herkunft des Namens: anethum, lat. = Dill; gravis, lat. = stark, olens, lat. = riechend (olere, lat. = riechen)

Pflanzenteil: Kraut (verträglicher) und/oder Früchte (Samen)

Gewinnung: Wasserdampfdestillation

Pflanzenfamilie: Apiaceae, Doldenblütengewächse

Kaum jemand denkt daran, dieses sehr stark sekretolytische Mittel (**Abb. 7.14**) bei Erkältungskrankheiten einzusetzen, da der Duft doch sehr an Küche, Essiggurken- oder Fischgewürz erinnert. Das Monoterpenketon Carvon (knapp 30 %) wird bei physiologischer Verdünnung als unproblematisch angesehen [695].

Inhaltsstoffe

Monoterpene
- 29 % α-Phellandren
- 16,5 % Limonen
- 1–3 % p-Cymen
- 0,35 % β-Phellandren
- 0,15 % α-Thujen
- 0,95 % α-Pinen
- 0,42 % β-Myrcen
- Camphen, Sabinen
- β-Pinen, γ-Terpinen

Sesquiterpene
- 0,12 % β-Caryophyllen
- 0,17 % Germacren D

Monoterpenole
- cis-Carveol
- trans-Carveol

Monoterpenketone
- 15 % Isodihydrocarvon
- 13 % (+)-Carvon (bis 53 % beim Öl aus den Früchten)
- 6 % Dihydrocarvon

Phenylether
- Anethol, Myristicin, Dillapiol, Elemicin

Oxide
- 6 % 3,9-epoxy-p-menth-1-en
- Limonenoxid

Andere
- Cumarine: Umbelliferon

Quelle: Golgemma

Wichtige Eigenschaften:
- sekretolytisch
- cholagog, choleretisch
- karminativ
- antikoagulierend
- aquaretisch

Hauptindikationen:
- Bronchialkatarrh, akute Bronchitis
- Dyspepsie, Darmkoliken
- Leberinsuffizienz
- Schluckauf

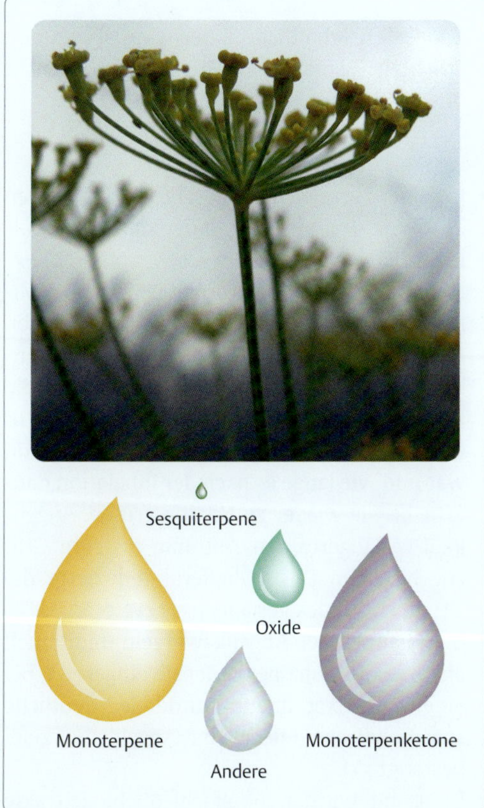

Abb. 7.14 Anethum graveolens L.

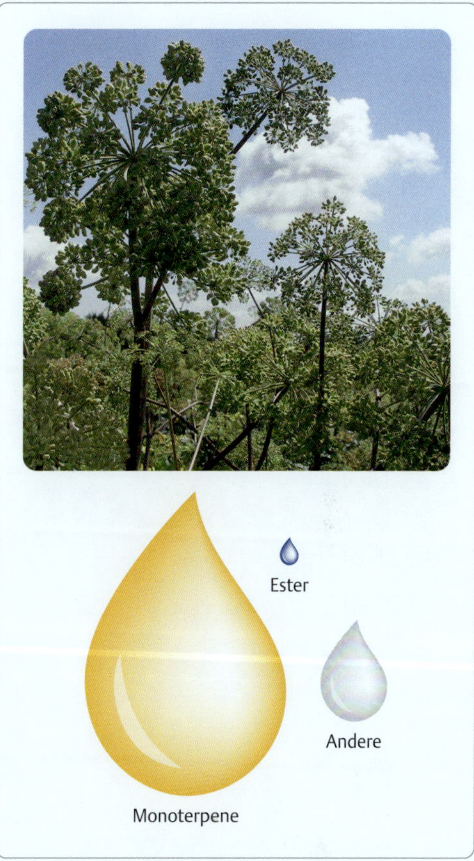

Abb. 7.15 Angelica archangelica L.

Nebenwirkungen und Kontraindikationen:

- Bei sachgemäßer Anwendung keine, sehr sanftes Öl, vorausgesetzt die ganze Pflanze (und nicht nur die Samen) wurden destilliert [416].

7.15 Angelica archangelica L.

Angelika

Herkunft des Namens: angelus, lat. = Engel, Bote, archangelus, lat. = Erzengel

Pflanzenteil: Wurzel

Gewinnung: Wasserdampfdestillation

Pflanzenfamilie: Apiaceae, Doldenblütengewächse

Dieses leicht erdig und fast pfeffrig duftende Öl (**Abb. 7.15**) bringt Menschen, die zu sehr im Kopf leben, wieder auf den Boden der Tatsachen zurück, ihr Anteil am Leben kann deutlich zunehmen. Ideal ist die Anwendung bei Schlafstörungen, da der regenerativ wirkende Parasympathikus angesprochen wird. Dieses Öl wirkt deutlich modulierend auf das Immunsystem und ausgleichend auf die Psyche.

Inhaltsstoffe

Monoterpene
- 4,5–24 % α-Pinen
- 10–24 % β-Phellandren
- 6–16 % Limonen
- 4,5–16 % δ-3-Caren
- 3,5–10 % p-Cymen
- 9 % α-Phellandren
- 1,25 % β-Pinen

Ester
- 0,75 % Bornylacetat

Andere
- Alkaloide: in Spuren Nitromenthadien
- Cumarine: Angelicin, Bergapten, Umbelliferon

Quelle: [193], [695]

Wichtige Eigenschaften:
- stark sedativ
- analgetisch
- spasmolytisch
- antikoagulativ
- karminativ
- entschlackend
- emmenagog

Hauptindikationen:
- Angst, Nervosität, Schlafstörungen
- Burn-out, Disstress
- spastische Enterokolitis
- Meteorismus, Dyspepsie
- Gastralgien, Appetitlosigkeit
- zur „Blutreinigung"
- Amenorrhö
- gereizte Haut, Psoriasis

Nebenwirkungen und Kontraindikationen:
- Das Öl wirkt photosensibilisierend bei dermaler Anwendung in einer Konzentration über 0,8 % [695] und ist durch den hohen Monoterpengehalt oxidationsgefährdet.
- In der Schwangerschaft nur äußerlich anwenden, bei Kindern kann es Hautreizungen verursachen.

Anmerkung:
- Das selten erhältliche ätherische Öl aus den Früchten (Samen) von Angelika wirkt nicht photosensibilisierend.

Wissenschaftliche Arbeiten:
- In einer vergleichenden Pilotstudie sollten 20 Studenten eines US-amerikanischen Colleges (Raucher) immer dann, wenn sie ein extremes Verlangen nach Nikotin hatten, 2 Minuten lang an einem Tuch mit je 1 Tropfen Pfeffer- oder Angelikaöl schnuppern (Trockeninhalation). In einem Tagebuch hielten die Probanden zudem auf einer Skala von 0–10 fest, wie stark ihr Verlangen vor der Inhalation war und wie lange es nach der Inhalation dauerte, bis sie wieder zu Nikotin griffen. Angelikaöl verlängerte den Zeitraum bis zum Griff zur nächsten Dosis, Pfefferöl reduzierte die Dringlichkeit des Verlangens [128].
- In Indien werden Angelikawurzeln traditionell als Unterstützung bei Epilepsie eingesetzt, bei einem Tierexperiment wurde der deutliche spasmolytische Effekt von Angelikawurzelöl bestätigt [517].
- In Island wurden unterschiedliche Extrakte aus der Angelikapflanze auf ihre antitumorale Wirkung hin untersucht, die Erfolge sind vielversprechend, möglicherweise können sie in naher Zukunft adjuvant zur Brustkrebsbehandlung eingesetzt werden. Insbesondere die Furocumarine werden für den antiproliferativen Effekt verantwortlich gemacht ([640], [641], [642]).

7.16 Aniba rosaeodora Ducke

Rosenholz

Herkunft des Namens: In der Tupi-Sprache eines Amazonas-Stammes bedeutet -ba = Baum; rosa, lat. = Rose, odoris, lat. = Geruch, also nach Rose (n) duftend

Pflanzenteil: Holz

Gewinnung: Wasserdampfdestillation

Pflanzenfamilie: Lauraceae, Lorbeergewächse

In der ökologisch orientierten Aromatherapie wird dieses Öl kaum noch verwendet, da für die Produktion dieses samtig duftenden Öles wertvolle, 30–40 Jahre alte Baumriesen (**Abb. 7.16**) des brasilianischen und angrenzenden Regenwaldes gefällt werden. Doch selbst namhafte Parfümhersteller kommen ohne dieses ätherische Öl fast nicht aus. Gelegentlich findet man das Öl aus den (nachwachsenden) Blättern, ansonsten greift man besser auf die ähnlich duftenden Ho-Blätter- oder auf das Linaloeholzöl zurück (wobei beim Linaloebaum ebenfalls das Stammholz verwendet wird, es also nur eine Frage der Zeit sein dürfte, bis auch dieser Baum bedroht ist). Das ätherische Öl aus den Samen von Xanthoxylum armatum DC („Tomar") wird von einem englischsprachigen Anbieter als Rosenholzöl(ersatz) angeboten; es enthält 72 % Linalool, 12 % Methylcinnamat, 6 % D-(+)-Limonen und 5 % β-Phellandren [695]. Das ätherische Öl des Linalool-Chemotypen der Anis-Verbene (Lippia alba) kann ebenfalls als schwach ähnlich duftender Ersatz verwendet werden.

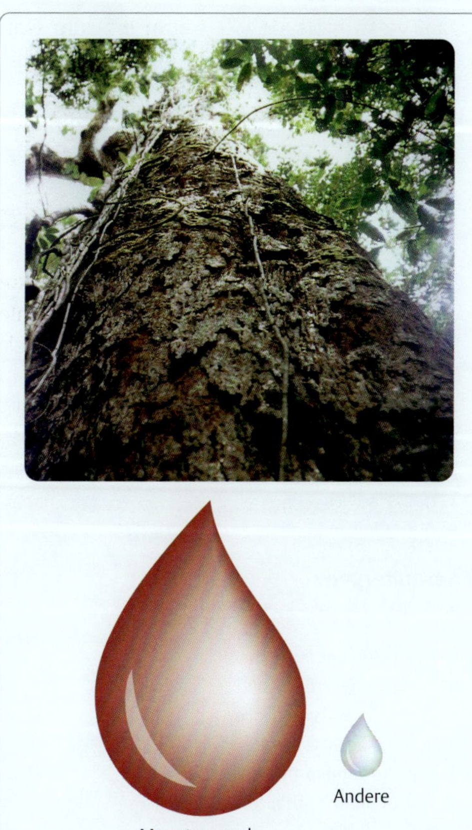

Abb. 7.16 Aniba rosaeodora Ducke. (Foto: Sigrun Scherneck, www.naturkosmetik-entwicklung.de)

Inhaltsstoffe

Monoterpene

- Pinen
- Limonen

Monoterpenole

- 82–90 % Linalool
- bis 5 % α-Terpineol
- bis 2,3 % 1,8-Cineol
- 1,5 % cis-Linalooloxid
- 1,3 % trans-Linalooloxid

Monoterpenaldehyde

- Citronellal

Quelle: [695]

Wichtige Eigenschaften:

- tonisierend und leicht stimulierend
- hautregenerierend
- antidepressiv
- aphrodisisch
- desodorierend

Hauptindikationen:

- Infektionen im Hals-Nasen-Ohren-Bereich, besonders bei Babys und Kleinkindern
- chronische und akute Bronchitis
- Vaginalmykosen
- Burn-out, bei depressiven Verstimmungen
- blasse, trockene, reife Haut

Nebenwirkungen und Kontraindikationen:

- Hervorragend verträgliches Öl, bei normaler Anwendung sind keine unerwünschten Nebenwirkungen bekannt.
- Jedoch kann der Inhaltsstoff Linalool bei falscher Lagerung (zu warm, zu hell, zu oft geöffnet) oxidieren und zu Hautreizungen führen, darum zur Verwendung auf empfindlicher Haut, bei Kindern und bei Senioren innerhalb von 18 Monaten nach dem Öffnen verbrauchen.

7.17 Apium graveolens L.

Sellerie

Herkunft des Namens: apon, kelt. = Wasser, möglicherweise auch von apis, lat. = Biene; gravis, lat. = schwer, stark; olens, lat. = riechend (olere, lat. = riechen)

Pflanzenteil: Früchte (Samen); erhältlich auch als Öl aus dem Kraut

Gewinnung: Wasserdampfdestillation

Pflanzenfamilie: Apiaceae, Doldenblütengewächse

Dieses stark neurotonisch wirkende Öl ist in Deutschland selten erhältlich, der gemüseartige Duft (**Abb. 7.17**) ist vermutlich ein Grund dafür. Im Bereich der französischen Naturkosmetik wird es gerne bei Pigmentflecken und ungleichmäßig pigmentierter Haut, therapeutisch also auch zur Reduktion von Altersflecken eingesetzt. Es enthält bis zu 15 % Phthalide, d. h. Wirkstoffe, die sonst nur noch im Liebstöckelöl vorkommen. Es stimuliert die Arbeit der entgiftend wirkenden Hepatozyten in der Leber, somit ist es ein sehr überzeugendes „Reinigungsmittel" beispielsweise zur Frühjahrskur [191]. Mit Zitrusölen gemischt wird der krautige Duft eher angenommen.

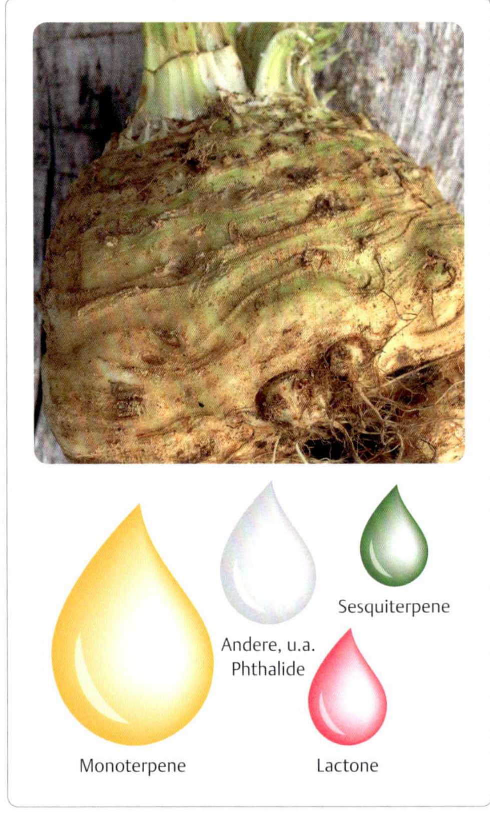

Abb. 7.17 Apium graveolens L.

Inhaltsstoffe

Monoterpene

- 58–79 % D-(+)-Limonen
- 0,3–1,4 % Myrcen
- 0,5–2 % β-Pinen

Sesquiterpene

- 5–20 % (+)-β-Selinen

Phthalide (Lactone)

- 3–8 % Dihydroligustilid
- 1–7 % 3n-Butylphthalid
- 1,5–11 % Sedanenolid
- 3-n-Butyl-hexa-hydro-phthalid
- Isobutylidenphthalid
- Isobutyliden-3-α
- Sedanonsäure

Cumarinether
- Umbelliprenin
- Sellerin
- Apigravin

Quelle: Feeling, [191]

Wichtige Eigenschaften:
- stark ausleitend
- reinigend (Hepatozyten)
- antimykotisch
- stark ausgleichend
- entstauend auf das venöse System
- emmenagog
- karminativ

Hauptindikationen:
- Nieren-/Leberinsuffizienz
- Hepatitis
- Hautpilzinfektionen
- als Adjuvans beim Fasten
- rheumatoide Arthritis, Gicht
- Toxinablagerungen im Blut
- Burn-out, Ängste
- Hämorrhoiden
- Amenorrhö, Dysmenorrhö

Nebenwirkungen und Kontraindikationen:
- Aufgrund des hohen Monoterpengehaltes kann das Öl zu allergischen Reaktionen führen, wenn es oxidiert oder älter ist.
- In der Schwangerschaft nur unter fachlicher Aufsicht und äußerlich anwenden.

Wissenschaftliche Arbeiten:
- In einer italienischen Studie wurde die Wirksamkeit von flüchtigen Inhaltsstoffen verschiedener Selleriesamenextrakte auf 16 verschiedene (Haut-)Pilze untersucht, die Autoren kamen zu dem Schluss, dass diese gut geeignet sind, um im klinischen Bereich Pilzerkrankungen zu behandeln [424].

7.18 Aquilaria malaccensis Lam.

Oud, Adlerholz, Aloebaum, Agaro, Jinkoh

Synonym: Aquilaria agallocha Roxb. (nicht mehr aktuell)

Destillierte Pflanzen mit identischem deutschem Ölenamen: Aquilaria crassna Pierre ex Lecomte, das Öl kann aus weiteren 27 Arten gewonnen werden [33]

Pflanzenteil: durch einige Pilzarten (u. a. Aspergillus niger) infiziertes Holz

Gewinnung: Wasserdampfdestillation

Pflanzenfamilie: Thymelaceae, Seidelbastgewächse

Aus diesen kostbaren Holzstückchen (**Abb. 7.18**) einer Gattung von akut bedrohten, bis zu 40 m hohen Bäumen, die Jahrzehnte oder gar Jahrhunderte lang von einem Aspergillus-Pilz „bearbeitet" wurden, wird eines der teuersten ätherischen Öle destilliert. Die Bäume wachsen im tiefsten Dschungel von Vietnam, Kambodscha, Laos und Umgebung, nur 10 % der wild wachsenden und infizierten Gewächse produzieren die harzige, duftende Substanz. Das kostbare, schwer-erdig duftende Öl daraus hat eine beeindruckend tiefgehende Wirkung auf psychische Prozesse, es kann Verborgenes aufwühlen und dadurch zur inneren Heilung und Reifung führen, 1 ml kostet über 80 Euro. Durch Menschenhand infiziertes, recht frisches Holz hat meistens nicht die gewünschten Duftqualitäten. Die Räucherung mit den Holzstückchen duftet für Laiennasen angenehmer und feiner.

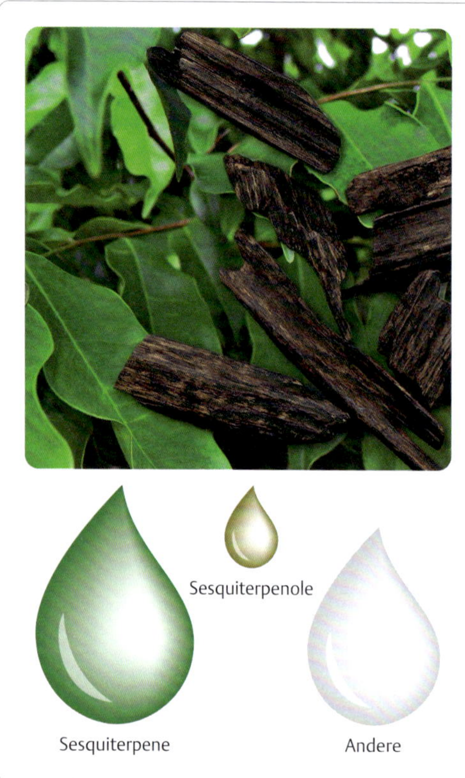

Abb. 7.18 Aquilaria malaccensis Lam.

Inhaltsstoffe

Sesquiterpenderivate
- 21–33 % 2-(2-[4-Methoxyphenyl]-ethyl)-chromon
- 16–23 % 2-(2-Phenylethyl)-chromon
- 0,1–0,8 % β-Agarofuran
- 0,1–0,4 % Norketoagarofuran
- α-Agarofuran

Sesquiterpenolderivate
- 0,05–4,8 % Agarospirol
- 1–1,8 % Kosunol
- 0,4–1,0 % Jinkohol
- Agarol

Andere
- Benzylaceton
- ein Semicarbazon
- Oxyzimtsäuren

Quelle: [721]

Wichtige Eigenschaften:
- entstauend auf das lymphatische System
- entstauend auf das venöse System
- aphrodisisch

Hauptindikationen:
- Varizen, Hämorrhoiden
- Ödeme
- sexuelle Störungen

Nebenwirkungen und Kontraindikationen:
- Hervorragend verträgliches Öl, bei normaler Anwendung sind keine unerwünschten Nebenwirkungen bekannt.
- Es kann allerdings, insbesondere bei sehr sensiblen Menschen, seelische „Wunden“ berühren und somit zunächst zu emotionalen Reaktionen führen.

Wissenschaftliche Arbeiten:
- Der im Öl von Aquilaria crassna enthaltene Inhaltsstoff β-Caryophyllen wurde an 7 humanen Krebszelllinien untersucht, insbesondere bei entarteten kolorektalen Zellen wurde eine Apoptose beobachtet, u. a. weil die Mitochondrienmembran empfindlich in ihrer Funktion gestört werden konnte. Zudem zeigte sich bei Pilzstudien, dass die Wirkung dieses Inhaltsstoffes deutlicher ausfällt als das bewährte Medikament Kanamycin [132].

7.19 Artemisia absinthium L. !!

Wermut

Herkunft des Namens: Artemis: griechische Göttin und Hüterin der Frauen und Kinder; absinthium, lat. = Wermut

Pflanzenteil: Kraut

Gewinnung: Wasserdampfdestillation

Pflanzenfamilie: Asteraceae, Korbblütengewächse

Dies ist ein in der Aromatherapie nicht verwendetes Öl (**Abb. 7.19**), es kann neurotoxisch und abortiv wirken.

Inhaltsstoffe

Monoterpenole
- 9 % Thujol

Monoterpenketone
- 35–71 % β-Thujon
- 2,3–3,4 % α-Thujon

Ester
- 18–32 % cis-Sabinylacetat

Quelle: [695]

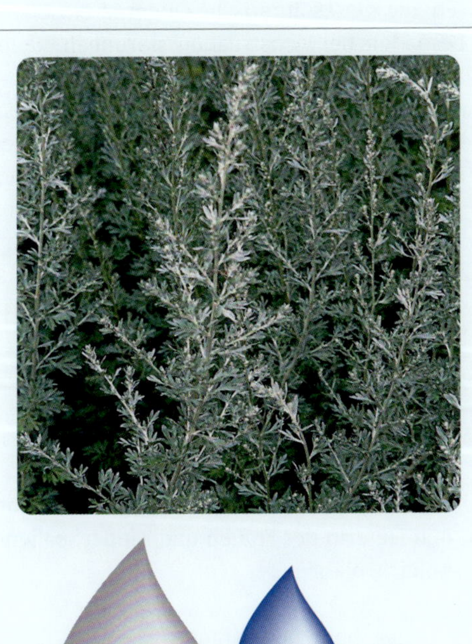

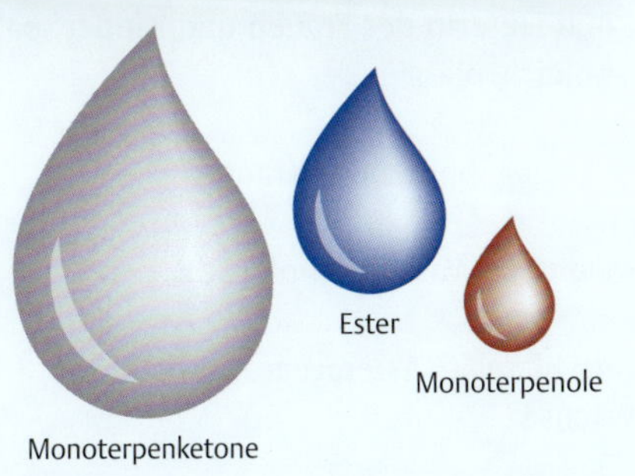

Abb. 7.19 Artemisia absinthium L.

Wichtige Eigenschaften:
- emmenagog
- anthelminthisch
- choleretisch

Hauptindikationen:
- Amenorrhö
- Wurmbefall
- Obstipation, Appetitlosigkeit

Nebenwirkungen und Kontraindikationen:
- Dieses ätherische Öl kommt in mehreren Chemotypen vor, keiner davon wird in der Aromatherapie verwendet. In manchen Ländern ist es nicht frei verkäuflich, da es bei unsachgemäßer Anwendung neurotoxisch und abortiv wirken kann.
- Öl mit hochtoxischem Potenzial, nicht für Babys, Kinder und Schwangere verwenden.

7

7.20 Artemisia dracunculus L.

Estragon

Herkunft des Namens: Artemis: griechische Göttin und Hüterin der Frauen und Kinder; dracunculus, lat. = kleiner Drache

Pflanzenteil: Kraut

Gewinnung: Wasserdampfdestillation

Pflanzenfamilie: Asteraceae, Korbblütengewächse

Der Hauptbestandteil dieses ätherischen Öles (**Abb. 7.20**) ist der angeblich toxische Phenylether **Methylchavicol**. Es wird zumindest in England nicht gerne in der Aromatherapie angewendet; zudem stand es bisher im Schatten des beliebten Anti-Stress-Öles Basilikum.

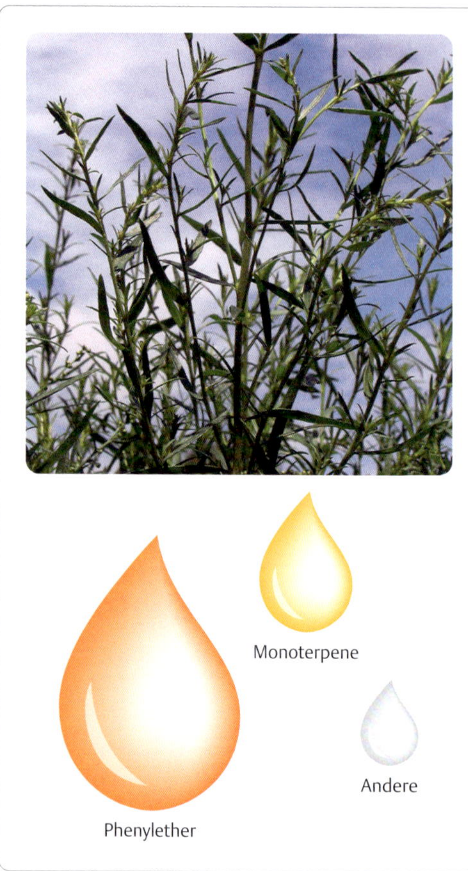

Abb. 7.20 Artemisia dracunculus L.

Inhaltsstoffe

Monoterpene
- 9,5–13 % cis-β-Ocimen
- 7–9 % trans-β-Ocimen
- Phellandren

Monoterpenole
- Nerol

Phenylether
- 60–87 % Methylchavicol

Monoterpenketone
- Thujon

Oxide
- 1,8-Cineol

Quelle: [191], [695]

Wichtige Eigenschaften:
- stark spasmolytisch (neuromuskulär)
- stark antiviral
- antiallergisch
- emmenagog, östrogenmodulierend
- karminativ

Hauptindikationen:
- Spasmophilie
- spastische Kolitis, Meteorismus
- Singultus
- PMS, Dysmenorrhö, Amenorrhö

Nebenwirkungen und Kontraindikationen:
- Methylchavicol (Estragol) wird als karzinogen angesehen, weswegen Tisserand und Young [695] von jeglicher Anwendung des „Französischer Estragon"-Öles abraten.
- Es gibt jedoch Therapeutinnen und Therapeuten, die dieses ätherische Öl gerne einsetzen, besonders bei Menstruationsstörungen.

Anmerkung:
- Das verträglichere Öl aus dem sog. Russischen Estragon enthält nur bis zu 17 % Estragol.

7.21 Artemisia pallens Wall. ex DC.

Davana

Herkunft des Namens: Artemis: griechische Göttin und Hüterin der Frauen und Kinder; pallens, lat. = bleich, blass

Pflanzenteil: blühendes Kraut

Gewinnung: Wasserdampfdestillation

Pflanzenfamilie: Asteraceae, Korbblütengewächse

Dieses exotisch-feigenartig duftende Öl (**Abb. 7.21**) besteht aus circa 50 % Sesquiterpenketonen. Es wurde noch vor 20 Jahren als ge-

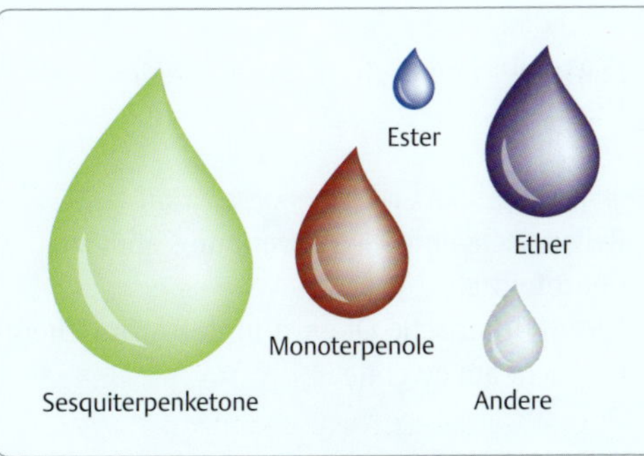

Abb. 7.21 Artemisia pallens Wall. ex DC.

fährlich eingestuft, gilt jedoch inzwischen als gut verträglich. Eine erfolgreiche Naturkosmetikserie wird damit beduftet, es soll der Duft von Granatapfel damit assoziiert werden.

Inhaltsstoffe

Monoterpenole
- 10 % Nerol
- 5 % Geraniol

Sesquiterpenketone
- 52 % cis-Davanon
- 7,5 % Isodavanon, cis-Hydroxydavanon, (+)-Artemon (je nach Anbieter)

Ether
- bis 16 % Davanaether

Aromatische Ester
- 6 % cis-Ethylcinnamat, Methylcinnamat, cis-Methyljasmonat, Methylbutyrat

Andere
- Spur cis-Davanafuran

Quelle: Florentia

Wichtige Eigenschaften:
- sekretolytisch
- anxiolytisch
- granulationsfördernd
- antimykotisch
- stimmungsaufhellend

Hauptindikationen:
- spastischer Husten
- Burn-out
- Gefühl von Überforderung und Leere
- schmerzhafte Narben
- Pilzinfektionen der Haut

Nebenwirkungen und Kontraindikationen:
- Bei den üblicherweise eingesetzten Verdünnungen sind keine Nebenwirkungen zu erwarten.

7.22 Artemisia vulgaris L. !!

Beifuß

Herkunft des Namens: Artemis: griechische Göttin und Hüterin der Frauen und Kinder; vulgaris, lat. = gewöhnlich, gemein

Pflanzenteil: blühendes Kraut

Gewinnung: Wasserdampfdestillation

Pflanzenfamilie: Asteraceae, Korbblütengewächse

Beifuß (**Abb. 7.22**) war einst eine wichtige Heilpflanze für Frauenthemen. Als Kraut ist sie für Kenner durchaus anwendbar, doch ihr ätherisches Öl ist potenziell gefährlich. Es gibt 2 unterschiedliche Chemotypen (Campher/Thujon und Chrysanthenylacetat), die allerdings kaum im Handel angeboten werden.

Inhaltsstoffe

Monoterpene
- 1 % α-Pinen

Sesquiterpene
- 10,5 % β-Caryophyllen
- 6 % Sabinen

Monoterpenole
- 9 % Isoborneol
- 4 % α-Terpineol

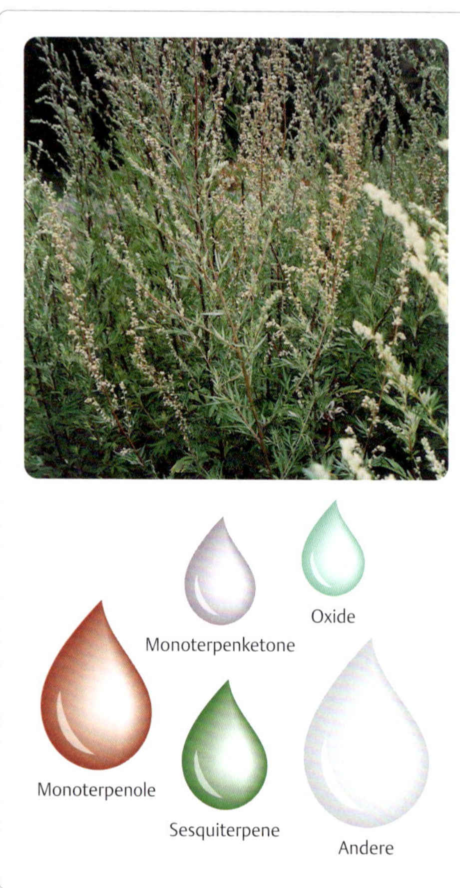

Abb. 7.22 Artemisia vulgaris L.

Monoterpenketone
- 11,5 % α-Thujon

Oxide
- 9 % 1,8-Cineol

Andere
- 15 % Artemisia-Alkohol

Quelle: [695]

Wichtige Eigenschaften:
- sekretolytisch
- choleretisch

Hauptindikationen:
- Bronchitis
- Warzen

Nebenwirkungen und Kontraindikationen:
- Bei unsachgemäßer Anwendung abortiv und neurotoxisch.
- Dieses ätherische Öl wird in der Aromatherapie nicht angewendet.

7.23 Backhousia citriodora F.Muell.

Zitronenmyrte

Herkunft des Namens: nach dem britischen Botaniker, Missionar und Pflanzenhändler James Backhouse (1794–1869); kitron, gr. = Zitronatzitrone, odorus, lat. = duftend

Pflanzenteil: Blätter

Gewinnung: Wasserdampfdestillation

Pflanzenfamilie: Myrtaceae, Myrtengewächse

Die Blätter dieses im südlichen Osten Australiens (dort ist auch der Verwandte Teebaum zu Hause) wachsenden Strauches (**Abb. 7.23**) duften wie abgeriebene Zitronenschale. In der Heimat der wärmeliebenden Pflanze werden die Blätter zur Verfeinerung von süßen und herzhaften Speisen verwendet.

Inhaltsstoffe

Monoterpene
- 2 % Myrcen, p-Cymen, Terpinolen, α-Phellandren, trans-β-Ocimen

Monoterpenaldehyde
- 50 % Geranial
- 39 % Neral
- 5 % trans-Isocitral, cis-Isocitral
- Spuren Citronellal

Quelle: Florentia

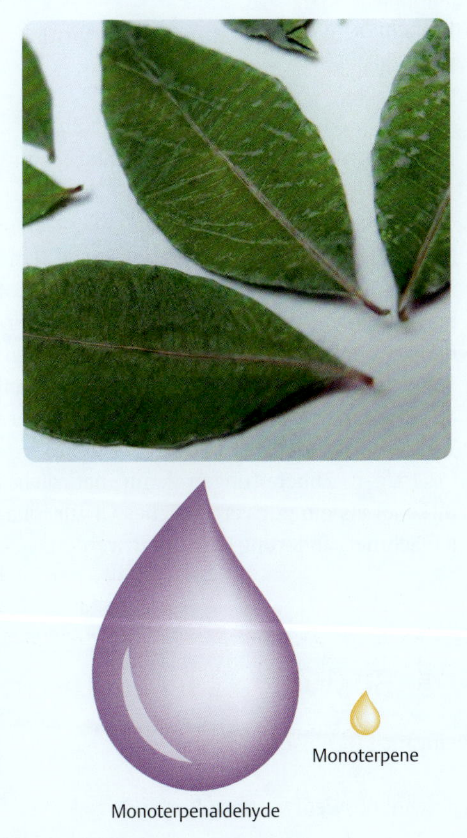

Abb. 7.23 Backhousia citriodora F.Muell.

Wichtige Eigenschaften:

- antiinflammatorisch
- antiviral
- sedativ und ausgleichend

Hauptindikationen:

- entzündliche Hauterkrankungen
- Erkältungskrankheiten
- Warzen
- Herpeserkrankungen
- Hyperaktivität
- Burn-out
- Nervosität, Disstress

Nebenwirkungen und Kontraindikationen:

- Zu Allergien neigende Haut kann auf den Hauptinhaltsstoff Citral, auch wenn er erst leicht oxidiert ist, reagieren.
- Wenn das Öl honiggelb und zähflüssig wird, ist es möglicherweise bereits fortgeschritten oxidiert.

Wissenschaftliche Arbeiten:

- In einer australischen Studie mit 31 durchschnittlich 4,6 Jahre alten Kindern, die an schmerzhaften Dellwarzen litten, wurde das Öl 3 Wochen lang bei 16 Kindern 10%ig verdünnt auf die Warzen aufgetragen. 16 Kinder wurden 3 Wochen lang mit reinem Olivenöl behandelt. Bei 9 der 16 Kinder der Zitronenmyrtengruppe waren mehr als 90% der Pusteln verschwunden, bei der Olivenölgruppe war keinerlei Erfolg zu verzeichnen [94]. Die in dem Experiment verwendete Verdünnung ist ohne fachliche Aufsicht nicht zu empfehlen. Es sollte maximal 2%iges, sehr frisches Zitronenmyrtenöl verwendet werden, das in Aloe-vera-Gel oder Johanniskrautöl (wirkt ebenfalls leicht antiviral) verdünnt und nur sehr lokal mit dem Wattestäbchen aufgetragen wird.

7.24 Betula lenta L.

Birke

Herkunft des Namens: betula, lat. = Birke; lentus, lat. = biegsam

Pflanzenteil: Rinde

Gewinnung: Wasserdampfdestillation

Pflanzenfamilie: Betulaceae, Birkengewächse

Dieses ätherische Rindenöl (**Abb. 7.24**) duftet genau wie das Öl, welches aus den Blättern der bodendeckenden Wintergrünpflanze destilliert wird, die Zusammensetzung und Wirkweise sind nahezu identisch. Die überall zu lesenden

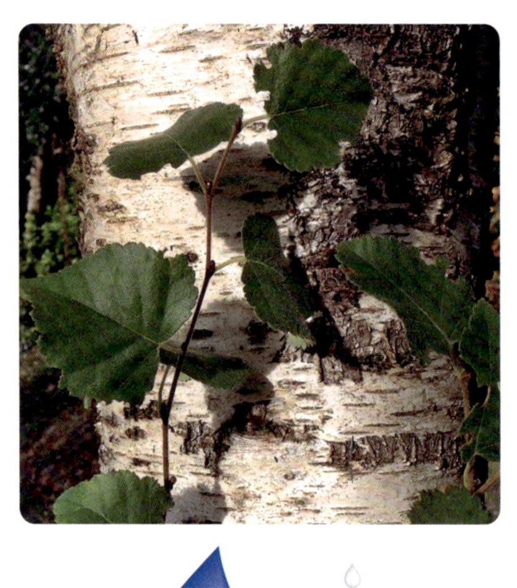

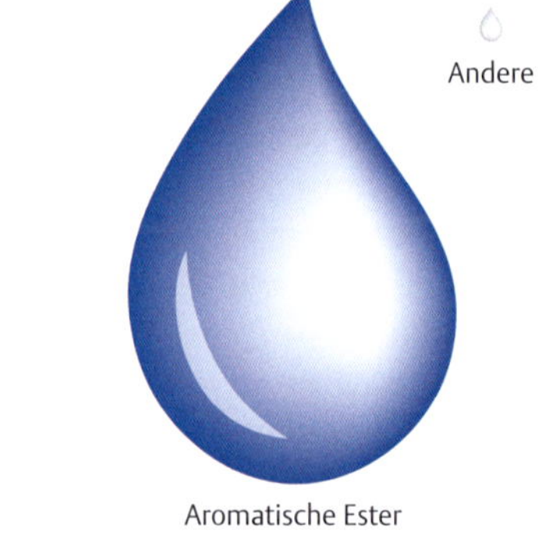

Abb. 7.24 Betula lenta L.

Warnungen beziehen sich auf die innere Anwendung und auf das unverdünnte Auftragen auf die Haut. Es ist kaum in Handel erhältlich.

Inhaltsstoffe

Ester

- 90–98 % Methylsalicylat
- 5,5 % Ethylsalicylat

Quelle: [191], [695]

Wichtige Eigenschaften:

- stark spasmolytisch
- antiinflammatorisch
- vasodilatatorisch
- stimmungsaufhellend

Hauptindikationen:

- Rheumatismus, rheumatische Polyarthritis
- Fibromyalgie
- Muskelschmerzen
- Muskelkater
- Hypertonie

Nebenwirkungen und Kontraindikationen:

- Zahlreiche Methylsalicylatvergiftungen sind in den USA beobachtet worden; zwischen 4 und 8 ml (synthetisches) Methylsalicylat werden für ein Kind als tödliche Dosis angesehen; anders als im Wintergrünöl könnte der Anteil an Ethylsalicylat für die noch etwas stärkere Toxizität verantwortlich sein.
- In 1 %igen Zubereitungen kann natürliches Birkenöl als ein gut verträgliches Öl zur lokalen Schmerzlinderung eingesetzt werden.

7.25 Boswellia sacra Flueck.

Weihrauch (arabisch), Olibanum

Synonym: Boswellia carterii Birdw.

Destillierte Pflanzen mit identischem deutschem Ölenamen: Boswellia frereana Birdwood, Boswellia papyrifera (Del.) Hochst, Boswellia neglecta S. Moore, Boswellia rivae Engl

Herkunft des Namens: nach dem schottischen Botaniker John Boswell (1710–1780); sacer, lat. = heilig, einer Gottheit geweiht; Carter nach einem Botaniker mit eben diesem Nachnamen, vermutlich Herbert James Carter (1858–1940)

Pflanzenteil: Harz

Gewinnung: Wasserdampfdestillation

Pflanzenfamilie: Burseraceae, Balsambaumgewächse

Der Begriff Weihrauch ist irreführend, da er streng genommen verallgemeinernd den „Rauch

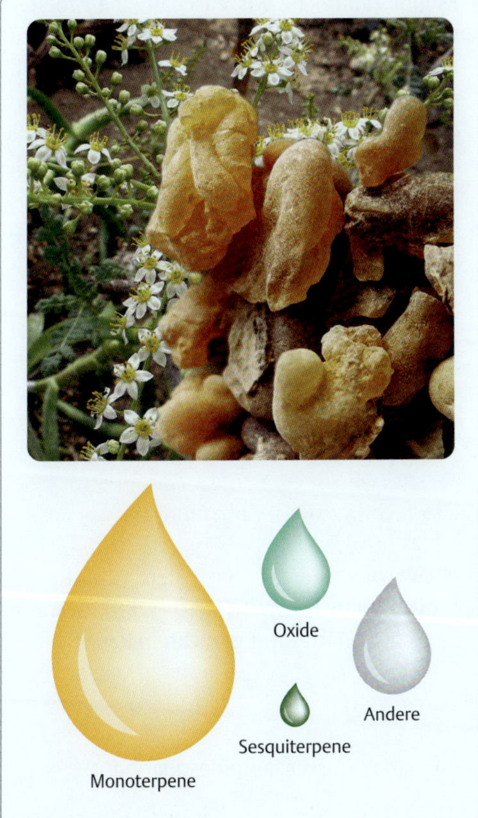

Abb. 7.25 Boswellia sacra Flueck.

zur Weihe" bezeichnet. Dabei handelt es sich oft um unterschiedlichste Mischungen aus Harzen und getrockneten Pflanzenteilen, teilweise – je nach Anlass in der Kirche – sogar vergoldete. Seit jeher war die Räucherung von Olibanum den religiösen Zeremonien vorbehalten, und auch heutzutage ist es eines der wichtigsten ätherischen Öle zur Meditation und zur inneren Sammlung. Die antibakterielle Wirkung des Weihrauchs nutzte man bei der Haltbarmachung von Mumien. Bei Räucherungen können wir uns diese Eigenschaft zunutze machen, besonders in Erkältungszeiten.

Die echte Olibanumpflanze ist im arabischen Raum zu Hause, es gibt viele unterschiedliche Qualitätsstufen. Zur Gewinnung dieses früher unbezahlbaren Harzes (**Abb. 7.25**) werden zu Jahresanfang die Rinden der 3–7 m großen Bäume angeritzt. Die heraustropfenden „Tränen" erstarren an der Luft, je nach Sorte zu rot-gelblichen oder bräunlichen Kügelchen. Man vernimmt immer wieder die Kritik, dass Kinderarbeit beim Sammeln von Weihrauch unterbunden werden sollte, tatsächlich ziehen unzählige (arme) Familien von Baum zu Baum und sichern sich damit ihr Einkommen und Überleben.

Das ätherische Öl wird durch Wasserdampfdestillation der Harztränen gewonnen, der Duft ist leicht holzig, würzig, manchmal muffig und etwas terpentinartig/medizinisch. Es sollen manchmal Spuren des halluzinogen wirksamen Bestandteiles THC enthalten sein, empfindliche Menschen können bei zu intensivem Gebrauch in der Duftlampe leicht benommen werden. Das Öl enthält Leukotrienhemmer und wird als hochwirksames Antiphlogistikum und Antirheumatikum eingesetzt.

Je nach Herkunft kann dieses Öl aus dem Harz der knorrigen kleinen Wüstenbäume herb-terpentinartig duften oder warm-balsamisch. Es hat sowohl vielfältige körperliche als auch seelische Wirkweisen.

Inhaltsstoffe

Monoterpene
- 28,6 % α-Thujen
- 25,6 % α-Pinen
- 6,8 % D-(+)-Limonen
- 5,6 % Sabinen
- 4,1 % Myrcen
- 1,5 % Camphen
- 1 % β-Pinen
- 0,9 % α-Phellandren
- 0,6 % δ-3-Caren
- 0,5 % γ-Terpinen
- 0,3 % α-Terpinen
- 0,2 % cis-Ocimen
- 0,2 % trans-Ocimen
- 0,05 % p-Cymen

Sesquiterpene
- 0,4 % α-Copaen
- 0,4 % γ-Cadinen
- 0,4 % δ-Cadinen
- 0,3 % β-Elemen
- 0,2 % α-Humulen
- 0,2 % Germacren D

7

- α-Gurjunen
- α-Guaianen

Monoterpenole
- 0,2 % Linalool
- 0,7 % Terpineol-4

Sesquiterpenole
- 0,6 % trans- und cis-Verbenol
- 0,5 % trans-Pinocarveol

Monoterpenketone
- 0,3 % α-Thujon

Oxide
- 10,4 % 1,8-Cineol
- 0,4 % Caryophyllenoxid

Quelle: Primavera Life

Wichtige Eigenschaften:
- stark antiinflammatorisch
- sekretolytisch, expektorativ
- immunmodulatorisch
- granulationsfördernd
- stimmungsaufhellend

Hauptindikationen:
- Morbus Crohn
- Colitis ulcerosa
- (chronische) Bronchitis, Husten
- rheumatische Erkrankungen
- Narben, Wunden, Ulkus
- Schwangerschaftsstreifen (auch vorbeugend)
- reife Haut
- Immunschwäche
- nervöse Depression

Nebenwirkungen und Kontraindikationen:
- Bei Überdosierung in Zerstäuber/Duftlampe kann bei empfindlichen Menschen Benommenheit auftreten, ansonsten ein sehr verträgliches Öl.

Anmerkung:
- Das seltene Öl aus Eritrea besteht zu 55 % aus Estern, v. a. Octylacetat, und nur zu 5 % aus Monoterpenen [739].
- Es gibt zahlreiche wissenschaftliche Arbeiten, welche die antiinflammatorische und antitumorale Wirkung des pulverisierten Weihrauchs belegen. Diese Wirkung wird insbesondere der Boswelliasäure zugeschrieben, die nicht im ätherischen Öl enthalten ist, möglicherweise jedoch in Spuren im Hydrolat.
- Laut IUCN gehört dieser Weihrauchbaum zu den (demnächst) bedrohten Arten [295].

7.26 Boswellia serrata Roxb. ex Colebr.

Weihrauch (indisch), Olibanum

Herkunft des Namens: nach dem schottischen Botaniker John Boswell (1710–1780); serratus, lat. = gesägt (Blätter mit gezacktem Rand)

Pflanzenteil: Harz

Gewinnung: Wasserdampfdestillation

Pflanzenfamilie: Burseraceae, Balsambaumgewächse

Dieser Weihrauch (**Abb. 7.26**) wird in Kapseln verabreicht und bei zahlreichen entzündlichen Erkrankungen eingesetzt. Das bekannteste Mittel, das sogar in der Krebsbehandlung, insbesondere zum Abschwellen bei Glioblastomen, eingesetzt wird, stammt aus Indien, der Heimat dieses Weihrauchs, und ist als H15 Gufic im Handel (jedoch nur mit Einschränkungen in der Schweiz erhältlich). Diese besondere Heilwirkung wird der Boswelliasäure zugeschrieben, die nicht im ätherischen Öl enthalten ist, jedoch im Hydrolat. Das Öl kann bei Morbus Crohn und anderen entzündlichen Erkrankungen gute Unterstützung leisten.

Inhaltsstoffe

Monoterpene
- 26–47,5 % α-Thujen
- bis 11 % α-Pinen
- 3,5–9,5 % δ-3-Caren
- 0,7–8,5 % D-(+)-Limonen
- bis 2,7 % α-Terpinen
- bis 1 % Sabinen
- 1,5–3 % p-Cymenbis
- 1,2 % β-Phellandren

Monoterpenole
- 7–10,5 % Tetrahydro-Linalool
- 1,5–5,8 % α-Terpineol
- 0,26 % trans-Thujanol
- bis 2,4 % Geraniol
- 0,20 % cis-Thujanol
- 0,03 % p-Cymen-8-ol

Sesquiterpenole
- 3,5–9 % epi-Cubenol
- bis 5,3 % 10-epi-γ-Eudesmol
- bis 3,5 % Eudesmol
- bis 2,1 % Nerolidol

Phenylether
- 0,4 % Methylchavicol
- 1,3–3,1 % Methylisoeugenol

Ester
- 2–5,5 % Benzyltiglat
- bis 4 % Terpinylisobutyrat

Quelle: [695]

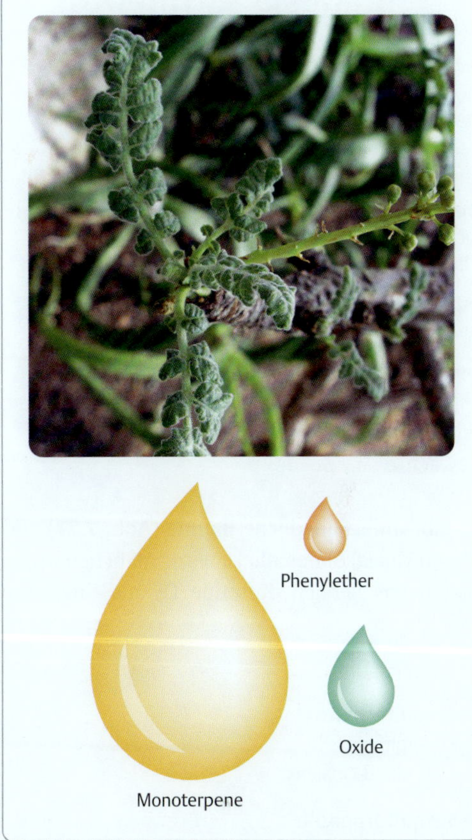

Abb. 7.26 Boswellia serrata Roxb. ex Colebr.

Wichtige Eigenschaften:
- stark antiinflammatorisch
- sekretolytisch, expektorativ
- immunmodulatorisch
- granulationsfördernd
- stimmungsaufhellend

Hauptindikationen:
- Morbus Crohn
- Colitis ulcerosa
- (chronische) Bronchitis, Husten
- rheumatische Erkrankungen
- Narben, Wunden, Ulkus
- Schwangerschaftsstreifen (auch vorbeugend)
- reife Haut
- Immunschwäche
- nervöse Depression

Nebenwirkungen und Kontraindikationen:
- Bei Überdosierung in Zerstäuber/Duftlampe kann bei empfindlichen Menschen Benommenheit auftreten.

Wissenschaftliche Arbeiten:
- Es gibt zahlreiche wissenschaftliche Arbeiten, welche die antiinflammatorische und antitumorale Wirkung der Weihrauchextrakte oder des pulverisierten Weihrauchs belegen. Diese Wirkung wird insbesondere der Boswelliasäure zugeschrieben, diese ist nicht oder allenfalls in Spuren im ätherischen Öl enthalten.

7.27 Bulnesia sarmientoi Lorentz ex Griseb.

Guajak

Herkunft des Namens: Manuel Bulnes, chilenischer Staatspräsident (1799–1866); Sarmiento = chilenischer Familienname

Pflanzenteil: Holz

Gewinnung: Wasserdampfdestillation

Pflanzenfamilie: Zygophyllaceae, Jochblattgewächse

Es gibt unterschiedliche Bäume (**Abb. 7.27**), aus denen Guajaköl destilliert wird; manche Firmen bieten das lieblich duftende Öl aus Guajacum sanctum an.

Inhaltsstoffe

Sesquiterpene
- α-Bulnesen
- α- und β-Guaien

Sesquiterpenole
- 26–72 % Guajol
- 40 % Bulnesol

Oxide
- Guaioside

Quelle: [191], [378], [695]

Wichtige Eigenschaften:
- entstauend auf das venöse System
- entstauend auf das lymphatische System
- schweißtreibend
- stimulierend
- antirheumatisch
- antiinflammatorisch

Hauptindikationen:
- Stauungen im kleinen Becken
- Varizen, Hämorrhoiden
- Arthritis, Gicht

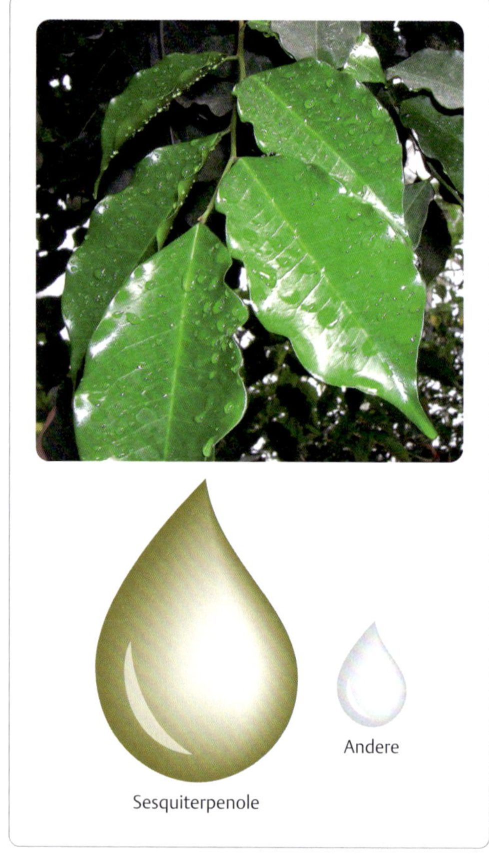

Abb. 7.27 Bulnesia sarmientoi Lorentz ex Griseb.

Nebenwirkungen und Kontraindikationen:
- Bei den üblicherweise eingesetzten Verdünnungen sind keine Nebenwirkungen zu erwarten.
- Das Öl aus **Guajacum officinale** enthält 20–30 % des Phenylethers Guaiakol; dadurch wirkt es stark antiinfektiös und schmerzlindernd; es wurde in seiner Heimat Südamerika v. a. gegen Syphilis eingesetzt.
- Bei Überdosierung kann es zur Enteritis oder Kolitis kommen.

7.28 Bursera delpechiana Poiss. ex Engl.

Linaloeholz

Herkunft des Namens: nach dem deutschen Arzt und Botaniker Joachim Burser (1583–1639); Herkunft des Namens delpechiana unbekannt

Pflanzenteil: Holz und/oder Früchte

Gewinnung: Wasserdampfdestillation

Pflanzenfamilie: Burseraceae, Balsambaumgewächse

Das fein duftende Öl aus dem Holz dieses mittelamerikanischen Baumes gilt als nahezu perfekter Ersatz für Rosenholzöl. Diese Empfehlung erscheint jedoch insofern fragwürdig, als dass es sich um einen ausgewachsenen Baum aus tropischen Regionen handelt, der oft wegen seines Duftes gefällt und somit komplett zerstört wird. Allerdings gibt es auch das nachhaltig gewonnene Öl (**Abb. 7.28**) aus den beerenartigen kleinen Früchten des Baumes.

Inhaltsstoffe

Monoterpene
- 1 % D-(+)-Limonen

Monoterpenole
- 94 % Linalool (41 % Beeren)

Monoterpenester
- 22,5 % Linalylacetat (nur Beeren)

Oxide
- 3 % Linalooloxid

Quelle: Primavera Life, Florentia

Wichtige Eigenschaften:
- antiinfektiös mit breitem Spektrum
- ausgleichend
- spasmolytisch

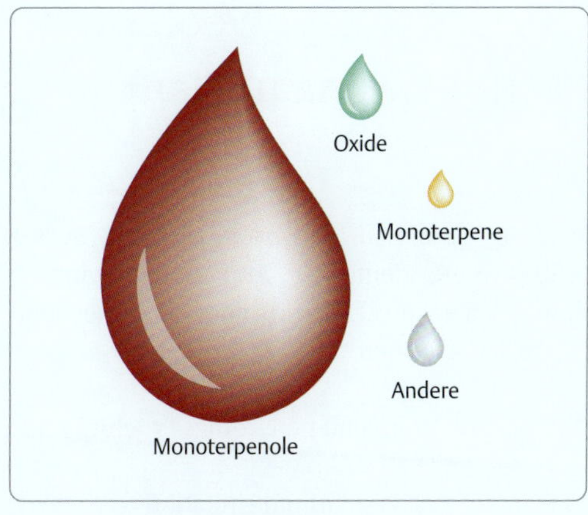

Abb. 7.28 Bursera delpechiana Poiss. ex Engl.

Hauptindikationen:
- Infektionen, besonders bei Kindern
- Burn-out, Depression, Disstress

Nebenwirkungen und Kontraindikationen:
- Hervorragend verträgliches Öl, bei normaler Anwendung sind keine unerwünschten Nebenwirkungen bekannt.
- Jedoch kann der Inhaltsstoff Linalool bei falscher Lagerung (zu warm, zu hell, zu oft geöffnet) oxidieren und zu Hautreizungen führen, darum zur Verwendung auf empfindlicher Haut, bei Kindern und bei Senioren innerhalb von 18 Monaten nach dem Öffnen verbrauchen.

Anmerkung:
- Im seltenen ätherischen Öl aus den Samen und Samenhülsen des Linaloebaumes („Indisches Lavendelöl“) finden wir bis zu 50 % Linalylacetat als Inhaltsstoff; es wirkt somit besonders stark spasmolytisch.

7.29 Bursera graveolens (Kunth) Triana u. Planch.

Palo Santo

Herkunft des Namens: nach Joachim Burser (1593–1639), deutscher Arzt und Botaniker; gravis, lat. = schwer, stark; olens, lat. = riechend (olere, lat. = riechen)

Pflanzenteil: Holz (und neuerdings Früchte)

Gewinnung: Wasserdampfdestillation

Pflanzenfamilie: Burseraceae, Balsambaumgewächse

Das ätherische Öl aus diesem „Heiligen Holz" (**Abb. 7.29**) aus Ecuador ist sozusagen das „Weihrauchöl" aus Südamerika. Der Duft erinnert an Weihrauch, mit herb-krautigen Komponenten, dazu kommen je ein Hauch Pfefferminze und auch zarte Zitrusnoten. Neben der erstaunlich ausgeprägten schmerzlindernden Wirkung führt es zu innerer Stille, es unterstützt meditative Zustände, Gebet und Einkehr.

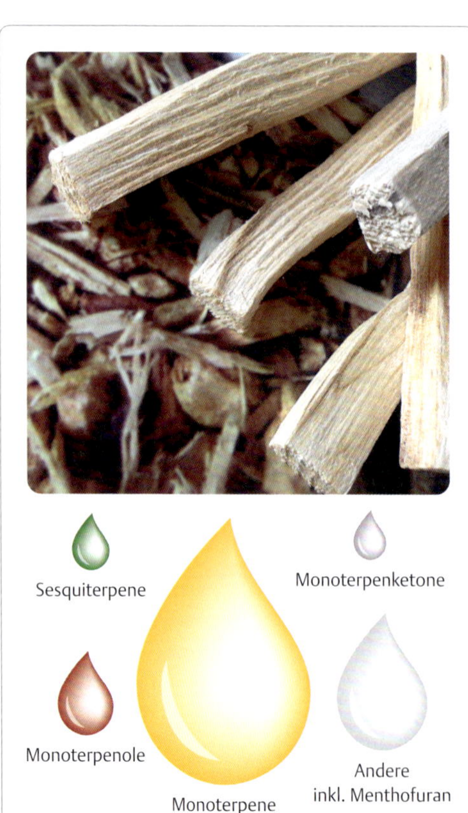

Abb. 7.29 Bursera graveolens (Kunth) Triana u. Planch.

Inhaltsstoffe

Monoterpene
- 69 % D-(+)-Limonen
- Spuren α-Phellandren, α-Pinen, β-Myrcen, β-Phellandren*, p-Cymen
  (* je nach Anbieter bis zu 47 % α- und β-Phellandren)

Sesquiterpene
- 1,16 % Germacren D
- jeweils unter 1 %: α-Cedrene, α-Farnesen, β-Bisabolen, β-Cubenen, β-Elemen, γ-Cadinen, γ-Muurolen, α-Cubeben, α-Copaen, α-Muurolen, β-Selinen, Thujopsen, Ylangen

Monoterpenole
- 6,91 % α-Terpineol
- jeweils Spuren von: cis-Carveol, cis-β-Terpineol, Linalool, trans-Carveol

Monoterpenketone
- 1,37 % Carvon
- 0,85 % Pulegon
- 0,22 % cis-Dihydrocarvon

Andere
- 8,2 % Menthofuran

Quelle: Stillpoint Aromatics

Wichtige Eigenschaften:
- stark analgetisch
- abschwellend
- stimmungsaufhellend
- antioxidativ, „Anti-Aging-Mittel"

Hauptindikationen:
- Gelenkschmerzen
- Fibromyalgie
- rheumatische Erkrankungen
- depressive Verstimmung
- zur Meditation

Nebenwirkungen und Kontraindikationen:

- Hervorragend verträgliches Öl, bei normaler Anwendung sind keine unerwünschten Nebenwirkungen bekannt.
- Je nach Herkunft und Zusammensetzung kann das Öl aufgrund des hohen Monoterpengehaltes zu allergischen Reaktionen führen, wenn es oxidiert oder älter ist.

Anmerkung:

- Laut IUCN gehört dieser Weihrauchbaum zu den stark bedrohten Arten [295].

7.30 Cananga odorata (Lam.) Hook.f. u. Thomson

Ylang Ylang

Herkunft des Namens: kananga = Name des Baumes auf malayisch; odorata, lat. = duftend

Pflanzenteil: Blüten

Gewinnung: Wasserdestillation, meistens fraktioniert

Pflanzenfamilie: Annonaceae, Flaschenbaumgewächse

Die gelben Blüten (**Abb. 7.30**) der auf 2–3 m Höhe gehaltenen Bäume duften intensiver als die der wilden Bäume; die besten ätherischen Öle stammen aus Madagaskar, Mayotte und von den Komoren. Durch den hohen Gehalt an Estern in den Blüten ist dieser Baum resistent gegen viele Schädlinge und braucht nie gespritzt zu werden.

Die empfindlichen Blüten müssen sofort nach der Ernte noch an Ort und Stelle destilliert werden, da sie sehr schnell zu fermentieren beginnen. Es werden ca. 10 kg Blüten pro Baum und Jahr geerntet. Die Ergiebigkeit ist ungewöhnlich hoch, da man aus 40–80 kg Blüten bereits 1 l ätherisches Öl erhält, dadurch ist es relativ preiswert.

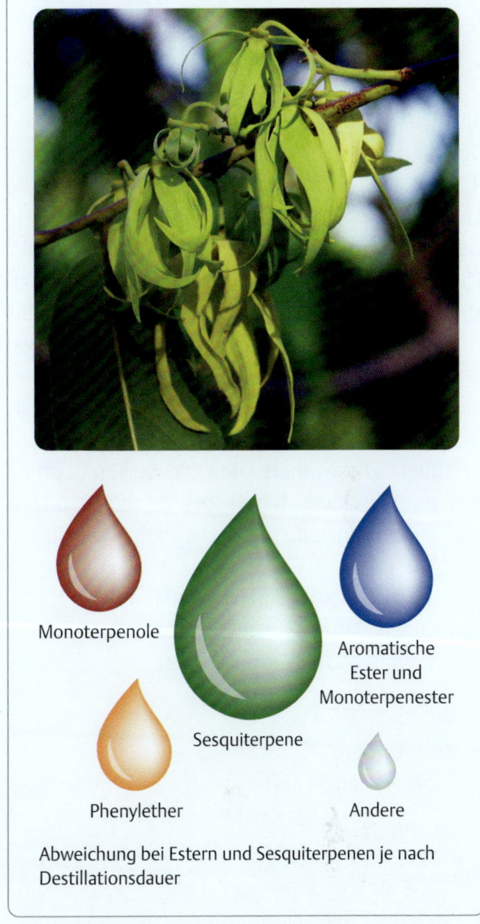

Abb. 7.30 Cananga odorata (Lam.) Hook.f. u. Thomson. (Foto: Karin Hollfoth, www.belladonna-natur.de)

Dieses narkotisch-betörend duftende Öl, das es in 5 Qualitätsstufen gibt, wird zur Haut- und Haarpflege eingesetzt und wirkt stark entspannend, wenn es subtil dosiert wird.

Die Komplettdestillation, bei der die Blüten meistens nicht von Wasserdampf durchdrungen werden, sondern wie bei Kamillenblüten- und Rosenöl im Wasser schwimmend „gekocht" werden, kann bis zu 24 Stunden dauern. Das dabei entstehende Öl enthält ein breiteres Spektrum an Inhaltsstoffen (complet) als die fraktionierten Ylang-Ylang-Öle, duftet jedoch wegen des geringeren Anteils an Estern nicht ganz so blumig wie die anderen Qualitäten. Es ist wegen des höheren Sesquiterpenengehaltes hautfreundlicher.

Die römischen Ziffern hinter den Ylang-Ylang-Ölen bezeichnen unterschiedliche Fraktionen und Qualitätsstufen, die durch unterschiedliche Destillationszeiten entstehen: Extra Supérieure (ES) und Extra sind die seltenen Qualitäten, sie duften am feinsten und sind in der Parfümierie gefragt, die Destillationszeit beträgt für „ES" nur 15 Minuten, für „Extra" etwas länger oder bis zu gut 60 Minuten. Grad-I- und -II-Öle werden bis zu 6 Stunden destilliert, sie duften immer noch sehr blumig und werden für die psychische Ebene und bei Hautkrankheiten eingesetzt. Das Grad-III-Öl wird zwischen 6 und 20 Stunden destilliert. Diese ätherischen Öle weisen deutlich voneinander abweichende Zusammensetzungen und Duftnoten auf, sodass es nicht **das** Ylang-Ylang-Öl gibt.

Cananga odorata macrophylla, im deutschsprachigen Raum Canangaöl genannt, wird für dieselben Indikationen eingesetzt.

Inhaltsstoffe

Monoterpene
- α-Pinen und β-Pinen

Sesquiterpene
- 23–35 % Germacren D
- 11,5–22 % β-Caryophyllen
- 6,5–14,4 % γ-Cadinen
- 6,5 % α-Farnesen
- 3,5 % α-Humulen

Monoterpenole
- 8,4–30 % Linalool
- 1,7 % Geraniol, Nerol

Sesquiterpenole
- Farnesol

Phenole
- Eugenol, Isoeugenol

Phenylmethylether
- 15 % Paracresylmethylether
- Methyleugenol

Ester
- 10 % Geranylacetat
- 3,7–12 % Benzylacetat
- 5–12 % Benzylbenzoat
- 3,5 % Methylbenzoat
- 2,2 % Farnesylacetat

Andere
- Benzylalkohol
- Safrol
- Isosafrol

Quelle: Golgemma

Wichtige Eigenschaften:
- stark spasmolytisch
- sedativ und ausgleichend
- leicht blutdrucksenkend
- analgetisch
- antimykotisch
- aphrodisisch

Hauptindikationen:
- Hypertonie, Tachykardie
- PMS
- Libidoverlust
- Haut- und Kopfhautpflege, besonders bei fettiger Haut
- bei Tumorschmerzen [416]

Nebenwirkungen und Kontraindikationen:
- In der üblichen Verdünnung sind keine Nebenwirkungen zu erwarten, der schwere Duft kann jedoch zu **Kopfschmerzen** führen; bei empfindlicher und allergischer Haut eher die Complet-Qualität verwenden (**Tab. 7.1**); je nach Benzylbenzoatanteil sollte man besonders hohe Verdünnungen herstellen.
- Überdosierung im warmen Bad kann zu kurzzeitigen **Kreislaufstörungen** führen (starke Senkung des Blutdrucks).
- Von der oralen Einnahme wird abgeraten.

Tab. 7.1 Vergleich unterschiedlicher Qualitäten von Cananga odorata (Inhaltsstoffe in %; Tab. basiert auf Daten aus [535]).

	Methyl-benzoat	Lina-lool	Benzyl-acetat	Ge-ranyl-acetat	Cinna-myl-acetat	β-Cary-ophyl-len	Germa-cren D	Benzyl-benzoat
Extra Supérieure Komoren Mayotte	4,5–8	8–13	14–20	2–6	4–6	2–6	9–15	3–6
Extra Komoren Mayotte	4–6,5	7–12	11–17,5	2,5–6	3–6,5	2,5–8	14–20	4–6
Extra Madagaskar	4,5–9	15–24	5,5–14	7–14	0,5–3	2,5–8,5	5–15	3,5–8
I Komoren Mayotte	1,5–5,5	3–10	6–14	2–5	2,2–5	4–10	10–24	4,2–9,2
I Madagaskar	3–5	12–19	2,8–10	8–15	0,5–2	5,5–12	9,5–18	4,5–8
II Komoren Mayotte	1–3,5	2–6	4–8,8	1,7–6	2–4,8	4,8–14	16–28	4,5–7,8
II Madagaskar	1–3	4–9,5	0,5–5	5,6–12	0,4–2,2	10–17	13–28	6–10
III Komoren Mayotte	0,1–0,8	0,1–2	0,5–3	0,4–3	0,5–2,5	5–15	20–35	4–8
III Madagaskar	0,1–0,9	0,6–4	0,1–2,2	1–6,6	0,1–2	12–19	15–34	4,8–8,5

Wissenschaftliche Arbeiten:

- 15 bzw. 14 gesunde Männer hielten sich 20 Minuten lang in 2 Räumen auf: Ein Raum war mit Ylang-Ylang-Öl beduftet, der andere frei von Gerüchen. Der Blutdruck und die Herzschlagfrequenz wurden vor dem Aufenthalt, währenddessen und danach gemessen. Das Einatmen des Öles reduzierte signifikant den systolischen und den diastolischen Blutdruck, sodass die Autoren das Öl als sedativ wirksam einstufen [316].
- An 20 gesunden Freiwilligen zwischen 19 und 48 Jahren wurde verdünntes Ylang-Ylang-Öl in Form von Bauchstreichungen angewendet, die Kontrollgruppe, ebenfalls 20 Personen, wurde mit reinem Mandelöl behandelt. Da Sauerstoffmasken verwendet wurden, konnten die Versuchspersonen nicht riechen, ob sie mit Duft oder mit Placebo behandelt wurden. Ein signifikantes Absinken des Blutdrucks und eine signifikante Erhöhung der Körpertemperatur wurden festgestellt, beides deutet auf eine verstärkte Aktivität des parasympathischen Nervensystems hin, also auf Entspannung [275].

7.31 Canarium luzonicum (Blume) A.Gray

Elemi

Herkunft des Namens: Canarium = „Chinesische Weiße oder Schwarze Olive", Bezeichnung für die mandel- oder olivenartigen Früchte einiger Bäume dieser Gattung; luzonicus = Luzón, span., die Hauptinsel der Philippinen

Pflanzenteil: Harz

Gewinnung: Wasserdampfdestillation

Pflanzenfamilie: Burseraceae, Balsambaumgewächse

Das Harz dieses bis zu 30 m hohen tropischen Baumes (Philippinen, Molukken) wird wasserdampfdestilliert. Sein blassgelbes, frisch-würzig duftendes, an Dill erinnerndes ätherisches Öl (**Abb. 7.31**) hat einen Gehalt von bis zu 10 % Elemicin, das eventuell krebserregend ist. Deshalb sollte das Öl nur 1 %ig angewendet werden. In der deutschsprachigen Aromatherapie wird es selten eingesetzt.

Inhaltsstoffe

Monoterpene
- 27–65 % D-(+)-Limonen
- 4–15 % α-Phellandren
- 1–2 % β-Phellandren
- 1,5–6 % Sabinen

Sesquiterpene
- Elemen

Monoterpenole
- Terpineol

Sesquiterpenole
- 3–17 % Elemol

Phenylether
- 2–10 % Elemicin

Monoterpenketone
- in Spuren Carvon

Quelle: [191], [378], [695]

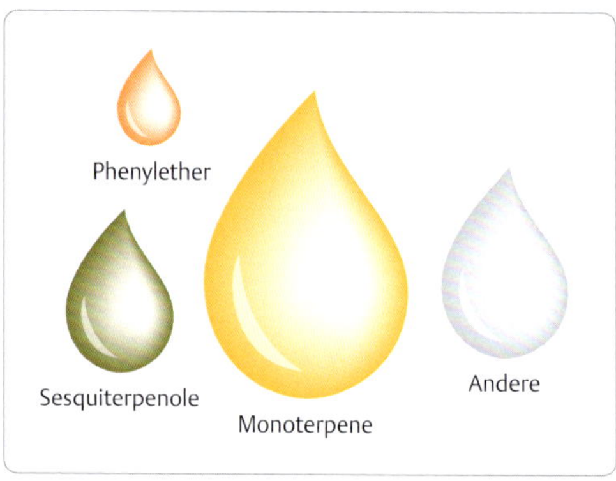

Abb. 7.31 Canarium luzonicum (Blume) A.Gray.

Wichtige Eigenschaften:
- granulationsfördernd
- antiseptisch
- expektorativ

Hauptindikationen:
- Ulcus cruris, Narben, Geschwüre
- Dyspepsien
- spastische Enterokolitis, Diarrhö
- Bronchitis, Husten

Nebenwirkungen und Kontraindikationen:
- Elemicin wirkt einigen Studien zufolge leicht kanzerogen [695], vermutlich puffert jedoch die antitumorale Wirkung von D-(+)-Limonen diesen Effekt ab; es wird sicherheitshalber eine maximale Verdünnung von 1 % empfohlen.
- Je nach Herkunft und Zusammensetzung kann das Öl aufgrund des hohen Monoterpengehaltes zu allergischen Reaktionen führen, wenn es oxidiert oder älter ist.

Wissenschaftliche Arbeiten:
- In 2 österreichischen Apotheken wurden an je 5 Tagen abwechselnd Elemibalsam und gemörsertes Olibanumharz (Boswellia carterii) aufgestellt. An beiden Orten, die bekanntlich von vielen kranken Menschen aufgesucht werden, war eine deutliche Keimzahlminderung in der Raumluft feststellbar. In der ersten Apotheke betrug nach Aufstellen von Elemi die maximale Reduzierung der Keimzahl 53,09 % (im Minimum 19,04 %; [35]).

7.32 Cannabis sativa L.

Hanf

Herkunft des Namens: cannabis, lat. = Hanf; sativus, lat. = gesät, kultiviert

Pflanzenteil: blühendes, harziges Kraut

Gewinnung: Wasserdampfdestillation

Pflanzenfamilie: Cannabaceae, Hanfgewächse

Dieses sehr selten erhältliche ätherische Öl (**Abb. 7.32**) ist nicht mit dem ernährungsphysiologisch sehr interessanten fetten Pflanzenöl, das aus Hanfsamen (S. 250) gepresst wird, zu verwechseln.

Inhaltsstoffe

Monoterpene
- 29–65 % Myrcen
- 4–16 % α-Pinen
- 2,5 % β-Pinen

Sesquiterpene
- 28–35 % β-Caryophyllen
- 10–12 % α-Humulen
- 4 % allo-Aromadendren

Oxide
- 4,5–10 % Caryophyllenepoxid

Andere
- Cumarin

Quelle: [447]

Wichtige Eigenschaften:
- stark antiinflammatorisch
- stark analgetisch
- entstauend

Hauptindikationen:
- rheumatische Schmerzen
- Entzündungen des Bronchialsystems
- Entzündungen des Verdauungstraktes

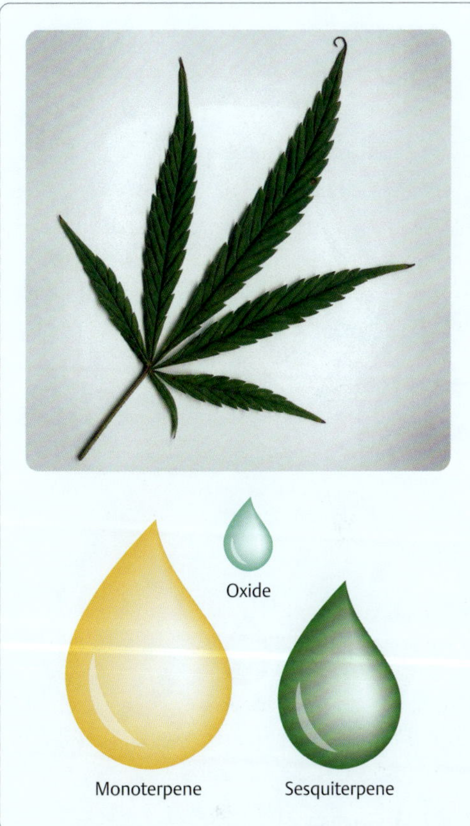

Abb. 7.32 Cannabis sativa L.

Nebenwirkungen und Kontraindikationen:
- Je nach Herkunft und Zusammensetzung kann das Öl aufgrund des hohen Monoterpengehaltes zu Unverträglichkeits- und allergischen Reaktionen führen, wenn es oxidiert oder älter ist.

7.33 Carum carvi L.

Kümmel

Herkunft des Namens: kar, gr. = Laus (wegen der Ähnlichkeit der Samen) oder nach dem Ort Karum in Kleinasien, an dem die Pflanze entdeckt wurde; karon, gr. = Kümmel

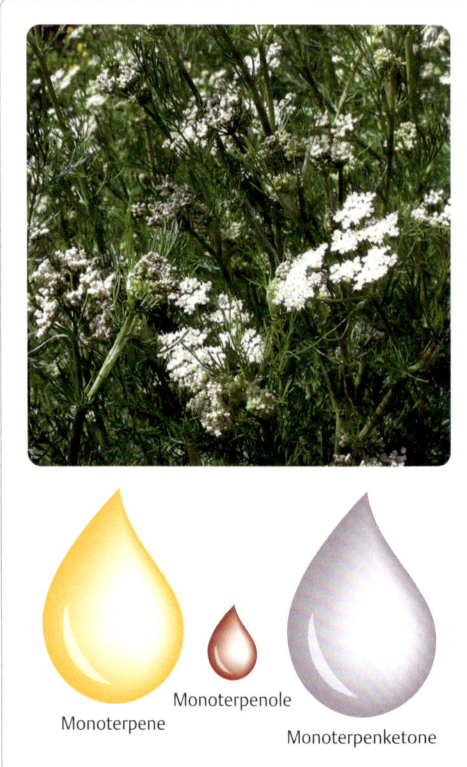

Abb. 7.33 Carum carvi L.

Pflanzenteil: Früchte (Samen), erhältlich auch als fettes Öl aus Kümmel [362]

Gewinnung: Wasserdampfdestillation

Pflanzenfamilie: Apiaceae, Doldenblütengewächse

Positivmonografie der Kommission E: Carvi fructus aetheroleum

Fertigpräparate: z. B. Carminativum Hetterich Tropfen (mit Kamille, Kümmel, Pfefferminze, Schale der Bitterorange), Carmenthin Kapseln (mit Pfefferminzöl)

Kümmelöl (**Abb. 7.33**) wird traditionell als verdauungsförderndes und blähungshemmendes Mittel eingesetzt, da es die Arbeit von Leber und Galle stimuliert, daher werden in der deutschsprachigen Küche gerne schwer verdauliche Gerichte wie Sauerkraut mit Kümmelsamen gewürzt. Das ätherische Öle enthält das Monoterpenketon d-Carvon (50 %), das in den üblicherweise eingesetzten Verdünnungen als unproblematisch angesehen wird [695].

Inhaltsstoffe

Monoterpene

- 41 % D-(+)-Limonen
- jeweils unter 1 % Terpinolen, Myrcen, p-Cymen, α- und β-Pinen, Sabinen, δ-3-Caren

Sesquiterpene

- 0,1 % Caryophyllen

Monoterpenole

- 2 % cis-Carveol, α-Terpineol, Citronellol, Linalool, Nerol

Aldehyde

- 0,1 % Cuminaldehyd

Monoterpenketone

- 52 % (+)-Carvon
- Spuren cis- und trans-Dihydrocarvon

Cumarine

- in Spuren Herniarin

Quelle: Florentia

Wichtige Eigenschaften:

- stark sekretolytisch
- cholagog, choleretisch
- appetitanregend
- karminativ
- aquaretisch
- antihistaminisch

Hauptindikationen:

- Bronchitis
- Meteorismus, Dyspepsie
- Leber-/Galleninsuffizienz
- Magen-/Darmspasmen
- Appetitlosigkeit

Nebenwirkungen und Kontraindikationen:

- Je nach Herkunft und Zusammensetzung kann das Öl aufgrund des hohen Limonengehaltes zu allergischen Reaktionen führen, wenn es oxidiert oder älter ist.

- In den üblicherweise eingesetzten Dosierungen ist es gut verträglich.

Wissenschaftliche Arbeiten:

- In einer Dreifachblindstudie nahmen je 35 übergewichtige Frauen (BMI 25–39,9 kg/m^2) entweder 30 ml eines Kümmelhydrolates (das noch ätherisches Öl enthielt) oder eines ähnlich riechendes Placebos 1-mal täglich 3 Monate lang ein (20 Minuten vor der Hauptmahlzeit). Es wurde ein signifikanter Gewichtsverlust notiert ($p < 0{,}01$; [326]).
- Im Tierexperiment zeigten sowohl Extrakte als auch ätherisches Öl aus Kümmelfrüchten (Samen) antiinflammatorische Wirkungen auf Dickdarmgewebe, sodass das Öl bei entzündlichen Darmerkrankungen empfohlen wird [335].
- In einer italienischen Studie konnte gezeigt werden, dass Kümmelöl deutlich gegen Bacillus cereus und Pseudomonas aeruginosa wirkt [138].
- Im Rahmen einer randomisierten, zweifachen Cross-over-Studie an 16 freiwilligen Probanden wurde die Wirkung von magensaftresistenten Pfefferminzöl/Kümmelöl-Kapseln (Enteroplant, Fa. Schwabe) untersucht. Die gesunden Teilnehmer erhielten 180 mg Pfefferminzöl und 100 mg Kümmelöl oder ein niedriger dosiertes Referenzmittel in schnell auflösenden Kapseln. Die Einnahme erfolgte nüchtern zusammen mit 250 ml Wasser. Nach Einnahme der magensaftresistenten Form wurde das Konzentrationsmaximum im Blutplasma im Vergleich zur schnell freisetzenden Kapsel signifikant später erreicht (3,0 Stunden vs. 1,7 h; [430])
- Magensaftresistente Pfefferminzöl/Kümmelöl-Kapseln (Enteroplant, Fa. Schwabe) oder Placebo wurden 28 Tage lang an 96 ambulanten Patienten mit funktioneller Dyspepsie untersucht. Die Schmerzreduktion betrug 40 % (Verum) und 22 % (Placebo; [439]).
- Magensaftresistente Pfefferminzöl/Kümmelöl-Kapseln (Enteroplant, Fa. Schwabe) wurden 4 Wochen lang an 120 ambulanten Patienten mit funktioneller Dyspepsie untersucht. Das Kontrollmittel war Cisaprid. Beide Mittel wirkten ähnlich effektiv und wurden gut vertragen [415].

7.34 Cedrus atlantica (Endl.) Manetti ex Carrière

Atlaszeder

Herkunft des Namens: kedros, arab. = Kraft oder cedrus, lat. = Baumwacholder (möglicherweise wegen der Möglichkeit, in der Antike beide Arten zum Räuchern einzusetzen); atlantikos, gr. = aus dem Atlasgebirge (Marokko)

Pflanzenteil: Holz

Gewinnung: Wasserdampfdestillation

Pflanzenfamilie: Pinaceae, Kieferngewächse

Wir kennen 4 echte Zedernarten: Cedrus atlantica (Atlaszeder, **Abb. 7.34**), Cedrus brevifolia

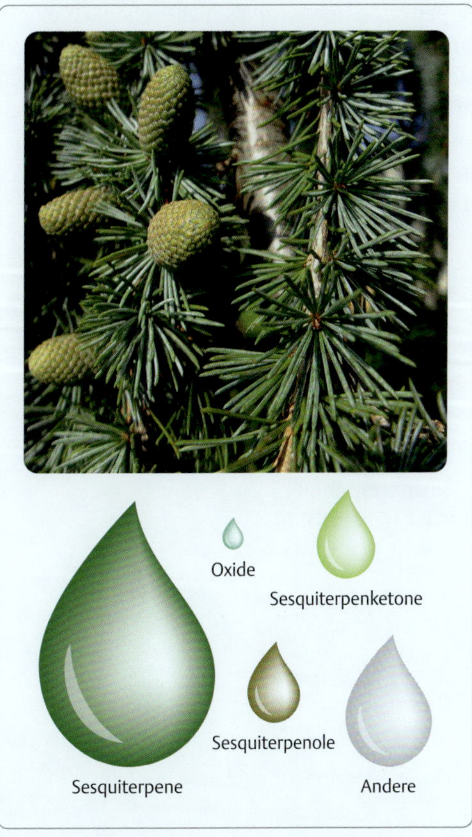

Abb. 7.34 Cedrus atlantica (Endl.) Manetti ex Carrière. (Foto: Sibylle Broggi-Läubli, www.florentia.ch)

(Zypernzeder), Cedrus deodara (Himalayazeder) und Cedrus libani (Libanonzeder, in der Bibel oft erwähnt). Alle 4 Arten sind in der Alten Welt beheimatet. Unglücklicherweise hat man darüber hinaus viele Koniferen Australiens und Nordamerikas mit wohlriechendem Holz „cedar" getauft wie die Texaszeder (Juniperus mexicana) und die Virginiazeder (Juniperus virginiana); sie sind mit den echten Zedern jedoch nicht verwandt. Für die Gewinnung des ätherischen Öles wird hauptsächlich die Atlaszeder genutzt. Das schöne Öl der Himalayazeder weist eine sehr ähnliche Wirkung auf, ist jedoch nicht überall erhältlich. Beide wirken sowohl auf der körperlichen wie auch auf der seelischen Ebene sehr kräftigend. Sie helfen geradezu sensationell bei Heuschnupfensymptomen, v. a. wenn sie vor der Pollensaison und in Kombination mit Zypressenöl (Cupressus sempervirens) regelmäßig angewendet werden.

Der Hauptinhaltsstoff Atlanton ist ein Sesquiterpenketon und wird als nicht schädlich eingestuft. Die Anwendung in der Schwangerschaft stellt darum im Gegensatz zu den Empfehlungen in älterer Literatur kein Problem dar. Vermutlich lassen sich die Warnungen auf eine Verwechslung mit den amerikanischen „Zedern" (Red Cedar = Thuja) zurückführen.

ⓘ *Inhaltsstoffe*

Sesquiterpene
- 42 % β-Himachalen
- 14,5 % α-Himachalen
- 10 % γ-Himachalen
- 1,2 % cis-α-Bisabolen
- 0,45 % Longifolen

Sesquiterpenole
- 4 % Himachalol
- 2,3 % allo-Himachalol

Sesquiterpenketone
- 5 % α-Atlanton
- 2,65 % γ-Atlanton

Oxide
- 1 % Himachalenoxid

Quelle: Golgemma

Wichtige Eigenschaften:
- stark granulationsfördernd
- lymphotonisch
- lipolytisch
- antiallergisch, antihistaminisch

Hauptindikationen:
- stark wirksam bei allergischer Rhinitis
- Wunden, Dermatosen
- Haarausfall, Alopecia areata
- Arteriosklerose
- sehr wirksam bei Cellulite
- Bronchitis
- antiinflammatorisch und regenerierend bei arteriellen Erkrankungen

Nebenwirkungen und Kontraindikationen:
- Hervorragend verträgliches Öl, bei normaler Anwendung sind keine unerwünschten Nebenwirkungen bekannt.

Anmerkung:
- Der Bestand von wild wachsenden Atlaszedern ist extrem dezimiert worden – gut 50 Prozent ist innerhalb von drei Menschengenerationen verschwunden, sodass der Baum seit 2013 als gefährdet gilt. Dr. Kelly Ablard, Biologin und Fachfrau für Artenschutz, rät darum von der Anwendung dieses kostbaren Holzöles ab. Die Bestände der Himalayazeder gelten (noch) als ausreichend [10].

Wissenschaftliche Arbeiten:
- Erstaunlicherweise finden sich so gut wie keine aussagekräftigen Studien über Atlaszedernöl; zur nahen Verwandten Cedrus deodara erhält man dagegen etwas mehr Informationen.

7.35 Cedrus deodara (Roxb. ex D.Don) G.Don

Himalayazeder

Herkunft des Namens: kedros, arab. = Kraft oder cedrus, lat. = Baumwacholder (möglicherweise wegen der Möglichkeit, beide Arten zum Räuchern zu verwenden); devadara und dewdar, Hindi = Holz oder Baum der Götter

Pflanzenteil: Holz

Gewinnung: Wasserdampfdestillation

Pflanzenfamilie: Pinaceae, Kieferngewächse

Das Öl dieser auf den Anhöhen des Himalaya (1800–3000 m) wachsenden Zeder (**Abb. 7.35**) duftet weicher und samtiger als das Atlaszedernöl, die vielfältigen Wirkungen auf Psyche und Körper sind vergleichbar.

Inhaltsstoffe

Sesquiterpene
- 29,57 % β-Himachalen
- 10,33 % α-Himachalen
- 9,02 % Italicen
- 6,96 % γ-Himachalen

Sesquiterpenketone
- 8,37 % γ-Atlanton
- 5,49 % α-trans-Atlanton
- 2,26 % α-cis-Atlanton
- 1,30 % Deodaron

Andere
- 2,34 % 1,3-dimethyl-5-Ethyladamantan

Quelle: Farfalla

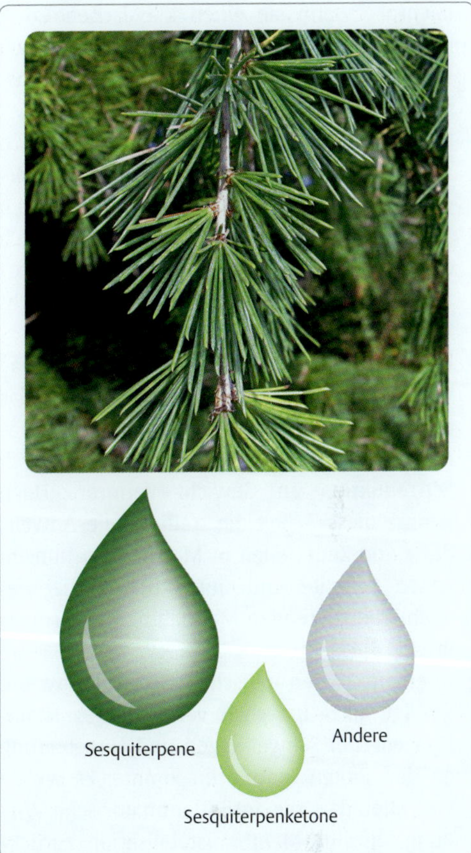

Abb. 7.35 Cedrus deodara (Roxb. ex D.Don) G.Don.

Wichtige Eigenschaften:
- stark lymphotonisch
- regenerativ auf Arterien
- antiinflammatorisch
- granulationsfördernd, epithelisierend
- lipolytisch
- psychisch stabilisierend

Hauptindikationen:
- Hautexzeme
- allergische Symptome
- Cellulite
- Arteriosklerose

Nebenwirkungen und Kontraindikationen:
- Hervorragend verträgliches Öl, bei normaler Anwendung sind keine unerwünschten Nebenwirkungen bekannt.

Wissenschaftliche Arbeiten:
- Extrakte aus Himalayazeder werden in der traditionellen indischen Medizin Ayurveda bei psychischen Erkrankungen und Gedächtnisstörungen verabreicht. Chloroformauszüge aus Himalayazeder (und der Kiefernart Pinus roxburghii) verbesserten bei Mäusen das Ge-

dächtnis, wenn sie einen klassischen Labyrinthtest durchliefen, sie fanden den Ausgang schneller als Tiere, die dem Duft nicht ausgesetzt waren [113].

- Neu entdeckte Sesquiterpenverbindungen zeigten antimykotische Wirkungen bei Aspergillus flavus, Aspergillus niger und anderen Aspergillus-Arten, allerdings wurden auch diese Experimente mit Hexan- und Chloroformauszügen gewonnen; diese sind nicht kommerziell erhältlich [112].
- Eine Arbeit an übergewichtigen Mäusen mag nicht übertragbar auf Menschen sein, da das ätherische Öl der Himalayazeder intraperitoneal gespritzt wurde, damit die Tiere durch Fettreduktion an Gewicht verloren. Doch könnte diese Arbeit die traditionelle Anwendung von Zedernölen in Massagemischungen gegen Cellulite und unterstützend bei gewichtsreduzierenden Maßnahmen untermauern [516].
- In einem älteren indischen Tiermodell wurde gezeigt, dass innerlich verabreichtes Himalayazedernöl Schwellungen und Hitzebildung an den Pfoten reduzieren konnte. Es wurde vermutet, dass die antiinflammatorische Wirkung auf eine Membranstabilisation zurückzuführen ist [635].

7.36 Chamaemelum mixta Alloni

Wilde Kamille

Synonym: Anthemis cota Sm., Ormensis multicaulis, Ormensis mixta (Letzteres nicht korrekt)

Herkunft des Namens: chamai, gr. = niedrig, am Erdboden kriechend; melon, gr. = Apfel (das frische Kraut duftet leicht nach Apfel); mixtus, lat. = gemischt (keine Erklärung)

Pflanzenteil: blühendes Kraut

Gewinnung: Wasserdampfdestillation

Pflanzenfamilie: Asteraceae, Korbblütengewächse

In den Anfängen der deutschsprachigen Aromatherapie wurde dieses ätherische Öl (**Abb. 7.36**), das meistens aus Marokka stammte, als preiswerte Alternative zu den „echten" Kamillenölen verwendet; inzwischen ist es nicht mehr sehr gebräuchlich. In anderen Ländern wird eine weitere marokkanische „Kamille" eingesetzt (Chamomille bleue du Maroc, Tanacetum annuum), deren Öl wie die „Echte Kamille" Azulen enthält.

Inhaltsstoffe

Monoterpene
- 17,5 % α-Pinen
- 7,4 % Limonen
- 1,5 % Myrcen
- 0,9 % Camphen
- 0,6 % β-Pinen
- 0,6 % p-Cymen
- 0,5 % Sabinen

Sesquiterpene
- 1 % β-Farnesen
- 0,9 % Caryophyllen
- 0,5 % δ-Cadinen
- 0,4 % β-Elemen

Monoterpenole
- 2,3 % Borneol
- 1,6 % Linalool
- 1 % Geraniol
- 0,2 % Terpineol-4
- 0,2 % α-Terpineol

Sesquiterpenole
- 2,8 % trans-Pinocarveol
- 1,2 % α-Cadinol

Monoterpenketone
- 7,8 % Fenchon

Ester
- 2,9 % Bornylacetat
- 0,5 % Geranylacetat
- 0,6 % Bornyl-iso-butyrat

Oxide
- 0,7 % Caryophyllenoxid

Andere
- 21,2 % Santolina-Alkohol

Quelle: Primavera Life

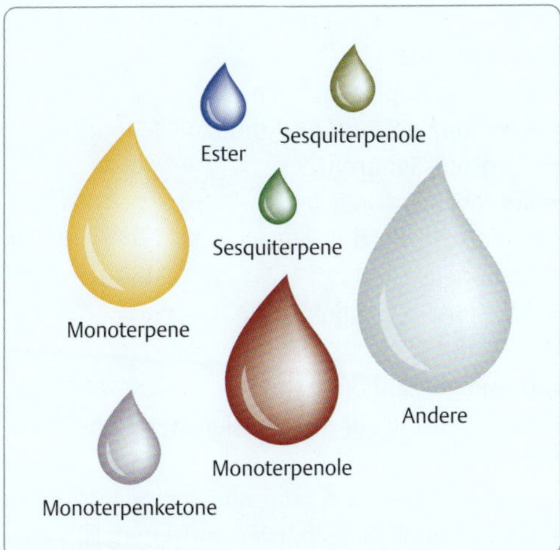

Abb. 7.36 Chamaemelum mixta Alloni.

Wichtige Eigenschaften:

- stark antimykotisch
- tonisierend

Hauptindikationen:

- leichte Leberinsuffizienz
- Kolitis (durch Kolibakterien)
- Hautmykosen
- nervöse Depression
- Ekzeme, trockene Dermatitis
- Pruritus

Nebenwirkungen und Kontraindikationen:

- Bei den üblicherweise eingesetzten Verdünnungen sind keine Nebenwirkungen zu erwarten.

7.37 Chamaemelum nobile (L.) All.

Römische Kamille, Englische Kamille

Synonym: Anthemis nobilis L.

Herkunft des Namens: chamai, gr. = niedrig, am Erdboden kriechend; melon, gr. = Apfel (das frische Kraut duftet nach grünem Apfel); nobile, lat. = edel, vornehm

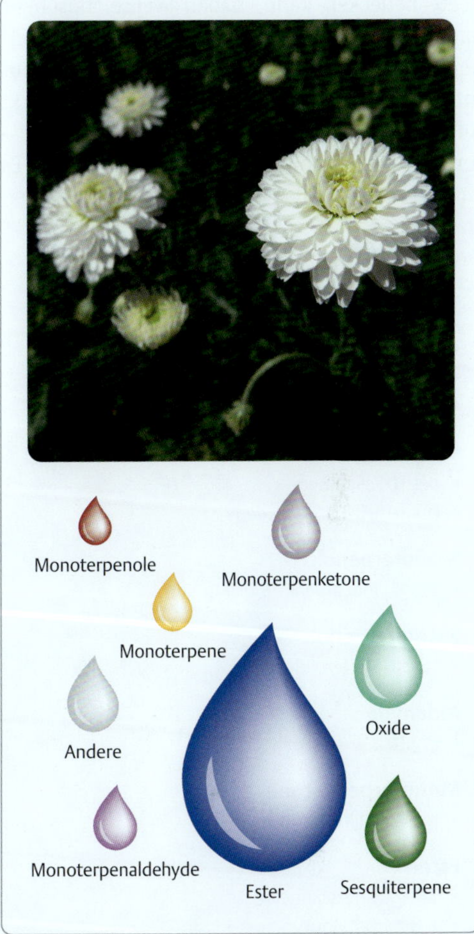

Abb. 7.37 Chamaemelum nobile (L.) All.

Pflanzenteil: (blühendes) Kraut

Gewinnung: Wasserdampfdestillation

Pflanzenfamilie: Asteraceae, Korbblütengewächse

Die zur Destillation verwendeten Blütenköpfchen dieser Kamillenart (**Abb. 7.37**) sehen meistens anders aus als die der Deutschen Kamille, die fast jedem Kind vertraut ist. Viele Formen der Römischen Kamille, die wie ein Rasen ganze

Beete bedecken kann, haben weiße, buschige, kaum duftende Blüten ohne den bekannten gelben „Fleck" in der Mitte. Dafür duftet das Kraut intensiv fruchtig. Dieses ätherische Öl wirkt durch sein Gemisch von bis zu 85 % seltenen Estern stark entspannend auf Psyche und ZNS: Es ist damit ein ideales Öl für die Psycho-Aromatherapie.

Inhaltsstoffe

Monoterpene
- 3,2 % α-Pinen
- 0,5 % Camphen
- 0,4 % β-Pinen

Sesquiterpene
- bis 10 % Sabinen
- bis 10 % β-Caryophyllen

Monoterpenole
- 2,8 % Pinocarveol

Sesquiterpenole
- Farnesol, Nerolidol

Aldehyde
- bis 10 %

Monoterpenketone
- bis 13 % Pinocarvon

Ester
- 38,8 % i-Butylangelat
- 8,8 % i-Butylbutyrat
- 3,8 % n-Butylbutyrat
- 0,4 % Prenylacetat
- 0,4 % n-Hexyltiglat
- 0,1 % i-Amylacetat

Oxide
- bis 25 %

Quelle: Primavera Life

Wichtige Eigenschaften:
- anxiolytisch [623]
- stark spasmolytisch
- sedativ

Hauptindikationen:
- Tachykardie
- Migräne, Kopfschmerzen
- emotionale Schockzustände
- Burn-out-Syndrom
- nervöses Asthma
- Schlafstörungen
- Menopause, PMS
- Amenorrhö, Dysmenorrhö
- Neuralgien
- unruhige, zahnende Kinder
- Vorbereitung auf Anästhesie/Operation

Nebenwirkungen und Kontraindikationen:
- Das Öl hat Sensibilisierungspotenzial, falls Sesquiterpenlactone (ungeprüfte Qualitäten) enthalten sind.
- Vorsicht ist geboten bei Allergie gegen Korbblütengewächse (Asteraceae).

Anmerkung:
- Dieses Öl wird oft mit dem hautverträglicheren ätherischen Öl von Matricaria recutita (Deutsche Kamille, Blaue Kamille) verwechselt, vgl. dazu die Beschreibung in Kap. 7.113 (S. 485).
- Bei einer **gleichzeitigen** Konstitutionsbehandlung mit hochpotenzierten homöopathischen Mitteln raten manche Therapeutinnen und Therapeuten von der Verwendung von Kamille in jeder Form ab (Antidotwirkung).

Wissenschaftliche Arbeiten:
- 103 Palliativpatienten zeigten eine signifikante Verringerung ihrer Ängste nach Aromastreichungen mit dem ätherischen Öl der Römischen Kamille: „Massage mit oder ohne ätherische Öle scheint den Grad der Ängste zu reduzieren. Die Hinzunahme eines ätherischen Öles scheint diesen Effekt zu verstärken und verbessert die körperlichen und seelischen Symptome wie auch die Lebensqualität" [742].

7.38 Cinnamomum aromaticum Nees

Cassiazimt, Chinesischer Zimt

Synonym: Cinnamomum cassia (L.) J.Presl

Herkunft des Namens: cinnamomum, lat. = Zimt; aromaticus, lat. = gewürzhaft, aromatisch

Pflanzenteil: Blätter und Zweige

Gewinnung: Wasserdampfdestillation

Pflanzenfamilie: Lauraceae, Lorbeergewächse

Manche empfinden den Duft dieses Öles als nicht ganz so fein wie den der Ceylon-Zimt-Öle; es duftet jedoch nicht nur zimtig, sondern erinnert zudem an Marzipan. Es werden Blätter (**Abb. 7.38**) und Zweige destilliert, die Einsatzgebiete und Vorsichtsmaßnahmen sind im Wesentlichen gleich. In der Lebensmittelbranche war es dieser Zimt, der aufgrund seines Cumaringehaltes zu Warnungen vor übermäßigem Konsum von Zimtsternen und anderem Weihnachtsgebäck führte.

Inhaltsstoffe

Phenole

- 2 % 4-Ethylguaiacol

Aromatische Aldehyde

- 78–85 % trans-Zimtaldehyd
- 2,7–3,7 % Benzaldehyd
- 1–1,5 % Hydroxyzimtaldehyd
- 0,1–0,2 % Cuminal
- Salicylaldehyd
- Methylsalicylaldehyd

Andere

- 6–8 % Cumarine
- Benzoesäure
- Zimtsäure

Quelle: [191]

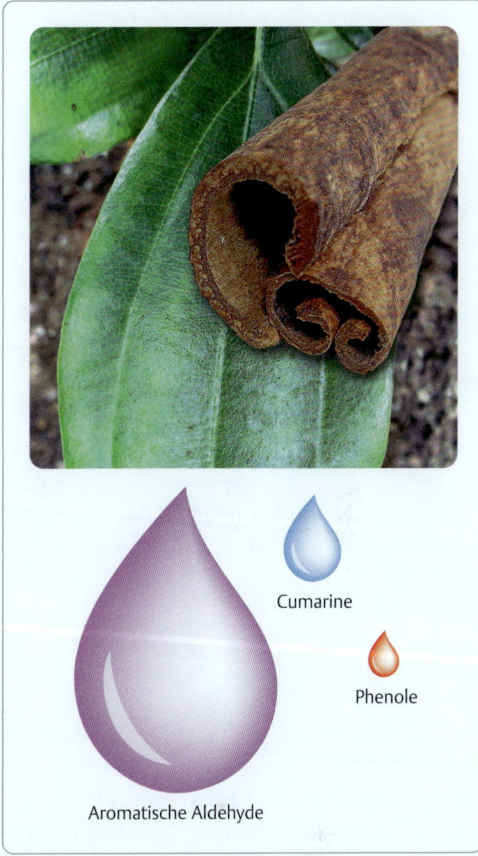

Abb. 7.38 Cinnamomum aromaticum Nees.

Wichtige Eigenschaften:

- sehr stark antibakteriell (Breitband)
- antiviral, antimykotisch
- sympathikoton
- tonisierend und stimulierend
- aphrodisisch
- uterotonisch, emmenagog
- stark hyperämisierend
- stark antikoagulierend

Hauptindikationen:

- Kolitis
- Bronchitis
- Zystitis
- fiebrige Tropenkrankheiten
- Burn-out, Depression
- Libidoverlust
- kalte Füße

Nebenwirkungen und Kontraindikationen:

- Stark hautreizendes Öl, selbst bei unempfindlicher Haut allenfalls stark verdünnt anwenden, nicht für Schwangere, Babys und Kleinkinder.

7.39 Cinnamomum camphora (L.) J.Presl Chemotyp Campher

Kampferbaum

Herkunft des Namens: cinnamomum, lat. = Zimt; ganphora, lat. = Kampfer

Pflanzenteil: Holz

Gewinnung: Wasserdampfdestillation

Pflanzenfamilie: Lauraceae, Lorbeergewächse

Dieses in der alten Pharmazie gerne eingesetzte Kreislauf- und Erkältungsmittel wird in der Aromatherapie und Aromapflege selten eingesetzt. Diesen Duft kennt wohl jeder von z. B. Wick Vaporub, einem klassischen Mittel zur Behandlung von Erkrankungen des Atemtraktes. So könnte man dieses ätherische Öl auch einsetzen. Vom Gebrauch raten jedoch alle Aromatherapeutinnen und Aromatherapeuten ab, da es 50 % des Monoterpenketons Campher (Bornan-2-on) enthält und somit Atemkrämpfe und bei versehentlicher innerer Verwendung starke Vergiftungen bewirken kann. Als extreme Kopfnote wirkt es konzentrationsfördernd.

Man kann den rohen Kampfer in kristalliner Form direkt von diesem riesigen und sehr alt werdenden Baum (bis 1000 Jahre) absammeln. Für das Öl destilliert man das Holz zusammen mit den Blättern (**Abb. 7.39**) und Wurzelteilen und erhält 3 unterschiedliche Fraktionen: weißen, braunen und gelben Kampfer. Brauner und gelber Kampfer enthalten 10–20 % des Oxidethers Safrol, der (insbesondere seine Metaboliten) stark hepatotoxisch wirkt. Früher wurde Kampfer als Insektizid (Mottenkugeln) und für Riechfläschchen zum Aufwachen nach einer Ohnmacht benutzt.

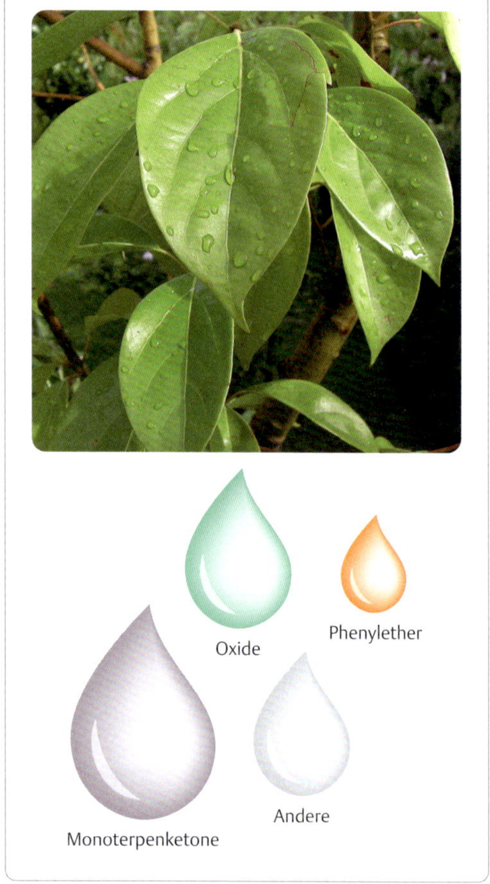

Abb. 7.39 Cinnamomum camphora (L.) J.Presl Chemotyp Campher.

Der Kampferbaum ist nicht zu verwechseln mit Dryobalanops camphora Colebr., dem nicht toxischen **Borneokampfer**. Dieser gehört zur Familie der Dipterocarpaceae und duftet nicht so stechend wie der Japanische Kampfer. Das kaum erhältliche Öl wird bei Erkältungen, Fieber, Grippe, Bronchitis, Rheuma, Prellungen und nervöser Erschöpfung empfohlen.

Inhaltsstoffe

Sesquiterpene
- in Spuren Chamazulen

Sesquiterpenole
- α- und β-Bisabolol
- t-Cadinol
- Cubenol
- Epicubenol

Phenylether
- Eugenolmethylether
- 0,8–18 % Safrol (Oxidether)

Monoterpenketone
- 40–50 % Bornan-2-on (Campher)
- Piperiton

Oxide
- 20–30 % 1,8-Cineol
- Linalooloxid

Quelle: [191], [378]

Wichtige Eigenschaften:
- stark stimulierend
- stark analgetisch
- antirheumatisch
- hyperämisierend
- sekretolytisch
- antiseptisch
- aquaretisch

Hauptindikationen:
- Rheumatismus, Neuralgien
- Muskelschmerzen, Muskelkater
- Burn-out
- chronische Bronchitis

Nebenwirkungen und Kontraindikationen:
- Bei einer gleichzeitigen homöopathischen Konstitutionsbehandlung sollten keine Produkte mit Campher verwendet werden (Antidotwirkung).

! Cave

Dieses Öl ist eines der problematischsten ätherischen Öle für Babys und Kleinkinder; es darf auch nicht von schwangeren Frauen und Epileptikern verwendet werden.

7.40 Cinnamomum camphora (L.) J.Presl Chemotyp 1,8-Cineol

Ravintsara, Madegassischer Kampferbaum

Herkunft des Namens: cinnamomum, lat. = Zimt; ganphora, lat. = Kampfer

Pflanzenteil: Blätter und Zweige

Gewinnung: Wasserdampfdestillation

Pflanzenfamilie: Lauraceae, Lorbeergewächse

Fertigpräparate: z. B. Pranarôm Science Oléocaps 4 Natural Defences, Fa. Pranarôm (mit Teebaum, Thymian, Bohnenkraut, Eucalyptus radiata und Gewürznelke; Belgien, Frankreich, Spanien und online)

Dieser stattliche Baum (**Abb. 7.40**) wächst nur auf Madagaskar. Er wurde ursprünglich aus Formosa (China) eingeführt, aufgrund der neuen Umweltbedingungen bildete er fortan kaum noch Campher, sondern Eucalyptol. Das ätherische Öl, das aus den Blättern destilliert wird, erinnert im Duft an Eukalyptus und wird ähnlich eingesetzt. Allerdings ist es wesentlich verträglicher, ohne jede Toxizität. Seine antivirale Wirkung ist dabei von besonderer Bedeutung. Für die Destillation von Ravintsara werden teilweise – ähnlich wie bei Ylang Ylang – viele andere Bäume für die Brennstoffgewinnung zur Feuerung dezimiert – ob das zu einem ökologischen Problem führen wird, bleibt abzuwarten.

Inhaltsstoffe

Monoterpene
- 7,9 % Sabinen
- 3,8 % α-Pinen
- 2,8 % β-Pinen
- 1,2 % γ-Terpinen
- 1,1 % Myrcen
- 0,7 % α-Thujen
- 0,7 % α-Terpinen
- 0,6 % trans-Ocimen

- 0,4 % Terpinolen
- 0,3 % Camphen
- 0,08 % γ-Muurolen

Sesquiterpene
- 0,6 % α-Humulen
- 0,5 % Caryophyllen
- 0,1 % β-Selinen
- 0,09 % β-Elemen

Monoterpenole
- 8,1 % α-Terpineol
- 4,3 % Terpineol-4
- 0,2 % Linalool
- 0,1 % Nerol

Monoterpenketone
- 0,07 % Bornan-2-on (Campher)

Oxide
- 64,3 % 1,8-Cineol

Quelle: Primavera Life

Wichtige Eigenschaften:
- stark antiviral
- stark expektorativ
- stark neurotonisch

Hauptindikationen:
- virale Hepatitis
- virale Enteritis
- Cholera
- Zoster, Zoster ophthalmicus
- Varicella, Mononukleose
- Pertussis
- Grippe, grippale Infekte
- Rhinopharyngitis, Bronchitis
- neuromuskuläre Störungen
- Burn-out, Schlafstörungen
- Vaginalmykosen

Nebenwirkungen und Kontraindikationen:
- Bei den üblicherweise eingesetzten Verdünnungen sind keine Nebenwirkungen zu erwarten.
- Erst für Babys über 6 Monaten (0,5 %ig verdünnt) verwenden; bei Kindern mit spastischen Atemwegserkrankungen sollte es nicht an der Nase oder auf der Brust angewendet werden.

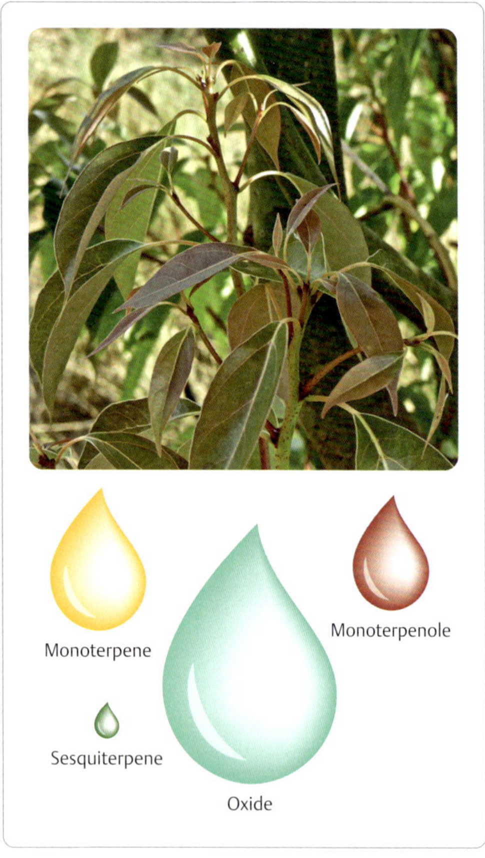

Abb. 7.40 Cinnamomum camphora (L.) J.Presl Chemotyp 1,8-Cineol. (Foto: Jacqueline Wagener, Vichten, Luxemburg)

7.41 Cinnamomum camphora (L.) J.Presl Chemotyp Linalool

Ho-Baum

Herkunft des Namens: cinnamomum, lat. = Zimt; ganphora, lat. = Kampfer

Pflanzenteil: Zweige/Blätter

Gewinnung: Wasserdampfdestillation

Pflanzenfamilie: Lauraceae, Lorbeergewächse

Dieses ätherische Öl duftet fein samtig-holzig-blumig und wird zunehmend als „Ersatz" für Rosenholzöl verwendet. Es wird anders als viele Ersatzöle durch die Destillation der nachwachsenden Zweige gewonnen, gefährdet also den Bestand dieses Baumes (**Abb. 7.41**) nicht. Dieses Öl ist ideal für die Behandlung von Infektionen bei Kindern und empfindlichen sowie älteren Menschen.

Inhaltsstoffe

Monoterpenole
- 96–99,2 % Linalool
- Terpineol-4
- Citronellol

Aliphatische Ketone
- Methylvinylketon
- Methylisobutylketon

Oxide
- cis- und trans-Linalooloxid

Quelle: Feeling, [191]

Wichtige Eigenschaften:
- stark antibakteriell
- stark antiviral
- stark antimykotisch
- tonisierend und stimulierend

Hauptindikationen:
- Infektionen der Atemwege, v. a. bei Kindern
- Infektionen des Verdauungstraktes
- Infektionen des Urogenitaltraktes
- Burn-out

Nebenwirkungen und Kontraindikationen:
- Bei den üblicherweise eingesetzten Verdünnungen sind keine Nebenwirkungen zu erwarten.
- Der Inhaltsstoff Linalool kann bei falscher Lagerung (zu warm, zu hell, zu oft geöffnet) oxidieren und zu Hautreizungen führen, darum zur Verwendung auf empfindlicher Haut, bei Kindern und bei Senioren innerhalb von 18 Monaten nach dem Öffnen verbrauchen.

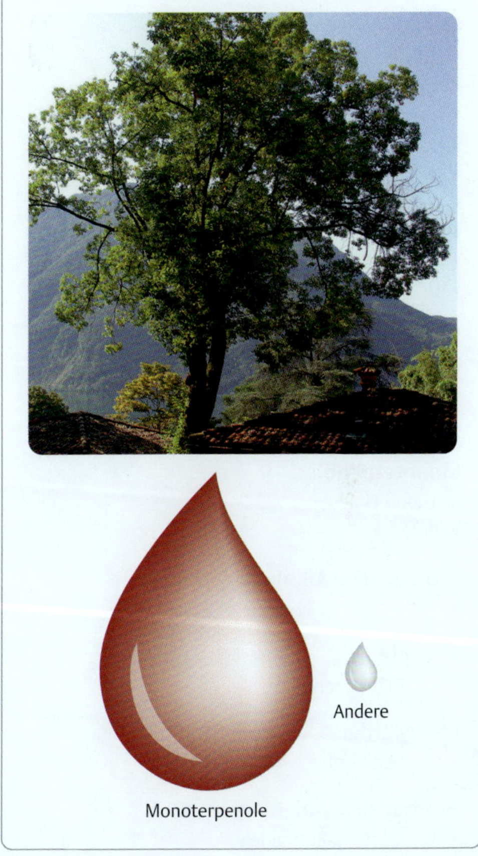

Abb. 7.41 Cinnamomum camphora (L.) J.Presl Chemotyp Linalool.

7.42 Cinnamomum zeylanicum Blume (Blätter)

Zimtblätter

Synonym: Cinnamomum verum J.Presl

Herkunft des Namens: cinnamomum, lat. = Zimt; zeylanicus, lat. = aus Ceylon (alter Name für Sri Lanka)

Pflanzenteil: Blätter und Zweige (**Abb. 7.42**)

Gewinnung: Wasserdampfdestillation

Pflanzenfamilie: Lauraceae, Lorbeergewächse

Inhaltsstoffe

Monoterpene
- 2,01 % α-Phellandren
- 1,54 % α-Pinen
- 1,26 % p-Cymen
- 0,70 % β-Phellandren
- 0,47 % Camphen
- 0,46 % β-Pinen
- 0,45 % Limonen
- 0,20 % Myrcen
- 0,14 % α-Terpinen

Sesquiterpene
- 2,68 % β-Caryophyllen
- 0,45 % α-Humulen
- 0,24 % α-Copaen

Monoterpenole
- 1,29 % Linalool
- 0,23 % α-Terpineol

Aromatische Alkohole
- 0,5–7 % Zimtalkohol

Phenole
- 78,06 % Eugenol

Phenylether
- 2,58 % Safrol

Aromatische Aldehyde
- 2,13 % trans-Zimtaldehyd
- 2,20 % Methoxyzimtaldehyd

Ester
- 1,61 % Benzylbenzoat

Quelle: Farfalla

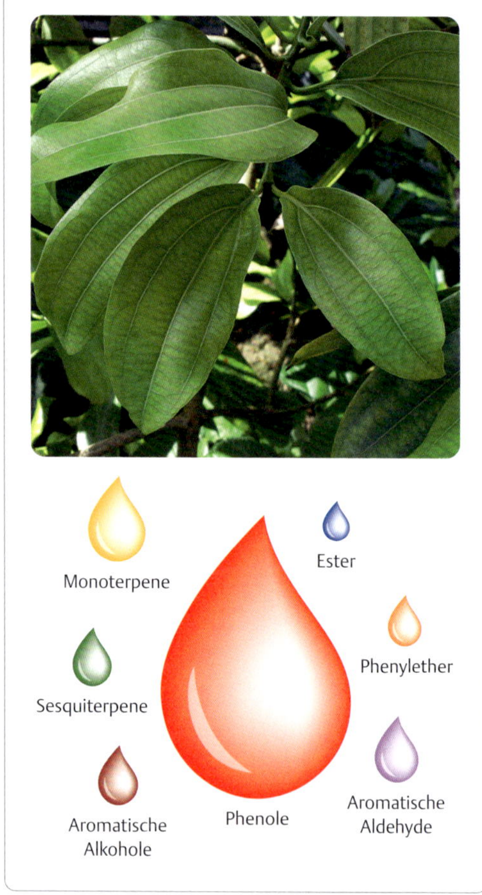

Abb. 7.42 Cinnamomum zeylanicum Blume (Blätter).

Wichtige Eigenschaften:
- stark antiinfektiös: sehr breites antibakterielles Spektrum
- antiviral, antimykotisch
- antiparasitisch
- stark immunmodulatorisch (erhöht Immunglobulin A, IgA)
- stimulierend und stärkend

Hauptindikationen:
- Stomatitis
- Oropharyngitis
- Odontalgien
- Rhinopharyngitis
- schwere Bronchitis
- Enterokolitis
- Zystitis
- rheumatische Schmerzen

Nebenwirkungen und Kontraindikationen:
- Nicht für Schwangere, für Kinder nur wenig in der Duftlampe verwenden.
- Durch den hohen Eugenolanteil hautreizend und bei zu langer (innerlicher) Anwendung hepatotoxisch.

7.43 Cinnamomum zeylanicum Blume (Rinde)

Zimtrinde, Ceylon-Zimt

Synonym: Cinnamomum verum J.Presl

Herkunft des Namens: cinnamomum, lat. = Zimt; zeylanicus, lat. = aus Ceylon (alter Name für Sri Lanka)

Pflanzenteil: Rinde (zwischen Borke und Mittelrinde)

Gewinnung: Wasserdampfdestillation

Pflanzenfamilie: Lauraceae, Lorbeergewächse

Von dem bis zu 12 m hohen Baum wird die Innenrinde (**Abb. 7.43**) der 2-jährigen Stockausschläge abgeschabt. Schon vor 4000 Jahren war Zimt ein wichtiges Handelsgut zwischen dem Fernen Osten und Ägypten. In der Aromatherapie verwendet man lieber das Zimtblätter- als das Zimtrindenöl, da Ersteres einen geringeren Gehalt an hautreizendem Zimtaldehyd hat und dafür einen höheren an antiseptischem Eugenol. Beim feiner duftenden Rindenöl verhält es sich fast umgekehrt.

Inhaltsstoffe

Monoterpene
- 3 % β-Phellandren
- 1,16 % p-Cymen
- 0,71 % α-Phellandren
- 0,38 % Limonen
- 0,24 % α-Pinen
- 0,21 % α-Terpinen
- 0,12 % β-Pinen
- 0,10 % Camphen
- 0,09 % γ-Terpinen
- 0,08 % β-Myrcen
- Sabinen

Sesquiterpene
- 6,90 % β-Caryophyllen
- 1,22 % α-Humulen
- 0,98 % α-Copaen

Monoterpenole
- 4,68 % Linalool
- 0,57 % α-Terpineol

Phenole
- 36,79 % Eugenol

Phenylether
- 0,99 % Safrol

Aromatische Aldehyde (bis zu 70 %)
- 35,4 % trans-Zimtaldehyd

Aromatische Ester
- 2,89 % Cinnamylacetat
- 1,26 % Benzylbenzoat

Quelle: Farfalla

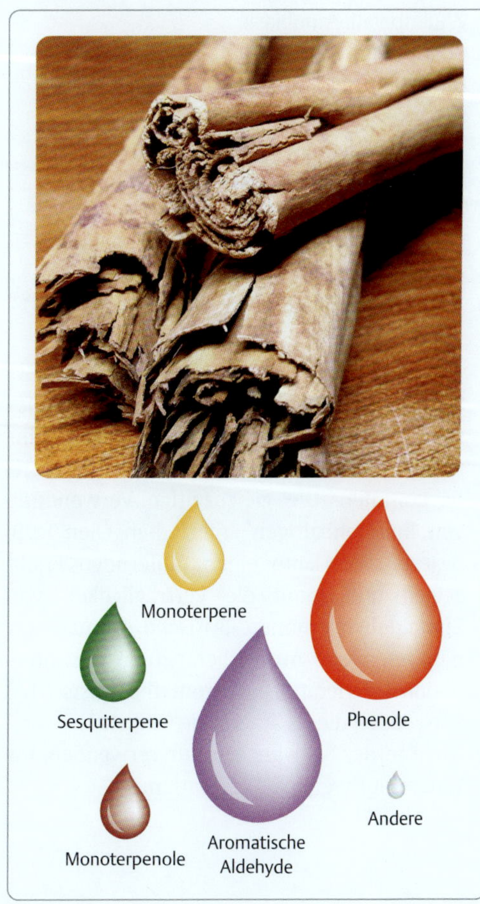

Abb. 7.43 Cinnamomum zeylanicum Blume (Rinde).

Wichtige Eigenschaften:

- stark antiinfektiös: sehr breites antibakterielles Spektrum
- antiviral, antimykotisch
- antiparasitisch
- stark hyperämisierend
- emmenagog, wehenauslösend
- erhöht die Darmperistaltik
- leicht analgetisch
- sympathikoton
- stark stimulierend, stärkend
- aphrodisisch
- leicht antikoagulierend

Hauptindikationen:

- Tropeninfektionen, tropische Fieber
- Erkältung, Schüttelfrost, Grippe
- Infektionen des Magen-Darm-Traktes
- Wurmbefall, Amöbiasis
- Obstipation, Diarrhö
- Durchblutungsstörungen
- Cellulite
- Muskelschmerzen
- Muskelerwärmung vor Sport
- Amenorrhö, Geburtseinleitung
- Libidoverlust
- Burn-out, Überarbeitung
- seelische „Unterkühlung"

Nebenwirkungen und Kontraindikationen:

- Stark hautreizendes Öl, auf korrekte Dosierung achten (1 % und weniger); bei empfindlichen Personen kann es dennoch zur Dermatitis kommen. Die gleichzeitige Verwendung von limonenhaltigen ätherischen Ölen (z. B. Bitterorange) kann einen puffernden Effekt zeigen und somit die Verträglichkeit von Zimtaldehyd erhöhen. Britische Aromatherapeutinnen und Aromatherapeuten der International Federation of Aromatherapists (IFA) verwenden dieses ätherische Öl nicht.
- Nicht in der Schwangerschaft verwenden, für Kinder nur wenig in der Duftlampe.

Wissenschaftliche Arbeiten:

- Es gibt zahlreiche Arbeiten über Zimt als Gewürz oder Zimtöl als Antioxidationsmittel in Lebensmitteln, dazu viele Arbeiten über die keimtötende Wirkung dieses Naturantibiotikums, u. a. gegen pathogene Bakterien im Mundbereich, allerdings in vitro getestet [46]. Auch eine verstärkende Wirkung für einige Antibiotika, die bei Infektionen mit resistenten Acinetobacter-Stämmen verschrieben werden, wurde festgestellt [231].
- Klinische Studien liegen bislang keine vor.

7.44 Cinnamosma fragrans Baill.

Saro, Mandravasarotra

Synonym: Cinnamosma macrocarpa H.Perrier

Herkunft des Namens: vermutlich von cinnamomum, lat. = Zimt, osme, gr. = Geruch; fragrans, lat. = wohlriechend

Pflanzenteil: Blätter und Zweige

Gewinnung: Wasserdampfdestillation

Pflanzenfamilie: Canellaceae

Dieser bis zu 5 m hohe Baum mit ledrigen Blättern wächst nur auf Madagaskar. Der Name Mandravasarotra bedeutet „der Schmerz und Schwierigkeiten fortnimmt", diese Pflanze hat also einen sehr wichtigen Stellenwert in der lokalen traditionellen Heilkunde. Der Duft des in Frankreich gerne bei grippalen Infekten verwendeten Öles (**Abb. 7.44**) erinnert an Niaouli mit leicht blumig-holzigen Noten.

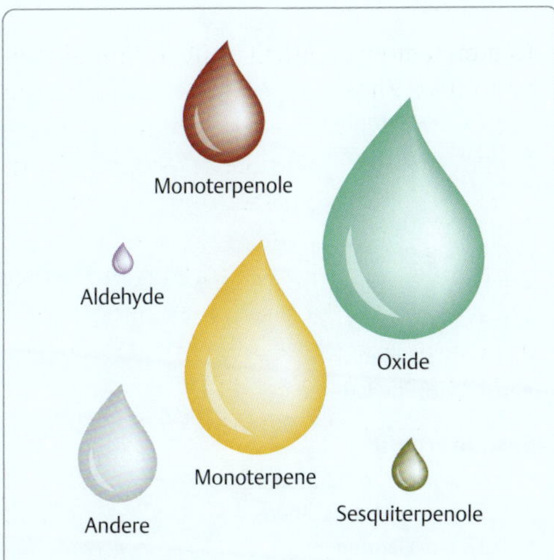

Abb. 7.44 Cinnamosma fragrans Baill.

Inhaltsstoffe

Monoterpene
- 9,0 % Limonen
- 7,2 % Sabinen
- 6,8 % β-Pinen
- 5,0 % α-Pinen
- 2,4 % Myrcen
- je unter 1,5 %: α-Terpinen, γ-Terpinen, p-Cymen, Terpinolen

Sesquiterpene
- α-Humulen, Germacren

Monoterpenole
- 7,8 % Linalool
- 2,4 % α-Terpineol
- unter 1,5 %: Terpineol-4

Sesquiterpenole
- 2,1 % β-Caryophyllen
- trans-Nerolidol

Monoterpenaldehyde
- unter 1,5 %: Terpinylacetat, Geranial, Neral

Oxide
- 42,5 % 1,8-Cineol
- Caryophyllenoxid

Quelle: Florentia

Wichtige Eigenschaften:
- antibakteriell, antiviral, antimykotisch
- antitussiv, sekretolytisch
- antiinflammatorisch

Hauptindikationen:
- Halsschmerzen, zur Abwehr eines Infektes
- grippaler Infekt
- Sinusitis, Otitis, Rhinitis
- Pilzinfektionen
- Zahn- und Zahnfleischinfektionen
- Urethritis, Vaginitis, Leukorrhö
- in antiseptischen Raumsprays

Nebenwirkungen und Kontraindikationen:
- Bei den üblicherweise eingesetzten Verdünnungen sind keine Nebenwirkungen zu erwarten.
- Erst für Babys über 6 Monaten (0,5 %ig verdünnt) verwenden; bei Kindern mit spastischen Atemwegserkrankungen sollte es nicht an der Nase oder auf der Brust angewendet werden.

7.45 Cistus ladanifer L.

Cistrose, Zistrose

Synonym: Cistus ladaniferus Stokes

Herkunft des Namens: kisthos, gr. = Cistrose; ladanum, lat. = Harz des Cistusstrauches, -fer, lat. = tragend

Pflanzenteil: verharzte Blätter und Zweige; Labdanumresinoid = Hexanextrakt nur aus dem Harz

Gewinnung: Wasserdampfdestillation

Pflanzenfamilie: Cistaceae, Zistrosengewächse

In Portugal kann man ganze Landstriche erriechen. Die flimmernde, heiße Luft ist vom balsamischen Duft der klebrigen Blätter dieses ha-

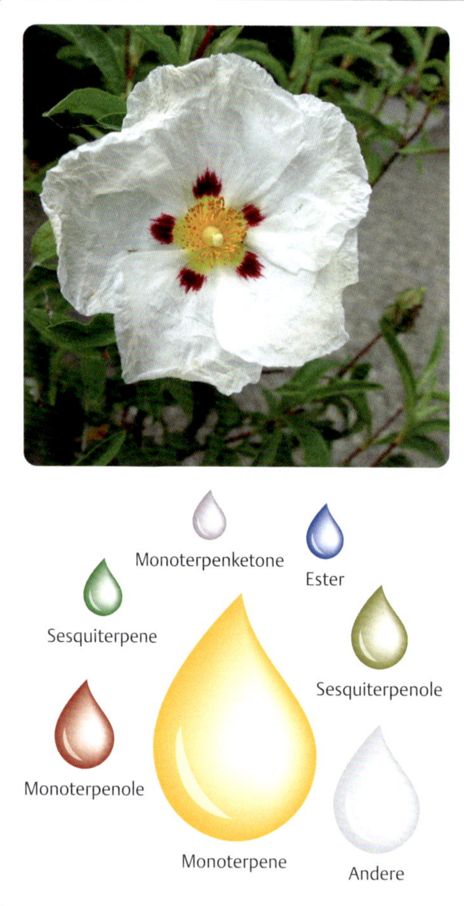

Abb. 7.45 Cistus ladanifer L.

ger wirkenden Strauches durchzogen. Die Blüten (**Abb. 7.45**) wirken extrem zart und vergänglich, ja zerknittert. Der dornenfreie Strauch ist nicht mit der Rose verwandt, auch wenn die Blüten denen der Heckenrose ähneln; jedoch trägt jedes der 5 weißen Blütenblätter an der Basis einen blutroten Fleck.

Das schwer und würzig duftende ätherische Öl aus den klebrigen Blättern, das sowohl etwas Süßes als auch etwas Erdiges in sich birgt, ist ein Entweder-oder-Öl. Entweder man mag es oder eben nicht. Es scheint so, als ob erst „fortgeschrittene Nasen" (und Psychen?) diesen Duft zu schätzen lernen. Sowohl im kosmetischen als auch im therapeutischen Bereich ist dieses Öl die bewährte Nummer 1 im Bereich der Blutstillung.

Inhaltsstoffe

Monoterpene
- 46,89 % α-Pinen
- 5,7 % (+)-Camphen
- 1,41 % D-(+)-Limonen
- 1,36 % p-Cymen
- 1,30 % γ-Terpinen
- 0,98 % β-Phellandren
- 0,67 % α-Terpinen
- 0,33 % Terpinolen
- 0,32 % Sabinen
- 0,17 % α-Phellandren

Sesquiterpene
- 1,09 % allo-Aromadendren
- 0,54 % γ- und δ-Cadinen
- 0,37 % α-Ylangen
- 0,35 % α-Copaen
- 0,31 % Leden
- 0,38 % Valencen
- 0,23 % β-Caryophyllen

Monoterpenole
- 2,91 % trans-Pinocarveol
- 2,47 % Borneol
- 1,15 % Terpineol-4
- 0,57 % α-Terpineol
- 0,35 % Myrtenol
- 0,18 % Geraniol
- 0,14 % trans-Carveol

Sesquiterpenole
- 5,0 % Viridiflorol
- 1,37 % Ledol
- 0,52 % β-Eudesmol

Aldehyde
- 1 % unterschiedliche Aldehyde

Ketone
- 1,82 % 2,2,6-Trimethylcyclohexanon
- 0,63 % Pinocarvon

Ester
- 3,03 % Bornylacetat

Oxide
- 0,24 % 1,8-Cineol

Andere
- 0,42 % para-Dimethylstyren

Quelle: Farfalla

Wichtige Eigenschaften:
- stark antiviral
- antibakteriell
- stark antihämorrhagisch
- granulationsfördernd
- parasympathikoton
- analgetisch

Hauptindikationen:
- psychophysischer Erschöpfungszustand
- atopisches Ekzem
- Kinderkrankheiten: Varizellen, Röteln, Scharlach, Pertussis
- Autoimmunkrankheiten: rheumatische Polyarthritis, multiple Sklerose
- Arteriitis
- Hämorrhagien, (Schnitt-)Wunden

Nebenwirkungen und Kontraindikationen:
- Hervorragend verträgliches Öl, bei normaler Anwendung sind keine unerwünschten Nebenwirkungen bekannt.

7.46 Citrus aurantiifolia (Christm.) Swingle

Limette

Synonym: Citrus aurantiaca Swingle

Herkunft des Namens: citrus, lat. = an Zedernholz erinnernd (cedrus, lat. = aromatisch duftendes Holz); aurantius, lat. = orange(farben), folius, lat. = Blatt, blättrig (= an Blätter des Orangenbaumes erinnernd)

Pflanzenteil: Fruchtschalen

Gewinnung: Raspeln der Flavedoschicht, Pressung

Pflanzenfamilie: Rutaceae, Rautengewächse

Die Anwendung dieses oft als Gute-Laune-Duft bezeichneten Öles ist ähnlich wie bei Zitronenöl

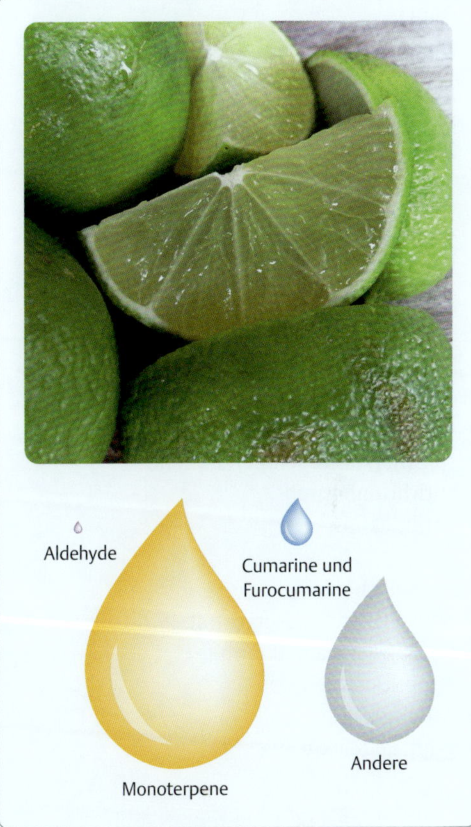

Abb. 7.46 Citrus aurantiifolia (Christm.) Swingle. (Foto: Sibylle Broggi-Läubli, www.florentia.ch)

(**Abb. 7.46**), der Duft ist herber, frischer. Wegen der photosensibilisierenden Eigenschaft wird das Schalenöl auch destilliert angeboten, es riecht dann eher terpenig, nicht mehr sehr spritzig-fruchtig.

Es gibt andere Limettenöle, die aus Citrus limetta Risso hergestellt werden.

Inhaltsstoffe

Monoterpene
- 55,58 % D-(+)-Limonen
- 10,88 % β-Pinen
- 2,57 % α-Pinen und α-Thujen
- 1,49 % Myrcen
- 0,33 % β-Phellandren
- 0,31 % α-Terpinen
- 0,15 % p-Cymen
- 0,05 % Camphen

Oxide
- 0,10 % 1,8-Cineol

Aldehyde
- 0,15 % Citronellal
- Nonanal, Decanal, Furfural, Octanal

Andere
- Cumarine und Furocumarine (je nach Herkunft in Spuren bis 2,5 %)

Quelle: Farfalla, [191]

Wichtige Eigenschaften:
- stark antiinflammatorisch
- spasmolytisch, schmerzlindend
- antithrombotisch
- antiinfektiös

Hauptindikationen:
- Angst, Disstress, Nervosität
- Dyspepsie, Magenkrämpfe
- Appetitlosigkeit
- Arteriosklerose
- grippale Infekte

Nebenwirkungen und Kontraindikationen:
- Durch Pressung gewonnenes Öl kann stark photosensibilisierend wirken.
- Das seltene **destillierte** ätherische Öl wirkt nicht photosensibilisierend, es riecht jedoch völlig anders.

7.47 Citrus × aurantium L. (Blätter)

Petit Grain, Orangenblätter

Herkunft des Namens: citrus, lat. = an Zedernholz erinnernd (cedrus, lat. = aromatisch duftendes Holz); aurantius, lat. = orange(farben), golden

Pflanzenteil: Blätter und Zweige

Gewinnung: Wasserdampfdestillation

Pflanzenfamilie: Rutaceae, Rautengewächse

Dieses Öl duftet ähnlich wie Neroli und kann genauso eingesetzt werden. Es wird aus derselben Pflanze destilliert; man nutzt jedoch zur Gewinnung die Zweige und unreifen Früchte des Bitterorangenbaumes. Der Name Petit Grain, also „Kleines Korn“, bezieht sich entweder auf die pfefferkornähnlichen, stark duftenden, nicht fertig ausgebildeten Früchte (der Baum wirft sie vorzeitig ab) oder auf die vermeintlich durchlöcherten Blätter, deren Duftbehälter man im Gegenlicht mit bloßem Auge erkennen kann (**Abb. 7.47**).

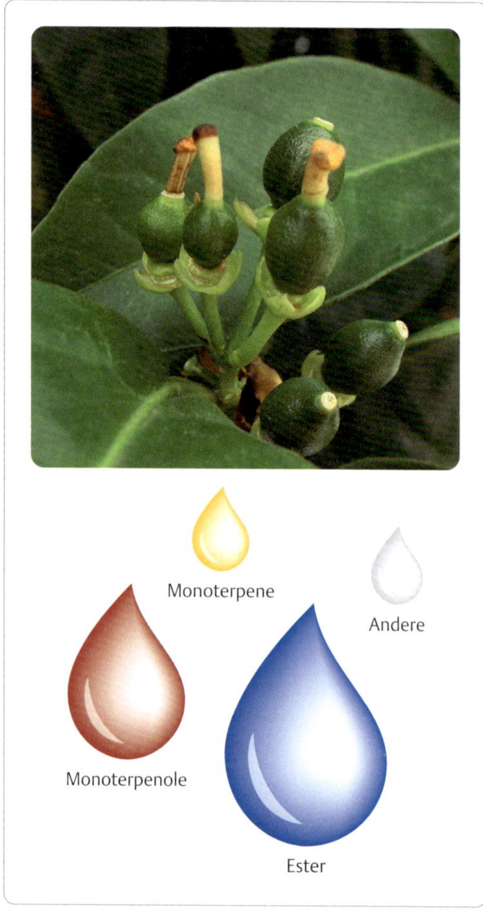

Abb. 7.47 Citrus × aurantium L. (Blätter). (Foto: Sibylle Broggi-Läubli, www.florentia.ch)

Das herb duftende Öl ist preislich wesentlich günstiger als Neroliöl, da man aus 200–300 kg 1 l Öl gewinnt. Es gibt auch Petit-Grain-Öle von anderen Zitrusbäumen wie Zitrone, Mandarine, Clementine und Combava (Kaffir-Limette), zudem eine seltene zauberhaft duftende Co-Destillation aus Blättern und Blüten.

Inhaltsstoffe

Monoterpene
- 2 % trans-Ocimen
- 2 % β-Myrcen
- 2 % β-Pinen
- 1 % D-(+)-Limonen
- cis-Ocimen
- p-Cymen
- δ-3-Caren
- α-Pinen
- Sabinen
- γ-Terpinen
- Camphen
- β-Phellandren

Sesquiterpene
- β-Caryophyllen
- γ-Elemen
- trans-β-Farnesen

Monoterpenole
- 25 % Linalool
- 5 % α-Terpineol
- Geraniol, Nerol, Terpineol-4, γ-Terpineol
- 2-Hexen-1-ol
- 1-Hexanol

Sesquiterpenole
- Nerolidol

Monoterpenaldehyde
- Geranial
- Neral

Ester
- 50 % Linalylacetat
- 4 % Geranylacetat
- 2 % Nerylacetat
- 1 % Isononylacetat
- Terpinylacetat
- Methylanthranilat

Oxide
- 1,8-Cineol, Linalooloxid

Quelle: [416]

Wichtige Eigenschaften:
- stark spasmolytisch
- ausgleichend
- antiinflammatorisch
- antiinfektiös (Staphylokokken, Pneumokokken)

Hauptindikationen:
- psychophysischer Erschöpfungszustand
- Stresssymptome, Schlafstörungen
- Infektionen der Atemwege (besonders bei Kleinkindern)
- obstruktive Bronchitis
- nervöses Asthma
- PMS
- vorzeitige Wehen
- entzündliche Akne, Furunkel
- chronische Hepatitis

Nebenwirkungen und Kontraindikationen:
- Petit-Grain-Öl ist sehr gut verträglich (auch für Schwangere und Kleinkinder).
- Je nach Linaloolgehalt und Lagerung kann das Öl zu allergischen Reaktionen führen, wenn es oxidiert oder älter ist.

7.48 Citrus × aurantium L. (Blüten)

Neroli, Orangenblüte

Herkunft des Namens: citrus, lat. = an Zedernholz erinnernd (cedrus, lat. = aromatisch duftendes Holz); aurantius, lat. = orange(farben), golden

Pflanzenteil: Blüten

Gewinnung: Wasserdestillation und Wasserdampfdestillation

Pflanzenfamilie: Rutaceae, Rautengewächse

Dieses aus den Blüten des Bitterorangenbaumes (**Abb. 7.48**) destillierte Öl wird dem Rescue der Bach-Blüten gleichgesetzt. Es zeigt erfahrungsgemäß eine schnelle Wirkung auf die Psyche,

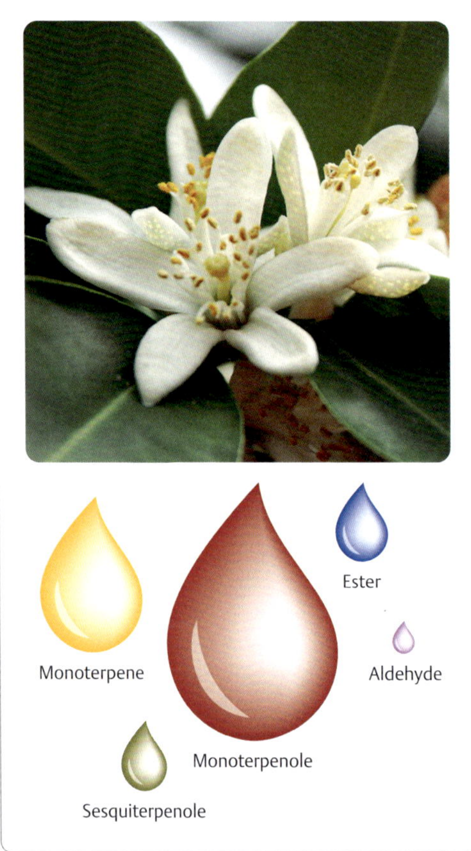

Abb. 7.48 Citrus × aurantium L. (Blüten).

was man sich bei allen Arten von Schockzuständen und Trauer zunutze machen kann. Aus 1000–1200 kg Blüten gewinnt man 1 l Öl. Der Ertrag ist also nicht sehr groß, sodass der recht hohe Preis gerechtfertigt ist.

Gelegentlich findet man ein wunderschön duftendes Öl aus Blättern und Blüten dieses Baumes. Grundsätzlich kann aus allen Zitrusblüten das jeweilige Blütenöl gewonnen werden, doch werden die Früchte der Bitterorange weltweit nicht so stark gehandelt wie andere Zitrusfrüchte, die als Obst angeboten und zu Säften verarbeitet werden. Übrigens dominiert Neroli als Duftkomponente im Kölnisch Wasser, heutzutage jedoch in „naturidentischer" (synthetischer) Form.

Inhaltsstoffe

Monoterpene
- 10,35 % D-(+)-Limonen
- 5,38 % trans-Ocimen
- 4,15 % α- und β-Pinen
- 2,0 % Myrcen
- 0,78 % cis-Ocimen
- 0,43 % Terpinolen

Monoterpenole
- 53,66 % Linalool
- 6,4 % α-Terpineol
- 2,86 % Geraniol

Sesquiterpenole
- 2,63 % trans-Nerolidol
- 2,09 % trans-Farnesol

Aldehyde
- 1,04 Neral

Ketone
- Jasmon

Ester
- 3,03 % Nerylacetat
- 2,9 % Linalylacetat
- Methylanthranilat B

Quelle: Farfalla

Wichtige Eigenschaften:
- stark antidepressiv
- neurotonisch
- blutdrucksenkend
- anregend auf Leber und Pankreas
- antibakteriell (besonders Kolibakterien, auch MRSA)
- antiparasitisch (Ancylostoma, Giardia lamblia)
- phlebotonisch
- hautpflegend

Hauptindikationen:
- Burn-out, nervöse Depression
- Schockzustände
- Schlafstörungen
- Angst, Niedergeschlagenheit
- PMS
- Hypertonie
- Varizen, Hämorrhoiden, Couperose
- Bronchitis, Lungentuberkulose
- Enterokolitis durch Parasiten
- chronische Diarrhö

- Leber- und Pankreasinsuffizienz
- Falten, Narben, Schwangerschaftsstreifen

Nebenwirkungen und Kontraindikationen:
- Es handelt sich um ein sehr gut verträgliches Öl (auch für Schwangere und Kleinkinder).
- Aufgrund des hohen Linaloolgehaltes kann das Öl zu allergischen Reaktionen führen, wenn es oxidiert oder älter ist.

Wissenschaftliche Arbeiten:
- Inhalationen mit Citrus-aurantium-Duft (Neroliöl) wurden in einer doppelblinden, placebokontrollierten, randomisierten Studie auf eine angstlösende Wirkung bei Patienten mit akutem Koronarsyndrom (ACS) untersucht. Insgesamt 140 hospitalisierte ACS-Patienten (Durchschnittsalter: 56,72 ± 11,38 Jahre). Die Patienten wurden nach dem Zufallsprinzip einer Neroliduft- und einer Placebogruppe zugeteilt, um 2 Tage nach der Hospitalisierung eine Inhalations-Aromatherapie zu erhalten. Das Neroliöl wurde 30 %ig in Paraffin verdünnt und dreimal täglich verabreicht. Die Placebogruppe erhielt in gleicher Weise Paraffin. Der Grad der Ängstlichkeit wurde zu Beginn und nach der Intervention mit dem State-Trait Anxiety Inventory gemessen. Zu Beginn der Studie waren die Neroliduft- und die Placebogruppe in Bezug auf die demographischen Merkmale sowie die Angstwerte ähnlich. Nach der Intervention unterschieden sich die mittleren Angstwerte in den beiden Gruppen signifikant; die Werte betrugen 34,66 ± 9,6 und 42,36 ± 6,4 für die Neroliduft- bzw. Placebogruppe ($p < 0{,}0001$). Es wurde keine Nebenwirkung beobachtet. Die Autoren betrachten Neroli als eine einfache Methode zur Verringerung der Angst bei Patienten mit ACS [475].
- Inhaltsstoffe im Neroliöl zeigen eine signifikante Wirkung bei akuten und insbesondere bei chronischen Entzündungen, zudem wurde eine zentrale und periphere Schmerzlinderung beobachtet [337].
- In einer randomisierten, kontrollierten Doppelblindstudie inhalierten 63 gesunde postmenopausale Frauen 5 Tage lang jeweils 2-mal täglich für 5 Minuten 0,1 %iges oder 0,5 % iges Neroliöl, das in Mandelöl verdünnt war. Die Kontrollgruppe inhalierte Mandelöl. Der Blutdruck, das Serumkortisol und -östrogen, Stressparameter und der Grad an sexueller Lust wurden vor und nach der Inhalation bestimmt. Der systolische Blutdruck sank bei der 0,5 %igen Neroliinhalation signifikant, der diastolische Blutdruck reduzierte sich bei beiden Nerolikonzentrationen, auch die anderen Parameter verbesserten sich in den Duftgruppen [118].
- Ein saudi-arabisches Team untersuchte die Wirkung von Neroliöl auf zahlreiche Bakterien- und Virenstämme und konnte seine Wirksamkeit bei etlichen Keimen, die dem Menschen gefährlich werden können, nachweisen. Zudem wirkt es stärker antioxidativ als Ascorbinsäure (Vitamin C; [53]).
- Jeweils 30 Patienten bekamen vor einem kleinen chirurgischen Eingriff Nerolihydrolat oder physiologische Kochsalzlösung zum Einnehmen. Die Angstwerte wurden vor und nach den Eingriffen protokolliert, sie fielen in der Duftgruppe signifikant ($p < 0{,}05$; [12]).
- 27 Personen mit Angst vor kolonoskopischen Untersuchungen inhalierten in einer kleinen randomisierten und kontrollierten Studie entweder Neroli- oder Sonnenblumenöl. Während der Untersuchung bestand kein Unterschied zwischen beiden Gruppen, bei der Neroligruppe sank vor und nach der Prozedur der Blutdruck [281].

7.49 Citrus × aurantium L. (Fruchtschale)

Bitterorange, Pomeranze

Herkunft des Namens: citrus, lat. = an Zedernholz erinnernd (cedrus, lat. = aromatisch duftendes Holz); aurantius, lat. = orange(farben), golden

Pflanzenteil: Fruchtschalen

Gewinnung: Raspeln der Flavedoschicht, Pressung

Pflanzenfamilie: Rutaceae, Rautengewächse

Dieses Öl wird ähnlich eingesetzt wie das der Orange, z. B. bei Angstzuständen und Nervosität, insbesondere wenn psychische Erlebnisse auf den Verdauungstrakt schlagen, also beispielsweise bei Magenkrämpfen mit nervöser Ursache. Neben dem Öl aus der Schale (**Abb. 7.49**) sind auch die Öle aus den Blättern und unreifen Früchten (Petit Grain) sowie das kostbare Öl aus den Blüten (Neroli) im Handel.

Inhaltsstoffe

Monoterpene
- 93,5 % D-(+)-Limonen
- 1,7 % Myrcen
- 0,7 % β-Pinen
- 0,6 % α-Pinen
- 0,6 % trans-Ocimen
- 0,2 % γ-Terpinen
- 0,2 % Sabinen
- in Spuren Terpinolen

Sesquiterpene
- 0,1 % Germacren D
- 0,06 % Caryophyllen
- in Spuren γ-Elemen

Monoterpenole
- 0,25 % Linalool
- 0,04 % α-Terpineol

Aldehyde
- 0,05 % Geranial
- 0,02 % Neral
- in Spuren Citronellal
- in Spuren Aldehyd C 12
- 0,1 % Aldehyd C 10

Monoterpenketone
- 0,02 % Carvon

Ester
- 0,5 % Linalylacetat
- 0,01 % Geranylacetat

Andere
- in Spuren Bergapten

Quelle: Primavera Life

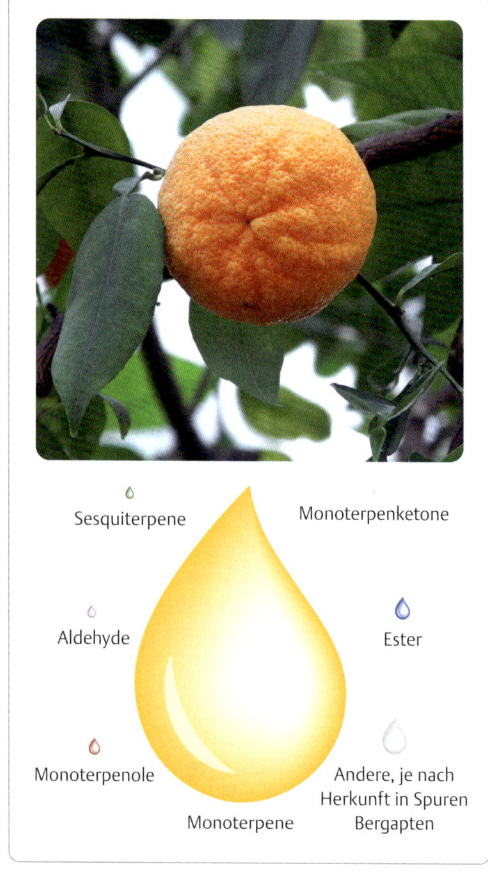

Abb. 7.49 Citrus × aurantium L. (Fruchtschale).

Wichtige Eigenschaften:
- sedativ
- spasmolytisch
- ausgleichend (ZNS)
- cholagog, verdauungsfördernd
- leicht antiinflammatorisch
- antikoagulierend

Hauptindikationen:
- Angst, Nervosität
- Obstipation, nervöse Verdauungsstörungen
- Stomatitis
- Cellulite

Nebenwirkungen und Kontraindikationen:

- Bei guter Qualität und normaler Haut wirkt das Öl nicht oder kaum photosensibilisierend.
- Bei Überdosierung und bei oxidiertem Öl, v. a. im warmen Badewasser, kann es zu Hautreizungen führen.

Wissenschaftliche Arbeiten:

- 73 Kinder und Teenager unter 18 Jahren mit gut eingestelltem Diabetes Typ 1 atmeten 1 Woche lang 4-mal täglich eine Duftmischung aus einem Vernebler ein. 2 Wochen lang erfolgte die Kontrolle ohne Duft. 647 Messergebnisse der Schmerzstärke wurden notiert. Die Herzfrequenz zeigte eine fast signifikante Reduktion, also Beruhigung, die Schmerzen beim Blutabnehmen verringerten sich allerdings nicht [419].
- Bei je 28 Patienten wurde Orangenduft vor und während einer chirurgischen Backenzahnextraktion in die Raumluft gegeben, in der Kontrollgruppe erfolgte keine Duftgabe. Da Paramenter wie Blutdruck, Puls- sowie Atemfrequenz in der Duftgruppe signifikant sanken, gehen die Autoren davon aus, dass Orangenduft die Angst während einer solchen zahnärztlichen Intervention reduzieren kann [247].
- 30 Kinder zwischen 6 und 9 Jahren, die eine schmerzlose Zahnarztbehandlung (Versiegelung, Kontrollen) erfuhren, nahmen an dieser Cross-over-Interventionsstudie teil, einmal mit Raumbeduftung mit Orangenöl, einmal ohne. Vor und nach der Behandlung wurden die Herzfrequenz und der Speichelkortisolwert gemessen. Die Werte bei der „duftenden Behandlung" waren signifikant reduziert gegenüber der duftfreien Behandlung ($p = 0{,}014$, $p = 0{,}005$; [300]).
- 40 Probanden wurden einer angstauslösenden Situation ausgesetzt und inhalierten unterschiedliche Mengen an Orangenöl oder Kontrollsubstanzen. Die Autoren halten fest, dass die Resultate auf eine starke anxiolytische Wirkung hindeuten und eine gewisse wissenschaftliche Bestätigung geben, dieses Öl als Beruhigungsmittel (Tranquilizer) einsetzen zu können [221].
- 12 Brustkrebspatientinnen erhielten 2-mal wöchentlich 4 Wochen lang jeweils 30 Minuten Aromatherapiestreichungen, und ihre psychologischen und immunologischen Parameter wurden aufgenommen. Die Ängste reduzierten sich, jedoch nicht die Depressionen. Der Leukozyten- und der Lymphozytenanteil erhöhten sich signifikant nach der 8. Behandlung, die $CD16^+$-Lymphozyten (Killerzellen) waren signifikant reduziert [290].
- 200 Zahnarztbesucher zwischen 18 und 77 Jahren wurden Orangen- oder Lavendelduft oder keinem Duft im Wartezimmer ausgesetzt. Die Parameter zu Angst, Stimmung, Wachheit und Ruhe wurden erhoben, und es konnte gezeigt werden, dass die Duftgruppen weniger an Zahnarztangst litten, während sie auf die Behandlung warteten [390].

7

7.50 Citrus × bergamia Risso u. Poit.

Bergamotte

Herkunft des Namens: citrus, lat. = an Zedernholz erinnernd (cedrus, lat. = aromatisch duftendes Holz); bergamia (beg-armudi oder beg armut, türk.) = „Die Birne des Prinzen" oder „Prinz der Birnen", vermutlich wegen der manchmal leicht einer Birne ähnelnden Form

Pflanzenteil: Schale

Gewinnung: Raspeln der Flavedoschicht, Pressung

Pflanzenfamilie: Rutaceae, Rautengewächse

Im deutschsprachigen Bereich wird dieses vielseitige Öl eher den Orangenölen zugeordnet, im englischsprachigen Bereich spricht man umgangsprachlich auch von der „Bergamot Lemon", also einer Unterart der Zitronen. Sie (**Abb. 7.50**) ist tatsächlich eine Hybride aus Bitterorange und Zitrone.

Inhaltsstoffe

Monoterpene
- 35,83 % D-(+)-Limonen
- 6,42 % γ-Terpinen
- 4,88 % β-Pinen

Sesquiterpene
- 0,60 % β-Bisabolen

Monoterpenole
- 11,60 % Linalool
- 0,52 % Geraniol

Monoterpenaldehyde
- Neral

Monoterpenester
- 32,29 % Linalylacetat
- Nerylacetat

Cumarine und Furocumarine
- 0,3–0,4 % Bergapten
- Bergaptol, Bergamottin, Auraptenol

Quelle: Farfalla

Wichtige Eigenschaften:
- spasmolytisch
- sedativ, antidepressiv
- psychisch ausgleichend
- antiseptisch
- blutdrucksenkend
- granulationsfördernd
- stark hautregenerierend
- leicht aquaretisch
- choleretisch

Hauptindikationen:
- Depressionen
- Schlaflosigkeit
- Nervosität, Unruhe
- Disstress
- Wunden, Narben
- reife und faltige Haut
- Hämorrhoiden
- Zystitis
- Angina tonsillaris
- Meteorismus, Appetitlosigkeit

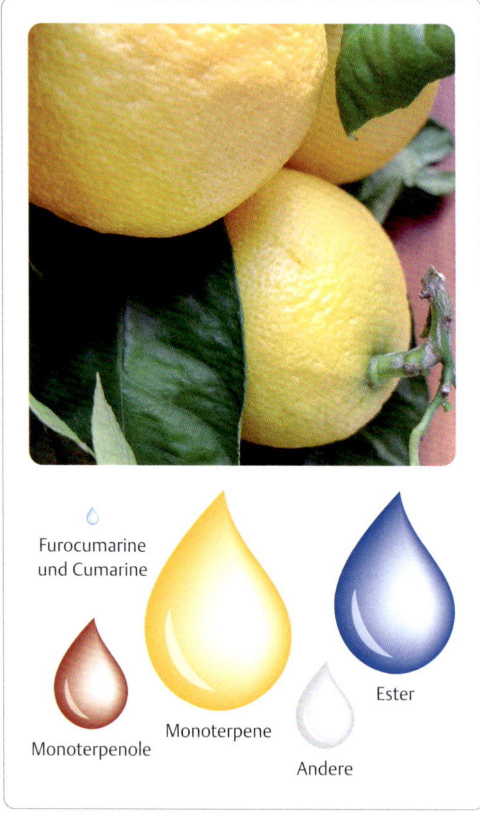

Abb. 7.50 Citrus × bergamia Risso u. Poit.

Nebenwirkungen und Kontraindikationen:
- Das Öl wirkt bei nicht korrekter Anwendung stark photosensibilisierend und photomutagen; furocumarinfreies Bergamotteöl (FCF) wird jedoch in der ganzheitlichen Aromatherapie meistens abgelehnt, da die entspannende Wirkung dann nicht so ausgeprägt und die Haltbarkeit verringert ist.

Wissenschaftliche Arbeiten:
- Eine italienische Grundlagenarbeit berichtet ausführlich die vielfältigen und gut untersuchten Wirkungen der Bergamotte sowie über botanische Besonderheiten (kostenlos erhältlich [710]).
- Bergamotteöl zeigt Effekte auf kardiovaskuläre, Knochen-, Entzündungs- und Hauterkrankungen, Stimmungsschwankungen, Angst,

Schmerzen und Stress. Dieser Review umfasste insgesamt 31 Studien (20 Studien am Menschen mit 1709 Probanden und 11 bei Tieren (Ratten und Mäusen). Die topische Anwendung von Bergamotteöl reduziert den diastolischen und systolischen Blutdruck und könnten einen signifikanten Effekt auf die Verbesserung des psychischen Zustands haben [522].

- Eine sehr gute Übersichtsarbeit über die vielfältige Wirkweise von Bergamotteöl wurde von einem italienischen Team zusammengestellt. Hier werden Studien zur antimikrobiellen, antiinflammatorischen, neuroprotektiven und analgetischen Wirkweise vorgestellt [497].
- In einer japanisch-deutschen randomisierten Cross-over-Studie wurden 41 gesunde Studenten in 3 Gruppen aufgeteilt: Die 1. Gruppe ruhte für 15 Minuten, die 2. Gruppe ruhte und atmete Wasserdampf ein, die 3. Gruppe ruhte, atmete Wasserdampf und Bergamotteöl ein. Danach wurden jeweils Speichelproben entnommen, um den Kortisolstatus festzustellen. Die Ergebnisse in den 3 Gruppen unterschieden sich signifikant voneinander ($p = 0{,}003$). Es konnte gezeigt werden, dass die kombinierte Inhalation von ätherischem Bergamotteöl und Wasserdampf innerhalb einer relativ kurzen Zeitspanne sowohl psychisch als auch physisch positive Effekte hervorruft, eine leichte Sedierung bei den gesunden Probanden wurde als positiv eingestuft [730].
- In einer randomisiert-kontrollierten Untersuchung aus Taiwan atmeten 109 präoperative Ambulanzpatienten entweder Wasserdampf oder Bergamotteöl, beide mittels eine Ultraschallverneblers, ein. Sie füllten eine standardisierte Skala bezüglich ihrer Ängste vor dem bevorstehenden chirurgischen Eingriff aus. Die Verringerung der Angstsymptome war in der Aromatherapiegruppe signifikant, gemessen an unterschiedlichen Parametern für das autonome Nervensystem (zwischen $p = 0{,}001$ und $p = 0{,}0019$; [502]).
- Die Befindlichkeiten von 37 Kindern und Jugendlichen sowie ihrer Eltern wurden in einer randomisierten, placebokontrollierten Doppelblindstudie vor einer Stammzelltransfusion untersucht. Nach der Prozedur und der Inhalation von Bergamotteöl waren bei den Patienten weder Ängste, Übelkeit noch Schmerzen reduziert, die Ängste der Eltern jedoch vermindert (wenn auch nicht statistisch signifikant; [499]).
- 54 gestresste und ängstliche Grundschullehrer setzten sich an 2 Wochentagen jeweils 10 Minuten lang vor einen Ultraschallvernebler mit Bergamotteöl. Parameter wie Blutdruck und Atemfrequenz wurden jeweils vorher und nachher gemessen. Es wurden signifikante und teilweise hochsignifikante Reduktionen des Blutdrucks und der Herzfrequenz beobachtet (mit p-Werten von beispielsweise $p < 0{,}05$; $p < 0{,}01$; $p < 0{,}001$). Insbesondere Teilnehmer mit mittleren bis starken Angstsymptomen profitierten mehr von der Anwendung als solche, die nur leichte Symptome zeigten [110].
- Die Effekte bei topischer Anwendung einer Öle-Mischung aus Lavendel und Bergamotte wurden an 40 gesunden Freiwilligen untersucht. Parameter wie Blutdruck, Puls, Atemfrequenz und Hauttemperatur wurden bestimmt und zusätzlich der emotionale Zustand abgefragt (empfundene Entspannung, Ruhe, Wachheit etc.). Anders als das Placebo verringerte die untersuchte Öle-Mischung signifikant die Pulsfrequenz und den Blutdruck, was auf eine Entspannung des autonomen Nervensystems hindeutet. Die Probanden bewerteten zudem ihren emotionalen Zustand als „ruhiger" und „entspannter" im Vergleich zur Placebogruppe. Laut der Autorin belegen die Ergebnisse, dass diese synergistisch wirkende Öle-Mischung in der Medizin verwendet werden kann, um Depressionen und Ängste zu behandeln [273].
- 58 Hospizbewohner mit Krebserkrankungen im Endstadium erhielten jeweils 7 Tage 5 Minuten lang Handeinreibungen mit Öle-Mischungen aus Bergamotte und Lavendel (zu gleichen Anteilen, 1,5 %ig in 50 ml Mandelöl). Anders als bei der Kontrollgruppe zeigten sich signifikante Verbesserungen bei den Schmerzwerten und bei der Depressivität [111].

7.51 Citrus × junos Sieb ex Tanaka

Yuzu-Zitrone

Herkunft des Namens: citrus, lat. = an Zedernholz erinnernd (cedrus, lat. = aromatisch duftendes Holz); junos ist angelehnt an den japanischen Namen yu no su

Pflanzenteil: Fruchtschalen

Gewinnung: Raspeln der Flavedoschicht, Pressung

Pflanzenfamilie: Rutaceae, Rautengewächse

Das zitronig-herb duftende, deutlich an grüne Mandarinen erinnernde Öl aus der Yuzu-Zitrone ist erst seit einigen Jahren im deutschsprachigen Handel zu finden; Qualitäten aus biologischem Anbau sind kaum erhältlich. Es ist deutlich kostspieliger in der Gewinnung als die bislang bekannten Zitrusöle und wirkt anders als jene **nicht photosensitivierend.** Es wirkt auch nicht stark entspannend – anders als viele bekanntere Zitrusöle – denn es enthält keine Ester, welche durch ihren Stickstoffanteil beim Loslassen helfen.

Dieser kleine, stark mit Stacheln bewehrte Baum (**Abb. 7.51**) entstand aus einer Kreuzung aus Citrus ichangensis und Citrus reticulata var. austera (einer Satsuma-Mandarinenart); er wird in vielen privaten Gärten Japans gepflanzt und hält Kälte relativ gut aus.

Die Frucht, die einer Mandarine ähnelt, ist in Japan und Korea gut bekannt, vermutlich kam sie einst aus China. Sie besitzt eine unebene Schale und ist sehr reich an Kernchen, ihr Saft wird sowohl für herzhafte als auch für süße Gerichte gerne verwendet. Auch spielt sie eine wichtige Rolle bei Reinigungs- und Stärkungsritualen im traditionellen Onsen-Bad; bei Neujahresfeierlichkeiten gilt sie als Überbringerin von Glück, starker Gesundheit und gutem Neuanfang. Das ätherische Öl verliert innerhalb weniger Monate seinen feinen, sanft süßlich-mandarinenähnlichen Duft, die etwas schärfer-grünliche Komponente dominiert dann und die Hautverträglichkeit lässt schnell nach.

Inhaltsstoffe

Monoterpene
- 63–78 % D-(+)-Limonen
- 7–12 % γ-Terpinen
- 2,5 % α-Pinen, 1 % β-Pinen
- 5 % β-Phellandren
- 3 % Myrcen
- je 0,6 % p-Cymen und α-Terpinen

Sesquiterpene
- 3 % Bicyclogermacren, Germacren D
- 1 % Farnesen und β-Elemen
- 0,3 % β-Caryophyllen

Monoterpenole
- bis zu 3 % Linalool und α-Terpineol

Phenole
- Spuren Thymol

Quelle: Aromatics International, Stillpoint Aromatics, [373]

Wichtige Eigenschaften:
- stimmungsaufhellend
- ausgleichend (ZNS)
- je nach Verdünnung erfrischend, sanft anregend
- cholagog, verdauungsfördernd
- antiseptisch auf die Raumluft

Hauptindikationen:
- Angst, Nervosität
- grippale Infekte
- schmerzende Muskulatur
- prämenstruelle Symptome
- Reizdarmbeschwerden
- Cellulite

Nebenwirkungen und Kontraindikationen:
- Dieses ätherische Öl wirkt nicht photosensibilisierend. Bei Überdosierung und bei oxidiertem Öl, v. a. im warmen Badewasser, kann es zu Hautreizungen führen.

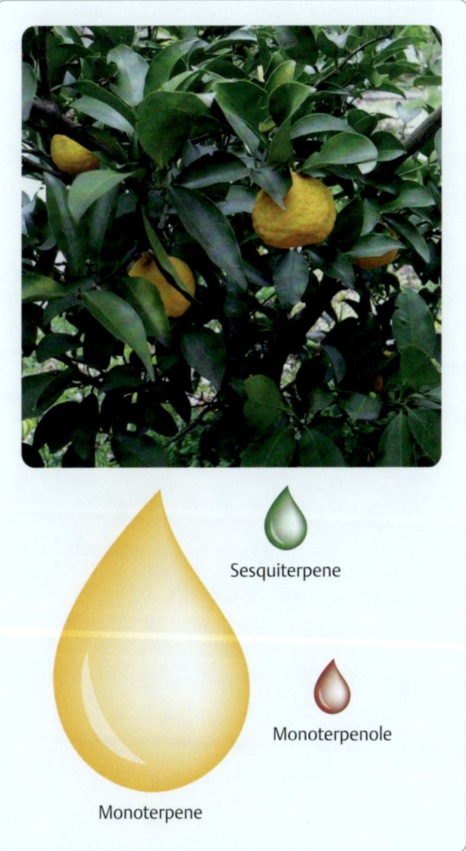

Abb. 7.51 Citrus × junos Sieb ex Tanaka.

Wissenschaftliche Arbeiten:

- In einer einfach verblindeten, randomisierten Crossover-Studie wurde an 17 japanischen Frauen mit prämenstruellen Symptomen die Wirkung des Yuzu-Öles untersucht. Schon im Jahr zuvor hatte das Autorenteam eine ähnliche Studie mit Frauen in ihren Zwanzigern durchgeführt. Sie inhalierten 2-mal während der 2. Zyklushälfte entweder Yuzu- oder Lavendelöl (als Kontrolle) für jeweils 10 Minuten. Die 10-Minuten-Inhalation des Yuzu-Duftes reduzierte signifikant die Herzschlagrate, und zusammen mit den Messungen der Herzfrequenzvariabilität wird anhand dieser Ergebnisse die Aktivität des parasympathischen Nervensystems abgeleitet, welches in Richtung Entspannung schaltete. Zusätzlich verbesserten sich signifikant die emotionalen, im negativen Bereich liegenden Werte der Themenfelder „Anspannung – Angst“, „Ärger – Feindseligkeit“ und „Müdigkeit“, alles übliche innere Achterbahnen bei PMS. Die Autoren stellen fest: „Die prämenstruellen psychoneurophysiologischen Effekte von Yuzu-Duft unterscheiden sich nicht von den Effekten von Lavendel.“ [434]
- 60 Mütter inhalierten Yuzu-Öl, während ihr krankes Kind im selben Raum einer Kinderklinik eine Infusion erhielt. 61 Mütter unter vergleichbaren Umständen bekamen nichts zu inhalieren. Die Mütter in der Duftgruppe litten signifikant weniger unter Ängsten um ihr krankes Kind [704].

7.52 Citrus hystrix DC.

Combava Petit Grain, Kaffernlimette, Kaffir-Limette

Herkunft des Namens: citrus, lat. = an Zedernholz erinnernd (cedrus, lat. = aromatisch duftendes Holz); hystrix, lat. = stachelig, Stachelschwein (die limettenähnliche Frucht hat eine runzelige Schale, fast stachelig)

Pflanzenteil: Zweige und Blätter

Gewinnung: Destillation, gelegentlich auch Destillation der Fruchtschale

Pflanzenfamilie: Rutaceae, Rautengewächse

Ganz anders als die anderen Petit-Grain-Öle erinnert dieser intensiv zitronige Duft eher an Citronella und Zitronen-Eukalyptus. Die ungewöhnlich aussehenden Blätter (wie Doppelblätter, **Abb. 7.52**) dieses hitzeliebenden Zitrusbaumes sind ein wichtiger Bestandteil der thailändischen Küche. Der selten erhältliche Duft ist ideal für Raumsprays, da er nicht nur erfrischend duftet, sondern in der Erkältungszeit auch noch seine antivirale Wirkung entfaltet.

Das aus der Fruchtschale destillierte ätherische Öl weist eine andere Zusammensetzung auf, duftet dementsprechend völlig anders.

Die im deutschsprachigen Raum gebräuchliche Bezeichung Kaffir-Limette wirkt auf Menschen mit dunkler Hautfarbe beleidigend, denn der Begriff „Kaffir“ entspricht dem „N-Wort“.

Inhaltsstoffe

Monoterpene
- 2,13 % Sabinen
- 0,74 % Myrcen
- 0,67 % γ-Terpinen und trans-β-Ocimen
- 0,12 % α-Pinen
- 0,14 % β-Pinen
- 0,14 % D-(+)-Limonen
- 0,07 % Terpinolen
- <0,05 % δ-3-Caren
- <0,05 % β-Phellandren

Monoterpenole
- 4,87 % Citronellol
- 3,50 % Linalool
- 1,03 % Isopulegol
- 0,48 % Neoisopulegol
- 0,21 % Terpineol-4
- 0,20 % Geraniol

Sesquiterpene
- 1,07 % β-Caryophyllen
- 0,24 % Cadinen
- 0,21 % α-Humulen

Sesquiterpenole
- 0,80 % trans-Nerolidol

Monoterpenaldehyde
- 75,26 % Citronellal

Monoterpenester
- 1,58 % Citronellylacetat
- 0,62 % Geranylacetat

Oxide
- 0,09 % cis-Linalooloxid
- 0,08 % trans-Linalooloxid

Quelle: Florentia

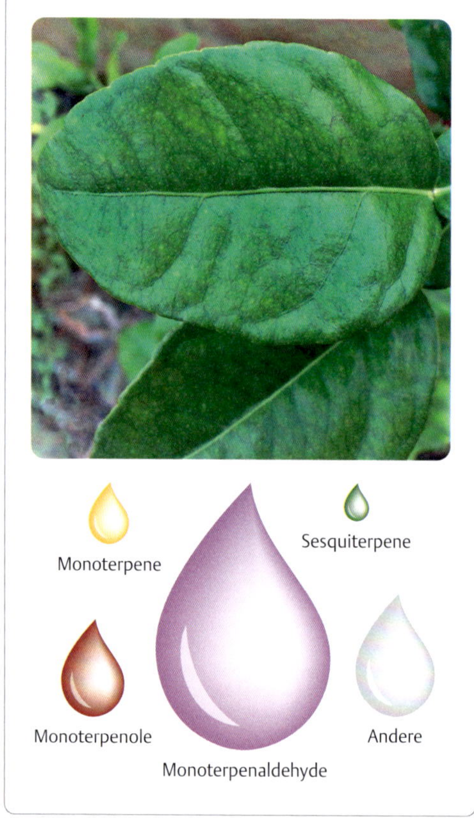

Abb. 7.52 Citrus hystrix DC.

Wichtige Eigenschaften:
- stark antiviral
- antimykotisch
- spasmolytisch
- antiinflammatorisch
- leicht analgetisch
- sedativ und ausgleichend
- immunmodulatorisch
- luftreinigend

Hauptindikationen:
- grippale Infekte
- Kinderkrankheiten
- Warzen
- rheumatische Erkrankungen
- Herpeserkrankungen
- Fußpilz
- gereizte, nervöse Zustände
- antiseptische Raumsprays

Nebenwirkungen und Kontraindikationen:

- Zu Allergien neigende Haut kann auf den Hauptinhaltsstoff Citral, auch wenn er erst leicht oxidiert ist, reagieren. Es wird empfohlen, das Öl nur in 0,7 %iger Verdünnung anzuwenden [695].
- Wenn das Öl honiggelb und zähflüssig wird, ist es möglicherweise bereits fortgeschritten oxidiert.

7.53 Citrus limon (L.) Osbeck

Zitrone

Synonym: Citrus × limonum Risso

Herkunft des Namens: citrus, lat. = an Zedernholz erinnernd (cedrus, lat. = aromatisch duftendes Holz); laimun, arab. = Zitrone

Pflanzenteil: Fruchtschalen

Gewinnung: Raspeln der Flavedoschicht, Pressung

Pflanzenfamilie: Rutaceae, Rautengewächse

Fertigpräparate: z. B. GeloSitin Nasenpflege (Sesamöl mit Orangen- und Zitronenöl, anzuwenden bei trockener und gereizter Nasenschleimhaut)

Das vielseitig einsetzbare und fast immer beliebte, zudem preiswerte Öl aus Citrus limon (L.) Osbeck (**Abb. 7.53**) eignet sich sowohl zur effektiven Raumdesinfektion wie auch zur Unterstützung bei Konzentrationsstörungen. Die „schönen Bäume“, die in der Bibel erwähnt werden, könnten **Citrus medica** gewesen sein, die Zedratzitrone. Diese Zitrone wurde, wie die Pomeranze, fast nur zu medizinischen Zwecken genutzt, z. B. zur Anregung oder Beruhigung der Verdauung, gegen Husten, bei Verstimmungen. Da sie fast nur aus der gelben Flavedoschicht besteht, wird sie heute für die Zitronatherstellung angebaut.

Inhaltsstoffe

Monoterpene

- 64 % D-(+)-Limonen
- 15 % β-Pinen
- 10,5 % γ-Terpinen
- 2,9 % α-Pinen
- 0,7 % α-Thujen
- 1,9 % β-Myrcen
- Camphen
- trans-Ocimen
- Sabinen

Sesquiterpene

- β-Caryophyllen
- 0,35 % β-Bisabolen

Monoterpenole

- Geraniol
- Nerol
- Linalool
- Terpineol-4
- 0,05 % α-Terpineol

Aldehyde

- 0,82 % Geranial
- 0,48 % Neral
- Citronellal
- Nonanal, Octanal, Decanal

Ester

- 0,27 % Nerylacetat
- 0,25 % Geranylacetat
- Citronellylacetat

Andere

- Cumarine und Furocumarine, z. B.
- 0,6 % Bergapten, 0,2 % Bergamottin

Quelle: Golgemma

Wichtige Eigenschaften:

- antiviral
- antiseptisch (Raumluft)
- phlebotonisch
- antikoagulierend
- litholytisch
- immunmodulatorisch
- leicht sedativ

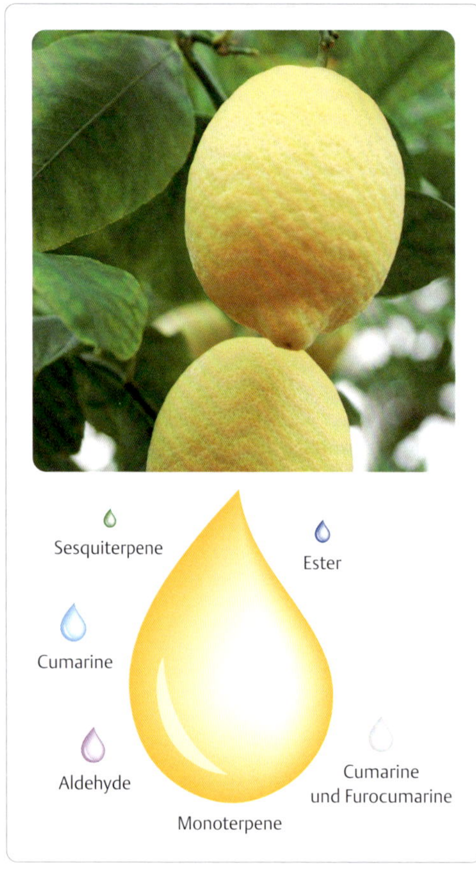

Abb. 7.53 Citrus limon (L.) Osbeck.

Hauptindikationen:

- Phlebitis
- Thrombose
- Varizen
- Infektionen der Atemwege, besonders Pharyngitis
- Durchfall (Diarrhö)
- Leberinsuffizienz
- Gallensteine, Nierensteine, Nierenkoliken
- Schlafstörungen
- zur Raumdesinfektion

Nebenwirkungen und Kontraindikationen:

- Bei guter Qualität und normaler Haut wirkt das Öl nicht oder kaum photosensibilisierend.
- Bei Überdosierung und bei oxidiertem Öl, v. a. im warmen Badewasser, kann es zu Hautreizungen führen.

Wissenschaftliche Arbeiten:

- Um die Reaktion von Zitronenöl bei Prüfungsangst zu testen, ließ eine Doktorandin einen Teil einer Gruppe von 39 Collegeabsolventen, die im Pflegebereich ausgebildet wurden, eine Prüfung des Examens in einem mit Zitronenöl bedufteten Raum schreiben. Die anderen Studenten arbeiteten in einem unbedufteten Raum. Die „Zitronengruppe“ zeigte einen signifikanten Rückgang der Prüfungsangst auf einer standardisierten Skala ($p = 0{,}10$; [308]).
- In einer polnischen Arbeit wurde gezeigt, dass Zitronenöl wirksam bei 3 Candida-Stämmen ist (Candida albicans, Candida tropicalis and Candida glabrata). Es kann also gut in antimykotische Mischungen gegeben werden [60].
- Zitronen-, Rosen- und Lavendelöldämpfe wurden an Mäusen während standardisierter Stresssituationen getestet und mit diversen Medikamenten wie Dopaminantagonisten verglichen. Eine antidepressive Wirkung von Zitronenöl wird über die Beeinflussung des serotonergen Stoffwechselweges, speziell durch Beeinflussung der 5-HT(1A)-Rezeptoren (Serotoninrezeptoren), erklärt [355].
- 60 gesunde Frauen und Männer wurden Schmerzen durch Extremkälte ausgesetzt, während sie den Duft von Zitronenöl oder den Geruch von Maschinenöl oder keinen Duft einatmeten. Nach 5 Minuten war das Schmerzempfinden in beiden Geruchsgruppen intensiver, nach 15 Minuten wurde der Schmerz in der Gruppe mit dem unangenehmen Geruch als stärker bewertet [425].
- 16 ältere Frauen erhielten jeweils 3-mal pro Woche je 20 Minuten Aromamassage mit Zitrone, Kamille, Lavendel und Rosmarin, 20 ältere Frauen wurden zur Kontrolle ohne ätherische Öle behandelt. 3 Wochen wurde behandelt, es folgte 1 Woche Pause, anschließend wurde wieder 2 Wochen behandelt. Verzeichnet wurden signifikant weniger Angst und eine Steigerung des Selbstwertgefühles [566].

7.54 Citrus paradisi Macfad.

Grapefruit

Herkunft des Namens: citrus, lat. = an Zedernholz erinnernd (cedrus, lat. = aromatisch duftendes Holz); paradisus, lat. = Paradies (Bezug zu dem Apfel im Garten Eden oder dem feinen Duft)

Pflanzenteil: Fruchtschalen

Gewinnung: Raspeln der Flavedoschicht, Pressung

Pflanzenfamilie: Rutaceae, Rautengewächse

Das Öl (**Abb. 7.54**) verströmt einen liebenswerten Duft, dem sich niemand verwehren kann. Es ist v. a. geeignet für Menschen, denen Orange/Mandarine zu süß und Zitrone/Limette zu sauer sind. Es gibt eine Ölqualität (complet), für die das Fruchtfleisch destilliert wird und die besonders angenehm fruchtig duftet. Die Pigmente in den rosa gefärbten Grapefruits gehören nicht zur Gruppe der Anthocyane wie bei den Blutorangen (welche bei kalten Nachttemperaturen entstehen), sondern es handelt sich um Lycopene und Carotine.

Citrus grandis (L.) Osbeck und Citrus maxima (Burm.) Merr., die Pampelmuse, ist die größere Verwandte; Pampelmusenöl ist jedoch selten bei uns erhältlich.

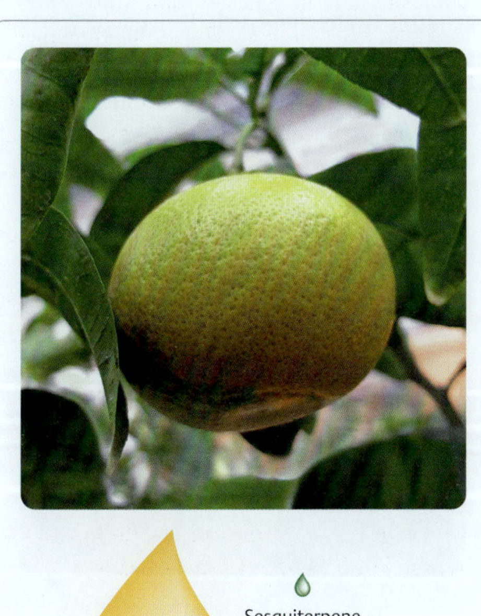

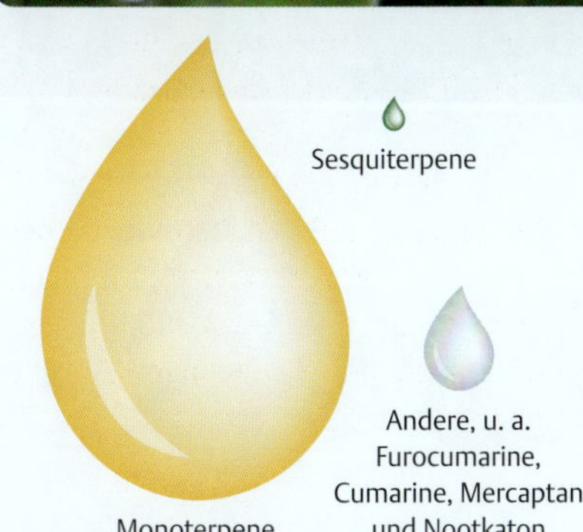

Abb. 7.54 Citrus paradisi Macfad.

Inhaltsstoffe

Monoterpene
- 95 % D-(+)-Limonen

Sesquiterpenketone
0,5 % (+)-Nootkaton

Aldehyde
- Spuren Nonanal, Decanal, Citral, Citronellal

Cumarine und Furocumarine
- jeweils Spuren Bergapten, Aurapten, Limettin, Bergaptol

Aromatische Ester
- jeweils Spuren Benzylbenzoat, Benzylsalicylat, Benzylcinnamat

Aldehyde
- jeweils Spuren α-Amylzimtaldehyd, α-Hexylzimtaldehyd

Andere
- in Spuren Mercaptane:
  - 1-p-Menthen-8-thiol
  - 4-Mercapto-4-methylpentan-2-on

Quelle: Florentia

Wichtige Eigenschaften:
- adstringierend
- (atmosphärisch) antiseptisch
- leicht aquaretisch
- psychisch aufhellend

Hauptindikationen:
- Cellulite
- gestaute/fettige Haut, Akne
- Niedergeschlagenheit
- nervöse Erschöpfung

Nebenwirkungen und Kontraindikationen:
- Bei guter Qualität und normaler Haut wirkt das Öl nicht oder kaum photosensibilisierend.
- Bei Überdosierung und bei oxidiertem Öl, v. a. im warmen Badewasser, kann es zu Hautreizungen führen.

Wissenschaftliche Arbeiten:
- Untersucht wurde die Reaktion des autonomen Nervensystems von Nagetieren auf Grapefruit- und Lavendelöl. Es stellte sich heraus, dass durch eine olfaktorische Stimulation mit Grapefruitöl Fettgewebe abgebaut wurde, der Blutdruck anstieg und sich die Aufnahme von Nahrung verringerte (gesteigerte Aktivität des sympathischen Nervensystems); Lavendelöl löste die gegenteiligen Prozesse aus [492].
- Es ist immer wieder zu lesen, dass Grapefruitöl (auch zusammen mit Vanilleextrakt) zur Gewichtsreduktion beitragen kann. In einem kleinen 3-wöchigen Experiment mit übergewichtigen Ratten konnte dies bestätigt werden. Die Nager nahmen nach der 2. Woche einer Beduftungsmaßnahme – trotz „Cafeteria-Mahlzeiten" mit Keksen und Schokolade – signifikant ab ($p < 0,05$): Dazu wurde lediglich 3-mal wöchentlich für 15 Minuten ein Gazestück, das mit verdünntem Grapefruitöl getränkt war, auf die obere Fläche des Käfigs gelegt [180].

7.55 Citrus reticulata Blanco (Blätter)

Petit Grain Mandarinier

Herkunft des Namens: citrus, lat. = an Zedernholz erinnernd (cedrus, lat. = aromatisch duftendes Holz); reticulatus, lat. = netzartig (auf die weißen netzartig verteilten „Fädchen" auf dem Fruchtfleisch bezogen)

Pflanzenteil: Blätter und Zweige

Gewinnung: Wasserdampfdestillation

Pflanzenfamilie: Rutaceae, Rautengewächse

Das seltene ätherische Öl (**Abb. 7.55**) hat einen eigenartig strengen Geruch. Es ist sehr wertvoll

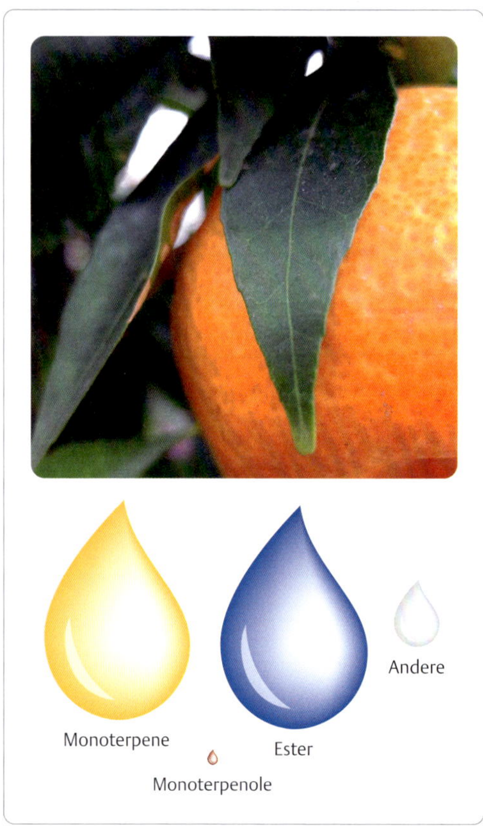

Abb. 7.55 Citrus reticulata Blanco (Blätter).

in der Psycho-Aromatherapie, da es stark stimmungsaufhellend wirken kann.

Inhaltsstoffe

Monoterpene
- 20,61 % γ-Terpinen
- 10,25 % p-Cymen
- 9,3 % D-(+)-Limonen
- 2,73 % α-Pinen
- 2,58 % β-Pinen
- 0,12 % trans-β-Ocimen
- 0,75 % β-Myrcen
- 0,42 % Terpinolen
- 0,02 % δ-3-Caren

Monoterpenole
- 0,14 % Linalool
- 0,09 % Terpineol-4

Monoterpenaldehyde
- 0,05 % Neral

Aromatische Aldehyde
- 0,01 % Cuminal

Aromatische Ester
- 48,12 % Methyl-N-Methylanthranilat
- 0,08 % Methylanthranilat

Monoterpenphenole
- 0,17 % Thymol
- 0,02 % Carvacrol

Quelle: Florentia

Wichtige Eigenschaften:
- stark stimmungsaufhellend
- sedativ
- spasmolytisch
- analgetisch

Hauptindikationen:
- Unruhe, nervöse Anspannung
- ADHS
- Stimmungsschwankungen
- Trauer, Schock
- Schmerzen, insbesondere mit psychischem Hintergrund

Nebenwirkungen und Kontraindikationen:
- Bei den üblicherweise eingesetzten Verdünnungen sind keine Nebenwirkungen zu erwarten.
- Aufgrund des sehr strengen Geruchs sollte es gut verdünnt werden!
- Aufgrund des hohen Gehaltes an Methyl-N-Methylanthranilat wirkt es photosensitivierend, doch normalerweise wird es hoch verdünnt angewendet, da es so extrem stark duftet, somit fällt diese unerwünschte Nebenwirkung eher nicht ins Gewicht [695].

7.56 Citrus reticulata Blanco (Fruchtschale)

Mandarine(nschale)

Herkunft des Namens: citrus, lat. = an Zedernholz erinnernd (cedrus, lat. = aromatisch duftendes Holz); reticulatus, lat. = netzartig (auf die weißen netzartig verteilten „Fädchen" auf dem Fruchtfleisch bezogen)

Pflanzenteil: Fruchtschalen

Gewinnung: Raspeln der Flavedoschicht, Pressung

Pflanzenfamilie: Rutaceae, Rautengewächse

Als Besonderheit enthält das Öl aus den Schalen der Mandarine (**Abb. 7.56**) Ester der Anthranilsäure, welche in unserem Gehirnstoffwechsel vorkommt. Da es ein risikoarmes Öl ist, wird es vorzugsweise bei unruhigen Kindern und bei schwangeren Frauen, die seelische Stabilität suchen, angewendet. Dieses Öl zeichnet sich durch eine balancierende Wirkung auf das ZNS aus. Clementinenöl wirkt ähnlich, jedoch möglicherweise schwächer.

„Mandarine grün" wird früher und somit noch nicht ganz reif geerntet und verarbeitet (Oktober/November); „Mandarine rot" wird im vollreifen Zustand im Januar zu Öl gepresst, es duftet etwas süßer. Aus den Blättern des Mandarinenbaumes wird ein sehr herbes ätherisches Öl gewonnen, es hat eine besonders ausgeprägte Wirkung auf die Psyche, vgl. Kap. 7.54 (S. 404).

Inhaltsstoffe

Monoterpene
- 65,30–74,52 % D-(+)-Limonen (71,73 %)*
- 16,22–22,75 % γ-Terpinen (15,99 %)*
- 2,0–2,74 % α-Pinen
- 1,56–1,95 % Myrcen
- 1,38–2,09 % β-Pinen (1,49 %)*
- 0,72–1,0 % Terpinolen
- 0,12–0,78 % p-Cymen (1,98 %)*
- 0,03–0,11 % α-Phellandren

Sesquiterpene
- 0,1 % α-Humulen
- 0,06–0,14 % β-Caryophyllen
- α-Selinen
- α-Farnesen

Monoterpenole
- 0,03–0,18 % Linalool
- 0,03 % Citronellol
- Geraniol
- Terpineol-4

Aldehyde
- 0,12–0,525 α-Sinensal
- Citronellal
- Decanal
- Octanal

Ester
- 1,5 % Methyl-N-Methylanthranilat
- Nerylacetat
- Geranylacetat
- Citronellylacetat

Andere
- Cumarine und Furocumarine

* Angaben in Klammern entsprechen den Werten von Mandarine grün.
Quelle: Farfalla

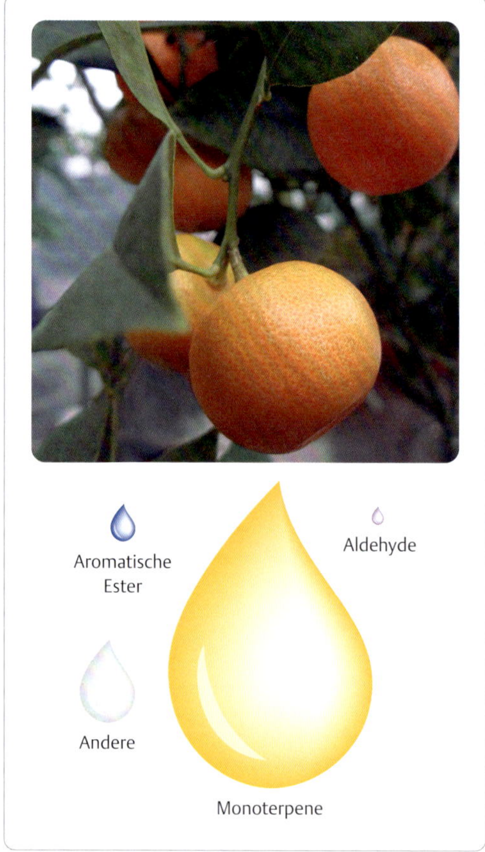

Abb. 7.56 Citrus reticulata Blanco (Fruchtschale).

Wichtige Eigenschaften:
- stark sedativ
- spasmolytisch
- cholagog

Hauptindikationen:
- Unruhe, nervöse Anspannung
- Disstress
- Schlafstörungen
- Reizbarkeit, Ängste
- Singultus
- Gastralgie, Obstipation, Dyspepsie

Nebenwirkungen und Kontraindikationen:
- Bei guter Qualität und normaler Haut wirkt das Öl nicht oder kaum photosensibilisierend.
- Bei Überdosierung und bei oxidiertem Öl, v. a. im warmen Badewasser, kann es zu Hautreizungen führen.

7.57 Citrus sinensis L. Osbeck

Orange, Apfelsine

Herkunft des Namens: citrus, lat. = an Zedernholz erinnernd (cedrus, lat. = aromatisch duftendes Holz); sinensis, lat. = aus China, chinesisch

Pflanzenteil: Fruchtschale

Gewinnung: Raspeln der Flavedoschicht, Pressung

Pflanzenfamilie: Rutaceae, Rautengewächse

Fertigpräparate: z. B. GeloSitin Nasenpflege (Sesamöl mit Orangen- und Zitronenöl, anzuwenden bei trockener und gereizter Nasenschleimhaut)

Dieses Öl wird gerne zur Abrundung in entspannend wirksamen Mischungen eingesetzt. Pigmentierte oder Blutorangen ähneln den „normalen" Orangen, werden jedoch unter Bedingungen kultiviert, die die Bildung der roten Pigmente fördern. Diese Anthocyane kommen auch in anderen Pflanzen vor. Bei Orangen (**Abb. 7.57**) entstehen sie nur, wenn im Herbst und Winter sehr niedrige Nachttemperaturen herrschen. Orangenschalenöl lässt sich statt Reinigungsbenzin sehr gut zum Reinigen und zum Ablösen von Etiketten und Pflastern verwenden. Gemischt mit Alkohol und waschaktiven Tensiden wird es auch in einer Serie umweltfreundlicher Reinigungsmittel (z. B. Oranex) verkauft.

Inhaltsstoffe

Monoterpene
- etwa 80 % D-(+)-Limonen
- über 10 % weitere Monoterpene

Monoterpenole
- 1,8 % (+)-Linalool
- 1,3–1,6 % cis- und trans-Carveol
- 0,7 % (+)-α-Terpineol
- 0,4 % Geraniol

Aldehyde
- 1,1 % n-Decanal
- 0,5 % n-Octanal
- 0,5 % Citronellal

Ketone
- 1,8 % Carvon
- 0,7 % α-Ionon

Cumarine und Furocumarine
- Aurapten, Bergaptol, Isoimperatorin

Quelle: [191]

Wichtige Eigenschaften:
- sedativ
- antiseptisch (Raumluft)
- karminativ
- choleretisch
- adstringierend

Hauptindikationen:
- Nervosität, Angst
- Stresssymptome
- Schlafstörungen
- Obstipation, Meteorismus
- Cellulite

Nebenwirkungen und Kontraindikationen:
- Bei guter Qualität und normaler Haut wirkt das Öl nicht oder kaum photosensibilisierend
- Bei Überdosierung und bei oxidiertem Öl, v. a. im warmen Badewasser, kann es zu Hautreizungen führen.

Anmerkung:
- Es gibt ein Blütenöl aus dieser Pflanze, das sich „Neroli Portugal" nennt, dem Neroli aus Citrus × aurantium therapeutisch jedoch unterlegen sein soll.

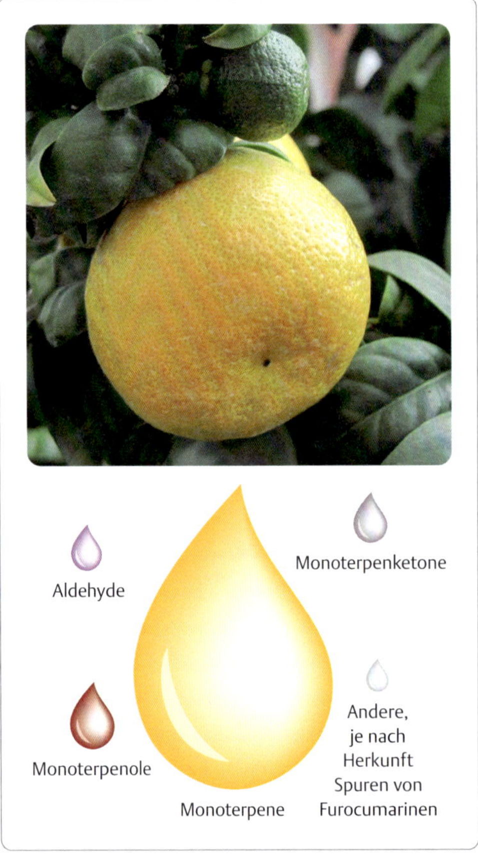

Abb. 7.57 Citrus sinensis L. Osbeck.

Wissenschaftliche Arbeiten:

- Der Hauptinhaltsstoff von Orangenöl und einigen anderen Agrumenölen ist (D)-(+)-Limonen. Dieser wird seit vielen Jahren untersucht und gilt inzwischen als antitumoral wirksam. Da die wenigen klinischen Studien erst an einzelnen „hoffnungslosen" Fällen durchgeführt worden sind, konzentrieren sich die Untersuchungen derzeit auf die Prävention. (D)-(+)-Limonen lagert sich im Fettgewebe, vorzugsweise des Gesäßes, ab und kann dort einige Tage verbleiben, wie an 7 Probanden, die 4 Wochen lang Limonade aus echten Zitronen trank, festgestellt wurde [459]. Bei Mäusen lagert sich sowohl eingenommenes als auch äußerlich aufgetragenes Limonen im Brustgewebe ab; nach der Anwendung eines Massageöles für die weibliche Brust konnte die Bioverfügbarkeit und Sicherheit auch bei der menschlichen Anwendung bestätigt werden [461]. In einer weiteren Untersuchung nahmen 43 Frauen mit frischer Brustkrebsdiagnose vor der jeweiligen Operation 2–6 Wochen lang je 2 g Limonen ein. Neben der Ansammlung von Limonen im Brustgewebe zeigte sich, dass das Cyclin D um 22 % zurückging. Dieser Stoff, der Bestandteil des gesunden Zellstoffwechsels ist, wird bei der Tumorentwicklung im Übermaß gebildet; möglicherweise kann durch dessen Regulierung die Entstehung von Brustkrebs verhindert werden [462].
- In einer iranischen Studie wurde Orangenduft vor und während einer chirurgischen Backenzahnextraktion in die Raumluft gegeben, in der Kontrollgruppe erfolgte keine Duftgabe (je 28 Patienten). Da Paramenter wie Blutdruck, Puls- sowie Atemfrequenz in der Duftgruppe signifikant sanken ($p < 0{,}05$), gehen die Autoren davon aus, dass Orangenduft die Angst während einer solchen zahnärztlichen Intervention reduzieren kann [247].
- 40 Probanden wurden einer angstauslösenden Situation ausgesetzt und inhalierten unterschiedliche Mengen an Orangen- oder Teebaumöl bzw. Wasser als Kontrollsubstanz. Die Autoren halten fest [221]: „Die vorliegenden Resultate deuten auf eine starke anxiolytische Wirkung hin und geben eine gewisse wissenschaftliche Bestätigung, dieses Öl als Beruhigungsmittel (Tranquilizer) einzusetzen."
- 12 Brustkrebspatientinnen erhielten 2-mal wöchentlich 4 Wochen lang jeweils 30 Minuten Aromastreichungen mit in Jojobaöl verdünnten ätherischen Ölen von Orangen(schale), Lavendel und Sandelholz, und ihre psychologischen und immunologischen Parameter wurden aufgenommen. Die Ängste reduzierten sich, jedoch nicht die Depressionen. Der Leukozyten- und der Lymphozytenanteil erhöhten sich signifikant nach der 8. Behandlung, die $CD16^+$-Lymphozyten (Killerzellen) waren signifikant reduziert [290].
- Für diese Dissertationsarbeit im Cross-over-Design an 40 älteren Menschen, welche 4 Wochen lang Flaschen mit Dochten (duftgefüllt

bzw. paraffingefüllt) in die Nähe des Bettes gestellt bekamen (unterhalb der Riechschwelle), wurden die Schlafqualität, die Tiefe der Atmung und die depressiven Zustände untersucht. Paraffin wurde als Kontrollsubstanz eingesetzt. Die Depressionswerte verbesserten sich hochsignifikant bei beiden Düften, bei Lavendel jedoch in stärkem Ausmaß (Orange: $p < 0,05$; Lavendel: $p < 0,01$; [166]).

- In einem placebokontrollierten Versuch wurde 39 gesunden Freiwilligen zwischen 18 und 48 Jahren ohne Beteiligung der Nase (Atemmaske) ätherisches Öl oder Placebo auf den unteren Bauch massiert. Die Orangenölanwendung (20 % in Mandelöl) nahm einen signifikanten Einfluss auf die Parameter, die auf eine gesteigerte Aktivität des parasympathischen Nervensystems hindeuten ($p = 0,038$; $p = 0,036$), zudem verbesserte sich die subjektive Stimmung der Probanden ($p = 0,012$); topisch angewendetes Orangenöl wirkt somit entspannend und ausgleichend [276].
- 200 Patienten einer österreichischen Zahnarztpraxis zwischen 18 und 77 Jahren wurden in 4 gleich große Gruppen aufgeteilt: Bei 2 Gruppen wurde der Raumluft entweder Orangen- oder Lavendelduft zugesetzt, 1 Gruppe wurde mit Musik beruhigt, die Kontrollgruppe verbrachte das Warten auf die zahnärztliche Behandlung ohne besondere Maßnahmen. Während des Aufenthaltes im Wartezimmer wurden der Angstlevel sowie die Stimmung, Wachheit und Ruhe erfasst. Beide Duftgruppen zeigten weniger Angst als die Patienten in den Räumen ohne Raumbeduftung, sodass die Autoren daraus schließen, dass Düfte Angst vor Zahnarztbehandlungen reduzieren können [390].

7.58 Commiphora guidottii Chiov. ex Guid.

Opoponax, Süße Myrrhe

Herkunft des Namens: kommi, gr. = aus einer Akazienart gewonnener Klebstoff zur Einbalsamierung von Leichen, -phoros, gr. = -tragend; nach dem Botaniker R. Guidotti

Pflanzenteil: Harz

Gewinnung: Wasserdampfdestillation oder Solventextraktion

Pflanzenfamilie: Burseraceae, Balsambaumgewächse

In Frankreich wird dieses ätherische Öl „Süße Myrrhe" genannt, die bei uns bekannte Myrrhe ist dagegen die „Bittere Myrrhe". Opoponaxöl (**Abb. 7.58**) duftet tatsächlich leicht süß-balsamisch und ist deswegen v. a. als Fixativ in der Parfümindustrie begehrt. Es wird selten in der Aromatherapie angewendet, obwohl es starke antiinflammatorische Eigenschaften hat. Es gibt ein ätherisches Öl aus Acacia farnesiana, das ebenfalls Opoponax genannt wird.

Inhaltsstoffe

Monoterpene

- 33–47 % trans-β-Ocimen

Sesquiterpene

- 14–22 % cis-α-Bisabolen
- 3–17 % α-cis-Bergamotten
- 16 % α-Santalen

Quelle: [191], [378], [695]

Wichtige Eigenschaften:

- stark antiinflammatorisch
- antiviral
- granulationsfördernd
- sekretolytisch

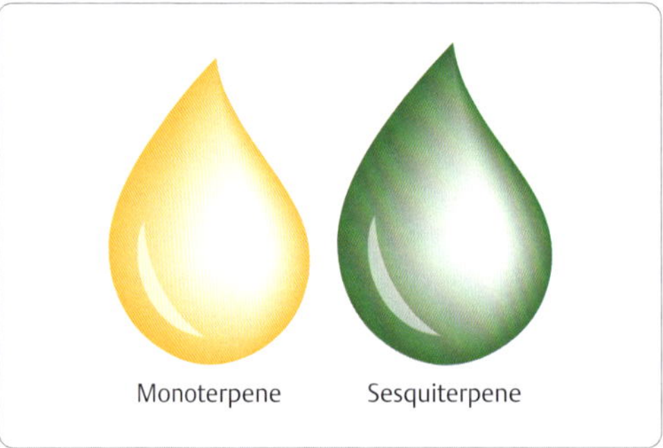

Abb. 7.58 Commiphora guidottii Chiov. ex Guid.

Hauptindikationen:

- infektiöse Enterokolitis
- Dermatosen, Hautulzeration

Nebenwirkungen und Kontraindikationen:

- Bei den üblicherweise eingesetzten Verdünnungen sind keine Nebenwirkungen zu erwarten, eventuell wirkt es leicht photosensitivierend [695].

7.59 Commiphora molmol (Engl.) Engl. ex Tschirch

(Echte) Myrrhe

Synonym: Commiphora myrrha (Nees) Engl., Commiphora abyssinica (Engl.) Engl.

Herkunft des Namens: kommi, gr. = aus einer Akazienart gewonnener Klebstoff zur Einbalsamierung von Leichen, -phoros, gr. = -tragend; mor, Somali = Myrrhe

Pflanzenteil: Harz

Gewinnung: Wasserdampfdestillation, Solventextraktion oder CO_2-Extraktion

Pflanzenfamilie: Burseraceae, Balsambaumgewächse

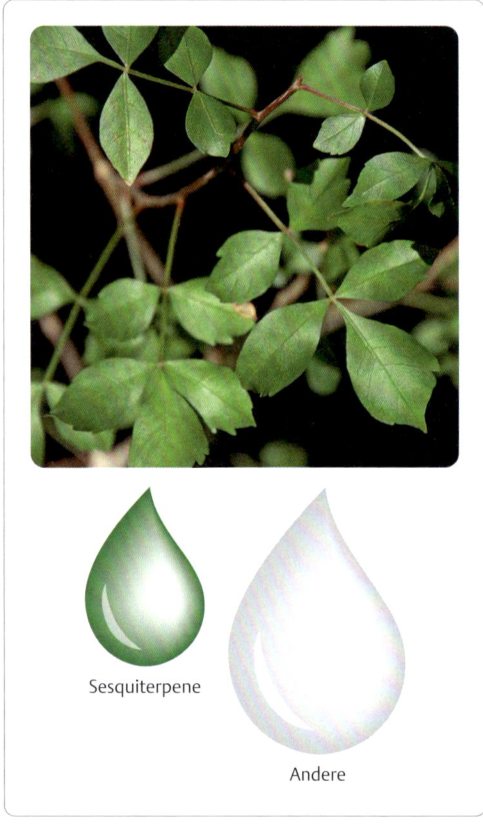

Abb. 7.59 Commiphora molmol (Engl.) Engl. ex Tschirch.

Fertigpräparate: z. B. Myrrhinil-Intest (Kombination aus Myrrhe, Kamille und Kaffeekohle)

Dieser blattarme, dafür dornenreiche kleine Baum (**Abb. 7.59**) bewohnt wie der Weihrauchbaum heiße und trockene Gegenden im Osten Afrikas. Je nach Herkunft und Herstellungsverfahren können sich die Mengen der Inhaltsstoffe sehr unterscheiden, ein hoher Anteil an Furanoeudesma-1,3-dien sorgt für eine ausgeprägte schmerzlindernde Wirkung [143]. Bekannt ist der alkoholische Extrakt aus dem Myrrhenharz, das wie das Opoponax aus Somalia kommt, in der Zahnmedizin, denn er hat eine ausgesprochen heilende Wirkung auf wundes und entzündetes Zahnfleisch. Weihrauch und Myrrhe sowie Gold waren die biblischen Geschenke der Heiligen Drei Könige an Jesus.

Inhaltsstoffe

Sesquiterpenverbindungen
- 27,74 % Furanoeudesma-1,3-dien
- 24,90 % Curzeren (Isofuranogermacren)
- 8,62 % Lindestren
- 4,08 % β-Elemen
- 1,32 % γ-Cadinen
- 0,74 % δ-Cadinen

Quelle: Farfalla

Wichtige Eigenschaften:
- stark antiviral
- stark antiinflammatorisch
- granulationsfördernd
- sekretolytisch
- hormonell ausgleichend
- psychisch stabilisierend

Hauptindikationen:
- virale Hepatitis
- Dysenterie, Diarrhö
- Wunden, Narben, Geschwüre
- Rhagaden, Dekubitus
- Aphthen, Stomatitis
- Husten, Bronchitis
- Disstress

Nebenwirkungen und Kontraindikationen:
- Bei den üblicherweise eingesetzten Verdünnungen sind keine Nebenwirkungen zu erwarten.

Wissenschaftliche Arbeiten:
- In einer In-vitro-Studie wurde an der Universität Leipzig festgestellt, dass ethanolischer Myrrheextrakt aufgrund kalziumantagonistischer Effekte Spannungen und Kontraktionen an präpariertem Darmgewebe (von Ratten) löste. Die Autoren schlagen den Myrrheextrakt zur Behandlung von Reizdarmsymptomen vor [715].
- Eine Kombination aus Myrrhe, Kamille und Kaffeekohle (Myrrhinil) wurde in einer randomisierten Doppelblindstudie an 96 Patienten mit Colitis ulcerosa mit der Standardmedikation durch Mesalazin verglichen. Erste Ergebnisse deuten darauf hin, dass diese natürliche Zubereitung nicht nur sehr gut verträglich ist, sondern dem chemischen Medikament ebenbürtig sein könnte [376].
- 16 Schulkinder mit atopischem Ekzem (Neurodermitis), die nicht auf die übliche Medikation ansprachen, erhielten 8 Wochen lang jeden Tag entweder von ihren Müttern durchgeführte Streichungen mit ätherischen Ölen sowie Aromabäder (Myrrhe, Deutsche Kamille, Benzoe und andere) oder Massagen ohne Düfte. In beiden Gruppen zeigten sich signifikante Verbesserungen die Hautirritationen und nächtlichen Störungen betreffend [23].

7.60 Copaifera officinalis L.

Copaiva(balsam)

Destillierte Pflanzen mit identischem deutschem Ölenamen: Copaifera reticulata Ducke, das Öl kann aus weiteren Arten gewonnen werden

Pflanzenteil: Harzbalsam

Gewinnung: Solventextraktion, auch Destillation

Pflanzenfamilie: Leguminosae, Hülsenfrüchtler

Aus dem nördlichen Südamerika stammt dieser bis zu 18 m hohe Baum. Er liefert in seiner Heimat eine wertvolle Medizin (**Abb. 7.60**), um **Geschlechtskrankheiten** und Erkrankungen des Harntraktes zu behandeln. Zudem wenden die Amazonas-Indianer das pure Harz äußerlich an, um lokale Schmerzen zu stillen, die Narbenbildung zu beschleunigen, Entzündungen zu stoppen und die Durchblutung zu fördern. Sein angenehm holziger Duft wird in der Parfümindustrie sehr geschätzt.

Inhaltsstoffe

Sesquiterpene
- 50–53 % β-Caryophyllen
- 15–16 % α-Copaen
- 7–10 % trans-Bergamotten
- 3–3,5 % α-Cubeben

Quelle: [191], [378]

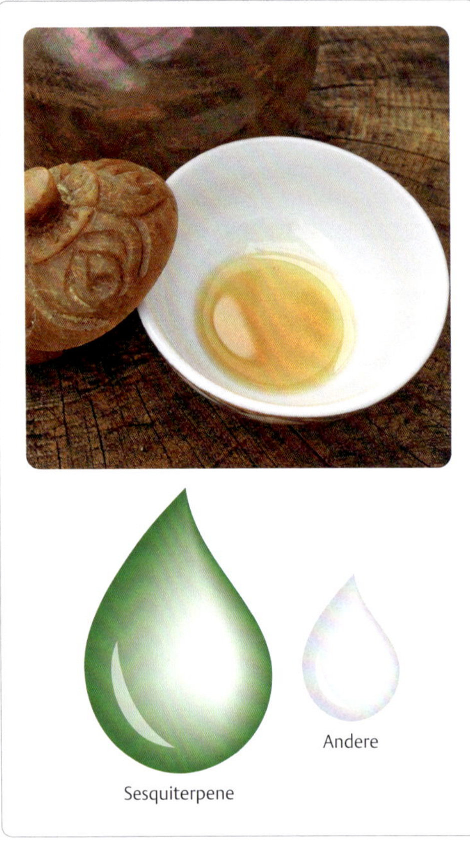

Abb. 7.60 Copaifera officinalis L.

Wichtige Eigenschaften:

- stark antiinflammatorisch
- stark analgetisch
- aquaretisch
- sekretolytisch
- wundheilend

Hauptindikationen:

- Urethritis, Zystitis
- systemische Entzündungen wie bei Multipler Sklerose
- Arthritis, Bursitis, Tendinitis
- bronchopulmonale Infektionen
- Wunden, Geschwüre
- Hämorrhoiden
- Nervosität, Disstress
- Wunden, Hämatome

Nebenwirkungen und Kontraindikationen:

- Bei den üblicherweise eingesetzten Verdünnungen sind keine Nebenwirkungen zu erwarten.
- Zu hohe Dosierung kann zu Erbrechen und Durchfall führen.

7.61 Coriandrum sativum L. (Früchte)

Koriandersamen

Herkunft des Namens: koris, gr. = Wanze (der Geruch der Blätter und unreifen Früchte ähnelt Wanzensekret); sativus, lat. = gesät, angepflanzt (also eine angebaute Kulturpflanze)

Pflanzenteil: Früchte (Samen)

Gewinnung: Wasserdampfdestillation

Pflanzenfamilie: Apiaceae, Doldenblütengewächse

Bei diesem ätherischen Öl, das aus den Früchten (**Abb. 7.61**) gewonnen wird, wird die blähungshemmende Wirkung in Kombination mit der Fähigkeit, Disstress, Angst und Schlaflosigkeit positiv zu beeinflussen, schätzt. Zudem erinnert dieser fast blumige Duft etwas an Rosenholzöl, sodass man ihn als Ersatz für dieses nehmen kann. Das Öl ist für Babys und Kleinkinder – v. a. bei Infektionen der Atemwege – geeignet. Ein ganz anders riechendes und wirkendes ätherisches Öl wird aus dem Kraut gewonnen.

Inhaltsstoffe

Monoterpene

- 5,5 % α-Pinen
- 3,8 % D-(+)-Limonen
- 2,8 % γ-Terpinen
- 2,4 % p-Cymen
- 0,9 % Camphen
- 0,4 % Myrcen
- 0,1 % Terpinolen

Monoterpenole
- 73,1 % (+)-Linalool
- 1,1 % Geraniol
- 0,8 % Terpineol-4
- α-Terpineol

Monoterpenketone
- 4,3 % Bornan-2-on (Campher)

Ester
- 3,3 % Geranylacetat

Quelle: Farfalla

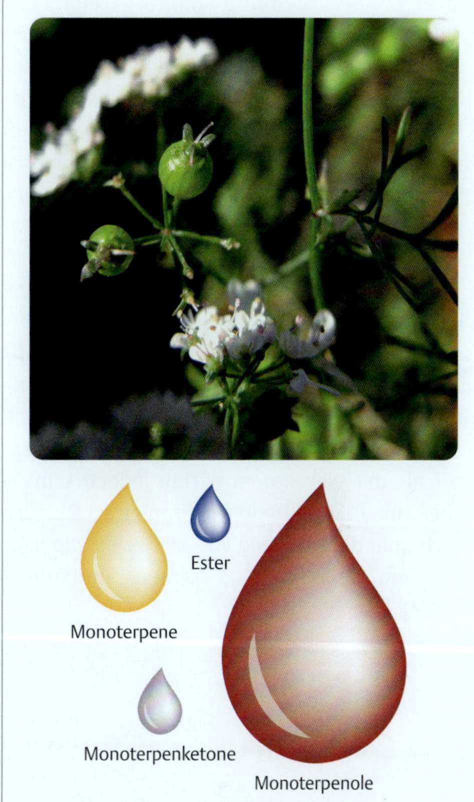

Abb. 7.61 Coriandrum sativum L. (Früchte).

Wichtige Eigenschaften:
- antibakteriell, antimykotisch
- karminativ
- spasmolytisch
- tonisierend und ausgleichend
- analgetisch

Hauptindikationen:
- Atonie der Verdauungsorgane
- Dyspepsie, Meteorismus
- Enterokolitis
- Zystitis
- grippale Infekte (besonders bei Kindern)
- Burn-out, mentale Erschöpfung

Nebenwirkungen und Kontraindikationen:
- Hierbei handelt es sich um ein mildes und sehr verträgliches Öl.
- Aufgrund des hohen Linaloolgehaltes kann das Öl allerdings zu allergischen Reaktionen führen, wenn es oxidiert oder älter ist.

Wissenschaftliche Arbeiten:
- Linalool, der Hauptinhaltsstoff von Koriandersamenöl, zeigte im Tierexperiment starke antitumorale (Sarkom) und oxidativen Stress reduzierende Wirkungen [302].
- Eine Kühlsalbe (Unguentum leniens), die mit 6 % ätherischem Korianderöl angereichert war, wurde bei Fußpilz zwischen den Zehen getestet: 40 Teilnehmer (Durchschnittsalter 52,5 Jahre, 60 % der Teilnehmer waren Männer) trugen 2-mal täglich ca. 1 Monat lang die Mischung oder ein Placebo auf. Bei der Koriandergruppe verbesserten sich nicht nur die Symptome, sondern auch der Befall durch den Fußpilz reduzierte sich hochsignifikant stärker ($p < 0{,}0001$) als bei der Placebogruppe. Zudem wurde das Produkt gut vertragen [62].
- In einer portugiesischen Studie konnte nachgewiesen werden, dass Koriandersamenöl gute antimykotische Eigenschaften aufweist, insbesondere gegen diverse Candida-Arten [646].
- Eine deutliche antibakterielle Wirkung gegen grampositive wie gramnegative Keime konnte ebenfalls nachgewiesen werden: Koriandersamenöl schädigt die bakteriellen Zellmembranen und führt so zum Zelltod; auch bei MRSA kann dieses Öl hilfreich sein [643].

- In einer In-vitro-Studie konnte gezeigt werden, dass Koriandersamenöl eine deutliche Wirkung gegen Candida-albicans-Befall in der Mundhöhle aufweist. Es zeigte die beste Wirkung im Vergleich zu den ätherischen Ölen von Allium tuberosum (Knoblauch), Cymbopogon martini (Palmarosa), Cymbopogon winterianus (Java-Citronella) und Santolina chamaecyparissus (Heiligenkraut; [199]).
- Wegen der antibakteriellen Wirkung sowie der guten Hautverträglichkeit wird Koriandersamenöl bei der Behandlung von superinfizierten Ekzemen empfohlen. Durch eine Lotion mit 0,5 %igem Korianderöl reduzierte sich ein UV-B-induziertes Erythem signifikant besser als mit Placebo; es wirkte jedoch schwächer als 1 %iges Hydrokortison. Das Öl wird zudem in der Therapie von bakteriell superinfizierten atopischen Ekzemen empfohlen ([564], [565]).

7.62 Coriandrum sativum L. (Kraut)

Korianderblatt, Cilantro

Herkunft des Namens: koris, gr. = Wanze (der Geruch der Blätter ähnelt Wanzensekret); sativus, lat. = gesät, angepflanzt (also eine angebaute Kulturpflanze)

Pflanzenteil: Kraut

Gewinnung: Wasserdampfdestillation

Pflanzenfamilie: Apiaceae, Doldenblütengewächse

Ganz anders als das fast blumig duftende ätherische Öl aus den Samen dieses Gewürzkrautes empfinden viele Menschen den Geruch dieses Öles (**Abb. 7.62**) als unangenehm stechend-grasartig. Es ist selten erhältlich.

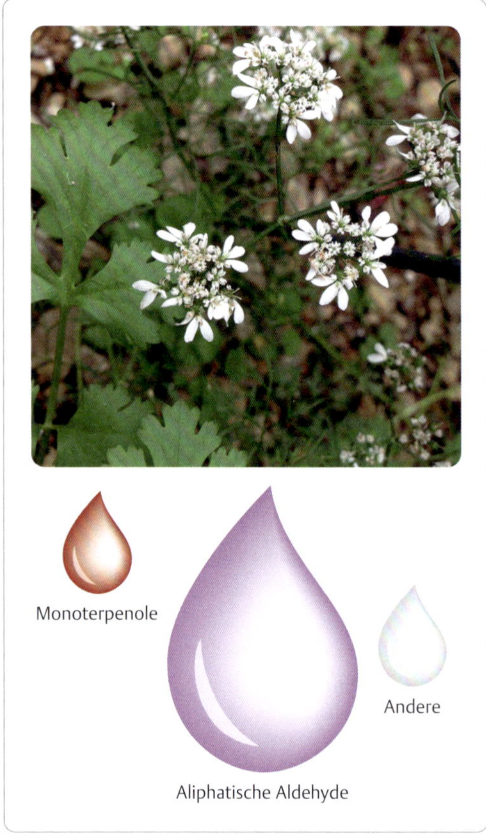

Abb. 7.62 Coriandrum sativum L. (Kraut).

Inhaltsstoffe

Monoterpenole
- 4–17,5 % Linalool

Aliphatische Aldehyde
- 21,25 % 7-Dodecanal
- 16,25 % Dodecanal
- 10 % Decanal
- 9,25 % 9-Tetradecanal
- 5,5 % 5,8-Tridecadienal
- 5 % Octanal
- 4 % Tridecanal
- 3,5 % 3,6-Undecadienal
- 3 % Undecanal
- 1,75 % Tridecenal

Quelle: [191], [695]

Wichtige Eigenschaften:
- stark antiinflammatorisch
- stark sedativ

Hauptindikationen:
- Gastritis
- Disstress, Angst, Schlafstörungen

Nebenwirkungen und Kontraindikationen:
- Nur stark verdünnt anwenden, bei Überdosierung hautreizend.

7.63 Cuminum cyminum L.

Kreuzkümmel

Herkunft des Namens: kammun, arab. = Kümmel; kyminon, gr. = Kümmel, Kreuzkümmel

Pflanzenteil: Früchte (Samen)

Gewinnung: Wasserdampfdestillation

Pflanzenfamilie: Apiaceae, Doldenblütengewächse

Als Gewürz kennt jeder diesen Duft und Geschmack: Er dominiert viele Currymischungen und arabische Speisen wie Hummus. Dieses ätherische Öl (**Abb. 7.63**) riecht für fast alle Nasen deutlich nach Schweiß, kann jedoch in starker Verdünnung sinnliche duftende Mischungen olfaktorisch abrunden, zudem gilt es als aphrodisisch wirksam.

Inhaltsstoffe

Monoterpene
- 12–28 % α-Terpinen
- 13–22 % β-Pinen
- 3–9 % p-Cymen (Es gibt einen zweiten Chemotyp, der 42 % p-Cymen enthält.)

Sesquiterpene
- β-Caryophyllen

Monoterpenole
- 0,1–4 % Cuminol

Aldehyde
- 20–32 % Cuminaldehyd
- 24 % p-Mentha-1,4-dien-7-al
- 6–15 % p-Mentha-1,3-dien-7-al

Cumarine
- Scopoletin

Quelle: [191]

Wichtige Eigenschaften:
- stark sedativ
- narkotisierend (in hoher Dosis)
- analgetisch
- antiinflammatorisch
- karminativ
- verdauungsfördernd
- aphrodisisch

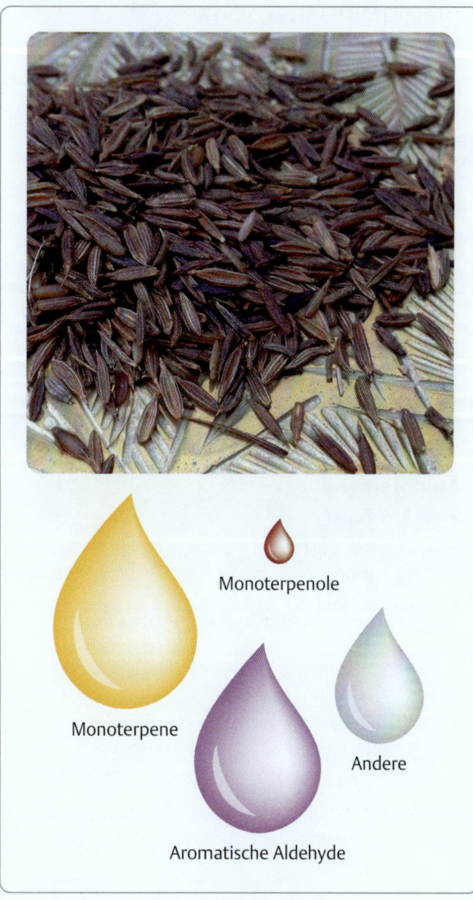

Abb. 7.63 Cuminum cyminum L.

Hauptindikationen:
- Dyspepsie, Meteorismus
- Epigastralgien
- spastische und entzündliche Enterokolitis
- Schlafstörungen

Nebenwirkungen und Kontraindikationen:
- Zu Allergien neigende Haut kann auf die Aldehyde, insbesondere wenn sie in älteren Ölen oxidiert sind, reagieren.
- Das Öl wirkt zudem photosensibilisierend, möglichst unter 1 % verdünnt verwenden.

7.64 Cupressus sempervirens L.

Zypresse, Mittelmeerzypresse

Herkunft des Namens: cupressus, lat. = Zypresse; semper, lat. = immer, virens, lat. = grünend (immergrün, also nicht laubabwerfend)

Pflanzenteil: Zweige und Früchte (kugelige Zapfen, **Abb. 7.64**)

Gewinnung: Wasserdampfdestillation

Pflanzenfamilie: Cupressaceae, Zypressengewächse

Inhaltsstoffe

Monoterpene
- 61 % α-Pinen
- 14,4 % δ-3-Caren
- 2,5 % Limonen
- 2,4 % Terpinolen
- 2,1 % Myrcen
- 1,2 % β-Pinen
- 0,8 % Camphen
- 0,5 % Sabinen
- 0,5 % γ-Muurolen
- 0,4 % β-Terpinen
- 0,4 % p-Cymen
- 0,3 % α-Thujen
- 0,3 % Tricyclen

Sesquiterpene
- 2 % Germacren D
- 0,9 % δ-Cadinen
- 0,6 % β-Caryophyllen
- 0,5 % Italicen
- 0,3 % γ-Cadinen
- 0,1 % α-Copaen

Monoterpenole
- 0,4 % Terpineol-4
- 0,2 % α-Terpineol
- 0,2 % Linalool

Sesquiterpenole
- 0,8 % Cedrol

Diterpenole
- in Spuren Manool, Abienol
- Pimarinol, Totarol

Monoterpenketone
- 0,02 % Verbenon

Ester
- 1,3 % Terpinylacetat
- 0,2 % Bornylacetat
- 0,2 % Terpinylformiat
- 0,1 % Dihydrocarvolacetat

Oxide
- 0,03 % Caryophyllenoxid

Andere
- 0,2 % Carvacrolmethylether

Quelle: Primavera Life

Wichtige Eigenschaften:
- adstringierend
- phlebotonisch, entstauend
- stark entstauend auf das lymphatische System
- als Adjuvans bei Prostatahyperplasie
- leicht aquaretisch
- antitussiv, sekretolytisch
- neurotonisch
- antiinfektiös
- schweißhemmend

Hauptindikationen:
- Varizen, Hämorrhoiden
- Ödeme
- Couperose, Ulcus cruris

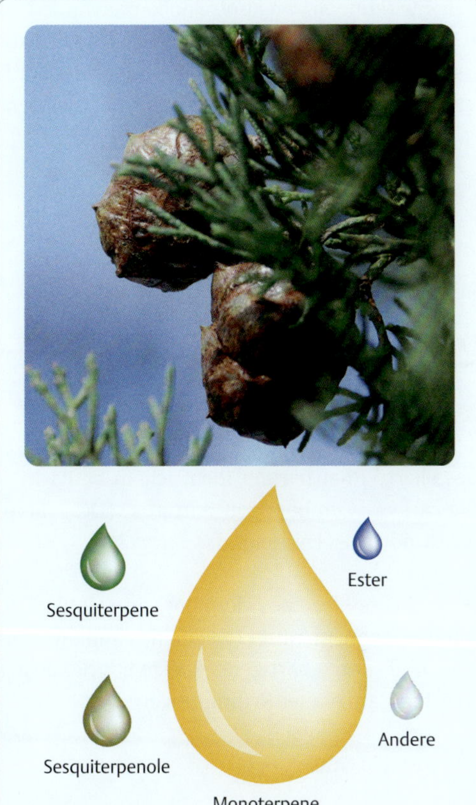

Abb. 7.64 Cupressus sempervirens L.

- Pertussis, Husten, Bronchitis
- exzessive Schweißbildung, besonders Schweißfüße
- Pruritus
- Burn-out
- Konzentrationsstörungen

Nebenwirkungen und Kontraindikationen:

- Bei den üblicherweise eingesetzten Verdünnungen sind keine Nebenwirkungen zu erwarten.

7.65 Curcuma longa L.

Kurkuma, Gelbwurz

Herkunft des Namens: Curcuma bedeutet in einigen asiatischen Sprachen „gelbe Wurzel"; longa, lat. = lang

Pflanzenteil: (getrocknetes) Rhizom

Gewinnung: Wasserdampfdestillation

Pflanzenfamilie: Zingiberaceae, Ingwergewächse

7

Dieses ätherische Öl wird genau wie Ingweröl aus den Rhizomen (verdickten Wurzelknollen, **Abb. 7.65**) dieser hitzeliebenden Pflanze gewonnen, die auch Gelbwurz oder Safranwurz(el) genannt wird. Es enthält das Sesquiterpenketon Turmeron, welches Studien zufolge eine ausgeprägte **antitumorale** und antiinflammatorische Wirkung aufweist; zudem zeigt es laut einer deutschen Arbeit vielversprechende Wirkungen bei der Regeneration nach neurologischen Erkrankungen [285].

Inhaltsstoffe

Monoterpene
- 3 % p-Cymen
- 0,7–13 % (+)-α-Phellandren
- 0,6 % Sabinen

Sesquiterpene
- 11–17 % Zingiberen
- 6,3 % ar-Curcumen

Monoterpenole
- 0,5 % Borneol

Sesquiterpenole
- 5–10,6 % Carlon

Sesquiterpenketone
- 8–28 % Turmeron
- 10–23 % ar-Turmeron

Quelle: [191], [695]

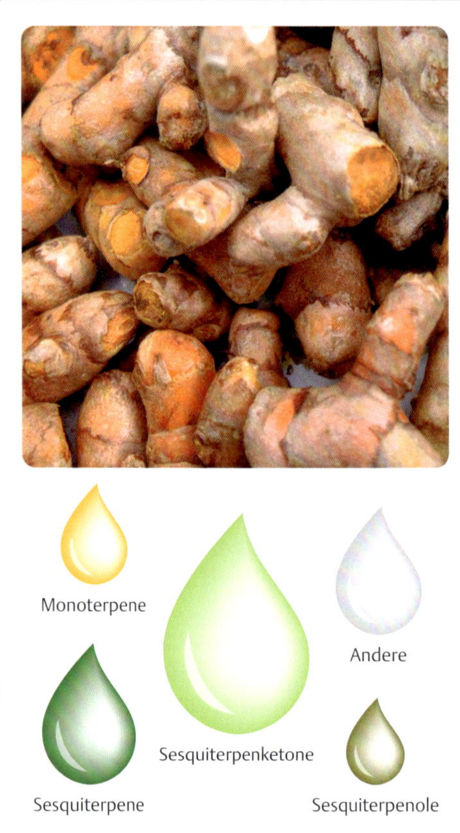

Abb. 7.65 Curcuma longa L.

Wichtige Eigenschaften:

- karminativ, choleretisch
- analgetisch
- aphrodisisch
- anthelminthisch
- antiinflammatorisch
- granulationsfördernd

Hauptindikationen:

- Verdauungsinsuffizienz
- Diabetes Typ 2 [391]
- erhöhter LDL-Cholesterinspiegel [391]
- antitumorale Wirkung [695]
- schmerzhafte Kolitis
- Ulcus ventriculi

Nebenwirkungen und Kontraindikationen:

- Von der oralen Einnahme dieses Öles wird abgeraten, wenn eine antidiabetische Medikation erfolgt oder Statine eingenommen werden.

7.66 Cymbopogon flexuosus (Nees ex Steud.) W.Watson

(Ostindisches) Lemongrass

Destillierte Pflanzen mit identischem deutschem Ölenamen: Cymbopogon citratus (DC.) Stapf (Westindisches Lemongrass)

Herkunft des Namens: kymbos, gr. = Hohlgefäß, Schale, pogon, gr. = Bart (wegen des hohlen Stängels und den „bärtigen" Spelzen); flexuosus, lat. = biegsam, voller Krümmungen

Pflanzenteil: Gras

Gewinnung: Wasserdampfdestillation

Pflanzenfamilie: Poaceae, Süßgräser (früher Gramineae)

Zitronengras und Citronella sind eng miteinander verwandt, jedoch sind Cymbopogon flexuosus (Ostindisches Lemongrass, **Abb. 7.66**) und Cymbopogon citratus (Westindisches Lemongrass) zarter im Wuchs und feiner im Duft (da sie weniger Citronellal als Citronella enthalten). Sie werden deshalb in der asiatischen Küche verwendet. Sie wachsen sehr rasch, und ihre Öle sind preiswert; zusammen mit Geranie werden sie zur Verfälschung/Streckung von Rosenöl genutzt.

Das Öl wirkt wegen des hohen Citralgehaltes (70–85 %) **antiviral**, antiinflammatorisch und sedativ; je nach Myrcengehalt gilt es zudem als stark schmerzlindernd. Ihm werden „verjüngende" Eigenschaften zugesprochen, da es den gesamten menschlichen Stoffwechsel „anheizt".

Inhaltsstoffe

Monoterpene
- bis 3,2 % Myrcen
- 0,17–3,5 % Limonen (1–11 %)*
- 0,46–0,73 % Camphen
- 0,13–0,20 % cis- und trans-Ocimen

Sesquiterpene
- 0,45–1,5 % β-Caryophyllen

Monoterpenole
- 2,25 % α-Terpineol
- 1,9 % Borneol
- 1,2–2,2 % Geraniol
- 0,60–0,77 % Linalool

Sesquiterpenole
- 12,8 % Farnesol

Monoterpenaldehyde
- 41–51 % Geranial (37–45,5 %)*
- 29–32 % Neral (22–33 %)*
- 0,14–0,33 % Citronellal (1–13,5 %)*

Sesquiterpenaldehyde
- 3 % Farnesal

Ester
- 0,56–3,2 % Geranylacetat

Oxide
- 0,9–0,45 % Caryophyllenoxid

Andere
- 1,1–1,9 % Methylheptenen

* Die Werte in Klammern beziehen sich auf Cymbopogon citratus [191].
Quelle: Bahnhof-Apotheke

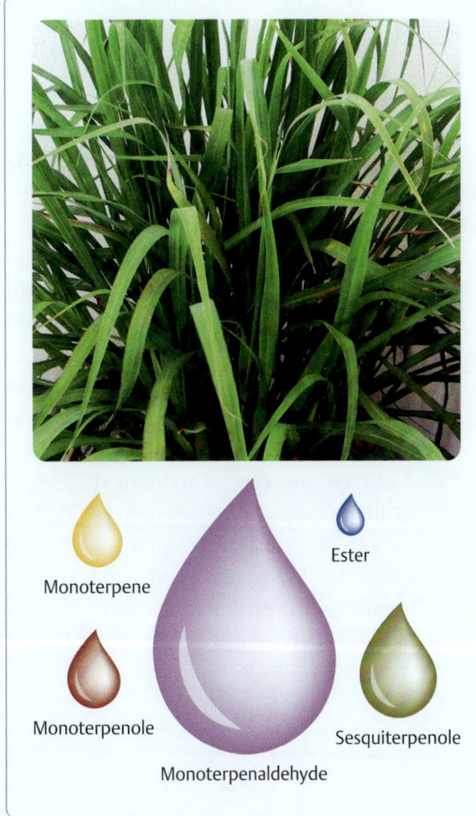

Abb. 7.66 Cymbopogon flexuosus (Nees ex Steud.) W.Watson.

Wichtige Eigenschaften:
- sedativ (in hoher Dosis anregend)
- stark antiinflammatorisch
- stark vasodilatatorisch
- antiviral, antibakteriell, antimykotisch
- immunmodulatorisch
- desodorierend

Hauptindikationen:
- nervöse Erschöpfung, Burn-out
- Disstress
- Cellulite, zur Gewebestraffung
- Hämatome
- Akne, fettige und schlaffe Haut
- grippale Infekte, Infektanfälligkeit
- starke Schweißbildung

Nebenwirkungen und Kontraindikationen:
- Zu Allergien neigende Haut kann auf den Hauptinhaltsstoff Citral (Geranial und Neral), auch wenn er erst leicht oxidiert ist, reagieren.
- Wenn das Öl honiggelb, zähflüssig und klebrig wird, ist es vermutlich bereits fortgeschritten oxidiert.

Wissenschaftliche Arbeiten:
- In einer libyschen Arbeit konnte gezeigt werden, dass Lemongrassöl sowohl antiinflammatorisch als auch antimykotisch (gegen Candida albicans, Candida tropicalis und Aspergillus

niger) wirkt, sodass die Autoren die Empfehlung aussprechen, Zubereitungen mit diesem Öl bei diversen Hauterkrankungen zu entwickeln [67].

- Der deutsche Kieferchirurg Prof. Dr. Patrick Warnke untersucht immer wieder ätherische Öle im Kampf gegen MRSA und andere antibiotikaresistente Keime. Er empfiehlt insbesondere Lemongrassöl bei grampositiven Bakterien, während Teebaumöl eine überlegene Wirksamkeit bei gramnegativen Bakterien zeigt [729].
- Citral und Lemongrassöl zeigten in Zell- und Tierexperimenten eine antiproliferative und die Apoptose fördernde Wirkung bei Krebserkrankungen wie Zervixkarzinom [625] und unterschiedlichen Sarkomzelllinien [213]. Diese Erkenntnisse sind jedoch noch nicht auf den erkrankten Menschen übertragbar.
- Im Tierversuch verringerten sich Magengeschwüre um 76 bzw. 67 % bei oraler Dosierung von 200 and 400 mg/kg Körpergewicht [183].

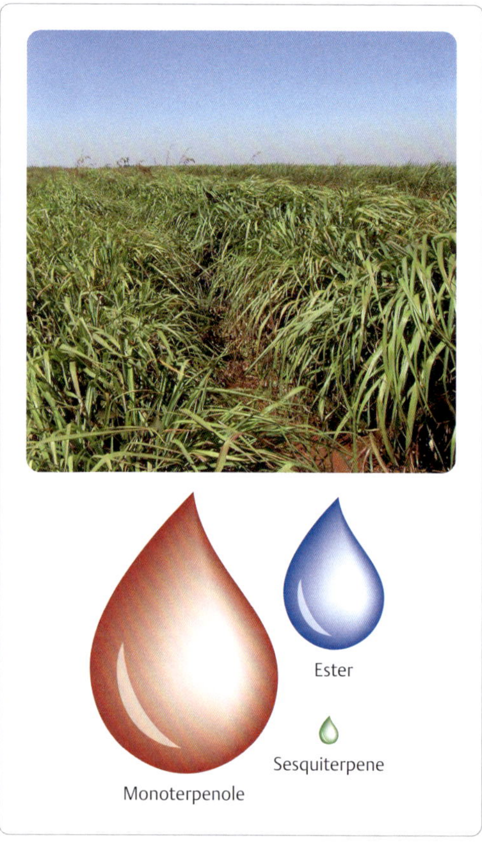

Abb. 7.67 Cymbopogon martini (Roxb.) W.Watson.

7.67 Cymbopogon martini (Roxb.) W.Watson

Palmarosa, Indische (türkische) Geranie

Herkunft des Namens: kymbos, gr. = Hohlgefäß, Schale, pogon, gr. = Bart (wegen des hohlen Stängels und den „bärtigen" Spelzen)

Pflanzenteil: Gras

Gewinnung: Wasserdampfdestillation

Pflanzenfamilie: Poaceae, Süßgräser (früher Gramineae)

Dieses preiswerte sowie antiseptisch und hautpflegend wirksame Öl ist ein idealer und außerordentlich vielseitiger Helfer in der Aromapflege. Früher hieß das rosig-zitronig duftende Öl aus dem tropischen, bis zu 2 m hoch wachsenden Gras „Indisches Geranienöl" (**Abb. 7.67**).

Inhaltsstoffe

Monoterpenole
- 82 % Geraniol
- 2 % Linalool
- 0,5 % Nerol

Sesquiterpene
- 1,7 % β-Caryophyllen

Ester
- 8 % Geranylacetat
- 5–15 % Geranylformiat
- 0,5–1 % Nerylformiat
- Spuren Geranylbutyrat und Geranylhexanoat

Quelle: Florentia

Wichtige Eigenschaften:

- stark antibakteriell (Breitband)
- antimykotisch
- antiviral
- antiinflammatorisch
- kardiotonisch
- entstauend auf das Lymphsystem
- hautpflegend
- hormonregulierend

Hauptindikationen:

- Rhinopharyngitis, Sinusitis
- Otitis, Oropharyngitis
- Bronchitis
- Urethritis, Zystitis
- Vaginitis, Zervizitis
- zur Entbindung
- bakterielle und virale Enteritis
- Cellulite
- Akne
- Dekubitusprophylaxe
- Intertrigoprophylaxe
- Disstress, Burn-out

Nebenwirkungen und Kontraindikationen:

- Bei den üblicherweise eingesetzten Verdünnungen sind keine Nebenwirkungen zu erwarten.

Wissenschaftliche Arbeiten:

- In einem 30-tägigen Experiment mit Ratten wurde festgestellt, dass die Inhalation von Palmarosaöl den Cholesterolspiegel leicht senkte [24].
- Nicht toxische Konzentrationen von Palmarosaöl wurden in einem In-vitro-Experiment mit menschlichen Monozyten untersucht. Das Öl und auch der Hauptinhaltsstoff Geraniol wirkten antiinflammatorisch durch die Erhöhung der Interleukin-10-Produktion (antientzündliche Stoffe; [486]).

7.68 Cymbopogon winterianus Jowitt ex Bor

(Java-)Citronella

Destillierte Pflanzen mit identischem deutschem Ölenamen: Cymbopogon nardus (L.) Rendle (eher aus Sri Lanka)

Herkunft des Namens: kymbos, gr. = Hohlgefäß, Schale, pogon, gr. = Bart (wegen des hohlen Stängels und den „bärtigen" Spelzen); nach Kapitän John Winter, der eine Botanikexpedition begleitete; nardus, lat. = Ähre

Pflanzenteil: Gras

Gewinnung: Wasserdampfdestillation

Pflanzenfamilie: Poaceae, Süßgräser (früher Gramineae)

Dieses preiswerte Öl (**Abb. 7.68**) wird in der Therapie selten absichtlich angewendet, obwohl es auch antiviral wirkt. Es wird jedoch von ganz vielen Firmen als „Melissenöl indisch" verkauft. Man benutzt es mit viel Erfolg zur **Insektenabwehr**; dafür wird es in kommerziellen Produkten eingesetzt. Vermischt mit Sandelholz wird es als „Geranienölersatz" gehandelt. Manchmal wird es auch zur Fälschung von Rosenöl verwendet.

ⓘ Inhaltsstoffe

Monoterpene

- 3,6–3,8 % Limonen (1,4–1,5 %)*

Sesquiterpene

- n. n. (2,8–2,9 Caryophyllen)

Monoterpenole

- 19–22 % Geraniol (48–49 %)*
- 11–13,2 % Citronellol (8,1–8,4 %)*

Phenylether

- 7 % Isoeugenol

Monoterpenaldehyde
- 32–47 % Citronellal (8,2 – 8,6 %)*
- n. n. (7,8–8,1 % Geranial)*
- n. n. (4,7–5,0 % Neral)*

Ester
- 3,3–5,6 % Geranylacetat (5,3–6,0 %)*
- 2,3–5,1 % Citronellylacetat (2,3 %)*

* Die Werte in Klammern beziehen sich auf Cymbopogon nardus; verallgemeinernd lässt sich sagen, dass Cymbopogon winterianus einen deutlich höheren Gehalt an Citronellal aufweist. Quelle: Bahnhof-Apotheke

Wichtige Eigenschaften:
- stark antiinflammatorisch (besonders Cymbopogon winterianus)
- stark spasmolytisch
- antiinfektiös
- desodorierend
- insektifug

Hauptindikationen:
- vorbeugend bei Infektionen
- Luftdesinfektion
- Arthritis
- Entzündungen

Nebenwirkungen und Kontraindikationen:
- Citronellal gilt als leichtes Allergen, zu Allergien neigende Haut kann jedoch auf den Inhaltsstoff Citral (Geranial und Neral), auch wenn er erst leicht oxidiert ist, reagieren. Bei empfindlicher Haut sollte die Java-Citronella bevorzugt werden.
- Wenn das Öl zähflüssig und klebrig wird, ist es möglicherweise bereits fortgeschritten oxidiert.

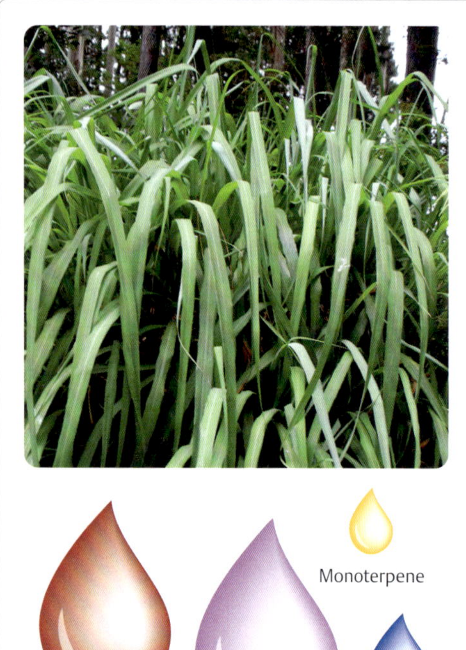

Abb. 7.68 Cymbopogon winterianus Jowitt ex Bor.

7.69 Daucus carota L.

Karottensamen

Herkunft des Namens: daucum, lat. = Möhre/Karotte, auch: „ein würzig riechender Doldenblütler“, daukeion, gr. = Pastinak (Urahne der heutigen Möhre); kar und karon sind Verweise auf die engen Verwandten Kümmel und Kreuzkümmel und die Ähnlichkeit aller ihrer Samen zu Läusen (kar, gr. = Laus)

Pflanzenteil: Früchte (Samen)

Gewinnung: Wasserdampfdestillation

Pflanzenfamilie: Apiaceae, Doldenblütengewächse

Je nach Herkunft riecht das ätherische Öl aus den Samen dieser wild wachsenden Pflanze (**Abb. 7.69**) erdig, fast modrig, weswegen es eher selten in Kosmetik eingesetzt wird. Es lohnt sich, ganz unterschiedliche Öle zu vergleichen. Im kosmetischen Bereich wie auch bei vielen dermatologischen Problemen kann es jedoch ausgesprochen hilfreich sein.

Inhaltsstoffe

Monoterpene
- 0,58 % α-Pinen
- 0,06 % Sabinen
- 0,04 % β-Pinen
- 0,08 % Myrcen

Sesquiterpene
- 3,42 % Daucen
- 2,01 % α-Bergamotten
- 2,79 % γ-Muurolen
- 1,02 % β-Farnesen
- 0,87 % β-1-Cubeben
- 0,21 % α-Bisabolen

Sesquiterpenole
- 72,66 % Carotol

Andere
- 5,43 % Daucol (Alkoholoxid)

Quelle: Farfalla

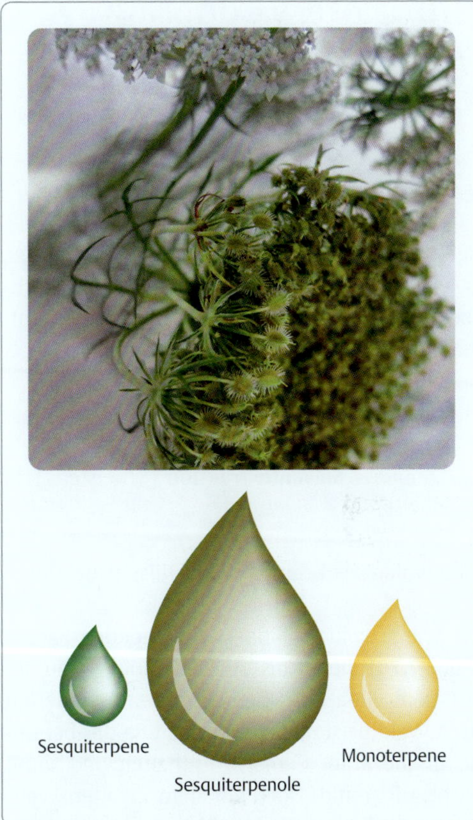

Abb. 7.69 Daucus carota L.

Wichtige Eigenschaften:
- hautregenerierend
- stark regenerierende Wirkung auf Hepatozyten
- karminativ
- aquaretisch, „blutreinigend"
- neurotonisch

Hauptindikationen:
- sehr effektiv bei Psoriasis
- leichte Leberinsuffizienz
- leichte Niereninsuffizienz
- Zystitis
- Ödeme
- Furunkel
- Ekzeme
- Burn-out

Nebenwirkungen und Kontraindikationen:
- Hervorragend verträgliches Öl, bei normaler Anwendung sind keine unerwünschten Nebenwirkungen bekannt.

Wissenschaftliche Arbeiten:
- Die Inhaltsstoffe unterschiedlicher ätherischer Karottensamenöle schwanken stark, so ist ein Carotolgehalt von bis zu 70 % möglich (Wilde Karotte); tunesisches Öl wirkt antibakteriell bei Staphylococcus aureus, Escherichia coli, Salmonella typhimurium und Candida albicans [571].
- Helicobacter pylori verursacht beim Menschen Magenschleimhautentzündung, die zu Karzinomen führen können. In einem Tierexperiment verschwand nach oraler Aufnahme von Karottensamenöl der Befall bei 20–30 % der damit infizierten Mäuse [55].

7.70 Dipteryx odorata (Aubl.) Willd.

Tonkabohne

Synonym: Coumarouna odorata Aubl.

Herkunft des Namens: di, gr. = zwei, pteryx, gr. = Flügel (zwei vergrößerte, flügelartige Kelchabschnitte); odoratus, lat. = wohlriechend, duftend

Pflanzenteil: Früchte (Bohnen)

Gewinnung: Solventextraktion (meistens in Weingeist)

Pflanzenfamilie: Leguminosae, Hülsenfrüchtler

Die wie schwarze Bohnen aussehenden Samen (**Abb. 7.70**) dieses bis zu 25 m hohen Baumes aus dem Amazonas-Gebiet duften wunderbar nach Waldmeister, da sie genau wie das bei uns heimische Kraut Cumarin enthalten und somit leicht giftig sind. Noch vor dem Zweiten Weltkrieg fehlte diese „Bohne" ebenso wie die Muskatnuss in keiner Küche. Eine Prise in den Obstsalat oder in den Kuchen gab jenen eine feine Würze. Schamanen in Amerika tragen stets einige dieser Samen als Talisman und zum Schutz vor bösen Geistern in einem Ledersäckchen bei sich.

Das Absolue aus der Tonkabohne ist in der Parfümindustrie ein wichtiges Fixativ, in der Aromatherapie rundet der Alkoholextrakt jeden „Seelenduft" sehr schön ab und gibt ihm eine samtige Weichheit mit einer erotisierenden Note. Die meisten Menschen fühlen sich hingezogen und geborgen, wenn sie diesen an Karamell und Vanille erinnernden Duft wahrnehmen. Auch Assoziationen zu Waldmeister und Heu kommen hoch. Dieses in Küche und Klinik einsetzbare Absolue ist ein idealer Helfer bei Schmerzen mit psychosomatischem Hintergrund.

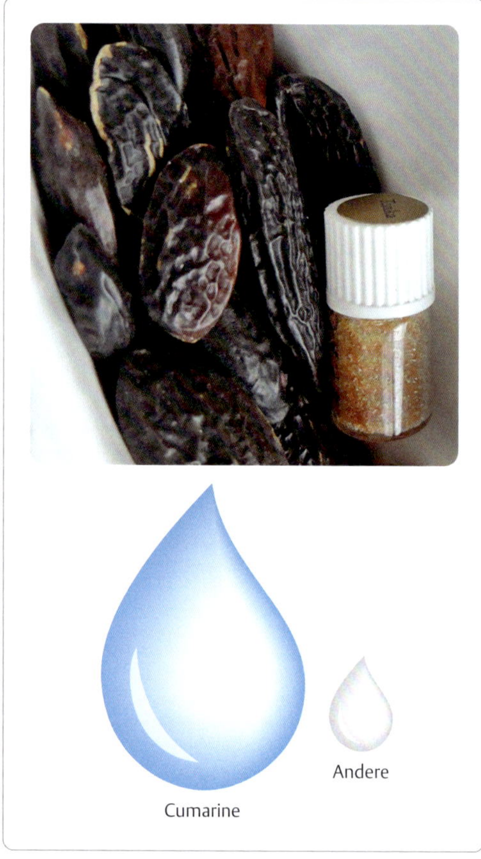

Abb. 7.70 Dipteryx odorata (Aubl.) Willd.

Inhaltsstoffe

- 88 % Cumarin (1,2-Benzopyron)
- 3 % 3,4-Dihydrocumarin

Quelle: Aroma-Zone

Wichtige Eigenschaften:

- antiinflammatorisch
- analgetisch
- spasmolytisch
- antiödematös
- anxiolytisch
- stimmungsaufhellend

Hauptindikationen:

- chronische Schmerzen
- rheumatische Schmerzen
- Ödeme
- Niedergeschlagenheit
- Traumata mit Ängsten

Nebenwirkungen und Kontraindikationen:

- Bei den üblicherweise eingesetzten Verdünnungen sind keine Nebenwirkungen zu erwarten.
- Cumarin wirkt nicht photosensibilisierend wie viele Furocumarine, es interagiert auch nicht mit gerinnungshemmenden Medikamenten wie Marcumar oder Warfarin. Bei Versuchstieren (Nagetiere und Hunde) erfolgte eine Schädigung der Leber durch Bildung von reaktiven Aldehyden unter Epoxidbildung. Jedoch stellt dieses cumarinhaltige Absolue keinerlei Gefahr für Menschen dar, wenn Patienten blutverdünnende Mittel einnehmen müssen (Dr. Erwin Häringer, persönliche Mitteilung).

7.71 Elettaria cardamomum (L.) Matton

Kardamom

Herkunft des Namens: Elathari bzw. Thari (Malaiisch) bedeutet „Körnchen“, amomum könnte an Cinnamomum (Zimt) angelehnt sein, um ein Gewürz zu beschreiben.

Pflanzenteil: Samen

Gewinnung: Wasserdampfdestillation

Pflanzenfamilie: Zingiberaceae, Ingwergewächse

Anders als bei den Verwandten Ingwer und Kurkuma wird dieses ätherische Öl aus den Samen einer ähnlich aussehenden tropischen Pflanze (**Abb. 7.71**) gewonnen. Es duftet durch seinen 1,8-Cineolgehalt ganz leicht, fast frisch und manchmal minimal nach Kampfer. Seine gleichzeitig entspannende Eigenschaft verdankt es seinem Estergehalt von bis zu 50 %. Es ist eines der besten Öle für Prüfungsvorbereitungen und für Situationen, in denen hohe Aufmerksamkeit gefordert ist, da es die Konzentrationsfähigkeit steigert. Das Kauen der Kardamomsamen gehört zu den reinigenden Tantra-Ritualen, auch das Gurgeln mit dem ätherischen Öl ist sehr erfrischend und reinigend; zudem sagt man ihm eine Wirksamkeit gegen Kariesbakterien nach.

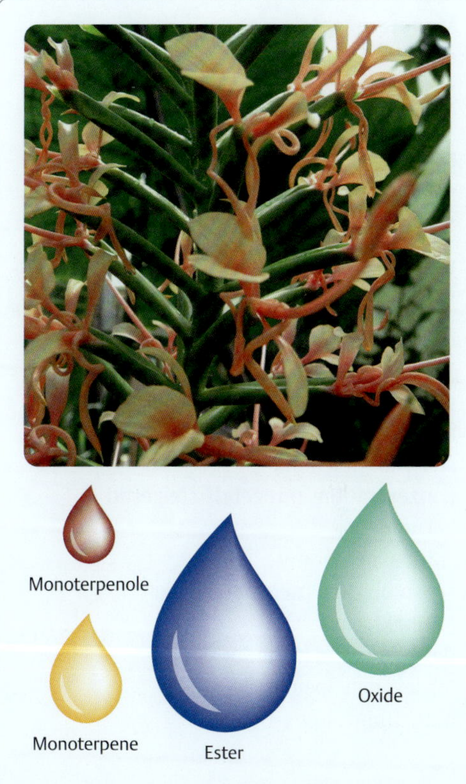

Abb. 7.71 Elettaria cardamomum (L.) Matton.

Inhaltsstoffe

Monoterpene

- 3,94 % Sabinen
- 2 % β-Myrcen
- 2,63 % D-(+)-Limonen
- 1,89 % α-Pinen und α-Thujen
- jeweils unter 0,5 %: diverse Monoterpene

Monoterpenole
- 4,47 % Linalool
- 1,13 % Terpineol-4
- in Spuren α-Terpineol

Ester
- 39,20 % Terpinylacetat
- 4,30 % Linalylacetat

Oxide
- 33,59 % 1,8-Cineol

Quelle: Farfalla

Wichtige Eigenschaften:
- stark ausgleichend
- konzentrationsanregend/-steigernd
- karminativ
- stark expektorativ
- spasmolytisch (neuromuskulär)
- antibakteriell
- desinfizierend (Mundpflege)
- fördert den Speichelfluss
- anthelminthisch

Hauptindikationen:
- Burn-out
- Belastung durch Disstress
- Konzentrationsstörungen
- begleitend bei demenziellen Veränderungen
- Bronchitis
- Erkältungskrankheiten
- Mundgeruch, Karies
- Sodbrennen, Dyspepsie
- Meteorismus, Aerophagie
- spastische Kolitis

Nebenwirkungen und Kontraindikationen:
- In der üblichen Verdünnung sind keine Nebenwirkungen zu erwarten.

7.72 Eucalyptus citriodora Hook.

Zitronen-Eukalyptus (Zitroneneukalyptus)

Synonym: Corymbia citriodora (Hook.) K.D.Hill u. L.A.S.Johnson

Herkunft des Namens: eu, gr. = schön, gut, kalyptos, gr. = bedeckt, verborgen (die harten Samenkapseln bieten Schutz vor Feuer); kitron, gr. = Zitronatzitrone, odorus, lat. = duftend

Pflanzenteil: Blätter und Zweige

Gewinnung: Wasserdampfdestillation

Pflanzenfamilie: Myrtaceae, Myrtengewächse

Dieses milde Öl überrascht durch seinen zitronigen Duft und ist beliebt zur unterstützenden Behandlung von viralen (Kinder-)Krankheiten. Es war früher eines der preiswertesten Öle, doch seit wissenschaftlich bestätigt wurde, dass ein Stoff in den Blättern zur Abwehr von Mücken/Stechinsekten eingesetzt werden kann, hat der Preis angezogen.

Hierbei handelt es sich um p-Menthan-3,8-diol (para-menthane-diol, PMD), das sogar gegen Malariamücken (Anopheles sp.) in den Tropen erfolgreich getestet wurde (mindestens 5 Stunden mit 98 % Sicherheit). Es wird aus dem Hauptinhaltsstoff der Blätter des Zitronen-Eukalyptus (Citronellal, **Abb. 7.72**) gewonnen und inzwischen vermehrt isoliert angeboten, um in natürliche Insektenschutzmittel eingearbeitet zu werden. In etlichen Studien konnte er sogar gegen Diethyltoluamid (DEET) bestehen, eines der schärfsten (und toxischsten) Insektenschutzmittel; auch Zecken finden PMD (zumindest für einige Stunden) abschreckend ([47], [471]).

Inhaltsstoffe

Monoterpene
- 0,09 % γ-Terpinen
- 0,08 % β-Thujen
- 0,08 % Limonen
- 0,05 % β-Pinen

Sesquiterpene
- 1,25 % β-Caryophyllen
- 0,09 % α-Humulen

Monoterpenole
- 4,5 % Citronellol
- 0,14 % Borneol
- 0,12 % Geraniol
- 0,11 % γ-Terpineol

Phenole
- 0,32 % Eugenol

Monoterpenaldehyde
- 90,27 % Citronellal

Ester
- 0,46 % Bornylformiat
- 0,27 % Citronellylacetat
- 0,11 % Bornylacetat
- 0,11 % Eugenylacetat
- 0,13 % Geranylacetat

Quelle: Light of Nature

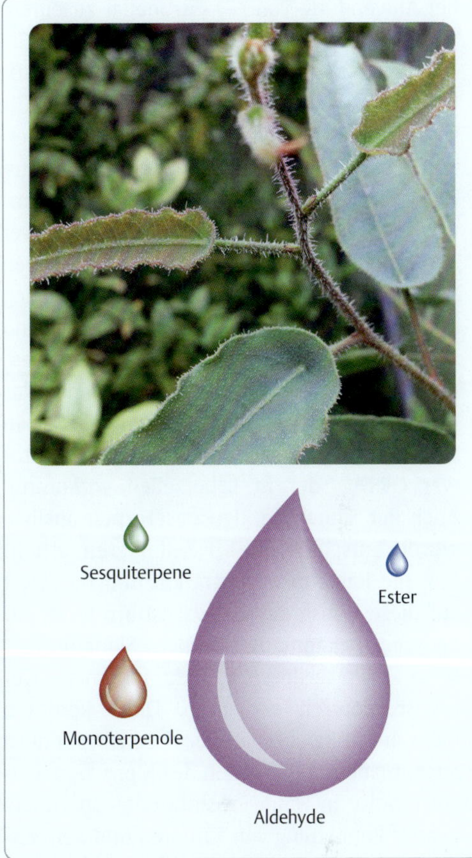

Abb. 7.72 Eucalyptus citriodora Hook.

Wichtige Eigenschaften:
- stark antiinflammatorisch
- stark antiviral
- antirheumatisch
- stark analgetisch
- sedativ, hypotensorisch
- leicht spasmolytisch
- antiinfektiös (Staphylococcus aureus)
- desodorierend
- insektifug

Hauptindikationen:
- Arthritis, rheumatische Polyarthritis
- Hypertonie, Perikarditis
- Zystitis, Vaginitis
- Herpes zoster
- Pharyngitis

Nebenwirkungen und Kontraindikationen:
- Bei der üblichen Verdünnung dieses gut verträglichen Öles (1–2 %) sollten keine unerwünschten Nebenwirkungen auftreten.
- Citronellal gilt als allenfalls leichtes Allergen, zu Allergien neigende Haut kann jedoch auf den Inhaltsstoff Citral (Geranial und Neral), auch wenn er erst leicht oxidiert ist, reagieren.
- Wenn das Öl zähflüssig und klebrig wird, ist es möglicherweise bereits fortgeschritten oxidiert.

Wissenschaftliche Arbeiten:
- Bochumer Forscher um Prof. Dr. Dr. Dr. Hanns Hatt untersuchten an Leberkrebszellen, wie die molekularen Mechanismen ablaufen, die

bei Anwendung von (–)-Citronellal zu einem Wachstumsstopp von Krebszellen führen. Sie konnten nachweisen, dass der Duftrezeptor OR1A2 die entscheidende Schaltstelle dafür ist. Kaum eine Pflanze enthält so viel Citronellal wie die Blätter des Zitronen-Eukalyptus. Das Wissenschaftlerteam setzte die Zellen unterschiedlichen Konzentrationen mehrerer Terpene aus. 2 der insgesamt 11 getesteten Terpene führten zu einem deutlichen Anstieg der Kalziumkonzentration in den Zellen, und zwar (–)-Citronellal und Citronellol, sodass man nach dem Rezeptor fahndete, auf den das Terpen passen muss wie ein Schlüssel in ein Schloss. Der entscheidende Geruchsrezeptor war OR1A2, der in Leberzellen vorkommt. Auch der Signalweg, den das Terpen auslöst, wurde entschlüsselt: Im Zellinneren erhöht sich die Kalziumkonzentration und reduziert auf diese Weise das Zellwachstum. Es ist inzwischen bekannt, dass Terpene Signalprozesse in Zellen auslösen können, indem sie Geruchsrezeptoren aktivieren. Diese kommen nicht nur in Riechzellen der Nase vor, sondern auch in anderen Geweben des Menschen, beispielsweise in Haut, Prostata oder Spermien. Bei der Entstehung von Tumoren und dem anschließenden Wachstum spielen Terpene ebenfalls eine wichtige Rolle. Es ist jedoch noch nicht geklärt ist, welche Funktion sie in diesem Prozess ausüben. Der Duftrezeptor könnte künftig als Ziel für die Diagnostik und Therapie des Leberkrebses dienen [432].

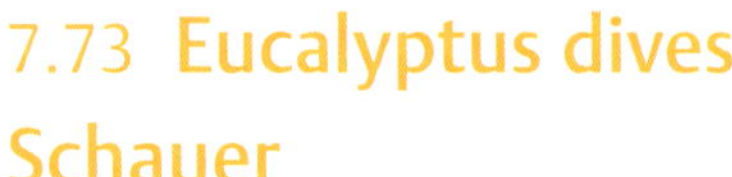

7.73 Eucalyptus dives Schauer

Pfefferminz-Eukalyptus

Herkunft des Namens: eu, gr. = schön, gut, kalyptos, gr. = bedeckt, verborgen (die harten Samenkapseln bieten Schutz vor Feuer); dives, lat. = reich

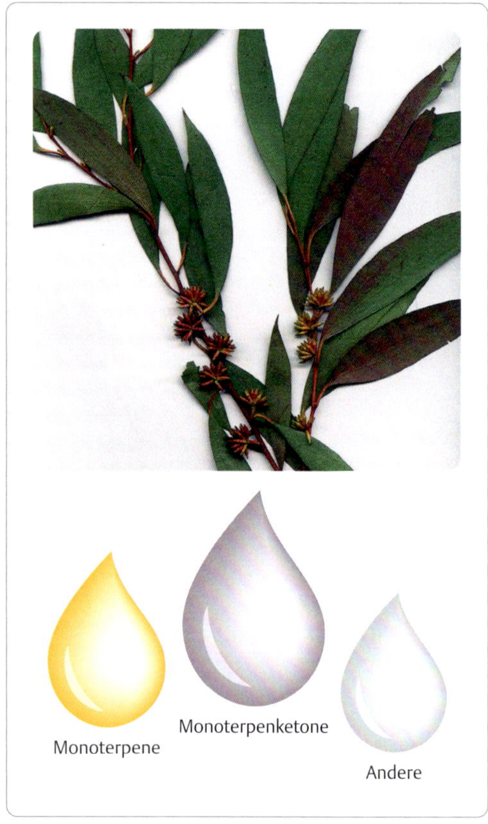

Abb. 7.73 Eucalyptus dives Schauer.

Pflanzenteil: Blätter und Zweige

Gewinnung: Wasserdampfdestillation

Pflanzenfamilie: Myrtaceae, Myrtengewächse

Dieses minzig duftende Öl kann einen hohen Gehalt an Piperiton (Monoterpenketon) aufweisen: Es wirkt sehr stark sekretolytisch, ist jedoch keinesfalls für Babys, Kinder und Schwangere geeignet, daher auch selten erhältlich. Es gibt einen Cineol-Chemotyp von Eukalyptus dives (**Abb. 7.73**), der das neurotoxisch wirksame Keton Piperiton nicht enthält.

ⓘ *Inhaltsstoffe*

Monoterpene
- 30 % α-Phellandren

Sesquiterpene
- α-Cubeben
- β-Caryophyllen
- Longifolen
- γ-Elemen
- δ-Cadinen

Monoterpenole
- Linalool
- Terpineol-4
- α-Terpineol
- Piperitol

Monoterpenketone
- 40–50 % Piperiton

Quelle: [191], [378]

Wichtige Eigenschaften:
- stark sekretolytisch
- hyperämisierend
- granulationsfördernd
- antibakteriell
- aquaretisch

Hauptindikationen:
- Bronchitis
- Sinusitis, Otitis
- Rheumatismus
- Muskelkater
- Kopfschmerzen
- Neuralgien
- Burn-out
- Wunden, Narben

Nebenwirkungen und Kontraindikationen:
- Nicht für Schwangere, nicht für Babys und Kinder geeignet.

7.74 Eucalyptus globulus Labill.

Eukalyptus

Herkunft des Namens: eu, gr. = schön, gut, kalyptos, gr. = bedeckt, verborgen (die harten Samenkapseln bieten Schutz vor Feuer); globulus, lat. = Kügelchen (bezogen auf die fast kugelrunden geschlossenen Blütenknospen)

Pflanzenteil: Blätter und Zweige

Gewinnung: Wasserdampfdestillation

Pflanzenfamilie: Myrtaceae, Myrtengewächse

Positivmonografie der Kommission E: Eucalypti aetheroleum

Fertigpräparate: z. B. Soledum Kapseln, Fa. Klosterfrau (enthält nur 1,8-Cineol); GeloMyrtol forte, Fa. Pohl-Boskamp (enthält ein rektifiziertes Mischdestillat aus Eukalyptus-, Süßorangen-, Myrten- und Zitronenöl)

Dieser sehr hohe, sehr durstige und wärmeliebende Baum (er wird zur Trockenlegung von Feuchtgebieten angebaut) stammt aus Australien und Tasmanien, gedeiht aber gut im Mittelmeergebiet, besonders in Portugal. Es gibt etwa 600 unterschiedliche Arten. In der Aromatherapie und gemäß der meisten Arzneibücher wird damals wie heute vorwiegend Eucalyptus globulus verwendet.

Nach der Namensbezeichnung findet man manchmal eine Prozentangabe, z. B. „Eukalyptus 85 %“. Das bedeutet nicht, dass das Öl mit irgendeiner anderen Substanz vermischt ist, sondern dass durch eine bei Unterdruck vorgenommene Nachdestillation Teile der Kopf- und Basisnote abgesondert wurden. Diese Tradition der französischen Aromatherapie wird angewendet, um die eventuell reizend wirkenden Monoterpene (α-Pinen, β-Pinen sowie Camphen) zu eliminieren und den sehr positiv auf die Bronchien wirkenden 1,8-Cineolgehalt (Eucalyptol)

z. B. von 60 auf 85 % anzuheben. Der Duft wird dadurch frischer.

Eucalyptus globulus (**Abb. 7.74**) ist eine weltweit begehrte Heilpflanze. Ihr ätherisches Öl wird daher gerne unsachgemäß gewonnen und verfälscht, was zu unerwünschten Nebenwirkungen führen kann, beispielsweise durch einen relativ hohen Ketongehalt.

Inhaltsstoffe

Monoterpene
- 14,63 % α-Pinen
- 2,86 % D-(+)-Limonen
- 1,28 % p-Cymen
- 0,57 % α-Phellandren
- 0,47 % Myrcen
- 0,35 % β-Pinen
- 0,19 % γ-Terpinen
- 0,10 % Terpinolen
- 0,11 % Camphen

Sesquiterpene
- 1,78 % Aromadendren
- 0,10 % β-Caryophyllen
- in Spuren allo-Aromadendren

Monoterpenole
- 0,38 % α-Terpineol
- 0,18 % Terpineol-4

Sesquiterpenole
- 2,50 % trans-Pinocarveol
- 0,95 % Globulol

Monoterpenketone
- 0,69 % Pinocarvon

Ester
- 0,82 % α-Terpinylacetat

Oxide
- 69,76 % 1,8-Cineol

Quelle: Farfalla

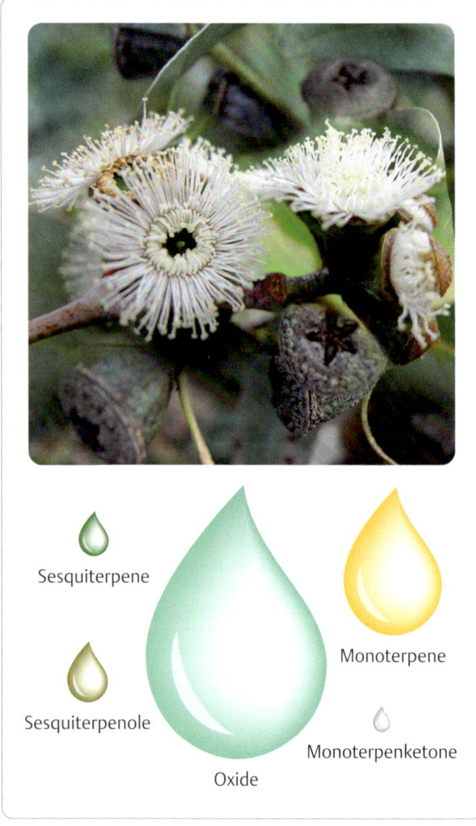

Abb. 7.74 Eucalyptus globulus Labill.

Wichtige Eigenschaften:
- sekretolytisch, expektorativ
- antibakteriell (besonders Staphylococcus aureus, Streptokokken, Pneumokokken)
- antimykotisch (Candida)
- antiviral
- antiinflammatorisch
- analgetisch

Hauptindikationen:
- Grippe, Sinusitis
- Rhinitis, Pharyngitis
- Tonsillitis, Bronchitis
- Bronchopneumonie
- Otitis
- Hautmykosen

Nebenwirkungen und Kontraindikationen:
- Öle aus zuverlässiger Quelle gelten als nicht toxisch, bei sachgemäßer Anwendung sind keine Nebenwirkungen bekannt.
- Erst für Babys über 6 Monaten (0,5 %ig verdünnt) verwenden; bei Kindern mit spastischen Atemwegserkrankungen sollte es nicht

an der Nase oder auf der Brust angewendet werden. Anwendungen an den Füßen oder am Rücken werden im Allgemeinen gut vertragen.

Wissenschaftliche Arbeiten:

- Prof. Dr. Juergens von der Universität Bonn untersuchte 1,8-Cineol in vielen unterschiedlichen Experimenten. Ergebnisse aus klinischen Untersuchungen zeigten vielversprechende Effekte bei COPD („Raucherhusten") und Asthma. In einer neueren Übersichtsarbeit fasst er die Erkenntnisse zusammen [312].
- Eine sehr gute Übersichtsarbeit (Review) über diverse Studien wurde von den US-amerikanischen Wissenschaftlern Angela Sadlon und Davis Lamson zusammengestellt [582].
- In einer multizentrischen placebokontrollierten Doppelblindstudie wurden 242 Patienten mit COPD untersucht. Sie erhielten während eines Winterhalbjahres jeweils 3-mal täglich 200 mg 1,8-Cineol (oder Placebo) adjuvant zu anderen Maßnahmen. In der Verumgruppe war eine signifikante Reduktion der Exazerbation zu beobachten, und die Lungenfunktion verbesserte sich [752].
- Ein deutsch-australisches Team spülte bei 3 Patienten stark riechende Tumore im Gesichtsbereich 2-mal täglich mit einem Ölmix aus Eukalyptus-, Lemongrass-, Teebaum-, Gewürznelken- und Thymianöl. Die Geruchsentwicklung wurde gemindert, Entzündungsvorgänge gestoppt und Fisteln geschlossen, zudem kam es zur Schmerzminderung [728].
- In einer Studie an 8 freiwilligen Probanden – darunter einer Dame, die nicht mehr riechen konnte – wurde festgestellt, dass der Blutfluss im Gehirn nach Inhalation von 1,8-Cineol (der Hauptinhaltsstoff von Eukalyptus, Cajeput, Ravintsara und auch in Salbei enthalten) signifikant erhöht war. Ähnlich zeigte sich bei Tierexperimenten, dass die Bewegungszentren im Gehirn durch diesen Inhaltsstoff beeinflusst werden [80].

7.75 Eucalyptus polybractea F.Muell. ex R.T.Baker Chemotyp 1,8-Cineol

Eukalyptus

Herkunft des Namens: eu, gr. = schön, gut, kalyptos, gr. = bedeckt, verborgen (die harten Samenkapseln bieten Schutz vor Feuer); poly, gr. = viel, bractea, lat. = deckblättrig, dünnes Blättchen

7

Pflanzenteil: Blätter und Zweige

Gewinnung: Wasserdampfdestillation

Pflanzenfamilie: Myrtaceae, Myrtengewächse

Dieses seltene Öl (**Abb. 7.75**) kann neben sehr viel 1,8-Cineol je nach Chemotyp auch viel p-Cymen enthalten und zeigt eine starke lokalanästhetische Wirkung.

Inhaltsstoffe

Oxide

- 80–90 % 1,8-Cineol

Quelle: [191]

Wichtige Eigenschaften:

- stark sekretolytisch

Hauptindikationen:

- Bronchitis (akut und chronisch)
- Rhinitis
- Kopfschmerzen

Nebenwirkungen und Kontraindikationen:

- Nicht toxisches Öl, bei sachgemäßer Anwendung sind keine Nebenwirkungen bekannt.
- Erst für Babys über 6 Monaten (0,5 %ig verdünnt) verwenden; bei Kindern mit spastischen Atemwegserkrankungen sollte es nicht an der Nase oder auf der Brust angewendet werden. Anwendungen an den Füßen oder am Rücken werden im Allgemeinen gut vertragen.

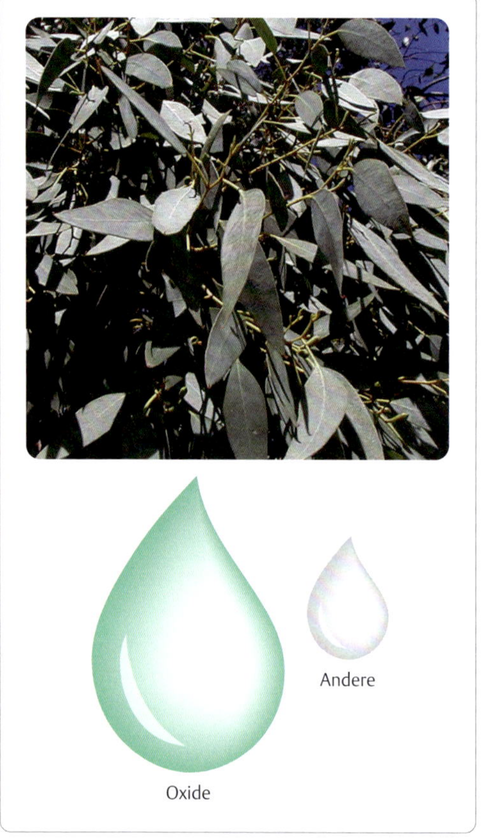

Abb. 7.75 Eucalyptus polybractea F.Muell. ex R.T.Baker Chemotyp 1,8-Cineol.

7.76 Eucalyptus polybractea F.Muell. ex R.T.-Baker Chemotyp Crypton

Eukalyptus

Herkunft des Namens: eu, gr. = schön, gut, kalyptos, gr. = bedeckt, verborgen (die harten Samenkapseln bieten Schutz vor Feuer); poly, gr. = viel, bractea, lat. = deckblättrig, dünnes Blättchen

Pflanzenteil: Blätter und Zweige (**Abb. 7.76**)

Gewinnung: Wasserdampfdestillation

Pflanzenfamilie: Myrtaceae, Myrtengewächse

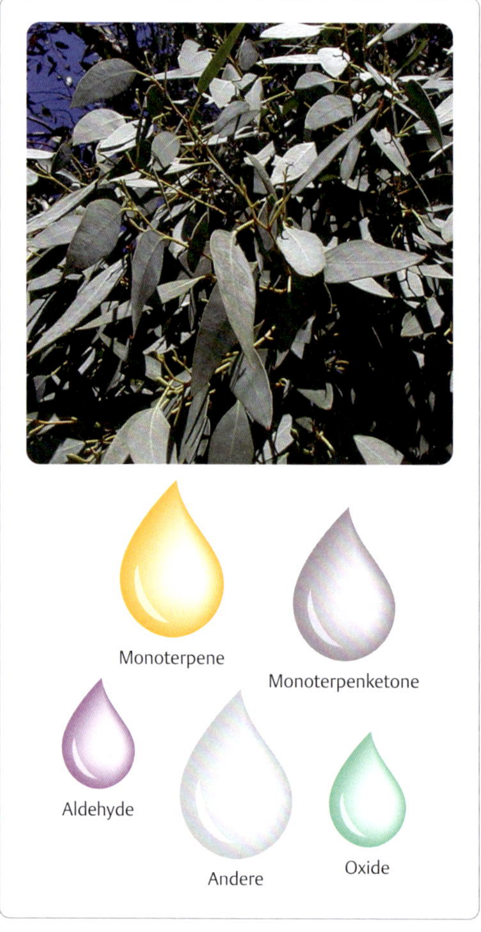

Abb. 7.76 Eucalyptus polybractea F.Muell. ex R.T.Baker Chemotyp Crypton.

Inhaltsstoffe

Monoterpene
- 18–30 % p-Cymen

Monoterpenole
- Linalool
- Terpineol-4
- α-Terpineol

Sesquiterpenole
- α-Eudesmol

Aldehyde
- 7 % Cuminal
- 5 % Phellandral
- Geranial, Myrtenal

Monoterpenketone
- 6–40 % (−)-Crypton
- Piperiton

Oxide
- 10–16 % 1,8-Cineol

Quelle: [191], [695]

Wichtige Eigenschaften:
- stark sekretolytisch
- stark antiviral

Hauptindikationen:
- Bronchitis (akut und chronisch)
- Kondylome

Nebenwirkungen und Kontraindikationen:
- Dieses ätherische Öl wird normalerweise in der Aromatherapie nicht verwendet.
- Die Wirkung von Crypton ist nicht bekannt, also sicherheitshalber nicht bei Babys, Kindern, Schwangeren und Epileptikern anwenden.

7.77 Eucalyptus radiata A. Cunn. ex DC.

Eukalyptus, Sterneukalyptus

Herkunft des Namens: eu, gr. = schön, gut, kalyptos, gr. = bedeckt, verborgen (die harten Samenkapseln bieten Schutz vor Feuer); radiatus, lat. = strahlend, mit Strahlen umgeben (bezogen auf die leicht strahlenförmige Anordnung der schmalen Blätter)

Pflanzenteil: Blätter und Zweige

Gewinnung: Wasserdampfdestillation

Pflanzenfamilie: Myrtaceae, Myrtengewächse

Dieses Eukalyptusöl (**Abb. 7.77**) mit seinem recht milden Duft enthält zwar rund 80 % 1,8-Cineol, wird jedoch den gut verträglichen Eukalyptusölen zugerechnet. Es ist für größere Kinder gut geeignet, ebenso wie Eucalyptus smithii, vgl. Kap. 7.77 (S. 434).

Die Bestände werden aufgrund des Ätherische-Öle-Booms knapper, seit dem Jahr 2021 zählt dieser Baum gemäß der IUCN (The International Union for Conservation of Nature's Red List of Threatened Species) zu den (demnächst) bedrohten Arten [295].

Inhaltsstoffe

Monoterpene
- 6,98 % D-(+)-Limonen
- 3,40 % α-Pinen
- 1,58 % Myrcen
- 1,20 % γ-Terpinen
- 0,84 % α-Phellandren
- 0,75 % β-Pinen
- 0,46 % α-Terpinen
- 0,39 % p-Cymen
- 0,27 % Terpinolen
- 0,16 % Sabinen

Sesquiterpene
- 0,26 % Caryophyllen

Monoterpenole
- 8,19 % α-Terpineol
- 1,59 % Terpineol-4
- 0,33 % Citronellol
- 0,81 % Geraniol
- 0,39 % Linalool
- 0,17 % trans-Pinocarveol
- Nerol

Monoterpenaldehyde
- Myrtenal, Citronellal
- Geranial, Neral

Monoterpenester
- 1,81 % Terpinylacetat

Oxide
- 67,95 % 1,8-Cineol

Quelle: Farfalla

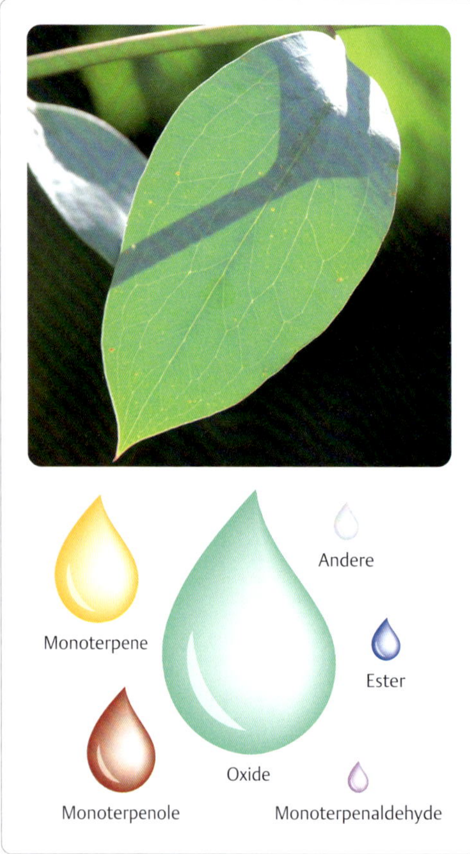

Abb. 7.77 Eucalyptus radiata A.Cunn. ex DC.

Wichtige Eigenschaften:

- stark expektorativ
- stark antiviral
- antibakteriell
- antiinflammatorisch
- leicht stimulierend

Hauptindikationen:

- Grippe, grippale Infekte
- Rhinitis, Rhinopharyngitis
- Sinusitis, Otitis
- Akne
- Burn-out

Nebenwirkungen und Kontraindikationen:

- Nicht toxisches Öl, bei sachgemäßer Anwendung sind keine Nebenwirkungen bekannt.
- Erst für Babys über 6 Monaten (0,5 %ig verdünnt) verwenden; bei Kindern mit spastischen Atemwegserkrankungen sollte es nicht an der Nase oder auf der Brust angewendet werden. Anwendungen an den Füßen oder am Rücken werden im Allgemeinen gut vertragen.

7.78 Eucalyptus smithii F.Muell. ex R.T.Baker

Eukalyptus

Herkunft des Namens: eu, gr. = schön, gut, kalyptos, gr. = bedeckt, verborgen (die harten Samenkapseln bieten Schutz vor Feuer); Smith = Eigenname, vermutlich zur Würdigung des Botanikers John Smith (1798–1888), erster Kurator des Botanischen Gartens Kew Gardens bei London

Pflanzenteil: Blätter und Zweige (**Abb. 7.78**)

Gewinnung: Wasserdampfdestillation

Pflanzenfamilie: Myrtaceae, Myrtengewächse

Inhaltsstoffe

Monoterpene

- 6,79 % Limonen
- 6,43 % α-Pinen
- 1,8 % p-Cymen
- 0,45 % γ-Terpinen
- 0,38 % Myrcen
- 0,35 % β-Pinen

Monoterpenole

- 2,89 % α-Terpineol

Oxide

- 79,28 % 1,8-Cineol

Quelle: Farfalla

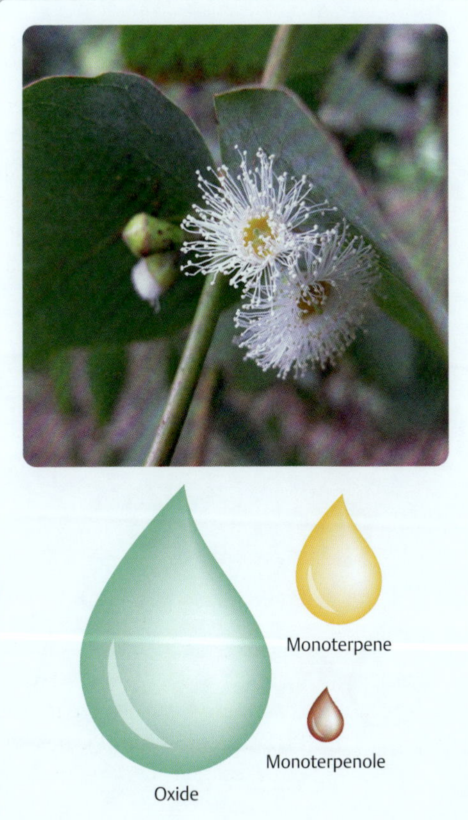

Abb. 7.78 Eucalyptus smithii F.Muell. ex R.T.Baker.

Wichtige Eigenschaften:
- sekretolytisch, expektorativ
- antiviral, antibakteriell
- analgetisch

Hauptindikationen:
- Bronchitis, Husten, Erkältung, Grippe
- Asthma
- schmerzende Gelenke

Nebenwirkungen und Kontraindikationen:
- Nicht toxisches Öl, bei sachgemäßer Anwendung sind keine Nebenwirkungen bekannt.
- Erst für Babys über 6 Monaten (0,5 %ig verdünnt) verwenden; bei Kindern mit spastischen Atemwegserkrankungen sollte es nicht an der Nase oder auf der Brust angewendet werden. Anwendungen an den Füßen oder am Rücken werden im Allgemeinen gut vertragen.

7.79 Eucalyptus staigeriana F.Muell. ex F.M.Bailey

Eukalyptus

Herkunft des Namens: eu, gr. = schön, gut, kalyptos, gr. = bedeckt, verborgen (die harten Samenkapseln bieten Schutz vor Feuer); Staiger = Eigenname, Person, die bei der Namensgebung gewürdigt wurde

Pflanzenteil: Blätter und Zweige

Gewinnung: Wasserdampfdestillation

Pflanzenfamilie: Myrtaceae, Myrtengewächse

Dieses untypisch und wunderbar duftende Öl (**Abb. 7.79**) erfreut sich großer Beliebtheit bei Franchomme und Pénoël [191], die dieses zart zitronig duftende ätherische Öl besonders bei der Behandlung von psychosomatischen Erkrankungen schätzen, da es sehr gut auf die Psyche wirke. Sie schwören auf eine sanfte Solarplexusmassage nur mit dem verdünnten Öl. Auffallend sei, dass das Öl – im Gegensatz zum Eucalyptus globulus – die Libido, zumindest bei Männern, steigere.

Inhaltsstoffe

Monoterpene
- 26,51 % D-(+)-Limonen
- 6,65 % Terpinolen
- 3,35 % α-Pinen
- 3,01 % p-Cymen
- 1,42 % α-Phellandren
- 1,65 % γ-Terpinen
- 1,70 % β-Pinen
- 0,50 % Sabinen
- 0,64 % Myrcen
- 0,18 % α-Terpinen
- 0,15 % cis-β-Ocimen
- 0,05 % Camphen

Sesquiterpene
- 0,08 % β-Caryophyllen

Monoterpenole
- 6,51 % Geraniol
- 1,35 % Terpineol-4
- 1,92 % Linalool
- 1,41 % Nerol
- 0,87 % α-Terpineol
- 0,65 % Borneol
- 0,40 % Citronellol

Monoterpenaldehyde
- 13,34 % Geranial
- 8,55 % Neral
- 0,10 % Citronellal

Monoterpenester
- 2,32 % Geranylacetat
- 0,91 % Nerylgeraniat

Oxide
- 5,68 % 1,8-Cineol

Quelle: Farfalla

Wichtige Eigenschaften:
- antiinflammatorisch
- spasmolytisch
- antiviral, antibakteriell
- ausgleichend, entspannend
- aphrodisisch (besonders bei Männern)

Hauptindikationen:
- Arthritis
- Muskelschmerzen, Rückenschmerzen
- Husten, Erkältung bei Kindern
- psychophysischer Erschöpfungszustand
- Nervosität, Verspannungen
- depressive Verstimmung

Nebenwirkungen und Kontraindikationen:
- Aufgrund des hohen Monoterpen- und Aldehydgehaltes kann das Öl zu allergischen Reaktionen führen, wenn es oxidiert oder älter ist.
- Bei Ölen unter 1 Jahr nach erstmaliger Öffnung und in der üblichen Verdünnung sind keine Nebenwirkungen zu erwarten.

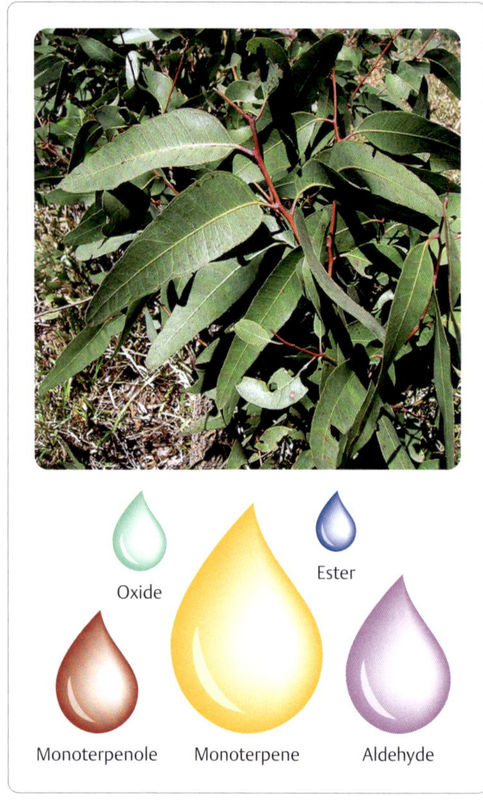

Abb. 7.79 Eucalyptus staigeriana F.Muell. ex F.M.Bailey.

Wissenschaftliche Arbeiten:
- In Brasilien wurde dieses ätherische Öl bei Schafen mit Nematodenbefall (Darmparasiten) untersucht. Mit seiner Hilfe konnte der Befall um bis zu 83,75 % reduziert werden [136].

7.80 Ferula gummosa Boiss.

Galbanum, Riesenfenchel

Synonym: Ferula galbaniflua Boiss. u. Buhse (nicht mehr aktuell)

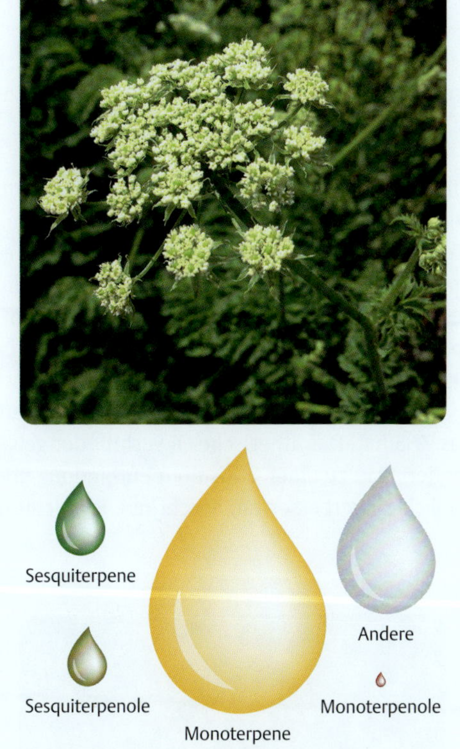

Abb. 7.80 Ferula gummosa Boiss.

Herkunft des Namens: ferire, lat. = schlagen (im Sinn von verletzen, der Balsam heilt Wunden); gummosa bezieht sich auf das austretende Gummiharz

Pflanzenteil: Harz

Gewinnung: Wasserdampfdestillation

Pflanzenfamilie: Apiaceae, Doldenblütengewächse

Diese Heilpflanze (**Abb. 7.80**) wird auch „Mutterharz" genannt. In ihrer Heimat Persien wird sie für vielerlei weibliche Beschwerden wie Ausfluss und schmerzhafte Regelblutungen eingesetzt. Außerordentlich gut wirkt das Öl bei der Behandlung von Abszessen, **Furunkeln** und Geschwüren. Es wird in der Parfümerie gerne wegen des „grünen" Duftes, der an frischen Rasenschnitt erinnert, eingesetzt (beispielsweise in Chanel No. 19).

Inhaltsstoffe

Monoterpene
- 36,1 % β-Pinen
- 18,5 % α-Pinen
- 4,4 % α-Thujen
- 3,6 % Limonen
- 2,2 % Myrcen
- 1,4 % cis-Ocimen
- 0,6 % Terpinolen
- 0,4 % δ-3-Caren
- 0,4 % p-Cymen
- 0,5–1 % Camphen
- 0,3 % trans-Ocimen

Sesquiterpene
- 2,8 % Germacren D
- 0,9 % δ-Cadinen
- 0,9 % β-Cubeben
- 0,4 % β-Elemen
- 0,3 % α-Cedren
- 0,2 % β-Bourbonen

Monoterpenole
- 0,1 % Pinocarveol
- 0,1 % Myrtenol
- 0,02 % α-Terpineol

Sesquiterpenole
- 0,25 % t-Cadinol
- 0,2 % Bulsenol
- 3 % β-Eudesmol

Phenylether
- 0,1 % Carvacrolmethylether

Monoterpenaldehyde
- 0,02 % Myrtenal

Monoterpenketone
- 0,1 % Pinocarvon

Ester
- 0,1 % Fenchylacetat
- 0,07 % Bornylacetat
- 0,3 % Terpinylacetat

Andere
- 1,5 % Undecatrien
- in Spuren Schwefel

Quelle: Light of Nature

Wichtige Eigenschaften:
- stark granulationsfördernd
- antiinflammatorisch
- antiseptisch
- stimulierend, tonisierend
- emmenagog
- analgetisch
- spasmolytisch
- sekretolytisch
- karminativ

Hauptindikationen:
- Ulzerationen, Abszesse
- Furunkel
- Burn-out, nervöse Anspannung
- Amenorrhö, Dysmenorrhö
- Fluor vaginalis
- Rheumatismus, Muskelschmerzen
- Bronchitis, Asthma
- chronischer Husten
- Meteorismus
- faltige, schlaffe Haut

Nebenwirkungen und Kontraindikationen:
- Hervorragend verträgliches Öl, bei normaler Anwendung sind keine unerwünschten Nebenwirkungen bekannt.
- In der Schwangerschaft nur unter Aufsicht einer Therapeutin/eines Therapeuten verabreichen.

7.81 Foeniculum vulgare Mill.

Fenchel

Herkunft des Namens: fenum, lat. = Heu; vulgaris, lat. = allgemein bekannt, gewöhnlich

Pflanzenteil: Früchte (Samen)

Gewinnung: Wasserdampfdestillation

Pflanzenfamilie: Apiaceae, Doldenblütengewächse

Positivmonografie der Kommission E: Foeniculi aetheroleum

Fertigpräparate: z. B. Carminativum Hetterich Tropfen (mit Kamille, Kümmel, Pfefferminze, Schale der Bitterorange)

Mit Fenchelduft machen die meisten von uns bereits sehr früh Bekanntschaft (ähnlich wie mit Kamille). Nicht nur beim Baby helfen der Tee und auch das ätherische Öl (**Abb. 7.81**), Blähungen zu lösen und die verängstigte Psyche zu entspannen. Verantwortlich dafür ist der trans-Anetholgehalt von über 50 %, der eine stark spasmolytische und ausgleichende Wirkung auf das ZNS hat. Das ätherische Öl verhilft der gebärenden Frau zu einer gelösteren Entbindung und danach zu verbessertem Milchfluss. Foeniculum

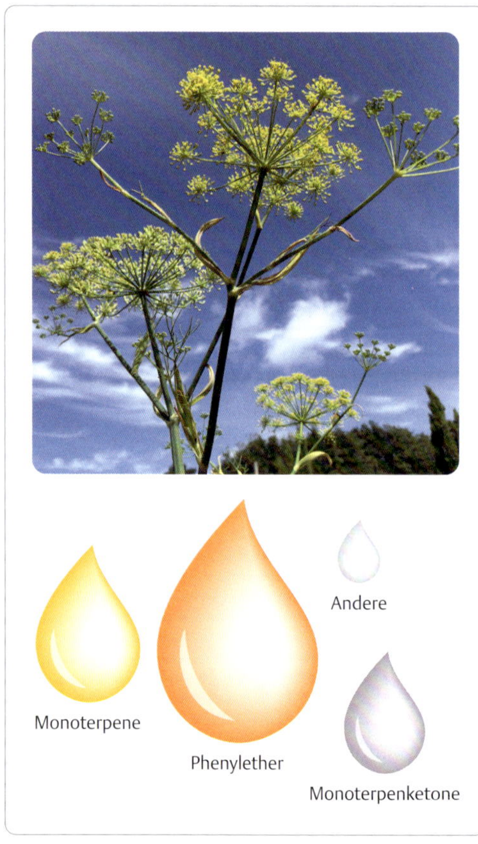

Abb. 7.81 Foeniculum vulgare Mill.

vulgare amara, der Bittere Fenchel, ist durch den hohen Fenchongehalt nicht für diese Zwecke, auch nicht für Babys, geeignet.

Inhaltsstoffe

Monoterpene
- 9,41 % α-Phellandren
- 8,78 % α-Pinen
- 1,52 % D-(+)-Limonen
- 1,35 % β-Myrcen
- 1,12 % β-Phellandren
- 0,96 % β-Pinen
- 0,49 % p-Cymen
- 0,45 % γ-Terpinen

Phenylether
- 54,98 % trans-Anethol
- 2,24 % Methylchavicol
- 0,2 % cis-Anethol

Monoterpenketone
- 14,44 % Fenchon

Quelle: Farfalla

Wichtige Eigenschaften:
- spasmolytisch (ZNS)
- stark karminativ
- östrogenmodulierend
- emmenagog
- laktagog
- cholagog, choleretisch
- aquaretisch
- sekretolytisch
- antithrombotisch, entlastet das venöse System bei Flugreisen

Hauptindikationen:
- Amenorrhö, Oligomenorrhö, Dysmenorrhö
- Entbindung
- Klimakterium
- Dyspepsie, Gastralgie
- spastische Kolitis
- Meteorismus
- Singultus
- Bronchitis, Asthma
- Cellulite, Ödeme
- „schwere Beine"

Nebenwirkungen und Kontraindikationen:
- Das Öl sollte bei hormonabhängigen Tumoren, auch bei Endometriose und Prostatahyperplasie nicht dauerhaft und immer verdünnt (Konzentration niedriger als 2 %) verwendet werden.
- Für die Anwendung bei Babys und Kleinkindern muss sichergestellt sein, dass das Öl einwandfrei und natürlichen Ursprungs ist.

Anmerkung:
- Gepanschte/synthetische Öle enthalten oft cis-Anethol, das wesentlich toxischer ist als trans-Anethol.
- Anetholreiche ätherische Öle wie Fenchel und Anis sollten von Alkoholkranken nur äußerlich und gelegentlich verwendet werden; Erkrankungen der Leber und die Einnahme von Paracetamol gelten als Kontraindikationen.
- Isoliertes Fenchon, also die Reinsubstanz, wurde Tieren hoch dosiert gespritzt und oral verabreicht, es verursachte Krämpfe, die sogar tödlich endeten [695]. Diese alten Experimente führen offensichtlich dazu, dass immer wieder behauptet wird, Fenchelöl sei bei Epilepsie gefährlich. Das Gegenteil ist der Fall, wenn es qualitativ hochwertig ist und äußerlich angewendet wird.

Wissenschaftliche Arbeiten:
- In einer chinesischen Studie wird Fenchelöl eine deutliche antimykotische Wirkung bescheinigt, die durch eine Schädigung der Plasmamembranen sowie von intrazellulären Zellorganellen ausgelöst wird. Zudem geht man davon aus, dass enzymatische Aktivitäten der Mitochondrien gehemmt werden. Insbesondere bei Trichophyton mentagrophytes, Trichophyton rubrum, Trichophyton tonsurans und Microsporum gypseum wirkte das ätherische Öl besser als die oft eingesetzten antimykotischen Wirkstoffe Fluconazol und Amphotericin B [764].
- In einer doppelblind-randomisierten Studie verwendeten 30 Frauen, die nach dem Klimakterium an Scheidentrockenheit litten, 8 Wochen lang eine Salbe mit 5 %igem Fenchelöl. 30 Frauen, auch zwischen 45 und

65 Jahren, verwendeten eine Placebosalbe. In der Fenchelgruppe verbesserte sich der vaginale pH-Wert signifikant ($p < 0{,}001$) und die Vaginalatrophie ging zurück (die Anzahl der oberflächlichen Zellen erhöhte sich signifikant: $p < 0{,}001$). Die iranischen Autoren folgern, dass eine Fenchelsalbe diese häufigen Beschwerden von postmenopausalen Frauen lindern kann [759].

- In einer randomisierten, placebokontrollierten Studie, die in 2 Kliniken mit 125 Babys im Alter zwischen 2–12 Wochen durchgeführt wurde, konnten Koliken durch die Gabe einer Fenchelemulsion signifikant reduziert werden. Zwar handelt es sich nicht um das reine ätherische Öl, doch das Wirkprinzip aller Fenchelpräparate basiert auf den Hauptinhaltsstoffen der Fenchelfrüchte, die teilweise identisch mit den Hauptinhaltsstoffen des ätherischen Öles sind [17].
- In einer äthiopischen Verhaltensstudie zeigten Mäuse, denen unterschiedliche Dosierungen von Fenchelöl oral verabreicht wurden, deutlich weniger Angst als die Tiere der Kontrollgruppe. Die Autoren folgern, dass ätherisches Fenchelöl eine vielversprechende anxiolytische Wirkung zeigt [454].
- Eine Reihe von Experimenten italienischer Wissenschaftler zeigte eine breite antithrombotische Wirkung sowohl in Gewebekulturen als auch an Mäusen, denen das Fenchelöl oral verabreicht wurde [697].

7.82 Fokienia hodginsii (Dunn) A.Henry u. H.H.Thomas

Siam-Holz, Fujian-Zypresse, Pemou, Coffin wood

Herkunft des Namens: Herkunft der Gattung aus der chinesischen Provinz Fukien (früher: Fokien), auch fu, chin. = Glück, jian, chin. = gesund; Hodgin = Captain A. E. W. Hodgins, der den Baum 1908 erstmals beschrieb

Pflanzenteil: Wurzeln, Holz

Gewinnung: Wasserdampfdestillation

Pflanzenfamilie: Cupressaceae, Zypressengewächse

Dieses interessant zitronig-fruchtig-nadelig duftende Öl eines großen zypressenähnlichen Baumes (**Abb. 7.82**) aus Vietnam und den benachbarten Gegenden ist selten im Handel erhältlich. Der Baum gilt als bedrohte Spezies. Laut Franchomme und Pénoël [191] soll die regulierende Wirkung auf den männlichen Hormonhaushalt so ausgeprägt sein, dass Frauen es nicht über einen längeren Zeitraum verwenden sollten.

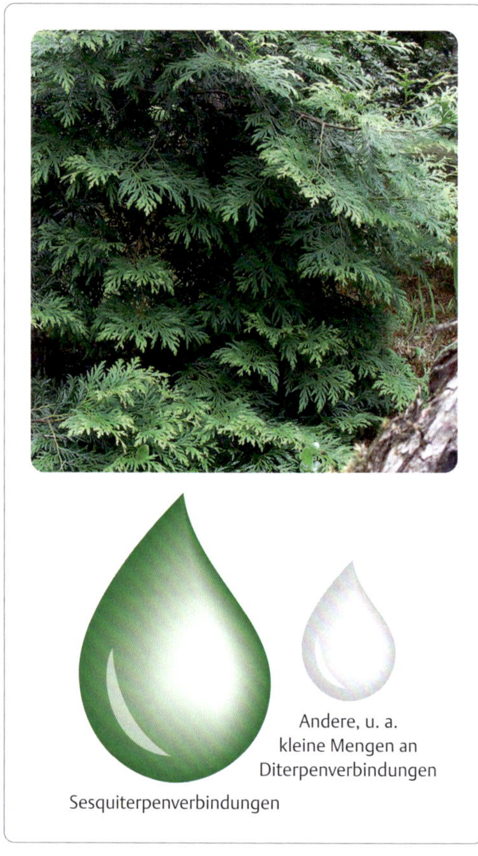

Abb. 7.82 Fokienia hodginsii (Dunn) A.Henry u. H.H.Thomas.

Inhaltsstoffe

Sesquiterpenverbindungen
- 24–35 % trans-Nerolidol
- 24–26 % Fokeniol
- 10 % α- Muurolen
- 7 % γ-Muurolen
- 3–4,5 % Elemol
- 2,5–4,5 % α- und β-Eudesmol
- 2 % γ-Eudemol

Diterpenoide*
- Fokihodgine A–E (1–5)
- Fokihodgine F–I (6–9)
- Fokihodgin J (10)

Quelle: [191], [695]*, [754]

Wichtige Eigenschaften:
- hormonmodulatorisch
- neurotonisch

Hauptindikationen:
- Burn-out
- sexuelles Burn-out beim Mann

Nebenwirkungen und Kontraindikationen:
- Soweit bekannt, sind in der üblichen Verdünnung keine Nebenwirkungen zu erwarten.

7.83 Gaultheria fragrantissima Wall.

Wintergrün, Scheinbeere, Niederkriechende (bzw. Niedere oder Niederliegende) Scheinbeere

Destillierte Pflanzen mit identischem deutschem Ölenamen: Gaultheria procumbens L.

Herkunft des Namens: nach Jean-Francois Gaulthier (1708–1756), französischer Arzt und Botaniker in Kanada; fragrantissimus, lat. = äußerst wohlriechend; procumbens, lat. = kriechend

Pflanzenteil: Kraut

Gewinnung: Wasserdampfdestillation

Pflanzenfamilie: Ericaceae, Heidekrautgewächse

Dieses vielleicht therapeutischste aller üblicherweise erhältlichen ätherischen Öle muss man nicht sehr hoch dosieren, denn es enthält neben dem Hauptinhaltsstoff Methylsalicylat noch Spuren anderer schmerzlindernder Moleküle. Lange Jahre schreckten US-amerikanische Warnungen bezüglich Methylsalicylat in Wintergrünöl Aromatherapeutinnen und Aromatherapeuten vom Gebrauch dieses nützlichen Öles ab: 14 g Wintergrünöl (für ein Kind 4 ml) – innerlich – können bereits tödlich wirken.

Der medizinisch-frische Geschmack und Geruch von Wintergrün ist in den USA fast omnipräsent. Den meisten Zahnpastamarken, dazu Mundwässern, Softgetränken (z. B. Root Beer), Kaugummis und vielen anderen Süßigkeiten verleiht Wintergrün den typischen Geschmack. Man könnte sagen, dass dieser Duft der europäischen Vorliebe für Menthol in Zahnpasten, Mundwässern, Kaugummis, Zigaretten u. a. entspricht. Meistens wird das süßlich-frische Aroma den Produkten in synthetischer Form beigemischt. So verwundert es nicht, dass es viele dokumentierte Vergiftungsfälle gibt, in denen eine Überdosierung mit Methylsalicylat eine Rolle spielt. Insbesondere wenn über 40 % der Körperoberfläche mit diesem starken Wirkstoff bedeckt sind (beispielsweise durch regelmäßige und großzügige Anwendung einer Schmerzsalbe), besteht Vergiftungsgefahr.

Der Wirkstoff Methylsalicylat liegt übrigens in der frischen Pflanze (**Abb. 7.83**) so nicht vor, er entsteht erst durch Antrocknen der Blättchen und anschließende Wasserdampfdestillation aus Gaultherin.

Inhaltsstoffe

Monoterpene
- bis 0,90 % δ-3-Caren
- bis 0,50 % Limonen
- bis 0,40 % α-Pinen
- 0,20 % Myrcen

Sesquiterpene
- 0,30 % δ-Cadinen
- 0,10 % 3,7-Guaiaden

Phenole
- in Spuren Eugenol

Aldehyde
- 2-Methylbutanal
- 3-Methylbutanal
- Hexanal
- trans-2-Decenal
- Benzaldehyd
- Zimtaldehyd

Aromatische Ester
- 96–99,51 % Methylsalicylat

Quelle: Farfalla, www.essencenepal.com/wintergreen.html

Wichtige Eigenschaften:
- stark analgetisch
- stark spasmolytisch
- stark antiinflammatorisch
- vasodilatatorisch

Hauptindikationen:
- Rheumatismus
- rheumatische Polyarthritis
- Fibromyalgie
- Muskelschmerzen
- Muskelkater
- Hypertonie

Nebenwirkungen und Kontraindikationen:
- In 0,5 %igen Zubereitungen hat sich natürliches Wintergrünöl als ein sehr verträgliches und schmerzlinderndes Öl bewährt [739].
- Die Acetylgruppe (z. B. in Acetylsalicylsäuretabletten wie Aspirin) bewirkt die Thrombozytenaggregation, nicht die Salicylsäure an sich, sodass bei den üblichen Aromapflegeverdünnungen (2 % und weniger) keine Gefahr für Menschen besteht, die blutverdünnende Medikamente einnehmen müssen.

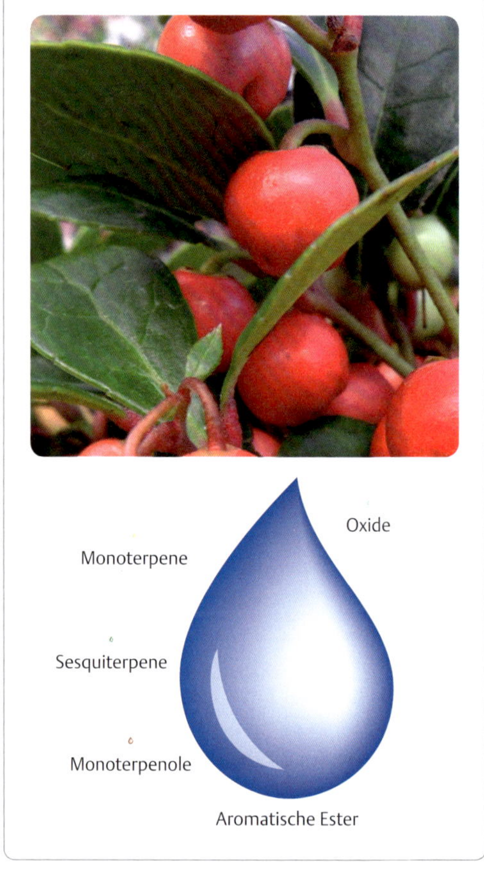

Abb. 7.83 Gaultheria fragrantissima Wall.

Wissenschaftliche Arbeiten:
- In einer placebokontrollierten, randomisierten Doppelblindstudie mit Cross-over-Design an 15 Patienten wurde 14 Tage lang 2-mal täglich eine Mundspülung (Listerine) verwendet, welche die ätherischen Öle Thymian, Eukalyptus, Pfefferminze und Wintergrün enthielt. Es wurde eine signifikante Reduktion von Plaque mit Veillonella sp., Capnocytophaga sp., bei Fusobacterium nucleatum beobachtet ($p < 0{,}001$, bei Veillonella, $p = 0{,}002$; [184]).
- 30 Patienten mit Knie- oder Fußgelenkschmerzen (verletzungsbedingt oder nach chirurgischen Eingriffen) wurden mit 2 in Frankreich bekannten Produkten (Dermasport und Solution Cryo) behandelt. Diese enthalten die ätherischen Öle von Wintergrün, Birke,

Cajeput, Römischer Kamille, Kampfer, Zitrone, Gewürznelke, Eukalyptus und Zypresse. Sie wurden jeweils von 6 unabhängigen Physiotherapeuten begutachtet. 30 Minuten nach den jeweiligen Behandlungen wurden eine hochsignifikante Reduktion der Schmerzen in Ruhe und bei Bewegung ($p < 0,001$), eine vermehrte Mobilität ($p < 0,001$ und $p = 0,004$), eine Verringerung der Schwellung sowie ein Rückgang der Ödeme beobachtet [379].

7.84 Geranium macrorrhizum L.

Geranie, Zdravetz, „Echte Geranie"

Herkunft des Namens: geranos, gr. = Kranich; makros, gr. = groß, rhiza, gr. = Wurzel

Pflanzenteil: Blätter

Gewinnung: Wasserdampfdestillation

Pflanzenfamilie: Geraniaceae, Storchschnabelgewächse

Diese in Bulgarien in 800–1700 m Höhe wild wachsende Geranienart (**Abb. 7.84**) kennt man bei uns aus dem Ziergarten als dankbaren Bodendecker, besonders in eher schattigen Gartenecken. In Bulgarien werden die Blätter als Glücksbringer verschenkt, da man der Pflanze viele Heilwirkungen zuspricht. Über das sehr streng riechende ätherische Öl ist nicht viel bekannt, es ist im deutschsprachigen Raum selten erhältlich.

Inhaltsstoffe

Monoterpene
- 4 % verschiedene Monoterpene

Sesquiterpene
- 11 % Germacren B
- 4 % γ-Curcumen
- β-Caryophyllen
- γ-Elemen
- Guaiazulen

Sesquiterpenole
- Selinol

Sesquiterpenketone
- 55 % Germacron
- 8 % Germazon

Quelle: [191], [695]

Wichtige Eigenschaften:
- granulationsfördernd
- sekretolytisch
- lipolytisch
- blutdrucksenkend

Hauptindikationen:
- katarrhalische Bronchitis
- Asthma
- Hypertonie
- Dermatosen

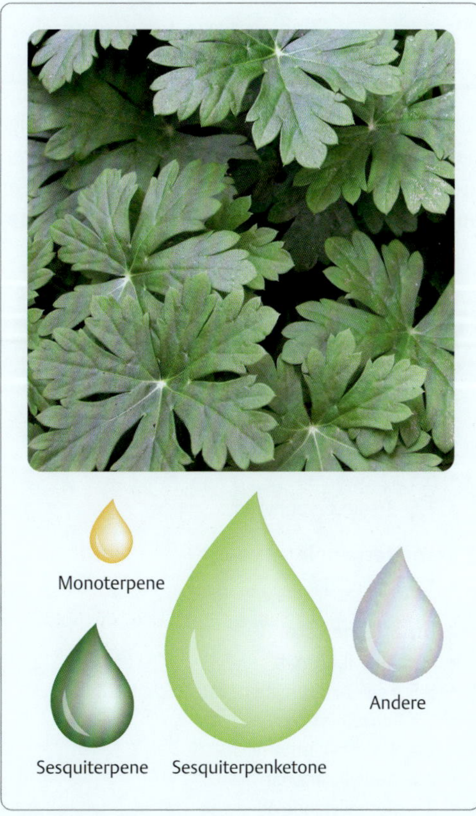

Abb. 7.84 Geranium macrorrhizum L.

Nebenwirkungen und Kontraindikationen:
- In der üblichen Verdünnung sind keine Nebenwirkungen zu erwarten; es sind noch keine gesicherten Daten bekannt.

7.85 Hedychium coronarium Koenig

Ginger Lily, Schmetterlingsingwer

Herkunft des Namens: hedys, gr. = süß, angenehm; corona, lat. = Kranz, Krone

Pflanzenteil: Blüten (es gibt auch das Destillat aus den Wurzeln, welches sich erheblich vom Absolue unterscheidet)

Gewinnung: Solventextraktion

Pflanzenfamilie: Zingiberaceae, Ingwergewächse

Dieses jasminähnlich duftende und hochpreisige Absolue (**Abb. 7.85**) ist schwer erhältlich. Es eignet sich aufgrund der stark psychisch aktiven aromatischen Ester – wie viele andere Absolues auch – hervorragend für die Psycho-Aromatherapie.

Inhaltsstoffe

Monoterpenole
- 7–30 % Linalool
- 2 % Geraniol

Sesquiterpene
- 5,5 % β-Selinen
- 1,5–3 % β-Caryophyllen

Sesquiterpenole
- 1,5 % Nerolidol

Aromatische Ester
- 10 % Butylbenzoat
- 5,5 % cis-3-Hexenylbenzoat
- 3 % Benzylbenzoat
- 2 % N-Methylanthranylat
- 2 % Methyljasmonat
- 2 % Methallylangelat
- 1 % Methylcinnamat

Phenole
- 1,5 % Eugenol

Andere
- 6 % trans-Jasmon (C-11-Keton)
- 4 % Valeriansäure
- 0,2–3,7 % Indol
- 1,4–5,5 % Jasminlacton
- 1 % cis-Jasmon (C-11-Keton)

Quelle: Stillpoint Aromatics, [695]

Wichtige Eigenschaften:
- stark spasmolytisch
- stark anxiolytisch

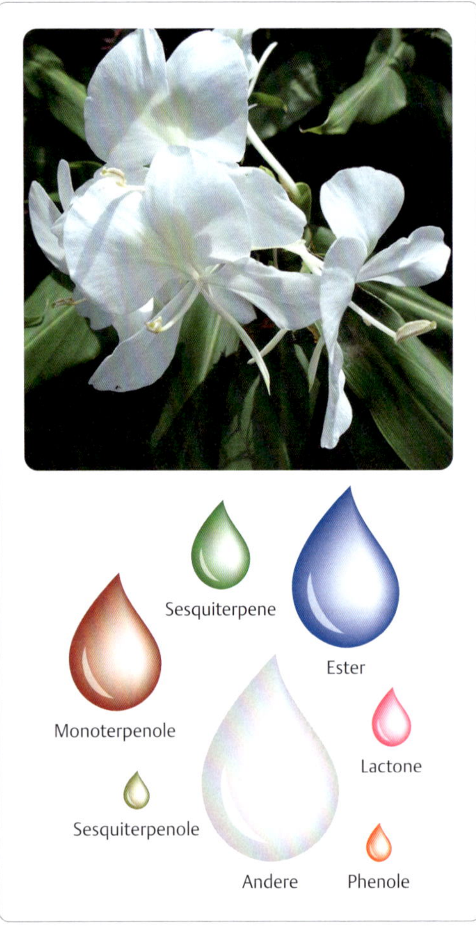

Abb. 7.85 Hedychium coronarium Koenig. (Foto: Hideyuki Kojima, http://phytoaroma.ocnk.net)

- stark stimmungsaufhellend
- sedativ
- antidepressiv

Hauptindikationen:
- Depressionen, Disstress
- Unruhe, Schlafstörungen
- ausgleichend im Klimakterium

Nebenwirkungen und Kontraindikationen:
- Bei empfindlicher Haut stark verdünnen, nicht (oder nur nach vorsichtigem Austesten) bei psychiatrisch auffälligen Patienten einsetzen.
- In der Schwangerschaft nur stark verdünnt anwenden.
- Auf rückstandskontrollierte Ware achten.
- Das Öl ist nicht zur innerlichen Anwendung geeignet.

7.86 Helichrysum italicum (Roth) G.Don

Immortelle, Strohblume, Katzenpfötchen

Herkunft des Namens: helios, gr. = Sonne, chrysos, gr. = Gold; italicum, lat. = italienisch; Immortelle bedeutet „die Unsterbliche“

Pflanzenteil: blühendes Kraut

Gewinnung: Wasserdampfdestillation

Pflanzenfamilie: Asteraceae, Korbblütengewächse

Die kleinen leuchtend gelben Blüten (**Abb. 7.86**) dieses sonnenhungrigen Pflänzchens wachsen in etwa 500 sehr ähnlich aussehenden Arten rund ums Mittelmeer. Wir kennen sie als getrocknete „Strohblümchen“ aus Potpourris und Gestecken. Eine der Arten ist manchmal in Gärtnereien als „Currypflanze“ zu kaufen, da ihre Blättchen diesen Duft ausströmen.

Es hat sich außerordentlich gut bewährt bei **Hämatomen** (blauen Flecken), da die nur in diesem Öl enthaltenen Diketone (bis zu 20 %) stark antikoagulierend wirken; diese Wirkstoffe sollen ans Fibrin binden und „befreien“ somit die Blutgefäße. Dieses sehr mächtige Öl kommt in mehreren Chemotypen vor. Je nach Firma und Literatur wird Helichrysum italicum subsp. italicum als Synonym oder als abweichende Unterart betrachtet.

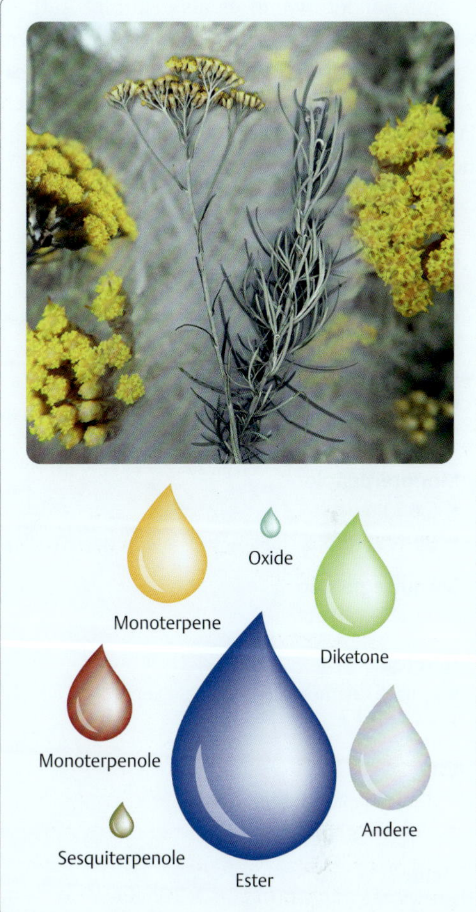

Abb. 7.86 Helichrysum italicum (Roth) G.Don.

Die Zusammensetzung von Immortelleölen kann je nach Herkunft sehr unterschiedlich ausfallen. So schwanken die Gehalte an Italidion sehr stark, dieser Stoff kann sogar ganz fehlen ([59], [422]). Das Öl hat erhebliche Preissteigerungen durchgemacht, seit die Kosmetikindustrie die kollagenbildende Eigenschaft von Immortelle für sich entdeckt hat. Das Hydrolat bietet eine preiswerte und hoch effektive Alternative, insbesondere wenn es als gekühlte Auflage bei stumpfen Verletzungen eingesetzt wird. Nicht nur dem Inhaltsstoff Italidion wird diese wertvolle Wirkung zugeschrieben, sondern auch das bisweilen zu 10–13 % enthaltene γ-Curcumen soll dazu beitragen.

Inhaltsstoffe

Monoterpene
- 5,7 % β-Pinen
- 5,7 % D-(+)-Limonen
- 3,1 % α-Pinen
- 0,9 % Camphen
- 0,4 % trans-β-Ocimen
- 0,3 % p-Cymen

Monoterpenole
- 6,6 % Borneol
- 4 % Nerol

Sesquiterpenole
- 1,5 % Viridiflorol

Diketone
- je nach Chemotyp: 15–20 % β-Dione
- Italidion I, II, III

Ester
- 38 % Nerylacetat (bis 75 %)
- Nerylbutyrat

Oxide
- 1,1 % 1,8-Cineol

Andere
- 4,8 % 4,7-Dimethyl-oct-6-en

Quelle: Golgemma

Wichtige Eigenschaften:
- stark antikoagulierend
- sekretolytisch, expektorativ
- granulationsfördernd

Hauptindikationen:
- Hämatome, Traumata
- Wunden, insbesondere postoperative Wunden
- Phlebitis, Couperose
- spastischer Husten, Pertussis
- virale Kolitis
- Arthritis, Polyarthritis
- zum Hautschutz vor und während Radiotherapie

Nebenwirkungen und Kontraindikationen:
- Hervorragend verträgliches Öl, bei normaler Anwendung sind keine unerwünschten Nebenwirkungen bekannt.

Anmerkung:
- Helichrysum gymnocephalum (DC.) Humbert wächst nur auf Madagaskar und wird Rambiazana genannt. Es enthält 48–74 % 1,8-Cineol.
- Auch Helichrysum bracteatum (Venten.) Willd. ist eine Pflanze dieser Gattung, deren ebenso selten erhältliches ätherisches Öl preiswert, jedoch ganz anders zusammengesetzt ist als das von Helichrysum italicum. Es weist vermutlich keine deutlich antikoagulative Wirkung auf.
- Das ätherische Öl aus Helichrysum bracteiferum Humbert enthält 15 % α-Caryophyllen (Humulen), 11 % β-Caryophyllen, 10 % 1,8-Cineol, dazu noch viele geringe Anteile an Mono- und Sesquiterpenen. Es handelt sich somit wiederum um ein ganz anderes Öl.

Wissenschaftliche Arbeiten:
- Alkoholische Extrakte wurden an isoliertem Dünndarmgewebe untersucht mit dem Ergebnis, dass insbesondere am entzündlichen Gewebe Verkrampfungen zurückgingen. Die Autoren belegen damit die im Mittelmeerraum traditionell vorgenommenen Anwendungen von Immortellezubereitungen bei Magen-Darm-Beschwerden [567].
- Im Jahr 2007 wurde im Acetonextrakt von Helichrysum italicum (vergleichbar dem Absolue, das selten in Handel ist) Arzanol gefunden, das Entzündungsmediatoren stark hemmen kann. Dies könnte zur Behandlung von Autoimmunkrankheiten und Tumoren interessant sein. Zudem reduziert Arzanol die Replikation von HIV (humanes Immundefizienz-Virus) in T-Zellen [357].
- Immortelleöl und insbesondere das in manchen Chemotypen enthaltene Geraniol reaktiviert und verstärkt die Wirkung von bestimmten Antibiotika gegen MRSA [404].

7.87 Humulus lupulus L.

Hopfen

Herkunft des Namens: hymele, altengl. = Hopfen; luppolo, ital. = Hopfen oder lupus, lat. = Wolf, Wolfshaken (bezogen auf die winzigen Kletterhakenhaare der Rankpflanze)

Pflanzenteil: „Zapfen“

Gewinnung: Wasserdampfdestillation

Pflanzenfamilie: Cannabaceae, Hanfgewächse

Dieses ätherische Öl ist selten im Handel erhältlich, obwohl Hopfen eine stark aromatische, gut in Mitteleuropa wachsende Rankpflanze (**Abb. 7.87**) ist. Sie gibt dem Bier sein besonderes Aroma.

Inhaltsstoffe

Monoterpene
- 30 % Myrcen
- 3 % α-Muurolen
- β-Pinen
- Limonen

Sesquiterpene
- 36 % α-Caryophyllen (Humulen)
- 10 % β-Caryophyllen
- 5 % γ-Cadinen
- 4 % δ-Cadinen

Ketone
- 2-Undecanon

Ester
- Geranylacetat
- Geranylpropionat
- Geranylisobutyrat
- unterschiedliche aliphatische Ester

Säuren
- Valeriansäure

Quelle: [191], [695]

Wichtige Eigenschaften:
- antiinflammatorisch
- analgetisch

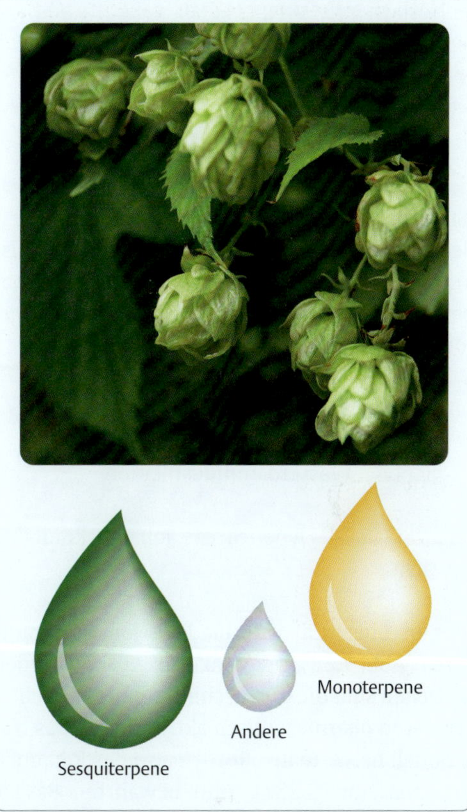

Abb. 7.87 Humulus lupulus L.

- östrogenmodulierend
- sedativ, ausgleichend
- schlafanstoßend
- spasmolytisch

Hauptindikationen:
- Amenorrhö, Dysmenorrhö
- nervöse Gastritis
- Tachykardie
- Schlafstörungen
- Spannungskopfschmerzen

Nebenwirkungen und Kontraindikationen:
- In der üblichen Verdünnung sind keine Nebenwirkungen zu erwarten.
- Eine hormonartige Wirkung konnte nicht nachgewiesen werden, dennoch sollte es sicherheitshalber nicht bei östrogenabhängigem Krebs verwendet werden.

7.88 Hypericum perforatum L.

Johanniskraut, Hartheu

Herkunft des Namens: hypo, gr. = unter, unterhalb, ereike, gr. = Heidekrautgewächs (den Heidekräutern ähnliche Sippe, da einige Johanniskräuter nadelförmige Blättchen wie Heide haben); perforatus, lat. = durchlöchert, durchbohrt (die Blättchen sehen wie durchlöchert aus)

Pflanzenteil: Blüte und Knospen

Gewinnung: Wasserdampfdestillation

Pflanzenfamilie: Hypericaceae, Johanniskrautgewächse

Es gibt über 450 verschiedene Johanniskrautarten (**Abb. 7.88**). Die winzigen „Löcher" in den Blättchen sind die durchschimmernden Ölbehälter, deren pharmazeutisch aktiver Inhalt das traditionell hergestellte **„Rotöl"**, also das Johanniskrautmazerat (S. 251), zum bewährten Basisöl für sehr viele Einsatzzwecke macht. Das schwer erhältliche ätherische Johanniskrautöl wirkt nicht photosensibilisierend auf die Haut, da hierfür der rote Farbstoff **Hypericin** verantwortlich ist, der nur im Mazerat vorliegt.

Inhaltsstoffe

Monoterpene
- 25,1 % α-Pinen
- 2,2 % β-Pinen
- 2,45 % trans-Ocimen
- 0,42 % Limonen
- 0,9 % Myrcen
- α-Terpinen
- γ-Terpinen

Sesquiterpene
- 15,5 % Germacren D (bis 26 %)
- 4,5 % β-Caryophyllen (bis 20 %)
- 2 % δ-Cadinen
- 0,6 % α-Humulen
- trans-β-Farnesen
- α-Himachalen

Sesquiterpenole
- 0,25 % Nerolidol

Oxide
- 0,35 % Caryophyllenoxid
- 1,8-Cineol

Andere
- über 30 % Kohlenwasserstoffe, z. B. 2-Methyloctan (bis über 30 %), Nonan (3,4 %), Dodecanol

Quelle: Golgemma, [695]

Wichtige Eigenschaften:
- antiinflammatorisch (besonders Schleimhäute)
- antidepressiv
- antitraumatisch

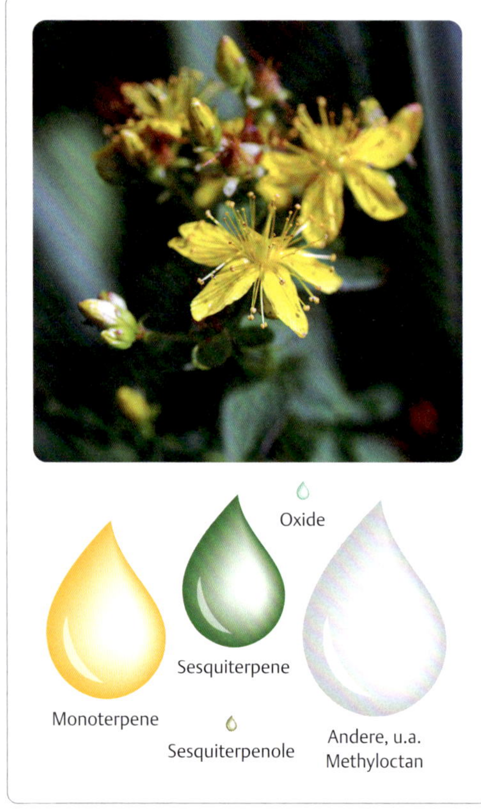

Abb. 7.88 Hypericum perforatum L.

Hauptindikationen:
- Depressionen
- Enterokolitis
- Ulcus gastroduodenalis
- Zystitis, Pyelonephritis

Nebenwirkungen und Kontraindikationen:
- Je nach Alter und Zusammensetzung kann das Öl aufgrund des hohen Monoterpengehaltes zu allergischen Reaktionen führen, wenn es oxidiert oder älter ist.

7.89 Hyssopus decumbens Jord. u. Fourr.

Kriechender Ysop

Synonym: Hyssopus officinalis L.

Herkunft des Namens: ezob, hebräisch = eine biblische Pflanze; decumbens, lat. = niederliegend; officin, lat. = Werkstatt, Apotheke (bezieht sich auf die traditionelle medizinische Anwendung)

Pflanzenteil: Kraut

Gewinnung: Wasserdampfdestillation

Pflanzenfamilie: Lamiaceae, Lippenblütengewächse

Hierbei handelt es sich nicht um eine eigenständige Pflanze, sondern eine niedriger wachsende Varietät. Die vielseitige Heilpflanze Ysop findet bereits in alten Schriften Erwähnung, in denen die heilenden und reinigenden Eigenschaften verehrt werden. Das ätherische Öl aus Hyssopus decumbens, einem kriechenden, lavendelähnlich blühenden Kraut (**Abb. 7.89**), besitzt nicht das neurotoxische Potenzial des thujonreichen Öles der aufrecht wachsenden Pflanze.

Inhaltsstoffe

Monoterpene
- 15 % β-Pinen
- 3 % Sabinen
- 2,8 % D-(+)-Limonen
- 2,5 % α-Pinen
- 1,52 % trans-Ocimen
- 1,3 % β-Myrcen
- 1,2 % p-Cymen
- 1 % β-Phellandren
- 0,4 % γ-Terpinen
- α-Terpinen
- Terpinolen

Sesquiterpene
- 0,82 % Germacren D
- 0,53 % β-Bourbonen
- 0,3 % β-Caryophyllen
- 0,25 % α-Humulen

Monoterpenole
- 2,4 % 4-Terpineol
- 2,1 % α-Terpineol
- 0,7 % δ-Terpineol
- 0,38 % trans-Thujan-4-ol
- 0,28 % Linalool
- 0,4 % Myrtenol
- Carveol

Sesquiterpenole
- 0,5 % Pinocarveol
- 0,3 % Viridiflorol
- Spatulenol

Aldehyde
- 0,5 % Myrtenal
- Cuminaldehyd
- Phellandral

Monoterpenketone
- 4,3 % Isopinocamphon
- 1,34 % Pinocarvon
- 0,25 % Crypton
- 0,15 % Pinocamphon
- Verbenon

Monoterpenester
- 0,15 % Nerylacetat

Oxide
- 48 % 1,8-Cineol

Quelle: Golgemma

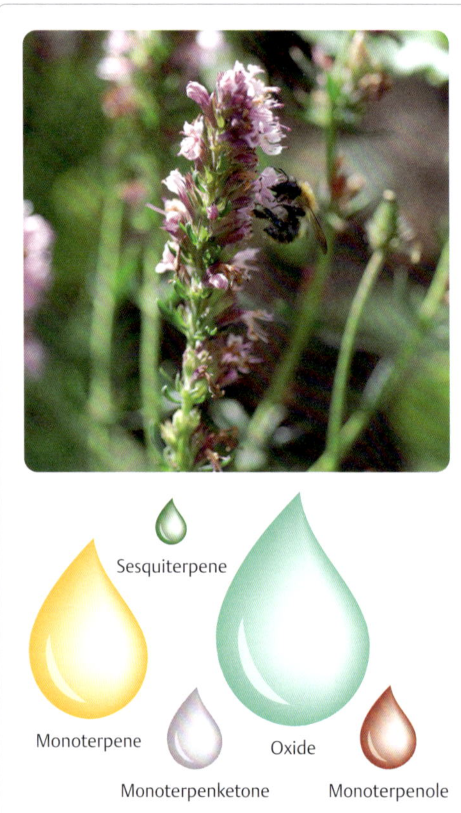

Abb. 7.89 Hyssopus decumbens Jord. u. Fourr.

Wichtige Eigenschaften:
- stark antiviral
- sekretolytisch, expektorativ
- stimulierend, wirkt sympathikoton
- antiinflammatorisch
- antiasthmatisch

Hauptindikationen:
- Bronchitis
- Rhinopharyngitis
- Sinusitis
- (nicht allergisches) Asthma

Nebenwirkungen und Kontraindikationen:
- Bei sachgemäßer Anwendung sind keine Nebenwirkungen zu erwarten.
- Erst für Babys über 6 Monaten (0,5 %ig verdünnt) verwenden; bei Kindern mit spastischen Atemwegserkrankungen sollte es nicht an der Nase oder auf der Brust angewendet werden.
- Es gibt selten auch den Chemotyp Linalool, in dem ca. 50 % dieses hervorragend verträglichen Monoterpenols enthalten sind.

7.90 Illicium verum Hook.f.

Sternanis

Herkunft des Namens: illicere, lat. = locken; verum, lat. = der/die/das Wahre

Pflanzenteil: Frucht

Gewinnung: Wasserdampfdestillation

Pflanzenfamilie: Schisandraceae, Sternanisgewächse

Fertigpräparate: z. B. Paradix (Anti-Kopfläuse-Mittel)

Für die Destillation von Anisöl werden immer häufiger die hübschen sternförmigen Früchte (**Abb. 7.90**) dieses immergrünen Baumes aus den tropischen Gegenden Chinas und Vietnams verwendet (statt der Früchte der Anispflanze). Er blüht ähnlich wie Magnolienbäume.

Ein großer Anteil der weltweiten Sternanisproduktion wurde während der Vogelgrippeepidemie (in den Jahren 2003/2004) zur Herstellung des Arzneistoffes Oseltamivir (z. B. Tamiflu) benötigt; aufgrund der hohen Nachfrage entwickelten die Hersteller verschiedene Verfahren, die die industrielle Herstellung der Shikimisäure, einem wasserlöslichen Inhaltsstoff dieser Früchte, ermöglichten und die Verwendung von Sternanis zunehmend ablösten.

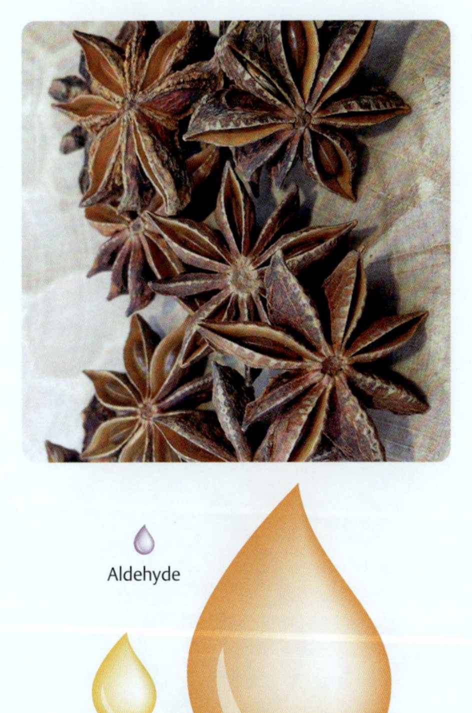

Abb. 7.90 Illicium verum Hook.f.

Inhaltsstoffe

Monoterpene

- 5 % Limonen
- 4 % α- und γ-Terpinen

Phenylether

- 88–91 % trans-Anethol
- 0,5–4 % Methylchavicol
- 0,15 % cis-Anethol
- 0,1 % trans-Isomethyleugenol

Aromatische Aldehyde

- 0,9 % Anisaldehyd

Quelle: [191], [695]

Wichtige Eigenschaften:

- stark spasmolytisch
- östrogenmodulierend
- stimulierend
- karminativ

Hauptindikationen:

- spastische Enterokolitis
- Dyspepsie, Aerophagie
- asthmatische Bronchitis
- spastischer Husten
- Meteorismus
- Oligomenorrhö, Menopause

Nebenwirkungen und Kontraindikationen:

- Babys, Kinder und schwangere Frauen dürfen dieses ätherische Öl nur stark verdünnt anwenden.
- Bei empfindlichen Personen kann es Wahrnehmungsstörungen und Schläfrigkeit auslösen, bei allergischen und entzündlichen Hauterkrankungen sollte es nicht angewendet werden; bei Endometriose, Prostatahyperplasie und östrogenabhängigen Kanzerosen nicht übermäßig anwenden.
- Anetholreiche ätherische Öle wie Fenchel und Anis sollten von Alkoholkranken nur äußerlich und gelegentlich verwendet werden; Erkrankungen der Leber und die Einnahme von Paracetamol gelten als Kontraindikationen.

Anmerkung:

- In den üblicherweise eingesetzten Verdünnungen ist das cis-Isomer von Anethol 15- bis 38-mal so gefährlich wie das eher harmlose trans-Isomer [543].

Wissenschaftliche Arbeiten:

- Das Futter von Mutterschweinen, die ihre Ferkel säugten, wurde mit Sternanisöl angereichert (0,5 %). Die Milchproduktion stieg im Vergleich zur Kontrollgruppe, die Ferkel nahmen besser zu [724].

- Sternanisöl und sein Hauptinhaltsstoff trans-Anethol zeigten eine breite antimykotische Wirkung bei Pilzinfektionen von Pflanzen und könnten als natürliche Pflanzenpflegezubereitung für Gemüse und Obst eingesetzt werden [283].
- Sternanisöl in fraktioniertem Kokosöl (Fertigprodukte sind z. B. Paranix und Zap) wurde in einer kontrollierten, randomisierten, einfach verblindeten Studie an 100 mit Kopfläusen infizierten Menschen untersucht. Es handelte sich um 85 Kinder und 15 Erwachsene zwischen 2 und 49 Jahren. Laut Anweisung musste der Naturmix auf das trockene Haar aufgetragen werden und 15 Minuten einziehen; das Permethrinmittel musste auf frisch gewaschene, handtuchfeuchte Haare gegeben werden und 45 Minuten einziehen. Die Anwendung wurde nach 9 Tagen wiederholt. Die erleichterte Anwendung der Anismischung könnte somit die Compliance erleichtern, also die korrekte Anwendung. Die Anismischung war mit einer Erfolgsrate von 82 % signifikant effektiver als das Standardmittel Permethrin mit 42 % [92].

7.91 Inula graveolens (L.) Desf.

Alant

Synonym: Dittrichia graveolens (L.) Greuter

Herkunft des Namens: inula = nicht geklärt; die Pflanze entspross der Sage nach einer Träne der minoischen Vegetationsgöttin Helena

Pflanzenteil: Rhizom oder Droge (getrocknetes Kraut)

Gewinnung: Wasserdampfdestillation

Pflanzenfamilie: Asteraceae, Korbblütengewächse

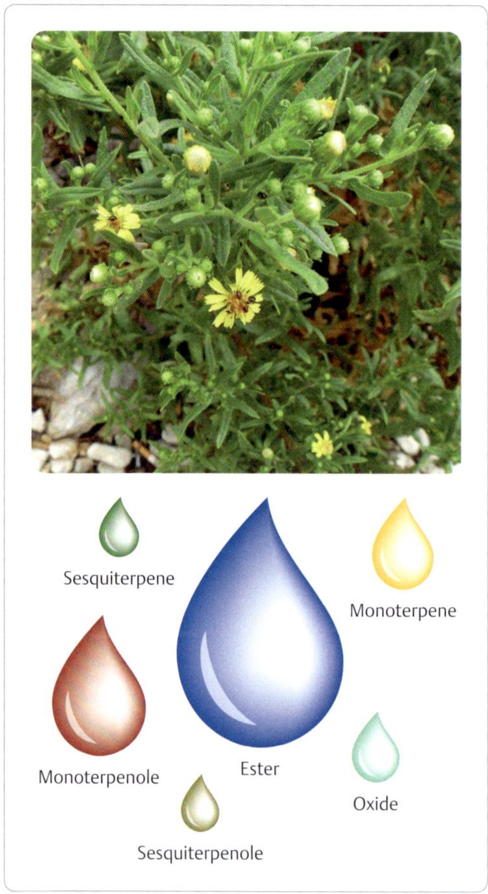

Abb. 7.91 Inula graveolens (L.) Desf. (Foto: Caren Veyhl-Lindenmann, www.maienfelser-naturkosmetik.de)

Die knollige Wurzel (Rhizom) des schönen, hoch wachsenden Alant (**Abb. 7.91**) schmeckt so, wie Irisöl duftet. Das ätherische Öl ist sehr kostbar und selten, es wirkt als einer der stärksten pflanzlichen Schleimlöser, ist also ideal bei Bronchitis mit fest sitzendem Schleim und bei Sinusitis (Nebenhöhlenbeschwerden). Kürzlich wurde entdeckt, dass es zudem eine gute Wirkung gegen MRSA aufweist.

Dieses ätherische Öl wird inzwischen meistens aus dem getrockneten Kraut des krautig und niedrig wachsenden Alant destilliert, die Wirkung ist nicht so überzeugend wie die des Öles aus dem Rhizom.

Inhaltsstoffe

Monoterpene
- 5,96 % Camphen
- 0,86 % Limonen

Sesquiterpene
- 2,09 % Caryophyllen
- 0,81 % δ-Cadinen

Monoterpenole
- 15,91 % Borneol

Sesquiterpenole
- 2,66 % t-Cadinol

Ester
- 50,01 % Bornylacetat

Oxide
- 2,31 % Dehydro-1,8-Cineol
- 1,80 % Caryophyllenoxid

Quelle: Primavera Life (Alantkraut)

Wichtige Eigenschaften:
- stark sekretolytisch
- antitussiv
- granulationsfördernd
- cholagog

Hauptindikationen:
- Bronchitis, Sinusitis
- Husten, Asthma
- Wunden
- Leberinsuffizienz

Nebenwirkungen und Kontraindikationen:
- Bei den üblicherweise eingesetzten Verdünnungen sind keine Nebenwirkungen zu erwarten.
- Das Wurzelöl aus **Inula helenium** kann wegen der enthaltenen trizyklischen Sesquiterpenlactone (über 50 % Alantolacton, über 30 % Isoalantolacton) hautreizend wirken, zeichnet sich jedoch durch seine extrem sekretolytische Wirksamkeit aus.
- Selten ist auch das Öl aus den Rhizomen von **Inula racemosa** erhältlich.

7.92 Iris × germanica L.

Iris(wurzel)

Destillierte Pflanzen mit identischem deutschem Ölenamen: Iris × pallida Lam.

Herkunft des Namens: iris, lat./gr. = (Göttin des) Regenbogen(s) (Bogen, biegsam, auf die Blätter bezogen); germanica, lat. = germanisch, deutsch; pallida, lat. = blass, hell, ausgeblichen

Pflanzenteil: getrocknetes Rhizom

Gewinnung: Wasserdampfdestillation, auch Solventextraktion (minderwertiger Duft)

Pflanzenfamilie: Iridaceae, Schwertliliengewächse

Es ist wohl einer der teuersten Düfte überhaupt (der Ertrag liegt bei 2 ‰). Man muss die Wurzeln vor der Ölgewinnung 2–3 Jahre trocknen und fermentieren; die anschließende Destillation erfolgt in mehreren aufwendigen Schritten. 1 ml kostet über 150 Euro, darum wird es oft in Weingeist oder Jojobaöl verdünnt angeboten. Es sollte nicht mit Irisabsolue verwechselt werden, welches wesentlich preiswerter ist; obwohl es von der Zusammensetzung sehr ähnlich ist, fehlt ihm die pudrige Note des Destillates.

Das Öl (**Abb. 7.92**) kann stark auf die Psyche wirken; man könnte es „Neubeginnöl“ nennen, da es psychotherapeutische Heilungsprozesse unterstützt. Es wird zudem gerne in der Sterbebegleitung eingesetzt.

Inhaltsstoffe

Monoterpene
- 0,06 % Limonen

Monoterpenole
- 0,05 % α-Terpineol
- 0,02 % Linalool

Sesquiterpenketone
- 31,7 % cis-α-Methylionon
- 19,4 % iso-α-Methylionon
- 14,2 % cis-α-Iron

- 9,7 % cis-γ-Iron
- 1,5 % iso-β-Methylionon
- 1,3 % γ-Methylionon

Ester
- 4,2 % Ethylmyristat
- 2,4 % Methylmyristat
- 0,5 % Ethylpalmitat
- 0,3 % Ethyldecanoat

Quelle: Primavera Life

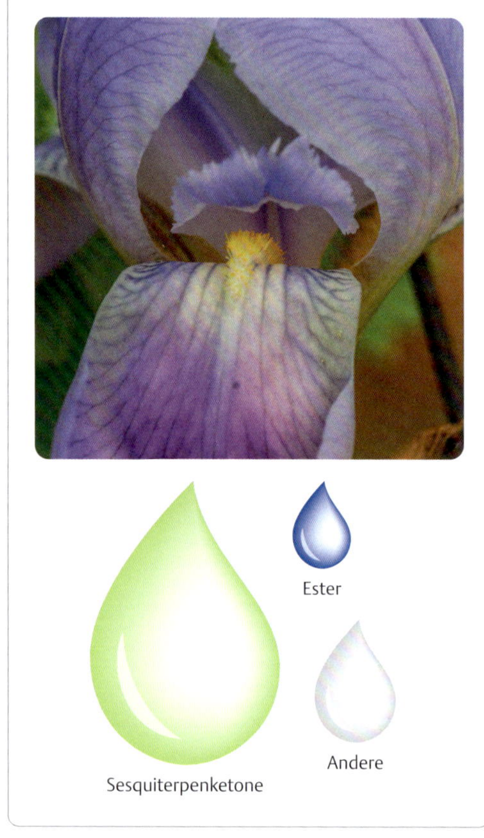

Abb. 7.92 Iris × germanica L.

Wichtige Eigenschaften:
- stark sekretolytisch
- expektorativ
- psychisch stark stabilisierend
- sehr hautpflegend

Hauptindikationen:
- chronische und asthmatische Bronchitis
- Asthma, Pertussis
- begleitend zur Psychotherapie
- Trauer, Trauma, Schock
- Dermatosen, Wunden
- faltige Haut

Nebenwirkungen und Kontraindikationen:
- In der üblichen Verdünnung sind keine Nebenwirkungen zu erwarten.

Wissenschaftliche Arbeiten:
- Bochumer Forscher stießen auf ein Protein mit bis dato unbekannter Funktion, das in großer Menge in Prostatakrebszellen produziert wird: Es handelt sich um einen Riechrezeptor, der außerhalb der Nase vorkommt und auf den Veilchenduft β-Ionon (auch Ionon genannt) anspricht. Zwar kommt in der Prostata der Blumenduft nicht vor, dafür aber ein sehr ähnlich aufgebautes Molekül als Stoffwechselprodukt des männlichen Sexualhormons Testosteron, das Dihydrotestosteron. Weitere Untersuchungen ergaben, dass dieses Steroidhormon ebenfalls den Riechrezeptor aktivieren kann und der Zelle auf einem neu entdeckten Signalweg das Kommando gibt, die Zellteilung zu stoppen. Das Zellwachstum nahm signifikant ab und sank gegen null. Weitere Tests zeigten, dass der Signalweg ein völlig anderer ist als bei Riechzellen. Das Rezeptorsignal wird direkt an den Zellkern übermittelt, der dann dafür sorgt, dass die Zellteilungsrate reduziert wird. Möglicherweise wird man eines Tages mit Veilchenduft das Prostatakrebswachstum anhalten können. Weitere Tests sollen zeigen, ob die Erkenntnisse therapeutisch anwendbar sind [501].

7.93 Jasminum grandiflorum L.

Jasmin (spanisch, nordafrikanisch)

Synonym: Jasminum officinale var. grandiflorum (L.) Stokes

Herkunft des Namens: yasamin, arab. = Jasmin (blüten); grandis, lat. = groß, flos, lat. = Blume, Blüte (florus = blütig); officin, lat. = Werkstatt, Apotheke (bezieht sich auf die traditionelle medizinische Anwendung)

Pflanzenteil: Blüten

Gewinnung: Solventextraktion

Pflanzenfamilie: Oleaceae, Ölbaumgewächse

Für dieses betörend schwer duftende Absolue werden etwa 1000 kg oder 8 Mio. Blüten (**Abb. 7.93**) benötigt, die im Morgengrauen gepflückt werden müssen. Jasminabsolue gehört also zu den teuren Düften. Die „altmodische" und aufwendige Enfleurage zur Herstellung dieses Duftes, der durch das Fehlen des Duftstoffes Indol viel feiner duftet und ein Vielfaches kostet, wird kaum noch praktiziert.

Es gibt über 2000 Jasminarten. Der in Mitteleuropa wachsende „Sommerjasmin" (auch: Bauernjasmin, Pfeifenstrauch, Philadelphus) ist kein Jasmin. Dagegen duftet der „Winterjasmin" (Jasminum nudiflorum), der bei uns wächst, nicht. Die Jasminarten, aus denen Absolues hergestellt werden, brauchen ein sehr gleichmäßig warmes Klima, jedoch kann dieses stark rankende Gewächs in geschützten Lagen, beispielsweise in Weinbaugegenden, durchaus draußen gedeihen.

Inhaltsstoffe

Monoterpenole
- 1–15 % Linalool
- 10 % Geraniol
- 3–8 % Geranyllinalool
- 5 % Nerol
- 0,9–5 % Benzylalkohol
- 0,4–0,7 % cis-3-Hexenol
- 0,2–0,3 % trans-2-Hexenol

Sesquiterpene
- 0,8–3,4 % α-Farnesen

Sesquiterpenole
- 0,3–1 % Tetramethylhexadecanol
- in Spuren Farnesol

Diterpenole
- 13–52 % Phytol
- 1,7–7,5 % Isophytol

Aromatische Aldehyde
- in Spuren Vanillin

Ketone
- 1,4–5,2 % cis-Jasmon
- Metylheptenon

Aromatische Ester
- 8,5–65 % Benzylacetat
- 3–13 % Benzylbenzoat
- 2,6–7,2 % Phytylacetat
- 4–7,7 % Isophytylacetat
- 0,9–4 % Methyljasmonat
- 1,9–3,9 % cis-3-Hexylbenzoat
- 1,1–2,7 % Ethyloleat
- 0,7–1,7 % n-Hexadecylacetat
- 1,1–1,5 % Ethyllinoleat
- 0,5–0,8 % Methylpalmitat
- 0,5 % Methylanthranilat
- 0,2–0,5 % 2-Phenylethylacetat
- 0,7–4 % Methyl-N-Acetylanthranilat

Ether
- 0,8–3,5 % Eugenol

Phenole
- 0,3–1 % p-Kresol

Andere
- 0,2–3,7 % Indol
- 1,4–5,5 % Jasminlacton
- 0,3–1,4 % Bergamotten

Quelle: [721]

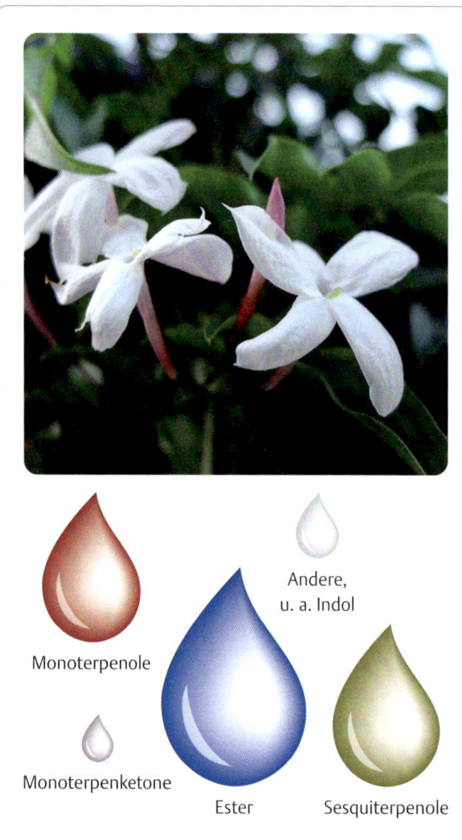

Abb. 7.93 Jasminum grandiflorum L.

Wichtige Eigenschaften:

- stark spasmolytisch
- sedativ
- antidepressiv
- anxiolytisch
- laktagog

Hauptindikationen:

- Depressionen, Disstress
- zur Entbindung
- Libidoverlust
- ausgleichend im Klimakterium

Nebenwirkungen und Kontraindikationen:

- Bei empfindlicher Haut stark verdünnen, nicht (oder nur nach vorsichtigem Austesten) bei psychiatrisch auffälligen Patienten einsetzen.
- In der Schwangerschaft nur stark verdünnt anwenden.
- Auf rückstandskontrollierte Ware achten.
- Das Öl ist nicht zur innerlichen Anwendung geeignet.

Wissenschaftliche Arbeiten:

- In einer kleinen australischen Verhaltensstudie wurden 67 Studenten appetitanregende Farbfotos präsentiert, sie erhielten dazu 3 Gerüche: Grüner Apfel, Jasmin und (zur Kontrolle) Wasser. Der Jasminduft reduzierte signifikant Gelüste auf Schokolade. Die Autorinnen schließen daraus, dass kalorienfreie Riechimpulse aus Nichtlebensmitteln unerwünschte Appetitattacken drosseln können [327].

7.94 Jasminum sambac L.

Jasmin (arabisch), Teejasmin

Herkunft des Namens: yasamin, arab. = Jasmin (blüten); grandis, lat. = groß, flos, lat. = Blume, Blüte (florus = blütig); zambaq, arab. = Lilie (bezogen auf Duft und Farbe)

Pflanzenteil: Blüten

Gewinnung: Solventextraktion

Pflanzenfamilie: Oleaceae, Ölbaumgewächse

Dieses betörend schwer duftende Absolue wird aus den etwas festeren Blüten (**Abb. 7.94**) der anders aussehenden Kletterpflanze gewonnen. Ihre Blätter sind nicht gefiedert und ledriger als die des Spanischen Jasmins. Dieses Absolue gehört ebenfalls zur höheren Preisklasse, die eher körperlichen Wirkungen beider Düfte sind ähnlich – die Nase sollte individuell „befragt" werden, um herauszufinden, welches eher infrage kommt. Die meisten Nasen empfinden diesen auch „Tee-Jasmin" genannten Jasmin als sanfter und verspielter.

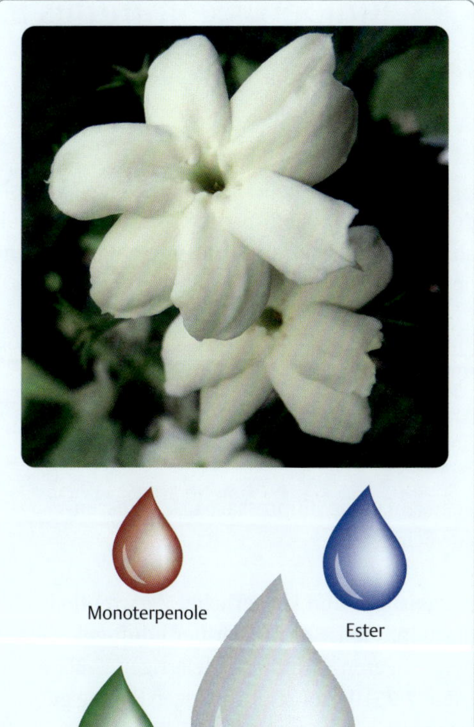

Abb. 7.94 Jasminum sambac L.

Inhaltsstoffe

Monoterpenole
- 8–14 % Linalool

Sesquiterpene
- 13–18 % α-Farnesen

Aromatische Ester
- 4–9,5 % Benzylacetat
- 5 % Methylanthranilat
- 0,5–2,5 % Methylbenzoat
- 2 % Methylpalmitat

Andere
- 2–14 % Indol
- 1,5–10 % Benzylalkohol
- 2,5 % 2-Phenylethanol

Quelle: Aroma-Zone, [695]

Wichtige Eigenschaften:
- stark spasmolytisch
- sedativ
- antidepressiv
- anxiolytisch
- laktagog

Hauptindikationen:
- Depressionen, Disstress
- Schlafstörungen
- Libidoverlust
- im Klimakterium

Nebenwirkungen und Kontraindikationen:
- Bei empfindlicher Haut stark verdünnen, nicht (oder nur nach vorsichtigem Austesten) bei psychiatrisch auffälligen Patienten einsetzen.
- In der Schwangerschaft nur stark verdünnt anwenden.
- Auf rückstandskontrollierte Ware achten.
- Das Öl ist nicht zur innerlichen Anwendung geeignet.

7.95 Juniperus ashei J.Buchholz

Texaszeder, Mexikanischer Wacholder

Synonym: Juniperus mexicana Spreng.

Herkunft des Namens: iuniperus, lat. = Wacholder oder iuni/iuveni-paros = zu früh gebärend, abortierend

Pflanzenteil: Holz

Gewinnung: Wasserdampfdestillation

Pflanzenfamilie: Cupressaceae, Zypressengewächse

Das Öl (**Abb. 7.95**) aus dem Holz des Mexikanischen Wacholders ist selten im Handel erhältlich.

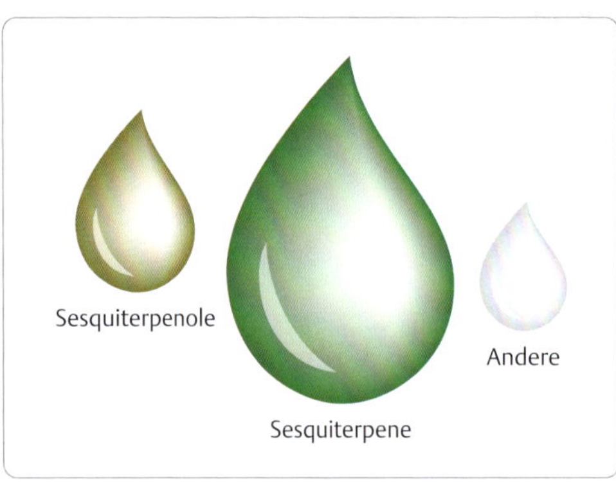

Abb. 7.95 Juniperus ashei J.Buchholz.

Inhaltsstoffe

Sesquiterpene

- 30–47 % Thujopsen
- 22–30 % (–)-α-Cedren
- 6 % (–)-β-Cedren

Sesquiterpenole

- 12–19 % Cedrol
- 4 % Widdrol
- Pseudocedrol

Quelle: [191], [378], [695]

Wichtige Eigenschaften:

- stark entstauend auf das venöse System
- stark entstauend auf das lymphatische System
- tonisierend
- aquaretisch

Hauptindikationen:

- Varizen, Hämorrhoiden
- Arthritis, Rheumatismus
- stressbedingte Beschwerden

Nebenwirkungen und Kontraindikationen:

- Bei den üblicherweise eingesetzten Verdünnungen sind keine Nebenwirkungen zu erwarten.

7.96 Juniperus communis L. (Früchte)

Wacholder

Herkunft des Namens: iuniperus, lat. = Wacholder oder iuni/iuveni-paros = zu früh gebärend, abortierend; communis, lat. = gemein, gewöhnlich

Pflanzenteil: Früchte [Zweige: siehe Kap. 7.96 (S. 459)]

Gewinnung: Wasserdampfdestillation

Pflanzenfamilie: Cupressaceae, Zypressengewächse

Bei geistiger und körperlicher Zerstreutheit und Erschöpfung ist das frisch-herb duftende Öl aus den Beeren und nadelartigen Blättchen (**Abb. 7.96**) dieser strauchartigen Bäume gut einsetzbar.

Wacholderbeerenöl wird immer das Attribut „nierenreizend“ gegeben. Tisserand und Young [695] räumen in ihrem Buch *Essential Oil Safety* mit diesem Vorurteil auf. Aufgrund seiner Inhaltsstoffe ist dieses Öl weder in der Schwangerschaft noch bei Nierenkrankheiten kontraindiziert. Das Missverständnis entstand vermutlich durch eine Verwechslung mit **Juniperus sabina** (Sadebaum), dessen Öl eventuell toxisch ist (durch einen Sabinylacetatgehalt von bis zu 50 %) und abortiv wirken kann. Zumindest wird von der IFRA empfohlen, das Öl nicht in Parfüms oder kosmetischen Produkten zu verwenden.

Auch ist es nicht zu verwechseln mit einigen amerikanischen Wacholderarten, die dort Zeder (Red Cedar) genannt werden wie Juniperus mexicana und der in Kap. 7.99 (S. 462) beschriebene Juniperus virginiana; aus Red Cedar wird wiederum das toxische Thujaöl gewonnen.

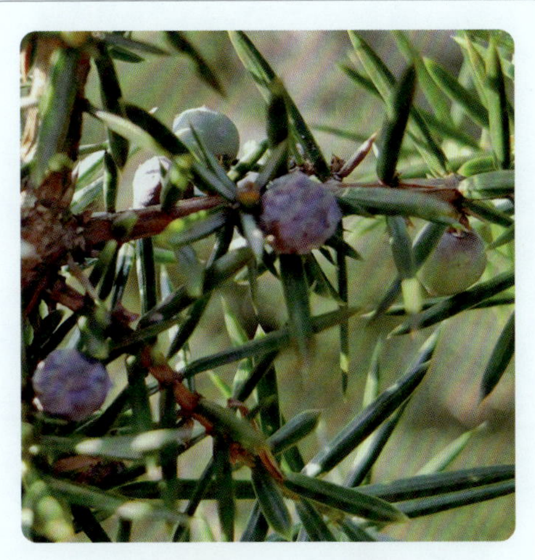

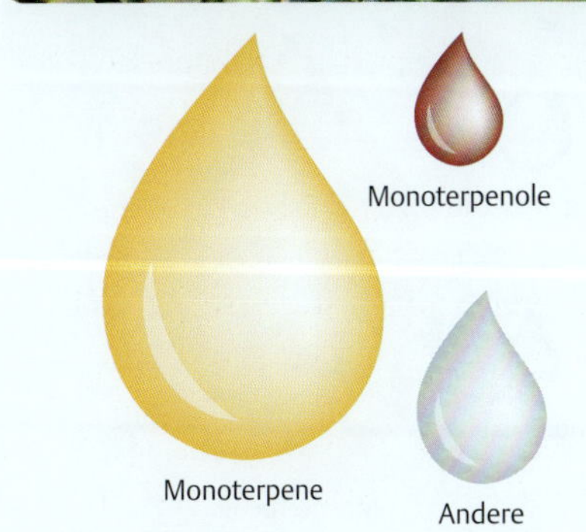

Abb. 7.96 Juniperus communis L. (Früchte).

Inhaltsstoffe

Monoterpene
- 24–55 % α-Pinen
- 0–28 % Sabinen
- 0–22 % β-Myrcen
- 2–6 % β-Pinen
- 2,5 % α-Muurolen
- 0–11 % D-(+)-Limonen
- Camphen
- Terpinen

Monoterpenole
- 5–10 % Terpineol-4

Aldehyde
- 0,05 % Campholenaldehyd

Monoterpenketone
- in Spuren Bornan-2-on (Campher)
- in Spuren Pinocamphon

Quelle: [191], [378], [695]

Wichtige Eigenschaften:
- aquaretisch, antitoxisch
- antibakteriell
- litholytisch
- stimulierend (Pankreas)

Hauptindikationen:
- leichte Leberinsuffizienz
- leichte Pankreasinsuffizienz
- Cellulite
- Zystitis
- Phlebitis
- infektiöse Enterokolitis
- als Adjuvans bei Fastenkuren

Nebenwirkungen und Kontraindikationen:
- Bei den üblicherweise eingesetzten Verdünnungen sind keine Nebenwirkungen zu erwarten.

7.97 Juniperus communis L. (Zweige und Früchte)

Wacholder

Herkunft des Namens: iuniperus, lat. = Wacholder oder iuni/iuveni-paros = zu früh gebärend, abortierend; communis, lat. = gemein, gewöhnlich

Pflanzenteil: Zweige und Früchte (**Abb. 7.97**) [nur Früchte: siehe Kap. 7.95 (S. 458)]

Gewinnung: Wasserdampfdestillation

Pflanzenfamilie: Cupressaceae, Zypressengewächse

Inhaltsstoffe

Monoterpene
- 30,2 % α-Pinen
- 21,3 % Sabinen
- 6,2 % Limonen
- 4,5 % Myrcen
- 3,9 % γ-Terpinen
- 3,4 % α-Thujen

- 2,2 % β-Pinen
- 2,2 % α-Terpinen
- 2,2 % Terpinolen
- 1,5 % p-Cymen
- 0,7 % δ-3-Caren
- 0,5 % Camphen

Sesquiterpene
- 1,4 % δ-Cadinen
- 1,2 % β-Caryophyllen
- 1,2 % Germacren D
- 0,8 % α-Humulen
- 0,6 % γ-Elemen

Monoterpenole
- 2,9 % Terpineol-4
- 0,2 % α-Terpineol
- 0,1 % Linalool
- 0,07 % Borneol

Sesquiterpenole
- 0,2 % Cedrol
- 0,2 % α-Cadinol
- 0,15 % trans-Pinocarveol

Monoterpenketone
- 0,08 % Verbenon

Ester
- 0,2 % i-Bornylacetat

Quelle: Primavera Life

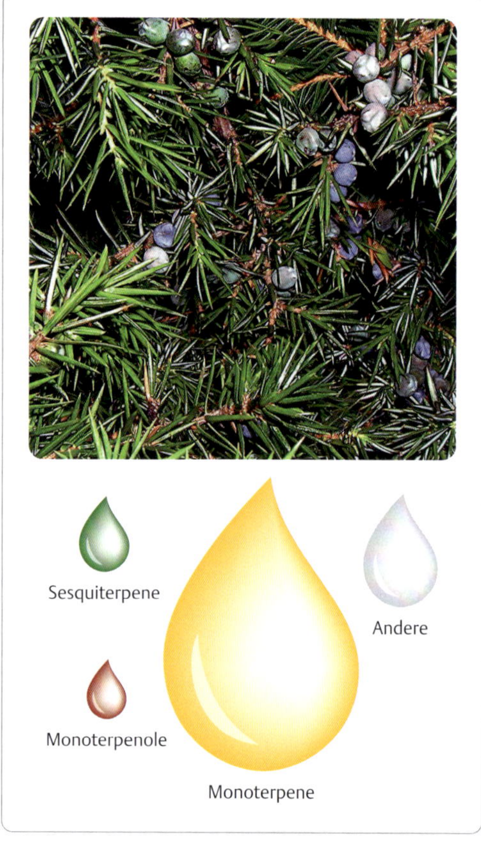

Abb. 7.97 Juniperus communis L. (Zweige und Früchte).

Wichtige Eigenschaften:
- expektorativ
- antiseptisch (Raumluft)
- antirheumatisch
- aquaretisch (Terpineol-4 bewirkt eine leicht anregende Irritation der Gefäßwände der Nierentubuli)

Hauptindikationen:
- Bronchitis, Rhinitis
- rheumatische Erkrankungen
- Gelenkschmerzen
- Cellulite
- Ödeme
- als Adjuvans bei Fastenkuren

Nebenwirkungen und Kontraindikationen:
- Auch wenn in der Literatur stets Warnhinweise bezüglich der stark reizenden Wirkung auf die Nieren zu finden sind, ist dieses Öl laut Tisserand und Young [695] nicht gefährlich.
- Bei den üblicherweise eingesetzten Verdünnungen sind keine Nebenwirkungen zu erwarten.

7.98 Juniperus oxycedrus L.

Stechwacholder, Cade

Herkunft des Namens: iuniperus, lat. = Wacholder oder iuni/iuveni-paros = zu früh gebärend, abortierend; oxycedrus, gr. = scharfe Zeder, entweder bezogen auf die stacheligen Zweige oder den stechenden Geruch

Pflanzenteil: Zweige und Holz (**Abb. 7.98**)

Gewinnung: Trockendestillation (Pyrolyse)

Pflanzenfamilie: Cupressaceae, Zypressengewächse

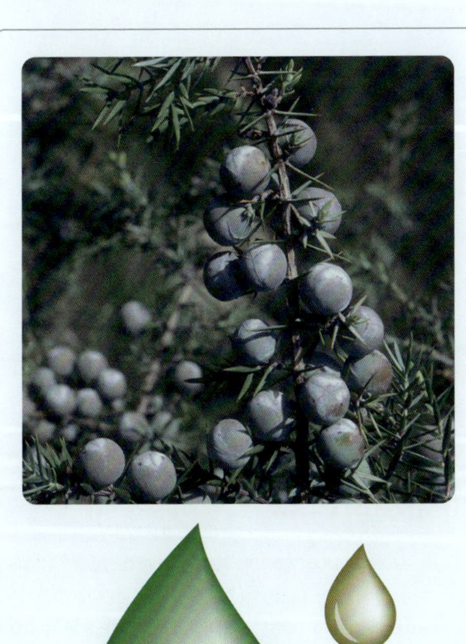

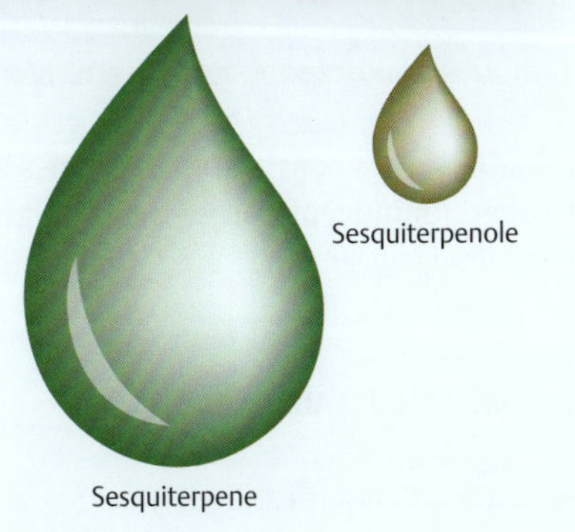

Abb. 7.98 Juniperus oxycedrus L. (Foto: Botanik Fotoarchiv Dr. Roland Spohn)

Inhaltsstoffe

Sesquiterpene
- 37–43 % δ-Cadinen
- 7 % Cadinen-1(6),4-dien
- 7 % β-Caryophyllen

Sesquiterpenole
- 5 % 1-epi-cubenol

Quelle: Aroma-Zone

Wichtige Eigenschaften:
- antibakteriell
- analgetisch
- anthelminthisch

Hauptindikationen:
- Dermatitis
- Pruritus
- Ekzeme, Akne, Haarschuppen

Nebenwirkungen und Kontraindikationen:
- Dieses ätherische Öl wird in der Aromatherapie normalerweise nicht verwendet; es kann bei entsprechender Prädisposition Allergien auslösen.

Anmerkung:
- Durch das enthaltene Benzopyren gilt das teerartig aussehende und riechende Öl als kanzerogen wirksam. Das rektifizierte Öl ist verträglicher.

7.99 Juniperus sabina L. !!

Sadebaum

Herkunft des Namens: iuniperus, lat. = Wacholder oder iuni/iuveni-paros = zu früh gebärend, abortierend; sabina ist möglicherweise auf sapere, lat. = schmecken zurückzuführen (wegen des strengen Aromas) oder auch auf den Stamm der Sabiner, bei denen die Zweige zur Abtreibung eingesetzt wurden

Pflanzenteil: Zweige (**Abb. 7.99**)

Gewinnung: Wasserdampfdestillation

Pflanzenfamilie: Cupressaceae, Zypressengewächse

Inhaltsstoffe

Monoterpene
- α- und β-Pinen
- Sabinen
- Terpinen

Sesquiterpene
- δ-Cadinen

Monoterpenole
- Geraniol
- Citronellol
- Sabinol

Aldehyde
- Dihydrocuminaldehyd

Monoterpenester
- bis zu 50 % Sabinylacetat

Andere
- Dihydrocuminalkohol

Quelle: [191], [378]

Wichtige Eigenschaften:
- stark hyperämisierend
- stark anthelminthisch
- analgetisch

Hauptindikationen:
- Wurmbefall
- Rheumatismus

Nebenwirkungen und Kontraindikationen:
- Dieses ätherische Öl wird normalerweise in der Aromatherapie nicht verwendet.
- In manchen Ländern ist es nicht frei verkäuflich, da es bei unsachgemäßer Anwendung neurotoxisch und abortiv wirken kann.

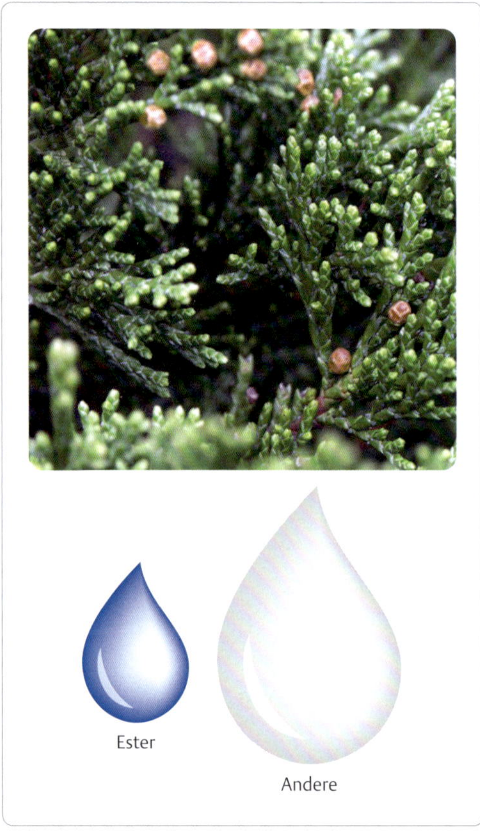

Abb. 7.99 Juniperus sabina L.

7.100 Juniperus virginiana L.

Virginiazeder, Rotzeder, Rotzedern-Wacholder

Herkunft des Namens: iuniperus, lat. = Wacholder oder iuni/iuveni-paros = zu früh gebärend, abortierend; virginiana = aus Virgina (Bundesstaat in den USA)

Pflanzenteil: Holz (**Abb. 7.100**)

Gewinnung: Wasserdestillation

Pflanzenfamilie: Cupressaceae, Zypressengewächse

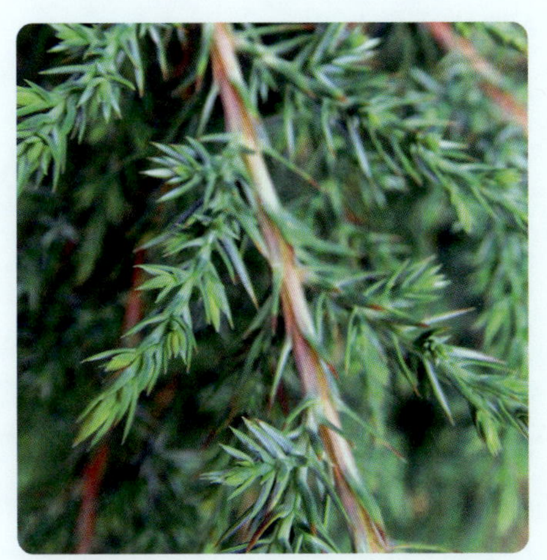

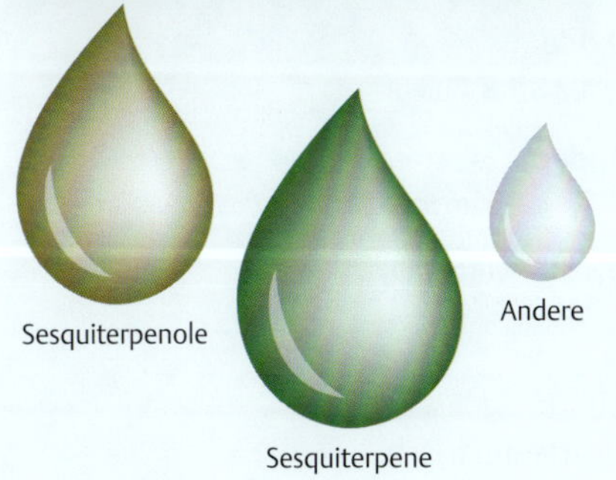

Abb. 7.100 Juniperus virginiana L.

Inhaltsstoffe

Sesquiterpene
- 18–31 %(−)-α-Cedren
- 14,5–19 % Thujopsen
- 4,5–9 %(−)-β-Cedren
- 2 % Cuparen

Sesquiterpenole
- 21,5–36,5 %(+)-Cedrol
- 5 % Widdrol
- 4–6 % β- und γ-Eudesmol
- Pseudocedrol
- Primcedrol
- Cedrenol

Quelle: [191], [378]

Wichtige Eigenschaften:
- stark entstauend auf das venöse System
- stark entstauend auf das lymphatische System
- blutdrucksenkend
- hautregenerierend
- aquaretisch
- insektifug

Hauptindikationen:
- Varizen, Hämorrhoiden
- Anspannung
- stressbedingte Beschwerden
- Akne, Psoriasis
- fettige Haut, fettige Haare

Nebenwirkungen und Kontraindikationen:
- In der üblichen Verdünnung sind keine Nebenwirkungen zu erwarten.

7.101 Kunzea ericoides (A.Rich.) Joy Thomps.

Kanuka

Synonym: Leptospermum ericoides A.Rich.

Herkunft des Namens: Gustav Kunze (1793–1851), deutscher Arzt und Botaniker, Direktor des Botanischen Gartens in Leipzig; erikoides, gr. = heidekrautartig

Pflanzenteil: Blätter und Zweige

Gewinnung: Wasserdampfdestillation

Pflanzenfamilie: Myrtaceae, Myrtengewächse

Dieses nach wie vor seltene Öl (**Abb. 7.101**) stammt von einer traditionellen Heilpflanze aus Neuseeland. Das ätherische Öl wird aus den Zweigen des bis zu 20 m hohen, schnell wachsenden Baumes destilliert. Seine Blätter sind weich, ohne Spitze und etwa 1 cm lang. Die Rinde löst sich leicht ab, die winzigen, zarten Blüten sind weiß. Früher wurden Kanuka und Manuka

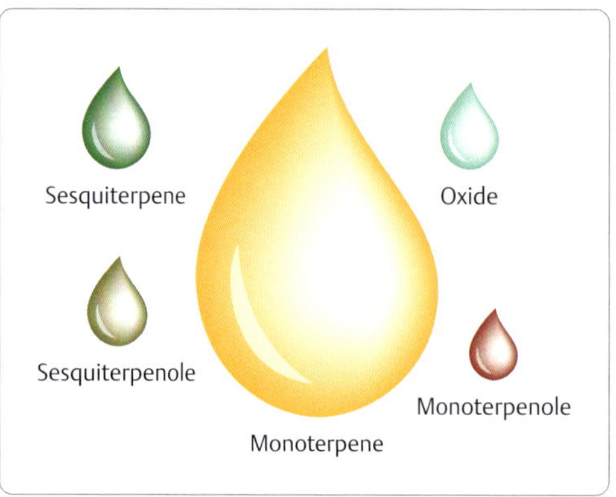

Abb. 7.101 Kunzea ericoides (A. Rich.) Joy Thomps.

nicht unterschieden: Neuseeländisches „Tea-Tree-Öl" war oft eine Mischung aus beiden.

Aus 80–100 kg Blättern erhält man 1 l gelbgrünes ätherisches Öl, das sehr erdig-krautig riecht. Seine antibakterielle oder antimykotische Wirkung ist viel schwächer als bei Melaleuca alternifolia oder Leptospermum scoparium. Es wird v. a. zur Behandlung und Linderung von rheumatischen Beschwerden eingesetzt, vermutlich hat es **kortisonähnliche** Eigenschaften: Die Nebennierenrinde wird zu einer verstärkten Ausschüttung von Kortisol angeregt, sodass eine analgetische sowie antiphlogistische Wirkung einsetzt [74].

Inhaltsstoffe

Monoterpene
- 63,3 % α-Pinen
- 3,6 % γ-Terpinen
- 2,8 % p-Cymen
- 1,4 % Limonen
- 0,9 % α-Thujen
- 0,9 % Terpinolen
- 0,8 % β-Pinen

Sesquiterpene
- 1,6 % Calamenen
- 1,5 % Viridifloren
- 1,1 % α-Cubeben
- 0,6 % α-Gurjunen
- 0,5 % α-Copaen
- 0,4 % Caryophyllen

Monoterpenole
- 1,8 % Linalool
- 0,6 % α-Terpineol
- 0,2 % Terpineol-4
- 0,2 % trans-Carveol

Sesquiterpenole
- 2,8 % Viridiflorol
- 1,1 % Nerolidol
- 0,3 % trans-Pinocarveol
- 0,2 % Spathulenol

Aldehyde
- 0,3 % Campholenal

Ester
- 0,1 % Phenylethylacetat

Oxide
- 4,2 % 1,8-Cineol

Andere
- 0,4 % Isoamylalkohol

Quelle: Neumond

Wichtige Eigenschaften:
- antirheumatisch
- antiinflammatorisch
- analgetisch
- antiallergisch
- entstauend auf das venöse System
- entstauend auf das lymphatische System
- immunmodulatorisch

Hauptindikationen:
- Rheumatismus, Muskelschmerzen
- allergische Dermatosen
- allergische Erkrankungen der Atemwege
- Phlebitis
- Immunschwäche

Nebenwirkungen und Kontraindikationen:
- In der üblichen Verdünnung sind keine Nebenwirkungen zu erwarten.
- Bei Überdosierung und bei oxidiertem Öl, v. a. im warmen Badewasser, kann es zu Hautreizungen führen.
- Maximal 18 Monate nach dem Öffnen auf der Haut benutzen.

7.102 Larix europaea DC.

Lärche

Herkunft des Namens: larix, lat. = Lärche; europaea, lat. = aus Europa

Pflanzenteil: Zweige mit Nadeln

Gewinnung: Wasserdampfdestillation

Pflanzenfamilie: Pinaceae, Kieferngewächse

Lärchen (**Abb. 7.102**) sind Nadelbäume, welche die büscheligen Nadeln im Herbst abwerfen. Auf der nördlichen Halbkugel kommen etwa 3 der 10 Lärchenarten vor. Das ätherische Öl der Lärche, Larix decidua oder europaea, liefert ein stark neurotonisches Mittel.

Inhaltsstoffe

Monoterpene
- (−)-α-Pinen (Hauptbestandteil)
- β-Pinen
- (−)-Limonen

Monoterpenole
- α-Terpineol

Sesquiterpenole
- Cadinol

Ester
- Bornylacetat

Quelle: [191]

Wichtige Eigenschaften:
- antiinfektiös (besonders Pneumokokken)
- stark neurotonisch

Hauptindikationen:
- Pneumonie, Bronchitis
- Burn-out

Nebenwirkungen und Kontraindikationen:
- Bei Überdosierung und bei oxidiertem Öl, v. a. im warmen Badewasser, kann es zu Hautreizungen führen.
- Maximal 18 Monate nach dem Öffnen auf der Haut benutzen.

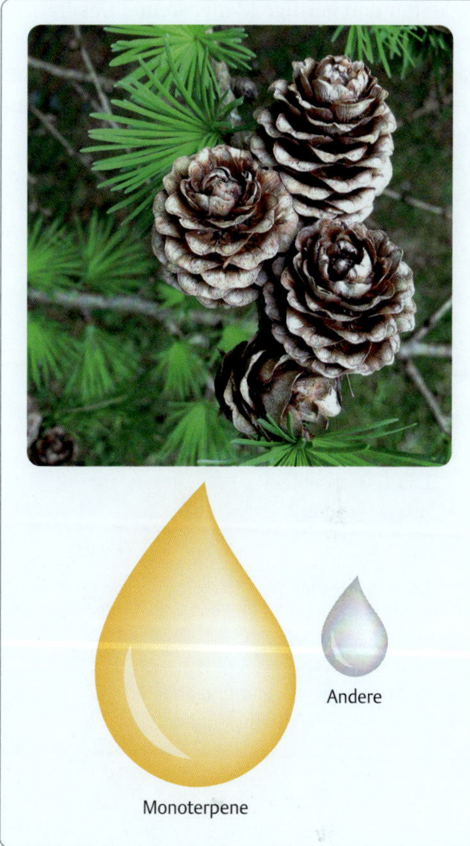

Abb. 7.102 Larix europaea DC.

7.103 Laurus nobilis L.

Lorbeer

Herkunft des Namens: laurus, lat. = Lorbeerbaum; nobilis, lat. = edel, vornehm, aristokratisch

Pflanzenteil: Blätter und Zweige

Gewinnung: Wasserdampfdestillation

Pflanzenfamilie: Lauraceae, Lorbeergewächse

Aus den Blättern (**Abb. 7.103**) dieses in der Antike verehrten Baumes wird ein ätherisches Öl destilliert, das mit den Jahren zu einem wundervollen Duft heranreifen kann. Der Lorbeerkranz symbolisiert auch heute noch intellektuelle Fähigkeiten und geistige Meilensteine: Das französische Wort für Abitur (Baccalauréat) bedeutet, dass man sich seine Lorbeeren verdient hat. Aus den Beeren des Lorbeerbaumes wird ein Fett (fettes Lorbeeröl) gewonnen (S. 253).

Inhaltsstoffe

Monoterpene
- 7,63 % Sabinen
- 6,87 % α-Pinen und α-Thujen
- 4,73 % β-Pinen
- 1,59 % Limonen
- 1,08 % γ-Terpinen und β-Ocimen
- 0,93 % β-Myrcen

Monoterpenole
- 3,35 % Terpineol-4
- 5,97 % Linalool

Oxide
- 42,59 % 1,8-Cineol

Andere
je nach Anbieter:
- ca. 10 % Eugenylacetat und andere Ester
- 5 % Eugenol und Methyleugenol

Quelle: Farfalla

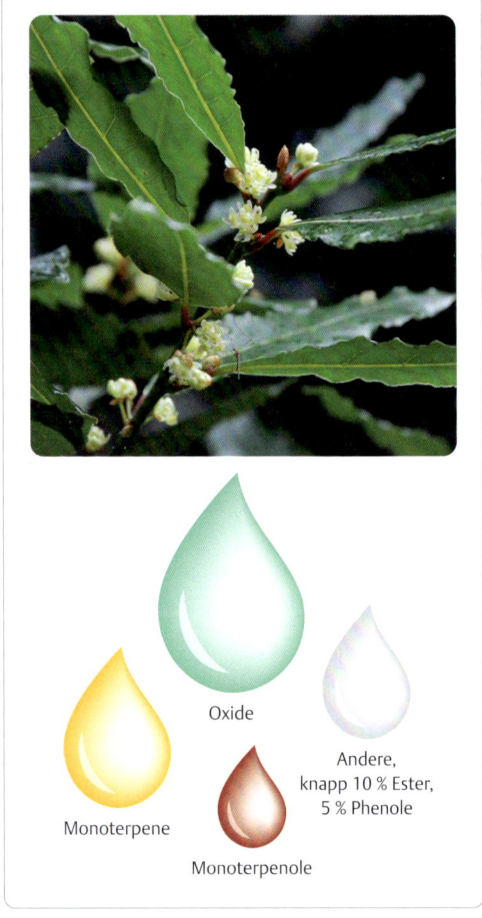

Abb. 7.103 Laurus nobilis L.

Wichtige Eigenschaften:
- antibakteriell (Staphylokokken, Streptokokken, Enterokokken, Gonokokken, Pneumokokken, Kolibakterien, Klebsiella)
- stark analgetisch
- stark sekretolytisch
- stark spasmolytisch
- stark entstauend auf das Lymphsystem
- ausgleichend (ZNS)
- antikoagulierend
- neurotonisch

Hauptindikationen:
- Grippe, Infektionen der oberen Atemwege
- Odontalgien, Stomatitis, Aphthosen
- Arthritis, Polyarthritis
- Rheumatismus
- Muskelschmerzen
- Lymphadenitis, Parotitis
- virale Neuritis
- virale Hepatitis, Pankreatitis
- Akne, fettige Haut, Furunkel
- psychophysischer Erschöpfungszustand

Nebenwirkungen und Kontraindikationen:
- Bei den üblicherweise eingesetzten Verdünnungen sind keine Nebenwirkungen zu erwarten.
- In der Schwangerschaft nur unter fachlicher Aufsicht anwenden.

Wissenschaftliche Arbeiten:
- 9 japanische Männer zwischen 20 und 23 Jahren bekamen 2 unterschiedliche Dosierungen von Dämpfen aus Lorbeerblättern gemischt mit Atemluft während 30 Minuten zu

riechen, während sie Aufmerksamkeitstests durchführten. Die schwächere Dosierung erhielt bessere Bewertungen und verhalf zu besseren Ausführungen der Aufgaben [433].

7.104 Lavandula angustifolia Mill. (kultiviert)

Echter Lavendel („fein", kultiviert)

Synonym: Lavandula officinalis Chaix, Lavandula vera DC.

Herkunft des Namens: lavare, lat. = waschen (eventuell wegen der krankheitswidrigen, also desinfizierenden Wirkung); angustus, lat. = schmal, eng, folium, lat. = blättrig (schmalblättrig)

Pflanzenteil: blühende Rispe

Gewinnung: Wasserdampfdestillation, selten auch CO_2-Extraktion oder Solventextraktion

Pflanzenfamilie: Lamiaceae, Lippenblütengewächse

Positivmonografie der Kommission E: Lavandulae flos/-aetheroleum

Fertigpräparate: z. B. Lasea Kaspeln 80 mg, Fa. Schwabe (in deutschen Apotheken, bestellbar in Schweiz und Österreich)

Wegen einer geglückten lebensrettenden Maßnahme mit Lavendelöl nach einem Laborunfall (schwere Verbrennung mit nachfolgendem Gasbrand, einer lebensbedrohlichen Infektion durch Clostridium perfringens) prägte der Chemiker René-Maurice Gattefossé in den 1930er-Jahren den Begriff Aromatherapie.

Es gibt knapp 40 Arten innerhalb der Gattung Lavendel, in der Aromatherapie spielt hauptsächlich der Echte Lavendel (Lavandula angustifolia, **Abb. 7.104**) eine wichtige Rolle sowie die

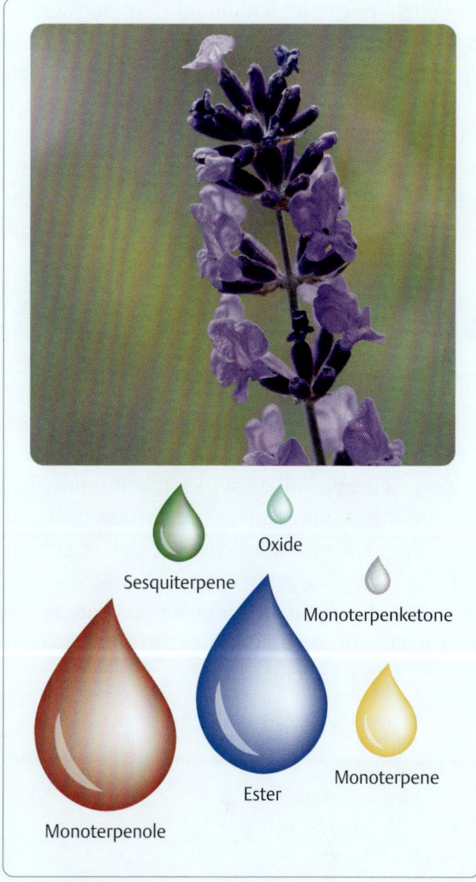

Abb. 7.104 Lavandula angustifolia Mill. (Foto: Monika Volkmann, www.aromapflege-forum-deutschland.de)

in Kap. 7.107 (S. 476) besprochene Hybride (unfruchtbare Pflanze) Lavandin (Lavandula × intermedia). Diese entstand aus der Kreuzung zwischen Lavandula angustifolia und Lavandula latifolia (Speiklavendel). Endlose Felder mit Lavandin, einer kräftigen und ergiebigen Pflanze auf weitläufigen Monokulturen, prägen seit Jahrzehnten das Bild der französischen Provence, in den frühen Jahren des 21. Jahrhunderts schrumpfte der Bestand jedoch erheblich. Die blau-lilafarbenen Felder des beliebten Lippenblütengewächses werden durch eine bakterielle Krankheit (Stolbur phytoplasma) bedroht, welche durch winzig kleine Zikaden übertragen wird. Durch den Befall der Mikroben bilden die Pflanzen nur kleine Blüten und verdörren. Das trockene Wetter der letzten Jahre verstärkte das Aufkommen der Krankheit, die im Jahr 2000 erstmals auftrat. Vielerorts mussten deshalb gesamte Bestände vernichtet werden. Danach kann jedoch nicht neu gepflanzt werden, sondern es müssen 5 Jahre vergehen, bevor an eine Rekultivierung des Bodens mit Lavendel zu denken ist. Der echte offizinelle Lavendel wird fast nur von Bio-Bauern kultiviert (Lavendel fein genannt) und an Berghängen wild wachsend vorgefunden ([Berg-]Lavendel extra oder wild genannt). Letzterer enthält das breiteste Spektrum an Inhaltsstoffen.

Es gibt kaum eine Beschwerde oder Krankheit, bei der Lavendelöl nicht hilft oder zumindest lindert. Seine vielfältige Wirksamkeit wurde bereits in vielen klinischen Studien überprüft. Es ist zudem ein ungefährliches Öl, das sogar pur auf die Haut aufgetragen werden kann. Das wunderbar duftende Absolue aus Lavandula angustifolia enthält gut 4 % Cumarin und 2 % Herniarin (7-Methoxycoumarin).

Inhaltsstoffe

Monoterpene

- 5,88 % cis-β-Ocimen
- 3,32 % trans-β-Ocimen
- 0,5 % β-Myrcen
- 0,24 % Limonen
- 0,19 % α-Pinen
- 0,18 % γ-Terpinen
- 0,12 % Camphen
- 0,11 % β-Pinen
- 0,05 % α-Terpinen
- 0,03 % Sabinen
- 0,08 % δ-3-Caren

Sesquiterpene

- 5,19 % β-Caryophyllen
- 1,67 % cis- und trans-Farnesen
- 0,6 % α-Santalen

Monoterpenole

- 29,11 % Linalool
- 4,15 % Terpineol-4
- 0,88 % Lavandulol
- 0,63 % α-Terpineol
- 0,32 % Borneol
- 0,31 % 1-Octen-3-ol
- 0,22 % Geraniol

Monoterpenketone

- 0,27 % Bornan-2-on (Campher)
- 0,39 % Octenon-3

Monoterpenester

- 33,7 % Linalylacetat
- 3,66 % Lavandulylacetat
- 1,01 % Octenyl-3-acetat
- 0,52 % Geranylacetat
- 0,38 % Hexylbutyrat

Oxide

- 0,62 % 1,8-Cineol
- Linalooloxid
- Caryophyllenoxid

Quelle: Light of Nature

Wichtige Eigenschaften:

- stark spasmolytisch
- sedativ
- antiinflammatorisch
- granulationsfördernd
- kardiotonisch
- blutdrucksenkend
- analgetisch
- leicht antikoagulierend
- antimykotisch
- antibakteriell (besonders Staphylococcus aureus)

Hauptindikationen:

- Nervosität, Anspannung
- Angst, Schlafstörungen
- Dysmenorrhö
- Asthma und asthmatische Bronchitis
- infektiöse und allergische Dermatosen
- (Brand-)Wunden
- Ulcus cruris
- Pruritus
- Phlebitis, Arteriitis
- Kardialgien, Tachykardie, Hypertonie
- Krämpfe

Nebenwirkungen und Kontraindikationen:

- Lavendelöl ist eines der verträglichsten ätherischen Öle, die wir zur Verfügung haben.
- Jedoch kann der Inhaltsstoff Linalool bei falscher Lagerung (zu warm, zu hell, zu oft geöff-

net) oxidieren und zu Hautreizungen führen, darum zur Verwendung auf empfindlicher Haut, bei Kindern und bei Senioren innerhalb von 18 Monaten nach dem Öffnen verbrauchen.

- Für den psychischen Bereich sollten eher geringe Dosierungen gewählt werden, da ein Zuviel manchmal zu paradoxen Reaktionen führt, z. B. Schlaflosigkeit, Unruhe.

Wissenschaftliche Arbeiten:

- Ziel einer doppelblinden, randomisierten, kontrollierten klinischen Studie war es, die Wirkung von Lavendelöl auf den Schmerz bei 61 Frühgeborenen (24–37 Schwangerschaftswochen) während des Stechens (zwecks Blutabnahme) zu bestimmen. Sie wurde in einer neonatalen Intensivstation durchgeführt. Die Interventionen an der Lavendelgruppe und der Kontrollgruppe ohne Duft wurden von zwei erfahrenen Krankenschwestern durchgeführt. Herzfrequenz, Sauerstoffsättigung und der Gesichtsausdruck des Babys wurden 3 Minuten vor dem Eingriff, während der Probenahme und 3 Minuten nach dem Eingriff mit einer Kamera aufgezeichnet. Es gab einen statistisch signifikanten Unterschied zwischen den beiden Gruppen in Bezug auf die PIPP-R-Scores während und nach der Probenahme ($p = 0{,}008$ bzw. $p = 0{,}03$). Die PIPP-R-Scores zu Beginn des Verfahrens unterschieden sich nicht signifikant zwischen den Gruppen ($p > 0{,}05$). Die Schlussfolgerung der Autoren: Die Inhalation von Lavendelduft ist effektiv in der Schmerzkontrolle bei Frühgeborenen. Sie ist sicher und kostengünstig; sie beeinträchtigt die medizinische Versorgung nicht [706].
- 126 Patienten mit Zahnarzt-Angst mussten sich der Entfernung eines Weisheitszahns in Lokalanästhesie unterziehen, sie wurden nach dem Zufallsprinzip einer Lavendelöl- und einer Kontrollgruppe zugeteilt. Ihre Vitalparameter wurden aufgenommen sowie Angsttests durchgeführt. Inhalationen mit Lavendelöl (Lavandula angustifolia Mill.) wurden auf Angst, Stimmung und Vitalparameter (Blutdruck, Atemfrequenz, Herzfrequenz und Sättigung) der Patienten untersucht. Die präoperativen Angstwerte waren in beiden Gruppen ähnlich. Signifikante Veränderungen des Blutdrucks wurden in der Lavendelöl-Gruppe postoperativ beobachtet ($p < 0{,}05$). Die meisten (79,4 %) der Patienten in der Lavendelölgruppe genossen den Duft, 89,68 % waren mit ihrer Erfahrung zufrieden [320].
- 60 Patienten mit Schlafproblemen inhalierten auf einer Intensivstation für Herzerkrankungen entweder 15 Tage lang 2 %iges Lavendelöl oder bekamen keine Duftbehandlung. Die Qualität des Schlafes war in der Lavendelgruppe signifikant verbessert ($p < 0{,}05$). Die türkischen Autoren befürworten diese preiswerte und leicht anwendbare Unterstützung speziell für kardiologische Patienten [319].
- Nach Öffnen des Brustbeins zwecks einer Bypassoperation am Herzen erhielten 25 Patienten reinen Sauerstoff, 25 Patienten wurden 2 Tropfen eines 2 %igen Lavendelöles zusammen mit der Sauerstoffzufuhr verabreicht. Die Schmerzen waren nach 30 und 60 Minuten in der Lavendelgruppe geringer ($p < 0{,}0001$). Die iranischen Autoren folgern aus diesen Erkenntnissen, dass Aromatherapie als komplementäre Methode zur postoperativen Schmerzlinderung eingesetzt werden kann [257].
- An einer US-amerikanischen randomisierten, kontrollierten Studie nahmen 79 Studenten teil, deren Schlafqualität mit und ohne Lavendelöl untersucht wurde, alle hatten eigenen Angaben zufolge Schlafprobleme. Die Probanden schliefen am gewohnten Platz. Die Studienleiter wussten nicht, wer welcher Gruppe zugeordnet war. 5 Nächte lang trug die Hälfte der Gruppe zum Schlafen ein Pflaster, das mit 55 µl Lavendelöl imprägniert war, auf ihrer Brust, die anderen trugen ein unbehandeltes Pflaster. Die Länge ihres Schlafes wurde an diesen 5 Tagen mittels eines handelsüblichen Fitbit-Armbandes gemessen, die Schlafstörungen wurden mit standardisierten Fragebogen erhoben (PSQI – Pittsburgh Sleep Quality Index und PROMIS – Patient-Recorded Outcomes Measurement Information System) und ein Schlaftagebuch geführt. Auf Schlafhygiene sollte in beiden Gruppen geachtet werden (re-

gelmäßige Rhythmen einhalten, weder schweres Essen noch Fernsehen vor dem Schlafen etc.). Nach 2 Wochen wurden nochmals alle Daten erhoben. Die Schlafquantität unterschied sich nicht in beiden Gruppen, doch die Schlafqualität war in der Lavendelölgruppe besser (PSQI p = 0,01, < 0,001 und PROMIS p = 0,04, 0,007) als in der Nur-Schlafhygiene-Gruppe (PSQI p = 0,02, 0,06 und PROMIS p = 0,03, 0,03). Nach 2 Wochen fühlten sich die Probanden der Lavendelölgruppe immer noch erfrischter beim Aufwachen (p = 0,01; [396]).

- Im Tiermodell konnte nachgewiesen werden, dass Lavendelöl eine vergleichbare schmerzlindernde Wirkung wie das Opioid Tramadol aufweist. Bei Schwellungen wirkt das Öl ähnlich wie das zum Vergleich herangezogene Dexamethason, ein synthetisch hergestelltes Kortisolderivat. Die brasilianischen Autoren schließen aus ihren Beobachtungen, dass Lavendelöl ein wichtiges therapeutisches Potenzial besitzt [644].
- Ein Review, also eine Übersicht über vorhandene Studien, befasst sich mit 245 wissenschaftlichen Arbeiten zum Themenbereich Lavendel und Schlafen. 12 Studien erfüllten alle geforderten strengen Kriterien und werden beschrieben [288].
- 68 randomisierte Patienten nach Myokardinfarkt und mit leichten Angstsymptomen nahmen an einer iranischen Studie teil. 33 Patienten inhalierten an 2 Tagen je 2-mal täglich Lavendelöl, 35 Patienten erhielten Standardpflege ohne ätherische Öle. Vor dem Experiment und 20 Minuten nach den Lavendelölinhalationen wurde der Angststatus protokolliert. Die Lavendelgruppe zeigte ein niedrigeres Angstlevel. Die Autoren schlagen vor, dass diese Strategie insbesondere von Pflegenden angeboten werden kann, um die Angst nach Myokardinfarkt zu reduzieren [494].
- Die Zubereitung namens Silexan aus Lavendelöl, welche als Lasea-Kapseln in Deutschland vermarktet wird, wurde mittels PET-Scan (Positronen-Emissions-Tomografie) an 17 gesunden Männern untersucht. Diese hatten mindestens 8 Wochen lang 160 mg Silexan oder ein Placebo eingenommen. Die Bindung an Serotonin-1A-Rezeptoren war in der Lavendelölgruppe signifikant reduziert [40].
- In einer ägyptischen prospektiven, randomisierten Cross-over-Studie mit knapp 100 freiwilligen Teilnehmern (Krankenpflegestudentinnen) wurde untersucht, wie sich eine tägliche 10-minütige Aromabaucheinreibung (Lavendel, Zimt, Gewürznelke, Rose, 5 %ig in Mandelöl) auf Menstruationsschmerzen (Dysmenorrhö) auswirkte. Reines Mandelöl wurde für die Massagen in der Kontrollgruppe verwendet. Die Behandlung erfolgte 7 Tage vor der erwarteten Menstruationsblutung. Durch die Massage mit ätherischen Ölen waren sowohl die Schmerzintensität als auch die Dauer der Schmerzen signifikant geringer (p = 0,018 und p = 0,007). Mit dieser Untersuchung konnten 2 ähnliche Studien widerlegt werden, die aufgezeigt hatten, dass v. a. die Massage für die analgetische Wirkung verantwortlich war und nicht der Zusatz ätherischer Öle [429].
- Die antimikrobielle Wirkung von Lavendelöl wurde bereits oft untersucht. In dieser südafrikanischen Studie wurde außerdem beleuchtet, welche Wirkmechanismen zugrunde liegen und dass Lavendelöl in Kombination mit etlichen anderen Ölen noch stärker antimikrobiell wirken kann, d. h., synergistische Effekte aufweist. Insbesondere Cinnamomum zeylanicum und Citrus sinensis zeigten zusammen mit Lavendelöl eine ausgeprägte Wirkung gegen Candida albicans und Staphylococcus aureus. Daneben wurde in wenigen Fällen eine antagonistische Wirkung beobachtet [139].
- Die ätherischen Öle von Lavendel, Muskatellersalbei, Orange und Sandelholz wurden 10 Tage lang für 45 Minuten von 31 ruhig lesenden Studenten mit leichten Angstsymptomen eingeatmet. Ihr Urin wurde vor den Testtagen und nach Ablauf des 10-tägigen Experiments untersucht. Dabei wurden über 200 Metaboliten erfasst, 29 unterschieden sich bei einem Teil der Freiwilligen erheblich vor und nach der Aufnahme von ätherischen Ölen. Beispielsweise waren Arginin, Homocystein und Betain erhöht, während der Gehalt an Alkoho-

len, Kohlenhydraten und organischen Säuren niedriger war als vorher [762].

- Jeweils 30 Erstgebärende wurden nach Episiotomie entweder mit Lavendelöl behandelt oder nach dem gängigen Protokoll mit Betadine. In der Lavendelgruppe wurden 4 Stunden ($p = 0{,}002$) und 5 Tage ($p = 0{,}000$) nach dem Dammschnitt signifikant weniger Schmerzen empfunden als in der Kontrollgruppe. Nach 12 Stunden war kein Unterschied mehr festzustellen. In der Lavendelgruppe waren nach 5 Tagen auch die lokalen Rötungen und Schwellungen geringer ($p = 0{,}000$; [628]).
- 145 Bewohner von 3 japanischen Seniorenheimen nahmen an einer randomisierten, placebokontrollierten Studie teil. 73 Personen bekamen 360 Tage Lavendelöl zu riechen (auf einem Pflaster), 72 Personen erhielten für den gleichen Zeitraum ein unbeduftetes Pflaster. In der Lavendelgruppe gab es weniger Stürze, auffallend war folgender Nebeneffekt der Untersuchung: Es gab in der Lavendelgruppe signifikant weniger Auffälligkeiten, die mit Demenz assoziiert waren ($p = 0{,}4$; [586]).
- In einer placebokontrollierten Studie im Iran untersuchte man die Wirkung von Lavendelölinhalationen bei Migränekopfschmerzen. Die betroffenen Patienten sollten ihre Schmerzintensität 2 Stunden lang in 30-Minuten-Intervallen aufschreiben. Von 129 Migräneattacken konnten 92 teilweise oder ganz mit Lavendelöl verbessert werden, in der Kontrollgruppe reagierten 32 von 68 Patienten mit einer Besserung. Die Lavendelölintervention war signifikant erfolgreicher ($p < 0{,}001$; [595]).
- Je 15 Freiwillige inhalierten 5 Minuten lang Lavendelöl mit Sauerstoff oder nur Sauerstoff durch eine Gesichtsmaske. Die Stresswerte wurden untersucht und waren gegenüber den Kontrollen mit Inhalation von Sauerstoff signifikant reduziert ($p < 0{,}001$). Der Schmerz durch Injektionsstiche war ebenfalls signifikant verringert ($p < 0{,}001$; [343]).
- Von Januar 2011 bis April 2013 haben die Pflegefachfrau Jeannie Dyer und ihr Team onkologische Patienten befragt, welche Inhalierstifte mit ätherischen Ölen verwendeten, um ihre Symptome zu lindern. Die 514 verteilten Inhalierstifte wurden v. a. bei Übelkeit und zur Entspannung eingesetzt. Am meisten gefragt waren folgende Düfte: Lavendel (Lavandula angustifolia), Zitrone (Citrus limon), Weihrauch (Boswellia carterii), Bergamotte (Citrus bergamia), Orange (Citrus sinensis) und Pfefferminze (Mentha × piperita; [156]). Schon zuvor veröffentlichte sie eine Übersicht ihrer Arbeit mit den handlichen Stiften, die zunächst nur bei Übelkeit verwendet wurden. Von 46 Anwendungen wurden 34 als positiv betrachtet, d. h., die Übelkeit konnte erfolgreich verringert werden [155].
- In einem britischen randomisiert-kontrollierten Experiment, an dem insgesamt 340 Patienten mit generalisierter Zahnarztangst teilnahmen, konnte diese Angst nicht in Bezug auf zukünftige Zahnarztbesuche reduziert werden, jedoch verringerte sie sich bei der aktuellen zahnärztlichen Behandlung [367].
- In einer randomisierten Doppelblindstudie wurden 97 Probanden ein Placebo oder Kapseln mit je 100 oder 200 µl Lavendelöl zur Einnahme verabreicht. Anschließend schauten sie zunächst einen neutralen Film, dann einen furchterregenden und abschließend einen leichten Film zur Erholung. Der Herzschlag veränderte sich insbesondere bei weiblichen Probanden, die 200 µl Lavendelöl einnahmen, dahingehend, dass er laut der Autoren auf milde anxiolytische Effekte schließen lässt [71].
- In einer placebokontrollierten Doppelblindstudie wurden 96 gesunde junge Frauen Lavendelduft, einem vergleichbaren Placebo oder keinem Duft ausgesetzt, nachdem sie eine stressauslösende kognitive Aufgabe erfüllt hatten. Dabei wurden sie manipuliert, indem Aussagen über die Wirkung gemacht wurden. Nicht der Duft selbst, sondern die Erwartungshaltung dazu löste Entspannungsmuster bei Hautwiderstandsmessungen aus [280].
- Bei gesunden Männern wurden der koronare Blutfluss und die Speichelkortisolwerte nach Lavendelanwendungen gemessen. Die Kortisolwerte reduzierten sich bei der Duftgruppe, jedoch nicht bei der Kontrollgruppe, der koro-

nare Blutfluss steigerte sich bei der Lavendelgruppe, jedoch nicht bei den Vergleichspersonen. Die Autoren folgern, dass Lavendelöl neben der entspannenden Wirkung förderliche Effekte auf die Herzdurchblutung habe [632].

- In einem randomisierten Versuch im Crossover-Design an 70 chinesischen älteren Erwachsenen mit demenziellen Veränderungen wurde jeweils 3 Wochen lang Lavendelöl inhaliert. Die Kontrollgruppe bekam in dem gleichen Zeitraum Sonnenblumenöl zu riechen. Die Autoren folgern, dass Lavendelöl als adjuvante Therapie zur Linderung von agitiertem Verhalten bei Patienten mit Demenz sinnvoll sein kann. Sie stellen außerdem fest, dass Aromatherapie mit Lavendelöl in einer Patientenpopulation, die besonders verletztlich bezüglich der unerwünschten Nebenwirkungen von psychotropen Mitteln ist, eine alternative Option darstellen könnte [397].
- Je 13 Frauen und Männer wurden entweder dem Duft von Lavendelöl oder dem von Rosmarinöl oder zur Kontrolle dem von destilliertem Wasser ausgesetzt. Währenddessen erfuhren die Freiwilligen diverse Arten von Schmerz, beispielsweise durch Kontakthitze oder Druck. Mit dem Lavendelduft im Umfeld empfanden sie die Schmerzwahrnehmung als weniger unangenehm. Die Autoren schließen daraus, dass Aromatherapie möglicherweise die erinnerte Bewertung von zurückliegenden Behandlungsschmerzen verbessern kann [205].
- In der placebokontrollierten Studie mit verblindetem Bewerter wurden 15 Patienten mit schweren demenziellen Veränderungen beobachtet. 2 %iges Lavendelöl wurde mit einem Verneblergerät (Aromastream) jeweils 2 Stunden lang in die Raumluft gegeben, der Vernebler in der Kontrollgruppe enthielt ausschließlich Wasser. Nach 10 Tagen waren bei 9 Patienten Verbesserungen zu beobachten, bei 5 Patienten gab es keine Veränderung, 1 Patient zeigte Verschlimmerungen [270].
- Bei Senioren, die regelmäßig Schlaftabletten einnahmen, wurde die Schlafqualität erfasst. Anschließend sollten die Probanden ihre Mittel absetzen, wodurch sich ihre Schlafqualität maßgeblich verschlechterte. Nachdem die Raumluft mit Lavendelöl beduftet wurde, schliefen sie wieder genauso gut wie mit ihren chemischen Schlafförderern [244].

7.105 Lavandula angustifolia Mill. (aus Wildsammlung)

Berg-Lavendel („extra“, aus Wildsammlung)

Herkunft des Namens: lavare, lat. = waschen (eventuell wegen der krankheitswidrigen, also desinfizierenden Wirkung); angustus, lat. = schmal, eng, folium, lat. = blättrig (schmalblättrig)

Pflanzenteil: blühende Rispe

Gewinnung: Wasserdampfdestillation

Pflanzenfamilie: Lamiaceae, Lippenblütengewächse

Bei diesem ätherischen Öl handelt es sich um eine Spezialität, die nur von wenigen Firmen angeboten wird: Die Pflanze (**Abb. 7.105**) wächst wild in hohen Lagen, die Ernte erfolgt von Hand, der Transport muss oft zu Fuß bewerkstelligt werden.

Inhaltsstoffe

Monoterpene

- 3,8 % cis-Ocimen
- 2,4 % trans-Ocimen
- 0,6 % Myrcen
- 0,6 % Limonen
- 0,2 % α-Pinen
- 0,2 % Camphen
- 0,1 % β-Pinen
- 0,1 % γ-Terpinen
- 0,08 % α-Thujen

Sesquiterpene
- 3,9 % Caryophyllen
- 1,2 % α-Humulen
- 0,3 % Germacren D
- 0,1 % Bergamotten
- 0,05 % α-Bisabolol

Monoterpenole
- 36,7 % Linalool
- 2,5 % Terpineol-4
- 0,8 % Borneol
- 0,7 % Lavandulol
- 0,6 % α-Terpineol

Ketone
- 1,2 % Octenon-3
- 0,2 % Bornan-2-on (Campher)

Ester
- 30,6 % Linalylacetat
- 3,1 % Lavandulylacetat
- 1,1 % 1-Octenyl-3-acetat
- 0,7 % Geranylacetat
- 0,6 % n-Hexylacetat
- 0,3 % Nerylacetat
- 0,2 % Bornylformiat
- 0,04 % n-Hexyltiglat

Oxide
- 0,6 % 1,8-Cineol
- 0,5 % Caryophyllenoxid
- 0,2 % cis-Linalooloxid
- 0,2 % trans-Linalooloxid

Andere
- 0,5 % 1-Octen-3-ol

Quelle: Primavera Life

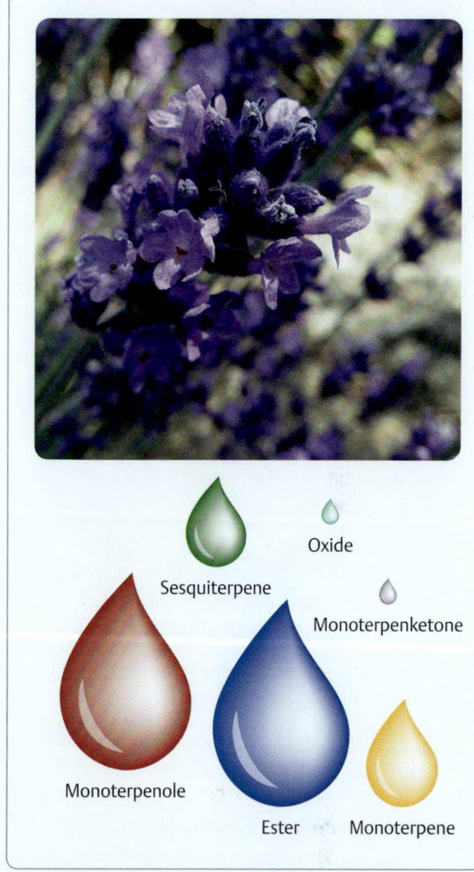

Abb. 7.105 Lavandula angustifolia Mill.
(Foto: Sibylle Broggi-Läubli, www.florentia.ch)

Wichtige Eigenschaften:
- stark spasmolytisch
- sedativ
- antiinflammatorisch
- granulationsfördernd
- kardiotonisch, hypotensorisch
- analgetisch
- antimykotisch
- antibakteriell (besonders Staphylococcus aureus)

Hauptindikationen:
- Nervosität, Anspannung
- Angst, Schlafstörungen
- Dysmenorrhö
- Asthma und asthmatische Bronchitis
- infektiöse und allergische Dermatosen
- (Brand-)Wunden
- Ulcus cruris
- Pruritus
- Phlebitis, Arteriitis
- Kardialgien, Tachykardie, Hypertonie
- Krämpfe

Nebenwirkungen und Kontraindikationen:

- Lavendelöl ist eines der verträglichsten ätherischen Öle, die wir zur Verfügung haben.
- Jedoch kann der Inhaltsstoff Linalool bei falscher Lagerung (zu warm, zu hell, zu oft geöffnet) oxidieren und zu Hautreizungen führen, darum zur Verwendung auf empfindlicher Haut, bei Kindern und bei Senioren innerhalb von 18 Monaten nach dem Öffnen verbrauchen.
- Für den psychischen Bereich sollten eher geringe Dosierungen gewählt werden, da ein Zuviel manchmal zu paradoxen Reaktionen führt, z. B. Schlaflosigkeit, Unruhe.

7.106 Lavandula latifolia Medik.

Speiklavendel, Breitblättriger Lavendel

Synonym: Lavandula spica L.

Herkunft des Namens: lavare, lat. = waschen (eventuell wegen der krankheitswidrigen, also desinfizierenden Wirkung); latus, lat. = breit, folium, lat. = blättrig (breitblättrig)

Pflanzenteil: blühende Rispe

Gewinnung: Wasserdampfdestillation

Pflanzenfamilie: Lamiaceae, Lippenblütengewächse

Fertigpräparate: z. B. Tavipec Kapseln (Österreich)

Das Öl dieser sehr ergiebigen Pflanze (**Abb. 7.106**) besteht aus eher anregenden Inhaltsstoffen wie belebendem Campher (zu fast 25 %) und erfrischendem 1,8-Cineol (Eucalyptol, zu 40 %). Dagegen sind kaum beruhigend und schlaffördernd wirksame Ester enthalten. Es sollte also keinesfalls mit dem Öl des in Kap. 7.104 (S. 467) besprochenen Echten Lavendels verwechselt werden. Die Seifenindustrie schätzt diesen herben Duft als preiswerten Zusatz. Diese Pflanze wird mit dem Echten Lavendel gekreuzt, um die in Kap. 7.107 (S. 476) besprochenen Lavandinpflanzen zu erzeugen, welche kostengünstige Öle mit den Eigenschaften beider Gewächse liefern.

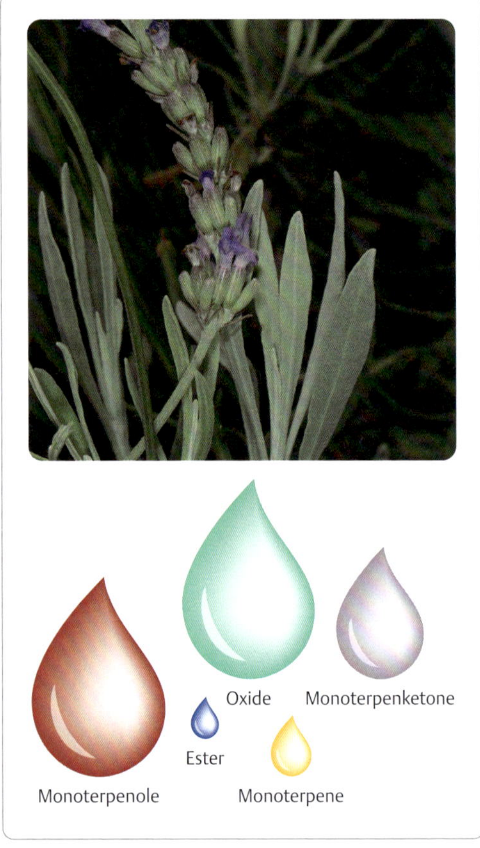

Abb. 7.106 Lavandula latifolia Medik. (Foto: Botanik Fotoarchiv Dr. Roland Spohn)

Inhaltsstoffe

Monoterpene

- 1,8 % α-Pinen
- 1,75 % β-Pinen
- 0,2 % p-Cymen
- 0,25 % Sabinen
- α-Terpinen
- γ-Terpinen
- β-Myrcen

Sesquiterpene
- β-Caryophyllen
- β-Bisabolen
- Germacren D
- trans-β-Farnesen

Monoterpenole
- 40 % Linalool
- 2 % Borneol

Monoterpenketone
- 16–23 % Bornan-2-on (Campher)
- Carvon

Monoterpenester
- 1,75 % Linalylacetat
- 0,15 % Bornylacetat
- Geranylacetat

Oxide
- 26–43 % 1,8-Cineol
- 0,6 % Caryophyllenoxid
- 0,3 % Linalooloxid

Quelle: Golgemma, [695]

Wichtige Eigenschaften:
- antiinfektiös (besonders Staphylococcus aureus)
- stark antiviral
- fungizid
- sekretolytisch, expektorativ
- analgetisch
- tonisierend, kardiotonisch

Hauptindikationen:
- (schwere) Verbrennungen
- Rhinitis, Bronchitis
- Akne
- Mykosen, besonders Fußpilz
- Rheuma
- Polyarthritis
- Neuralgien
- für Sportmassagen
- Burn-out

Nebenwirkungen und Kontraindikationen:
- Weil sowohl der schwankende 1,8-Cineol- als auch der Camphergehalt für Laien sensorisch nicht wahrnehmbar sind, sollte dieses Öl nicht in der Schwangerschaft und nicht bei Kleinkindern verwendet werden.

7.107 Lavandula stoechas L.

Schopflavendel, Schmetterlingslavendel

7

Herkunft des Namens: lavare, lat. = waschen (eventuell wegen der krankheitswidrigen, also desinfizierenden Wirkung); stoichas, gr. = in Reihen stehend (Anordnung der violetten Hochblätter der Blüten)

Pflanzenteil: blühende Rispe und Kraut (**Abb. 7.107**)

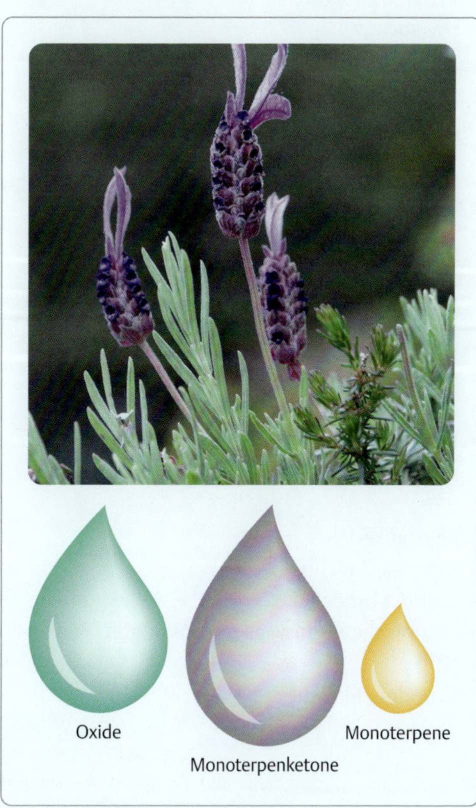

Abb. 7.107 Lavandula stoechas L.

Gewinnung: Wasserdampfdestillation

Pflanzenfamilie: Lamiaceae, Lippenblütengewächse

Inhaltsstoffe

Monoterpene
- 5,58 % α-Pinen
- 7 % Camphen
- D-(+)-Limonen

Sesquiterpene
- β-Caryophyllen
- δ-Cadinen

Monoterpenole
- Linalool
- α-Fenchol
- Borneol
- δ-Cadinol
- α-Terpineol

Monoterpenketone
- 15–56 % Bornan-2-on (Campher)
- 15–50 % Fenchon
- Verbenon

Monoterpenester
- Bornylacetat
- Nerylacetat

Oxide
- 28–35 % 1,8-Cineol

Quelle: [191], [695]

Wichtige Eigenschaften:
- sekretolytisch, expektorativ
- antiinfektiös
- granulationsfördernd
- spasmolytisch

Hauptindikationen:
- Rhinitis, Sinusitis
- Asthma bronchiale
- chronische Atemwegserkrankungen
- Otitis
- Wunden, Ekzeme

Nebenwirkungen und Kontraindikationen:
- In der üblichen Verdünnung sind bei kurzzeitigen und lokalen Anwendungen etwa auf Narben keine Nebenwirkungen zu erwarten, insbesondere wenn das ätherische Öl unter 1 % dosiert wird.
- Nicht in der Schwangerschaft und nicht bei Kleinkindern anwenden.

7.108 Lavandula × intermedia Super

Lavandin

Herkunft des Namens: lavare, lat. = waschen (eventuell wegen der krankheitswidrigen, also desinfizierenden Wirkung); intermedia, lat. = zwischen (sich beziehend auf die Kreuzung zwischen Echtem Lavendel und Speiklavendel); Lavandin = die Endung -in verweist auf den Artnamen intermedia

Pflanzenteil: blühende Rispe

Gewinnung: Wasserdampfdestillation

Pflanzenfamilie: Lamiaceae, Lippenblütengewächse

Der Echte Lavendel (Lavandula angustifolia) brachte einen zu geringen Ertrag, der Speiklavendel (Lavandula latifolia) war wesentlich ergiebiger, doch hatten seine Inhaltsstoffe keine ausreichende Heilwirkung. Die Kreuzung aus beiden Pflanzen, „Lavandin Super" (**Abb. 7.108**), ist dem Echten Lavendel sehr ähnlich. Daneben sind folgende Klone als Lavandin erhältlich: Lavandula × intermedia Abrial, Lavandula × intermedia Grosso und Lavandula × intermedia Reydovan. Die ätherischen Öle dieser Pflanzen können in der Zusammensetzung erheblich schwanken. Die Bezeichnung Lavandula hybrida ist botanisch nicht korrekt.

Inhaltsstoffe

Monoterpene
- 0,6 % D-(+)-Limonen
- 0,15 % α-Pinen
- 1 % cis-Ocimen
- 2,3 % trans-Ocimen
- 0,2 % Camphen

Sesquiterpene
- 1,3 % β-Caryophyllen

Monoterpenole
- 37 % Linalool
- 3 % Borneol
- Terpineol-4

Monoterpenketone
- 4,5 % Bornan-2-on (Campher)

Monoterpenester
- 36 % Linalylacetat
- 1,73 % Lavandulylacetat
- 0,25 % Nerylacetat
- Octylacetat

Oxide
- 2,9 % 1,8-Cineol
- 0,1 % Linalooloxid
- 0,03 % Caryophyllenoxid

Andere
- in Spuren Cumarin

Quelle: Golgemma

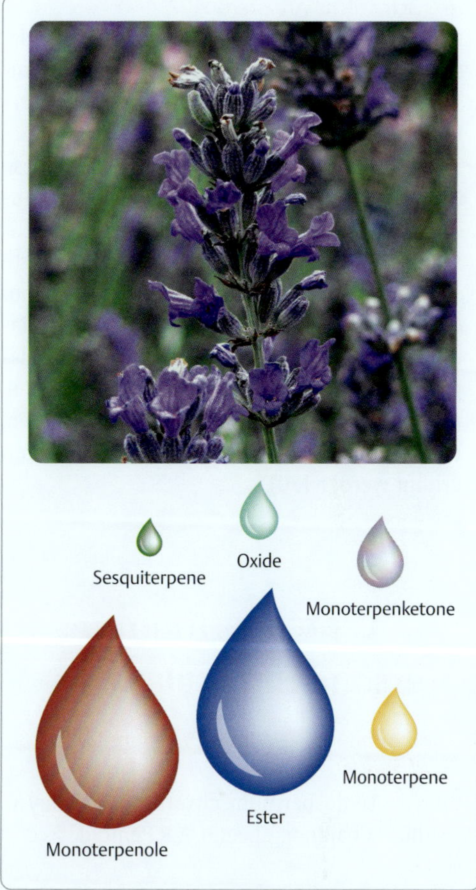

Abb. 7.108 Lavandula × intermedia Super.

Wichtige Eigenschaften:
- stark spasmolytisch
- neurotonisch, kardiotonisch
- analgetisch
- hypotensorisch
- leicht antikoagulierend

Hauptindikationen:
- Nervosität
- Krämpfe
- Pruritus
- infektiöse Dermatosen
- Vaginitis (Candida)
- Tachykardie

Nebenwirkungen und Kontraindikationen:
- Bei den üblicherweise eingesetzten Verdünnungen sind keine Nebenwirkungen zu erwarten.
- Jedoch kann der Inhaltsstoff Linalool bei falscher Lagerung (zu warm, zu hell, zu oft geöffnet) oxidieren und zu Hautreizungen führen, darum zur Verwendung auf empfindlicher Haut, bei Kindern und bei Senioren innerhalb von 18 Monaten nach dem Öffnen verbrauchen.

Wissenschaftliche Arbeiten:

- Um präoperative Ängste zu untersuchen, wurden 150 erwachsene Patienten in 3 randomisierte Gruppen unterteilt: Die 1. Gruppe erhielt die standardisierte Vorbereitung auf operative Eingriffe, die 2. Gruppe sowohl diese Maßnahmen als auch das ätherische Lavandinöl, die 3. Gruppe Jojobaölanwendungen zur Standardprozedur. Die Lavandingruppe zeigte signifikant weniger Ängste auf dem Weg zum Operationssaal. Daher weisen die Autoren darauf hin, dass Lavandin eine einfache, preisgünstige und nicht riskante Intervention sei, um präoperativen Problemen zu begegnen, dazu könne die Zufriedenheit der Patienten erhöht werden [70].

7.109 Leptospermum petersonii F.M.Bailey

Zitronenmanuka, Zitronen-Teebaum

Synonym: Leptospermum citratum (J.F.Bailey u. C.T.White) Challinor, Cheel u. A.R.Penfold

Herkunft des Namens: leptos, gr. = zart, fein; spérmatos, gr. = Same; Peterson = Eigenname der Person, der der Pflanzenname gewidmet wurde

Pflanzenteil: Blätter und Zweige

Gewinnung: Wasserdampfdestillation

Pflanzenfamilie: Myrtaceae, Myrtengewächse

Dieses ätherische Öl stammt aus den Blättern eines ca. 4 m hohen und 3 m breiten Großstrauches (**Abb. 7.109**), der in warmen Klimazonen gerne als kleiner Straßenbaum kultiviert wird. Der zitronige Duft des ätherischen Öles erinnert an Litsea und Zitronen-Eukalyptus. Bereits 1942 wurde dieses Öl vom australischen Wissenschaftler Penfold als antibakteriell eingestuft. Inzwischen wird die Pflanze nicht nur dort, sondern auch im Süden Afrikas und in Guatemala angebaut.

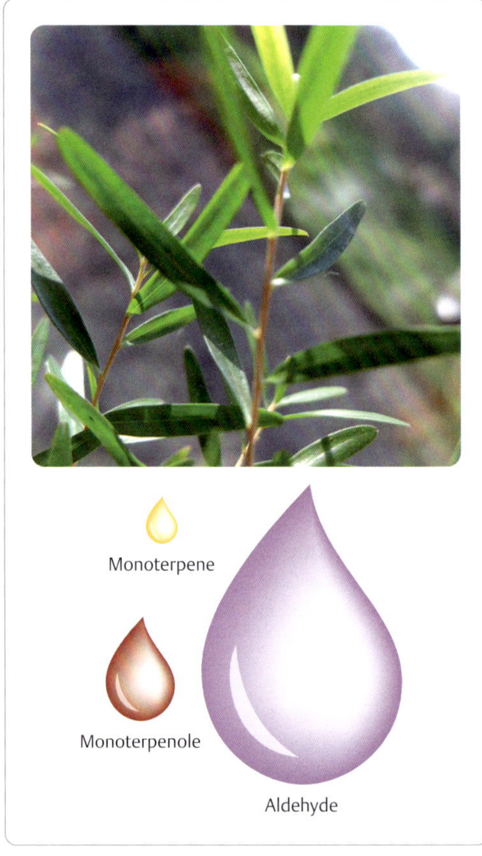

Abb. 7.109 Leptospermum petersonii F.M.Bailey.

Inhaltsstoffe

Monoterpene
- 1,64 % β-Pinen
- 0,34 % α-Pinen

Monoterpenalkohole
- 6,54 % Citronellol
- 1,76 % Geraniol
- 1,19 % Linalool

Monoterpenaldehyde
- 27,71 % Geranial
- 21,37 % Neral
- 29,81 % Citronellal

Quelle: Florentia

Wichtige Eigenschaften:

- stark antiviral
- sedativ und ausgleichend

Hauptindikationen:

- grippale Infekte
- Kinderkrankheiten
- Warzen
- Herpeserkrankungen
- gereizte, nervöse Zustände

Nebenwirkungen und Kontraindikationen:

- Zu Allergien neigende Haut kann auf den Hauptinhaltsstoff Citral, auch wenn er erst leicht oxidiert ist, reagieren. Es wird empfohlen, das Öl nur in 0,7 %iger Verdünnung anzuwenden [695].
- Wenn das Öl honiggelb und zähflüssig wird, ist es möglicherweise bereits fortgeschritten oxidiert.

Wissenschaftliche Arbeiten:

- Dieses Öl könnte ein spannendes Gebiet für Aspergillosen der Lunge sein, insbesondere Menschen, die mit zystischer Fibrose (Mukoviszidose) zu kämpfen haben, werden oft von diesem tückischen Pilz angegriffen. Das Öl wurde in vitro und in Tierexperimenten (Inhalation) untersucht und für hervorragend wirksam befunden – besser als handelsübliche Medikamente, die derzeit eingesetzt werden –, zudem wirkt es nicht toxisch [277].

7.110 Leptospermum scoparium J.R.Forst. u. G.Forst.

Manuka, Neuseeländischer Teebaum

Herkunft des Namens: leptos, gr. = zart, fein; sperma, gr. = Same; scopa, lat. = dünner Zeig, Reisigbesen (der kleine Baum oder große Strauch sieht oft zerzaust aus wie Besenginster, Cytisus scoparius)

Pflanzenteil: Blätter und Zweige

Gewinnung: Wasserdampfdestillation

Pflanzenfamilie: Myrtaceae, Myrtengewächse

Dieses gut untersuchte ätherische Öl aus Neuseeland, das dort „Tea Tree" genannt wird, riecht weniger scharf als die in Kap. 7.114 (S. 487) besprochene Melaleuca alternifolia (Australischer Teebaum), eher leicht süßlich-holzig-medizinisch. Der 4–8 m hohe Baum mit seinen kleinen spitzen und starren Blättchen gilt in seiner Heimat als Allheilmittel. Blätter und Zweige von wild wachsenden Bäumen werden behutsam per Hand geschnitten, sodass ein kräftiger Neuaustrieb gesichert ist. Es gibt extrem unterschiedliche Chemotypen (je nach Ernteregion in Neuseeland) mit völlig unterschiedlicher Zusammensetzung und Wirkweise. Der **East-Cape-Chemotyp** wird als der heilkräftigste eingestuft.

Zahlreiche Studien haben gezeigt, dass v. a. das ätherische Öl aus der East-Cape-Region über eine ausgeprägte antiseptische Wirkung bei grampositiven Bakterien verfügt (es gibt mindestens 3 weitere, nicht so wirksame Chemotypen des Öles). Dazu kommen nicht unerhebliche Wirkungen gegen Viren und Pilze, es ist wie ein **Breitbandantibiotikum** einsetzbar. Eine bislang nur im Manukaöl gefundene Gruppe von Inhaltsstoffen, β-Triketone wie Leptospermon, Isoleptospermon und Flaveson, die bis zu einem Drittel enthalten sein können, verleihen diesem Öl seine Vielseitigkeit und geben ihm auch einen guten Bezug zur Haut: Empfindlicher Haut, v. a. von Menschen mit empfindsamer Seele, tut dieses Öl sehr gut. Der Sesquiterpengehalt von über 60 % macht es auch geeignet für sensible Kinder, die oft mit Bauchweh reagieren.

Die hervorragende wundheilende und Anti-MRSA-Wirkung des salbenartigen Produktes Medihoney basiert nicht auf dem ätherischen Öl dieser Pflanze, sondern auf einen ungewöhnlich hohen Gehalt an MGO (Methylglyoxal) im Honig aus den Blüten des Manukastrauches (**Abb. 7.110**). Über diesen Honig findet man eine Vielzahl an wissenschaftlichen Arbeiten, jedoch kaum klinische Studien zu dem reinen ätherischen Öl.

Inhaltsstoffe

Monoterpene
- 1,2 % α-Pinen
- 0,2 % β-Pinen
- 0,1 % p-Cymen
- 0,1 % γ-Terpinen
- 0,09 % Limonen
- 0,07 % Terpinolen

Sesquiterpene
- 8 % α-Cadinen
- 5,7 % α-Copaen
- 4,8 % β-Cadinen
- 4,7 % δ-Cadinen
- 4,2 % β-Selinen
- 3,4 % α-Cubeben
- 2,1 % β-Caryophyllen
- 1,8 % allo-Aromadendren
- 1,1 % β-Elemen
- 1 % α-Gurjunen

Monoterpenole
- 0,2 % Linalool
- 0,07 % α-Terpineol

Oxide
- 0,2 % 1,8-Cineol

Andere
- 25 % β-Triketone wie Leptospermon, Iso-Leptospermon und Flaveson

Quelle: Neumond

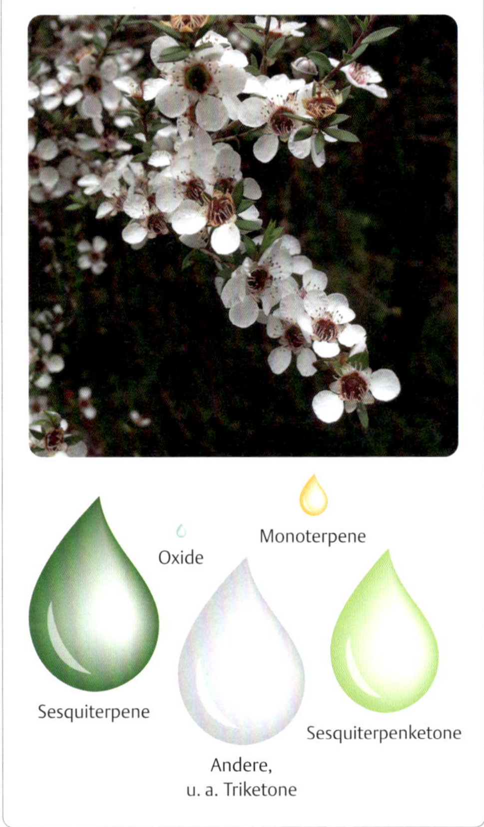

Abb. 7.110 Leptospermum scoparium J.R.Forst. u. G.Forst.

Wichtige Eigenschaften:
- stark antibakteriell
- stark antimykotisch
- stark hautregenerierend
- beruhigend auf Hautnerven
- psychisch ausgleichend (ZNS)
- antiinflammatorisch
- antirheumatisch

Hauptindikationen:
- Kandidosen
- Akne
- Psoriasis
- Ekzeme
- Ulzerationen, Dekubitus
- Pruritus
- Stomatitis
- allergischer Schnupfen
- gereizte, nervöse Zustände

Nebenwirkungen und Kontraindikationen:
- Hervorragend verträgliches Öl, bei normaler Anwendung sind keine unerwünschten Nebenwirkungen bekannt.

Wissenschaftliche Arbeiten:
- In Neuseeland wurde eine kleine randomisierte, placebokontrollierte Studie an 26 Patienten durchgeführt, um zu zeigen, dass bei tumorbedingten Bestrahlungen die Vorsorge mit einer Mischung aus ätherischen Ölen die üblicherweise schweren Schäden der Schleimhäute des Verdauungstraktes deutlich reduzieren kann. Man wählte die 2 in Neuseeland hei-

mischen ätherischen Öle vom Manuka- und Kanukabaum (Leptospermum scoparium und Kunzea ericoides), mischte sie 1:1 und verschüttelte pro Anwendung 5 Tropfen davon in 15–30 ml warmem Leitungswasser; damit wurde 5-mal täglich gegurgelt. Die gleiche Mischung wurde zum Einnehmen zubereitet. Die Kontrollgruppe wurde mit einer Mischung aus sterilem Wasser und warmem Leitungswasser behandelt. Von den anfänglich 26 Patienten konnten 19 die Studie regulär durchlaufen. Diese kleine Pilotstudie bewirkte eine signifikant verzögerte Entwicklung einer Mukositis ($p < 0,05$; [414]).

- In einer koreanischen Arbeit konnte gezeigt werden, dass insbesondere die Triketone (Leptospermon) aus Manukaöl eine überzeugende Wirkung gegen Hausstaubmilben aufwiesen. Um die Milben abzutöten, wurde weniger Leptospermon benötigt als vom handelsüblichen Mittel Benzylbenzoat. Am schwächsten wirkte das früher gebräuchliche Insektenschutzmittel DEET [305].

7.111 Levisticum officinale W.D.J.Koch

Liebstöckel

Herkunft des Namens: Es gibt keine zuverlässige Erklärung für den Gattungsnamen; officin, lat. = Werkstatt, Apotheke (bezieht sich auf die traditionelle medizinische Anwendung, die Pflanze wird also seit alters als Heilpflanze eingestuft)

Pflanzenteil: Kraut und Wurzel

Gewinnung: Wasserdampfdestillation

Pflanzenfamilie: Apiaceae, Doldenblütengewächse

Bislang wird dieses Öl (**Abb. 7.111**) kaum in der Aromatherapie eingesetzt, vielleicht wegen des an Küche erinnernden Duftes nach „Maggi“. Es enthält bis zu 55 % Phthalide; das sind Wirkstoffe, die sonst nur noch im Sellerieöl vorkommen. Liebstöckelöl ist ein idealer Begleiter einer Frühjahrskur, da es durch diese Stoffe stark **entgiftend** wirkt. Es soll sogar antitoxisch im Falle einer Lebensmittelvergiftung wirken [191]. Psoriasisgeplagte werden in diesem Öl einen guten Begleiter finden.

Inhaltsstoffe

Monoterpene
- 2–8 % β-Pinen
- 2–4,5 % α-Pinen
- 1–2,5 % β-Phellandren

Sesquiterpene
- 2 % α-Copaen
- 2 % β-Elemen
- 0,5 % trans-α-Bergamotten

Alkohole
- 6,1 % Hexanol

Monoterpenketone
- 0,5 % Carvon
- 0,1 % Bornan-2-on (Campher)

Ester
- 0,8 % Terpinylacetat (40 % im Krautöl)

Phthalide
- (Wurzel: 50–55 %, Kraut: 9 %)
- 30,5–32 % Z-Butyliden
- 21,5–24 % Z-Ligustilid und andere

Cumarine und Furocumarine
- 2,5–4,5 % Cumarin, Umbelliferon, Psoralen und Bergapten

Andere
- 1,7 % Pentylbenzen

Quelle: [191], [378]

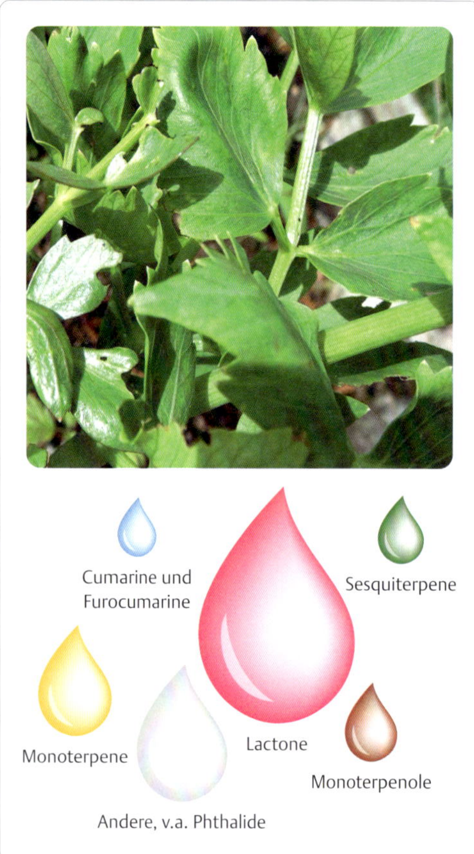

Abb. 7.111 Levisticum officinale W.D.J.Koch.

Wichtige Eigenschaften:

- sehr stark „entgiftend" (stimuliert die Hepatozyten und die Gallenblase)
- aquaretisch

Hauptindikationen:

- Lebensmittelvergiftungen
- leichte Leberinsuffizienz
- Psoriasis
- Rheumatismus

Nebenwirkungen und Kontraindikationen:

- Bei den üblicherweise eingesetzten Verdünnungen sind keine Nebenwirkungen zu erwarten.
- Bei empfindlicher Haut wirkt das Öl leicht photosensitivierend.

7.112 Liquidambar orientalis Mill.

Styrax, Amber, Storax

Destillierte Pflanzen mit identischem deutschem Ölenamen: Liquidambar styraciflua L.

Herkunft des Namens: liquidus, lat. = flüssig, ambra, arab. = Amber, duftendes „Harz" (tierischer Herkunft); orientalis, lat. = östlich, wo die Sonne aufgeht

Pflanzenteil: Balsamharz

Gewinnung: Wasserdampfdestillation, auch Extraktion zum Resinoid

Pflanzenfamilie: Hamamelidaceae, Zaubernussgewächse

Dieser schöne Baum mit ahornähnlichen Blättern (**Abb. 7.112**), die sich im Herbst traumhaft färben, ist in vielen Gärten zu finden, obwohl er aus Kleinasien stammt. Er ist mit der Zaubernuss (Hamamelis) verwandt, sein Harz duftet warm-balsamisch und nach einem Hauch Bittermandel. Das aus dem Harz destillierte ätherische Öl ist fast farblos, es erinnert im Duft an Marzipan und Vanille und ist ein hervorragendes Fixativ für Potpourris und Parfüms. Aufgrund der allergisierenden Wirkung des rohen Harzes (weniger des destillierten Öles) wird es immer schwieriger, dieses Öl zu kaufen.

Inhaltsstoffe

Alkohole

- Ethylalkohol
- Benzylalkohol
- Phenylpropylalkohol
- Zimtalkohol

Aromatische Aldehyde

- in Spuren Vanillin

Ester

- 21 % Cinnamylcinnamat
- 7, 5 % 3-Phenylpropylcinnamat
- Benzylcinnamat

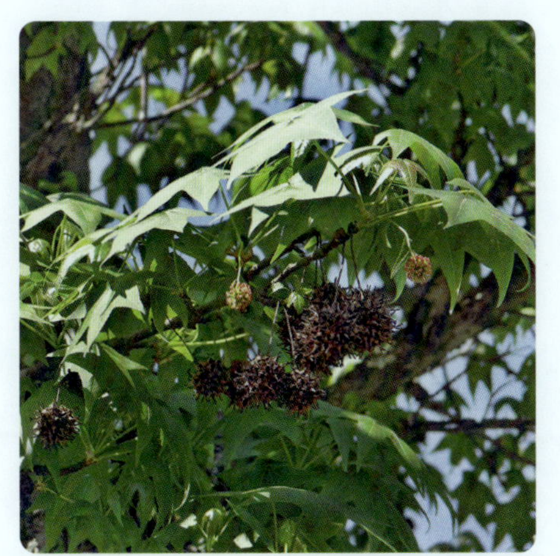

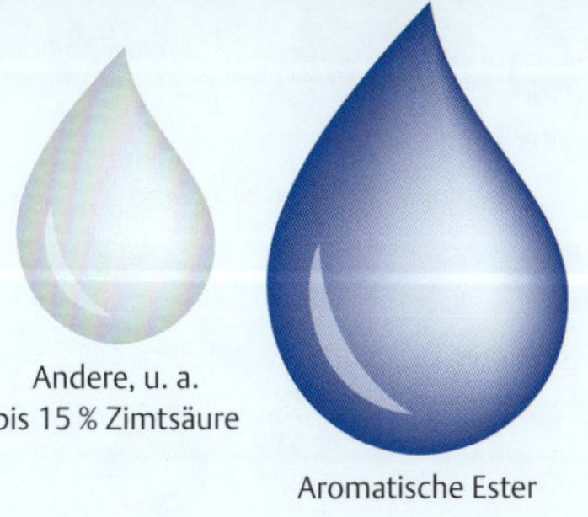

Abb. 7.112 Liquidambar orientalis Mill.

Säuren

- 5–15 % Zimtsäure

Quelle: [191], [695]

Wichtige Eigenschaften:

- stark spasmolytisch
- sekretolytisch, antitussiv
- aquaretisch
- antiseptisch
- antiinflammatorisch

Hauptindikationen:

- Pneumonie
- katarrhalische Bronchitis
- Husten
- Dermatosen (auch durch Parasiten)
- Ulcus cruris
- Angst, stressbedingte Beschwerden

Nebenwirkungen und Kontraindikationen:

- Nicht toxisch, doch bei Prädisposition zu Allergien nicht verwenden, allenfalls in einer Verdünnung von ca. 0,5 %.

7.113 Litsea cubeba (Lour.) Pers.

Litsea, May Chang

Synonym: Litsea citrata Blume

Herkunft des Namens: li, chin. = Tröpfchen, zhi, chin. = Talg (die Samen enthalten ein aromatisches Fett); cubebe, altfranz. = Kubebenpfeffer (Früchte erinnern an diesen)

Pflanzenteil: Frucht

Gewinnung: Wasserdampfdestillation

Pflanzenfamilie: Lauraceae, Lorbeergewächse

In der Traditionellen Chinesischen Medizin (TCM) spielen ca. 20 Litsea-Arten eine wichtige Rolle [356]. In China wird das ätherische Öl aus den essbaren, zitronenduftenden Früchten zur Prävention von Herzerkrankungen, insbesondere bei Herzrhythmusstörungen, angewendet [38]. In Vietnam kommt ein Chemotyp mit über 90 % Linalool vor, auch in China sind regional unterschiedliche Chemotypen bekannt [637]. Das Öl (**Abb. 7.113**) ist ein wichtiger Citrallieferant, ähnlich wie Lemongrass und Zitronenmyrte.

Inhaltsstoffe

Monoterpene

- 17,49 % Limonen
- 3,57 % α-Pinen
- 3,16 % β-Pinen
- 1,30 % Camphen
- 0,10 % p-Cymen

Sesquiterpene

- 2,33 % Selinen
- 0,82 % α-Humulen

Monoterpenole
- 4,88 % Linalool
- 2,3 % α-Terpineol
- 0,10 % Geraniol

Monoterpenaldehyde
- 20,47 % Geranial
- 26,55 % Neral
- 0,69 % Citronellal

Monoterpenketone
- 3,01 % Pulegon
- 0,93 % Bornan-2-on (Campher)
- 0,10 % Piperiton

Ester
- 1,7 % Linalylacetat

Andere
- 7,6 % Methylheptenon
- 1,4 % 2-Isopropenyl-3-Methyl-4-Hydroxy-Cyclopenten-2
- 0,10 % Pseudoionon

Quelle: Feeling

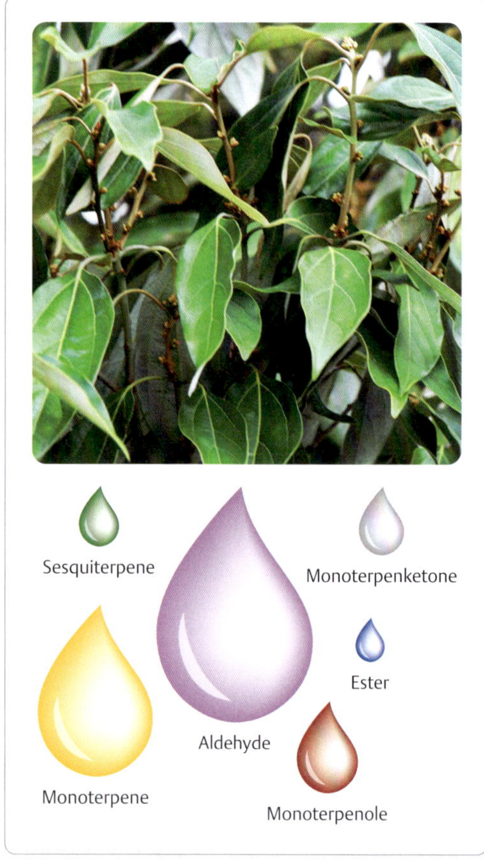

Abb. 7.113 Litsea cubeba (Lour.) Pers.

Wichtige Eigenschaften:
- sedativ und ausgleichend
- antiinflammatorisch
- antiinfektiös
- verdauungsfördernd

Hauptindikationen:
- Ängste, Nervosität
- Depressionen
- Herzarrhythmien
- Schlafstörungen
- Ulcus gastroduodenalis
- Enterokolitis
- Appetitlosigkeit

Nebenwirkungen und Kontraindikationen:
- Zu Allergien neigende Haut kann auf den Hauptinhaltsstoff Citral (Geranial und Neral), auch wenn er erst leicht oxidiert ist, reagieren. Es wird empfohlen, das Öl nur in 0,7 %iger Verdünnung anzuwenden [695].
- Wenn das Öl honiggelb und zähflüssig wird, ist es vermutlich bereits fortgeschritten oxidiert.

Wissenschaftliche Arbeiten:
- Eine chinesische In-vitro-Untersuchung zeigte, dass Litsea-Öl Escherichia coli abtöten kann. Laut dem Autorenteam könnte es daher für antimikrobielle Medikamente interessant sein [395].
- Auch in vitro wurde die Apoptose von Lungenkrebszellen (NSCLC, *non-small cell lung cancer*, engl.) beobachtet. Die Krebszellen wurden nicht direkt, sondern lediglich mit verdampftem Litsea-Öl konfrontiert, woraufhin sie ihr Wachstum einstellten. So schlagen die Autoren vor, bei dieser Tumorform Inhalationen mit Litsea-Öl vorzunehmen [617].

7.114 Matricaria recutita L.

Deutsche Kamille, Kamille (blau)

Synonym: Chamomilla recutita (L.) Rauschert, Matricaria chamomilla L.

Herkunft des Namens: matrix, lat. = Gebärmutter (traditionelle Anwendung bei Frauenthemen); recutere, lat. = wieder schneiden, beschneiden (oft geerntet, also angebaut und viel genutzt)

Pflanzenteil: Blüten

Gewinnung: Wasserdestillation

Pflanzenfamilie: Asteraceae, Korbblütengewächse

Positivmonografie der Kommission E: Matricariae aetheroleum

Die Kamille ist eine der bekanntesten und weltweit am meisten verwendeten Heilpflanzen (**Abb. 7.114**). Das antiinflammatorisch und granulationsfördernd wirkende **Chamazulen**, das dem Öl die tintenblaue Färbung gibt, entsteht erst bei der Destillation der Pflanze. Ein zu hoher Anteil an Bisabololoxid, das bei der Destillation entsteht, führt manchmal zu Augenreizungen.

Matricaria hat auch einen Bezug zum Thema Mutter (mater, lat. = Mutter), tatsächlich ist es ein typisches Kinderöl, wenn das Kind beginnt, selbstständig zu werden und die Mutter ein klein wenig hinter sich zu lassen: Es wirkt beruhigend, entkrampfend (nicht nur auf den Bauch) sowie gegen Zahnungsbeschwerden.

Der blaue Farbstoff entsteht während der Wasserdampfdestillation aus dem farblosen Sesquiterpenlacton Matricin, welches im CO_2-Extrakt der Kamille enthalten ist, es wirkt stärker entzündungshemmend als Azulen [553]. Kamillenöl gibt es in unterschiedlichen Chemotypen, d. h., die Zusammensetzung kommerziell erhältlicher Öle kann erheblich schwanken.

Inhaltsstoffe

Monoterpene
- 4,2 % trans-Ocimen
- 0,7 % p-Cymen
- 0,06 % Limonen

Sesquiterpene
- 22,9 % cis-β-Farnesen
- 9,2 % cis-α-Farnesen
- 8,9 % Chamazulen (bis 35 %)
- 5,2 % Germacren D
- 5 % γ-Cadinen
- 0,1 % δ-Cadinen

Sesquiterpenole
- 0,7 % Spathulenol
- 0,6 % α-Bisabolol

Ketone
- 1,1 % Artemisiaketon

Oxide
- 12 % Bisabololoxid
- 4,5 % Bisabololoxid A

Quelle: Primavera Life

Wichtige Eigenschaften:
- antiinflammatorisch
- antiallergisch
- stomachisch
- spasmolytisch

Hauptindikationen:
- Dermatosen aller Art
- Ekzeme, Ulkus, Wunden, Akne
- Ulcus gastroduodenalis
- Dyspepsie
- Diarrhö
- Zystitis
- Amenorrhö, Dysmenorrhö

Nebenwirkungen und Kontraindikationen:
- Laut dem Standardwerk *Leitfaden Phytotherapie* ist „in Studien eine äußerst geringe allergene Potenz" beobachtet worden, da das Allergen Anthecothulid, ein Sesquiterpen, in der Echten Kamille nicht oder nur in Spuren enthalten ist [605]. Billigöle zweifelhafter Herkunft können durch Anthemis cotula (Hundskamille) verunreinigt sein. Bei den üblicher-

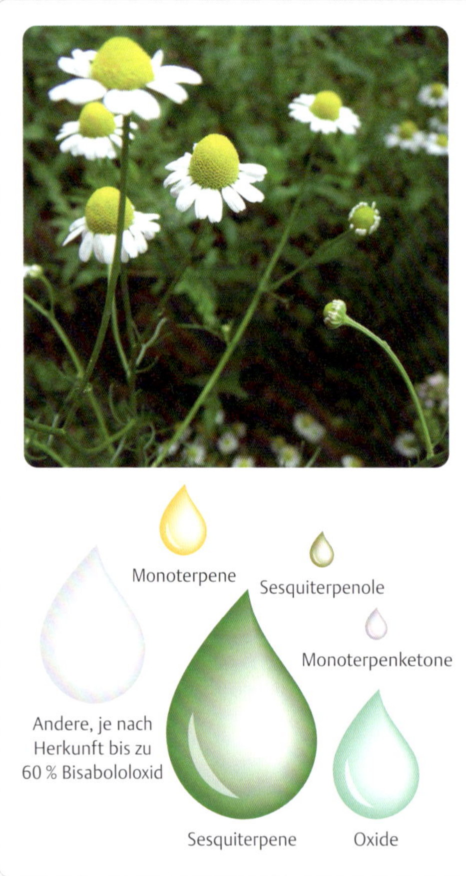

Abb. 7.114 Matricaria recutita L.

weise eingesetzten Verdünnungen sind also keine Nebenwirkungen zu erwarten, bei Allergie gegen Korbblütengewächse (Asteraceae) sollte man dennoch wachsam sein. Hochqualitatives Öl in hoher Verdünnung kann sogar erfolgreich bei der Behandlung von Allergien eingesetzt werden.

- Dieses Öl gilt als **Antidot** in der klassischen Homöopathie, wobei auch dieses Thema umstritten ist, da möglicherweise campherhaltige „Kamillen" von Hahnemann mit Warnhinweisen versehen worden sind.

Wissenschaftliche Arbeiten:

- Laut einer iranischen Untersuchung könnte Kamillenöl, das mit einem Kamillenmazerat in Sesamöl gemischt wird, äußerlich aufgetragen Migränekopfschmerzen lindern. Folgende Gründe werden genannt [761]:
  - Chamazulene und Apigenin reduzieren die Stickstoffoxidproduktion und -freisetzung.
  - Flavonoide aus der Kamille (im Mazerat) zeigen einen stark hemmenden Effekt auf die endogene Prostaglandinausschüttung (PGE2) und können als selektive Cyclooxygenaseinhibitoren (COX-2) agieren.
  - Polyphenole aus dem Kamillenmazerat wirken antiinflammatorisch, insbesondere im neurovaskulären Bereich.
  - Kamille wirkt neuroprotektiv aufgrund des verringerten Stickstoffoxidspiegels.
  - Sesamine im Sesamöl wirken ebenfalls antiinflammatorisch.
- In einer In-vitro-Studie an Leukämiezellen von Ratten zeigte Kamillenöl eine signifikante Hemmung des Krebswachstums und der Degranulation von Mastzellen [465].
- In einem Tierexperiment wurden Mäuse mit atopischem Ekzem (Neurodermitis) 1 Monat lang mit 3 %ig verdünntem Kamillenöl behandelt. Die Kontrollgruppen erhielten eine Salzlösung oder reines Jojobaöl. In der Kamillengruppe war nach 4 Wochen das Serumimmunglobulin (IgE) signifikant verringert, auch der Histaminspiegel war signifikant niedriger als bei der Kontrollgruppe. Die signifikant reduzierte Frequenz des Kratzens deutete zudem auf einen deutlich verringerten Juckreiz hin [385].
- Matricin, ein trizyklisches Sesquiterpenlacton, welches bis zu 3 %ig in CO_2-extrahiertem Kamillenöl enthalten ist, wirkt auf der Haut stärker entzündungshemmend als Azulen in destilliertem Öl. Es wird vom Körper in ein besonders wirksames Molekül umgebaut, das ca. 75 % der entzündungshemmenden Wirkung von Acetylsalicylsäure (Aspirin) erreicht. Der Kamillenstoff α-Bisabolol wirkt fiebersenkend, antibakteriell, antimykotisch, entzündungshemmend und beschleunigt die Abheilung von Geschwüren, v. a. im Magen [267].

7.115 Melaleuca alternifolia (Maiden u. Betche) Cheel

Teebaum, Tea Tree

Herkunft des Namens: melas, gr. = schwarz, leukos, gr. = weiß (der Stamm des Baumes ist unten eher dunkel und nach oben hin hell); alter, lat. = der andere, entgegengesetzt; folius, lat. = Blatt (die gefiederten Blättchen wachsen wechselständig am Zweig, also nicht einander gegenüberstehend)

Pflanzenteil: Blätter und Zweige

Gewinnung: Wasserdampfdestillation

Pflanzenfamilie: Myrtaceae, Myrtengewächse

Dieses ätherische Öl ist für die Australier ein Allheilmittel wie in Frankreich das Lavendelöl. Es gibt zahlreiche enge Verwandte, die medizinische Wirkung ist nur bei diesem Teebaum sehr gut erforscht. Das Öl wird so genannt, weil die australischen Ureinwohnerinnen und Ureinwohner daraus einen Tee zubereiten, der vielfältige Heilwirkungen hat. Auch andere neuseeländische Bäume mit heilsamer Wirkung werden Teebaum genannt, was zeigt, dass diese Bezeichnung sehr ungenau ist.

Dieser Melaleuca-Baum (**Abb. 7.115**) ist ungemein widerstandsfähig. Versuche, ihn an bestimmten Stellen zur Landgewinnung auszurotten, gelangen nicht. Im Gegenteil spross er dann umso mehr. Sein ätherisches Öl vereint bakterizide, antivirale und fungizide Eigenschaften als Breitspektrummittel.

In Australien wurde in einer Studie mit über 100 Patienten festgestellt, dass das Öl selbst bei schwerer Akne besser half als Mittel mit Hydroxylbenzoat. In unseren Breiten nicht wichtig, jedoch in der Heimat dieses Baumes: Tea-Tree-Öl wirkte schon oft lebensrettend bei Schlangenbissen. Aber auch bei Stichen und Bissen von Insekten wird das Öl erfolgreich eingesetzt.

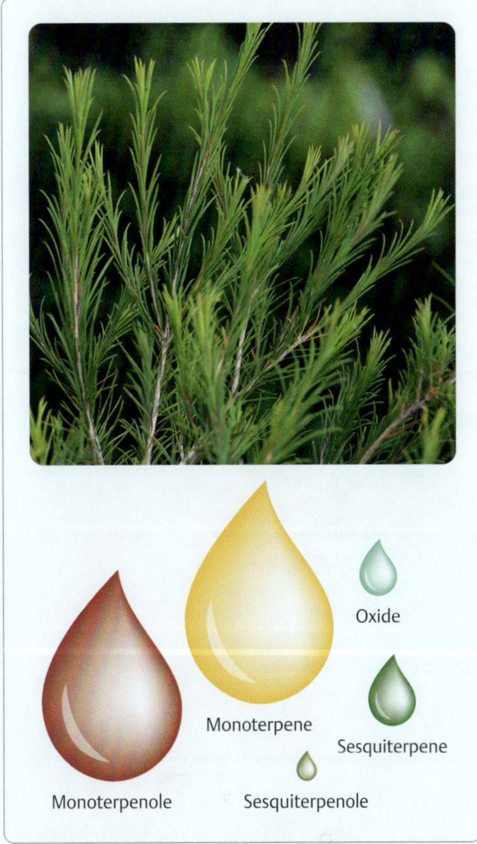

Abb. 7.115 Melaleuca alternifolia (Maiden u. Betche) Cheel.

Gerade weil dieses Öl oft als „Wundermittel" angepriesen wird, ist es überaus wichtig, auf **höchste Qualität** und **eindeutige botanische Zuordnung** zu achten (es gibt viele „Teebaumöle" von anderen Melaleuca-Arten). In Australien wird für die höchste Qualitätsstufe ein 1,8-Cineolgehalt von unter 5 % gefordert und ein Terpineol-4-Gehalt von über 35 %. Bei dieser Zusammensetzung des Öles sind bei normaler Anwendung keine Nebenwirkungen bekannt.

Inhaltsstoffe

Monoterpene
- 21 % γ-Terpinen
- 10,4 % α-Terpinen
- 3,7 % Terpinolen
- 2,5 % α-Pinen
- 2,3 % p-Cymen
- 1,8 % Sabinen
- 1,1 % Limonen

Sesquiterpene
- 1,6 % Aromadendren
- 1,4 % Viridifloren
- 1,4 % δ-Cadinen

Monoterpenole
- 35,9 % Terpineol-4
- 2,5 % α-Terpineol

Sesquiterpenole
- 0,5 % Globulol
- 0,3 % Viridiflorol

Oxide
- 2,8 % 1,8-Cineol

Quelle: Aroma-Impulse

Wichtige Eigenschaften:
- stark antibakteriell (Staphylokokken, Kolibakterien, Proteus, Klebsiellen, verschiedene Enterobakterien)
- stark antiviral
- stark antimykotisch
- antiparasitisch (Giardia lamblia, Ascaris, Ancylostoma)
- immunmodulatorisch (erhöht IgA und IgM)
- antiinflammatorisch
- analgetisch
- phlebotonisch
- granulationsfördernd

Hauptindikationen:
- genitale Infektionen, besonders vaginale Kandidosen
- Vaginitis durch Trichomonaden
- bakterielle, virale und Candida-Enterokolitis
- Parasitenbefall
- Immunschwäche, Infektanfälligkeit
- Aphthosen, Stomatitis, Zahnabszesse
- Zystitis
- Varizen, Hämorrhoiden
- Schutz und Stärkung der Haut vor Radiotherapie
- (Schnitt-)Wunden, Insektenstiche, Schlangenbisse

Nebenwirkungen und Kontraindikationen:
- Frisches und einwandfrei botanisch identifiziertes Öl ist allgemein sehr gut verträglich, auch von Kleinkindern und Schwangeren. Vorsicht ist jedoch geboten bei Supermarkt- und Drogeriemarktölen.
- Dieses ätherische Öl neigt zu ungewöhnlich schneller **Peroxidbildung**; mit zunehmender Lagerung wird es also hautreizend. Es empfiehlt sich, das Öffnungsdatum zu notieren und das Öl bald zu verbrauchen.

Wissenschaftliche Arbeiten:
- Der deutsche Kieferchirurg Prof. Dr. Patrick Warnke untersucht immer wieder ätherische Öle im Kampf gegen MRSA und andere antibiotikaresistente Keime. Er empfiehlt insbesondere Lemongrassöl bei grampositiven Bakterien, während Teebaumöl eine überlegene Wirksamkeit bei gramnegativen Bakterien zeigt [729].
- Mit den ätherischen Ölen von Teebaum, Rosengeranie und Palmarosa in einem Fußbad (1-mal/Tag, insgesamt 32 gtt.) kann man laut der Autorin in 4 Tagen seinen Fußpilz behandeln. Ätherische Öle wirken aus der Sicht ihres Forschungsteams stärker antimykotisch als antibakteriell, sie sind zudem aufgrund der niedrigen Molekülmasse oft wirksamer als herkömmliche antimykotische Medikamente/Salben, deren Moleküle zu groß sind, um beispielsweise gut in das Nagelbett und in die Tiefen der (Fuß-)Nägel einzudringen. In manchen Fällen sei eine Kombination aus beiden Ansätzen sinnvoll. Ätherische Öle können verhindern, dass der Pilz vom Entwicklungsstadium der Hefe in das fadenförmige, sich unkontrolliert ausbreitende Stadium der Myzelien übergeht. In hohen Konzentrationen wirken ätherische Öle antimykotisch, in niedrigeren Konzentrationen wirken sie gegen das Myzelienwachstum (die Mengen wurden nicht spe-

zifiziert). Ätherische Öle wirken in Kombination mit Wärme besonders effektiv gegen pathogene Pilze, beispielsweise in einem 20-minütigen Fußbad (bis zu 42 °C; [426]).

- 20 iranische Patienten, die sich 3-mal wöchentlich einer Dialyse unterzogen, erhielten 2 Wochen lang jeweils 7 Minuten Handmassage der nicht zur Dialyse verwendeten Hand mit einer 5 %igen Öle-Mischung aus Teebaum, Pfefferminze und Lavendel. Der Juckreiz ging signifikant zurück [624].
- In einem Erfahrungsbericht aus Nordirland wird geschildert, wie man anhand von anerkannten Studien (Peer-Review) eine Warzenbehandlung mit Teebaumöl bei einer pädriatrischen Patientin vorgenommen hat. Das Öl wurde 12 Tage lang auf den befallenen Mittelfinger aufgetragen, danach war die Haut wieder gesund epithelisiert. Die Autoren betonen das Potenzial dieses Öles, das humane Papilloma-Virus bei der Behandlung von Warzen in den Griff zu bekommen [458].
- Bei 30 Patienten mit stark riechenden Tumoren im Gesichtsbereich wurden die Geschwüre 2-mal täglich mit einer Öle-Mischung aus Teebaum, Eukalyptus, Lemongrass, Gewürznelke und Thymian gespült. Die Geruchsentwicklung wurde gemindert, Entzündungsvorgänge gestoppt und Fisteln geschlossen, zudem kam es zu Schmerzminderung [728].
- In einer randomisierten, kontrollierten Studie erfolgte ein Vergleich der Wirksamkeit von Teebaumöl mit standardmäßig eingesetztem Mupirocin, Chlorhexidingluconatlösung und Silbersulfadiazin. Von 114 Personen mit MRSA waren durch Standardbehandlung 49 % frei von MRSA. 110 Patienten wurden mit Teebaumöl behandelt; hier lag die Erfolgsrate bei 41 %. Mupirocin war signifikant effektiver als Teebaumsalbe bei der Sanierung des Nasenbereiches ($p = 0{,}0001$), Teebaumsalbe war effektiver als Chlorhexidingluconatlösung und Silbersulfadiazin bei der Sanierung von Hautläsionen. Die Autoren betonen, dass Teebaumölzubereitungen effektiv und sicher sind sowie gut toleriert werden. Sie eignen sich somit zur Sanierung bei MRSA-Befall [150].

7.116 Melaleuca ericifolia Smith

Rosalina(-Teebaum), Lavendel-Teebaum

Herkunft des Namens: melas, gr. = schwarz, leukos, gr. = weiß (der Stamm des Baumes ist unten eher dunkel und nach oben hin hell); folius, lat. = Blatt (die Blättchen erinnern an Pflanzen aus der Gattung Erica, Heidekraut)

Pflanzenteil: Blätter und Zweige

Gewinnung: Wasserdampfdestillation

Pflanzenfamilie: Myrtaceae, Myrtengewächse

Diese Teebaumart (**Abb. 7.116**), die nur in Australien wächst, vereint die Duftqualität von La-

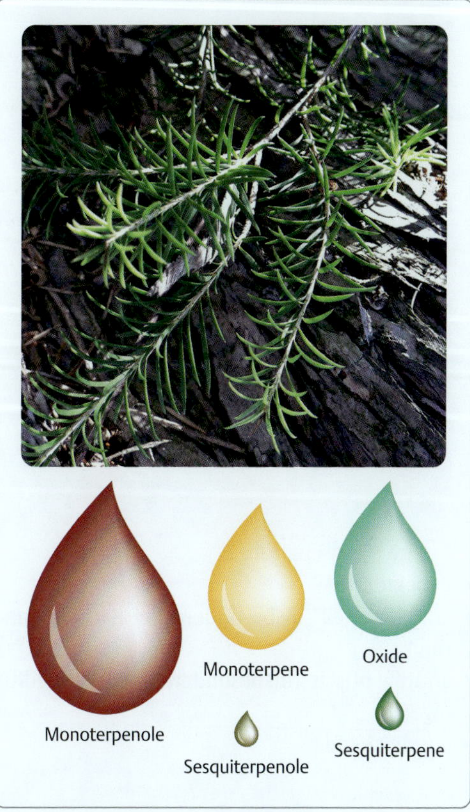

Abb. 7.116 Melaleuca ericifolia Smith.
(Foto: Sibylle Broggi-Läubli, www.florentia.ch)

vendel mit einem Hauch von Teebaum. Das ätherische Öl ist ideal für die sanfte und doch effektive Aromapflege, sofern man nicht den Chemotyp Methyleugenol verwendet (gewürznelkenähnlicher Duft).

Die ätherischen Öle von Melaleuca linariifolia und Melaleuca uncinata spielen immer weniger eine Rolle in der seriösen Aromatherapie, sie werden oft zum Verlängern und Verfälschen von angeblich echtem Teebaumöl verwendet. Melaleuca linariifolia var. alternifolia ist laut manchen Quellen ein Synonym für Melaleuca alternifolia. Rosalina spielt dagegen in der englischsprachigen Aromatherapie eine zunehmend wichtige Rolle, da es im Duft ein wenig an Rosenholz erinnert, oxidationsstabiler und insgesamt sanfter als „normales" Teebaumöl ist.

Inhaltsstoffe

Monoterpene
- 12 % α-Pinen
- 2 % D-(+)-Limonen
- 2,6 % γ-Terpinen
- 1 % p-Cymen

Sesquiterpene
- 0,5 % Aromadendren

Monoterpenole
- 49,8 % Linalool
- 0,4 % α-Terpineol

Sesquiterpenole
- 1 % Viridiflorol

Oxide
- 21 % 1,8-Cineol

Quelle: Florentia

Wichtige Eigenschaften:
- expektorativ
- antibakteriell (insbesondere bei Bacillus subtilis)
- antimykotisch (insbesondere bei Aspergillus niger)
- ausgleichend

Hauptindikationen:
- Bronchitis, asthmatische Bronchitis
- Sinusitis, Rhinopharyngitis
- bei stressbedingten Beschwerden

Nebenwirkungen und Kontraindikationen:
- In der üblichen Verdünnung sind keine Nebenwirkungen zu erwarten.

7.117 Melaleuca leucadendra var. cajuputi L.

Cajeput

Synonym: Melaleuca cajuputi Powell

Herkunft des Namens: melas, gr. = schwarz, leukos, gr. = weiß (der Stamm des Baumes ist unten eher dunkel und nach oben hin hell); dendron = Baum, Blatt; kayu puteh, malayisch = wörtl. Holz weiß

Pflanzenteil: Blätter und Zweige

Gewinnung: Wasserdampfdestillation

Pflanzenfamilie: Myrtaceae, Myrtengewächse

Positivmonografie der Kommission E: Oleum Cajeputi rectificatum

Der bis zu 25 m hohe, schlanke Baum (**Abb. 7.117**) heißt im Englischen „Paperbark Tree" wegen seiner sich abschälenden Rinde, die wie Fetzen von ganz hellem Seidenpapier absteht. Schon Anfang des 17. Jahrhunderts brachten die Holländer das Cajeputöl von ihren Kolonien in Ostindonesien mit nach Europa. Es war ein natürlicher Vorgänger der Antibiotika und wurde bei vielen Beschwerden – von Infektionen über starke Schmerzen – eingesetzt. Je nach Herkunftsland schwanken die Inhaltsstoffe, insbesondere der schmerzlindernde Inhaltsstoff p-Cymen (Vietnam, Indonesien, Burma, Malaysia).

Meistens wird der falsche wissenschaftliche Name Melaleuca leucadendra angegeben; hierbei handelt es sich um einen Baum, aus dessen Blättern ein strenger riechendes ätherisches Öl, das viel Methyleugenol enthält, gewonnen wird ([43], [664]).

Es ist erstaunlich, dass es über dieses in der Krankenpflege überaus nützliche und beliebte ätherische Öl so gut wie keine klinischen Studien gibt.

Inhaltsstoffe

Monoterpene
- 0,8 % p-Cymen
- bis 1 % Terpinolen
- 5,1 % Limonen
- 1,5 % γ-Terpinen
- 1,7 % α-Pinen
- 1,3 % β-Pinen

Sesquiterpene
- 1,9 % β-Caryophyllen

Monoterpenole
- 11,6 % α-Terpineol
- 2,6 % Linalool

Sesquiterpenole
- 1,1 % Viridiflorol

Oxide
- 56,5 % 1,8-Cineol

Quelle: Florentia

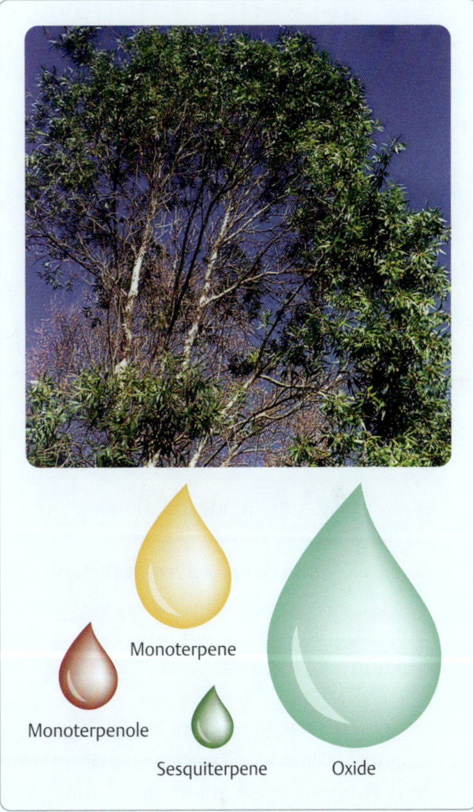

Abb. 7.117 Melaleuca leucadendra var. cajuputi L.

Wichtige Eigenschaften:
- expektorativ
- analgetisch
- phlebotonisch
- antiinfektiös

Hauptindikationen:
- Infektionen der oberen Atemwege
- Otitis, Bronchitis
- Varizen, Hämorrhoiden
- Herpes genitalis
- Kopfschmerzen, Neuralgien
- Zystitis
- Rheumatismus, Muskelschmerzen
- Schutz und Stärkung der Haut vor Radiotherapie [191]

Nebenwirkungen und Kontraindikationen:
- Bei sachgemäßer Anwendung sind keine Nebenwirkungen zu erwarten.
- Erst für Babys über 6 Monaten (0,5 %ig verdünnt) verwenden; bei Kindern mit spastischen Atemwegserkrankungen sollte es nicht an der Nase oder auf der Brust angewendet werden, ansonsten ist es ein typisches Kinderöl.

Anmerkung: Die Zusammensetzung von Cajeputöl kann sehr unterschiedlich sein: Je nach Herkunft kann der Anteil an 1,8-Cineol zwischen 40 und 75 % betragen.

7.118 Melaleuca viridiflora Sol. ex Gaertn.

Niaouli, Niaouli, Goménol

Synonym: Melaleuca quinquenervia (Cav.) S.T. Blake

Herkunft des Namens: melas, gr. = schwarz, leukos, gr. = weiß (der Stamm des Baumes ist unten eher dunkel und nach oben hin hell); viridis = grün, flora = Blüte

Pflanzenteil: Blätter und Zweige

Gewinnung: Wasserdampfdestillation

Pflanzenfamilie: Myrtaceae, Myrtengewächse

Positivmonografie der Kommission E: Niauli aetheroleum

Fertigpräparate: z. B. Pranarôm Science Oléocaps 6 Circulatory u. Vascular Function, Fa. Pranarôm (Belgien, Frankreich, Spanien und online; mit Patchouli, Mastix, Kiefer, Salbei und Muskatellersalbei)

Dieser bis zu 15 m hohe Baum wird im Englischen wie der Cajeputbaum auch „Paperbark Tree" genannt. Aus den lanzettförmigen Blättern (**Abb. 7.118**) wird das ätherische Öl in einer recht hohen Ausbeute von 2–3 % destilliert. In Frankreich (und den USA) bezeichnet man das echte Öl oft einfach als „MQV" (die Abkürzung beider botanischen Namen), da es viele Verfälschungen gibt. In Frankreich heißt das dort sehr hoch geschätzte Heilmittel auch „Goménol".

In Neukaledonien stehen ausgedehnte Niaouliwälder, die vermutlich die Ausbreitung der Malaria verhindern, da die duftenden Ausdünstungen der Bäume in der feuchten Hitze die Mücken verscheuchen.

Die Wirkungen des Öles entsprechen im Wesentlichen denen des Cajeputöles: Es ist besonders mild, nicht toxisch und wird von den meisten Menschen gut vertragen – sogar unverdünnt auf der Haut. Es wird als antiallergisches Mittel eingesetzt. Kurioserweise verursachen die Pollen dieses Baumes durch seine starke Ausbreitung in Florida vermehrt Allergien.

Wegen seines leicht hormonregulierenden Charakters liest man in der älteren Literatur gelegentlich Warnungen bezüglich von Kindern unter 10 Jahren, das Öl wird von ihnen jedoch meistens gemocht und bestens vertragen. Die entsprechenden Hormonrezeptoren sind sozusagen noch gar nicht ansprechbar.

Inhaltsstoffe

Monoterpene
- 8 % α-Pinen
- 1,9 % β-Pinen
- 1,5 % γ-Terpinen
- 0,5 % α-Terpinen
- α-Phellandren
- β-Myrcen
- Terpinolen
- trans-Ocimen

Sesquiterpene
- 0,6 % Viridifloren
- 0,1 % γ-Cadinen
- α-Copaen

Monoterpenole
- 8 % α-Terpineol
- 0,15 % Linalool
- Citronellol, Geraniol

Sesquiterpenole
- 6,2 % Viridiflorol
- 3,5 % Nerolidol

Aromatische Aldehyde
- 0,15 % Benzaldehyd

Ester
- 0,3 % Terpinylacetat
- 0,07 % Methylbenzoat

Oxide
- 54 % 1,8-Cineol
- 0,2 % Caryophyllenoxid

Andere
- Schwefelverbindungen

Quelle: Golgemma

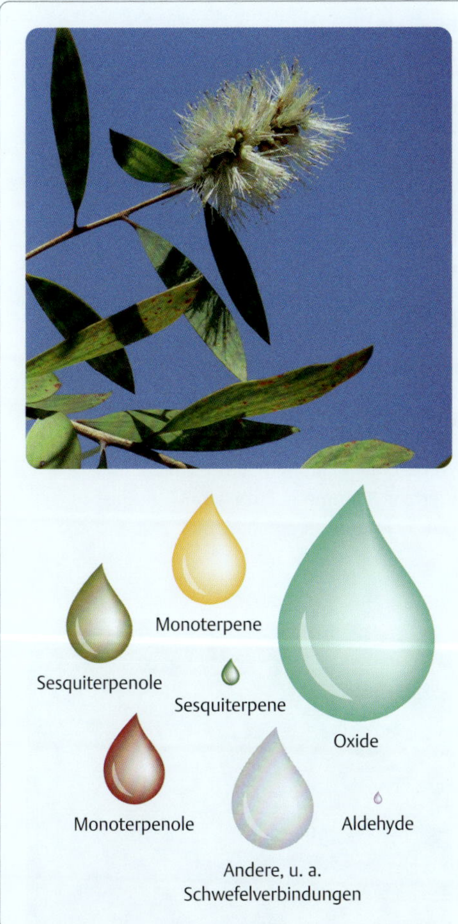

Abb. 7.118 Melaleuca viridiflora Sol. ex Gaertn. (Foto: Sibylle Broggi-Läubli, www.florentia.ch)

Wichtige Eigenschaften:
- antiinfektiös (v. a. gegen Staphylococcus aureus)
- antimykotisch (Candida)
- stark antiviral
- stark expektorativ
- immunmodulatorisch
- analgetisch
- phlebotonisch

Hauptindikationen:
- Bronchitis, Rhinopharyngitis
- Sinusitis
- chronische Infektionen der Atemwege
- Herpeserkrankungen
- Kondylome
- virale Hepatitis
- Psoriasis, Furunkel, Insektenstiche
- Varizen, Hämorrhoiden
- zur Stärkung der Haut vor Radiotherapie [191]

Nebenwirkungen und Kontraindikationen:
- Bei sachgemäßer Anwendung sind keine Nebenwirkungen zu erwarten.
- Erst für Babys über 6 Monaten (0,5 %ig verdünnt) verwenden; bei Kindern mit spastischen Atemwegserkrankungen sollte es nicht an der Nase oder auf der Brust angewendet werden.

Wissenschaftliche Arbeiten:
- Eine französische Gynäkologin beschreibt eine präventive Maßnahme zur Vorbeugung von Verbrennungen der Haut bei Bestrahlungstherapien von 20 Brustkrebspatientinnen (20–80 Jahre, Dosis 50 Gray). Bei 30 % der Patientinnen war nach 6 Monaten eine Radiodermatitis Grad 2 feststellbar, bei vorherigen nicht systematisch in die Studie eingeflossenen Statistiken betrug die Anzahl der entsprechend betroffenen Patientinnen 60 %. 5 % der Betroffenen (statt vorher 15 %) litten an einer Radiodermatitis Grad 1. Der schmerzlindernde Effekt von Niaouliöl wurde außerdem betont [215].

7.119 Melissa officinalis L. Chemotyp Citral

Melisse, Zitronenmelisse, Echte Melisse

Herkunft des Namens: meli, gr. = Honig; officin, lat. = Werkstatt, Apotheke (bezieht sich auf die traditionelle medizinische Anwendung)

Pflanzenteil: blühendes Kraut

Gewinnung: Wasserdampfdestillation

Pflanzenfamilie: Lamiaceae, Lippenblütengewächse

Fertigpräparate: z. B. LomaHerpan gegen Lippenherpes, Fa. InfectoPharm Arzneimittel (Trockenextrakt aus Melissenkraut)

Das recht teure echte Melissenöl wird meistens nur verfälscht angeboten, manchmal steht fairerweise der Name „Melisse indicum“ auf der Flasche, was bedeutet, dass es sich um Citronella handelt. Das Öl dieses tropischen Grases hat jedoch eine andere Wirkung auf den Organismus, es enthält beispielsweise nicht die therapeutisch wertvollen (u. a. antiallergisch wirksamen) Sesquiterpene der Echten Melisse.

Um 1 kg des ätherischen Öles zu gewinnen, benötigt man 5–8 t des empfindlichen Pflanzenmaterials (mehr als für Rosenöl), das sofort nach der Ernte an Ort und Stelle destilliert werden muss, sonst verschwindet der Duft mehr oder weniger. Kaum ein Öl unterliegt solchen extremen Schwankungen wie dieses, je nach Land und Erntezeitpunkt können die Analysen völlig unterschiedlich ausfallen. Selbst die Schnitttechnik des Krautes (**Abb. 7.119**), also die Verwendung der oberen (Citral) oder unteren Pflanzenteile (Citronellal), hat Einfluss auf die Zusammensetzung des Öles.

Dieses besondere ätherische Öl kann und sollte stark verdünnt werden, es wirkt auch bei starker Verdünnung hervorragend. Die antivirale Wirkung wurde ausgiebig an der Universität Heidelberg untersucht ([32], [211]).

Inhaltsstoffe

Monoterpene
- 0,28 % Ocimen (0,11 %)

Sesquiterpene
- 20,91 % β-Caryophyllen (10,12 %)
- 10,75 % Germacren D (1,82 %)
- 1,44 % α-Humulen (0,62 %)

Monoterpenole
- 2,80 % Linalool (1,03 %)
- 0,89 % Geraniol (0,70 %)
- 0,42 % Nerol (0,4 %)

Phenole
- 0,25 % Eugenol (n. n.)

Monoterpenaldehyde (bis zu 40 %)
- 26,95 % Geranial (42,29 %)
- 20,27 % Neral (31,68 %)
- 0,51 % Citronellal (1,22 %)

Ketone
- 0,96 % 6-Methyl-5-hepten-2-on (1,36 %)

Monoterpenester
- 1,97 % Geranylacetat (2,11 %)

Oxide
- 0,15 % Caryophyllenoxid (0,60 %)

Werte ohne Klammern: Ernte am 20. Juni;
Werte in Klammern: Ernte am 31. August
Quelle: Rottaler Aromaöle 2003

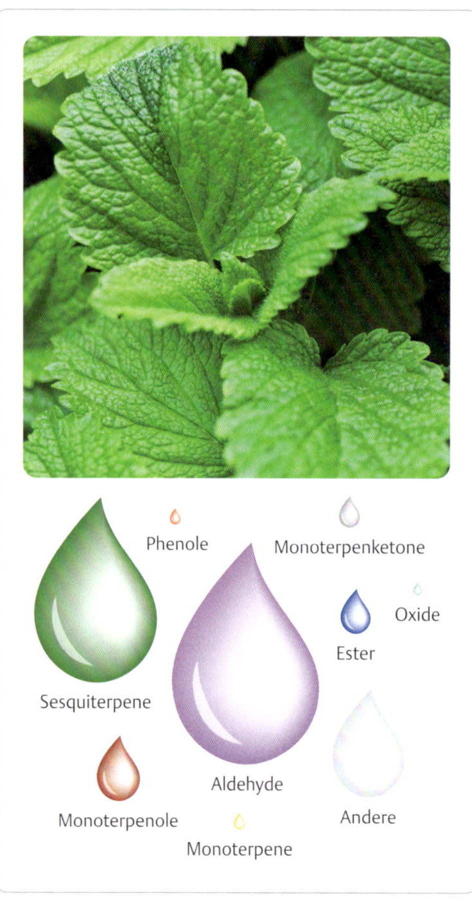

Abb. 7.119 Melissa officinalis L. Chemotyp Citral.

Wichtige Eigenschaften:

- stark antiviral
- stark blutdrucksenkend
- antiinflammatorisch
- sedativ
- schlaffördernd, hypnotisch
- choleretisch
- analgetisch
- phlebotonisch
- hormonell modulierend
- immunmodulatorisch

Hauptindikationen:

- Herpeserkrankungen (Herpes labialis und genitalis)
- Herzarrhythmien
- Angstzustände, Schlaflosigkeit, Nervosität
- Magenkrämpfe, Aerophagie, Gallensteine
- Zystitis
- Varizen
- Übelkeit in der Schwangerschaft
- Amenorrhö
- Wehenschmerzen
- Hautpflege vor Radiotherapie

Nebenwirkungen und Kontraindikationen:

- Bei den üblicherweise eingesetzten Verdünnungen sind keine Nebenwirkungen zu erwarten; in seltenen Einzelfällen kann es je nach Chemotyp und Oxidationswert des Öles zu leichten Hautreizungen kommen; das sehr teure Öl wird meistens mit Cymbopogon-Arten verfälscht oder gestreckt, dann sind eher Hautreizungen möglich.

Anmerkung:

- Je nach Herkunft schwanken die Inhaltsstoffe, besonders die Aldehyde, erheblich.

Wissenschaftliche Arbeiten:

- An der Universität Heidelberg wurden zahlreiche Experimente mit Pflanzen, die eine antivirale Wirkung besitzen, durchgeführt. Ein wässriger Melissenextrakt, der durch das Hinzufügen von Rosmarinsäure verstärkt wurde, verhinderte das Andocken und Eindringen von Herpes-simplex-Viren in Wirtszellen, die gegen Acyclovir resistent waren [32]. Eine andere Studie mit Melissenöl und Melissenextrakt bestätigte die geringe Toxizität sowie die antivirale Wirkung, welche insbesondere die Bindung des Herpes-simplex-Virus Typ 1 an die Wirtszellen in vitro verhindert [32].
- Bei Mäusen mit Diabetes wirkte niedrig dosiertes Melissenöl signifikant blutzuckersenkend, vermutlich weil durch verstärkte Enzymtätigkeit (u. a. Glukokinase und Glukosetransporter 4, GLUT 4) der Zuckerspiegel im Blut abgebaut und die Neubildung von Glukose in der Leber gehemmt wird [119].
- Wässrige Extrakte in nicht zytotoxischen Konzentrationen von Melisse, Pfefferminze und Salbei können in vitro die Infektiosität von HIV-1-Virionen reduzieren. Diese Wirkung wird erklärt durch Steigerung der Dichte des Virions vor dem Anheften an die Wirtsoberfläche. Die Autoren schlagen vor, diese Erkenntnis zur Entwicklung von neuartigen antiviralen, topisch anzuwendenden Mitteln zu nutzen [211].
- Innerlich einzusetzende Melissenextrakte sind bereits sehr gut untersucht, um nervöse Unruhe und Schlafstörungen zu behandeln [483]. Auch kennt man die Wirkung von Melisse bei unterschiedlichen Formen von Stresszuständen ([328], [329], [330], [331]).
- Ein einzunehmender Extrakt aus Melisse, Deutscher Kamille und Fenchel wurde bei knapp 88 Kleinkindern mit Koliken untersucht: Die Schreizeit reduzierte sich nach 1-wöchiger Einnahme bei 85,4 % der Kinder, gegenüber 48,9 % in der Placebogruppe. Es wurden keine negativen Effekte vermerkt [601].
- Melissenextrakt verminderte das unruhige Umherwandern und Aufgebrachtsein von demenziell veränderten Patienten in einer psychiatrischen Einrichtung, die kognitiven Leistungen der Alzheimer-Patienten verbesserten sich nach 4-monatiger Anwendung [14].
- Es gibt weitere kleine Studien, die eine beruhigende Wirkung auf Menschen mit demenziellen Veränderungen belegen. Mit dem Einreiben von verdünntem Melissenöl konnte in einer placebokontrollierten Studie an 72 Menschen mit schwerer Demenz gezeigt werden, dass bei 60 % der Patienten nach 4 Wochen dieser Anwendung auf Gesicht und Arme eine 30 %ige Verbesserung der Unruhezustände eintrat [41].

7.120 Melissa officinalis L. Chemotyp Citronellal

Melisse, Zitronenmelisse

Herkunft des Namens: melis, gr. = Honig; officin, lat. = Werkstatt, Apotheke (bezieht sich auf die traditionelle medizinische Anwendung)

Pflanzenteil: blühendes Kraut (**Abb. 7.120**)

Gewinnung: Wasserdampfdestillation

Pflanzenfamilie: Lamiaceae, Lippenblütengewächse

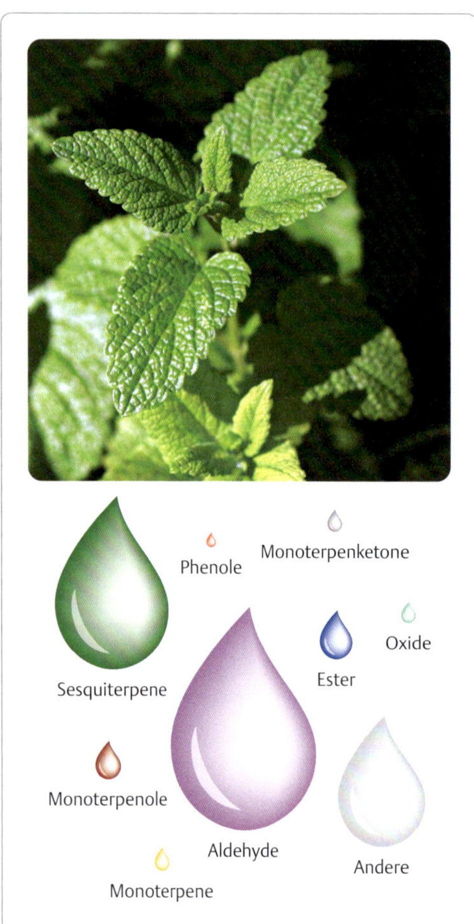

Abb. 7.120 Melissa officinalis L. Chemotyp Citronellal.

Inhaltsstoffe

Monoterpene
- 0,53 % Ocimen (0,32 %)

Sesquiterpene
- 14,54 % β-Caryophyllen (12,67 %)
- 13,57 % Germacren D (9,66 %)
- 1,05 % α-Humulen (0,85 %)

Monoterpenole
- 0,69 % Linalool (0,86 %)
- 0,60 % Geraniol (0,67 %)
- 0,15 % Nerol (0,18 %)

Phenole
- 0,20 % Eugenol (0,18 %)

Monoterpenaldehyde (bis zu 40 %)
- 24,36 % Geranial (28,37 %)
- 16,02 % Neral (20,97 %)
- 8,01 % Citronellal (10,35 %)

Ketone
- 0,48 % 6-Methyl-5-hepten-2-on (0,88 %)

Monoterpenester
- 2,37 % Geranylacetat (1,22 %)

Oxide
- 0,43 % Caryophyllenoxid (0,39 %)

Werte ohne Klammern: Ernte am 10. Mai;
Werte in Klammern: Ernte am 20. Juli
Quelle: Rottaler Aromaöle 2003

Eigenschaften und Indikationen:
- Diese sind mit dem Citraltyp vergleichbar; jener gilt als stärker antiviral wirksam.

Wissenschaftliche Arbeiten:
- Siehe Melissa officinalis Ct. Citral in Kap. 7.118 (S. 493).

7.121 Mentha arvensis L.

Ackerminze, Japanische Minze

Herkunft des Namens: Die Nymphe namens Minthe war einer Sage nach eine Geliebte des Gottes der Unterwelt (Hades), der sie in die stark duftende Minze verwandelte, als seine Frau eifersüchtig wurde; arva, lat. = Ackerland (arvensis, lat. = auf dem Acker wachsend)

Pflanzenteil: Kraut

Gewinnung: Wasserdampfdestillation

Pflanzenfamilie: Lamiaceae, Lippenblütengewächse

Positivmonografie der Kommission E: Mentha arvensis aetheroleum

Beim minderwertigen japanischen/chinesischen Heilpflanzenöl wird bisweilen zum sehr hohen Gehalt an Menthol noch mehr von diesem starken Inhaltsstoff dazugegeben. Oder das Menthol wird durch Einfrieren auskristallisiert und entnommen. Ackerminzenöl (**Abb. 7.121**) – es ist als „Minzeöl" im Handel – verfügt nicht über das vielfältige Inhaltsspektrum wie das Öl der Echten Pfefferminze, welches ungleich vielseitiger und wertvoller ist.

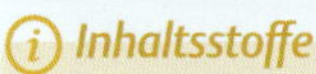

Inhaltsstoffe

Monoterpene
- 9,8 % D-(+)-Limonen

Sesquiterpene
- β-Caryophyllen

Monoterpenole
- 70–80 % Menthol

Monoterpenketone
- 15–30 % (–)-Menthon
- 1,5 % Piperiton
- Isomenthon
- 0,2–5 % β-Pulegon

Ester
- Menthylacetat

Andere
- Phenylether

Quelle: [191], [695]

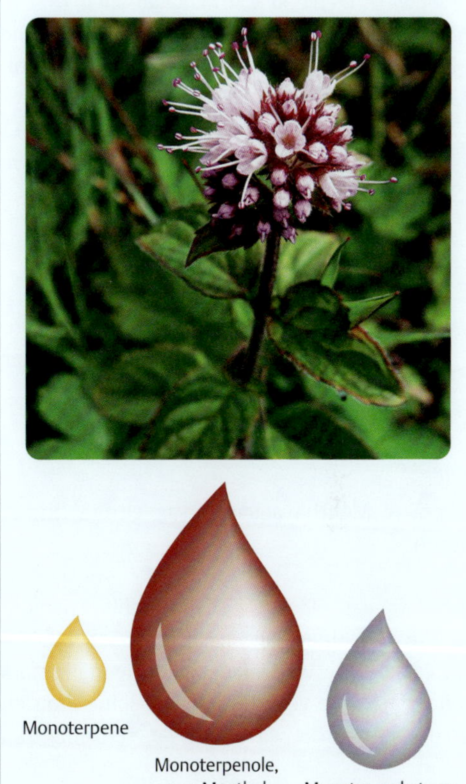

Abb. 7.121 Mentha arvensis L.

Wichtige Eigenschaften:
- antibakteriell (besonders Staphylokokken, Meningokokken)
- zerebral stimulierend
- stark konzentrationsfördernd
- analgetisch
- cholagog
- granulationsfördernd

Hauptindikationen:
- Neuralgien
- Kopfschmerzen, Migräne
- Dyspepsie
- Rhinitis, Sinusitis, Laryngitis

Nebenwirkungen und Kontraindikationen:

- Das Öl ist nicht für Schwangere, Babys und Kleinkinder geeignet, es kann Apnoe und Kollaps hervorrufen.
- Es ist kontraindiziert bei Herzarrhythmien.
- Im warmen Bad sollte das Öl ebenfalls nicht angewendet werden.

7.122 Mentha × citrata Ehrh.

Bergamottminze, Orangenminze

Synonym: Mentha aquatica var. citrata (Ehrh.) Fresen.

Herkunft des Namens: Die Nymphe namens Minthe war einer Sage nach eine Geliebte des Gottes der Unterwelt (Hades), der sie in die stark duftende Minze verwandelte, als seine Frau eifersüchtig wurde; citratum, lat. = zitronig riechend

Pflanzenteil: Kraut

Gewinnung: Wasserdampfdestillation

Pflanzenfamilie: Lamiaceae, Lippenblütengewächse

Dieses fein duftende Öl (**Abb. 7.122**) könnte auch Lavendelminzeöl heißen, da es sehr reich an entspannend wirkenden Estern ist. Es ist wie Lavendelöl vielseitig einsetzbar und wunderbar geeignet für die Aromapflege von Kindern. Manche Pflanzenvarietäten duften mehr nach Lavendel, andere mehr nach Bergamotte („Mentha citrata Eau de Cologne“) und manche leicht zitronig, dementsprechend schwanken ihre Inhaltsstoffe, jedoch ist niemals Menthol enthalten.

Inhaltsstoffe

Monoterpene

- 2,8 % Myrcen
- jeweils Spuren von Limonen, α-Thujen, α-Phellandren, Sabinen, p-Cymen, trans-β-Ocimen, γ-Terpinen

Sesquiterpene

- 2,3 % β-Caryophyllen
- 0,9 % Germacren D

Monoterpenole

- 29,8 % Linalool
- 1 % α-Terpineol
- Spuren Citronellol und Geraniol

Ester

- 45,4 % Linalylacetat
- 1,8 % Geranylacetat

Oxide

- 5,2 % 1,8-Cineol

Quelle: Florentia

Wichtige Eigenschaften:

- spasmolytisch
- ausgleichend (ZNS)
- erfrischend, ohne aufzuputschen

Hauptindikationen:

- nervöse Erschöpfung
- Hyperaktivität
- Zystitis
- Tachykardie
- intestinale Parasitosen

Nebenwirkungen und Kontraindikationen:

- Bergamottminze ist eines der verträglichsten ätherischen Öle, die wir zur Verfügung haben.
- Jedoch kann der Inhaltsstoff Linalool bei falscher Lagerung (zu warm, zu hell, zu oft geöffnet) oxidieren und zu Hautreizungen führen, darum zur Verwendung auf empfindlicher Haut, bei Kindern und bei Senioren innerhalb von 18 Monaten nach dem Öffnen verbrauchen.

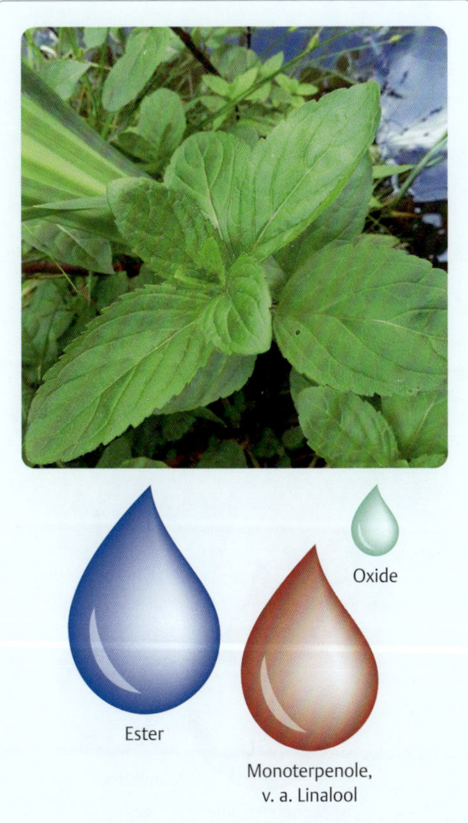

Abb. 7.122 Mentha × citrata Ehrh.
(Foto: Sibylle Broggi-Läubli, www.florentia.ch)

Anmerkung:

- Der Duft und die Zusammensetzung des ätherischen Öles der Bergamottminze kann sehr unterschiedlich sein: Je nach Herkunft kann der Anteil an Linalylacetat über 60 % betragen, Linalool kann zu über der Hälfte enthalten sein. Auch der (nicht große) Anteil an Sesquiterpen-Verbindungen ist sehr uneinheitlich, was die sehr unterschiedliche Haltbarkeit erklären könnte.

7.123 Mentha × piperita L.

Pfefferminze

Herkunft des Namens: Die Nymphe namens Minthe war einer Sage nach eine Geliebte des Gottes der Unterwelt (Hades), der sie in die stark duftende Minze verwandelte, als seine Frau eifersüchtig wurde; piper, lat. = Pfeffer (gepfeffert, scharf)

Pflanzenteil: Kraut

Gewinnung: Wasserdampfdestillation

Pflanzenfamilie: Lamiaceae, Lippenblütengewächse

Positivmonografie der Kommission E: Mentha piperitae aetheroleum

Fertigpräparate: z. B. Euminz-Lösung bei Kopfschmerzen, Fa. Klosterfrau; Schmerz Enteroplant Kapseln, Fa. Schwabe (mit Kümmelöl); Pfefferminzöl Kapseln, Fa. Obbekjaers (Großbritannien, online); Pranarôm Science Oléocaps 3 Digestive Health and Liver Function u. Vascular Function, Fa. Pranarôm (Belgien, Frankreich, Spanien und online; mit Basilikum, Kreuzkümmel, Kümmel und Schwarzem Pfeffer); Pranarôm Science Oléocaps 8 Daily Detox, Fa. Pranarôm (Belgien, Frankreich, Spanien und online; mit Rosmarin, Liebstöckel, Sellerie, Karottensamen und Wacholder)

Im Gegensatz zur bei Laien bekannteren Minze (Ackerminze, Japanisches Heilpflanzenöl) duftet dieses Öl (**Abb. 7.123**) runder und fast ein wenig süßlich. Es enthält nur knapp zur Hälfte Menthol.

Inhaltsstoffe

Monoterpene

- 1,65 % D-(+)-Limonen
- 0,91 % β-Pinen
- 0,65 % α-Pinen
- 0,42 % Sabinen
- 0,38 % γ-Terpinen

- 0,22 % (Z)-β-Ocimen
- 0,15 % β-Myrcen
- 0,15 % p-Cymen
- 0,08 % Terpinolen

Sesquiterpene
- 2,23 % Germacren D
- 2,09 % β-Caryophyllen

Monoterpenole
- 45,25 % l-Menthol
- 3,87 % Neomenthol
- 0,86 % Terpineol-4
- 0,18 % Linalool

Monoterpenketone
- 17,70 % Menthon
- 2,80 % Pulegon
- 2,77 % Isomenthon

Monoterpenester
- 3,58 % Menthylacetat

Oxide
- 4,10 % 1,8-Cineol
- 5,68 % Menthofuran

Andere
- 0,18 % Octan-3-ol

Quelle: Farfalla

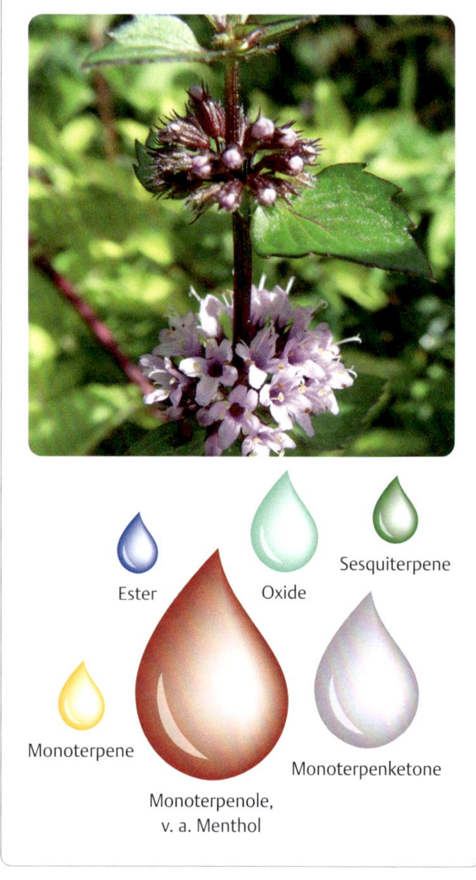

Abb. 7.123 Mentha × piperita L.

Wichtige Eigenschaften:
- stark analgetisch
- anästhesierend
- stark spasmolytisch (Kalziumantagonist)
- stimulierend: kardiotonisch, uterotonisch
- neurotonisch
- konzentrationsfördernd
- enterotonisch, hepatotonisch
- cholagog, choleretisch
- granulationsfördernd
- antiparasitisch

Hauptindikationen:
- Spannungskopfschmerz
- Ischiasschmerzen
- Muskelschmerzen, Muskelkater
- Leberinsuffizienz
- Pankreasinsuffizienz
- Übelkeit, Erbrechen
- Colon irritabile (Reizdarm)
- Dyspepsie
- Burn-out
- Hypotonie
- virale Hepatitis, Leberkoliken
- Gastralgien
- Gelbfieber
- Nierenkoliken
- Zoster, virale Neuritis
- Pruritus
- Rhinitis, Sinusitis, Otitis
- Laryngitis

Nebenwirkungen und Kontraindikationen:

- Auf eine hohe, verlässliche Qualität achten, sonst können der Menthon- und Pulegongehalt zu hoch sein. Bei den üblicherweise eingesetzten Verdünnungen (1–2%) eines qualitätiv hochwertigen Öles auf der Haut sind keine Nebenwirkungen zu erwarten.
- Das Öl ist nicht für Babys und Kinder unter 4 Jahren (Apnoegefahr) geeignet.
- Es sollte nicht auf Schleimhäuten angewendet werden.
- Bei Fieber stark verdünnen.
- Bei Epilepsie ist es kontraindiziert.
- Nicht innerlich anwenden bei Gallenflussstörung, Verengung der Gallengänge oder bei Gallensteinen.
- Nicht anwenden bei gleichzeitiger homöopathischer Konstitutionsbehandlung (Antidotwirkung).
- Menthol greift Thermoplastenkunststoffe wie Plexiglas an.

Wissenschaftliche Arbeiten:

- Im Tierexperiment konnte mit Extrakten aus den Blättern der Pfefferminze eine antioxidative, schützende Wirkung gegen γ-Strahlung nachgewiesen werden ([370], [589]).
- Pfefferminzöl weist eine spasmolytische Dosis-Wirkungs-Beziehung auf die glatte Muskulatur auf. Die spasmolytische Wirkung basiert auf einer Interaktion von Menthol mit Kalzium in der Zellmembran ([116], [264]).
- Nach oraler Aufnahme wird das Öl recht schnell absorbiert und über die Galle ausgeschieden [229].
- Durch Zusatz von Pfefferminzöl in den Bariumbrei oder bei direkter Applikation durch das Endoskop lassen sich Krämpfe und Verspannungen bei Endoskopien vermeiden; so kann die Qualität der Aufnahmen verbessert werden ([262], [466]).
- Eine placebokontrollierte Fallstudie an 33 ambulanten Patienten zeigte, dass die Inhalation von Isopropanol, Salzlösung oder Pfefferminzöl bei postoperativer Übelkeit vergleichbar wirksam ist [22].
- In vitro konnte gezeigt werden, dass Pfefferminzöl eine 99%ige antivirale Wirkung gegen behüllte Viren aufweist [615].
- Eine Patientin mit neuralgischen Schmerzen wurde 2 Monate lang mit „reinem" Pfefferminzöl behandelt (Anmerkung: Es enthielt 10% Menthol, müsste also doch verdünnt gewesen sein), weil ihre postherpetischen (nach Gürtelrose) Schmerzen nicht mit konventionellen Mitteln zu lindern waren. Die Analgesie hielt 4–6 Stunden an [135].
- Diverse Beschwerden, die unter dem Begriff „Reizdarmsyndrom" zusammengefasst werden, können zwecks symptomatischer Therapie mit der Einnahme von dünndarmlöslichen Pfefferminzölkapseln gelindert werden [102]. Während einer randomisierten Doppelblindstudie an 42 Kindern, die an Reizdarmsymptomen litten, wurden 2 Wochen lang dünndarmlösliche Pflefferminzölkapseln oder Placebo verabreicht. Bei 75% der Kinder gingen durch Pfefferminzölgabe die Schmerzen zurück. Die Autoren schließen daraus, dass dieses Öl in der symptomatischen Phase des Colon irritabile eingenommen werden kann [347].
- Eine der ältesten bekannten klinischen Studien erfolgte mit Pfefferminzöl: An der Schmerzklinik der Universität Kiel wurden je 1 g Paracetamol und Acetylsalicylsäure mit 10%ig in Ethanol verdünntem Pfefferminzöl bei Spannungskopfschmerzen verglichen. Das Ergebnis zeigte, dass man sich bei dieser mittlerweile fast alltäglichen Beschwerde fast immer genauso gut mit dem Naturmittel helfen kann, das in jeder deutschen Apotheke als Euminz erhältlich ist [218].
- Ein kurioses Ergebnis lieferte eine ältere Studie an 31 Freiwilligen: Man konnte mittels rhinometrischer Messungen nicht belegen, dass das Einatmen von Kampfer-, Menthol- und Eukalyptusdämpfen das Vermögen zum besseren Durchatmen steigerte, obwohl sich die subjektive Befindlichkeit der Testpersonen einheitlich verbesserte. Salben und Sprays mit Pfefferminzöl und/oder Menthol werden traditionell angewendet und verkauft, um verschnupfte Nasen zu befreien. Gerne werden

auch Kampfer und/oder Eukalyptusöl hinzugegeben. Fast jeder Anwender berichtet von einem befreienden Gefühl und sogar einer Erleichterung beim Atmen, was laut diesem Experiment jedoch ein Trugschluss zu sein scheint ([96], [158]).

7.124 Mentha pulegium L.

Flohminze, Poleiminze, Pennyroyal

Herkunft des Namens: Die Nymphe namens Minthe war einer Sage nach eine Geliebte des Gottes der Unterwelt (Hades), der sie in die stark duftende Minze verwandelte, als seine Frau eifersüchtig wurde; pulex, lat. = Floh (das Kraut wurde zum Vertreiben von Flöhen verwendet)

Pflanzenteil: Kraut

Gewinnung: Wasserdampfdestillation

Pflanzenfamilie: Lamiaceae, Lippenblütengewächse

Dieses durchaus minzig duftende ätherische Öl ist nur selten im Handel erhältlich. Der Pflanze (**Abb. 7.124**) wird nachgesagt, dass sie den Engländern die Eroberung der Welt ermöglichte, da damit das Trinkwasser auf den Weltumsegelungen keimarm gehalten werden konnte.

Inhaltsstoffe

Monoterpene
- 0,5 % α-Pinen
- 0,5 % (−)-Limonen
- 0,4 % β-Pinen

Monoterpenole
- bis 9 % Menthol
- bis 3 % Neoisomenthol
- 0,3 % Linalool
- Isomenthol

Monoterpenketone
- je nach Chemotyp: 55–95 % (+)-Pulegon
- 1,5–30 % (−)-Menthon
- 5–20 % (−)-Isomenthon
- 0,4–2,5 % Piperitenon
- 0,1 % Piperiton
- 0,2 % Isopiperitenon

Ester
- 0,25–1,5 % Neoisomenthylacetat

Andere
- 1,5 % 3-Octanol

Quelle: [191]

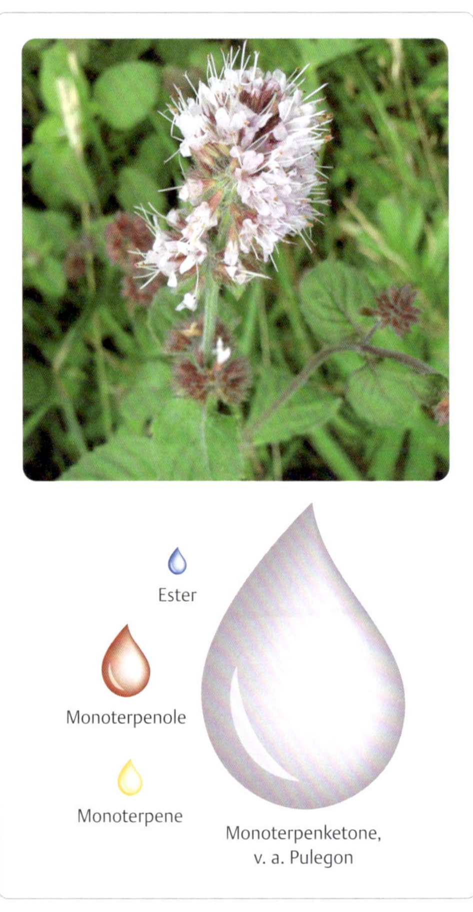

Abb. 7.124 Mentha pulegium L.

Wichtige Eigenschaften:

- stark sekretolytisch
- parasympathikoton (in geringer Dosierung)
- cholagog, karminativ
- emmenagog
- granulationsfördernd
- insektifug

Hauptindikationen:

- chronische Bronchitis
- asthmatische Bronchitis
- Leberinsuffizienz
- Dysmenorrhö
- Wunden, Narben

Nebenwirkungen und Kontraindikationen:

- Das ätherische Öl ist nicht für Schwangere, Babys und Kinder geeignet. Es wird wegen seiner potenziellen Toxizität normalerweise nicht in der Aromatherapie eingesetzt; die abortive Wirkung nach Einnahme ist umstritten, mutmaßlich erfolgt der Abort nur indirekt durch ein Leberversagen der werdenden Mutter [695].

Anmerkung:

- Es gibt noch eine amerikanische Flohminze (Hedeoma pulegioides), deren ätherisches Öl ähnlich gefährlich eingestuft werden kann.

7.125 Mentha spicata L.

Krause Minze, Spearmint

Herkunft des Namens: Die Nymphe namens Minthe war einer Sage nach eine Geliebte des Gottes der Unterwelt (Hades), der sie in die stark duftende Minze verwandelte, als seine Frau eifersüchtig wurde; spica, lat. = Ähre (die Blütenstände laufen spitz und ährenförmig zu)

Pflanzenteil: Kraut

Gewinnung: Wasserdampfdestillation

Pflanzenfamilie: Lamiaceae, Lippenblütengewächse

Viele Menschen finden den feinen Kaugummiduft von Krauseminze- oder Nanaminzeöl (**Abb. 7.125**) viel ansprechender als Pfefferminzöl. Es enthält kaum oder kein Menthol, sondern nur das gut verträgliche, sekretolytisch wirksame Carvon, somit ist es ab dem Kindergartenalter einsetzbar. Es wirkt jedoch nicht so ausgeprägt schmerzlindernd wie die Pfefferminze. Laut der britischen Aromatherapeutin und Pflegewissenschaftlerin Jane Buckle kann das Spearmintöl länger effektiv bei Brechreiz wirken als Pfefferminzöl [84]. Das Öl von Mentha viridis (L.) L. var. Nana (Nanaminze) ist in der Zusammensetzung und Wirkung ähnlich.

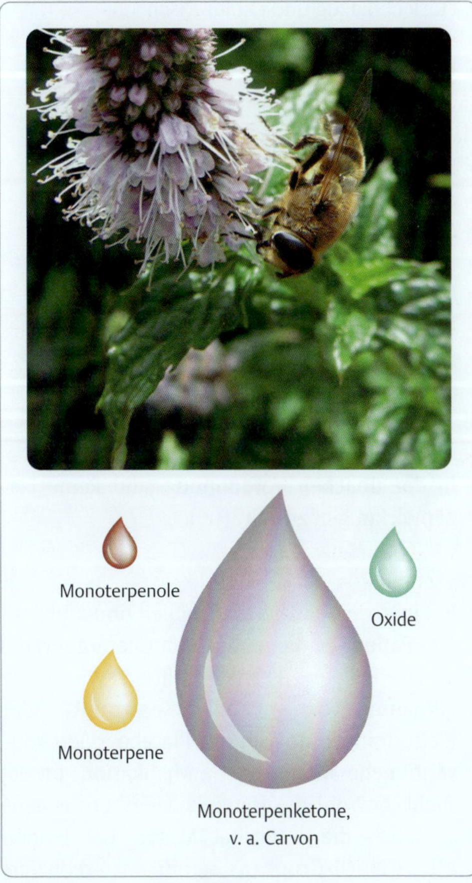

Abb. 7.125 Mentha spicata L.

Inhaltsstoffe

Monoterpene
- 4,30 % (S)-(–)-Limonen
- 1,02 % α-Pinen

Monoterpenole
- 2,20 % Carveol

Monoterpenketone
- 54,10 % L-(–)-Carvon
- 17,49 % (+)-Pulegon

Oxide
- 4,1 % 1,8-Cineol

Quelle: Farfalla

Wichtige Eigenschaften:
- stark sekretolytisch
- antiinflammatorisch
- stark cholagog und choleretisch
- verdauungsanregend
- granulationsfördernd, wundheilend

Hauptindikationen:
- katarrhalische Infektionen der Atemwege
- chronische und akute Bronchitis
- Gallenblaseninsuffizienz
- nervöse Verdauungsstörungen, Übelkeit
- (Schnitt-)Wunden, Narben
- Burn-out
- Kopfschmerzen
- Stresssymptome

Nebenwirkungen und Kontraindikationen:
- In der üblichen Verdünnung sind keine Nebenwirkungen zu erwarten.

Wissenschaftliche Arbeiten:
- In einer randomisierten Doppelblindstudie an 200 Patienten, die infolge von Chemotherapie an Übelkeit und Erbrechen litten, wurde die Einnahme von entweder Spearmint- oder Pfefferminzöl (respektive Placebo oder konventionelle antiemetische Medikation) untersucht. Sowohl die Häufigkeit des Erbrechens als auch die Intensität waren bei beiden Ätherisch-Öl-Gruppen signifikant reduziert ($p < 0,05$). Die Autoren merken an, dass keine unerwünschten Nebenwirkungen der ätherischen Öle zu verzeichnen waren und die Kosten signifikant niedriger sind als bei Verabreichung von Granisetron [680].
- In einer randomisierten Studie wurden 1 151 Personen nach chirurgischen Eingriffen beobachtet, 303 Personen entwickelten postoperative Übelkeit. Ein Teil der Patienten erhielt auf einer Gazekompresse entweder Ingweröl oder eine Mischung aus ätherischen Ölen (Ingwer, Spearmint, Pfefferminze und Kardamom) zum 3-maligen tiefen Einatmen. Andere bekamen Kochsalzlösung oder Isopropylalkohol zum Einatmen. Nach Inhalation des Ingweröles ($p = 0,002$) oder der Öle-Mischung ($p < 0,001$) zeigten sich signifikante Verbesserungen, jedoch nicht nach Einatmen des Alkohols ($p < 0,76$). Die Anzahl der nachgefragten antiemetischen Medikamente war bei den beiden Ölegruppen ebenfalls signifikant reduziert [286].

7.126 Michelia alba DC.

Weiße Magnolie, Weiße Champaka

Synonym: Magnolia × alba (DC.) Figlar

Herkunft des Namens: zu Ehren von Pierre Magnol, französischem Botaniker (1638–1715) und „Erfinder" der Systematisierung anhand von Pflanzenfamilien; alba, lat. = weiß

Pflanzenteil: Blüten

Gewinnung: Destillation

Pflanzenfamilie: Magnoliaceae, Magnoliengewächse

Es gibt 2 unterschiedliche (destillierte) ätherische Öle, die jeweils aus den Blüten (**Abb. 7.126**) oder Blättern dieses sommerblühenden Baumes hergestellt werden. Die gelblich-orangefarbenen Blüten des eng verwandten Baumes, der in

Kap. 7.126 (S. 506) besprochenen Michelia champaca, dienen zudem zur Herstellung eines Absolue (durch Hexanextraktion). In der TCM spielen Magnolienblüten eine wichtige Rolle, auch werden in China die oft fleischigen Blütenblätter ähnlich wie Gewürzgurken zum Verzehr eingelegt.

Inhaltsstoffe

Monoterpene
- 2,49 % trans-β-Ocimen
- 1,81 % cis- β- Ocimen
- 0,44 %, β-Pinen
- 0,11 % Limonen

Monoterpenole
- 65,61 % Linalool
- 0,72 % Terpineol-4

Sesquiterpene
- 3,88 % β-Elemen
- 3,00 % β-Caryophyllen
- 1,02 % Germacren D
- jeweils zwischen 0,5 und 1 %: δ-Cadinen, β-Selinen, α- Selinen, α-Humulen, α-Copaen, β-Bisabolen, trans-β-Farnesen

Sesquiterpenole
- 0,52 % α-Cadinol
- 0,30 % trans-Nerolidol

Phenylether
- 1,91 % Methyleugenol

Andere
- 4,83 % Methyl-2-Methylbutanoat
- 1,25 % 2-Methylphenylethylbutyrat
- 0,94 % 2-Methylbuttersäure
- 0,32 % 2-Phenylethanol

Quelle: Aroma-Zone

Wichtige Eigenschaften:
- antibakteriell
- antiviral
- antimykotisch
- tonisierend, ausgleichend
- hautregenerierend
- desodorierend

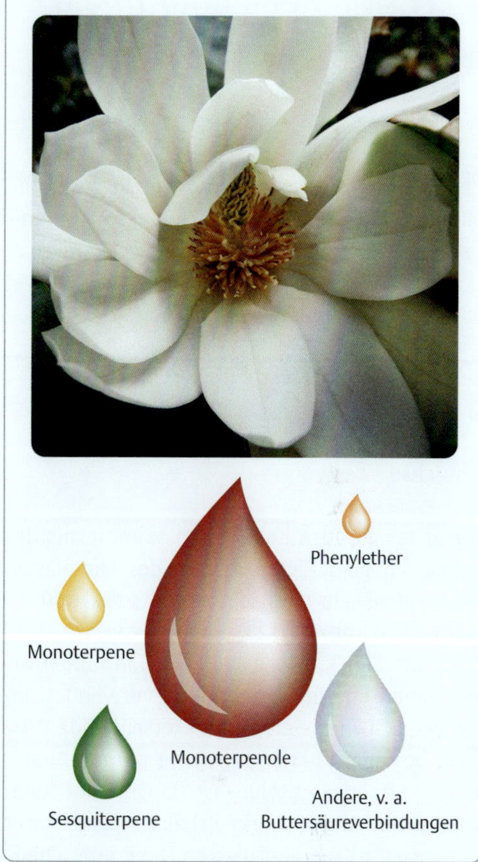

Abb. 7.126 Michelia alba DC.

Hauptindikationen:
- Infektionen im Hals-Nasen-Ohren-Bereich
- Infektionen des Atemtraktes
- Vaginalmykosen
- Burn-out, depressive Verstimmung

Nebenwirkungen und Kontraindikationen:
- Das Öl sollte eher in einer Verdünnung unter 2 % verwendet werden, der schwere Duft kann empfindliche Personen benommen machen. Bei solchen Verdünnungen sind keine Nebenwirkungen zu erwarten.
- Je nach Herkunft und Zusammensetzung kann das Öl aufgrund des hohen Linaloolgehaltes zu allergischen Reaktionen führen, wenn es oxidiert oder älter ist. Allergiker sollten eher das Magnolienblätteröl verwenden.

7.127 Michelia champaca L.

Champaca, Champaka

Synonym: Magnolia champaca (L.) Baill. ex Pierre

Herkunft des Namens: zu Ehren von Pier Antonio Micheli (1679–1737), einem Florentiner Botaniker; campak, Hindi = der Name dieses Baumes

Pflanzenteil: Blüten

Gewinnung: Solventextraktion

Pflanzenfamilie: Magnoliaceae, Magnoliengewächse

Dieser bis zu 30 m hohe Baum stammt aus der klimatisch gemäßigten Region des Himalayas; die großen gelb-orangefarbenen, stark duftenden Blüten (**Abb. 7.127**) werden verehrt. Auszüge aus den Knospen werden traditionell als antidiabetisch wirksames Mittel verwendet, im Tierversuch wurde die blutzuckersenkende Wirkung bestätigt [303]. Das schwer blumig-honigartig duftende Absolue ist länger auf dem deutschsprachigen Markt erhältlich und somit bekannter als die destillierten Öle von Michelia alba. Wie die meisten Absolues muss es extrem stark verdünnt werden, damit die feinen Blumennoten und die würzigen Akkorde gut zur Geltung kommen.

Inhaltsstoffe

Sesquiterpenketone
- bis 6 % α- und α-Ionon

Oxide
- 11,68 % cis-Epoxylinalool
- 2,4 % cis-Linalooloxid

Phenole
- 9,22 % Eugenol

Aromatische Ester
- 19,84 % Cinnamylbenzoat
- 8,95 % Phenylethylbenzoat
- 7,95 % Benzylbenzoat
- 1,4–9 % Methylanthranilat

Andere
- 8 % 2-Phenylethanol und Benzylalkohol
- 2,5–12 % Indol und Ionon (je nach Anbieter)

Quelle: Aroma-Zone, [574], [739]

Wichtige Eigenschaften:
- spasmolytisch
- analgetisch
- antimykotisch
- stimmungsaufhellend
- einhüllend und wärmend
- aphrodisisch

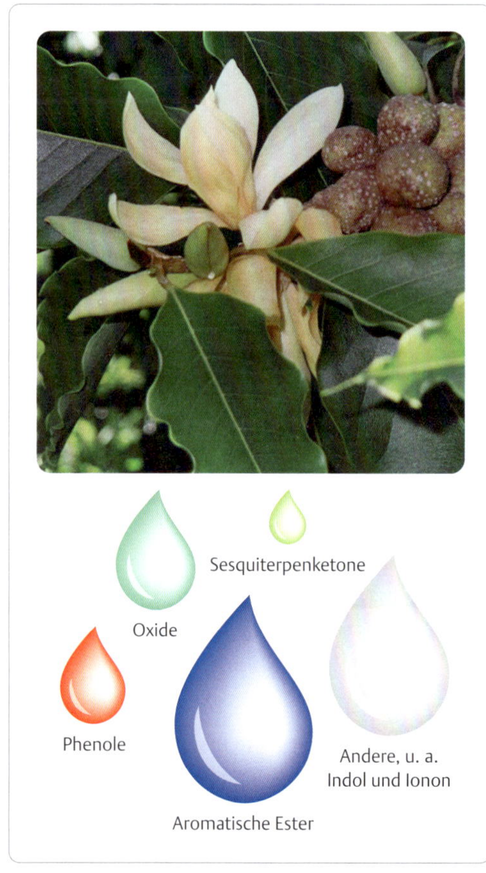

Abb. 7.127 Michelia champaca L. (Foto: Doris Ilg-Hewelt, www.aroma-institut-am-see.de)

Hauptindikationen:
- psychosomatische Schmerzen
- Angstzustände
- Burn-out, depressive Verstimmung
- Libidoverlust

Nebenwirkungen und Kontraindikationen:
- Bei empfindlicher Haut stark verdünnen, nicht (oder nur nach vorsichtigem Austesten) bei psychiatrisch auffälligen Patienten einsetzen.
- In der Schwangerschaft nur stark verdünnt anwenden.
- Auf rückstandskontrollierte Ware achten.
- Das Öl ist nicht zur innerlichen Anwendung geeignet.

7.128 Monarda fistulosa L. Chemotyp Geraniol

Indianernessel

Herkunft des Namens: nach dem Botaniker und Arzt Nicolás Monardes (1493–1588); fistulosus, lat. = voller Röhren, Löcher (bezogen auf die röhrenartigen, nach oben stehenden, federähnlichen Blütenblätter)

Pflanzenteil: blühendes Kraut

Gewinnung: Wasserdampfdestillation

Pflanzenfamilie: Lamiaceae, Lippenblütengewächse

Wer Rosengeranienöl zu kratzig und aufdringlich findet, wird den feinen Rosenduft dieses Krautes (**Abb. 7.128**) lieben. Sein seltenes ätherisches Öl eignet sich ideal für die sanfte und doch effektive Aromapflege, insbesondere bei Stresssymptomen.

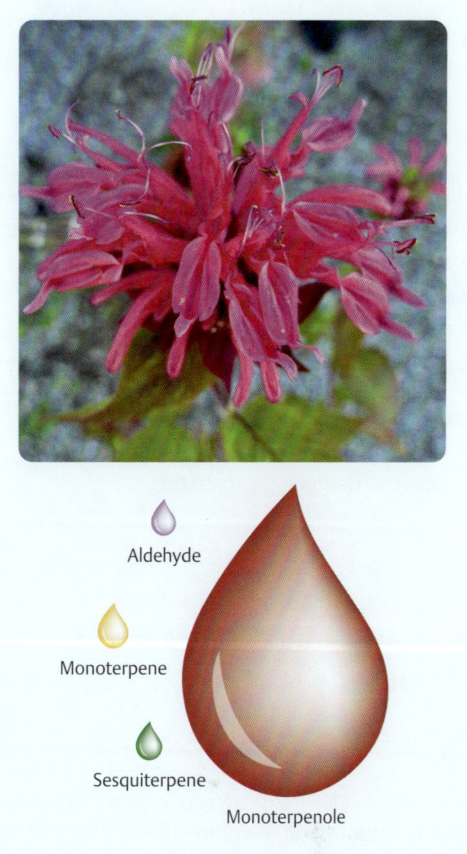

Abb. 7.128 Monarda fistulosa L. Chemotyp Geraniol. (Foto: Sibylle Broggi-Läubli, www.florentia.ch)

Inhaltsstoffe

Monoterpene
- 2 % γ-Terpinen, p-Cymen und Myrcen

Monoterpenole
- 92 % Geraniol
- 1,3 % Linalool
- 1,2 % Nerol

Sesquiterpene
- 1,2 % trans-cis-α-Farnesen
- 0,3 % β-Caryophyllen

Monoterpenaldehyde
- 0,8 % Geranial
- 0,5 % Neral

Quelle: Florentia

Wichtige Eigenschaften:

- stark antiviral und antibakteriell
- antimykotisch
- psychisch ausgleichend
- anxiolytisch

Hauptindikationen:

- Pilzinfektionen der Haut und der Schleimhaut
- seborrhoisches Ekzem
- Impetigo
- Zystitis
- Disstress, Ängste

Nebenwirkungen und Kontraindikationen:

- In der üblichen Verdünnung sind keine Nebenwirkungen zu erwarten.

7.129 Myristica fragrans Houtt.

Muskat

Herkunft des Namens: myron, gr. = wohlriechendes Öl; fragrans, lat. = wohlriechend

Pflanzenteil: „Nuss" oder Samenmantel („Muskatblüte")

Gewinnung: Wasserdampfdestillation

Pflanzenfamilie: Myristicaceae, Muskatnussgewächse

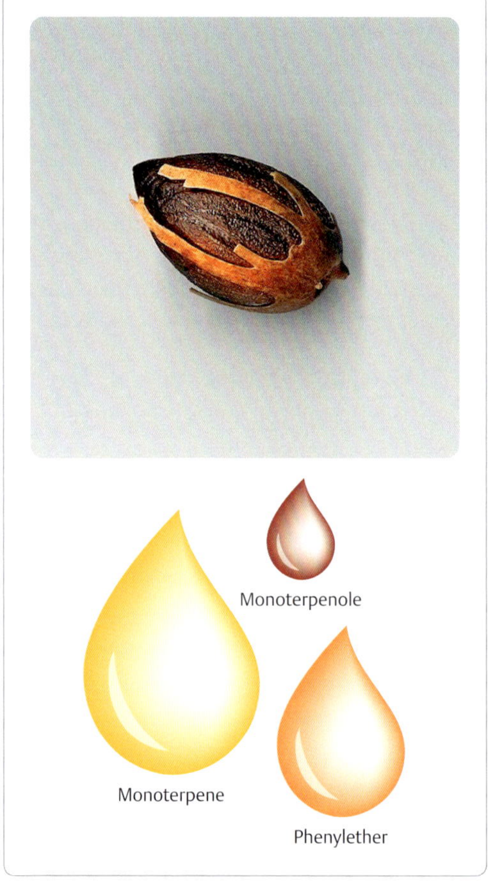

Abb. 7.129 Myristica fragrans Houtt.

Von den Molukken und von anderen indonesischen Inseln stammt das Muskatnussöl, um das sich einige Unklarheiten ranken. Die Muskatnuss sieht aus wie eine Aprikose und wächst auf einem ca. 20 m großen, immergrünen Baum, der im Alter von 30 Jahren jährlich bis zu 2000 Früchte trägt. Wenn das aprikosenähnliche Fleisch aufspringt, sehen wir den tief dunkelbraunen Kern (**Abb. 7.129**), die uns allen bekannte Muskatnuss, umhüllt von einem karminroten Netz oder Mantel. Dieser wird fälschlich Muskatblüte genannt. Der korrekte Name dieses viel zarter schmeckenden Gewürzes ist **Macis**, es ist auch viel teurer und vergänglicher als das Muskatnusspulver. Das Land der Wurstesser, Deutschland, ist übrigens der weltweit größte Importeur der Würzmittel Muskat und Macis: Die Einfuhr des fein zu dosierenden Muskatnusspulvers betrug 2011 fast unvorstellbare 1718 t.

Wenn auch die Muskatnuss in pulverisierter Form unter den Küchengewürzen einen wichtigen Platz einnimmt, ist der Gebrauch des ätherischen Öles umstritten. Obwohl die Öle beider Pflanzenteile stark tonisierend und kräftigend wirken, sollten sie nur behutsam (und nur äußerlich) angewendet werden. Der Bestandteil Myristicin kann schon in kleinen Mengen narkotisierend und halluzinogen wirken. Ein weiterer Bestandteil des Muskatöles ist Safrol, das krebserregend wirken kann. Wir finden einen Wirkstoff der Muskatnuss heute in synthetischer Form als Bestandteil der Modedroge 3,4-Methylendioxy-N-methylamphetamin (MDMA, Ecstasy).

Inhaltsstoffe

Monoterpene
- 25 % (15 %)* α-Pinen
- 18 % (15 %) Sabinen
- 10 % (10 %) β-Pinen
- 8 % (12 %) γ-Terpinen
- 4 % (8 %) α-Terpinen
- 3 % (4 %) Limonen
- (12 % Myrcen)

Monoterpenole
- 10 % (4 %) Terpineol-4

Phenole
- Eugenol, Isoeugenol

Phenylether
- 0,5–14 % (1,5 %) Myristicin
- 0,1–4,6 % (2 %) Elemicin
- 0,1–3,3 % (0,2 %) Safrol (Oxidether)

* In Klammern stehen die Werte für die sog. Muskatblüte (Macis).
Quelle: [191], [695]

Wichtige Eigenschaften:
- stark analgetisch
- stark neurotonisch
- psychotonisch
- konzentrationsfördernd
- emmenagog, uterotonisch
- karminativ

Hauptindikationen:
- allgemeine Schmerzen
- Neuralgien
- Rheuma
- Burn-out
- Gedächtnisstörungen
- Amenorrhö
- Libidoverlust
- chronische Diarrhö
- Appetitlosigkeit

Nebenwirkungen und Kontraindikationen:
- Der halluzinogen wirksame Bestandteil Myristicin macht es erforderlich, dieses Öl sehr behutsam anzuwenden: nur für Erwachsene, nicht innerlich, ausreichend verdünnt und nur gelegentlich.
- Da es je nach Herkunft unterschiedliche Zusammensetzungen dieses ätherischen Öles gibt, ist die Wirkung schwer vorauszusagen.

Wissenschaftliche Arbeiten:
- Mäuse, die unterschiedliche Mengen an Muskatnussöl zum Einatmen bekamen, entwickelten einen dosisabhängigen reduzierten Bewegungsdrang [481].

7.130 Myrocarpus fastigiatus Allemao

Cabreuva

Herkunft des Namens: myron, gr. = wohlriechendes Öl, karpos, gr. = Frucht; fastigatus, lat. = zugespitzt (vermutlich wegen der langen, spitz zulaufenden Blätter)

Pflanzenteil: Holz (**Abb. 7.130**)

Gewinnung: Wasserdampfdestillation

Pflanzenfamilie: Leguminosae, Hülsenfrüchtler

Diese mindestens 20 m hohen Bäume kommen nur im südlichen Südamerika vor. In Frankreich gilt dieses eher schwer erhältliche ätherische Öl als eines der wenigen Mittel der Aromatherapie für Männerthemen (neben dem Öl des in Kap. 7.81 (S. 440) besprochenen zypressenähnlichen Siam-Holzes).

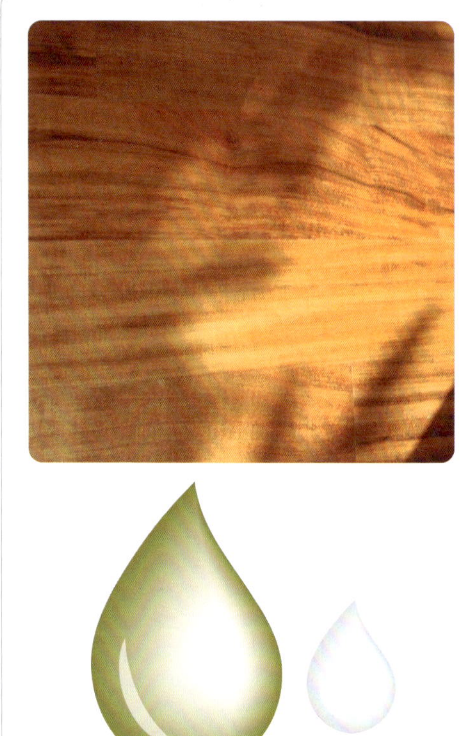

Abb. 7.130 Myrocarpus fastigiatus Allemao.

Inhaltsstoffe

Sesquiterpenole

- 80 % (+)-trans-Nerolidol
- 2,5 % Farnesol I und II
- Bisabolol

Quelle: [191], [378]

Wichtige Eigenschaften:

- aphrodisisch (nur bei Männern)
- tonisierend, energetisierend
- granulationsfördernd

Hauptindikationen:

- Burn-out
- Impotenz
- rheumatische Polyarthritis
- Wunden, Narben, Geschwüre

Nebenwirkungen und Kontraindikationen:

- In der üblichen Verdünnung sind keine Nebenwirkungen zu erwarten. Das Öl ist weder giftig noch reizend, allerdings eher nicht für Frauen geeignet [191].

7.131 Myroxylon balsamum (L.) Harms

Tolu-Balsam, Perubalsam

Herkunft des Namens: myron, gr. = wohlriechendes Öl, xylon, gr. = Holz; balsamum, lat. = Balsam, Harz

Pflanzenteil: Balsamharz

Gewinnung: Alkoholextraktion, selten erhältlich: Destillation

Pflanzenfamilie: Leguminosae, Hülsenfrüchtler

Diese beiden stark nach Vanille duftenden Harze eines kleineren süd- und mittelamerikanischen Baumes (**Abb. 7.131**) gelten je nach Beschreibung als leicht unterschiedliche Spezies oder als geografisch beeinflusste chemotypenbildende Gewächse. Tolubalsam wird oft unter dem alten Namen Myroxylon balsamum var. Pereirae beschrieben.

Perubalsam wurde früher in der Krankenpflege zur Dekubitusprophylaxe eingesetzt, stellte sich jedoch als stark allergisierend heraus. Mutmaßlich lag das jedoch nicht am Harz an sich, sondern an Verunreinigungen bei der Gewinnung: Das Harz wird traditionel mit Lumpen von den Bäumen geschlagen, diese harzgetränkten Stoffstücke werden dann mit Lösungsmitteln „gewaschen“, um das Harz herauszulösen. Beide Harze wirken stark keimtötend, weshalb insbesondere Perubalsam früher zur Konservierung von Kosmetika diente.

Inhaltsstoffe

Sesquiterpene
- α-Copaen
- β-Caryophyllen
- α- und δ-Cadinen
- Calamenen

Aromatische Alkohole
- Benzylalkohol
- Zimtalkohol

Phenole
- in Spuren Eugenol

Aromatische Aldehyde
- Vanillin

Ester
- 59–86 % Benzylbenzoat (Perubalsam)
- 22–46,5 % Benzylbenzoat (Tolubalsam)

Säuren
- 12–15 % Zimtsäure
- 8 % Benzoesäure

Andere
- Styren
- Cumarin

Quelle: [191], [378], [695]

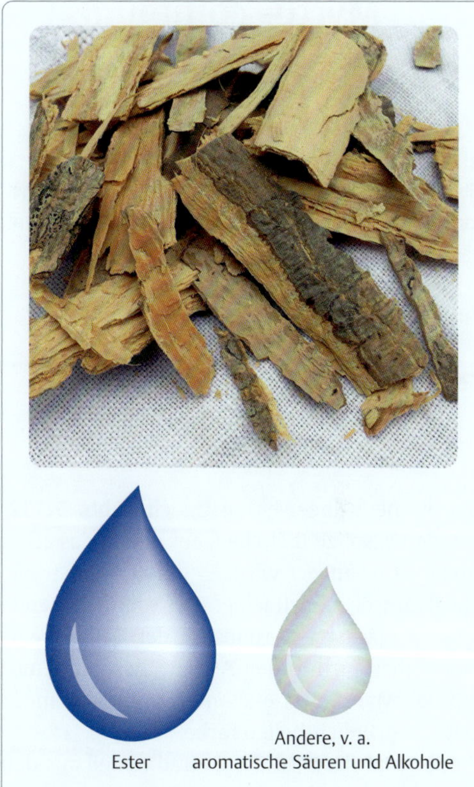

Abb. 7.131 Myroxylon balsamum (L.) Harms.

Wichtige Eigenschaften:
- stark expektorativ
- antiseptisch auf den Urogenitaltrakt
- antiinflammatorisch
- stimuliert stark das Wachstum von Epithelzellen
- psychisch stabilisierend

Hauptindikationen:
- akute, asthmatische, chronische Bronchitis
- (Krupp-)Husten
- Urethritis, Zystitis
- Ekzeme, (Schürf-)Wunden
- trockene, aufgesprungene, rissige Haut
- depressive Verstimmung
- Zystitis, Urethritis, Pyelitis
- Dermatosen (durch Parasiten)
- raue, aufgesprungene Haut
- Ekzeme, Schürfwunden
- Dekubitusprophylaxe
- Disstress, Anspannung, Ängste

Nebenwirkungen und Kontraindikationen:
- In Einzelfällen sind allergische Reaktionen möglich.
- Seit 2005 ist gemäß der Kosmetikrichtlinie der EU der Einsatz von Perubalsam als Duftinhaltsstoff verboten, da häufig auftretende Kontaktallergien zu verzeichnen waren [177]. Die Parfümhersteller verwenden stattdessen das als unbedenklich geltende Perubalsamöl, das durch Destillation aus dem Balsam gewonnen wird (der rohe Balsam enthält 50–64 % ätherisches Öl und 20–28 % Harz).

7.132 Myrtus communis L. Chemotyp 1,8-Cineol

Myrte, Türkische Brautmyrte

Herkunft des Namens: myrtus, gr. = Myrte, myrton, gr. = Myrtenbeere; communis, lat. = gemein, gewöhnlich

Pflanzenteil: frische Blätter und Zweige

Gewinnung: Wasserdampfdestillation

Pflanzenfamilie: Myrtaceae, Myrtengewächse

Der immergrüne Myrtenstrauch (**Abb. 7.132**) hat kleine, spitze Blättchen, aus denen das ätherische Öl destilliert wird. Es duftet ähnlich wie Eukalyptusöl, jedoch feiner. Der sonnenliebende Strauch wächst v. a. rund um den Mittelmeerraum, aber auch in den Anden. Diesen Chemotyp des Myrtenöles erkennt man an der meist gelblich-grünlich-hellen Farbe.

In Nordafrika wird das Öl traditionell aus den angetrockneten Zweigen und Blättchen gewonnen, wodurch bis zu 15 % des stark entkrampfend wirkenden Esters Myrtenylacetat enthalten sein können. Da Myrtenöle im Vergleich zum ähnlich wirkenden Eukalyptusöl besser verträglich sind, werden sie gerne bei erkälteten Kindern eingesetzt.

Inhaltsstoffe

Monoterpene
- 24,5 % α-Pinen
- 1 % trans-Ocimen
- 0,6 % Myrcen
- 0,6 % Terpinolen
- 0,5 % β-Pinen
- 0,4 % γ-Terpinen
- 0,3 % α-Thujen

Sesquiterpene
- 0,8 % β-Caryophyllen
- 0,4 % α-Humulen
- 0,2 % β-Elemen

Monoterpenole
- 9,5 % Linalool
- 3,2 % α-Terpineol
- 1,6 % Myrtenol
- 0,3 % Terpineol-4
- 0,1 % Geraniol
- 0,06 % Pinocarveol

Ester
- 4,6 % Myrtenylacetat
- 1,3 % Linalylacetat
- 1,1 % Geranylacetat
- 0,8 % Terpinylacetat
- 0,1 % Nerylacetat

Oxide
- 43,7 % 1,8-Cineol

Andere
- 0,8 % n-Butylbutyrat
- 0,4 % i-Butylvalerianat

Quelle: Primavera Life (Myrte türkisch)

Wichtige Eigenschaften:
- expektorativ
- schlafanstoßend
- entstauend
- als Adjuvans bei Prostatahyperplasie
- antiinfektiös
- antiallergisch
- immunmodulatorisch
- spasmolytisch
- hautpflegend, hautstraffend

Hauptindikationen:
- Sinusitis, Bronchitis, Angina, Husten
- Mukoviszidose
- Schlafstörungen
- Leberinsuffizienz
- Prostatitis
- allergischer Schnupfen
- faltige Haut

Nebenwirkungen und Kontraindikationen:
- Bei sachgemäßer Anwendung sind keine Nebenwirkungen zu erwarten.
- Erst für Babys über 6 Monaten (0,5 %ig verdünnt) verwenden; bei Kindern mit spasti-

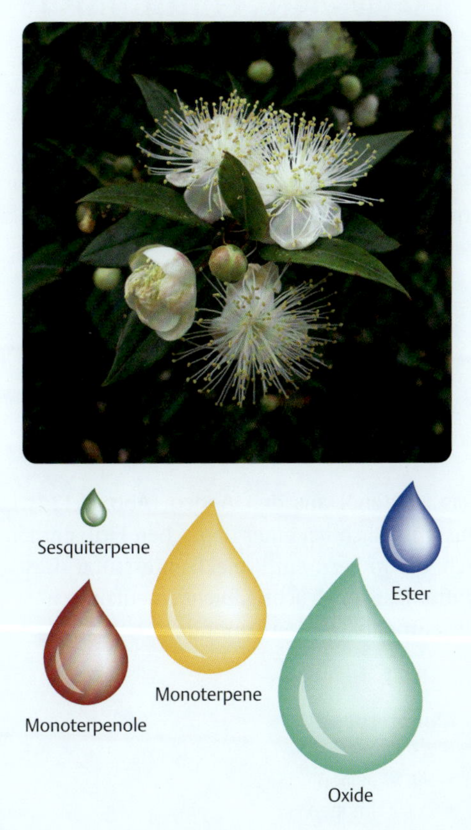

Abb. 7.132 Myrtus communis L. Chemotyp 1,8-Cineol.

schen Atemwegserkrankungen sollte es nicht an der Nase oder auf der Brust angewendet werden. Anwendungen an den Füßen oder am Rücken werden im Allgemeinen gut vertragen.

7.133 Myrtus communis L. Chemotyp Myrtenylacetat

Myrte, Nordafrikanische Brautmyrte

Herkunft des Namens: myrtus, gr. = Myrte, myrton, gr. = Myrtenbeere; communis, lat. = gemein, gewöhnlich

Pflanzenteil: angetrocknete Blätter und Zweige

Gewinnung: Wasserdampfdestillation

Pflanzenfamilie: Myrtaceae, Myrtengewächse

In Marokko und Tunesien wird das Öl meistens aus den angetrockneten Zweigen und Blättchen (**Abb. 7.133**) gewonnen. Es enthält bis zu 35 % 1,8-Cineol und zusätzlich bis zu 15 % des stark entkrampfend wirkenden Esters Myrtenylacetat (allerdings nur bei der Frühlingsernte).

In der Türkei und in Peru werden die frischen Zweige destilliert; das Öl wird dadurch grünlich und enthält mehr 1,8-Cineol. Da Myrtenöle im Vergleich zum ähnlich wirkenden Eukalyptusöl besser verträglich sind, werden sie gerne bei erkälteten Kindern eingesetzt. Diesen Chemotyp der Myrte erkennt man an der meist rötlich-bräunlichen Farbe.

Inhaltsstoffe

Monoterpene
- 27,6 % Limonen
- 19,8 % α-Pinen
- 0,3 % β-Pinen
- 0,2 % α-Thujen
- 0,07 % Myrcen

Sesquiterpene
- 0,8 % β-Elemen
- 0,4 % β-Caryophyllen
- 0,2 % α-Humulen

Monoterpenole
- 3,2 % α-Terpineol
- 2,1 % Linalool
- 1,2 % Myrtenol
- 0,3 % Terpineol-4
- 0,2 % Pinocarveol

Monoterpenester
- 19,2 % Myrtenylacetat
- 2,4 % Geranylacetat
- 0,5 % Linalylacetat
- 0,3 % Terpinylacetat

Oxide
- 15,9 % 1,8-Cineol

Quelle: Primavera Life (Myrte marokkanisch)

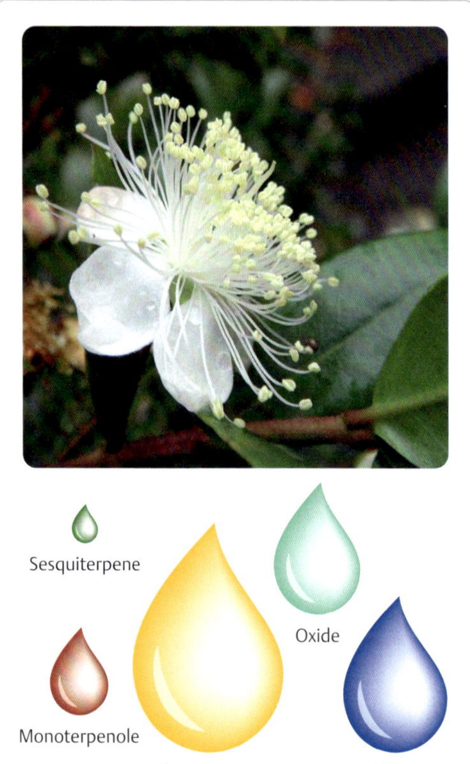

Abb. 7.133 Myrtus communis L. Chemotyp Myrtenylacetat.

Wichtige Eigenschaften:

- stark entstauend (Lymphsystem)
- phlebotonisch
- spasmolytisch

Hauptindikationen:

- Hämorrhoiden, Varizen
- Ödeme
- Zystitis
- Dysmenorrhö, PMS
- Disstress

Nebenwirkungen und Kontraindikationen:

- In der üblichen Verdünnung sind keine Nebenwirkungen zu erwarten.
- Aufgrund des hohen Monoterpengehaltes kann das Öl zu allergischen Reaktionen führen, wenn es oxidiert oder älter ist.

7.134 Myrtus communis L. Chemotyp Pinen

Anden-Myrte, Brautmyrte

Herkunft des Namens: myrtus, gr. = Myrte, myrton, gr. = Myrtenbeere; communis, lat. = gemein, gewöhnlich

Pflanzenteil: Blätter und Zweige

Gewinnung: Wasserdampfdestillation

Pflanzenfamilie: Myrtaceae, Myrtengewächse

Das Myrtenöl aus den Anden (**Abb. 7.134**) ist ausschließlich bei einer deutschen Firma erhältlich, die in Peru ein Projekt unterstützt. Das Öl duftet fast süß-fruchtig, nicht „medizinisch“ wie die europäischen Verwandten.

Inhaltsstoffe

Monoterpene

- 63,7 % α-Pinen
- 6,8 % β-Pinen
- 2,1 % Limonen
- 0,6 % γ-Terpinen
- 0,5 % α-Thujen
- 0,1 % Myrcen
- 0,2 % Terpinolen

Sesquiterpene

- 0,4 % α-Selinen
- 0,3 % β-Selinen
- 0,3 % β-Caryophyllen
- 0,1 % δ-Cadinen
- 0,07 % α-Humulen
- 0,06 % α-Farnesen

Monoterpenole

- 5 % Linalool
- 1,1 % Myrtenol
- 0,2 % Terpineol-4
- 0,2 % Borneol
- 0,1 % Pinocarveol
- 0,1 % Fenchol

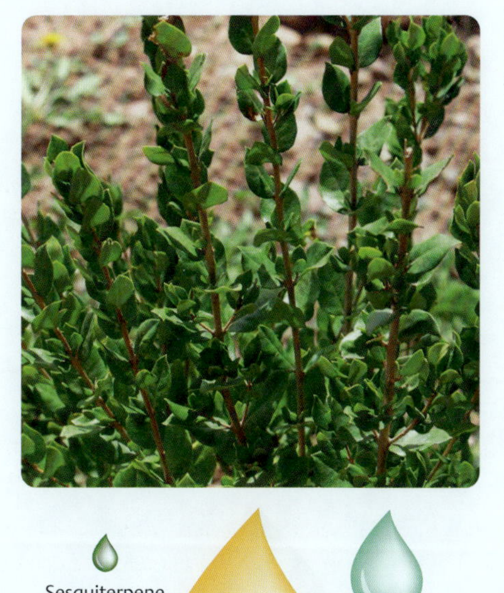

Abb. 7.134 Myrtus communis L. Chemotyp Pinen. (Foto: Monika Volkmann, www.aromapflege-forum-deutschland.de)

Oxide
- 9,8 % 1,8-Cineol

Andere
- 0,3 % Ethyl-2-methylbutyrat

Quelle: Primavera Life (Myrte Anden)

Wichtige Eigenschaften:
- analgetisch
- antiinflammatorisch
- antiseptisch (Raumluft)

Hauptindikationen:
- Arthrose
- Arthritis
- rheumatische Erkrankungen
- Muskelverspannungen
- Muskelkater

Nebenwirkungen und Kontraindikationen:
- In der üblichen Verdünnung sind keine Nebenwirkungen zu erwarten.
- Aufgrund des hohen Monoterpengehaltes kann das Öl zu allergischen Reaktionen führen, wenn es oxidiert oder älter ist.

7.135 Nardostachys jatamansi (D.Don) DC.

Narde

Herkunft des Namens: nardostachyon, gr. = Nardenähre (bezogen auf die ährenförmigen Blütenstände); die Herkunft des vermutlich indischen Wortes jatamansi ist ungeklärt

Pflanzenteil: Rhizom (**Abb. 7.135**)

Gewinnung: Wasserdampfdestillation

Pflanzenfamilie: Caprifoliaceae, Geißblattgewächse

Der Duft ähnelt dem des verwandten Baldrians, ist jedoch vielschichtiger. Dieses Öl ist nicht weitverbreitet, die Verfügbarkeit wird aufgrund des Bestandsschutzes immer geringer. Die Wirkungen sind vergleichbar mit denen des Baldrianöles, möglicherweise etwas ausgeprägter.

Inhaltsstoffe

Monoterpene
- 0,1 % α-Pinen
- 0,1 % β-Pinen
- 0,1 % Limonen

Sesquiterpene
- 29 % β-Gurjunen
- 29 % α-Patchoulen
- 5 % Aristolen
- 1,7 % Seychellen
- 0,7 % β-Patchoulen
- 0,6 % α-Gurjunen
- β-Maalien
- Dihydroazulen

Sesquiterpenole
- 6 % Patchoulialkohol
- Calarenol, Nardol, Valerianol, Maaliol

Sesquiterpenaldehyde
- Valerianal

Sesquiterpenketone
- 6 % 1-Hydroxyaristolenon
- 1,4 % β-Ionon
- 0,7 % Aristolenon
- Valeranon
- 3,4-Dihydro-β-Ionon

Oxide
- 0,2 % 1,8-Cineol

Andere
- Cumarin

Quelle: [543]

Wichtige Eigenschaften:
- stark sedativ
- kardiotonisch
- phlebotonisch
- ovarienstimulierend
- granulationsfördernd

Hauptindikationen:
- Herzarrhythmien, besonders Tachykardie
- psychophysischer Erschöpfungszustand
- Varizen, Hämorrhoiden
- Insuffizienz der Ovarien
- Psoriasis, reife Haut

Nebenwirkungen und Kontraindikationen:
- In der üblichen Verdünnung sind keine Nebenwirkungen zu erwarten.

Anmerkung: Laut IUCN gehört diese Pflanze zu den stark bedrohten, fast ausgerotteten Arten [295].

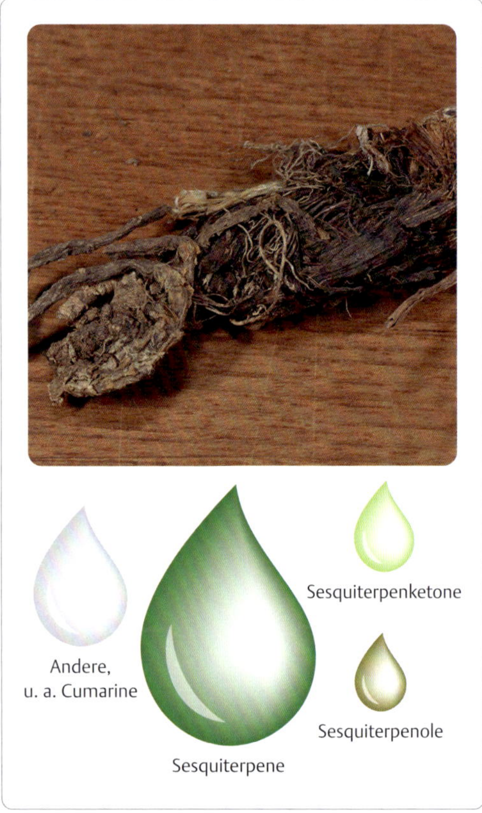

Abb. 7.135 Nardostachys jatamansi (D.Don) DC. (Foto: Botanik Fotoarchiv Dr. Roland Spohn)

7.136 Nepeta cataria L.

Echte Katzenminze

Herkunft des Namens: nepeta, lat. = lateinische Bezeichnung für dieses stark aromatische Kraut, möglicherweise mit Bezug auf die etruskische Stadt Nepet; cattus, lat. = Katze (Katzen werden wie magisch vom Duft angezogen)

Pflanzenteil: Kraut

Gewinnung: Wasserdampfdestillation

Pflanzenfamilie: Lamiaceae, Lippenblütengewächse

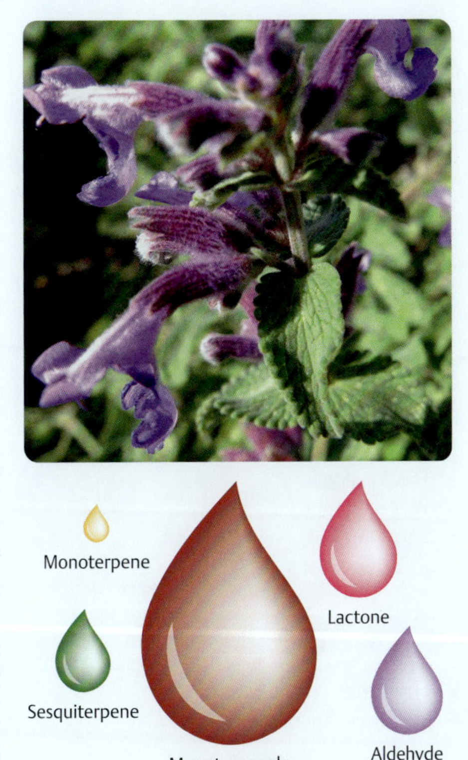

Abb. 7.136 Nepeta cataria L.

Das ätherische Öl dieser Pflanze ist selten erhältlich, üblicherweise wird es nicht in der deutschsprachigen Aromatherapie verwendet. Die Pflanze sieht man allerdings oft zur Bodenbegrünung (obwohl sie eher graue Blättchen hat) von öffentlichen Grünflächen. Gartenbesitzer schätzen ihre attraktiven blaulila Lippenblütchen (**Abb. 7.136**). Katzen wälzen sich gerne in diesem Kraut; das ätherische Öl wirkt regelrecht halluzinogen auf die schnurrenden Vierbeiner (nicht jedoch auf Zweibeiner). Ein Kollege hat mir amüsiert erzählt, wie er mit der Erlaubnis eines Tierpflegers ein Taschentuch mit etwas von diesem Öl in einen Löwenkäfig werfen durfte und die Raubkatze in Wonnen durchgedreht ist! Es gibt neben dem herb riechenden Öl auch citralreiche Chemotypen, die stark zitronig duften.

Inhaltsstoffe

Monoterpene

- bis 1,5 % Myrcen
- bis 0,7 % Ocimen
- bis 0,4 % Limonen

Sesquiterpene

- 1,1–6,8 % β-Caryophyllen
- bis 4,3 % α-Humulen

Monoterpenole

- 48,3 % Citronellol
- 13,7 % Geraniol
- Nerol

Monoterpenaldehyde

- 5,6 % Geranial
- 4,9 % Neral

Ester

- diverse Acetate, Valerate und Butyrate

Lactone

- 9,4 % Nepetalacton
- 1,6 % Epinepetalacton
- 1,2 % Dihydronepetalacton

Quelle: [191], [543]

Wichtige Eigenschaften:

- antiviral
- antibakteriell
- sedativ
- antiinflammatorisch
- insektifug

Hauptindikationen:

- Herpes
- Infektionen des Urogenitaltraktes
- Ängste
- depressive Zustände
- für Anti-Insekten-Mischungen

Nebenwirkungen und Kontraindikationen:

- Aufgrund des Lactongehaltes kann das Öl zu allergischen Reaktionen führen.

Wissenschaftliche Arbeiten:

- An der Technischen Universität Dortmund wurde entdeckt, dass das ätherische Öl der Katzenminze einen Stoff namens Nepetalacton enthält, der einem vor Kurzem in der afrikanischen Pflanze Phyllanthus engleri gefundenen Stoff (Englerin A) sehr ähnlich ist. Es ist als hochwirksames Molekül identifiziert worden, das etliche Zelllinien von Nierentumoren angreifen kann, ohne gesunden Zellen zu schaden. Wie man diese Erkenntnisse aus dem Labor in brauchbare Medikamente umsetzen kann, steht allerdings noch aus [437].

7.137 Nigella sativa L.

Schwarzkümmel

Herkunft des Namens: nigellus, lat. = schwärzlich (auf die sehr dunklen Samen bezogen); sativus, lat. = gesät, angebaut, kultiviert

Pflanzenteil: Samen

Gewinnung: Wasserdampfdestillation

Pflanzenfamilie: Ranunculaceae, Hahnenfußgewächse

Als „Jungfer im Grünen" ziert die enge Verwandte dieser Pflanze (Nigella damascena) unsere Gärten. Ihre Blättchen sind sehr fein gefiedert. Für die Ölgewinnung wird Nigella sativa (**Abb. 7.137**) in Ägypten und in der Türkei kultiviert, ihre Blättchen sind deutlich breiter, sie erinnern etwas an Petersilienblätter. Das stark würzig-honigartig duftende ätherische Öl dieser nicht mit dem Kümmel verwandten Pflanze wird seit einiger Zeit mit Interesse untersucht, da seine antihistaminischen Eigenschaften bei der Behandlung von allergischen Erkrankungen sehr überzeugend erscheinen. Es ist nicht zu verwechseln mit dem fetten Schwarzkümmelöl (S. 256).

Inhaltsstoffe

Monoterpene
- 55,1 % p-Cymen
- 14,8 % α-Thujen
- 4,6 % Limonen
- 3,8 % β-Pinen
- 3,4 % α-Pinen
- 2,3 % γ-Terpinen
- 1,6 % Sabinen
- 0,5 % α-Terpinen

Sesquiterpene
- 2,6 % Longifolen
- 0,6 % α-Longipinen
- 0,2 % β-Longipinen

Monoterpenole
- 0,6 % Linalool
- 0,4 % Myrtenol
- 0,1 % Thujanol
- 0,1 % Terpineol-4

Phenole
- 0,4 % Thymol

Phenylether
- 0,3 % trans-Anethol

Monoterpenketone
- 0,2 % Bornan-2-on (Campher)
- 0,1 % Carvon

Ester
- 0,6 % Bornylacetat

Andere
- 0,04 % cis-3-Hexanal

Quelle: Neumond

Wichtige Eigenschaften:
- stark antihistaminisch
- bronchodilatatorisch
- antiallergisch
- antiinfektiös
- antiinflammatorisch
- (lokal) analgetisch

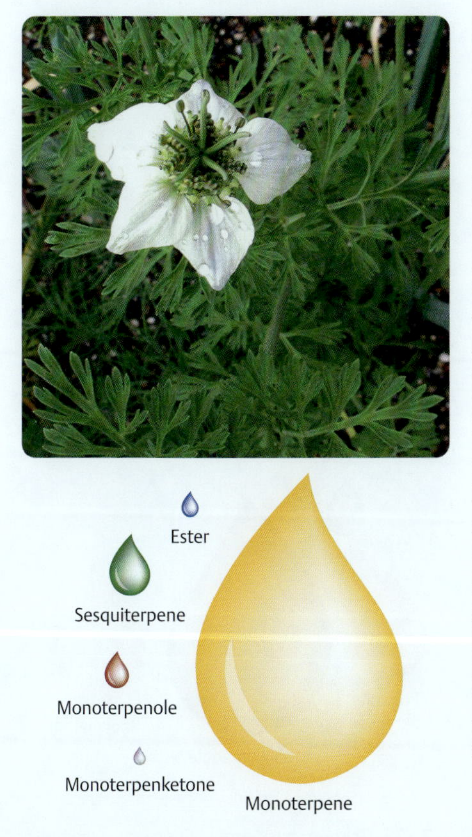

Abb. 7.137 Nigella sativa L.

Hauptindikationen:

- Asthma bronchiale
- allergische Atemwegserkrankungen
- allergische Dermatosen

Nebenwirkungen und Kontraindikationen:

- In der üblichen Verdünnung sind keine Nebenwirkungen zu erwarten.
- Je nach Herkunft und Zusammensetzung kann das Öl aufgrund des hohen Monoterpengehaltes zu allergischen Reaktionen führen, wenn es oxidiert oder älter ist.

Wissenschaftliche Arbeiten:

- Meistens ist das fette Öl aus den Schwarzkümmelsamen erhältlich, das bereits gut untersucht ist. So konnten etliche traditionelle Anwendungsgebiete wissenschaftlich untermauert werden, die vermutlich auch auf den beträchtlichen Anteil an ätherischem Öl zurückzuführen sind. Eine aktuelle Übersicht bietet eine Review-Arbeit, in der einige interessante Einsatzgebiete vorgestellt werden. Schwarzkümmelöl zeichnet sich u. a. durch seine antitumorale Wirkung, die leber- und nierenschützenden Effekte, eine opioidartige Schmerzlinderung sowie die immunmodulatorische Wirkweise aus [681].

7

7.138 Ocimum basilicum L. Chemotyp Linalool

„Europäisches" Basilikum

Herkunft des Namens: ocimum = nicht geklärt, möglicherweise von akinos, gr. = Steinquendel (also ein ähnlich intensiv-würziges Kraut); basilikon, gr. = königlich

Pflanzenteil: Kraut (**Abb. 7.138**)

Gewinnung: Wasserdampfdestillation

Pflanzenfamilie: Lamiaceae, Lippenblütengewächse

Fertigpräparate: z. B. Pranarôm Science Oléocaps 5 PMS Tract Health, Fa. Pranarôm (Belgien, Frankreich, Spanien und online; mit Estragon, Koriander, Petit Grain und Lorbeer)

Auch wenn der Inhaltsstoff Estragol in diesem Öl zu einem geringeren Anteil enthalten ist als beim Öl des Exotischen Basilikums, kann es dennoch sehr hilfreich bei schweren Stresssymptomen sein, insbesondere in der Kombination mit dem in Kap. 7.144 (S. 529) besprochenen Rosengeranienöl (Pelargonium graveolens).

Inhaltsstoffe

Monoterpene
jeweils in Spuren:
- α-Pinen, Camphen
- β-Pinen, Limonen
- p-Cymen, cis-Ocimen
- γ-Terpinen

Sesquiterpene
- 2–3 % β-Caryophyllen
- Isocaryophyllen
- β-Elemen

Monoterpenole
- 40–55 % Linalool
- 3–12 % α-Fenchylalkohol
- 2 % α-Terpineol
- 1,5 % Citronellol
- 1,2 % Geraniol

Phenole
- 1–19 % Eugenol
- 2 % Isoeugenol

Phenylether
- 3–31 % Methylchavicol
- 1–9 % Methyleugenol

Monoterpenketone
- 0,1 % Bornan-2-on (Campher)

Ester
- 0,1–7 % Methylcinnamat
- Linalylacetat
- α-Fenchylacetat
- α-Terpinylacetat

Oxide
- 2–8 % 1,8-Cineol

Andere
- cis-3-Hexanol

Quelle: [543]

Wichtige Eigenschaften:
- stark antiinflammatorisch
- blutdrucksenkend
- als Adjuvans bei Prostatahyperplasie
- neurotonisch, ausgleichend (ZNS)
- spasmolytisch
- analgetisch
- antiviral

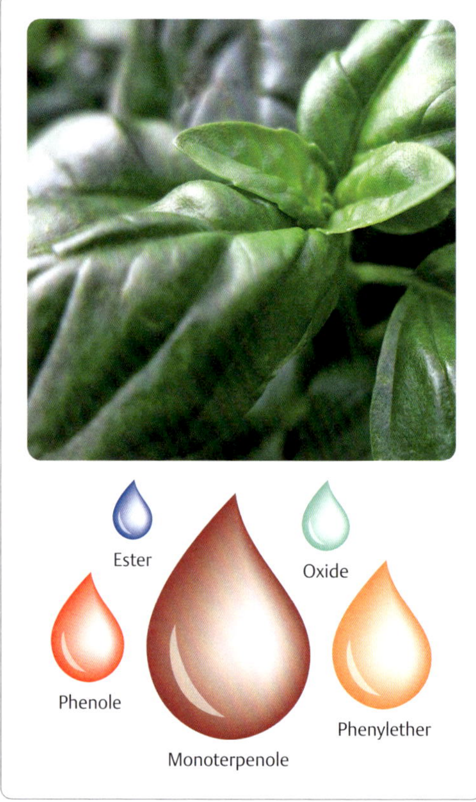

Abb. 7.138 Ocimum basilicum L. Chemotyp Linalool.

Hauptindikationen:
- Gastritis
- trockene Ekzeme
- Insektenstiche
- Hypertonie
- Angst, Nervosität
- Schlafstörungen
- „Reisefieber“, „Lampenfieber“
- stressbedingte Beschwerden
- Depression, mentale Überforderung
- Migräne, Kopfschmerzen
- Singultus

Nebenwirkungen und Kontraindikationen:
- In der üblichen Verdünnung sind keine Nebenwirkungen zu erwarten.
- Je nach Methylchavicolgehalt sollte das Öl in der Schwangerschaft gemieden werden; laut Tisserand und Young [695] können bis zu 55 % erreicht werden.

- Der Inhaltsstoff Linalool kann bei falscher Lagerung (zu warm, zu hell, zu oft geöffnet) oxidieren und zu Hautreizungen führen, darum zur Verwendung auf empfindlicher Haut, bei Kindern und bei Senioren innerhalb von 18 Monaten nach dem Öffnen verbrauchen.

7.139 Ocimum basilicum L. Chemotyp Methylchavicol

„Exotisches" Basilikum

Herkunft des Namens: ocimum = nicht geklärt, möglicherweise von akinos, gr. = Steinquendel; basilikon, gr. = königlich

Pflanzenteil: Kraut (**Abb. 7.139**)

Gewinnung: Wasserdampfdestillation

Pflanzenfamilie: Lamiaceae, Lippenblütengewächse

Positivmonografie der Kommission E: Basilici aetheroleum

Es sind viele Basilikumarten bekannt, welche in Farbe, Blattform und Duft sehr unterschiedlich sind (manche riechen nach Anis oder Zimt). In Großbritannien ist die aromatherapeutische Anwendung aller Basilikumöle umstritten, da in vielen von ihnen mehr oder weniger hohe Anteile (bis 85 %) des Phenylpropans Methylchavicol (auch Estragol genannt) enthalten sein können. Dieser Inhaltsstoff bewirkt die außergewöhnliche sympathikolytische Wirkung, ist also hilfreich bei schweren Stresssymptomen. Er hat sich zwar in Tierversuchen als krebserregend erwiesen, jedoch wurden diese an Nagetieren durchgeführt, die aber einige Phenylpropane nicht verstoffwechseln können. Allerdings gilt die 2 %ige Anwendung in der Massage als unproblematisch.

(i) Inhaltsstoffe

Monoterpene
jeweils in Spuren:
- α-Pinen, Camphen
- β-Pinen, Sabinen
- β-Myrcen, Limonen
- trans-Ocimen, p-Cymen
- cis-Ocimen, γ-Terpinen
- Terpinolen

Sesquiterpene
- 1 % cis- und α-Bergamotten
- jeweils Spuren von β-Elemen, γ-Cadinen, Calamenen, β-Sesquiphellandren

Monoterpenole
jeweils in Spuren:
- Linalool
- Terpineol-4, Fenchol
- p-Cymen-α-ol

Phenole
- in Spuren Eugenol

Phenylether
- 90 % Methylchavicol
- 1 % Methyleugenol

Aromatische Aldehyde
- Zimtaldehyd
- Anisaldehyd

Ketone
jeweils in Spuren:
- Bornan-2-on
- Piperiton
- 5-Methyl-3-Heptanon
- Fenchon

Ester
jeweils in Spuren:
- Fenchylacetat
- Methylcinnamat
- Bornylacetat

Oxide
- 2 % 1,8-Cineol
- Linalooloxid
- Caryophyllenoxid

Quelle: [416]

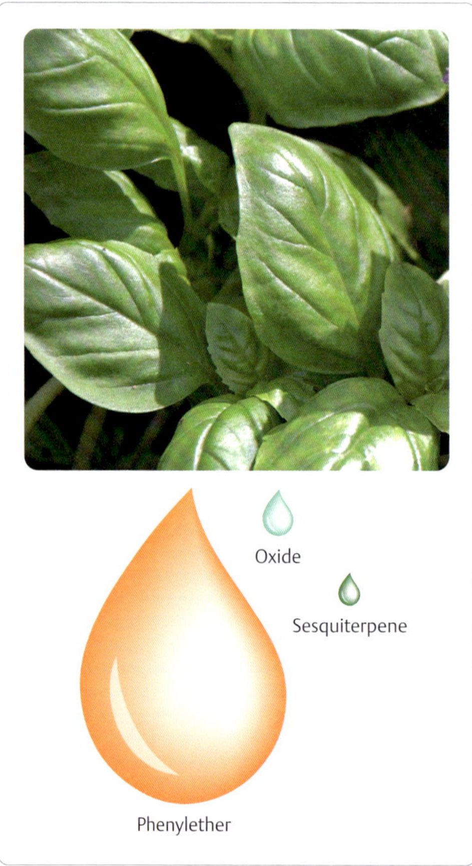

Abb. 7.139 Ocimum basilicum L. Chemotyp Methylchavicol.

Wichtige Eigenschaften:
- stark spasmolytisch
- stark antiviral
- spezifisch antibakteriell (Staphylokokken, Pneumokokken)
- stark antiinflammatorisch
- analgetisch
- entstauend auf das venöse System
- entstauend auf die Prostata

Hauptindikationen:
- gastrointestinale Spasmen
- Pankreasinsuffizienz
- virale Hepatitis (Hepatitis A, B, C)
- Gelbfieber
- virale Enzephalitis
- Neuritis
- Herpes zoster
- multiple Sklerose
- Poliomyelitis
- Unruhe, Angst
- stressbedingte Beschwerden
- Nervosität, Burn-out, Schlafstörungen
- rheumatische Polyarthritis, Varizen
- Prostatitis

Nebenwirkungen und Kontraindikationen:
- In der üblichen Verdünnung sind keine Nebenwirkungen zu erwarten.
- Je nach Methylchavicolgehalt sollte das Öl in der Schwangerschaft gemieden werden.

7.140 Ocimum sanctum L.

Tulsi, Tulasi, Heiliges Basilikum

Herkunft des Namens: ocimum = nicht geklärt, möglicherweise von akinos, gr. = Steinquendel; sanctus, lat. = heilig

Pflanzenteil: Kraut

Gewinnung: Wasserdampfdestillation

Pflanzenfamilie: Lamiaceae, Lippenblütengewächse

Diese Heilpflanze (**Abb. 7.140**) wird in Indien verehrt und vielfältig eingesetzt, laut ayurvedischen Quellen soll sie „Herz und Geist öffnen, Glauben, Mitleid und Liebe stärken und den Schutz des Göttlichen verleihen“. Da ihr ätherisches Öl im Duft eher an Gewürznelke erinnert, lässt sich bereits erahnen, dass es viel Eugenol enthält und somit stark antiinfektiös wirkt.

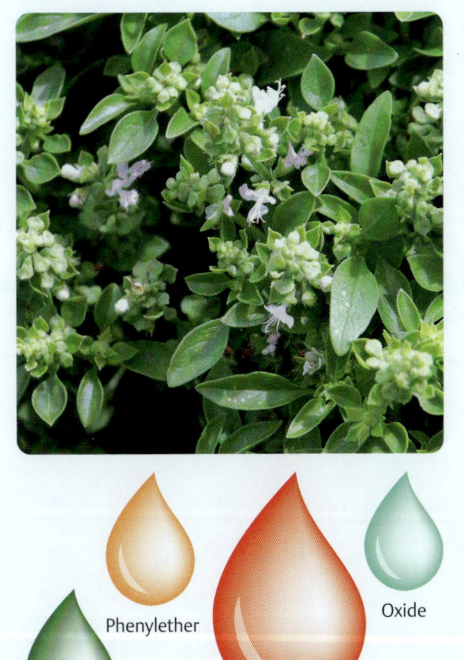

Abb. 7.140 Ocimum sanctum L.

Inhaltsstoffe

Sesquiterpene (bis 20 %)
- β-Bisabolen
- Caryophyllen

Monoterpenole
- Linalool
- Geraniol

Phenole
- 50–70 % Eugenol

Phenylether
- 20 % (und mehr) Eugenolmethylether

Ester
- Linalylacetat
- Geranylacetat

Oxide
- 12,5–16,5 % 1,8-Cineol

Quelle: Aroma-Impulse

Wichtige Eigenschaften:
- stark antiseptisch
- anregend, stimulierend
- blutdrucksenkend

Hauptindikationen:
- bakterielle und virale Infektionen
- Burn-out
- Mykosen

Nebenwirkungen und Kontraindikationen:
- In 1 %iger Verdünnung und äußerlich angewendet ist das Öl gut verträglich, allerdings sollte es nicht länger ohne fachliche Aufsicht eingenommen werden.

7.141 Ocotea odorifera (Vell.) Rohwer !!

Sassafras

Synonym: Ocotea pretiosa Mez.

Destillierte Pflanzen mit identischem deutschem Ölenamen: Sassafras albidum (Nutt.) Nees

Herkunft des Namens: ocozote, guayanische Sprache = Amberbaum (harziger, stark riechender Baum); odoris, lat. = Geruch, -fer, lat. = -tragend (duftend)

Pflanzenteil: Holz

Gewinnung: Wasserdampfdestillation

Pflanzenfamilie: Lauraceae, Lorbeergewächse

Dieses Öl (**Abb. 7.141**) mit toxischem Potenzial ist so gut wie nicht im Handel erhältlich.

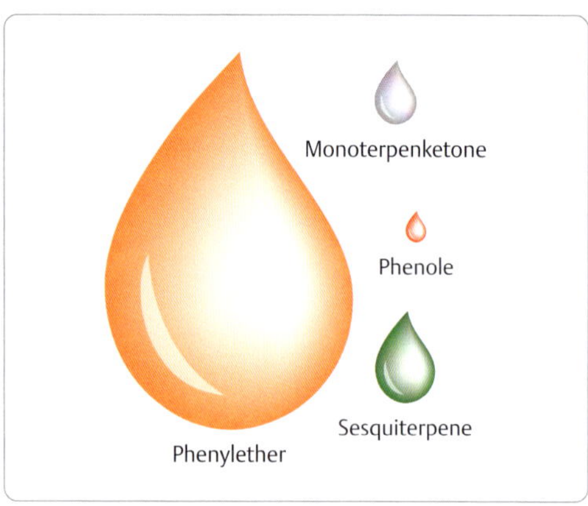

Abb. 7.141 Ocotea odorifera (Vell.) Rohwer.

Inhaltsstoffe

Monoterpene
- 0,7 % α-Pinen
- Phellandren

Sesquiterpene
- 5 % Cadinen

Phenole
- 0,6 % Eugenol

Phenylether
- 75–95 % Safrol
- Myristicin
- Asaron

Aromatische Aldehyde
- Furfural
- Benzaldehyd

Monoterpenketone
- 1–4 % Bornan-2-on (Campher)

Quelle: [191], [695]

Wichtige Eigenschaften:
- stimulierend
- aquaretisch
- karminativ
- analgetisch

Hauptindikationen:
- Rheumatismus
- Arthritis
- Muskelschmerzen
- Dermatosen (durch Parasiten)

Nebenwirkungen und Kontraindikationen:
- Öl mit hochtoxischem Potenzial, nicht für Babys, Kinder und Schwangere geeignet.
- Das ätherische Öl von Sassafras albidum wirkt ähnlich toxisch.

7.142 Origanum majorana L.

Majoran

Herkunft des Namens: oros, gr. = Berg, ganos, gr. = glänzend (möglicherweise durch Vorkommen in Berglandschaften); major, lat. = größer

Pflanzenteil: Kraut

Gewinnung: Wasserdampfdestillation

Pflanzenfamilie: Lamiaceae, Lippenblütengewächse

Fertigpräparate: z. B. Pranarôm Science Oléocaps 7 Anti-stress u. Occasional Sleeplessness, Fa. Pranarôm (Belgien, Frankreich, Spanien und online; mit Lemongrass, Lavandin, Mandarine und Zitronenverbene)

Dieses parasympathikoton wirksame ätherische Öl hilft hervorragend bei Muskelkrämpfen, aber auch bei psychischer Anspannung, z. B. wenn sich jemand mit seinen Gedanken ständig im Kreise dreht und deshalb zu Verstimmungen bis hin zu Depressionen neigt (v. a. Jugendliche). Majoran (**Abb. 7.142**) darf nicht verwechselt werden mit dem sog. Spanischen Majoran, der ein Thymian (Thymus mastichina) ist und bis zu 75 % 1,8-Cineol enthält, vgl. Kap. 7.181 (S. 581).

Inhaltsstoffe

Monoterpene
- 13,7 % γ-Terpinen
- 8,4 % α-Terpinen
- 7,7 % Sabinen
- 4,2 % Limonen
- 3,1 % Terpinolen
- 1,8 % Myrcen
- 1,4 % p-Cymen
- 0,9 % α-Thujen
- 0,7 % α-Phellandren
- 0,6 % α-Pinen
- 0,4 % β-Pinen

Sesquiterpene
- 2,5 % Caryophyllen
- 1,1 % Germacren B
- 0,1 % α-Humulen
- 0,02 % allo-Aromadendren

Monoterpenole
- 19,5 % Terpineol-4
- 15,4 % Linalool
- 3,1 % α-Terpineol
- 0,4 % Piperitol

Sesquiterpenole
- 0,05 % Spathulenol

Phenylmethylether
- 0,3 % Methylchavicol

Monoterpenaldehyde
- 5,4 % Citral (je nach Anbieter und Charge)

Monoterpenketone
- 0,5 % trans-Dihydrocarvon
- 0,09 % (–)-Carvon

Ester
- 0,05 % Geranylacetat (bis zu 7,8 %)

Oxide
- 0,07 % Caryophyllenoxid

Andere
- 4,6 % cis-Sabinenhydrat

Quelle: Primavera Life

Wichtige Eigenschaften:
- stark parasympathikoton
- vasodilatatorisch
- blutdrucksenkend
- spasmolytisch
- antibakteriell
- analgetisch
- aquaretisch
- anaphrodisisch
- tokolytisch

Hauptindikationen:
- psychophysischer Erschöpfungszustand
- Hypertonie
- Tachykardie
- Angst, Disstress
- Burn-out
- Schlafstörungen
- Psychosen
- Epilepsie
- Neuralgien
- Rheumatismus

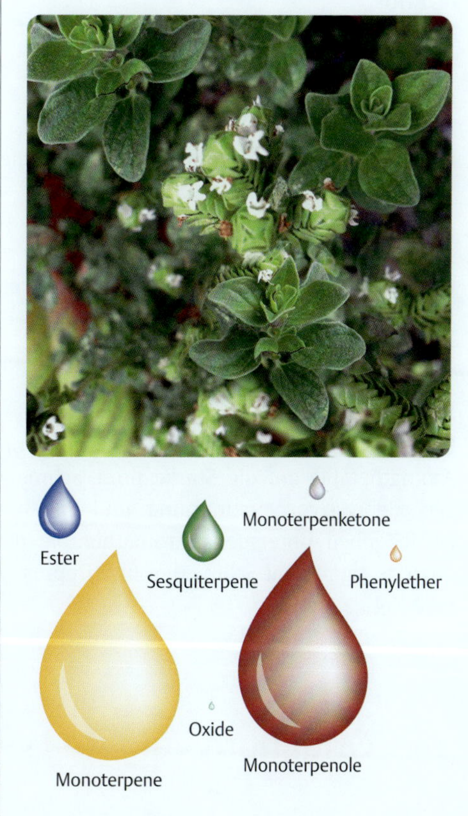

Abb. 7.142 Origanum majorana L.

- Arthritis
- Migräne, Spannungskopfschmerzen
- Rhinopharyngitis, Sinusitis
- Bronchitis, Otitis
- Pertussis
- bakterielle Infektionen und gastrointestinale Spasmen

Nebenwirkungen und Kontraindikationen:

- Hervorragend verträgliches Öl, bei normaler Anwendung sind keine unerwünschten Nebenwirkungen bekannt.

Wissenschaftliche Arbeiten:

- Bei Arthritispatienten wurde die Wirkung von Aromatherapie auf die Stärke ihrer Schmerzen, depressive Verstimmung und Lebenszufriedenheit untersucht. Aromatherapie reduzierte signifikant Schmerzen und Depressivität [342].

7.143 Origanum vulgare L.

Oregano, Dost

Herkunft des Namens: oros, gr. = Berg, ganos, gr. = glänzend (möglicherweise durch Vorkommen in Berglandschaften); vulgaris, lat. = allgemein bekannt, gewöhnlich

Pflanzenteil: Kraut

Gewinnung: Wasserdampfdestillation

Pflanzenfamilie: Lamiaceae, Lippenblütengewächse

Fertigpräparate: z. B. Pranarôm Science Oléocaps 1 Nose u. Throat, Fa. Pranarôm (Belgien, Frankreich, Spanien und online); Oregano Kapseln, Fa. Higher Nature (Großbritannien und online); Pranarôm Science Oléocaps 2 Gastro-intestinal Sphere u. Urinary Ways, Fa. Pranarôm (Belgien, Frankreich, Spanien und online; mit Basilikum, Pfefferminze, Winter-Bohnenkraut und Zimt)

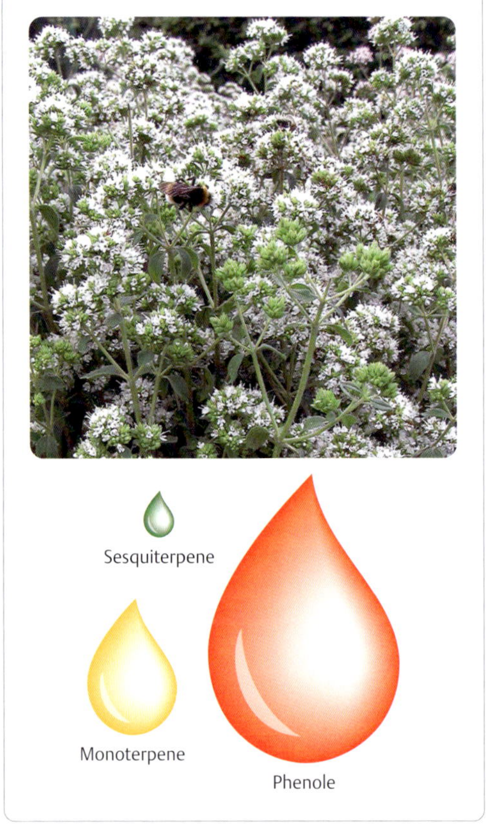

Abb. 7.143 Origanum vulgare L.

Wer schlecht mit seinen Kräften haushalten kann, ist ein Origanum-Typ. Das ätherische Öl dieser Heilpflanze (**Abb. 7.143**), die auch „Wilder Majoran" genannt wird, wirkt extrem stark keimtötend, sodass es gerne als „natürliches Antibiotikum" bezeichnet und in Kapseln zur Einnahme bei Infektionen und Magen-Darm-Problemen verkauft wird. Das seltene ätherische Öl aus Origanum heracleoticum hat ein vergleichbares Inhaltsstoffespektrum und ist ähnlich einsetzbar.

Inhaltsstoffe

Monoterpene
- 0,5–2,2 % α-Pinen
- 0–1,9 % Myrcen
- 3,8–8,2 % γ-Terpinen
- 4,9–9,7 % p-Cymen

Sesquiterpene
- 1,4–2,5 % β-Caryophyllen

Monoterpenole
- Linalool
- Terpineol-4
- α-Terpineol

Phenole
- 61,6–83,4 % Carvacrol
- 0–4 % Thymol

Quelle: [695]

Wichtige Eigenschaften:
- stark antibakteriell (Breitband)
- stark antimykotisch
- stark gegen Parasiten (besonders Amöben)
- stark antiviral
- hyperämisierend
- blutdrucksteigernd
- analgetisch
- immunmodulatorisch

Hauptindikationen:
- infektiöse Rhino- und Bronchopneumopathien
- Oropharyngitis
- Enterokolitis
- Nephritis, Zystitis
- Hypotonie, Burn-out
- Rekonvaleszenz
- zur Abwehr von Infektionen

Nebenwirkungen und Kontraindikationen:
- Je nach Zusammensetzung wirkt das Öl stark hautreizend, auf korrekte Verdünnung achten.
- Es ist nicht für Schwangere, Babys und Kleinkinder geeignet.

Anmerkung:
- Es gibt mindestens sieben Subspezies von Origanum vulgare, deren ätherische Öle jedoch nicht entsprechend deklariert werden. So kann der Anteil an Carvacrol erheblich schwanken, was einen Einfluss auf die Verträglichkeit des Öles hat. Es kann extrem schleimhautreizend sein, jedoch offenbar auch relativ verträglich, denn es wird seit Jahren von Laien eingenommen. Grundsätzlich kann es bei Einnahme die physiologische Darmflora empfindlich aus der Balance bringen.

Wissenschaftliche Arbeiten:
- In In-vitro-Experimenten konnte nachgewiesen werden, dass Oreganoöl nicht nur gegen Staphylococcus aureus wirkt, sondern dass es die Wirkung von Tetracyclin (bis zu 4-fach) verstärken kann. Die Hauptinhaltsstoffe Carvacrol und Thymol sowie das komplette ätherische Öl wirken vermutlich wie ein Effluxpumpeninhibitor. Die brasilianischen Autoren folgern, dass ätherische Öle geeignet sein könnten, Medikamentenresistenzen zu modulieren [122].
- In einem US-amerikanischen Versuch wurde 14 Erwachsenen, deren Stuhl positiv auf diverse Parasiten getestet wurde (Blastocystis hominis, Entamoeba hartmanni und Endolimax nana), verdünntes Oreganoöl in einer Suspension oral verabreicht. Nach 6 Wochen der täglichen Einnahme von 600 mg Oreganoöl verschwand Entamoeba hartmanni in 4 Fällen komplett, Endolimax nana wurde in 1 der Fälle ausgemerzt und Blastocystis hominis in 8 Fällen (in 3 weiteren Fällen verringerte sich sein Vorkommen). Die gastrointestinalen Symptome verbesserten sich bei 7 der 11 Patienten, die positiv auf diesen Parasiten getestet worden waren [188].

7.144 Osmanthus fragrans Lour.

Osmanthus, Süße Duftblüte, Duftolive

Herkunft des Namens: osme, gr. = Geruch, anthos, gr. = Blüte; fragrans, lat. = wohlriechend

Pflanzenteil: Blüten

Gewinnung: Solventextraktion

Pflanzenfamilie: Oleaceae, Ölbaumgewächse

Für dieses fruchtig-süß, leicht nach Veilchen duftende Absolue werden die winzigen weißen Blüten (**Abb. 7.144**) dieses bis zu 10 m hohen Baumes extrahiert. In seiner Heimat China werden die Blüten sowohl für die Aromatisierung von Tee als auch von Süßspeisen verwendet. Der an getrocknete Aprikosen erinnernde Duft ist in der hochpreisigen Parfümerie beliebt, in der Psycho-Aromatherapie wird die stimmungsaufhellende und geradezu kreativitätsfördernde Wirkung geschätzt.

Die Geruchsschwelle des stark mitbestimmenden, nach Veilchen duftenden Moleküls β-Ionon liegt bei 10–7 mg/l Luft oder 0,1 ppb (parts per billion), dieser Duft kann also bereits in winzigen Konzentrationen gerochen werden.

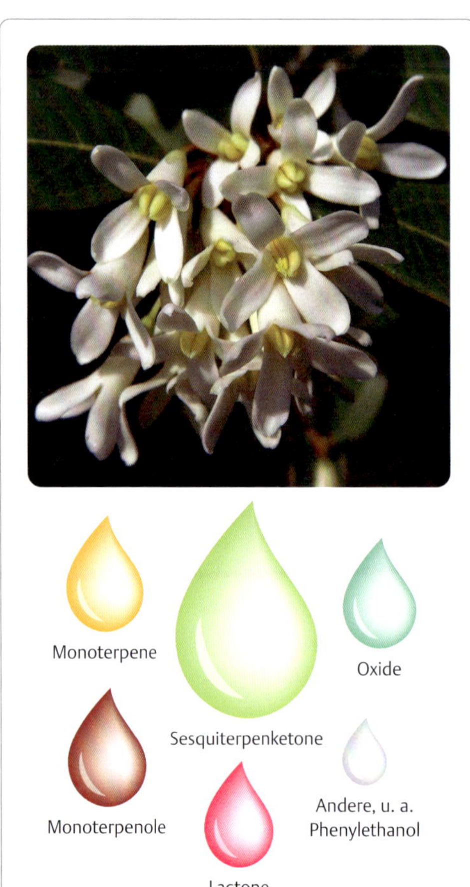

Abb. 7.144 Osmanthus fragrans Lour.

Inhaltsstoffe

Monoterpene
- 9–20 % β-Myrcen, D-(+)-Limonen, cis-β-Ocimen, trans-β-Ocimen

Monoterpenole
- 15 % Linalool und Geraniol

Sesquiterpenketone
- 7,6–33,8 % β-Ionon
- 6–16 % Dihydro-β-Ionon
- bis 2,3 % α-Ionon

Oxide
- 0,7–5,6 % cis-Linalooloxid
- 0,6–7 % trans-Linalooloxid

Lactone
- 4,7–12,7 % γ-Decalacton

Andere
- bis 4 % Decan-4-olid
- bis 2,3 % 2-Phenylethanol

Quelle: [100], [695]

Wichtige Eigenschaften:
- stimmungsaufhellend
- psychisch ausgleichend und stabilisierend
- schmerzlindernd
- sekretolytisch
- expektorativ

Hauptindikationen:
- chronische und asthmatische Bronchitis
- Asthma, Pertussis
- begleitend zur Psychotherapie

- seelische Blockaden, kreative Tiefs
- Trauer, Trauma, Schock

Nebenwirkungen und Kontraindikationen:
- In 1 %iger Verdünnung sind keine Nebenwirkungen zu erwarten.
- Aufgrund des unterschiedlichen Lacton- und Linalooloxidgehaltes kann das Öl zu allergischen Reaktionen führen.

Wissenschaftliche Arbeiten:
- 361 Patientinnen und Patienten inhalierten in dieser randomisierten kontrollierten Studie unterschiedliche Düfte vor einer als schmerzhaft, peinlich und unangenehm erlebten Darmspiegelung: Lavendelöl, Grapefruitöl, Osmanthusabsolue, für die Kontrollgruppe gab es keinen Duft. Nach der Koloskopie, die bei allen Patientinnen und Patienten komplikationslos verlief, sollten diese auf einer Skala Werte für ihre Angst und für ihr Gefühl von Unwohlsein angeben. Als Ergebnis notieren die Autoren, dass der Osmanthusduft die Stärke der Angst signifikant reduzierte. Bei den Patientinnen und Patienten, bei denen starke Angst mit Unwohlsein vorhanden war, halfen Osmanthusduft und Grapefruitduft signifikant [279].
- Ein Riechrezeptor, der reichlich von Prostatakrebszellen gebildet wird, reagiert auf den Veilchenduft β-Ionon. Zwar kommt in der Prostata der Blumenduft nicht vor, dafür aber ein sehr ähnlich aufgebautes Molekül als Stoffwechselprodukt des männlichen Sexualhormons Testosteron (Dihydrotestosteron). Dieses Steroidhormon kann den Riechrezeptor ebenfalls aktivieren und der Zelle auf einem neu entdeckten Signalweg das Kommando geben, die Zellteilung zu stoppen. Das Zellwachstum nahm signifikant ab und sank gegen null. Möglicherweise wird man eines Tages mit Veilchenduft das Prostatakrebswachstum anhalten können. Weitere Tests sollen zeigen, ob die Erkenntnisse therapeutisch anwendbar sind [501].

7.145 Pelargonium × graveolens L'Hér.

Rosengeranie, Geranie, Duftgeranie

Destillierte Pflanzen mit identischem deutschem Ölenamen: Pelargonium odoratissimum (L.) L'Hér., Pelargonium asperum Willd. (bislang ist nicht geklärt, ob es sich um Synonyme handelt oder eigenständige Pelargonienarten)

Herkunft des Namens: pelargos, gr. = Storch (die verblühten Blüten sehen wie ein Storchenkopf mit langem Schnabel aus); gravis, lat. = schwer, stark; olens, lat. = riechend (olere, lat. = riechen)

Pflanzenteil: Blätter und Zweige

Gewinnung: Wasserdampfdestillation

Pflanzenfamilie: Geraniaceae, Storchschnabelgewächse

Diese genügsame Pflanze (**Abb. 7.145**) wächst in den Gärten Südeuropas und Nordafrikas; sie stammt ursprünglich aus Südafrika. Von den 200 Arten werden nur wenige für die Ölherstellung kultiviert. Das beste Öl stammt von der Insel Réunion (früher Bourbon) bei Madagaskar. Es wird aus den Blättern destilliert. Da es viel Geraniol und Citronellol enthält und daher ähnlich wie Rosenöl duftet, wird es oft zum Verfälschen und Strecken eingesetzt. Es ist wesentlich preiswerter als Rosenöl, da man nur 300–500 kg der duftenden **Blätter** für 1 kg ätherisches Öl benötigt. Es ist eines der wichtigsten Öle in der Aromatherapie, da es – ähnlich wie Lavendel – eine ausgleichende Wirkung hat, v. a. harmonisiert es den weiblichen Hormonhaushalt und einen unausgewogenen Energiehaushalt. Warum heißt es, der Storch bringe die Babys? Weil dieses Storchschnabelgewächs und einige Verwandte Stress und Hormonschwankungen, welche für eine Empfängnis hinderlich sind, in normale Bahnen führen.

Inhaltsstoffe

Monoterpene
- 0,5 % α-Pinen
- 0,3 % trans-Ocimen
- 0,2 % cis-Ocimen
- 0,2 % Limonen
- 0,15 % Myrcen

Sesquiterpene
- 1,2 % Germacren D
- 1,1 % δ-Cadinen
- 1 % α-Copaen
- 0,8 % Bourbonen
- 0,7 % Caryophyllen
- 0,2 % γ-Cadinen

Monoterpenole
- 30,1 % Citronellol
- 17,9 % Geraniol
- 8,8 % Linalool
- 0,8 % α-Terpineol
- 0,2 % l-Menthol

Sesquiterpenole
- 4,5 % γ-epi-Eudesmol
- 1 % Spathulenol

Monoterpenketone
- 5,5 % Isomenthon
- 0,4 % l-Menthon

Ester
- 6,4 % Citronellylformiat
- 3,3 % Geranylformiat
- 1,4 % Geranyltiglat
- 1,3 % Geranylbutyrat
- 0,9 % Citronellyltiglat
- 0,2 % Citronellylpropionat
- 0,1 % Citronellylacetat

Oxide
- 0,9 % cis-Rosenoxid
- 0,4 % trans-Rosenoxid
- 0,2 % cis-Linalooloxid
- 0,2 % trans-Linalooloxid

Quelle: Primavera Life

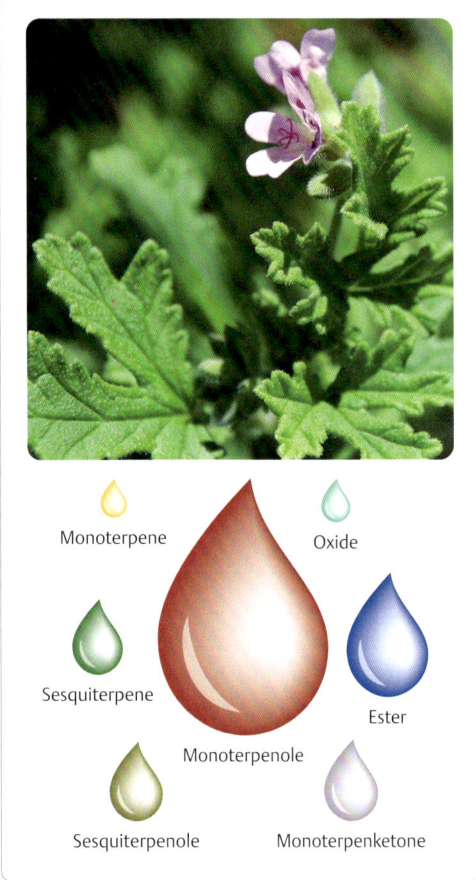

Abb. 7.145 Pelargonium × graveolens L'Hér.

Wichtige Eigenschaften:
- antiviral
- phlebotonisch
- lymphotonisch
- entstauend
- antidiabetisch
- antimykotisch
- granulationsfördernd
- sehr hautpflegend
- insektifug
- hormonmodulierend
- entspannend, ausgleichend

Hauptindikationen:
- Varizen, Hämorrhoiden
- Ulcus cruris
- diabetischer Fuß
- Ödeme
- als Adjuvans bei leichtem Diabetes
- Dysmenorrhö, PMS
- Haut- und Nagelpilzinfektionen

- Akne, Wunden, Narben
- Schwangerschafts-/Dehnungsstreifen
- Impetigo, Intertrigo
- infektiöse Hauterkrankungen
- Krämpfe, Koliken
- Diarrhö
- Angst, Erschöpfung, Disstress

Nebenwirkungen und Kontraindikationen:

- Bei den üblicherweise eingesetzten Verdünnungen sind keine Nebenwirkungen zu erwarten.

Wissenschaftliche Arbeiten:

- In einer kontrollierten und randomisierten klinischen Pilotstudie in Brasilien wurden an 38 Personen je 6 Geranie-Lavendel-Massagen (10–15 Minuten, in neutraler Creme 1 %ig verdünnt) durchgeführt. Die Herzfrequenz und die Blutdruckwerte wurden vor und nach jeder Massagesitzung gemessen. Die *Work Stress Scale* (WSS) und die *List of Stress Symptoms* (LSS) wurden vor und am Ende der Intervention angewendet. Die statistische Analyse wurde mit dem gepaarten t-Test und dem Chi-Quadrat-Test, 95 % Konfidenzintervall und $p < 0,05$ durchgeführt. Es gab eine statistisch signifikante Reduzierung der Herzfrequenz und der Blutdruckwerte nach den Massagesitzungen [470].
- Jeweils 50 Erstgebärende erhielten entweder 2 Tropfen Wasser oder 2 Tropfen eines 2 %igen Rosengeranienöles auf einem Stück Stoff, das auf Schlüsselbeinhöhe an der Kleidung befestigt wurde. Als der Muttermund 3–5 cm weit eröffnet war, zwischen den Wehen und 20 Minuten nach der Intervention wurden die Angstwerte und andere physiologische Parameter ermittelt. Die Angstwerte ($p < 0,001$) und der Blutdruck ($p < 0,05$) waren in der Duftgruppe signifikant niedriger [554].
- 40-minütige Aromamassagen mit Rosengeranien- und Lavendelöl, die über einen Zeitraum von 1 Monat 2-mal wöchentlich durchgeführt wurden, zeigten in einem randomisierten, kontrollierten Experiment mit 25 gestressten Müttern von verhaltensauffälligen Kindern signifikante neurologische Verbesserungen. Beispielsweise sanken die Ängste erheblich ($p = 0,01$), ebenso die Depressivität ($p = 0,04$) und die Stressymptome ($p = 0,049$; [753]).
- Verschiedene Rosengeranienöle und insbesondere der mögliche Inhaltsstoff trans-Nerolidol zeigten eine abschreckende Wirkung auf die gefährliche Gelbfiebermücke Aedes aegypti sowie auf den Pflanzenschädling Stephanitis pyrioides [18].
- Mit den ätherischen Ölen von Rosengeranie, Teebaum und Palmarosa in einem Fußbad (1-mal/Tag, insgesamt 32 gtt.) kann man laut der Autorin in 4 Tagen seinen Fußpilz behandeln. Ätherische Öle wirken aus der Sicht ihres Forschungsteams stärker antimykotisch als antibakteriell, sie sind zudem aufgrund der niedrigen Molekülmasse oft wirksamer als herkömmliche antimykotische Medikamente/Salben, deren Moleküle zu groß sind, um beispielsweise gut in das Nagelbett und in die Tiefen der (Fuß-)Nägel einzudringen. In manchen Fällen sei eine Kombination aus beiden Ansätzen sinnvoll. Ätherische Öle können verhindern, dass der Pilz vom Entwicklungsstadium der Hefe in das fadenförmige, sich unkontrolliert ausbreitende Stadium der Myzelien übergeht. In hohen Konzentrationen wirken ätherische Öle antimykotisch, in niedrigeren Konzentrationen wirken sie gegen das Myzelienwachstum (die Mengen wurden nicht spezifiziert). Ätherische Öle wirken in Kombination mit Wärme besonders effektiv gegen pathogene Pilze, beispielsweise in einem 20-minütigen Fußbad (bis zu 42 °C; [426]).
- Diabetische Ratten wurden 30 Tage lang 2-mal täglich mit Rosengeranienöl beigefüttert. Die Kontrollgruppe erhielt oral Glibenclamid. Der hypoglykämische Effekt war beim ätherischen Öl signifikant besser als beim Medikament. Die Autoren schließen daraus, dass Rosengeranienöl hilfreich sein könnte, um oxidative Schäden bei Diabetespatienten zu reduzieren [68].
- In einer In-vitro-Studie konnte gezeigt werden, dass Rosengeranienöl die Wirkung des Antibiotikums Ciprofloxacin auf Uropathogene verstärkt. Die Autoren vermuten, dass diese synergistische Wirkung bei Harnwegsinfekten hilfreich sein könnte [420].

- Mäuseweibchen mit Vaginitis und Candida-Befall erhielten lokale Waschungen mit verdünntem Rosengeranienöl. Das Wachstum des Pilzes wurde reduziert und die lokale Entzündung ging zurück. Auch der isolierte Hauptinhaltsstoff des ätherischen Öles, Geraniol, zeigte diese Wirkung [427].
- Rosengeranienöl und seine Hauptinhaltsstoffe Geraniol und Citronellol verstärkten in einer italienischen In-vitro-Studie die antibakterielle Wirkung des Breitbandantibiotikums Norfloxacin gegen unterschiedliche Stämme von Bacillus cereus, Bacillus subtilis, Escherichia coli und Staphylococcus aureus. Die Autoren gehen davon aus, dass in der Praxis durch eine Dosisreduzierung die Nebenwirkungen des Antibiotikums reduziert werden könnten [572].
- In einer multizentrischen Doppelblindstudie mit 30 Teilnehmern wurden unterschiedliche Verdünnungen von Rosengeranienöl bei neuralgischen Schmerzen nach Zoster verglichen. Das unverdünnte Öl ermöglichte eine signifikante spontane Schmerzlinderung ($p \leq 0{,}002$), eine Person, die wegen der extremen Schmerzen sogar bettlägerig war, erlebte über Jahre eine stark verbesserte Lebensqualität und konnte das Haus wieder verlassen [228].

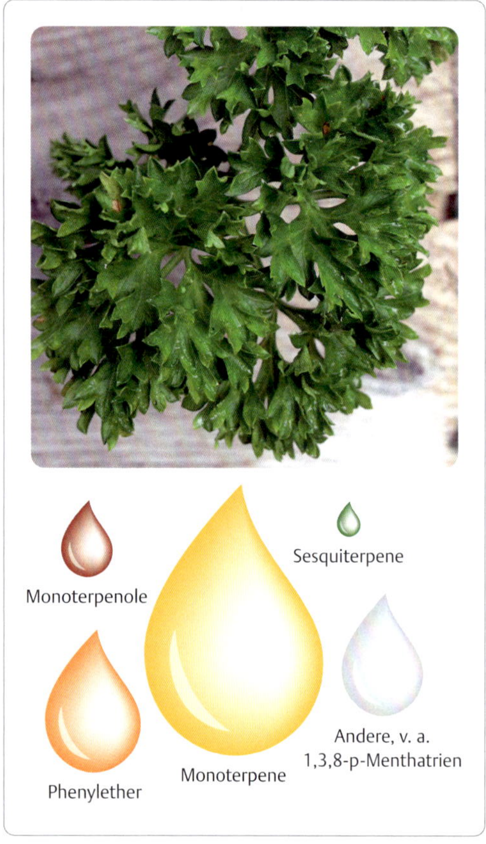

Abb. 7.146 Petroselinum crispum (Mill.) Fuss.

7.146 Petroselinum crispum (Mill.) Fuss !!

Petersilie

Herkunft des Namens: petroselinon, gr. = Petersilie; crispus, lat. = gekräuselt

Pflanzenteil: Kraut (**Abb. 7.146**)

Gewinnung: Wasserdampfdestillation

Pflanzenfamilie: Apiaceae, Doldenblütengewächse

Dieses ätherische Öl ist selten im Handel erhältlich, es besitzt je nach Herkunft und Zusammensetzung ein hochtoxisches Potenzial.

Inhaltsstoffe

Monoterpene
- 13–14 % β-Phellandren
- 17–22 % β-Pinen
- 2,8–4 % α-Pinen
- 3,5–5 % Myrcen
- 3–4,5 % Terpinolen

Sesquiterpene
- 1,2 % β-Caryophyllen

Monoterpenole
- 5,8 % Linalool
- Carotol

Aldehyde
- p-Menthadien-1,4-al-7

Oxidether
- 7–33 % Myristicin
- in Spuren bis 18 % Apiol
- 0,2–3 % Elemicin

Andere
- 6–60 % 1,3,8-p-Menthatrien

Quelle: [191], [695]

Wichtige Eigenschaften:
- spasmolytisch
- stark antiepileptisch
- aquaretisch

Hauptindikationen:
- Epilepsie
- nervöse Störungen
- spastische und entzündliche Enterokolitis
- Niereninsuffizienz

Nebenwirkungen und Kontraindikationen:
- Dieses selten erhältliche ätherische Öl wird in der Aromatherapie nicht verwendet. Es hat ein abortives Potenzial (in oraler Verabreichung) und ist, je nach Myristicingehalt, stark toxisch.

7.147 Peumus boldus Molina !!

Boldo

Herkunft des Namens: Peumus und boldo sind möglicherweise der Mapuche-Sprache in Chile entlehnt.

Pflanzenteil: Blätter und Zweige (**Abb. 7.147**)

Gewinnung: Wasserdampfdestillation

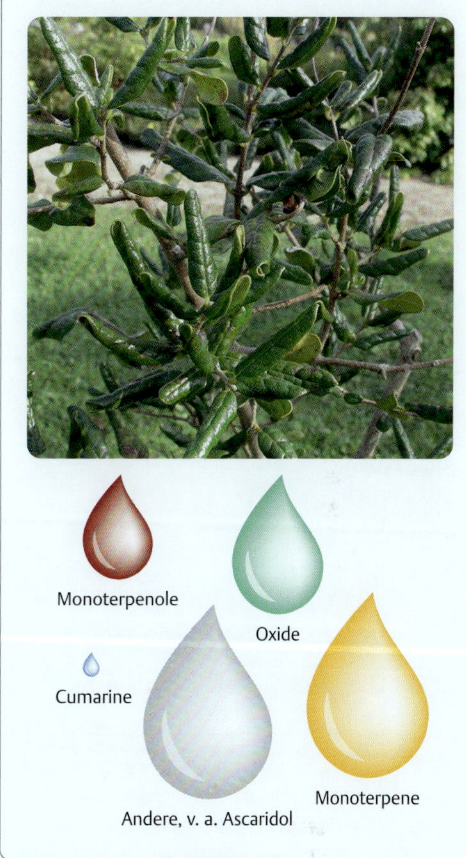

Abb. 7.147 Peumus boldus Molina.

Pflanzenfamilie: Monimiaceae, Monimiengewächse

Dieses ätherische Öl ist selten im Handel erhältlich, es besitzt je nach Herkunft und Zusammensetzung ein hochtoxisches Potenzial.

Inhaltsstoffe

Monoterpene
- 28,5 % p-Cymen

Monoterpenole
- 9 % Linalool

Ketone
- 0,4 % 2-Nonanon

Terpenperoxide
- 16–25 % Ascaridol

Oxide
- 4–16 % 1,8-Cineol

Andere
- 0,5 % Cumarin

Quelle: [191], [378], [695]

Wichtige Eigenschaften:
- analgetisch
- anthelminthisch
- stark fungizid
- aquaretisch
- antiseptisch
- choleretisch

Hauptindikationen:
- keine

Nebenwirkungen und Kontraindikationen:

! Cave
Hierbei handelt es sich um eines der sehr toxischen ätherischen Öle, es sollte in der Aromatherapie nicht verwendet werden.

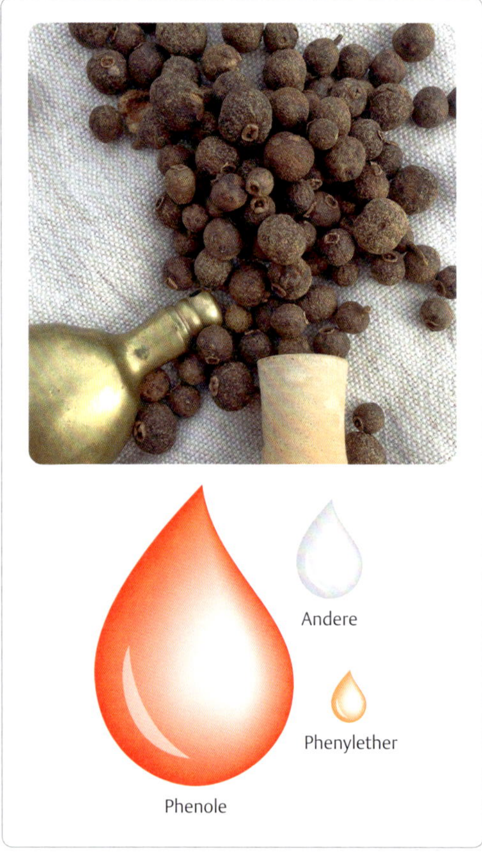

Abb. 7.148 Pimenta dioica (L.) Merr.

7.148 Pimenta dioica (L.) Merr.

Piment, Allspice

Herkunft des Namens: pimenta, port. = Pfeffer, Gewürz; di, gr. = zwei, oikos, gr. = Haus (zweihäusig, männliche und weibliche Blüten befinden sich auf unterschiedlichen Pflanzen)

Pflanzenteil: Früchte (**Abb. 7.148**)/Blätter

Gewinnung: Wasserdampfdestillation

Pflanzenfamilie: Myrtaceae, Myrtengewächse

Dieses ähnlich wie Gewürznelkenöl duftende Öl ist selten erhältlich. Das Pulver ist als Gewürz für die Weihnachtsbäckerei etwas bekannter.

Inhaltsstoffe

Sesquiterpene
- Caryophyllen
- Phellandren

Phenole
- 60–83 % Eugenol im Öl aus den Früchten (bis 60–95 % Eugenol im Öl aus den Blättern)
- Isoeugenol

Phenylether
- 1,2–4,4 % Methyleugenol

Oxide
- 1,8-Cineol

Quelle: [191], [378], [695]

Wichtige Eigenschaften:

- stark antiinfektiös
- stark antibakteriell (Breitband)
- stark antiviral
- antimykotisch
- neurotonisch, stimulierend
- aphrodisisch

Hauptindikationen:

- Zahninfektionen
- Zahnschmerzen
- Tonsillitis
- virale Hepatitis
- Zystitis, Urethritis
- Sinusitis, Bronchitis
- Grippe
- Burn-out, Hypotonie
- Gelenkschmerzen, Muskelschmerzen
- Verstauchungen, Zerrungen

Nebenwirkungen und Kontraindikationen:

- Immer stark verdünnen (unter 1 %), nicht in der Schwangerschaft verwenden, nicht für Babys und Kinder.

7.149 Pimenta racemosa (Mill.) J.W.Moore

Bay, Westindischer Lorbeer

Herkunft des Namens: pimenta, port. = Pfeffer, Gewürz; racemosus, lat. = reich an (Wein-)Beeren (auf die rosinenähnlichen Früchte bezogen)

Pflanzenteil: Blatt

Gewinnung: Wasserdampfdestillation

Pflanzenfamilie: Myrtaceae, Myrtengewächse

Dieses ähnlich wie Nelke duftende Öl (**Abb. 7.149**) aus den Blättern des Bay-Baumes wirkt durch den Hauptinhaltsstoff Eugenol stark antibakteriell und antiviral. Aufgrund der haarwuchsfördernden Eigenschaft ist „Bay-Rum" in Jamaica das Allheilmittel gegen Haarausfall und Kopfhautprobleme.

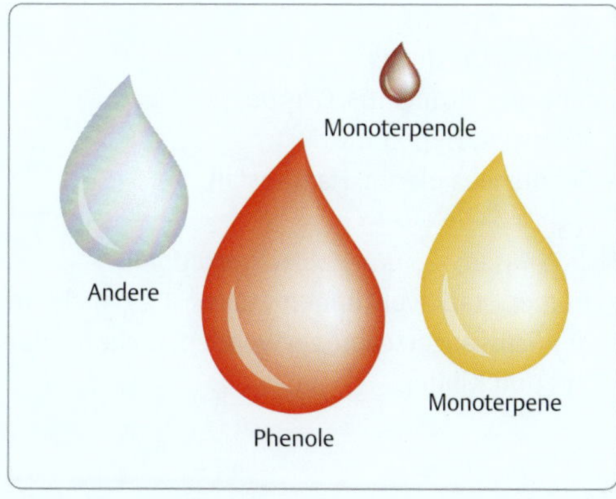

Abb. 7.149 Pimenta racemosa (Mill.) J.W.Moore.

Inhaltsstoffe

Monoterpene

- 25–30 % Myrcen
- 2–4 % Limonen

Monoterpenole

- 1,5–3 % Linalool

Sesquiterpene

- Phellandren

Sesquiterpenole

- Caryophyllen

Phenole

- bis 40–50 % Eugenol

Quelle: Feeling

Wichtige Eigenschaften:

- stark antibakteriell (Breitband)
- stark analgetisch
- stark antiviral
- antimykotisch
- neurotonisch, stimulierend
- aphrodisisch

Hauptindikationen:

- Zahninfektionen, Zahnschmerzen
- Gelenkschmerzen, Muskelschmerzen
- Verstauchungen, Zerrungen
- Tonsillitis

- virale Hepatitis
- Zystitis, Urethritis
- Sinusitis, Bronchitis, Grippe
- Burn-out, Hypotonie
- Seborrhoea oleosa, Haarausfall

Nebenwirkungen und Kontraindikationen:

- Immer stark verdünnen (unter 1%), nicht in der Schwangerschaft verwenden, nicht für Babys und Kinder.

7.150 Pimpinella anisum L.

Anis

Herkunft des Namens: Assoziationen mit dem Wiesenknopf (Pimpernelle), mit der Bibernellrose oder sogar mit piper, lat. = Pfeffer können den Gattungsnamen beeinflusst haben; anison, gr. = Dill(geschmack)

Pflanzenteil: Früchte (Samen, **Abb. 7.150**)

Gewinnung: Wasserdampfdestillation

Pflanzenfamilie: Apiaceae, Doldenblütengewächse

Anisöl wird immer öfter aus Sternanis (Illicium verum) destilliert, einem in Kap. 7.89 (S. 450) besprochenen immergrünen Baum aus den Tropen. Beide Öle enthalten bis zu 90% trans-Anethol, deshalb sollte die Anwendung mit Bedacht geschehen. Dieser Phenylether kann leicht psychoaktiv wirken (weshalb das Öl gerne für bunte Träume in der Duftlampe am Nachttisch verwendet wird). Es ist eines der stark östrogenmodulierenden Öle, weshalb es sowohl bei ausbleibender Regel als auch zur Geburtserleichterung zu empfehlen ist. Es fördert zudem den Milchfluss.

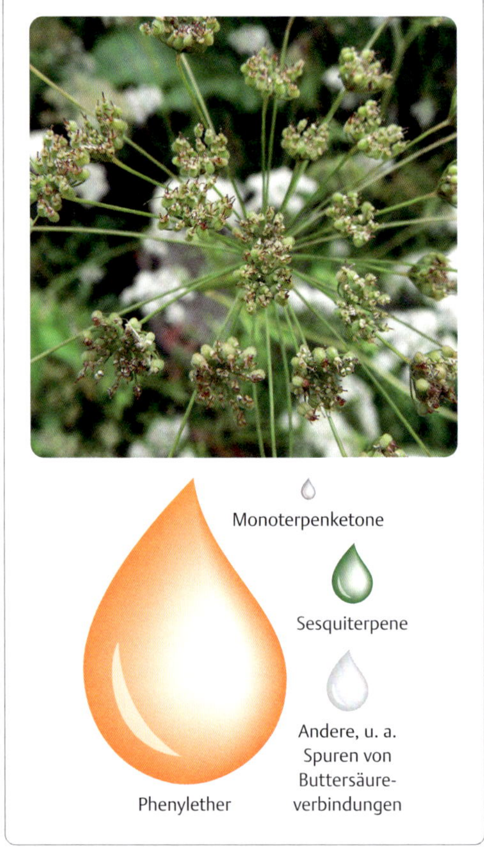

Abb. 7.150 Pimpinella anisum L.

Inhaltsstoffe

Monoterpene
- 0,54% Limonen

Sesquiterpene
- 3,31% γ-Himachalen
- 0,28% α-Himachalen

Monoterpenole
- 0,2% α-Terpineol

Phenylether
- 89,35% trans-Anethol und Anisaldehyd
- 0,94% cis-Anethol
- 0,51% Methylchavicol

Monoterpenketone
- 0,47% Carvon

Andere
- 0,58% Isoeugenyl-2-Methylbutyrat

Quelle: Farfalla

Wichtige Eigenschaften:
- stark karminativ
- östrogenähnlich
- uterotonisch
- laktagog
- psychoaktiv, narkotisierend
- spasmolytisch
- analgetisch
- cholagog, choleretisch
- appetitanregend

Hauptindikationen:
- Meteorismus
- Dyspepsien
- spastische Kolitis
- Gastralgien
- Amenorrhö, Oligomenorrhö
- PMS
- Menstruationsschmerzen
- Klimakterium
- zur unmittelbaren Vorbereitung der Geburt
- Nervosität, Unruhezustände
- Anspannung

Nebenwirkungen und Kontraindikationen:
- Babys, Kinder und schwangere Frauen dürfen dieses ätherische Öl nur stark verdünnt anwenden.
- Bei empfindlichen Personen kann es Wahrnehmungsstörungen und Schläfrigkeit auslösen.
- Beim Vorliegen von allergischen und entzündlichen Hauterkrankungen sollte es nicht angewendet werden; bei Endometriose, Prostatahyperplasie und östrogenabhängigen Kanzerosen nicht übermäßig anwenden.
- Anetholreiche ätherische Öle wie Fenchel und Anis sollten von Alkoholkranken nur äußerlich und gelegentlich verwendet werden; Erkrankungen der Leber und die Einnahme von Paracetamol gelten als Kontraindikation.

Anmerkung:
- In den üblicherweise eingesetzten Verdünnungen ist das cis-Isomer von Anethol 15- bis 38-mal so gefährlich wie das eher harmlose trans-Isomer [543].

Wissenschaftliche Arbeiten:
- Serbische Forscher beobachteten Mäuse, die gleichzeitig Anisöl und folgende psychisch beeinflussende Medikamente oral verabreicht bekamen: Kodein, Diazepam, Midazolam, Pentobarbital, Imipramin und Fluoxetin. Die Wirkung der beiden letztgenannten Wirkstoffe wurde durch die orale Vorbehandlung mit Anisöl reduziert. Der analgetische Effekt von Kodein wurde verstärkt, auch durch Midazolam ausgelöste motorische Störungen wurden stärker. Durch Pentobarbital ausgelöster Schlaf wurde im Vergleich zur Kontrolle verkürzt. Die Autoren raten von der **gleichzeitigen Einnahme** von Anisöl und den genannten Wirkstoffen, die auf das ZNS einwirken, ab [590].
- Ein Anti-Kopfläuse-Spray mit Kokosöl und Anis wurde in einer randomisierten und kontrollierten Studie an 100 Teilnehmern untersucht. Es war signifikant effektiver als ein gängiges Permethrinpräparat ($p < 0{,}0001$; [92]).

7.151 Pinus cembra L.

Zirbelkiefer, Arve

Herkunft des Namens: pinus, lat. = „verschiedene Sippen harzreicher Nadelhölzer"; cembro, ital. = Zirbelkiefer

Pflanzenteil: Zweige mit Nadeln

Gewinnung: Wasserdampfdestillation

Pflanzenfamilie: Pinaceae, Kieferngewächse

Das ätherische Öl der Zirbelkiefer (**Abb. 7.151**) hat besonders luftreinigende (Zigarettenrauch) und insektifuge Eigenschaften (als Möbelpolitur in Jojobaöl mit Orange). Zudem wird es in der Psycho-Aromatherapie gerne bei Menschen eingesetzt, denen es an Durchsetzungsvermögen mangelt; Lebenswille, Mut und Ausdauer sind hier wichtige Themen. Manche Therapeutinnen und Therapeuten schätzen das Öl auch als

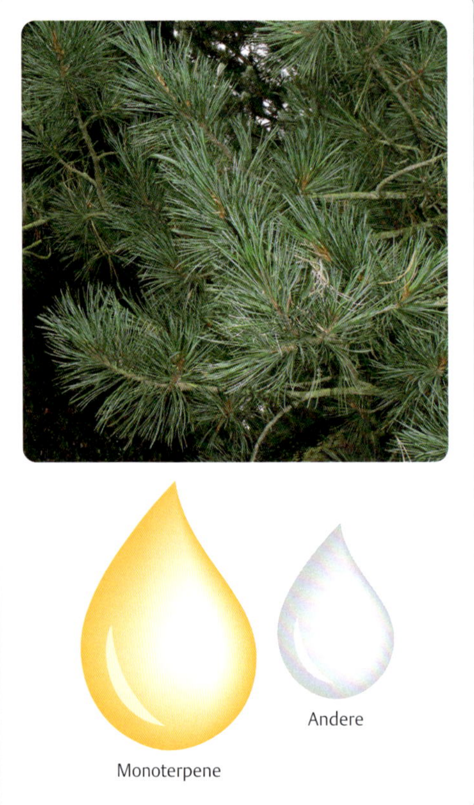

Abb. 7.151 Pinus cembra L.

Schutzöl, um sich vom Leid und den Schwingungen der Patienten abzugrenzen.

Zirbelkiefern wachsen wie Latschenkiefern an ökologisch gefährdeten Alpenhängen und stehen darum unter Naturschutz. Daraus destillierte ätherische Öle stammen angeblich vorwiegend von entwurzelten Bäumen. Zudem werden sie häufig verfälscht. Wichtig ist daher der Einkauf bei einer vertrauenswürdigen Firma und der möglichst sparsame Einsatz.

Das aus dem austretenden Harz verschiedener Nadelbäume destillierte ätherische Öl wird **Terpentin** genannt.

Inhaltsstoffe

Monoterpene

- 20–37 % α-Pinen
- 10–30 % Limonen
- 7–10 % β-Pinen
- δ-3-Caren
- Camphen
- Terpinolen
- γ-Terpinen
- Myrcen

Sesquiterpene

- Caryophyllen

Ester

- Bornylacetat

Quelle: Light of Nature

Wichtige Eigenschaften:

- antiseptisch (Raumluft)
- sekretolytisch
- leicht hyperämisierend (besonders auf Atemwege)
- leicht antidepressiv
- psychisch stärkend

Hauptindikationen:

- Rhinitis, Bronchitis
- Pneumonie
- Rheumatismus
- Muskelkater
- Burn-out, nervöse Depression
- Ängste

Nebenwirkungen und Kontraindikationen:

- Bei Überdosierung und bei oxidiertem Öl, v. a. im warmen Badewasser, kann es zu Hautreizungen führen.
- Maximal 18 Monate nach dem Öffnen auf der Haut benutzen, nicht innerlich anwenden.

7.152 Pinus mugo Turra

Latschenkiefer, Legföhre

Herkunft des Namens: pinus, lat. = „verschiedene Sippen harzreicher Nadelhölzer“; Herkunft des Begriffes mugo unbekannt (vorrömisch)

Pflanzenteil: Zweige mit Nadeln

Gewinnung: Wasserdampfdestillation

Pflanzenfamilie: Pinaceae, Kieferngewächse

Latschenkiefern (**Abb. 7.152**) stehen unter Naturschutz, da sie an ökologisch gefährdeten Alpenhängen wachsen. Die erhältlichen ätherischen Öle sollen angeblich nur von kranken und gefallenen Bäumen stammen, doch dafür ist die auf dem Markt erhältliche Menge zu groß. Zudem werden sie häufig verfälscht. Darum sollte der Einkauf bei einem vertrauenswürdigen Anbieter getätigt werden und die Anwendung sollte möglichst sparsam erfolgen.

Inhaltsstoffe

Monoterpene
- bis 29 % Terpinolen
- bis 16,5 % β-Phellandren
- bis 20 % β-Pinen
- bis 7 % Camphen
- bis 7 % Myrcen
- bis 7 % p-Cymen
- bis 5 % γ-Terpinen
- Spuren Sabinen

Sesquiterpene
- δ-Cadinen
- Caryophyllen

Ester
- Bornylacetat

Andere
- je nach Anbieter Monoterpenole und Sesquiterpenole

Quelle: [695]

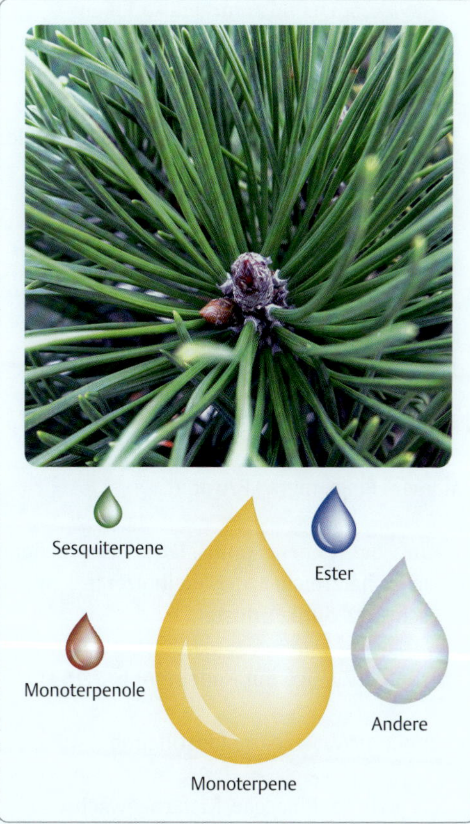

Abb. 7.152 Pinus mugo Turra.

Wichtige Eigenschaften:
- antiseptisch (Raumluft)
- antiinflammatorisch
- sekretolytisch
- leicht hyperämisierend (besonders auf Atemwege)
- immunmodulatorisch

Hauptindikationen:
- Rhinitis, Bronchitis
- Zystitis
- Abwehrschwäche
- Rheumatismus, Gicht
- Muskelkater

Nebenwirkungen und Kontraindikationen:
- Bei Überdosierung und bei oxidiertem Öl, v. a. im warmen Badewasser, kann es zu Hautreizungen führen.
- Maximal 18 Monate nach dem Öffnen auf der Haut benutzen, nicht innerlich anwenden.

7.153 Pinus nigra ssp. laricio Maire

Schwarzkiefer

Synonym: Pinus nigra J.F.Arnold

Herkunft des Namens: pinus, lat. = „verschiedene Sippen harzreicher Nadelhölzer"; niger, lat. = schwarz, dunkel, düster

Pflanzenteil: Zweige mit Nadeln (**Abb. 7.153**)

Gewinnung: Wasserdampfdestillation

Pflanzenfamilie: Pinaceae, Kieferngewächse

Dieses Nadelöl ist eine Spezialität aus Korsika und eher selten erhältlich.

Inhaltsstoffe

Monoterpene
- großer Anteil α-Pinen
- β-Pinen
- (–)-Limonen

Sesquiterpene
- β-Caryophyllen

Monoterpenole
- in Spuren Borneol

Sesquiterpenole
- Larichiol (Spuren im Öl aus Österreich, deutlich mehr im Öl aus Korsika)

Ester
- in Spuren Bornylacetat

Quelle: [191]

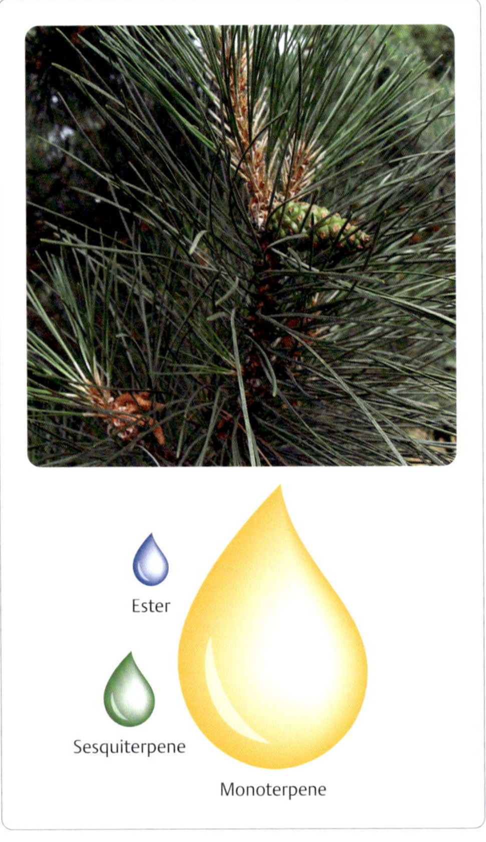

Abb. 7.153 Pinus nigra ssp. laricio Maire.

Wichtige Eigenschaften:
- antiseptisch (Raumluft)
- tonisierend und sanft stimulierend
- entstauend auf den Atemtrakt
- entstauend auf das Lymphsystem
- als Adjuvans bei Prostatahyperplasie

Hauptindikationen:
- Sinusitis
- Bronchitis
- Prostatitis
- Burn-out

Nebenwirkungen und Kontraindikationen:
- Bei Überdosierung und bei oxidiertem Öl, v. a. im warmen Badewasser, kann es zu Hautreizungen führen.
- Maximal 18 Monate nach dem Öffnen auf der Haut benutzen, nicht innerlich anwenden.

7.154 Pinus sylvestris L.

Waldkiefer, Föhre, Gemeine Kiefer

Herkunft des Namens: pinus, lat. = „verschiedene Sippen harzreicher Nadelhölzer"; silvestris, lat. = im Wald lebend, wild lebend

Pflanzenteil: Zweige mit Nadeln

Gewinnung: Wasserdampfdestillation

Pflanzenfamilie: Pinaceae, Kieferngewächse

Positivmonografie der Kommission E: Pini aetheroleum (auch aus anderen Kiefernarten) und Terebinthinae aetheroleum rectificatum

Dieser anspruchslose Nadelbaum (**Abb. 7.154**) kann überall in Nord-, Mittel- und Osteuropa wachsen und nimmt sogar mit nährstoffarmen Felsspalten vorlieb. Das ätherische Öl aus den Zweigen und Nadeln ist sehr nützlich.

Terpentinöl wird nicht aus den Nadeln, sondern aus Harzen unterschiedlicher Kiefernarten (und anderer Nadelbäume) destilliert. Es wird in der französischen Aromatherapie eingesetzt und hat auch eine Positivmonografie der Kommission E, kann also von deutschen Apotheken für Heilzwecke (chronische Atemwegserkrankungen, rheumatische und neuralgische Beschwerden) verkauft werden. In der deutschsprachigen Aromatherapie wird dieses Öl üblicherweise nicht eingesetzt, da es als nicht unbedenklich gilt.

Inhaltsstoffe

Monoterpene
- 22–43 % α-Pinen
- 3–33 % β-Pinen
- 0,4–31 % δ-Caren
- 0,7–4,1 % D-(+)-Limonen
- 1–2,7 % β-Phellandren
- 0,7–1,4 % trans-Ocimen
- p-Cymen
- Terpinolen
- γ-Terpinen
- Sabinen
- γ-Muurolen

Sesquiterpene
- 0,5–5,4 % γ-Cadinen
- 0,7–5,5 % β-Caryophyllen
- Longifolen
- α-Copaen
- β-Guaien
- β-Farnesen
- δ-Elemen
- α-Humulen
- Cubeben
- γ-Patchoulen
- γ-Cadinen
- Calamenen

Monoterpenole
- 2 % Borneol
- 1 % Terpineol-4

Sesquiterpenole
- α-Cadinol

Ester
- bis 10 % Bornylacetat

Quelle: [543]

Wichtige Eigenschaften:
- analgetisch
- testosteronähnlich
- antidiabetisch
- neurotonisch
- Lymphsystem entstauend
- antiinfektiös
- antiseptisch (Raumluft)
- hyperämisierend
- desodorierend

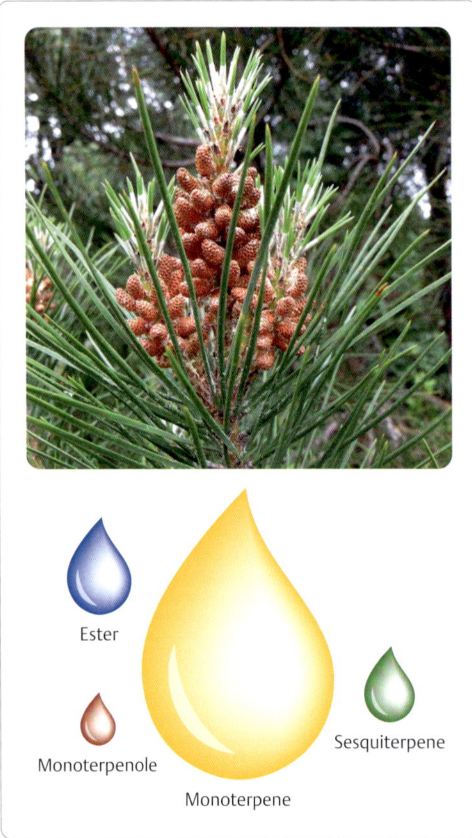

Abb. 7.154 Pinus sylvestris L.

Hauptindikationen:

- Diabetes
- Impotenz
- Burn-out, Hypotonie
- Bronchitis, Husten, Sinusitis, Asthma
- Arthritis, rheumatische Polyarthritis
- schlechte Durchblutung, Muskelkater
- entzündliche und allergische Prozesse

Nebenwirkungen und Kontraindikationen:

- Bei Überdosierung und bei oxidiertem Öl, v. a. im warmen Badewasser, kann es zu Hautreizungen führen.
- Maximal 18 Monate nach dem Öffnen auf der Haut benutzen, nicht innerlich anwenden.

7.155 Piper nigrum L.

Pfeffer (schwarz)

Herkunft des Namens: piper, lat. = Pfeffer, auch mittelindisch Pippari = Pfefferkorn; niger, lat. = schwarz, dunkelfarbig

Pflanzenteil: Früchte

Gewinnung: Wasserdampfdestillation

Pflanzenfamilie: Piperaceae, Pfeffergewächse

Schwarzer Pfeffer wird sofort nach seiner Ernte für einige Minuten in kochendes Wasser getaucht und anschließend getrocknet. Der weiße Pfeffer wird vollreif (dunkelrot) geerntet und von Fruchthaut und Fruchtfleisch getrennt. Grüner Pfeffer wird im noch grünen Zustand in Salzlake eingeweicht oder gefriergetrocknet. Grüner, schwarzer und weißer Pfeffer stammen von derselben Pflanze (**Abb. 7.155**). Nicht so der Rosa Pfeffer: Er ist die Frucht des in Kap. 7.175 (S. 573) besprochenen Schinus-molle-Baumes (Anarcadiaceae). Kubebenpfeffer oder Stielpfeffer (Piper cubeba) aus derselben Familie hat eine ähnliche Zusammensetzung mit ähnlichen Anwendungsgebieten.

Inhaltsstoffe

Monoterpene

- 12–24 % D-(+)-Limonen
- 9–14 % Sabinen
- 8–15 % δ-3-Caren
- 7–14 % β-Pinen
- 7–16 % α-Pinen
- 2 % Myrcen
- 1 % p-Cymen
- 0,6 % α-Thujen
- 0,41 % γ-Terpinen
- 0,45 % Terpinolen
- 0,22 % α-Terpinen
- 0–1,65 % α-Phellandren

Sesquiterpene

- 28 % β-Caryophyllen
- 2–5 % β-Bisabolen
- 1,4 % δ-Elemen
- 0,15–3 % β-Farnesen

- 1–2 % α-Humulen
- ca. 5 % andere Sesquiterpene

Monoterpenole
- 0,3 % Terpineol-4
- 0,15 % α-Terpineol
- 0,15 % Linalool

Sesquiterpenole
- 0,26 % β-Nootkatol
- 0,22 % Spathuneol
- 0,2 % Elemol

Aromatische Aldehyde
- Piperonal

Monoterpenketone
- in Spuren Dihydrocarvon und Piperiton

Oxide
- 0,6 % Caryophyllenepoxid
- 0,22 % 1,8-Cineol

Quelle: Stillpoint Aromatics, [695]

Wichtige Eigenschaften:
- stark analgetisch
- verdauungsanregend
- karminativ
- stark expektorativ
- antibakteriell, antiviral
- aquaretisch, entgiftend
- aphrodisisch
- fiebersenkend

Hauptindikationen:
- rheumatische Schmerzen
- neuropathische Schmerzen
- (Zahn-)Schmerzen
- Verdauungsinsuffizienz
- Angina, Laryngitis, Husten
- chronische Bronchitis
- Fieber
- Burn-out

Nebenwirkungen und Kontraindikationen:
- Bei frischem, nicht oxidiertem Öl sind keine Nebenwirkungen bekannt; bei etwas älterem Öl, v.a. im warmen Badewasser, kann es zu Hautrötungen kommen.

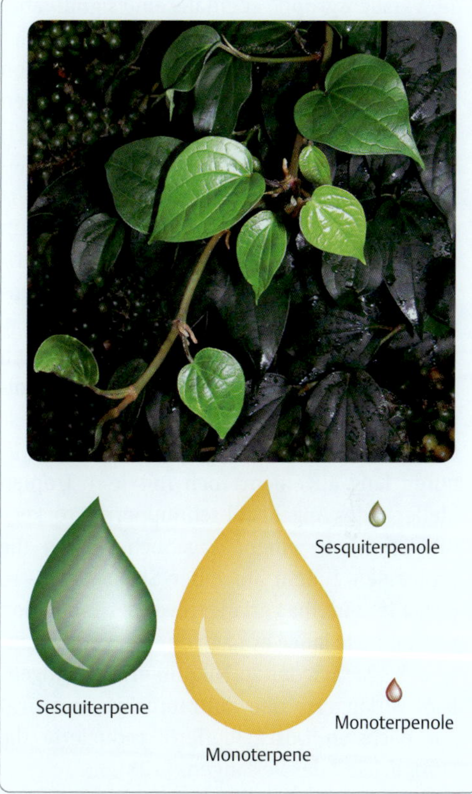

Abb. 7.155 Piper nigrum L.

Wissenschaftliche Arbeiten:
- Vier ätherische Öle bei Nackenschmerzen: Für die Interventions-Versuchsgruppe dieser Studie wurde eine Salbe mit 3 %ig verdünnten ätherischen Ölen eingesetzt: Majoran, schwarzer Pfeffer, Lavendel und Pfefferminze. Für die Kontrollgruppe wurde nur eine unparfümierte Salbe bereitgestellt. 4 Wochen lang trugen alle Patienten täglich nach dem Duschen oder Baden 2 g Salbe direkt auf die betroffene Stelle auf. Eine statistische t-Test-Analyse mit der Statistiksoftware SPSS zeigte, dass sich die VAS-Scores für beide Gruppen signifikant verbesserten ($p < 0,05$). Darüber hinaus hatte die experimentelle Gruppe eine verbesserte Schmerztoleranz im linken oberen Trapezius Mittelwert ± Standardabweichung, 2,96 ± 2,54) und im rechten oberen Trapezius (2,88 ± 2,90), gemessen mit dem PPT. Nach dem NDI zeigte

die Versuchsgruppe ebenfalls eine signifikante Verbesserung ($p = 0{,}02$). Der Vergleich der MAS-Werte vor und nach der Intervention zeigte eine signifikante Verbesserung in den 10 Bewegungsbereichen in der experimentellen Gruppe. Dieser Befund lässt darauf schließen, dass die Experimentalgruppe bessere Ergebnisse erzielte als die Kontrollgruppe. Die in dieser Studie entwickelte Creme mit ätherischem Öl kann zur Reduktion von Nackenschmerzen eingesetzt werden [511].

- In einer vergleichenden Pilotstudie sollten 20 Studenten eines US-amerikanischen Colleges (Raucher) immer dann, wenn sie ein extremes Verlangen nach Nikotin hatten, 2 Minuten lang an einem Tuch mit je 1 Tropfen Pfeffer- oder Angelikaöl schnuppern (Trockeninhalation). In einem Tagebuch hielten die Probanden zudem auf einer Skala von 0–10 fest, wie stark ihr Verlangen vor der Inhalation war und wie lange es nach der Inhalation dauerte, bis sie wieder zu Nikotin griffen. Angelikaöl verlängerte den Zeitraum bis zum Griff zur nächsten Dosis, Pfefferöl reduzierte die Dringlichkeit des Verlangens [128].
- In einer randomisierten, kontrollierten Studie wurde Pfefferöl eingesetzt, um schlecht auffindbare Venen für eine intravenöse Kathetereinführung vorzubereiten. Bei 120 Patienten wurde entweder 20 %iges Pfefferöl in Aloe-vera-Gel aufgetragen oder heiße Auflagen mit oder ohne taktile Stimulation (Klopfen) eingesetzt. Die Pfeffergruppe erzielte bessere Ergebnisse als die Gruppe mit der standardisierten Maßnahme, zudem waren in dieser Gruppe weniger Patienten, die immer noch keine tastbaren Venen hatten ($p < 0{,}05$; [366]).
- In einer älteren Studie durften 48 Zigarettenraucher, die über Nacht nicht rauchen durften, nach Belieben 3 Stunden lang an einem zigarettenartigen Gegenstand „scheinrauchen“ (ziehen): Er war entweder mit Menthol- oder Pfefferdämpfen versehen oder ohne Geruch. Es durfte während dieser Zeit nicht geraucht werden. Im Vergleich zur Menthol- und zur Nichtgeruchsgruppe reduzierte das Einatmen des Pfefferduftes den Zwang zu rauchen, auch verringerten sich Ängste und unangenehme Gefühle. Zudem entstand ein für die Probanden angenehmes Gefühl im Brustkorb. Die Forscher folgern daraus, dass dieses Brustgefühl wichtig zur Verminderung der Entzugssymptome sein könnte, wenn jemand das Rauchen aufgeben möchte [573].

7.156 Pistacia lentiscus L.

Mastix(harz)

Herkunft des Namens: pistakia, gr. = könnte von „deren Steinfrüchte“ kommen, gilt jedoch nicht als gesichert; lentus, lat. = biegsam, zäh (bezieht sich auf die Verwendung des Harzes als „Kaugummi“)

Pflanzenteil: harzige Zweige

Gewinnung: Wasserdampfdestillation

Pflanzenfamilie: Anarcadiaceae, Sumachgewächse

In Griechenland werden nicht nur die Pistazien des engen Verwandten dieses kleinblättrigen Baumes (**Abb. 7.156**) mit großer Leidenschaft gegessen, sondern man kaut in ländlichen Gegenden das adstringierend wirkende Mastixharz wie Kaugummi. Es dient v. a. der Zahn- und Zahnfleischpflege. In der Aromatherapie wird das grün-herb duftende, zusammenziehend wirkende ätherische Öl wenig verwendet, obwohl es gut verträglich ist. Es ist selten erhältlich und eher teuer.

Inhaltsstoffe

Monoterpene

- 6,5–20 % α-Pinen
- 7–10 % D-(+)-Limonen
- 4–15 % β-Myrcen
- 1,5–15 % Sabinen
- 0,2–0,8 % δ-Caren
- Muurolen

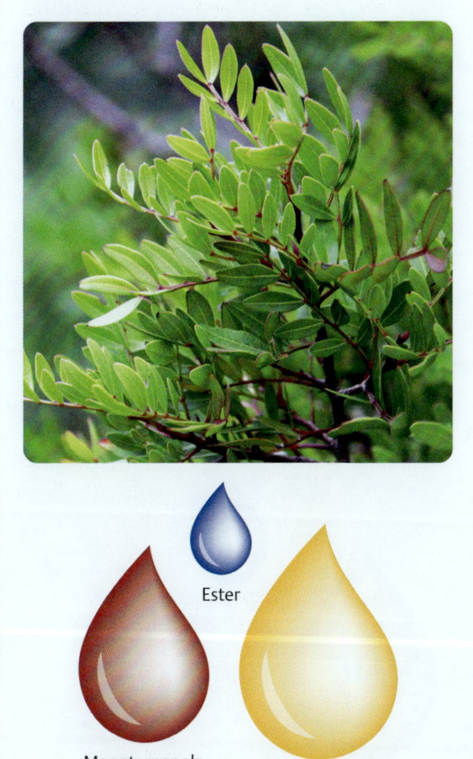

Abb. 7.156 Pistacia lentiscus L.

Sesquiterpene
- Cadinen

Monoterpenole
- 33–44 % Terpineol-4

Ester
- 7–10 % Bornylacetat

Sesquiterpenole
- α-Cadinol

Quelle: [191], [378]

Wichtige Eigenschaften:
- stark entstauend auf das venöse System
- stark entstauend auf das lymphatische System
- als Adjuvans bei Prostatahyperplasie
- adstringierend

Hauptindikationen:
- Varizen, Hämorrhoiden
- Thrombophlebitis
- Prostatitis
- spastische Kolitis
- Ulcus ventriculi

Nebenwirkungen und Kontraindikationen:
- Aufgrund des hohen Monoterpengehaltes kann das Öl zu allergischen Reaktionen führen, wenn es oxidiert oder älter ist.

7.157 Plumeria alba L.

Frangipani, Tempelblume

Destillierte Pflanzen mit identischem deutschem Ölenamen: Plumeria rubra L.

Herkunft des Namens: Charles Plumier, französischer Botaniker (1646–1704); alba, lat. = weiß

Pflanzenteil: Blüten

Gewinnung: Solventextraktion

Pflanzenfamilie: Apocynaceae, Hundsgiftgewächse

Das Absolue aus den wunderbar duftenden Blüten (**Abb. 7.157**) dieses oft etwas knorrig wachsenden großen Strauches aus Südostasien ist schwer erhältlich und duftet zur Enttäuschung der Fans der frischen Pflanze nicht so fein. Um an den feinen Originalduft annähernd heranzukommen, muss das Absolue stark verdünnt werden. Es kann eine starke psychische Wirkung auslösen.

Inhaltsstoffe

Monoterpenole
- 0,90 % Geraniol

Sesquiterpenole
- 4,07 % trans-Nerolidol
- 0,19 % Farnesol

Aromatische Alkohole
- 1,30 % Benzylalkohol

Aromatische Ester
- 7,28 % Benzylsalicylat
- 2,94 % Geranylbenzoat
- 1,27 % Benzylbenzoat
- Spuren Methylsalicylat

Triterpenalkohole
- 31,03 % Lupeol
- 7,95 % Amyrin-Isomer

Quelle: Aroma-Zone

Wichtige Eigenschaften:
- stark spasmolytisch
- stimmungsaufhellend
- wärmend
- analgetisch

Hauptindikationen:
- Trauer
- Disstress, Anspannung
- Kältegefühl

Nebenwirkungen und Kontraindikationen:
- Bei empfindlicher Haut stark verdünnen, nicht (oder nur nach vorsichtigem Austesten) bei psychiatrisch auffälligen Patienten einsetzen.
- In der Schwangerschaft nur stark verdünnt anwenden.
- Auf rückstandskontrollierte Ware achten.
- Das Öl ist nicht zur innerlichen Anwendung geeignet.
- Der schwere Duft kann bei Überdosierung Kopfschmerzen verursachen.

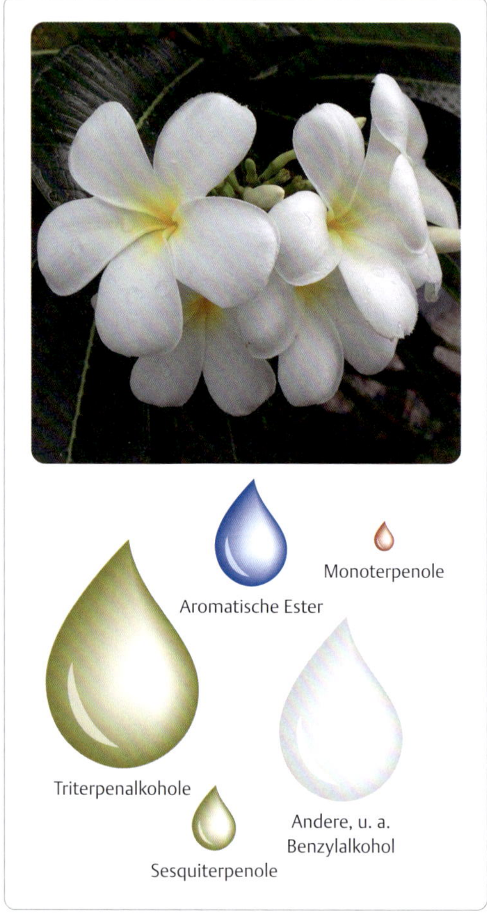

Abb. 7.157 Plumeria alba L. (Foto: Sibylle Broggi-Läubli, www.florentia.ch)

Wissenschaftliche Arbeiten: In einer In-vitro- und einer In-vivo-Studie wurde gezeigt, dass Lupeol (auch in Erdbeeren, Oliven und Paprika enthalten) eine signifikante Wirkung auf Entstehungsmechanismen von Prostatatumoren besitzt. Die US-amerikanischen Autoren gehen von einer guten Übertragbarkeit des Tiermodells auf Menschen aus, insbesondere für therapieresistente Krebszellen [638].

7.158 Pogostemon cablin (Blanco) Benth.

Patchouli

Synonym: Pogostemon patchouly Pellet.

Herkunft des Namens: pogon, gr. = Bart, stemon, gr. = Kette am Webstuhl (auch stamen, lat. = Staubblatt); pachchai/paccu, Tamil = grün, ilai = Blatt

Pflanzenteil: getrocknete und fermentierte Blätter

Gewinnung: Wasserdampfdestillation

Pflanzenfamilie: Lamiaceae, Lippenblütengewächse

Dieses extrem schwer duftende Öl ist kein Wurzelöl, sondern wird aus den getrockneten Blättern dieser der Melisse und der Brennessel sehr ähnlichen Pflanze (**Abb. 7.158**) destilliert. Im englischsprachigen Raum ist sie als „Indian mint" bekannt, da ihr Aussehen auch an Pfefferminze erinnert. Bekannt geworden ist der erdige Duft durch die 68er-Generation, deren Symbol er war: Abgrenzung, Ablösung, gegen die Konventionen „anstinken". Es ist ein vielseitiges und effektives Haut- und Venenheilmittel, das gleichzeitig zu den verträglichsten ätherischen Ölen, die wir in der Aromatherapie haben, gehört. Zudem ist es lange haltbar und wird nach 1–2 Jahren besser im Duft.

Inhaltsstoffe

Monoterpene
- 0,5–1 % α-Pinen
- 0,5–1 % β-Pinen
- 0,02 % Limonen

Sesquiterpene
- 10,8–20,9 % Aromadendren
- 10–19,6 % α-Bulnesen
- 14–16 % β-Bulnesen
- 6–15 % α-Guaien
- 5–12 % Seychellen
- 3–5,3 % α-Patchoulen
- 2–4,2 % β-Caryophyllen
- 1,1–6,6 % β-Patchoulen
- 1–2,8 % δ-Cadinen
- 0,2–0,6 % 1,10-epoxy-α-Bulnesen
- 0,1 % 1,5-epoxy-α-Guaien
- α-Guaien
- cyclo-Seychellen

Sesquiterpenole
- 23,6–45,9 % Patchoulol
- 1–3 % Pogostol
- 1 % Bulnesol
- Guaiol
- Norpatchoulenol

Sesquiterpenketone
- bis 2,2 % Patchoulenon
- 1 % Isopatchoulenon

Oxide
- 4 % α-Bulnesenoxid
- 1 % α-Guaienoxid
- 0,5–1 % Caryophyllenoxid

Andere
- Carboxypentylcyclopropansäure
- Sesquiterpenalkaloide: Patchoulipyridin, Guaiapyridin

Quelle: [543]

Wichtige Eigenschaften:
- stark entstauend auf das venöse System
- aquaretisch
- antiinflammatorisch
- granulationsfördernd
- sedativ
- analgetisch
- karminativ
- antiinfektiös, besonders antimykotisch
- insektifug
- immunmodulatorisch
- aphrodisisch

Hauptindikationen:
- Varizen, Hämorrhoiden
- entzündliche und allergische Dermatosen
- Akne, Ekzeme, Parasitosen
- Narben, Falten, müde Haut
- Cellulite

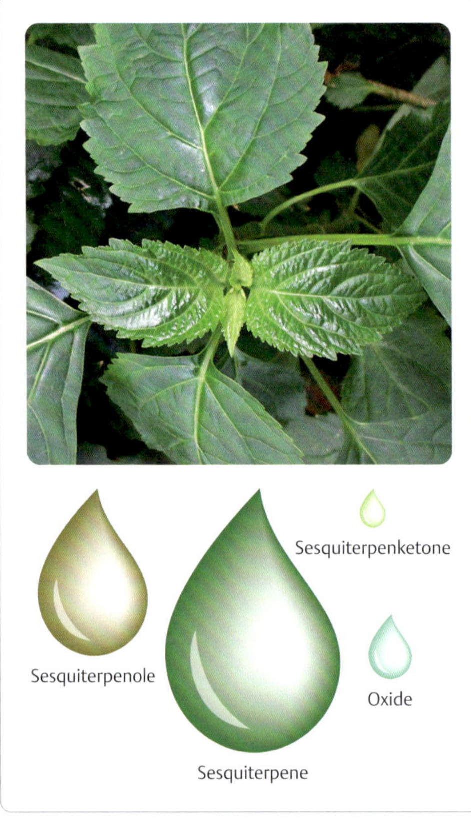

Abb. 7.158 Pogostemon cablin (Blanco) Benth.

- Angstzustände
- Stresssymptome
- Schlafstörungen
- (Kopf-)Schmerzen
- Dyspepsie
- Gastralgien
- Dysbiose
- Fußpilz
- infektiöse Enterokolitis
- Immunschwäche

Nebenwirkungen und Kontraindikationen:

- Hervorragend verträgliches Öl, es sind keine unerwünschten Nebenwirkungen bekannt.

Wissenschaftliche Arbeiten:

- Eine ausführliche Übersichtsarbeit (Review) widmet sich den vielfältigen therapeutischen Eigenschaften von Patchouliöl, u. a. den analgetischen, antiinflammatorischen, antithrombotischen, fibrinolytischen, antidepressiven, antiemetischen und antitumoralen Wirkungen [672].
- In einem In-vitro-Experiment wurde die antivirale Wirkung von Patchouliöl untersucht: Mithilfe des Hauptinhaltsstoffes Patchoulol konnten 99,8 % der Influenza-A-Viren (H1N1) eliminiert werden [346].
- Mithilfe eines methanolischen Extraktes aus getrockneten Patchouliblättern (also inklusive des ätherischen Öles) konnte am Tiermodell gezeigt werden, dass diese in der TCM wichtige Pflanze sowohl antiinflammatorische als auch analgetische Eigenschaften besitzt [407].
- In einer koreanischen In-vitro-Studie konnte gezeigt werden, dass humane Neurogliomzellen durch Patchouli vor dem Zelltod bewahrt wurden; die traditionell verwendete Pflanze hat also eine Radikalfängerwirkung [339].
- Einer japanischen Studie zufolge reduzierte die Inhalation von Patchouliöl die Aktivität des sympathischen Nervensystems von gesunden Erwachsenen um 40 % ($p < 0{,}01$), d. h., das Öl hat eine entspannende und beruhigende Wirkung [255].

7.159 Polianthes tuberosa L.

Tuberose

Synonym: Agave polianthes Thiede u. Eggli

Herkunft des Namens: polios, gr. = weißlich, grau, anthos, gr. = Blüte; tuberosum, lat. = knollig, knollenbildend

Pflanzenteil: Blüten

Gewinnung: Solventextraktion

Pflanzenfamilie: Asparagaceae, Spargelgewächse

Wenn die erste kleine weiße Blüte (**Abb. 7.159**) dieses zunächst sehr unscheinbaren, stark wärmeliebenden Zwiebelgewächses erscheint, kann ein ganzer Raum mit dem schweren, betörenden Duft parfümiert sein. Dieses seltene und extrem schwer duftende Absolue findet in der Psycho-Aromatherapie einen wichtigen Platz, durch seinen Anteil an Methylanthranilat und Benzylsalicylat kann es als gleichermaßen seelisch und körperlich schmerzlindernd eingestuft werden. Es muss extrem stark verdünnt werden (ca. 1 %ig), damit der feine Duft zur Geltung kommt.

Inhaltsstoffe

Sesquiterpenole
- 4,06 % α-Farnesol

Aromatische Ester
- 10,28 % Benzylbenzoat
- 4,15 % Methylanthranilat
- 1,34 % Benzylsalicylat
- 0–8 % Methylsalicylat (je nach Anbieter)

Phenole
- 6,05 % trans-Methylisoeugenol
- 4,85 % Methylisoeugenol
- 1,89 % Methyleugenol
- 0,96 % cis-Methylisoeugenol

Andere
- 29,44 % Pentacosan
- 18,13 % 7-Decen-5-olid
- 12,53 % Heptacosan
- 3,65 % Tricosan
- 1,69 1-Hexadecen
- 0,98 1-Tetradecen

Quelle: [539]

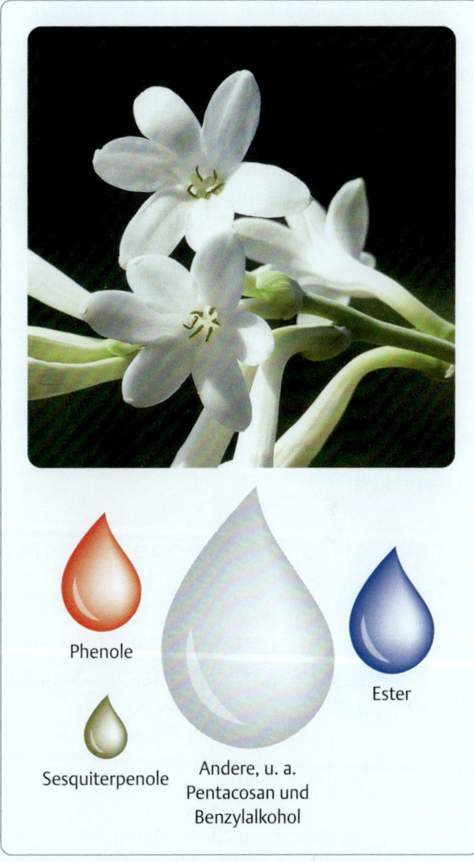

Abb. 7.159 Polianthes tuberosa L. (Foto: Christine Lamontain, Jena; www.christinelamontain.de)

Wichtige Eigenschaften:
- spasmolytisch
- stark stimmungsaufhellend
- aphrodisisch
- desodorierend
- antimykotisch
- wärmend
- leicht durchblutungsfördernd

Hauptindikationen:
- Trauer
- Disstress, Anspannung
- Kältegefühl
- erektile Dysfunktion
- Pilzinfektionen

Nebenwirkungen und Kontraindikationen:
- Bei empfindlicher Haut stark verdünnen, nicht (oder nur nach vorsichtigem Austesten) bei psychiatrisch auffälligen Patienten einsetzen.
- In der Schwangerschaft nur stark verdünnt anwenden.
- Auf rückstandskontrollierte Ware achten.
- Das Absolue ist nicht zur innerlichen Anwendung geeignet.
- Der schwere Duft kann bei Überdosierung Kopfschmerzen verursachen.

Wissenschaftliche Arbeiten: In einer randomisierten Studie inhalierte die Hälfte von 54 Schülern einer Sekundarstufe (Interventionsgruppe) während einer Prüfung 15–20 Minuten lang Tuberoseduft (auf einem Taschentuch aufgetragen). Es zeigte sich ein signifikanter Unterschied bei der Prüfungangst, diese reduzierte sich mit Hilfe des Duftes ($P < 0{,}05$) [212].

7.160 Prunus dulcis (Mill.) D.A.Webb !!

Bittermandel

Synonym: Prunus amygdalus var. amara (DC.) Focke

Herkunft des Namens: prunus, lat. = Pflaumenbaum; dulcis, lat. = süß; amygdale, gr. = Mandelbaum, Mandelkern

Pflanzenteil: Kern (Samen)

Gewinnung: Wasserdampfdestillation

Pflanzenfamilie: Rosaceae, Rosengewächse

Obwohl dieses fein nach Amaretto und Marzipan duftende ätherische Öl – wenn überhaupt – nur in rektifizierter Form angeboten wird (ohne Blausäure), wird es in der Aromatherapie nicht verwendet. Benzaldehyd und Hydrocyansäure duften sehr ähnlich, sodass die Zusammensetzung des Öles (**Abb. 7.160**) mit der Nase nicht erkannt werden kann.

Inhaltsstoffe

Aromatische Aldehyde
- 95 % Benzaldehyd

Säuren
- Cyanwasserstoffsäure (Blausäure)

Quelle: [378], [695]

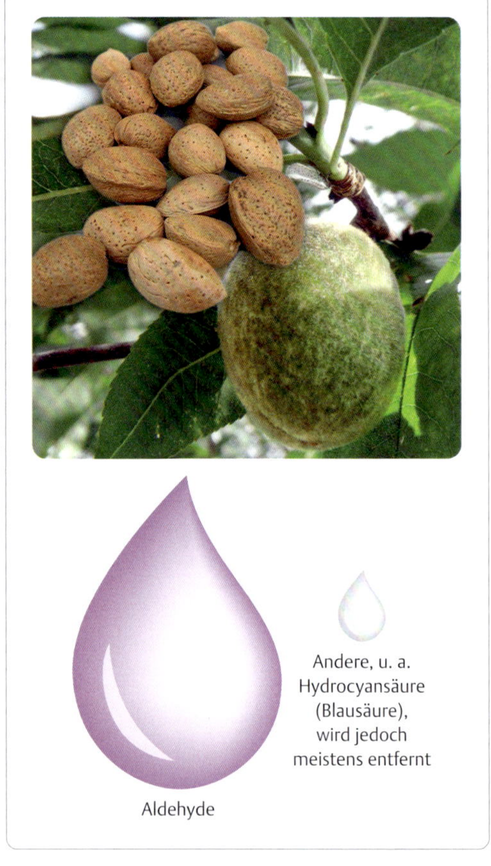

Abb. 7.160 Prunus dulcis (Mill.) D.A. Webb.

Wichtige Eigenschaften:
- sedativ
- spasmolytisch
- narkotisch

Hauptindikationen:
- keine

Nebenwirkungen und Kontraindikationen:
- Wenn es sich sicher um rektifiziertes ätherisches Öl handelt, sind in der üblichen Verdünnung keine Nebenwirkungen zu erwarten.
- Das Öl kann zu allergischen Reaktionen führen, wenn es oxidiert oder älter ist.

7.161 Pseudotsuga menziesii (Mirb.) Franco

Douglasie, Douglastanne

Herkunft des Namens: Tsuga = botanischer Name der Hemlocktanne (aufgrund der Ähnlichkeit mit der Hemlocktanne); Archibald Menzies (1754–1842), schottischer Arzt und Pflanzenjäger

Pflanzenteil: Zweige mit Nadeln (**Abb. 7.161**)

Gewinnung: Wasserdampfdestillation

Pflanzenfamilie: Pinaceae, Kieferngewächse

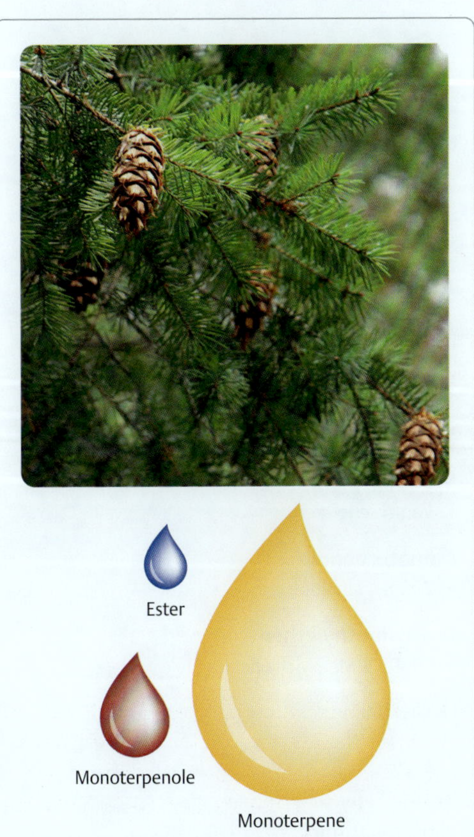

Abb. 7.161 Pseudotsuga menziesii (Mirb.) Franco.

Aufgrund der kurzen Haltbarkeit konnte sich dieses leicht zitronig duftende Nadelöl nie wirklich durchsetzen.

Inhaltsstoffe

Monoterpene
- 30,3 % β-Pinen
- 11,9 % Terpinolen
- 10,3 % α-Pinen
- 8,2 % Sabinen
- 7,1 % δ-3-Caren
- 4,4 % γ-Terpinen
- 2,6 % α-Terpinen
- 2,2 % (–)-Limonen
- 1,5 % β-Phellandren
- 1,1 % α-Thujen
- 1 % Camphen
- 0,2 % trans-β-Ocimen
- 0,1 % Dehydro-p-Cymen
- 0,1 % cis-β-Ocimen

Sesquiterpene
- 0,4 % δ-Cadinen
- 0,2 % Germacren D

Monoterpenole
- 8,2 % Terpineol-4
- 1 % α-Terpineol
- 0,7 % Citronellol
- 0,2 % Linalool
- 0,1 % p-Cymen-8-ol

Aldehyde
- in Spuren Citral
- Benzaldehyd

Monoterpenketone
- Bornan-2-on (Campher)

Ester
- 3 % Citronellylacetat
- 0,9 % Bornylacetat

Quelle: Farfalla

Wichtige Eigenschaften:
- antiseptisch (Raumluft)
- expektorativ
- bei hohem Estergehalt: spasmolytisch

Hauptindikationen:
- Infektionen der Atemwege

Nebenwirkungen und Kontraindikationen:

- Bei Überdosierung und bei oxidiertem Öl, v. a. im warmen Badewasser, kann es zu Hautreizungen führen.
- Maximal 18 Monate nach dem Öffnen auf der Haut benutzen, nicht innerlich anwenden.

7.162 Ravensara aromatica Sonn.

Ravensara, Nelkennussbaum, Havozo

Synonym: Agathophyllum ravensara Mirb. ex Steud., Agathophyllum aromaticum Willd., Cryptocarya agathophylla van der Werff

Herkunft des Namens: Ravensara bedeutet in Madagaskar so viel wie „gutes Blatt" und „Blätter, die dir guttun"; aromaticus, lat. = gewürzhaft, aromatisch

Pflanzenteil: Rinde

Gewinnung: Wasserdampfdestillation

Pflanzenfamilie: Lauraceae, Lorbeergewächse

Das ätherische Öl aus der Rinde dieses Baumes (**Abb. 7.162**) namens Havozo, der nur auf Madagaskar wächst, duftet wie Anisöl und hat durch einen Methylchavicolgehalt von fast 90 % eine stark spasmolytische Wirkung, ähnlich wie Basilikum und Estragon. Es ist genauso selten im Handel wie das Öl aus den Blättern, das nur bis zu 12 % Methylchavicol und bis zu 22,5 % D-(+)-Limonen sowie viele andere Monoterpene in kleinen Anteilen enthält. Es ist nicht identisch mit dem nach Eukalyptus duftenden Ravintsaraöl, vgl. Kap. 7.40 (S. 381).

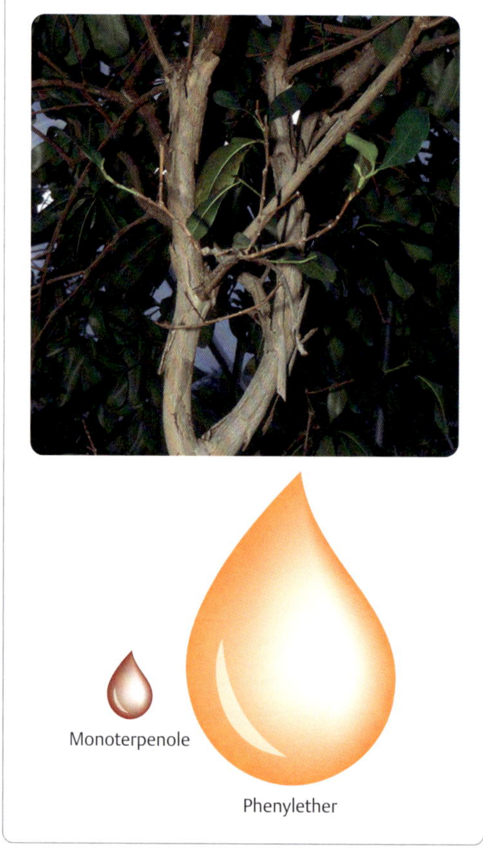

Abb. 7.162 Ravensara aromatica Sonn. (Foto: Botanik Fotoarchiv Dr. Roland Spohn)

Inhaltsstoffe

Sesquiterpene

- Verschiedene

Monoterpenole

- 2–6,8 % Linalool

Phenylmethylether

- 88–95 % Methylchavicol

Quelle: [695]

Wichtige Eigenschaften:

- östrogenähnlich
- emmenagog, laktagog
- stark spasmolytisch (ZNS)
- karminativ

- cholagog, choleretisch
- kardiotonisch, neurotonisch

Hauptindikationen:
- Amenorrhö, Oligomenorrhö
- Menstruationskrämpfe
- erleichtert die Entbindung
- Dyspepsien, Gastralgien
- spastische Kolitis
- Meteorismus, Aerophagie
- Kardialgien

Nebenwirkungen und Kontraindikationen:
- Tisserand und Young [695] raten aufgrund des hohen Methylchavicolgehaltes von jeglicher Verwendung ab; in Tierversuchen erwies sich dieser Stoff als karzinogen.

7.163 Rhododendron anthopogon D.Don

Rhododendron

Herkunft des Namens: rhodon, gr. = Rose; dendron, gr. = Baum; antho, gr. = Blüte; pogon, gr. = Bart, bärtig, haarig

Pflanzenteil: Zweige, Blätter

Gewinnung: Wasserdampfdestillation

Pflanzenfamilie: Ericaceae, Heidekrautgewächse

Das ätherische Öl aus den zart duftenden Blättchen des recht kleinwüchsigen Rhododendron anthopogon (**Abb. 7.163**) ist selten geworden, vermutlich liegt das an einem Mangel an Wissen über diese in Nepal zu heiligen Räucherzeremonien eingesetzte Pflanze. Zusätzlich gibt es ökologische Bedenken. Ähnlich wie bei der auch in der Himalaya-Region vorzufindenden Narde handelt es sich um einen sehr begrenzten Rohstoff.

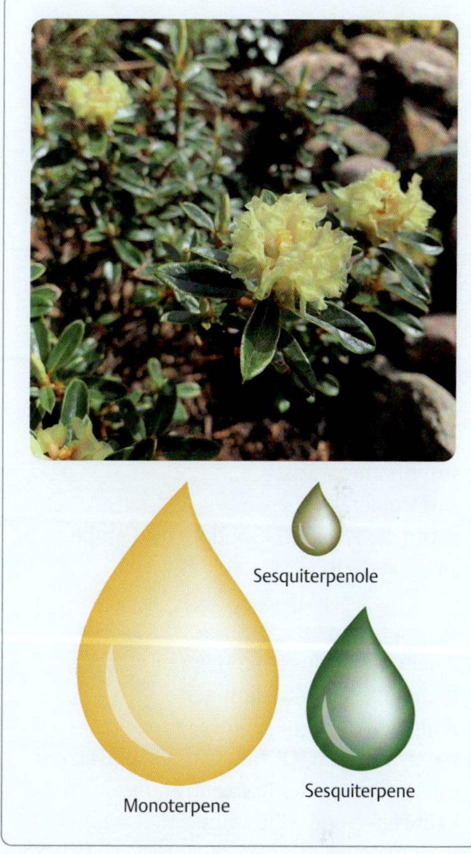

Abb. 7.163 Rhododendron anthopogon D.Don.

Im ungewöhnlich grün-grasigen Duft schwingt ein Hauch Weihrauch mit, Noten von Nadelöldüften sind definitiv auch wahrnehmbar. Auch ein würziger Hauch von Lorbeerduft kann je nach Charge wahrnehmbar sein. Diese seltene Kostbarkeit ist im Anwendungsgebiet und in der knappen Haltbarkeit den Nadelölen durchaus ähnlich.

Inhaltsstoffe

Monoterpene
- 37 % α-Pinen
- 16 % β-Pinen
- 13 % D-(+)-Limonen
- 5 % cis-Ocimen
- 3 % Myrcen und p-Cymen
- 1,5 % γ-Terpinen

Sesquiterpene
- 9 % δ-Cadinen
- 7 % α-Humulen
- 3 % α-Amorphen
- 2,7 % α-Muurulen
- 2,2 % trans-β-Caryophyllen
- 1,7 % Germacren D

Sesquiterpenole
- 6 % trans-Nerolidol

Quelle: [147], [291]

Wichtige Eigenschaften:
- deutlich analgetisch
- antiinflammatorisch
- antiproliferativ
- antimykotisch, insbesondere bei Candida
- antibakteriell

Hauptindikationen:
- Gelenk- und Muskelschmerzen
- rheumatische Erkrankungen
- grippale Infekte
- Halsschmerzen (Öl zum Gurgeln einsetzen)
- Unterstützung der Konzentration
- Grübeleien und Albträume

Nebenwirkungen und Kontraindikationen:
- Bei Überdosierung und bei oxidiertem Öl, v. a. im warmen Badewasser, kann es zu Hautreizungen führen.

7.164 Rosa × damascena Herrm.

Rose, Bulgarische Rose

Synonym: Rosa × damascena Mill. (gilt derzeit als nicht akzeptiert)

Herkunft des Namens: rosa, lat. = Rose; damascenus, lat. = aus Damaskus (Hauptstadt von Syrien)

Pflanzenteil: Blüte

Gewinnung: Wasserdestillation oder Solventextraktion (meistens Hexan)

Pflanzenfamilie: Rosaceae, Rosengewächse

Sie wird als die Königin der Blumen betrachtet; ihr ätherisches Öl ist bereits gut erforscht, man kennt je nach Analyse 400 und mehr Inhaltsstoffe. Der Bestandteil, der den typischen Rosenduft ausmacht, ist der wasserlösliche Phenylethylalkohol, der im Destillat nur zu 2,5 %, im durch Lösungsmittel extrahierten Rosenabsolue jedoch zu ca. 55 % enthalten ist (stark lokalanästhetisch, narkotisch, bakteriostatisch wirksam).

Rosa damascena (**Abb. 7.164**) wird v. a. in Bulgarien angebaut und destilliert (das echte destillierte Öl ist fast farblos und wird im Kühlschrank gelagert aufgrund der enthaltenen Pflanzenparaffine gelartig). Aus 4–5 t Rosenblütenblättern gewinnt man 1 l ätherisches Öl. Umgerechnet kann man bei erstaunten Blicken über den vermeintlich hohen Preis antworten, dass etwa 30 frisch erblühte Rosen 1 Tropfen Rosenöl liefern, der durchschnittlich 2–3 Euro kostet.

Rosenöl kann durch seine Vielfalt als Allheilmittel bezeichnet und bei fast allen Krankheiten mit Erfolg eingesetzt werden. Europäische Gesetze reglementieren allerdings seit 2002 den Einsatz in Kosmetika, vgl. Kap. 6.3 (S. 316). Traditionell wird das sanfte Öl besonders für Kinder (haut), für empfindliche und strapazierte (Alters-)Haut und in der Sterbebegleitung eingesetzt.

Das Absolue – auch aus den Blütenblättern der Rosa centifolia (Mairose) – wird durch flüchtige Lösungsmittel gewonnen. Durch 74 % des duftprägenden Phenylethylalkohols erinnert der Duft des Absolue jedoch stärker an die frische Rosenblüte; es hat durch den hohen Anteil dieses Stoffes auch eine stärkere anästhetische Wirkung.

ⓘ *Inhaltsstoffe*

Monoterpene
- 0,8 % α-Pinen
- 0,3 % Myrcen
- 0,15 % β-Pinen

Sesquiterpene
- 0,6 % Caryophyllen
- 0,6 % Germacren D
- 0,3 % α-Humulen

Monoterpenole
- 40,4 % (38,5 %/39,5 %)* Citronellol
- 17,8 % (28,5 %/14,2 %)* Geraniol
- 2,7 % (2,3 %/1,2 %)* Linalool
- 0,8 % Terpineol
- 0,3 % Terpineol-4

Sesquiterpenole
- 1,3 % (1,5 %/0,8 %)* trans-Farnesol

Phenole
- 1 % Eugenol

Phenylether
- 1,7 % (2,1 %/1,6 %)* Methyleugenol

Aldehyde
- 0,9 % Geranial
- in Spuren Benzaldehyd

Ester
- 0,9 % (1,7 %/0,5 %)* Geranylacetat
- 0,8 % Phenylethylacetat
- 0,8 % Citronellylacetat

Oxide
- 0,3 % trans-Rosenoxid

Andere
- 9,6 % (7,4 %/11 %)* Nonadecan
- 3,5 % Nonadecen
- 3,4 % Heneicosan
- 1,8 % Heptadecan
- 0,8 % Eicosan
- 0,7 % Tricosan
- 0,5 % Pentadecan
- 0,25 % Heptadecen
- 0,1 % Tricosen
- 2,1 % (2,4 %/2,5 %)* Phenylethylalkohol

* Angaben in Klammern entsprechen den Werten von Rose türkisch/marokkanisch (die anderen Werte weichen nicht stark voneinander ab).
Quelle: Primavera Life: Rose bulgarisch

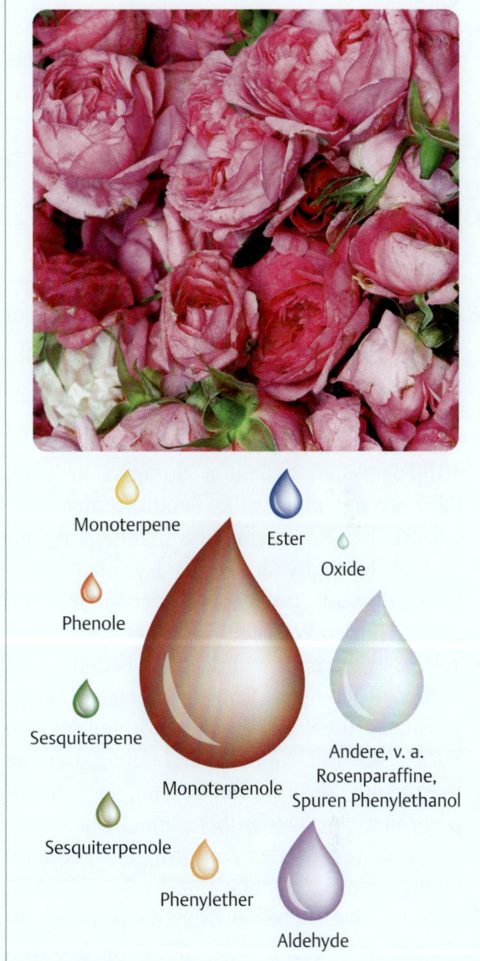

Abb. 7.164 Rosa × damascena Herrm.

Wichtige Eigenschaften:
- antiinfektiös
- bakteriostatisch/bakterizid
- antiviral
- antiinflammatorisch
- stark neurotonisch, allgemein tonisierend
- kardiotonisch
- aphrodisisch
- antidepressiv
- psychisch stabilisierend
- leicht lokalanästhetisch
- granulationsfördernd
- desodorierend
- choleretisch

Hauptindikationen:

- akute und chronische Bronchitis
- wunde, trockene, faltige Haut, entzündete Haut, Geschwüre
- Tachykardie
- Libidoverlust
- Depressionen, Ängste
- Sterbebegleitung

Nebenwirkungen und Kontraindikationen:

- Hervorragend verträgliches Öl, bei normaler Anwendung sind keine unerwünschten Nebenwirkungen bekannt.

Wissenschaftliche Arbeiten:

- 19 japanische Studenten atmeten in einer Kammer mit künstlicher Belüftung den Duft von frischen Rosen ein. Eine signifikante Steigerung der Aktivität des parasympathischen Nervensystems trat ein, auf der subjektiven Ebene wurden Wohlgefühle notiert [289].
- 120 Erstgebärende wurden bei Beginn ihrer Wehen in 3 Gruppen unterteilt: In der 1. Gruppe inhalierten 40 Frauen Rosenöl und führten ein Fußbad mit Rosenöl durch, die 2. Gruppe machte nur ein Fußbad ohne Duft, die 3. Gruppe erhielt die Standardbetreuung. Die Angstwerte waren in der Duftgruppe signifikant niedriger ($p < 0{,}001$; [336]).
- In einer ägyptischen prospektiven, randomisierten Cross-over-Studie mit knapp 100 freiwilligen Teilnehmern (Krankenpflegestudentinnen) wurde untersucht, wie sich eine tägliche 10-minütige Aromabaucheinreibung (Lavendel, Zimt, Gewürznelke, Rose, 5 %ig in Mandelöl) auf Menstruationsschmerzen (Dysmenorrhö) auswirkte. Reines Mandelöl wurde für die Massagen in der Kontrollgruppe verwendet. Die Behandlung erfolgte 7 Tage vor der erwarteten Menstruationsblutung. Durch die Massage mit ätherischen Ölen waren sowohl die Schmerzintensität als auch die Dauer der Schmerzen signifikant geringer ($p = 0{,}018$ und $p = 0{,}007$). Mit dieser Untersuchung konnten 2 ähnliche Studien widerlegt werden, die aufgezeigt hatten, dass v. a. die Massage für die analgetische Wirkung verantwortlich war und nicht der Zusatz ätherischer Öle [429].
- Anhand von Rosenöl konnte festgestellt werden, dass es nicht egal ist, an welcher Körperstelle ätherische Öle aufgetragen werden: Beim Auftragen auf die Epidermis des Bauches, der Brust oder des Oberarmes wurde es unterschiedlich resorbiert. Bauchhaut beispielsweise nahm die Roseninhaltsstoffe α-Pinen, Limonen und β-Myrcen (Monoterpene) schlechter auf als β-Citronellol, Geraniol und Linalool (Monoterpenole); das Monoterpenketon Isomenthon, cis-Rosenoxid und das nur in Spuren vorkommende trans-Rosenoxid wiesen hingegen eine gute Penetration über die Bauchhaut auf. Eugenol konnte nicht in die Oberarmhaut eindringen. Der am besten geeignete Auftragungsort für ätherische Öle ist laut den Autoren die Brusthaut [610].
- In einem einfach verblindeten, randomisierten Experiment erhielten 36 Probanden (22 Frauen, 14 Männer, eingeteilt in 3 gleich große Gruppen), die an Ein- und/oder Durchschlafstörungen litten, 3 unterschiedliche Rosenblütenzubereitungen zur innerlichen Anwendung: die 1. Gruppe 3-mal täglich 3 g getrocknete und pulverisierte Rosenblütenblätter, die 2. Gruppe 3-mal täglich 3 ml einer traditionellen Rosenmedizin (1:3 in Wasser verdünntes Rosenhydrolat: Arq Gulab) und die 3. Gruppe in identischer Dosis reines Rosenhydrolat (Ruh Gulab). In der 3. Gruppe konnten 66,6 % (8 Personen) über ein komplettes Verschwinden der Schlafstörungen berichten, bei 3 Probanden gab es Verbesserungen und nur bei 1 Person stellte sich kein Erfolg ein. Eine erfreuliche Nebenwirkung wurde noch notiert: Bei Menschen mit Obstipation verbesserte sich auch diese [301].
- Einer japanischen Studie zufolge reduzierte die Inhalation von Rosenöl die Aktivität des sympathischen Nervensystems von gesunden Erwachsenen um 40 % ($p < 0{,}01$), zudem sank der Adrenalinspiegel um 30 %, was bedeutet, dass Rosenöl eine entspannende und beruhigende Wirkung besitzt [255].

7.165 Rosmarinus officinalis L. Chemotyp Bornan-2-on (Campher)

Rosmarin („spanisch")

Synonym: Salvia rosmarinus Spenn. (=seit 2017 neu geltender Name)

Herkunft des Namens: ros, lat.=Tau, marinus, lat.=zum Meer gehörend; officin, lat.=Werkstatt, Apotheke (bezieht sich auf die traditionelle medizinische Anwendung)

Pflanzenteil: Kraut (**Abb. 7.165**)

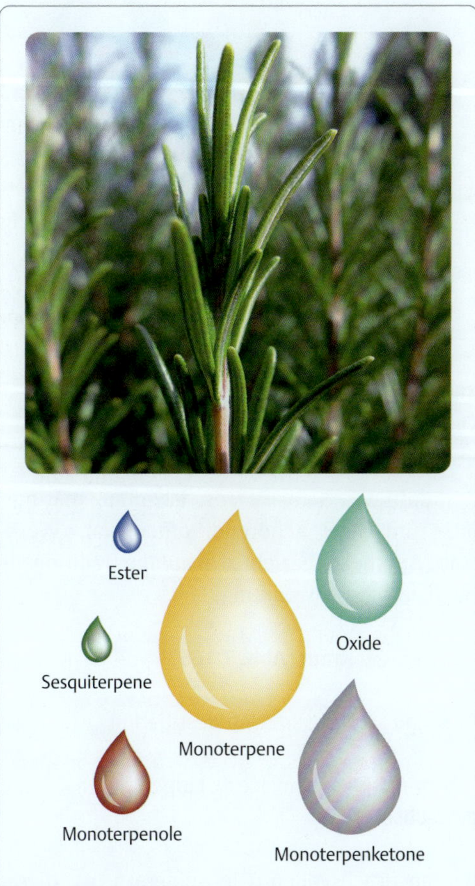

Abb. 7.165 Rosmarinus officinalis L. Chemotyp Bornan-2-on (Campher).

Gewinnung: Wasserdampfdestillation

Pflanzenfamilie: Lamiaceae, Lippenblütengewächse

Dieses krautig-kampferig duftende ätherische Öl, das es in 3 Chemotypen gibt, stimuliert den Kopf innerlich und äußerlich: Es fördert klare Gedanken, Wachheit, Konzentration, Klarheit. Dementen Patienten ermöglicht dieses Öl mehr wache und klare Momente. Zudem pflegt und regeneriert es die Kopfhaut und fördert den Haarwuchs.

Dieser preiswerte Chemotyp (und oft der einzige, der von eher nicht anspruchsvollen Öle-Anbietern verkauft wird) ist ein „Wundermittel" für Morgenmuffel und Menschen mit Hypotonie (niedrigem Blutdruck).

Inhaltsstoffe

Monoterpene
- 22,8 % α-Pinen
- 10,6 % Camphen
- 3,8 % β-Pinen
- 3,7 % Limonen
- 3,5 % Myrcen
- 0,7 % γ-Terpinen
- 0,7 % Terpinolen
- 0,4 % α-Terpinen
- 0,4 % α-Phellandren
- 0,1 % α-Thujen
- 0,07 % trans-Ocimen
- 0,06 % δ-3-Caren

Sesquiterpene
- 1,7 % β-Caryophyllen
- 0,4 % α-Humulen

Monoterpenole
- 3,9 % Borneol
- 1,3 % α-Terpineol
- 0,9 % Linalool
- 0,9 % Terpineol-4

Phenole
- 0,03 % Eugenol

Monoterpenketone
- 15,2 % (bis zu 27 %) Bornan-2-on (Campher)
- 2,3 % Verbenon

Ester

- 1,8 % Bornylacetat

Oxide

- 16,4 % 1,8-Cineol
- 0,1 % Caryophyllenoxid

Quelle: Primavera Life

Wichtige Eigenschaften:

- neuromuskulär anregend (in hoher Dosis)
- tonisierend, kardiotonisch
- hyperämisierend
- sekretolytisch
- emmenagog

Hauptindikationen:

- Hypotonie
- Myalgien
- rheumatische Schmerzen
- Herzrhythmusstörungen
- Sinusitis, Rhinitis
- Bronchitis
- Amenorrhö, Oligomenorrhö

Nebenwirkungen und Kontraindikationen:

- In der üblichen Verdünnung sind keine Nebenwirkungen zu erwarten.
- Wegen des eventuell hohen Camphergehaltes nicht in der Schwangerschaft, nicht für Babys und Kleinkinder verwenden.

Wissenschaftliche Arbeiten:

- Siehe Rosmarinus officinalis Ct. 1,8-Cineol, Kap. 7.164 (S. 558).

7.166 Rosmarinus officinalis L. Chemotyp 1,8-Cineol

Rosmarin (marokkanisch)

Synonym: Salvia rosmarinus Spenn. (= seit 2017 neu geltender Name)

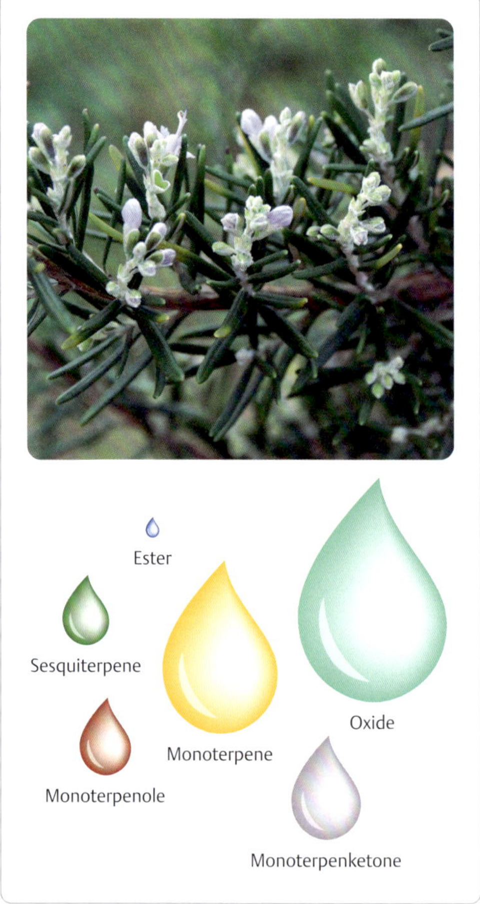

Abb. 7.166 Rosmarinus officinalis L. Chemotyp 1,8-Cineol.

Herkunft des Namens: ros, lat. = Tau, marinus, lat. = zum Meer gehörend; officin, lat. = Werkstatt, Apotheke (bezieht sich auf die traditionelle medizinische Anwendung)

Pflanzenteil: Kraut (**Abb. 7.166**)

Gewinnung: Wasserdampfdestillation

Pflanzenfamilie: Lamiaceae, Lippenblütengewächse

Bei anspruchsvollen Öle-Anbietern ist dieser Chemotyp anzutreffen, er wirkt längst nicht so anregend wie der Campher-Chemotyp, ist verträglicher und hilft wegen seines hohen Eucalyptolgehaltes hervorragend bei Erkältungskrankheiten.

Inhaltsstoffe

Monoterpene
- 10,9 % α-Pinen
- 7,1 % β-Pinen
- 3,6 % Camphen
- 2,1 % Limonen
- 1,4 % Myrcen
- 0,9 % γ-Terpinen
- 0,5 % α-Terpinen
- 0,4 % Terpinolen
- 0,25 % α-Thujen
- 0,2 % α-Phellandren
- 0,07 % Sabinen
- 0,07 % trans-Ocimen
- 0,03 % δ-3-Caren

Sesquiterpene
- 3,8 % β-Caryophyllen
- 0,4 % α-Humulen
- 0,3 % δ-Cadinen
- 0,04 % α-Cubeben

Monoterpenole
- 2,2 % Borneol
- 1,8 % α-Terpineol
- 0,9 % Linalool
- 0,6 % Terpineol-4
- 0,05 % Myrtenol

Phenole
- 0,02 % Eugenol

Monoterpenketone
- 9,7 % Bornan-2-on (Campher)
- 0,2 % Verbenon

Ester
- 0,4 % Bornylacetat

Oxide
- 45,7 % 1,8-Cineol
- 0,1 % Caryophyllenoxid

Quelle: Primavera Life

Wichtige Eigenschaften:
- stark sekretolytisch, expektorativ
- leicht blutdrucksteigernd
- antibakteriell (besonders Staphylococcus aureus)
- fungizid (besonders Candida albicans)
- choleretisch
- aquaretisch
- litholytisch
- neurotonisch
- hyperämisierend, analgetisch
- konzentrationsfördernd

Hauptindikationen:
- chronische und akute Bronchitis
- Sinusitis
- Hypotonie
- Burn-out
- Leberinsuffizienz, -zirrhose, Hepatitis
- Gallensteine
- Neuralgien, Rheumatismus
- Muskelkater

Nebenwirkungen und Kontraindikationen:
- In der üblichen Verdünnung sind keine Nebenwirkungen zu erwarten.
- Wegen des eventuell hohen Camphergehaltes nicht in der Schwangerschaft, nicht für Babys und Kleinkinder verwenden.

Wissenschaftliche Arbeiten:
- 20 gesunde Probanden inhalierten Rosmarinöl: Ihre Herzfrequenz, ihr Blutdruck und die Atmungsfrequenz erhöhten sich signifikant gegenüber Mandelöl, das als Kontrolle zum Einatmen gegeben wurde ($p < 0{,}01$), die Hauttemperatur sank hingegen signifikant. Im EEG zeigte sich eine Reduktion der α-Wellen (α_1: 8–10,99 Hz und α_2: 11–12,99 Hz), gleichzeitig stiegen die β-Wellen, die für Aufmerksamkeit stehen, an (13–30 Hz; [603]).
- In diesem Test wurde das Erinnerungsvermögen von 66 Probanden überprüft, die u. a. dem Studienleiter zu einem vorher vereinbarten Zeitpunkt Objekte aushändigen oder am Ende der Testzeit versteckte Dinge wiederfinden mussten. Bei der Hälfte der Teilnehmer wurden 5 Minuten vor Beginn der Tests mittels eines Aromastream-Gerätes 4 Tropfen Rosmarinöl in die Luft des Testraumes ausgebracht, die andere Hälfte der Teilnehmer durchlief die Tests in einem unbedufteten Raum. Parallel dazu wurde die Konzentration

von 1,8-Cineol in ihrem Blut überwacht. Die Rosmaringruppe zeigte bessere Resultate in Bezug auf ihr Erinnerungsvermögen [443].

- 20 gesunde Probanden inhalierten unterschiedliche Dosierungen von Rosmarinöl, während sie kognitive Tests durchliefen, parallel dazu wurde die Konzentration von 1,8-Cineol in ihrem Blut überwacht. Je höher diese Werte waren, desto besser fielen die Ergebnisse der Denkaufgaben und die Geschwindkeit der Lösungen aus [476].
- In Japan wurden 28 ältere Menschen, davon 17 mit Morbus Alzheimer, mit folgenden ätherischen Ölen behandelt: Rosmarin und Zitrone am Morgen, Lavendel und Orange am Abend. Sie erfuhren signifikante Verbesserungen der persönlichen Orientierung, insbesondere die demenziell veränderten Menschen zeigten signifikante Verbesserung (TDAS-Skala). Es wurden keine unerwünschten Nebeneffekte der Aromatherapie beobachtet [306].
- 144 gesunde Freiwillige wurden nach einem Zufallsverfahren 2 unterschiedlichen Raumdüften zugeordnet: Lavendel bewirkte einen signifikanten Leistungsabfall des Arbeitsgedächtnisses, Rosmarin hingegen eine Steigerung [477].

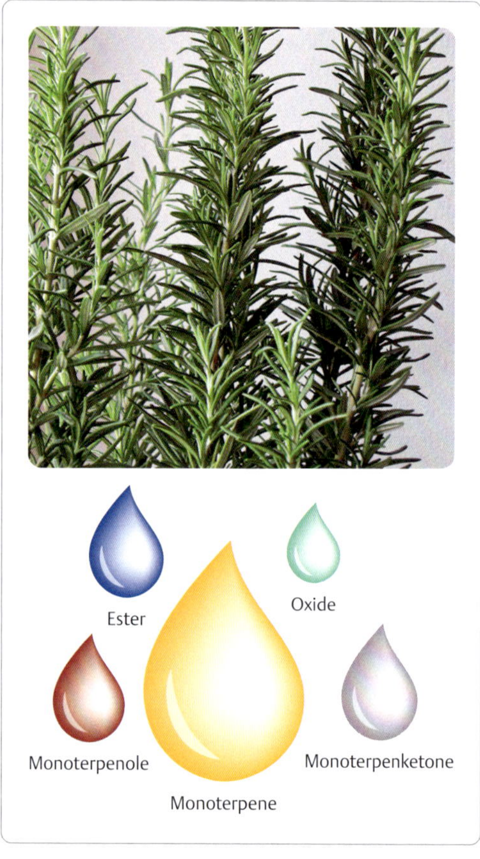

Abb. 7.167 Rosmarinus officinalis L. Chemotyp Verbenon/Bornylacetat (ABV).

7.167 Rosmarinus officinalis L. Chemotyp Verbenon/Bornylacetat (ABV)

Rosmarin (aus Korsika)

Synonym: Salvia rosmarinus Spenn. (= seit 2017 neu geltender Name)

Herkunft des Namens: ros, lat. = Tau, marinus, lat. = zum Meer gehörend; officin, lat. = Werkstatt, Apotheke (bezieht sich auf die traditionelle medizinische Anwendung)

Pflanzenteil: Kraut (**Abb. 7.167**)

Gewinnung: Wasserdampfdestillation

Pflanzenfamilie: Lamiaceae, Lippenblütengewächse

Dieses Rosmarinöl aus Korsika ist teurer als die anderen Chemotypen und nur bei wenigen Öle-Anbietern erhältlich. Es enthält so gut wie keinen Campher, kann also auch von empfindlichen Menschen verwendet werden. Somit wirkt es nicht so extrem anregend, sondern ist in der Wirkung eher mit dem Fichtennadelöl zu vergleichen.

Inhaltsstoffe

Monoterpene
- 35,2 % (32,6 %)* α-Pinen
- 6,9 % (7,4 %)* Camphen
- 2,9 % (1,9 %)* β-Pinen
- 2,3 % (4,3 %)* Limonen
- 1,7 % (1,3 %)* Myrcen
- 1,1 % γ-Terpinen
- 0,9 % (1 %)* Terpinolen
- 0,8 % (1,3 %)* α-Phellandren
- 0,5 % α-Terpinen
- 0,2 % δ-3-Caren
- 0,1 % α-Thujen
- (1,3 % p-Cymen)*

Sesquiterpene
- 0,2 % α-Humulen

Monoterpenole
- 4,7 % (5,9 %)* Borneol
- 1,2 % (1 %)* Terpineol-4
- 0,9 % (2,9 %)* Linalool
- 0,8 % α-Terpineol
- 0,4 % Myrtenol
- (0,5 % Geraniol)*

Phenole
- 0,06 % Eugenol

Monoterpenketone
- 0,8 % (5,7 %)* Bornan-2-on (Campher)
- 1,1 % (6,2 %) Verbenon

Ester
- 10,8 % (11,1 %)* Bornylacetat

Oxide
- 9,2 % (5,7 %)* 1,8-Cineol

* Die Werte in Klammern beziehen sich auf das Rosmarinöl von Light of Nature, Inhaltsstoffe ohne diese zusätzlichen Angaben in Klammern sind dort nicht enthalten.
Quelle: Primavera Life

Wichtige Eigenschaften:
- spasmolytisch
- sekretolytisch, expektorativ
- kardiotonisch
- granulationsfördernd

Hauptindikationen:
- Burn-out, nervöse Depression
- Bronchitis, Sinusitis
- Angina pectoris, Tachykardie, Herzarrhythmie
- Narben

Nebenwirkungen und Kontraindikationen:
- In der üblichen Verdünnung sind keine Nebenwirkungen zu erwarten.

7.168 Ruta graveolens L. !!

Raute, Weinraute

Herkunft des Namens: ruta, lat. = Weinraute; gravis, lat. = schwer, stark; olens, lat. = riechend (olere, lat. = riechen)

Pflanzenteil: Kraut (**Abb. 7.168**)

Gewinnung: Wasserdampfdestillation

Pflanzenfamilie: Rutaceae, Rautengewächse

Inhaltsstoffe

Alkohol
- 1,5 % 2-Undecanol

Ketone
- 31–49 % 2-Undecanon (Methylnonylketon)
- 18–25 % 2-Nonanon

Andere
- Furocumarine: Bergapten, Xanthotoxin, Psoralen

Quelle: [695]

Wichtige Eigenschaften:
- stark anthelminthisch
- stark spasmolytisch

Hauptindikationen:
- keine

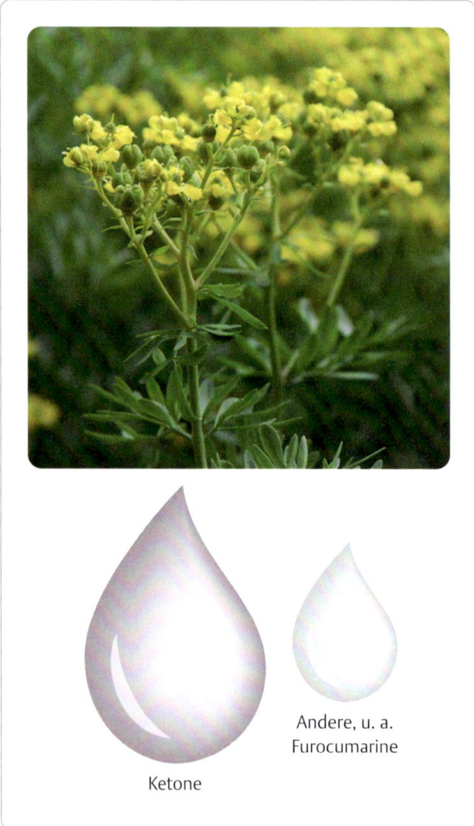

Abb. 7.168 Ruta graveolens L.

Nebenwirkungen und Kontraindikationen:

- Das Öl darf nur bei entsprechender Indikation unter ärztlicher Aufsicht verwendet werden, allerdings nicht bei Epilepsie.

! Cave

Dieses kaum erhältliche Öl wird in der Aromatherapie nicht verwendet, es wirkt stark photosensitivierend, bei innerer Anwendung neurotoxisch und abortiv.

7.169 Salvia lavandulifolia Vahl

Lavendelsalbei, Spanischer Salbei

Synonym: Salvia lavandula Alain

Herkunft des Namens: salvus, lat. = gesund; lavandula, lat. = Lavendel, folium, lat. = Blatt (die Blätter ähneln denen des Lavendels)

Pflanzenteil: blühendes Kraut

Gewinnung: Wasserdampfdestillation

Pflanzenfamilie: Lamiaceae, Lippenblütengewächse

Die graugrünen Blätter dieser Heilpflanze (**Abb. 7.169**) sind recht schmal, sie könnte aus der Ferne an Lavendel erinnern. Dieses ätherische Öl enthält nicht den potenziell neurotoxischen Inhaltsstoff Thujon. In In-vitro-Studien konnte der Nachweis erbracht werden, dass es als Acetylcholinesterasehemmer fungiert und somit wie moderne Alzheimer-Medikamente wirkt.

(i) Inhaltsstoffe

Monoterpene

- 6–8,5 % α-Thujen
- 4–6 % Camphen
- 3–6 % β-Thujen
- Sabinen
- Myrcen
- Limonen (bis 41 %)
- cis- und trans-Ocimen
- allo-Ocimen

Sesquiterpene

- α-Cubeben
- α-Copaen
- α-Gurjunen
- cis- und trans-α-Bergamotten
- β-Caryophyllen
- α-Humulen
- Aromadendren
- allo-Aromadendren
- δ-Cadinen
- Curcumen

Monoterpenole
- 28 % Linalool
- 4 % α- und δ-Terpineol
- 2 % Borneol
- trans-Thujanol-4
- Sabinol
- Nerol
- Geraniol

Monoterpenketone
- 1–11 % Bornan-2-on (Campher)

Ester
- 0,1–24 % Sabinylacetat
- Bornylacetat
- Terpinylacetat

Oxide
- 18–32 % 1,8-Cineol

Andere
- α-p-Dimethylstyren

Quelle: [191], [378], [695]

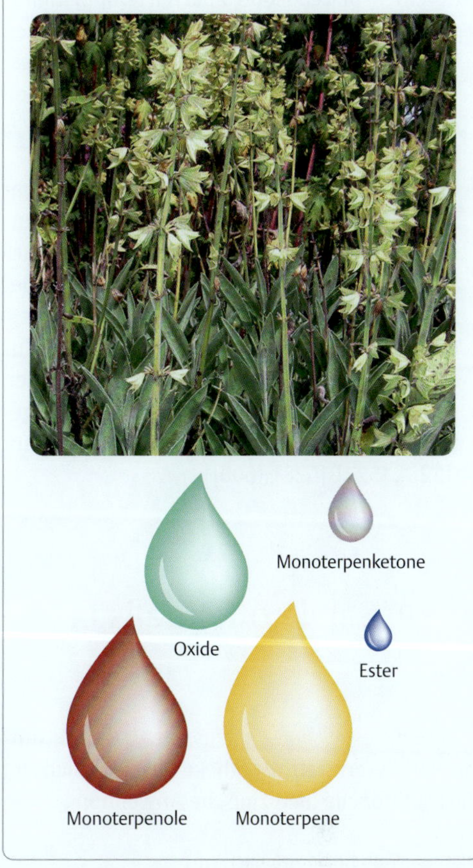

Abb. 7.169 Salvia lavandulifolia Vahl.

Wichtige Eigenschaften:
- antiinfektiös
- expektorativ
- spasmolytisch
- analgetisch
- stark tonisierend auf das ZNS

Hauptindikationen:
- Rhinitis, Sinusitis
- Bronchitis
- Grippe
- Burn-out
- stressbedingte Beschwerden
- Kopfschmerzen
- Arthritis, Muskelschmerzen
- Neuralgien
- Morbus Alzheimer

Nebenwirkungen und Kontraindikationen:
- Die Zusammensetzung dieses ätherischen Öles kann sehr unterschiedlich sein. Gute Öle-Anbieter achten auf ein Öl, das frei von Sabinylacetat ist. Therapeutinnen und Therapeuten sollten sich in jedem Fall eine aktuelle Inhaltsstoffeanalyse ihres Ölelieferanten geben lassen.
- Ist der Sabinylacetatgehalt hoch, gehört es zu den besonders gefährlichen Ölen in der Schwangerschaft. Die Kombination mit einem hohen Campheranteil kann die abortive Wirkung verstärken.
- Das Öl ist nicht geeignet für Epileptiker und fiebernde Menschen.

Wissenschaftliche Arbeiten:
- Eine kleine placebokontrollierte, randomisierte Doppelblindstudie im Cross-over-Design mit 20 britischen älteren Menschen zeigte eine signifikante Verbesserung des Gedächtnisses und der Aufmerksamkeit, nachdem sie Salbeiextrakte in unterschiedlicher Dosierung erhielten [614].

- In einer placebokontrollierten Doppelblindstudie im Cross-over-Design mit 24 jüngeren Freiwilligen konnte eine signifikante Verbesserung der sekundären Gedächtnisleistungen nachgewiesen werden, wenn standardisiertes Lavendelsalbeiöl verabreicht wurde [690].
- Einige ätherische Öle können die „Wachzustände" von dementen Menschen verlängern und/oder vertiefen. Insbesondere das ätherische Öl aus Lavendelsalbei („Spanischer Salbei") unterdrückt – durch Studien belegt – im Gehirngewebe das Enzym Acetylcholinesterase, welches bei an Demenz erkrankten Patienten den ohnehin nur noch spärlich gebildeten Gehirnbotenstoff Acetylcholin abbaut ([526], [527], [528], [600]).

7.170 Salvia officinalis L.

Salbei

Herkunft des Namens: salvus, lat. = gesund; officin, lat. = Werkstatt, Apotheke (bezieht sich auf die traditionelle medizinische Anwendung)

Pflanzenteil: blühendes Kraut

Gewinnung: Wasserdampfdestillation

Pflanzenfamilie: Lamiaceae, Lippenblütengewächse

Der Name Salvia (die rettende/heilende Pflanze) erinnert uns daran, dass dies ein altes Heilkraut (**Abb. 7.170**) ist, das heute noch bei schamanischen Reinigungszeremonien für Räucherungen verwendet wird. Durch den meistens hohen Thujongehalt ist das ätherische Öl nicht ungefährlich, daher sollten Laien lieber auf Salbeitee, Muskatellersalbeiöl oder Lavendelsalbeiöl ausweichen. Alternativ ist es möglich, bei Anbietern einzukaufen, die thujonarme Qualitäten anbieten. Wegen seiner östrogenmodulierenden Wirkung rät der französische Experte Philippe Mailhebiau Männern davon ab, Salbeiöl zu verwenden.

Inhaltsstoffe

Monoterpene
- 4,49 % β-Pinen
- 3,83 % α-Pinen
- 3,59 % Camphen
- 1,33 % Limonen
- 1,02 % Myrcen
- 0,47 % γ-Terpinen
- 0,42 % cis-Ocimen
- 0,33 % Sabinen
- 0,31 % α-Thujen
- 0,28 % α-Terpinolen

Sesquiterpene
- 7,77 % α-Humulen
- 7,57 % β-Caryophyllen

Monoterpenole
- 4,57 % Borneol
- 0,53 % Linalool
- 0,47 % Terpineol-4

Sesquiterpenole
- 3,42 % Viridiflorol

Diterpenole
- 0,66 % Sclareol

Monoterpenketone
- 28,61 % α-Thujon
- 10,68 % Bornan-2-on (Campher)
- 4,91 % β-Thujon

Ester
- 1,82 % Bornylacetat

Oxide
- 11,85 % 1,8-Cineol
- 0,57 % Caryophyllenoxid

Quelle: Farfalla

Wichtige Eigenschaften:
- spezifisch antibakteriell: β-hämolysierende Streptokokken, Staphylococcus aureus, Kolibakterien, Klebsiella, Pseudomonas
- stark antiviral
- sekretolytisch
- antimykotisch (Candida)
- cholagog, choleretisch
- östrogenähnlich, emmenagog
- granulationsfördernd
- tonisierend und stimulierend

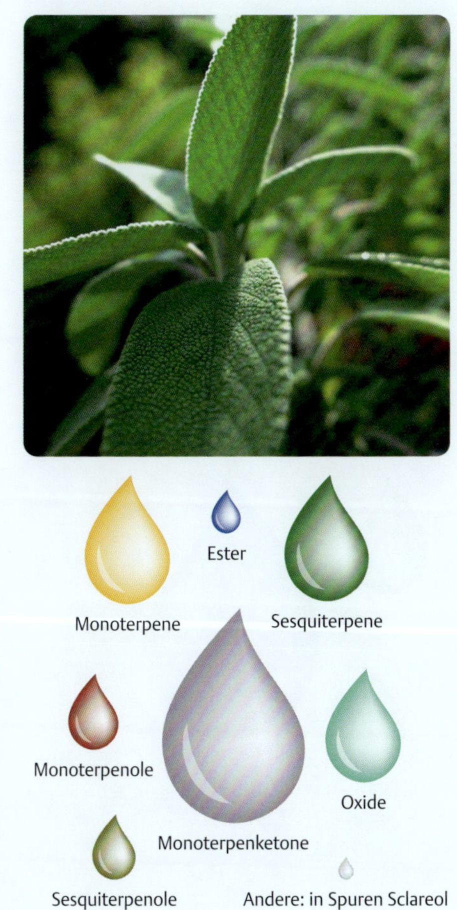

Abb. 7.170 Salvia officinalis L.

Hauptindikationen:

- Sinusitis
- Angina tonsillaris
- Grippe
- Bronchitis
- virale Enteritis
- virale Neuritis
- virale Meningitis
- Amenorrhö, Oligomenorrhö
- Prämenopause, Hitzewallungen, Schwitzen
- Fußschweiß
- bremst übermäßige Laktation
- Cellulite
- Wunden, Narben
- Herpes genitalis, Herpes labialis

Nebenwirkungen und Kontraindikationen:

- Je nach Herkunft kann dieses Öl bei innerer Anwendung abortiv und neurotoxisch sowie potenziell krampfauslösend (Epilepsie) wirken.
- Für therapeutische Zwecke sollte die Zusammensetzung des jeweiligen Öles von der liefernden Firma eingesehen werden; Öle mit 40–80 % Thujongehalt sollten gemieden werden.
- Britische Aromatherapeutinnen und Aromatherapeuten, die Mitglied in der IFA sind, verpflichten sich, ätherisches Salbeiöl nicht zu verwenden.

Wissenschaftliche Arbeiten:

- In einem britischen Experiment unterzogen sich 135 gesunde Freiwillige nach oraler Verabreichung zweier Salbeiprodukte Gedächtnistests. Die Salvia-officinalis-Gruppe schnitt bezüglich der Gedächtnisleistung signifikant besser ab als die Kontrollgruppe [479].

7.171 Salvia sclarea L.

Muskatellersalbei

Herkunft des Namens: salvus, lat. = gesund, unversehrt, wohlbehalten; sclarea = nicht geklärt

Pflanzenteil: Blüte und Kraut

Gewinnung: Wasserdampfdestillation

Pflanzenfamilie: Lamiaceae, Lippenblütengewächse

Diese Salbeiart mit ihren großen Blättern (die kaum duften) und hohen, extrem duftenden Blütenrispen (**Abb. 7.171**) liefert ein bemerkenswertes Öl für viele Frauenprobleme. Wenn es sorgfältig destilliert wurde, enthält es das seltene Diterpen Sclareol, das eine ungewöhnlich regulierende Wirkung auf den weiblichen Hormonhaushalt hat. Der Anteil an Sclareol kann je nach Destillationszeit annähernd 0 bis gut 2 % betragen.

Inhaltsstoffe

Monoterpene

- jeweils ca. 1 % α-Pinen, β-Myrcen, cis-β-Ocimen, trans-β-Ocimen, D-(+)-Limonen

Sesquiterpene

- 7 % Germacren D
- 3 % β-Caryophyllen
- jeweils weniger als 1 % α-Copaen, β-Elemen, β-Bourbonen, γ-Elemen, δ-Cadinen, α-Humulen

Monoterpenole

- 12 % Linalool
- 0,3 % α-Terpineol
- Nerol
- Geraniol

Sesquiterpenole

- bis 0,3 % Farnesol
- Spathulenol
- β-Eudesmol

Diterpenole

- 0,6–2 % Sclareol
- 0,06 % Manool

Ester

- 51–74 % Linalylacetat
- 0,3 % Geranylacetat
- Nerylacetat
- Linalylformiat
- Bornylacetat

Oxide

- Sclareoltransoxid
- Manooloxid
- 1,8-Cineol
- Caryophyllenoxid

Quelle: Florentia

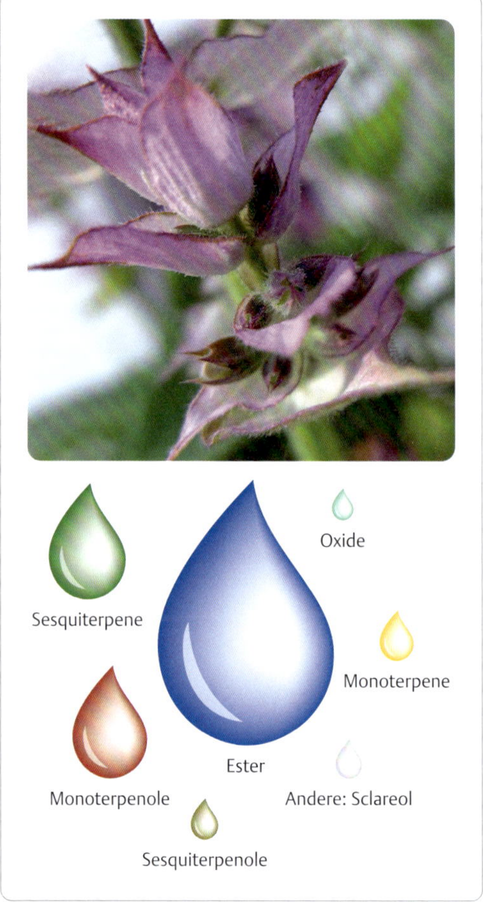

Abb. 7.171 Salvia sclarea L.

Wichtige Eigenschaften:

- stark spasmolytisch
- antibakteriell
- östrogenähnlich
- aphrodisisch
- antidepressiv
- stimmungsaufhellend
- neurotonisch
- phlebotonisch
- entstauend, entgiftend
- regenerativ

Hauptindikationen:

- Amenorrhö
- PMS, besonders bei Mädchen und jungen Frauen
- Dysmenorrhö, Prämenopause
- genitale Infektionen (durch Hormonstörung)
- Depression
- Burn-out
- Nervosität
- Migräne
- stressbedingte Beschwerden
- Varizen, Hämorrhoiden
- fettige Haut, fettiges Haar
- spastischer Husten, Pertussis

Nebenwirkungen und Kontraindikationen:

- Das Öl kann die berauschende Wirkung von Alkohol verstärken.
- Nicht kurz vor und während sehr starker Menstruationsblutung anwenden. In der Schwangerschaft nur äußerlich und sparsam nutzen!
- Es handelt es sich ansonsten um ein sehr verträgliches Öl.

Wissenschaftliche Arbeiten:

- In einer Pilotstudie mit 30 Teilnehmern (davon 15 weiblich) wurde Muskatellersalbeiöl in Erdnussöl verdünnt und auf den linken Unterarm aufgetragen. Dies führte bei den Frauen zu einem Anstieg der Pulsfrequenz (Erdnussöl diente als Kontrolle). Bei den männlichen Probanden sank die Pulsfrequenz im Laufe der Zeit ($p = 0{,}013$). Im zweiten Experiment (32 Teilnehmer; 16 Frauen) wurde das Öl für 30 Minuten inhaliert (reines Wasser diente als Kontrolle). Die Abnahme der Pulsfrequenz war bei den Frauen signifikant stärker als bei den Männern ($p = 0{,}026$). Um den Einfluss der Applikationsart zu untersuchen, wurde ein Vergleich beider Experimente durchgeführt, der einen signifikanten Unterschied zwischen den Geschlechtern für den Parameter der Pulsrate zeigte ($p = 0{,}034$). Insgesamt können die hervorgerufenen Effekte von der Applikationsmethode (inhalativ/dermal) und dem Geschlecht (männlich/weiblich) abhängen [464].
- Staphylokokkenstämme wurden aus Patientenwunden isoliert und ihre Resistenz gegen Antibiotika untersucht. Muskatellersalbeiöl wirkte bei Staphylococcus aureus, Staphylococcus epidermidis und Staphylococcus xylosus mit einer minimalen Hemmkonzentration zwischen 3,75 und 7,00 µl/ml. Die Autoren folgern, dass antibakterielle Zubereitungen mit diesem Öl bei infizierten Wunden vielversprechend sein könnten [639].
- In einer randomisierten, kontrollierten Doppelblindstudie an 34 weiblichen Patentinnen mit Harninkontinenz konnte eine signifikante Senkung ($p = 0{,}048$) des systolischen Blutdrucks festgestellt werden, während sie sich urologischen Untersuchungen unterzogen. Es wurde 5 %iges Muskatellersalbeiöl inhaliert, in den Kontrollgruppen wurden jeweils Lavendel- oder reines Mandelöl eingeatmet. Das Öl von Lavandula angustifolia erhöhte den Blutdruck leicht [622].
- Die ätherischen Öle von Muskatellersalbei, Lavendel, Orange und Sandelholz wurden 10 Tage lang für 45 Minuten von 31 ruhig lesenden Studenten mit leichten Angstsymptomen eingeatmet. Ihr Urin wurde vor den Testtagen und nach Ablauf des 10-tägigen Experiments untersucht. Dabei wurden über 200 Metaboliten erfasst, 29 unterschieden sich bei einem Teil der Freiwilligen erheblich vor und nach der Aufnahme von ätherischen Ölen. Beispielsweise waren Arginin, Homocystein und Betain erhöht, während der Gehalt an Alkoholen, Kohlenhydraten und organischen Säuren niedriger war als vorher [762].
- Im Tierversuch zeigte sich eine deutliche antidepressive Wirkung, welche die Autoren einer Modulation des Dopaminstoffwechsels zuschreiben [621].

7.172 Santalum album L.

Sandelholz

Herkunft des Namens: candanam, altindisch = Sandelholz; albus, lat. = weiß

Pflanzenteil: (Kern-)Holz und Wurzeln

Gewinnung: Wasserdampfdestillation

Pflanzenfamilie: Santalaceae, Sandelholzgewächse

Diese ungewöhnliche Pflanze hat ihre Heimat in Indien, in einer Region, die sich im Südwesten des Subkontinents befindet – Mysore. Dort werden die Bäume mittlerweile auf über 10 000 m² Fläche angebaut. In Indonesien und in Australien findet man verwandte Bäume, zudem gibt es in der Karibik den in Kap. 7.13 (S. 347) besprochenen Baum Amyris (Rutaceae), der ein ähnlich duftendes ätherisches Öl liefert.

Der Sandelholzbaum ist ein Halbschmarotzer, d. h., er braucht zum Wachsen eine Wirtspflanze. Die zarten Wurzeln des Keimlings, der nach 20 Tagen aus der kleinen schwarzen Sandelholzfrucht entsteht, siedeln sich in den Wurzeln von nahen Bäumen an. Dann muss sich das junge Pflänzchen 7 Jahre von diesem Wirt ernähren, der dabei abstirbt. Ab diesem Zeitpunkt wächst der Sandelholzbaum noch bis zu 140 Jahre alleine weiter, bis er eine Höhe von etwa 15 m erreicht.

Die indische Regierung kontrolliert einen Großteil der Plantagen, da mit diesen Bäumen schwerer Raubbau betrieben wird. Seit alters wird das duftende Holz gerne zur Möbelherstellung und zum Innenausbau verwendet, da es nicht von Insekten befallen wird und dadurch extrem lange haltbar ist. Früher wie heute wird das Holz (**Abb. 7.172**) vorwiegend für sakrale und medizinische Zwecke eingesetzt. Im Ayurveda hat es eine lange Tradition; auch in der Bibel wird es erwähnt.

Um mit den staatlichen Destillieranlagen konkurrieren zu können, haben sich die privaten Anlagen auf das Gütesiegel „AG Mark“ geeinigt. Seit Anfang 1994 müssen alle Sandelholzölproduzenten eine Lizenz haben; diese Maßnahme hat sich als äußerst effektiv gegen Schmuggler erwiesen, der Marktpreis des begehrten Öles ist infolgedessen stark angestiegen, und es wird immer mehr zur kostbaren Rarität. Laut IUCN gehört der Sandelholzbaum – je nach Standort – zu den (demnächst) bedrohten (vulnerablen) Arten [295].

Das ätherische Öl ist v. a. im Kernholz und in den Wurzeln enthalten – Rinde und Blätter duften nicht. So muss immer der gesamte Baum samt Wurzeln mit schwerem Gerät aus dem feuchten, lehmigen Boden gehievt werden. Offiziell dürfen nur kranke Bäume ausgehoben werden.

Das innere Hartholz kann man erst nach 15 Jahren gewinnen; aus Habgier werden allerdings immer mehr junge Pflanzen gehoben, weshalb die Anwendung von Sandelholzöl eher zu den ökologisch fragwürdigen Bereichen der

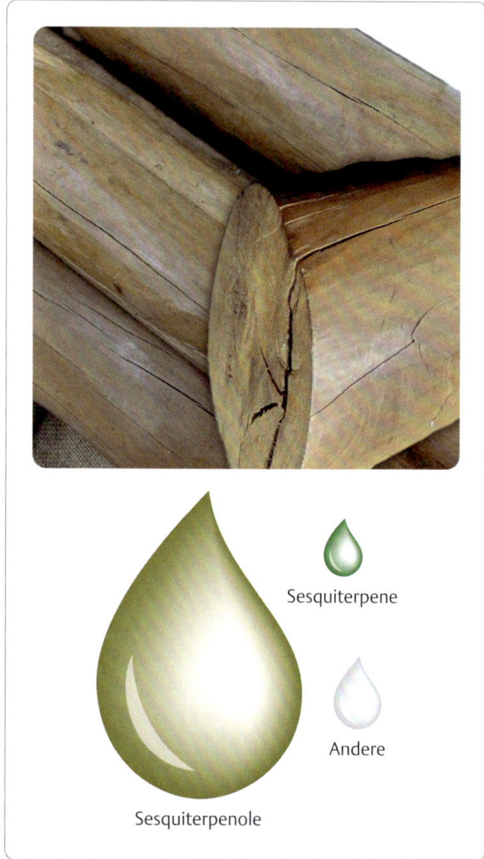

Abb. 7.172 Santalum album L.

Aromatherapie gehört. Auch die kleinsten Würzelchen werden aufgesammelt. Die Rinde wird entfernt und das Hartholz zu Klötzen verarbeitet. Dann wird es auf Auktionen in Bangalore und Madras versteigert und nach dem groben Pulverisieren zu ätherischem Öl destilliert. Die fein pulverisierte Substanz wird zudem in der Seifenindustrie und zu Räucherstäbchen verarbeitet.

Das Öl wird meistens gestreckt, verfälscht oder gar synthetisch angeboten. Verfälscht wird es mit Amyrisöl und mit den Ölen der Texas- oder Virginiazeder (die eigentlich Wacholdergewächse sind). Auf natürliche Weise wird es mit Rizinus-, Leinsamen- und Palmöl, auf chemische Weise mit Paraffin, Glycerylacetat und Dipropylglycol gestreckt. Bei der Streckung mit fetten

Ölen erkennt man einen öligen Fleck auf Papier, der auch nach langer Zeit bleibt, was bei reinen ätherischen Ölen nicht der Fall ist.

Die Hauptinhaltsstoffe α- (58 %) und β-Santalol (22 %) bestimmen den Duft maßgeblich. α-Santalol duftet leicht holzig und wird bereits als wirksames Neuroleptikum eingesetzt, β-Santalol ist ein starker animalischer Duft, weshalb bei der Parfümindustrie ein hoher Anteil davon für die Basisnoten bevorzugt wird.

Andere sog. Sandelholzbäume sind:

- Santalum austrocaledonicum (Neukaledonisches Sandelholz), siehe Kap. 7.171 (S. 569)
- Pterocarpus santalinus (Roter Sandelbaum)
- Eucaria spicata (Australisches Sandelholz)
- Fusanus spicatus (Australisches Sandelholz)
- Osyris tenuifolia (Ostafrikanisches Sandelholz)
- Santalum yasi (Fidschi-Sandelholz)

Inhaltsstoffe

Sesquiterpene

- 1,3 % β-Santalen
- 0,8 % epi-β-Santalen
- 0,6 % α-Santalen
- 0,3 % ar-Curcumen
- 0,2 % γ-Curcumen

Sesquiterpenole (65–90 %)

- 39,8 % cis-α-Santalol (bis zu 60 %)
- 21,1 % cis-β-Santalol (bis zu 30 %)
- 4,2 % cis-epi-β-Santalol

Quelle: Primavera Life

Wichtige Eigenschaften:

- antiseptisch (besonders auf den Urogenitaltrakt)
- venös und lymphatisch entstauend
- hypotensorisch
- neuroleptisch
- aphrodisisch
- granulationsfördernd

Hauptindikationen:

- Varizen, Hämorrhoiden
- Stauungen im kleinen Becken
- Bronchitis, Husten
- Pharyngitis
- Zystitis
- Neuralgien
- milde Depressionen
- Angsterkrankungen
- Hypertonie
- Schlaflosigkeit
- Zwangserkrankungen
- Impotenz
- trockene, wunde, aufgesprungene Haut
- Milchschorf, Psoriasis

Nebenwirkungen und Kontraindikationen:

- Hervorragend verträgliches Öl, es sind keine unerwünschten Nebenwirkungen bekannt.

7.173 Santalum austrocaledonicum Vieill.

Neukaledonisches Sandelholz, Australisches Sandelholz

Herkunft des Namens: candanam, altindisch = Sandelholz; austro- = aus Australien, caledonicum = aus Neukaledonien (im südlichen Pazifik)

Pflanzenteil: (Kern-)Holz

Gewinnung: Wasserdampfdestillation

Pflanzenfamilie: Santalaceae, Sandelholzgewächse

Dieses Öl (**Abb. 7.173**) ist erst seit ca. der Jahrtausendwende aufgrund der Verknappung und der ökologischen Problematik von Santalum album auf dem Markt. Es wird wie das Weiße Sandelholz aus Indien geliefert, da Zusammensetzung und Duft vergleichbar sind.

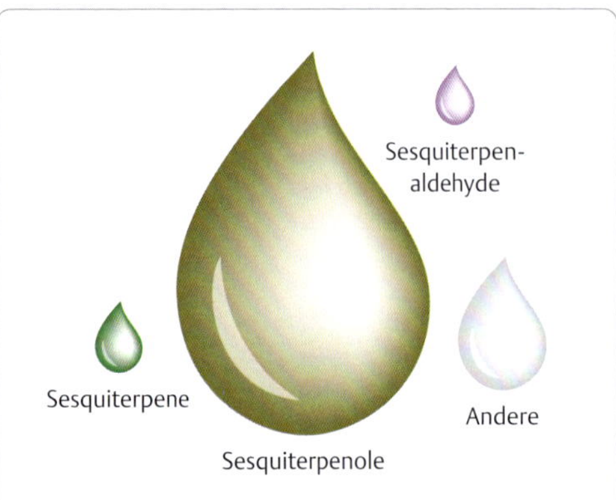

Abb. 7.173 Santalum austrocaledonicum Vieill.

Inhaltsstoffe

Sesquiterpene

- 0,91 % α-Santalen
- 0,71 % epi-β-Santalen
- 0,68 % β-Santalen
- 0,22 % β-Curcumen
- 0,18 % ar-Curcumen
- 0,12 % trans-β-Bergamotten
- 0,10 % Santen

Sesquiterpenaldehyde

- 0,72 % epi-cis-β-Santalal
- 0,59 % Cyclosantalal
- 0,37 % α-Santalal
- 0,29 % epi-Cyclosantalal
- 0,17 % cis-β-Santalal

Sesquiterpenole

- 44,06 % cis-α-Santalol
- 17,87 % cis-β-Santalol
- 11,10 % cis-Lanceol
- 6,21 % trans-α-Bergamottol
- 3,15 % epi-β-Santalol
- 0,77 % trans-β-Santalol
- 1,49 % cis-Nuciferol

Quelle: Primavera Life

Wichtige Eigenschaften:

- stimmungsaufhellend
- granulationsfördernd

Hauptindikationen:

- ähnlich wie Santalum album

Nebenwirkungen und Kontraindikationen:

- Hervorragend verträgliches Öl, bei normaler Anwendung sind keine unerwünschten Nebenwirkungen bekannt.

7.174 Santolina chamaecyparissus L. !!

Heiligenkraut

Herkunft des Namens: sanctus, lat. = heilig (hoch geschätzt); chamai, gr. = niedrig, am Erdboden kriechend, kyparyssos, gr. = Zypresse (Laub zypressenähnlich)

Pflanzenteil: blühende Pflanze

Gewinnung: Wasserdampfdestillation

Pflanzenfamilie: Asteraceae, Korbblütengewächse

Das Öl des Heiligenkrauts (**Abb. 7.174**) ist kaum erhältlich, es wird in der französischen Aromatherapie innerlich bei Parasitenbefall eingesetzt (von Ärzten verschrieben und begleitet).

Inhaltsstoffe

Monoterpene

- 5 % α-Pinen
- 4 % Camphen
- 1,8 % β-Pinen

Ketone

- 39 % Artemisiaketon
- α- und β-Santolinenon

Andere

- Sesquiterpenlactone

Quelle: [191]

Wichtige Eigenschaften:

- stark antiinfektiös
- antiparasitisch (Ascaris)
- sekretolytisch
- wundheilend

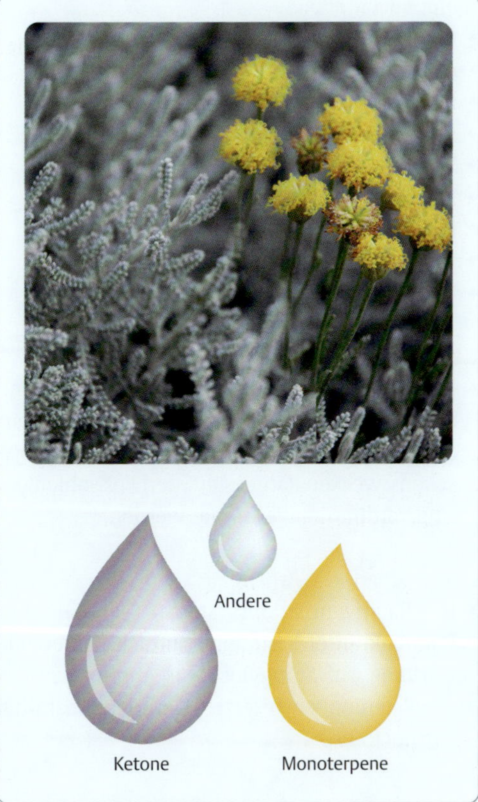

Abb. 7.174 Santolina chamaecyparissus L.

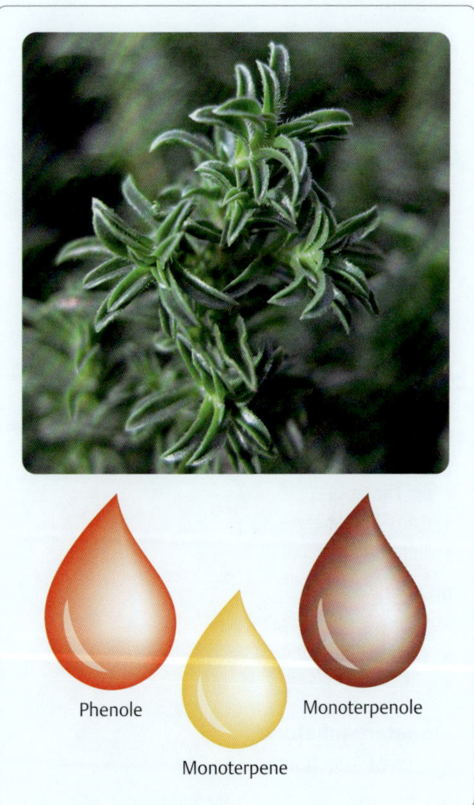

Abb. 7.175 Satureja montana L.

Hauptindikationen:
- Wurmbefall (besonders Spulwurm)
- Hautparasitosen
- Bronchitis

Nebenwirkungen und Kontraindikationen:
- Dieses ätherische Öl wird in der Aromatherapie nicht verwendet, bei innerer und längerer Anwendung kann es neurotoxisch und abortiv wirken.

7.175 Satureja montana L.

Bergbohnenkraut

Herkunft des Namens: möglicherweise auf die griechische Sagengestalt Satyr, die für Kraft und Potenz steht, zurückzuführen; mons, montanus, lat. = Berg, Gebirge

Pflanzenteil: Kraut

Gewinnung: Wasserdampfdestillation

Pflanzenfamilie: Lamiaceae, Lippenblütengewächse

Kaum zu glauben, dass dieser krautige, etwas pfefferige Duft einer bekannten Würzstaude (**Abb. 7.175**) zu den Aphrodisiaka zählt. Das Öl ist insgesamt sehr energiespendend und vitalisierend und gut einsetzbar bei starken Erschöpfungszuständen. Durch den hohen Gehalt des Monoterpenphenols Carvacrol (ca. 40 %) können wir es erfolgreich gegen zahlreiche Bakterienstämme einsetzen, aber auch gegen Viren, Pilze (Candida) und Parasiten.

Satureja hortensis (Gartenbohnenkraut) kann ein vergleichbares Inhaltsstoffespektrum aufweisen und hat demzufolge ähnliche Einsatzgebiete, es duftet und wirkt etwas milder.

Inhaltsstoffe

Monoterpene
- 2–20 % α- und γ-Terpinen
- 10–25 % p-Cymen
- α- und β-Pinen, Camphen
- Sabinen, Myrcen, Limonen
- α-Phellandren

Sesquiterpene
- β-Caryophyllen, α-Humulen, Aromadendren, β-Bisabolen
- α-Cadinen, γ-Cadinen

Monoterpenole
- 9–54 % Linalool
- 6–9 % α-Terpineol
- bis zu 7 % Terpineol-4
- cis-Thujanol-4
- trans-Thujanol-4
- Geraniol, Borneol

Phenole
- 25–50 % Carvacrol
- 1–5 % Thymol
- Eugenol

Monoterpenketone
- Bornan-2-on (Campher)

Ester
- Linalylacetat
- Terpinen-4-yl-acetat
- Geranylacetat
- α-Terpinylacetat

Oxide
- 1,8-Cineol
- Caryophyllenoxid

Quelle: [543]

Wichtige Eigenschaften:
- stark antiinfektiös (Breitband)
- antiparasitisch
- immunmodulatorisch
- neurotonisch und stimulierend
- blutdrucksteigernd
- aphrodisisch
- analgetisch

Hauptindikationen:
- Candida albicans
- chronische Infekte
- bei beginnendem Infekt zur Abwehr
- Bronchitis, Husten, Tonsillitis
- Wurmbefall, Amöbiasis
- Erschöpfung, Depression
- Hypotonie
- zur Gedächtnisverbesserung
- Impotenz

Nebenwirkungen und Kontraindikationen:
- Je nach Erntezeitpunkt und Herkunft kann dieses Öl stark hautreizend sein, niemals pur auf die Haut auftragen; zu immunmodulatorischen Zwecken kann es auf den Fußsohlen gering verdünnt angewendet werden.

Wissenschaftliche Arbeiten:
- In Raumventilationssystemen verdampftes Bohnenkrautöl hatte eine ähnlich bakterizide Wirkung auf Staphylococcus aureus wie das als Referenz eingesetzte Desinfektionsmittel Formol [533].

7.176 Saussurea costus (Falc.) Lipsch.

Costuswurzel

Synonym: Saussurea lappa (Decne.) Sch.Bip.

Herkunft des Namens: nach dem Schweizer Naturforscher Horace Bénédict de Saussure (1740–1799); costus, lat. = Kostwurz

Pflanzenteil: getrocknete Wurzel

Gewinnung: Wasserdampfdestillation

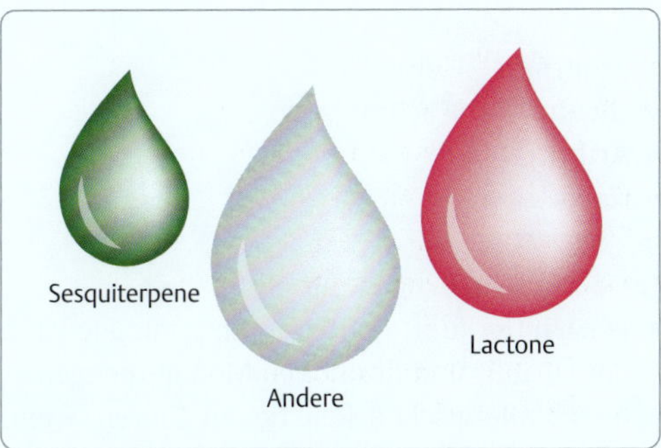

Abb. 7.176 Saussurea costus (Falc.) Lipsch.

Pflanzenfamilie: Asteraceae, Korbblütengewächse

Dieses ätherische Öl (**Abb. 7.176**) wurde als Fixativ in der Parfümindustrie verwendet. Die Art, die aus dem nördlichen Indien und Pakistan stammt, ist bedroht und steht unter Schutz.

Inhaltsstoffe

Sesquiterpene

- 20 % Aplotaxen
- β-Elemen

Sesquiterpenole

- Costol

Sesquiterpenketone/Lactone

- 15 % Dihydrocostuslacton
- 11 % Costunolid
- 6 % Dehydrocostuslacton
- 6 % Dihydrodehydrocostuslacton
- α-Ionon

Quelle: [191], [378], [695]

Wichtige Eigenschaften:

- sekretolytisch
- antiinflammatorisch
- antimykotisch
- spasmolytisch
- antiviral

Hauptindikationen:

- katarrhalische Infektionen der Atemwege
- Asthma, spastischer Husten
- nervöse Anspannung, Stresssymptome

Nebenwirkungen und Kontraindikationen:

- Aufgrund des hohen Gehaltes an Lactonen kann dieses Öl stark allergisierend wirken, somit wird von seiner Anwendung abgeraten.

7.177 Schinus molle L.

Pfeffer (rosa), Peruanischer Pfefferbaum

Herkunft des Namens: Schinos ist der griechische Name für den Mastixstrauch (Pistacia lentiscus), der mit dem Pfefferbaum (auch Amerikanischer Mastix genannt) verwandt ist; mollis, lat. = weich

Pflanzenteil: Frucht

Gewinnung: Wasserdampfdestillation

Pflanzenfamilie: Anarcadiaceae, Sumachgewächse

Das Öl aus den gefiederten Blättern und „Beeren" dieses bis zu 20 m hohen Baumes (**Abb. 7.177**), der in warmen Ländern wie Spanien oder Brasilien ein beliebter Straßenbaum ist, hat bislang noch keine Bedeutung in der Aromatherapie. Es duftet ganz deutlich nach Pfeffer.

Inhaltsstoffe

Monoterpene

- 35,14 % δ-3-Caren
- 19,89 % β-Myrcen und α-Phellandren
- 10 % α-Pinen
- 7,16 % Sabinen
- 5,55 % D-(+)-Limonen
- 4,92 % β-Phellandren und 1,8-Cineol
- 1,29 % Terpinolen
- 1,25 % p-Cymen
- 1 % γ-Terpinen und trans-β-Ocimen
- 0,37 % β-Pinen

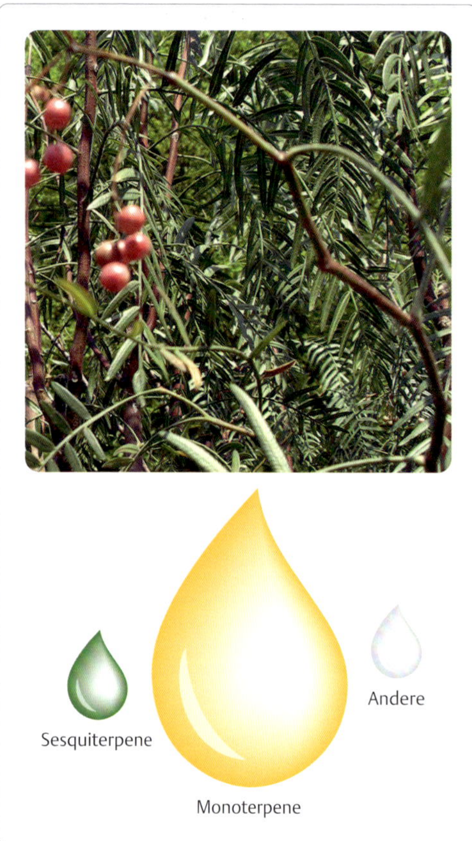

Abb. 7.177 Schinus molle L.

Sesquiterpene
- 4,65 % Germacren D
- 1,43 % Bicyclo-Germacren
- 0,97 % β-Caryophyllen
- 0,21 % α-Humulen
- 0,45 % δ-Cadinen
- 0,13 % α-Copaen

Quelle: Farfalla

Wichtige Eigenschaften:
- analgetisch
- expektorativ
- hyperämisierend

Hauptindikationen:
- Bronchitis
- rheumatische Schmerzen
- Arthritis
- Neuralgien

Nebenwirkungen und Kontraindikationen:
- Je nach Herkunft und Zusammensetzung kann das Öl aufgrund des hohen Monoterpengehaltes zu allergischen Reaktionen führen, wenn es oxidiert oder älter ist.

Wissenschaftliche Arbeiten:
- Sowohl das ätherische Öl der Früchte dieser Art als auch das Öl aus Schinus terebinthifolius Raddi wirken in vitro antioxidativ und antitumoral bei Brustkrebszelllinien (MCF-7; [54]).

7.178 Styrax tonkinensis Craib ex Hartwich (Siam)

Benzoe(harz)

Herkunft des Namens: umgebildetes semitisches Wort sori = balsamisches Harz; Tonkin oder Tongking ist die nordöstliche Region in Vietnam (Đông Kinh hieß die heutige Hauptsstadt Hanoi), aus dieser Region wurde das Harz nach Europa verschifft

Pflanzenteil: Harz

Gewinnung: Solventextraktion

Pflanzenfamilie: Styracaceae, Storaxbaumgewächse

Wenn dieser bis zu 20 m hohe Baum aus dem tropischen Asien verletzt wird, sondert er ein nach Vanille duftendes Harz (**Abb. 7.178**) ab. Es wurde schon vor Jahrtausenden zu religiösen Zwecken geräuchert. Im Handel sind das als minderwertiger betrachtete Sumatra-Benzoe und das hochwertige Benzoe Siam. Manchmal

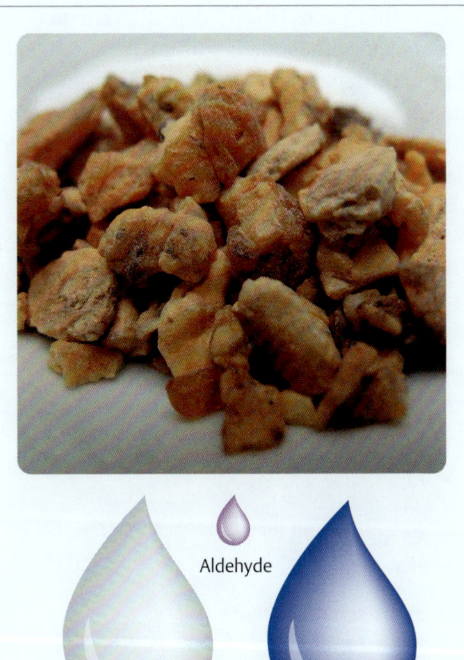

Abb. 7.178 Styrax tonkinensis Craib ex Hartwich (Siam).

findet man beide gemischt vor. Neben der Verwendung für Parfüms kommt dem Öl v.a. bei Hautproblemen eine große Bedeutung zu. Früher war Benzoe als „Wundbalsam" im Apothekenfachhandel bekannt [550].

Inhaltsstoffe

Aromatische Ester
- 39–50 % Benzylbenzoat

Säuren
- 18–38,25 % Benzoesäure

Aromatische Aldehyde
- 2,11 % Vanillin und α-Cubeben

Andere

Verdünnungsmittel:
- 48,25 % Ethanol (je nach Anbieter)

Quelle: Farfalla, [695]

Wichtige Eigenschaften:
- stark granulationsfördernd
- antiinflammatorisch
- expektorativ
- antiseptisch
- sedativ

Hauptindikationen:
- Psoriasis
- Ekzem
- Ulkus
- Akne
- (Schnitt-)Wunden
- trockene Nasenschleimhaut
- Verbrennungen
- Erfrierungen
- aufgeplatzte Haut
- Narben
- Bronchitis, Husten
- Asthma
- nervöse Anspannung
- Disstress

Nebenwirkungen und Kontraindikationen:
- Hervorragend verträgliches Öl, in der üblichen Verdünnung sind keine Nebenwirkungen zu erwarten.
- Kann gelegentlich – insbesondere bei unsauber gewonnenen Qualitäten – allergische Reaktionen auslösen.

7.179 Syzygium aromaticum L.

Gewürznelkenknospe

Synonym: Eugenia caryophyllata (alter Name)

Herkunft des Namens: syzygos, gr. = zusammen, verbunden (bezogen auf die haubenähnlich verschlossenen Blütenknospenblätter); aromaticus, lat. = gewürzhaft, aromatisch

Pflanzenteil: Blütenknospe (oder preiswerter: Blätter)

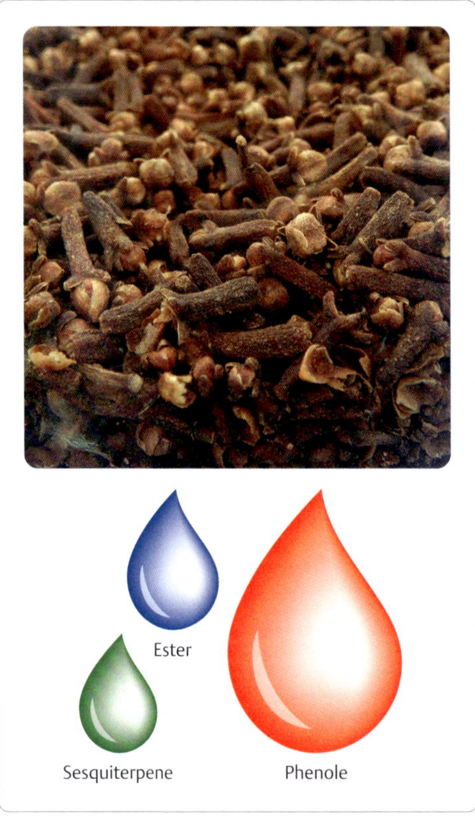

Abb. 7.179 Syzygium aromaticum L.

Gewinnung: Wasserdampfdestillation

Pflanzenfamilie: Myrtaceae, Myrtengewächse

Die unreifen Blütenknospen dieses Myrtengewächses werden getrocknet und kommen dann als Rotkraut- und Lebkuchengewürz mit dem Namen Gewürznelke (**Abb. 7.179**) zu uns nach Europa. Das daraus destillierte ätherische Öl ist ein Allroundkünstler, doch kann es je nach Qualität und Zusammensetzung hautreizend wirken. Immer bestens verdünnen! Dann kann es ein Retter beim Samstagabend-Zahnschmerz sein und ein treuer Begleiter bei allerlei anderen Schmerzen, ein Antibiotikum bei Fußpilz, ein Erste-Hilfe-Desinfektionsmittel bei Zeckenbissen und vieles mehr. Es ist nicht zu verwechseln mit dem gelegentlich erhältlichen Absolue aus den Blüten der Gartennelke.

Das ätherische Öl aus den Blättern der Gewürznelke enthält mehr (bis zu 83 %) Eugenol, ihm fehlt der relativ große Anteil an milderem Eugenylacetat. Es wirkt somit noch etwas aggressiver gegen Mikroorganismen und auf der Haut.

Inhaltsstoffe

Monoterpene
- Pinen

Sesquiterpene
- 1,7 % α-Humulen
- 13,3 % β-Caryophyllen

Phenole
- 73,5 % Eugenol
- Isoeugenol
- Acetoeugenol
- Chavicol

Aromatische Aldehyde
- 0,11 % Furfural

Ester
- 10–22 % Eugenylacetat
- 0,24 % Methylsalicylat
- α-Terpinylacetat
- Benzylacetat
- Benzylbenzoat

Säuren/Oxide
- 0,1 % Caryophyllenoxid
- Humulenepoxid

Quelle: Golgemma

Wichtige Eigenschaften:
- eubiotisch: stark antibakteriell (Breitband)
- stark antiviral
- antimykotisch
- antiparasitisch, anthelminthisch
- anregend und stimulierend bei hoher Dosierung
- neurotonisch, uterotonisch
- wehenanregend
- analgetisch, antineuralgisch
- blutdrucksteigernd
- aphrodisisch

Hauptindikationen:
- Zahn- und Zahnfleischinfektionen
- Tonsillitis, Sinusitis, Bronchitis
- virale Hepatitis
- bakterielle und spastische Kolitis
- Cholera, Amöbenruhr
- Zystitis, Adnexitis
- virale Nephritis
- Herpes zoster
- multiple Sklerose, Poliomyelitis
- Burn-out, chronische Müdigkeit
- verzögerte Geburt
- zur Weheneinleitung
- Arthritis
- Rheumatismus
- Distorsionen
- Hautparasiten

Nebenwirkungen und Kontraindikationen:
- In physiologischer Verdünnung (ca. 1 %) zeigt der Hauptinhaltsstoff dieses Öles nützliche und gesundheitsfördernde Eigenschaften und wirkt u. a. antioxidativ, leberschützend und entzündungshemmend; bei zu hochprozentiger Anwendung kehrt sich die Wirkung allerdings ins Gegenteil [695].
- Dieses Öl stammt oft aus dubiosen Quellen und kann dann mit synthetischem Eugenol gestreckt sein oder besteht gar nur aus diesem. Je nach Qualität kann dieses Öl stark hautreizend sein, also bei unbekannter Herkunft nicht pur auf die Haut auftragen.
- Nicht übertrieben (beispielsweise im täglichen Mundwasser) anwenden.

Wissenschaftliche Arbeiten:
- Der wichtige Inhaltsstoff des Knospenöles, Eugenylacetat, bewirkt bereits in winzigen Mengen „Störsignale" bei etlichen grampositiven und gramnegativen Bakterien, auch beim schwierig zu behandelnden Krankenhauskeim Pseudomonas aeruginosa. Er stört das Quorum sensing der Mikroorganismen, also die Schwarmintelligenz, sodass sie weniger virulent wirken [489].
- Eine indonesische In-vitro-Studie zeigte überzeugende antitumorale Effekte dieses Öles bei einer Brustkrebszelllinie (MCF-7; [371]). Bereits 3 Jahre zuvor wurden Nelkenknospenextrakte bei unterschiedlichen Krebszelllinien untersucht (Brust, Zervix, Prostata, Ösophagus), wobei das ätherische Öl im Vergleich zu den wässrigen und alkoholischen Auszügen überzeugender antitumoral wirkte [157].

7.180 Tagetes minuta L.

Tagetes, Studentenblume

Synonym: Tagetes glandulifera Schrank

Destillierte Pflanzen mit identischem deutschem Ölenamen: Tagetes patula L., Tagetes lucida Cav.

Herkunft des Namens: Tagetes = nicht geklärt; minuta, lat. = winzig

Pflanzenteil: blühende Pflanze

Gewinnung: Wasserdampfdestillation

Pflanzenfamilie: Asteraceae, Korbblütengewächse

Dieses fruchtig-erdig duftende Öl (**Abb. 7.180**) wird in Großbritannieren allenfalls gezielt in der Fußpflege bei Fuß- und Nagelpilzerkrankungen eingesetzt, da sich hier die fungizide Wirkung bewährt hat.

Inhaltsstoffe

Monoterpene
- 30–40 % trans-β-Ocimen
- 2–9 % D-(+)-Limonen
- 1,5 % Myrcen

Monoterpenole
- 3 % Linalool

Aldehyde
- Citral
- Salicylaldehyd

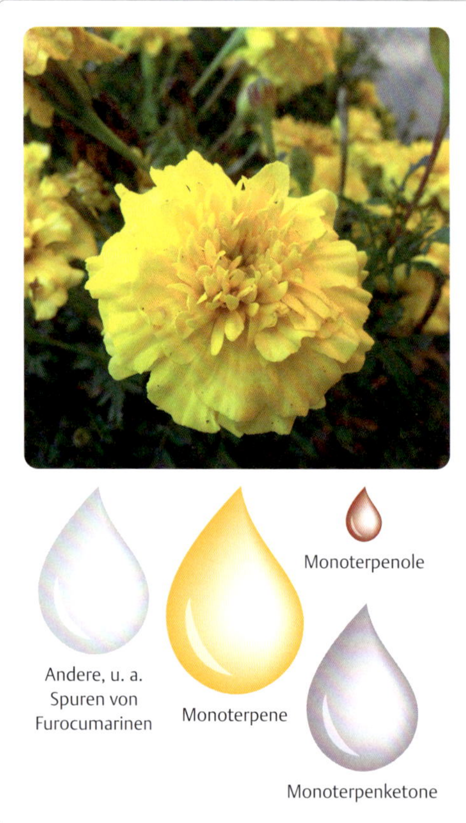

Abb. 7.180 Tagetes minuta L.

Monoterpenketone
- 3–22 % Dihydrotageton
- 5–10 % cis-Tageton
- 5–10 % cis-Tageteton
- Carvon

Furocumarine
- 0,011 % Psoralen

Quelle: [191], [378], [695]

Wichtige Eigenschaften:
- stark antimykotisch (besonders Candida)
- stark anthelminthisch
- sekretolytisch
- emmenagog

Hauptindikationen:
- Fußpilz, Schwielen
- katarrhalische Infektionen der Atemwege
- parasitenbedingte Enterokolitis

Nebenwirkungen und Kontraindikationen:
- Je nach Zusammensetzung kann dieses Öl extrem photosensibilisierend wirken.
- Es wird, außer in der Fußpflege, kaum verwendet.
- Ungeklärt ist, ob das Monoterpenketon Tageton zu Neurotoxizität führt.

7.181 Tanacetum vulgare L. !!

Rainfarn

Herkunft des Namens: athanasia, gr. = Arzneimittel, Unsterblichkeit (das Kraut wurde in Särge gestreut, damit Maden den Leichnam nicht zerstörten), auch tainia, gr. = Bandwurm (das Kraut wurde traditionell gegen Würmer eingesetzt); vulgaris, lat. = allgemein bekannt, gewöhnlich

Pflanzenteil: Kraut

Gewinnung: Wasserdampfdestillation

Pflanzenfamilie: Asteraceae, Korbblütengewächse

Aus dem im deutschspachigen Raum an vielen Orten wild wachsenden Rainfarn (**Abb. 7.181**) wird ein angenehm duftendes ätherisches Öl destilliert, das Fliegen und anderes Ungeziefer abhalten kann (beispielsweise auf ein Stückchen Holz getropft und in die Zimmerecke gehängt). Für diesen Zweck wurden früher auch Sträuße der aromatischen, gelb blühenden Pflanze ins Haus gehängt.

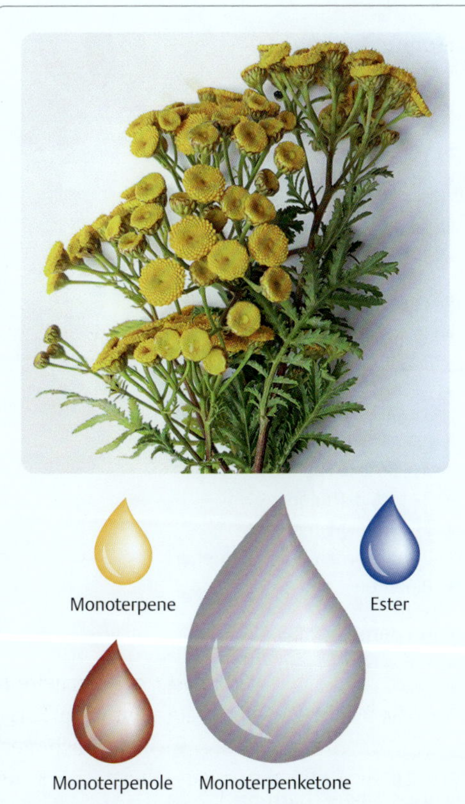

Abb. 7.181 Tanacetum vulgare L. (Foto: Sabrina Herber, www.vivere-aromapflege.de)

In der englischsprachigen Aromatherapie wird gerne das tiefblaue ätherische Öl von Tanacetum annuum L. (*Blue Tansy*) verwendet, es enthält fast 40 % Chamazulen und ist bei Wunden und entzündlichen Erkrankungen sehr hilfreich.

Inhaltsstoffe

Monoterpene
- 4 % α-Pinen
- 1,5 % β-Pinen
- 1,5 % p-Cymen
- 1,5 % γ-Terpinen

Monoterpenole
- 8 % Borneol
- 4 % Terpineol-4
- 5 % trans-Pinocarveol

Ester
- 8 % Bornylacetat
- 1 % cis-Chrysanthenylacetat

Monoterpenketone
- 45–81 % β-Thujon
- 3 % Bornan-2-on (Campher)
- 1 % α-Thujon

Quelle: [378], [695]

Wichtige Eigenschaften:
- analgetisch
- anthelminthisch
- sekretolytisch
- granulationsfördernd

Hauptindikationen:
- Wurmbefall
- Varizen
- Wunden
- Bronchitis

Nebenwirkungen und Kontraindikationen:
- Dieses Öl darf nur bei entsprechender Indikation unter ärztlicher Aufsicht verwendet werden. Es wird in der deutschsprachigen Aromatherapie nicht verwendet und ist kaum erhältlich.
- In der französischen Aromatherapie wird es innerlich bei Parasitenbefall eingesetzt (von Ärzten verschrieben und begleitet). Bei innerer Anwendung wirkt es neurotoxisch und abortiv und ist nicht für Schwangere, Babys und Kinder geeignet.

7.182 Thuja occidentalis L. !!

Thuja, Lebensbaum

Herkunft des Namens: tus, gr. = Weihrauch oder thyein, gr. = Rauchopfer darbringen (das wohlriechende Holz und Harz wurden geräuchert); occidere, lat. = untergehen und occidentalis, lat. = westlich, wo die Sonne untergeht

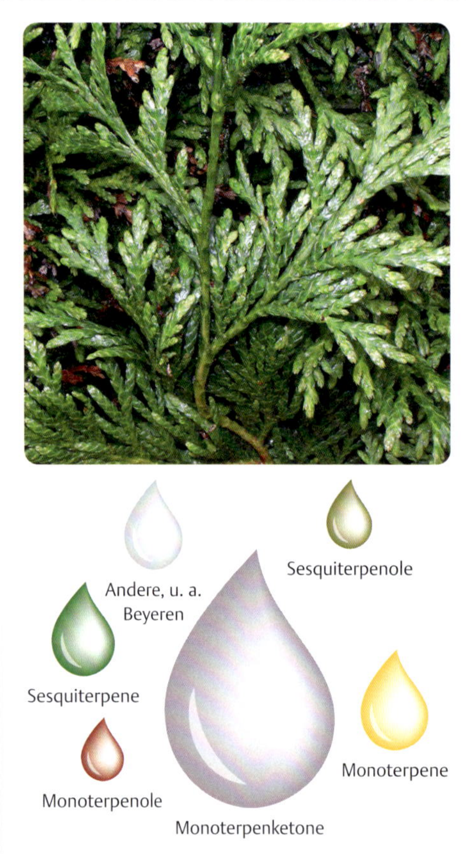

Abb. 7.182 Thuja occidentalis L.

Pflanzenteil: Zweige

Gewinnung: Wasserdampfdestillation

Pflanzenfamilie: Cupressaceae, Zypressengewächse

Der Lebensbaum (**Abb. 7.182**), gerne als schnell wachsende Thujahecke um Grundstücke gepflanzt, ist eine Zypressenart, deren ätherisches Öl aufgrund des hohen Gehaltes an neurotoxischem Thujon keinesfalls aromatherapeutisch angewendet werden sollte. Da es fein fruchtig, an grünen Apfel erinnernd duftet, wird es gerne von Laien etwa auf Flohmärkten verkauft.

Inhaltsstoffe

Monoterpene
- 2–35 % (+)-Sabinen
- 1 % Limonen

Sesquiterpene
- diverse Sesquiterpene

Monoterpenole
- 3–6 % Terpineol-4

Sesquiterpenole
- 1,5–5 % Occidentalol
- 1–3 % Occidol
- α-, β-, γ-Eudesmol

Monoterpenketone
- 31–65 % α-Thujon
- 8–15 % β-Thujon
- 7–15 % (–)-Fenchon
- 2–3 % Bornan-2-on (Campher)
- Piperiton

Diterpene
- 8,5–11 % Beyeren [701]

Quelle: [378], [695]

Wichtige Eigenschaften:
- stark sekretolytisch
- granulationsfördernd
- konzentrationsfördernd

Hauptindikationen:
- katarrhalische und virale Bronchitis
- Warzen, Wunden, Narben

Nebenwirkungen und Kontraindikationen:
- Dieses ätherische Öl wird (außer zur lokalen, kurzzeitigen Warzenbehandlung) in der Aromatherapie nicht verwendet; bei oraler Anwendung kann es abortiv und neurotoxisch wirken.
- Für das ätherische Öl von Thuja plicata Donn ex D.Donn bestehen die gleichen Warnhinweise, es heißt auf englisch *Western Red Cedar* (also Rote Zeder), was in der Literatur und auf Ölflaschenetiketten zu Verwechslungen mit dem harmlosen Zedernöl führen kann.

7.183 Thymus mastichina (L.) L.

Thymian, „Spanischer Majoran"

Herkunft des Namens: thyein, gr. = Rauchopfer darbringen oder thumos, gr. = Herz, Seele, Leben, Kraft, Mut; Mastix, gr. = das wohlriechende Harz von Pistacia lentiscus (der Duft dieses Thymianöles ist relativ balsamisch)

Pflanzenteil: blühendes Kraut

Gewinnung: Wasserdampfdestillation

Pflanzenfamilie: Lamiaceae, Lippenblütengewächse

Dieses fein duftende Öl (**Abb. 7.183**) ist in seiner Heimat Spanien als „mejorana" bekannt, darum ist es im deutschsprachigen Bereich oft als (Wald-)Majoran zu finden, es setzt sich jedoch völlig anders als das Öl des Echten Majoran (Origanum majorana) zusammen. Es ist ein ausgezeichnetes Öl gegen Erkältungen, das auch Kinder gut vertragen, da es weder stechend noch medizinisch riecht.

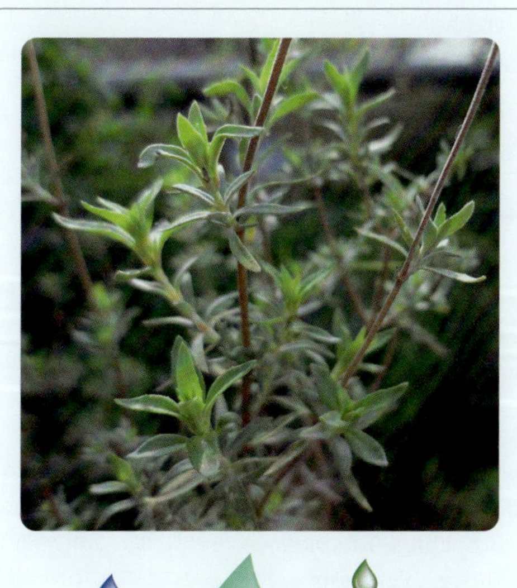

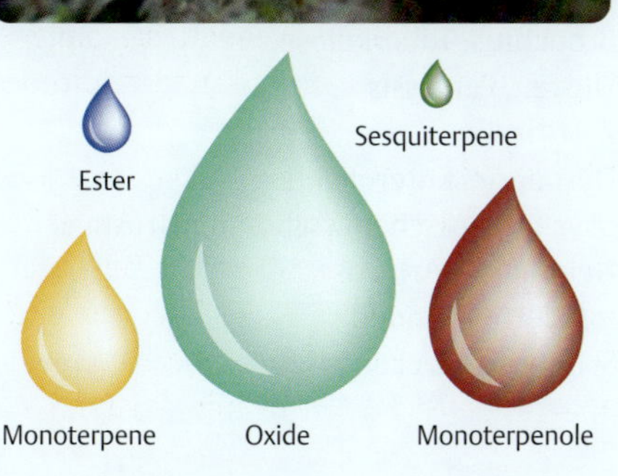

Abb. 7.183 Thymus mastichina (L.) L. (Foto: Patrizia Wyler-Cassani, Herrenschwanden, Schweiz)

Inhaltsstoffe

Monoterpene
- 3,5 % β-Pinen
- 2,8 % Limonen
- 2,8 % α-Pinen
- 2 % Sabinen
- 1 % Myrcen
- 0,7 % Camphen
- 0,5 % γ-Terpinen
- 1 % p-Cymen, α-Thujen, Terpinolen

Sesquiterpene
- 1 % β-Caryophyllen

Monoterpenole
- 17 % Linalool
- 2,7 % α-Terpineol
- 1 % Terpineol-4
- 1 % Borneol
- 0,7 % Terpineol-4
- 0,16 % Geraniol

Phenole
- 0,1 % Thymol und Carvacrol

Ester
- 1 % Terpinylacetat
- 1 % Linalylacetat
- 0,3 % Bornylacetat

Oxide
- 53,5 % 1,8-Cineol
- 0,10 % Caryophyllenoxid

Quelle: Florentia

Wichtige Eigenschaften:
- stark entstauend auf Lungen und Bronchien
- expektorativ
- antibakteriell
- analgetisch

Hauptindikationen:

- Sinusitis
- katarrhalische Bronchitis
- schmerzhafte Muskel und Gelenke
- bei Stresssymptomen

Nebenwirkungen und Kontraindikationen:

- Bei sachgemäßer Anwendung sind keine Nebenwirkungen zu erwarten.
- Erst für Babys über 6 Monaten (0,5 %ig verdünnt) verwenden; bei Kindern mit spastischen Atemwegserkrankungen sollte es nicht an der Nase oder auf der Brust angewendet werden.

7.184 Thymus serpyllum L.

Quendel, Feldthymian, Türkischer Thymian

Pflanzenteil: blühendes Kraut

Herkunft des Namens: thyein, gr. = Rauchopfer darbringen oder thumos, gr. = Herz, Seele, Leben, Kraft, Mut; serpere, lat. = kriechen (kriechend wachsende Bodendeckerpflanze)

Gewinnung: Wasserdampfdestillation

Pflanzenfamilie: Lamiaceae, Lippenblütengewächse

Der kriechende Thymian (**Abb. 7.184**) bildet ganze Duftteppiche und ist deshalb als Bodendecker beliebt. Sein ätherisches Öl ist – ebenso wie Thymus vulgaris Ct. Thymol und Carvacrol – als natürliches Breitbandantibiotikum einsetzbar.

Inhaltsstoffe

Monoterpene

- 4 % p-Cymen
- 3,9 % γ-Terpinen
- 1,5 % β-Myrcen
- 1,2 % α-Terpinen
- 1,1 % α-Thujen
- 0,9 % Limonen
- 1,6 % α-Pinen, β-Pinen, Camphen, α-Phellandren, Terpinolen

Sesquiterpene

- 0,9 % Caryophyllen

Monoterpenole

- 6,7 % Linalool
- 0,7 % Terpineol-4
- 0,6 % α-Terpineol
- 0,5 % Borneol

Phenole

- 73,2 % Thymol und Carvacrol

Ester

- 0,6 % Geranylformiat

Oxide

- 1 % 1,8-Cineol

Phenylether

- 0,07 % Thymolmethylether

Quelle: Primavera Life

Wichtige Eigenschaften:

- antiinfektiös (Breitband)
- neurotonisch, stimulierend
- analgetisch
- stomachisch

Hauptindikationen:

- Bronchitis, Tuberkulose
- Husten, Pertussis
- Zystitis
- Dyspepsie, Enterokolitis
- psychophysischer Erschöpfungszustand
- Neuralgien, Arthrose
- infizierte Wunden
- Schutz vor Zecken

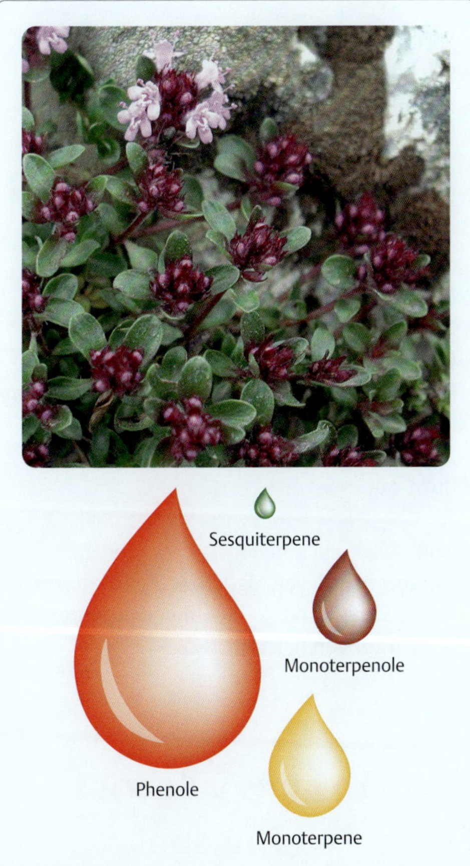

Abb. 7.184 Thymus serpyllum L.
(Foto: Sibylle Broggi-Läubli, www.florentia.ch)

7.185 Thymus vulgaris L. Chemotyp Linalool und Geraniol

Thymian (Alkoholtyp, mild)

Herkunft des Namens: thyein, gr. = Rauchopfer darbringen oder thumos, gr. = Herz, Seele, Leben, Kraft, Mut; vulgaris, lat. = gewöhnlich, gemein

Pflanzenteil: blühendes Kraut

Gewinnung: Wasserdampfdestillation

Pflanzenfamilie: Lamiaceae, Lippenblütengewächse

Wer Infektionen verträglich und doch effektiv bekämpfen muss, wird mit diesen Ölen gute Erfolge erzielen, insbesondere im Bereich der Gerontologie (Ct. Geraniol) und der Pädiatrie (Ct. Linalool). Im Gegensatz zu den schärferen Chemotypen des Thymians wachsen diese Pflanzen (**Abb. 7.185**) nicht in Meeresnähe, sondern eher in höheren Regionen, da zur Ausbildung der milden und blumig duftenden Monoterpenole mehr UV-Licht nötig ist.

Inhaltsstoffe

Monoterpene
- 1,7 % γ-Terpinen
- 1,3 % p-Cymen
- 0,5 % Myrcen
- 0,2 % α-Pinen
- 0,2 % Camphen
- 0,2 % Terpinolen
- in Spuren α-Thujen, δ-3-Caren, Sabinen, β-Pinen, α-Terpinen

Sesquiterpene
- 3,9 % Caryophyllen

Monoterpenole
- 74,8 % Linalool (60–80 % Geraniol)
- 0,3 % Terpineol-4
- 0,2 % Borneol
- 0,7 % α-Terpineol

Nebenwirkungen und Kontraindikationen:
- Je nach Qualität kann dieses Öl stark hautreizend sein, niemals pur auf die Haut auftragen.

Wissenschaftliche Arbeiten:
- 11 ätherische Öle wurden in ein- und dreiprozentigen Verdünnungen zur Abwehr von Zecken getestet. Gewürznelkenknospen, Thymian (phenoliger Chemotyp) und Quendel erreichten die besten Abwehrwirkungen, insbesondere in dreiprozentiger Verdünnung. Quendelöl 1:1 mit Citronellaöl gemischt zeigte eine bessere Abwehrwirkung als die einzelnen Öle [660].

Phenole
- 2,7 % Thymol
- 0,2 % Carvacrol

Monoterpenketone
- 0,2 % Bornan-2-on (Campher)

Ester
- 5,1 % Linalylacetat
- 0,5 % Geranylacetat
- 0,6 % Terpinylacetat, Nerylacetat

Oxide
- 1,9 % 1,8-Cineol

Quelle: Primavera Life

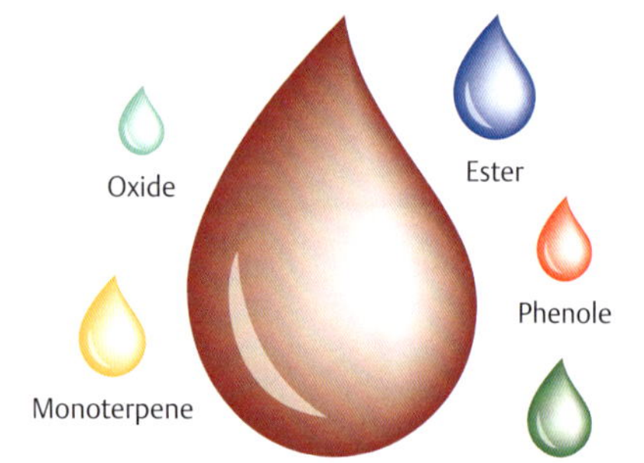

Abb. 7.185 Thymus vulgaris L. Chemotyp Linalool und Geraniol.

Wichtige Eigenschaften:
- antibakteriell, antiviral
- stark antimykotisch
- neurotonisch
- leicht spasmolytisch
- immunmodulatorisch (Ct. Linalool)
- kardiotonisch (Ct. Geraniol)

Hauptindikationen:
- Enterokolitis, Stomatitis
- Gastritis
- Urethritis, Vaginitis
- (spastische) Bronchitis (auch bei Kleinkindern)
- Bronchopneumonie
- Burn-out

Nebenwirkungen und Kontraindikationen:
- Hervorragend verträgliches Öl, bei normaler Anwendung sind keine unerwünschten Nebenwirkungen bekannt.

7.186 Thymus vulgaris L. Chemotyp Thujanol

Thymian (Alkoholtyp, mild)

Herkunft des Namens: thyein, gr. = Rauchopfer darbringen oder thumos, gr. = Herz, Seele, Leben, Kraft, Mut; vulgaris, lat. = gewöhnlich, gemein

Pflanzenteil: blühendes Kraut

Gewinnung: Wasserdampfdestillation

Pflanzenfamilie: Lamiaceae, Lippenblütengewächse

Diese Thymianart (**Abb. 7.186**) lässt sich nur schwer kultivieren, dementsprechend selten ist dieses ätherische Öl erhältlich. Es handelt sich um ein mildes Öl mit starker antiseptischer Wirkung, das insbesondere bei Genitalinfektionen hilfreich sein kann.

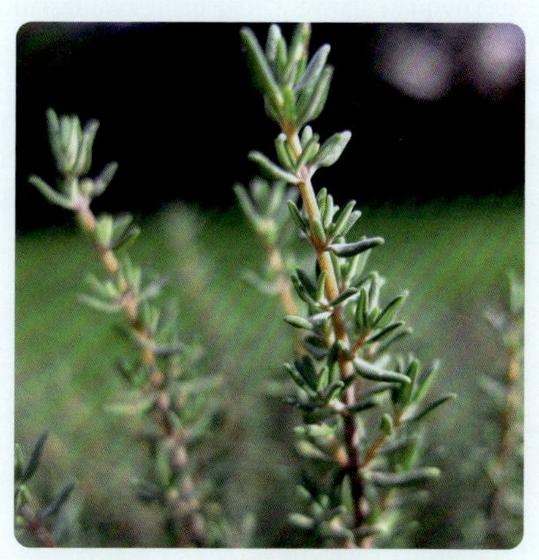

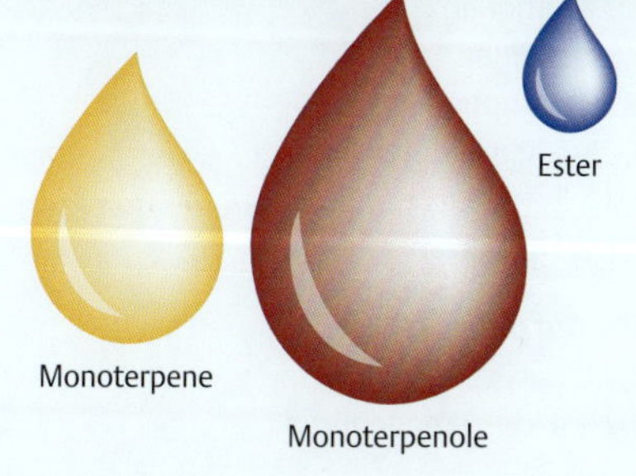

Abb. 7.186 Thymus vulgaris L. Chemotyp Thujanol.

Inhaltsstoffe

Monoterpene
- 4,58 % γ-Terpinen
- 4,53 % β-Myrcen

Monoterpenole
- 28,28 % (+)-trans-Thujanol-4
- 9,81 % Terpineol-4
- 4,77 % trans-Thujanol
- 5,93 % Myrcenol
- 4,75 % (–)-Linalool
- 2,46 % α-Terpinen
- 2,45 % α-Terpineol

Monoterpenester
- 5,23 % Myrcenylacetat
- 0,73 % Linalylacetat
- 0,52 % Terpinylacetat
- 0,43 % Nerylacetat, Bornylacetat

Quelle: Florentia

Wichtige Eigenschaften:
- stark antiviral
- stark antibakteriell (besonders Chlamydien)
- immunmodulatorisch (erhöht IgA)
- stimuliert Hepatozyten
- neurotonisch
- ausgleichend (ZNS)

Hauptindikationen:
- Sinusitis, Rhinopharyngitis
- Rhinitis, Otitis
- Stomatitis, Tonsillitis
- Bronchitis, Alveolitis
- Grippe
- leichte Leberinsuffizienz
- Enterokolitis
- Vaginitis, Zervizitis, Adnexitis
- Endometriose, Zystitis
- Urethritis, Prostatitis, Tendinitis
- Kondylome
- Arthrose
- Burn-out

Nebenwirkungen und Kontraindikationen:
- Hervorragend verträgliches Öl, bei normaler Anwendung sind keine unerwünschten Nebenwirkungen bekannt.

7.187 Thymus vulgaris Chemotyp Thymol und Carvacrol

Thymian (Phenoltyp)

Herkunft des Namens: thyein, gr. = Rauchopfer darbringen oder thumos, gr. = Herz, Seele, Leben, Kraft, Mut; vulgaris, lat. = gewöhnlich, gemein

Pflanzenteil: blühendes Kraut

Gewinnung: Wasserdampfdestillation

Pflanzenfamilie: Lamiaceae, Lippenblütengewächse

Diese beiden ätherischen Öle gehören zu den ausgesprochen stark antiseptisch wirkenden Ölen, genauso kraftvoll unterstützen sie unseren Körper und unsere Psyche in schwachen Zeiten. Von den 7 bekannten Chemotypen von Thymus vulgaris sind diese die bekanntesten. In tieferen Lagen, die sich gut zum Anbau und der Wildsammlung eignen, bildet die Pflanze (**Abb. 7.187**) mehr Phenole wie Carvacrol oder Thymol, dementsprechend ist der Duft medizinisch-krautig-scharf. Die kaum noch verwendete Bezeichnung „Thymian weiß", „Thymian rot" oder „Thymian schwarz" hat nicht zwangsläufig etwas mit der Stärke des ätherischen Öles zu tun, man erkennt daran, aus welchem Material die Destille war (Eisen = rot bei hohem Thymolanteil oder schwarz bei hohem Carvacrolanteil; Stahl = weiß) und wie diese Metalle mit den Inhaltsstoffen reagiert haben.

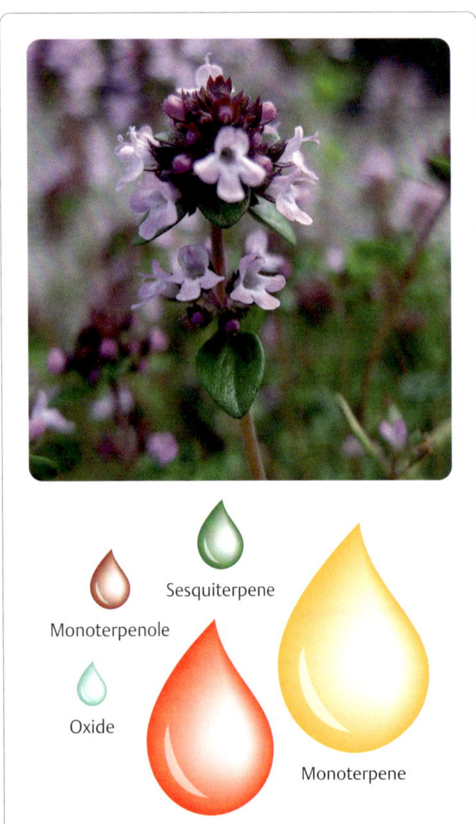

Abb. 7.187 Thymus vulgaris Chemotyp Thymol und Carvacrol.

Inhaltsstoffe

Monoterpene
- 22,5 % p-Cymen
- 17,3 % γ-Terpinen
- 1,9 % β-Pinen
- 1,9 % β-Myrcen
- 1,6 % α-Thujen
- 1,6 % α-Terpinen
- 0,9 % Limonen
- 0,8 % α-Pinen
- 0,3 % Camphen
- 0,2 % α-Phellandren
- 0,2 % Terpinolen
- 0,1 % δ-3-Caren

Sesquiterpene
- 4,4 % Caryophyllen
- 0,2 % allo-Aromadendren

Monoterpenole
- 1,8 % Linalool
- 0,8 % Terpineol-4
- 0,5 % Borneol
- 0,3 % α-Terpineol

Phenole
- 36 % Thymol und Carvacrol

Oxide
- 1,9 % 1,8-Cineol

Quelle: Primavera Life

Wichtige Eigenschaften:
- stark antiinfektiös (Breitband)
- wirkt besonders auf das bronchopulmonale System
- stark analgetisch
- stark immunmodulatorisch
- stimulierend

Hauptindikationen:
- chronische Infektionen
- Arthrose
- rheumatische Schmerzen
- Husten
- (postinfektiöses) Burn-out

Nebenwirkungen und Kontraindikationen:
- Je nach Qualität kann dieses Öl stark hautreizend sein, niemals pur auf die Haut auftragen.

7.188 Trachyspermum ammi (L.) Sprague

Ajowan, Königskümmel

Synonym: Carum copticum L.

Herkunft des Namens: trachys, gr. = rau, spérmatos, gr. = Same; ammos, gr. = Sand, bezogen auf den bevorzugten Standort der Pflanze; kar, gr. = Laus (wegen der Ähnlichkeit der Samen) oder nach dem Ort Karum in Kleinasien, an dem die Pflanze entdeckt wurde; karon, gr. = Kümmel; copticum = ägyptisch (die Kopten waren eine ethnisch-religiöse Bevölkerungsgruppe in Ägypten)

Pflanzenteil: Früchte (Samen)

Gewinnung: Wasserdampfdestillation

Pflanzenfamilie: Apiaceae, Doldenblütengewächse

Dieses eher seltene, stark nach Oregano und Thymian duftende Öl (**Abb. 7.188**) kann ein guter Verbündeter bei der Bekämpfung von antibiotikaresistenten Infektionen sein, insbesondere wenn gleichzeitig Schmerzen zu bekämpfen sind.

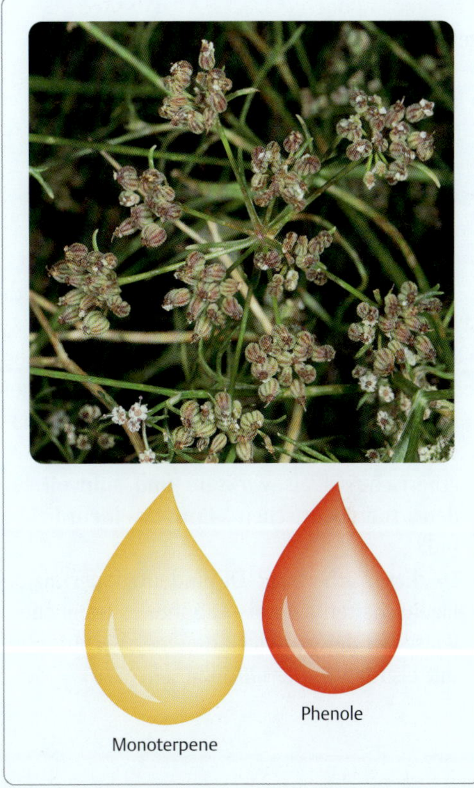

Abb. 7.188 Trachyspermum ammi (L.) Sprague. (Foto: Botanik Fotoarchiv Dr. Roland Spohn)

Inhaltsstoffe

Monoterpene
- 18–48 % γ-Terpinen
- 20–33,5 % p-Cymen

Phenole
- 17–53 % Thymol
- 5–16 % Carvacrol

Quelle: [467], [695]

Wichtige Eigenschaften:
- stark antiinfektiös
- stark analgetisch
- tonisierend
- karminativ
- aphrodisisch

Hauptindikationen:
- Dyspepsie
- infektiöse Kolitis, Diarrhö
- Rhinitis, Bronchitis

Nebenwirkungen und Kontraindikationen:
- Gut verdünnen, da haut- und schleimhautreizend.
- Das Öl ist nicht für Kleinkinder geeignet.

Wissenschaftliche Arbeiten:
- Auf der Suche nach antibakteriell wirksamen Substanzen, die aufgrund der immer häufiger auftretenden Resistenzen gegenüber Antibiotika dringend benötigt werden, wurde dieses ätherische Öl als wirksam und sinnvoll für den therapeutischen Einsatz identifiziert [467].
- Da dieses ätherische Öl eindeutig spermizide Eigenschaften aufweist, könnte es möglicherweise bei der Entwicklung eines Verhütungsmittels für Männer hilfreich sein [518].

7.189 Valeriana officinalis L.

Baldrian

Herkunft des Namens: valeriana, lat. = Baldrian; officin, lat. = Werkstatt, Apotheke (bezieht sich auf die traditionelle medizinische Anwendung)

Pflanzenteil: Wurzel

Gewinnung: Wasserdampfdestillation

Pflanzenfamilie: Caprifoliaceae, Geißblattgewächse

Wegen des eigentümlich schweren, leicht modrigen Duftes, den übrigens Kater sehr anregend finden, wird dieses ätherische Öl (**Abb. 7.189**) hierzulande kaum benutzt. Es wirkt zwar sedativ und schlafanstoßend, jedoch gibt es viele gefälliger duftende Öle, die eine vergleichbare Wirkung aufweisen. Valeriana wallichii (Indischer Baldrian) enthält als Hauptbestandteil die Sesquiterpenole α-, β- und γ-Patchoulol, ferner Maalioloxid und das Sesquiterpenketon Valeranon.

Inhaltsstoffe

Monoterpene
- bis 10 % α-Pinen
- bis 14,5 % (–)-Camphen
- bis 11 % Limonen

Monoterpenole
- bis 4 % Myrtenol

Sesquiterpenole
- bis 11 % Elemol
- bis 8 % β-Eudesmol

Sesquiterpenketone
- bis 18 % Valeranon (je nach Chemotyp)

Ester
- bis 33,5 % Bornylacetat
- bis 10,5 % Myrtenylisovalerat
- 1 % Bornylisovalerat
- 1 % Eugenylisovalerat

Säuren
- bis 5 % Isovaleriansäure

Quelle: [695]

Wichtige Eigenschaften:
- stark sedativ
- schlaffördernd
- spasmolytisch
- aquaretisch
- granulationsfördernd
- hautpflegend

Hauptindikationen:
- Burn-out
- Schlafstörungen
- Unruhe, Nervosität
- nervöse Verdauungsstörungen
- zur Hautpflege

Nebenwirkungen und Kontraindikationen:
- Hervorragend verträgliches Öl, bei normaler Anwendung sind keine unerwünschten Nebenwirkungen bekannt.

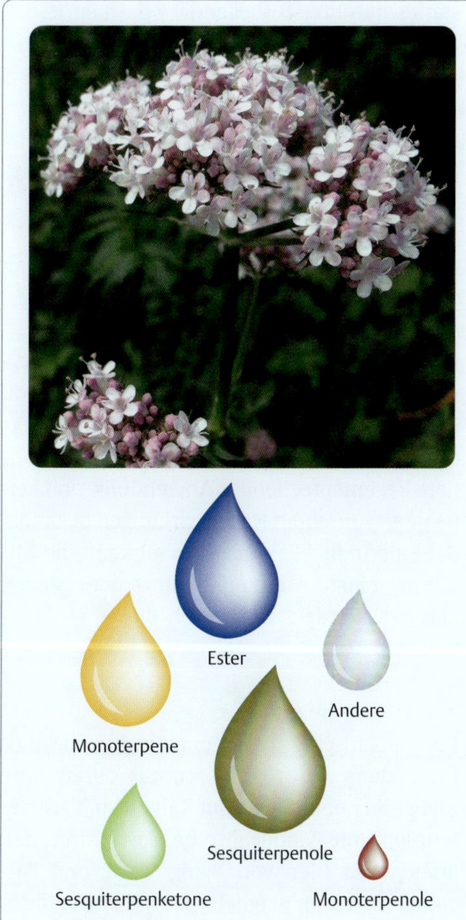

Abb. 7.189 Valeriana officinalis L.

Anmerkung:

- Das manchmal erhältliche Öl aus Valeriana wallichii wird vergleichbar eingesetzt, es besteht im Wesentlichen aus Sesquiterpen-Derivaten.

7.190 Vanilla planifolia Jacks. ex Andrews

Vanille

Herkunft des Namens: vaina, span. = Messer, Degenscheide (so sieht die Schote aus); planus, lat. = flach (die Blätter sehen wie „plattgedrückt" aus)

Pflanzenteil: Früchte (Schoten)

Gewinnung: Solventextraktion (meistens in Weingeist)

Pflanzenfamilie: Orchidaceae, Orchideengewächse

Diese rankende Orchidee (**Abb. 7.190**) ist in den tropischen Regenwäldern im südöstlichen Mexiko und Mittelamerika heimisch. Versuche, die Pflanze auch andernorts heimisch zu machen, scheiterten bereits Anfang des 19. Jahrhunderts, bis man entdeckte, dass die Bestäubung ausschließlich durch eine bestimmte Kolibriart erfolgen kann. Heute noch erfolgt diese auf Plantagen mit Pinseln. Dazu muss die hochkletternde Pflanze (20 m) niedrig gehalten werden. Mittlerweile stammt ein Großteil der Vanille von den Inseln des Indischen Ozeans wie Madagaskar, Komoren, Seychellen.

Die zum richtigen Zeitpunkt geernteten grünen Vanilleschoten duften nicht. Zuerst müssen sie etwas welken und fermentieren. Nachdem sie etwas geschrumpft sind, setzt man sie abwechselnd der Sonne aus und lässt sie in dichten, verschlossenen Kästen „schwitzen". Durch einen chemischen Prozess wird in diesen 8–30 Tagen das duftende Vanillin freigesetzt.

Die braunen Schoten können nicht destilliert werden, man erhält immer einen kostbaren Extrakt, meistens mit Branntwein (Bioalkohol). Die meisten Menschen lächeln, wenn sie diesen an Süßigkeiten und Kindheit erinnernden Duft schnuppern. Der Hauptinhaltsstoff Vanillin ist in der Muttermilch enthalten, er hat eine strukturelle Ähnlichkeit mit „Gehirnhormonen", die

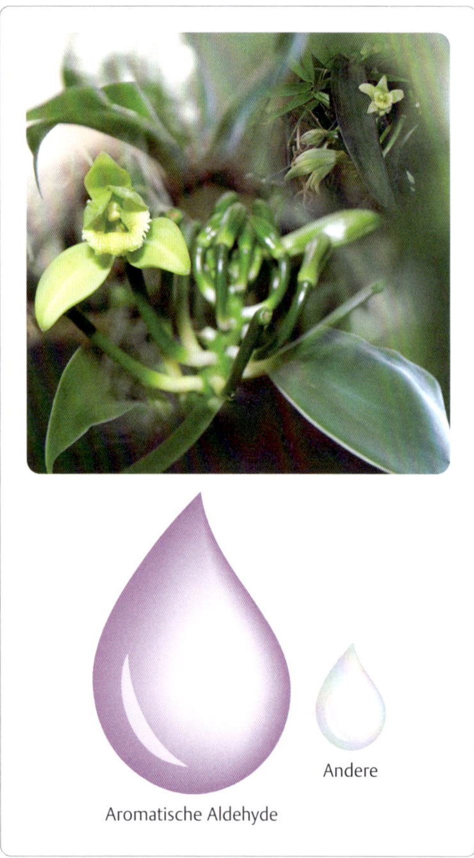

Abb. 7.190 Vanilla planifolia Jacks. ex Andrews.

Glücksgefühle auslösen. Dieser in Küche und Klinik einsetzbare alkoholische Extrakt ist ein idealer Helfer bei Schmerzen mit psychosomatischem Hintergrund.

Inhaltsstoffe

- 80 % Vanillin (4-Hydroxy-3-methoxybenzaldehyd)
- 8,5 % 4-Hydroxybenzaldehyd
- andere aromatische Aldehyde
- Vanillylalkohol und Zimtsäureester

Quelle: [695]

Wichtige Eigenschaften:
- analgetisch
- spasmolytisch
- stark stimmungsaufhellend
- appetitregulierend

Hauptindikationen:
- chronische Schmerzen
- Niedergeschlagenheit
- Schlafstörungen
- Ängste, Trauer
- Gefühl von Ausgebranntsein

Nebenwirkungen und Kontraindikationen:
- Der alkoholische Extrakt ist hervorragend verträglich. Das zähflüssige Absolue muss schon allein zur Duftentfaltung stark verdünnt werden, auch Allergiker müssen es stark verdünnen. Bei entsprechender Anwendung sind keine unerwünschten Nebenwirkungen bekannt.
- Bei Empfindlichkeit auf Alkohol kann die Mischung einige Minuten gerührt oder stehen gelassen werden, damit sich dieser größtenteils verflüchtigt.

Wissenschaftliche Arbeiten:
- Ein rumänisches Team untersuchte die Biofilmbildung von Staphylococcus aureus and Klebsiella pneumoniae auf Kathetern. Katheter wurden mit Vanilleabsolue sowie mit den ätherischen Ölen von Ylang Ylang und Patchouli und mit magnetischen Nanopartikeln präpariert. Insbesondere Vanille hemmte die Ansiedelung und Belagbildung von Staphylokokken, Patchouli und Ylang Ylang zeigten nur anfänglich eine hemmende Wirkung [63].
- Vanillin, Vanillylalkohol und Ethylvanillin zeigten dosisabhängig bei Gewebeproben von Koronararterien (Schwein) eine entkrampfende Wirkung. Diese Inhaltsstoffe von Vanille hemmten durch Ca^{2+}-Ionen ausgelöste Kontraktionen genauso gut wie die Zugabe des Kalziumantagonisten Nifedipin, die Ca^{2+}-Kanäle werden also auch durch diese Duftstoffe gehemmt. Die Autoren folgern, dass koronare und zerebrale Gefäßspasmen, die durch ein übermäßiges Einströmen von Ca^{2+} entstehen, durch die vanilligen Duftstoffe gelöst werden könnten [551].

- Isoliertes Vanillin wirkte einer Studie zufolge antioxidativ und konservierend auf Lebensmittel [636]. Mit dieser Wirkung werden die Reparaturmechanismen in mutiertem Gewebe sowie die zytolytische und zytostatische Wirkung auf kolorektales Tumorgewebe erklärt [268].
- Dr. Luc Marlier hat am Centre National de la Recherche Scientifique in Straßburg frühgeborene Babys beobachtet. Wenn sie Gerüche präsentiert bekamen, veränderte sich ihr Atemrhythmus. Bei einem ekligen Geruch wie dem der Buttersäure verlangsamte sich die Atmung, bei einem angenehmen Geruch wurde sie schneller. Es wurde daraufhin bei 14 Frühchen (geboren in der 24.–28. Woche) ein ganz schwacher Vanilleduft 24 Stunden lang in die Inkubatoren gegeben. Die durchschnittliche Zahl der Atemstillstände (länger 20 Sekunden) reduzierte sich gegenüber dem Vortag bei 12 der 14 kleinen Patienten um 36 %, andere schwere Zwischenfälle wie Hypoxie und Bradykardie konnten um 45 % reduziert werden. Es wurden keinerlei negative Effekte vermerkt, die Autoren empfehlen angenehme Düfte im Inkubator, wenn Koffein und Doxapram nicht wirken [423]. Die Autoren machen sich außerdem dafür stark, dass weniger Gerüche (Babykosmetik, Desinfektions-, Putzmittel etc.) in der Umgebung von hospitalisierten Babys (S.208) verwendet werden [369].
- Im März 1991 berichtete William H. Redd auf der Konferenz der Society of Behavioral Medicine in Washington D.C., dass man im renommierten Sloan Kettering Cancer Center in New York 85 Menschen während einer MRT-Untersuchung beobachtet hatte. Ein Teil der Patienten bekam den vanilleähnlichen Duft Piperonal (Heliotropin) in die befeuchtete Atemluft, die Kontrollgruppe erhielt keinen Duft. 63 % der Patienten der Duftgruppe litten weniger an Ängsten während dieser oft klaustrophobische Zustände auslösenden Prozedur als die unbedufteten Menschen [133].

7.191 Vetiveria zizanioides (L.) Nash

Vetiver

Herkunft des Namens: vettiveru, Tamil = Wurzel, die ausgegraben wird; Zizania = „am Flussufer“, Name einer Gattung von Wassergräsern, -oides, gr. = ähnlich

Pflanzenteil: Wurzel

Gewinnung: Wasserdampfdestillation

Pflanzenfamilie: Poaceae, Süßgräser (früher Gramineae)

Dieses tropische Gras mit seinen erosionshemmenden langen Wurzeln (**Abb. 7.191**) wächst in heißen Ländern am Straßenrand und wird weltweit systematisch angebaut, um regenbedingte Schäden zu begrenzen und vergiftete Böden zu reinigen. Das zähflüssig-dunkle, nach Erde duftende Öl kann unser Bindegewebe genauso wie auch seelische „Achterbahnfahrten“ stabilisieren, insbesondere wenn einen das innere Gerede nicht mehr zur Ruhe kommen lässt. Vetiveröl ist sehr effektiv, wenn jemand schlecht ein- oder durchschlafen kann, selbst wenn eine große Erschöpfung vorliegt.

Inhaltsstoffe

Monoterpenole

- 3,75 % Terpineol-4

Sesquiterpene

- 10 % Calaren/Gurjunen
- 4 % α-Longipinen
- 4 % γ-Selinen
- 2 % α-Humulen
- Vetiven
- Triclovetiven
- Nootkaton

Sesquiterpenole

- 10–15 % Khusimol
- 12,1 % Bicyclovetiverol
- 3,3 % Tricyclovetiverol

Sesquiterpenketone
- 3,9 % α-Vetivon
- 3 % β-Vetivon

Ester
- Vetiverolacetat

Säuren
- Vetivensäure
- Palmitinsäure
- Benzoesäure

Quelle: Aroma-Zone, [543]

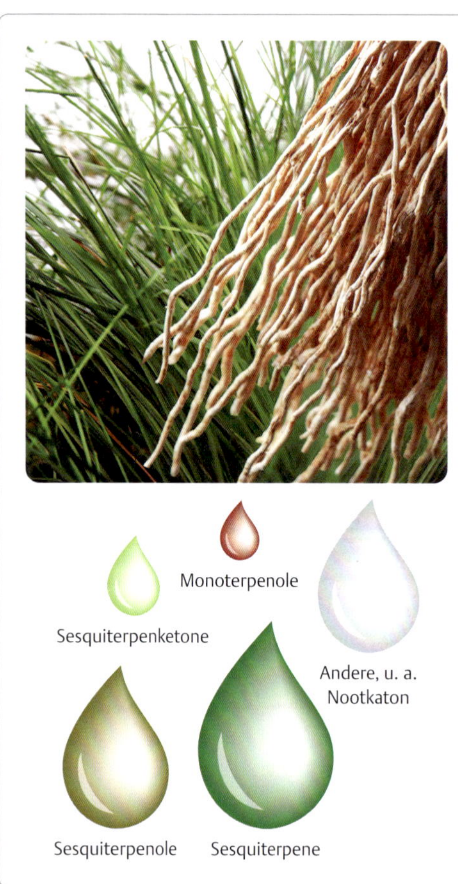

Abb. 7.191 Vetiveria zizanioides (L.) Nash.

Wichtige Eigenschaften:
- immunmodulatorisch
- drüsen- und kreislaufstimulierend
- stimulierend auf das arterielle und venöse System
- sehr hautpflegend
- emmenagog
- spasmolytisch
- parasympathikoton
- sedativ
- stark psychisch „erdend"

Hauptindikationen:
- Immunschwäche, Infektanfälligkeit
- Pankreasinsuffizienz
- Koronariitis
- Amenorrhö, Oligomenorrhö
- reife, faltige Haut
- Wunden, Akne
- Stresssymptome
- Anspannung, Burn-out
- Schlafstörungen
- sexuelle Traumata
- Libidoverlust

Nebenwirkungen und Kontraindikationen:
- Hervorragend verträgliches Öl, bei normaler Anwendung sind keine unerwünschten Nebenwirkungen bekannt.

7.192 Viola odorata L.

Veilchen

Herkunft des Namens: viola und io, lateinische und griechische Bezeichnung der Pflanze (Ion = die Priesterin Io, Geliebte des Zeus); odorata, lat. = duftend

Pflanzenteil: Blätter

Gewinnung: Solventextraktion

Pflanzenfamilie: Violaceae, Veilchengewächse

Unter den über 500 Arten der Gattung Viola, die fast über den ganzen Globus verteilt sind, fällt diese stark duftende Pflanze (**Abb. 7.192**) trotz ihres unscheinbaren Aussehens auf. Der typische pudrige Veilchenduft ist erst bei extremer Verdünnung dieses Absolues zu ahnen – oberflächlich duftet es erdig, etwas ledrig und erweckt grün-grasige Assoziationen. In den letzten Jahren erhielt dieses kostspielige, vorwiegend aus Fettsäuren bestehende Produkt im privaten Bereich Aufmerksamkeit, da es in Suppositorien bei Prostatahyperplasie zur Reduktion der jeweiligen PSA-Werte führte. Ein kleiner Anteil an Ionon könnte dafür verantwortlich sein. Zubereitungen aus Veilchen waren einst neben der Herstellung verführerischer Parfüms auch zur Anwendung bei Atemwegsbeschwerden populär.

Inhaltsstoffe

Monoterpenole
- 0,3 % Linalool

Ester
- 0,1 % Ethyllinoleat
- 0,5 % Ethylpalmitat

Fettsäuren und Sterole
- 47,5 % Linolensäure
- 14 % Linolsäure
- 12 % Palmitinsäure
- Spuren Stigmasterol (Pflanzenhormon)

Andere
- 4 % Ethanol
- 3 % Phytol
- 0,17 % cis-3-Hexenol
- 0,001 % Octen-3-ol
- kleine Mengen Nonadienol, Hexylalkohol und Benzylalkohol
- je nach Charge Spuren von Ionon

Quelle: Florihana

Wichtige Eigenschaften:
- stimmungsaufhellend
- sanft sekretolytisch
- modulierend auf Fieber
- antibakteriell

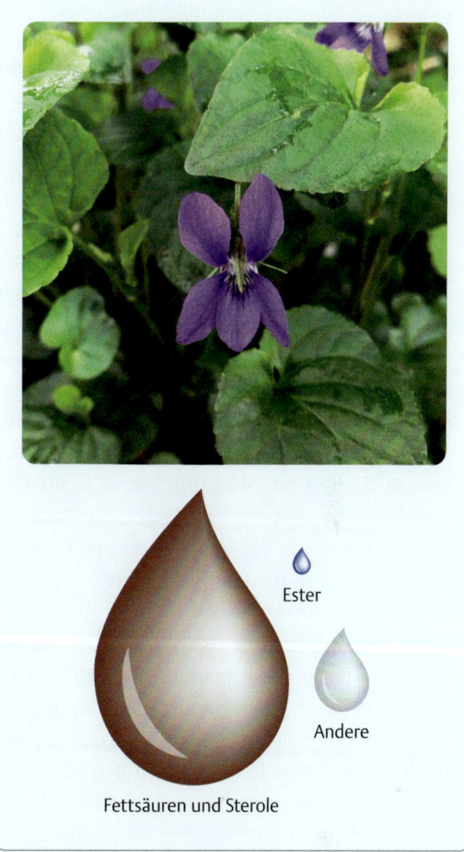

Abb. 7.192 Viola odorata L.

Hauptindikationen:
- Angst, Nervosität
- HNO-Infekte
- Asthma
- Fieber
- Husten

Wissenschaftliche Arbeiten:
- In einer doppelblinden, randomisierten und placebokontrollierten Pilotstudie wurde untersucht, ob sich Veilchensirup positiv auf die Schlafqualität von Teenagern mit Depressionen oder Zwangsstörungen auswirkt. Deren Beschwerden wurden nach internationalen Skalen bewertet. Sie wurden in zwei Gruppen mit Depression (40 Patienten) oder Zwangsstörung (43 Patienten) aufgeteilt. 4 Wochen

lang nahmen die Probanden der beiden „Sirup-Gruppen" alle 12 Stunden 5 ml ein, in den jeweiligen Kontrollgruppen wurde Placebo-Sirup verabreicht. Die Beschwerden verbesserten sich in den „Veilchen-Gruppen" signifikant ($p < 0,001$) [627].

- Mit dem Einsatz eines Veilchenblütenmazerates konnte Fieber bei Kindern mit einer Krebserkrankung kontrolliert werden, wie eine dreifach verblindete Studie an 41 Kindern zeigen konnte. Diese febrile Neutropenie tritt oft als gefürchtete Nebenwirkung von Krebsbehandlungen auf. 20 Tropfen des öligen Extraktes wurden rund um den Bauchnabel der kranken Kinder aufgetragen, die Temperatur wurde 30, 60 und 240 Minuten nach der Anwendung gemessen. Die Durchschnittstemperatur konnte in der Veilchengruppe nach 30 Minuten signifikant reduziert werden ($p = 0,005$), während es in der Placebogruppe zu keiner Verbesserung kam ($p = 1,00$). Die Anzahl der Kinder, die Paracetamol als Hilfemaßnahme benötigte, war in der Veilchengruppe signifikant niedriger (5 vs. 17, $p = 0,001$) [678].
- Im Iran wird Veilchenblütensirup traditionell erfolgreich bei kindlichem Asthma verabreicht. Dies konnte in einer doppelblinden, randomisierten, kontrollierten Studie an 182 Kindern im Alter von 2 bis 12 Jahren mit intermittierendem Asthma bestätigt werden. Nach dem Zufallsprinzip wurden Veilchensirup oder Placebo zusammen mit den in beiden Gruppen üblichen Standardmedikamenten (kurzwirksame β-Agonisten) verabreicht. Die Dauer bis zum Erreichen von mehr als 50 % Hustenreduktion und 100 % Hustenunterdrückung war in der Veilchensirup-Gruppe signifikant geringer ($p = 0,001$ bzw. $p < 0,001$) [547].
- In einer In-vitro-Arbeit konnte die antibakterielle Wirkung eines methanolischen Extraktes der Blätter gegen Haemophilus influenzae MTCC 3 826, Pseudomonas aeruginosa MTCC 2474, Staphylococcus aureus MTCC 1144, Streptococcus pneumoniae MTCC 655 und Streptococcus pyogenes MTCC 442 belegt werden [205].

7.193 Vitex agnus-castus L.

Mönchspfeffer, Keuschlamm

Herkunft des Namens: vitis, lat. = Rebe, rankende Pflanze (bezieht sich vermutlich auf die biegsamen Zweige des Strauches) oder vitex, lat. = weidenartiger Strauch; agneuein, gr. = keusch sein, sich reinigen, auch agnus, lat. = Lamm, Diener Gottes, castus, lat. = keusch (das Kraut wurde in Klöstern verabreicht, da es sexuelle Begierden zu reduzieren vermag)

Pflanzenteil: Früchte oder/und Blätter

Gewinnung: Wasserdampfdestillation

Pflanzenfamilie: Lamiaceae, Lippenblütengewächse

Dieses sehr selten erhältliche ätherische Öl eines hübschen Strauches mit hanfähnlichen Blättern (**Abb. 7.193**) sollte nur von erfahrenen Therapeutinnen und Therapeuten angewendet werden, da es in den Dopaminstoffwechsel eingreift.

Inhaltsstoffe

Monoterpene
- 6,58 % Limonen
- 5,89 % β-Myrcen
- 5,4 % Sabinen
- 4,49 % α-Pinen

Monoterpenole
- 18,41 % α-Terpineol

Sesquiterpene
- bis 12 % β-Caryophyllen

Oxide
- 6,78 % 1,8-Cineol

Andere
- 20 % unbekannt
- 17,46 % unbekannt

Quelle: [612]

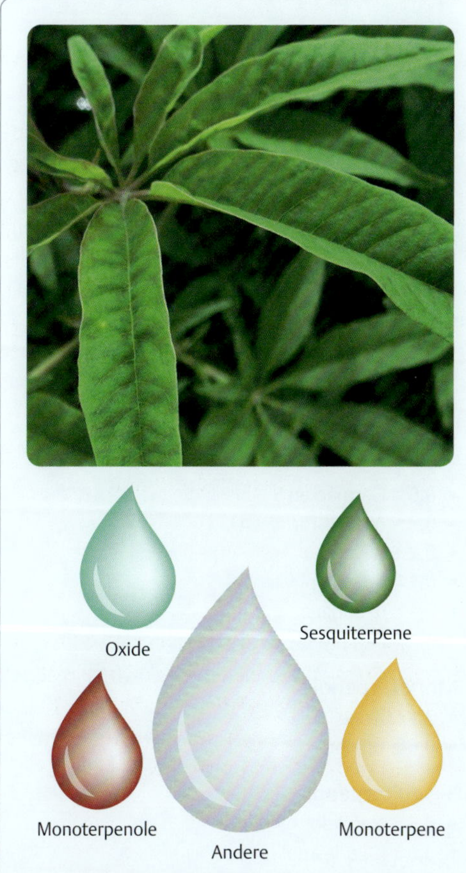

Abb. 7.193 Vitex agnus-castus L.

Wichtige Eigenschaften:
- progesteronähnlich
- dopaminerg (vermutlich durch Aktivierung der Dopamin-2-Rezeptoren)

Hauptindikationen:
- Dysmenorrhö
- PMS
- Fertilitätsstörungen
- Menopausensymptome
- Schweißausbrüche
- Zysten
- Restless-Legs-Syndrom

Nebenwirkungen und Kontraindikationen:
- Dieses hochwirksame Öl mit dopaminerger Wirkung sollte nicht ohne fachliche Aufsicht eingesetzt werden, da es das Serumöstrogen mindern und das Progesteron erhöhen kann [695]. Darum ist es eines der wenigen ätherischen Öle, das nicht (auch nicht äußerlich) in der Schwangerschaft verwendet werden sollte.
- Es kann bei falscher Anwendung zudem Kopfschmerzen, Übelkeit, Ekzeme und sogar Albträume auslösen sowie die Wirkung hormonaler Kontrazeptiva stören [411].

7.194 Zingiber officinale Roscoe

Ingwer

Herkunft des Namens: Singivera und Shringavera (indische Sprachen und Sanskrit) sind die lokalen Bezeichnungen für diese Pflanze; officin, lat. = Werkstatt, Apotheke (bezieht sich auf die traditionelle medizinische Anwendung)

Pflanzenteil: (getrocknetes) Rhizom

Gewinnung: Wasserdampfdestillation

Pflanzenfamilie: Zingiberaceae, Ingwergewächse

Meistens erhält man destilliertes Ingweröl, das frei von Scharfstoffen ist. Ingweröl aus CO_2-Gewinnung ist eine Rarität, die Scharfstoffe enthält; damit ist es eines der „heißesten" ätherischen Öle und muss extrem verdünnt werden (mindestens 1 %ig). Dieses Öl lässt sich ideal einsetzen für alles, was ins Stocken geraten ist: Bei kalten Füßen und Beinen wirkt es hyperämisierend, bei Stuhlverstopfung vermag es zusammen mit einer Kolonmassage (im Uhrzeigersinn) eine sofortige Entleerung zu bewirken. Daneben eignet es sich für „Kältebeschwerden" wie Rheuma, Erkältung und Bronchitis. Extrahiertes Ingweröl reizt jedoch die Schleimhäute (brennt)

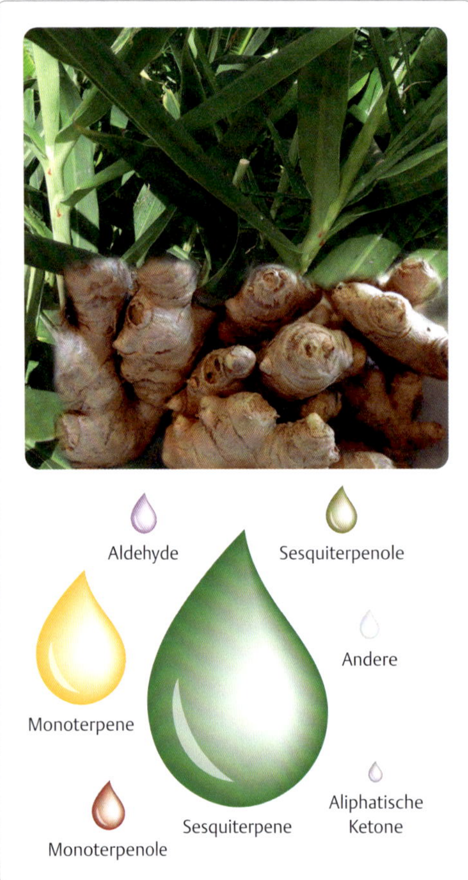

Abb. 7.194 Zingiber officinale Roscoe.

und sollte deshalb nicht bei empfindlichen Personen und Kindern angewendet werden. Viel sanfter wirkt die – oft etwas flacher duftende – destillierte Version, die bei jeder Firma erhältlich ist. Dieses ätherische Öl (**Abb. 7.194**) wirkt gut gegen Übelkeit (Reise, nach chirurgischen Eingriffen, adjuvant zur Krebsbehandlung, auch in der Schwangerschaft), wenn es inhaliert wird, beispielsweise in Inhalierstiften oder auf einem Papiertaschentuch.

Inhaltsstoffe

Monoterpene

- 8 % Camphen
- 4,2 % α-Phellandren
- 3,1 % Limonen
- 2,5 % α-Pinen
- 0,9 % Myrcen
- 0,4 % β-Pinen
- 0,1 % p-Cymen

Sesquiterpene

- 30–38 % Zingiberen
- 0–13,8 % β-Farnesen
- 0–11,6 % α-Farnesen
- 9 % β-Sesquiphellandren
- 17 % ar-Curcumen
- 7 % γ-Bisabolen
- 0,6 % Germacren B
- 0,3 % trans-β-Farnesen
- 0,2 % β-Elemen
- 0,1 % β-Caryophyllen
- 0,1 % α-Copaen
- in Spuren diverse Sesquiterpene

Monoterpenole

- 2 % Citronellol
- 0,6 % Linalool

Sesquiterpenole

- 0,8 % Nerolidol
- 0,6 % β-Eudesmol
- 0,4 % Zingiberol
- 0,4 % trans-β-Sesquiphellandrol
- 0,2 % Elemol

Monoterpenaldehyde

- 0,9 % Geranial
- 0,5 % Neral
- 0,4 % Citronellal

Aliphatische Aldehyde

- Butanal
- 2-Methylbutanal
- 3-Methylbutanal
- Pentanal

Aliphatische Ketone

- 0,2 % Methylheptenon
- 0,1 % 2-Hexanon
- 0,1 % 2-Heptanon
- 0,1 % 2-Nonanon
- Aceton
- Crypton
- Carvotanaceton

Andere
- Undecan, Dodecan, Hexadecan, Toluen,
- 2-Butanol, 2-Heptanol, 2-Nonalol,
- 2-Methyl-but-3-en-2-ol

Quelle: [191], [378], [695]

Wichtige Eigenschaften:
- stark karminativ, verdauungsfördernd
- aphrodisisch
- sexuell tonisierend
- analgetisch
- expektorativ

Hauptindikationen:
- (Reise-)Übelkeit
- Meteorismus
- Dyspepsie
- Obstipation
- Appetitlosigkeit
- Durchfall (Diarrhö)
- Krämpfe der Verdauungsorgane
- Impotenz
- Zahnschmerzen
- Rheumatismus, Muskelschmerzen
- Verstauchung, Zerrung, Muskelkater
- (chronische) Bronchitis, Husten
- Erkältung, Grippe
- Burn-out

Nebenwirkungen und Kontraindikationen:
- Als **destilliertes** Öl hervorragend verträglich, bei normaler Anwendung sind keine unerwünschten Nebenwirkungen bekannt, sofern das Limonen, das in unterschiedlichen Anteilen vorliegt, nicht oxidiert ist.
- Beim **CO_2-extrahierten** Öl können Haut- und Schleimhautreizungen auftreten, darum extrem stark verdünnen.

Wissenschaftliche Arbeiten:
- In einer einfach verblindeten, randomisierten Cross-over-Studie an 60 Brustkrebspatientinnen, die mit Chemotherapie behandelt wurden, reduzierte die Inhalation von Ingweröl in der akuten Phase der Chemotherapie die Übelkeit signifikanter als nach Inhalation des Placebos ($p = 0{,}04$), der Effekt hielt jedoch nicht an. Ingweröl wirkte nicht gegen Erbrechen, doch die Befindlichkeit ($p < 0{,}001$) und der Appetit ($p < 0{,}001$) verbesserten sich signifikant durch Ingweröl. Die Autoren folgern, dass inhaliertes Ingweröl nicht überzeugend genug ist, um chemoinduzierte Übelkeit zu lindern [409].
- In einer Übersichtsarbeit (Review) mit 5 Studien, die 328 Patienten umfassten, wird dargelegt, dass mithilfe von inhaliertem Pfefferminze- und Ingweröl das Auftreten und die Stärke von Übelkeit gelindert sowie antiemetische Maßnahmen reduziert werden konnten [408].
- In einem randomisierten Experiment wurden 1151 Personen, bei denen chirurgische Eingriffe bevorstanden, erfasst. Von diesen entwickelten 303 Personen postoperative Übelkeit. Nach Inhalation von reinem Ingweröl oder einer Öle-Mischung aus den ätherischen Ölen von Ingwer, Spearmint, Pfefferminze und Kardamom und des Ingweröles alleine zeigten sich signifikante Verbesserungen. Nach Einatmen von Isopropylalkohol verringerte sich die Übelkeit hingegen nicht [286].
- Eine placebokontrollierte Doppelblindstudie an 59 älteren Personen wurde in Hong Kong durchgeführt. Sie erhielten 6-mal (2-mal wöchentlich) Streichungen mit Ingweröl (1 %) und Orangenöl (0,5 %). Eine Verbesserung der physischen Funktionen und Verringerung von starken Knieschmerzen trat nach 1 Woche ein, war jedoch 4 Wochen nach Abschluss der Behandlungsserie nicht mehr bemerkbar [760].

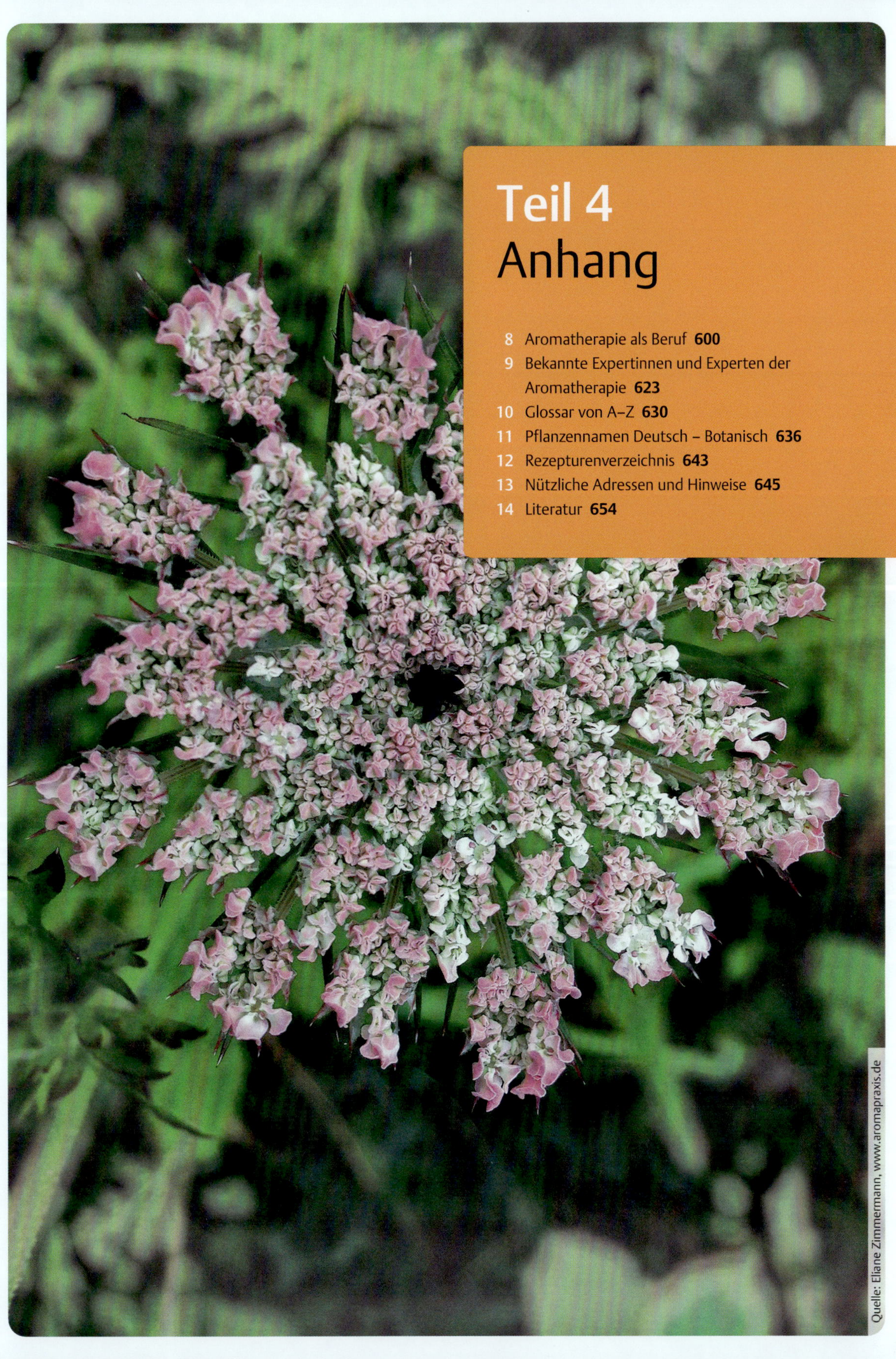

Teil 4
Anhang

Quelle: Eliane Zimmermann, www.aromapraxis.de

8 Aromatherapie als Beruf

Der eigenständige Beruf der Aromatherapeutin, des Aromatherapeuten existiert weder in Deutschland noch in Österreich, jedoch in einigen Kantonen der Schweiz. In Großbritannien fällt die Aromatherapeutin, der Aromatherapeut unter die therapeutischen Berufe. In Deutschland wird zudem oft der Gebrauch von ätherischen Ölen, egal welcher Herkunft, recht undifferenziert Aromatherapie genannt. Es gibt jedoch viele Anwendungsmöglichkeiten von ätherischen Ölen, die mit einer Therapie als solcher nichts zu tun haben, z. B. in der Pflege und Kosmetik, in der Nahrungsmittelindustrie, in der Wohn- und Geschäftsraumbeduftung.

Aromatherapie wird seit dem frühen 19. Jahrhundert von französischen Ärzten praktiziert (S. 18). Der Begriff ist ganz wörtlich zu verstehen, da es sich um eine Therapieform mit natürlichen duftenden Substanzen, nämlich den ätherischen Ölen aus Pflanzen, handelt. Seinerzeit waren bereits viele Inhaltsstoffe der Öle und deren Wirkung auf den menschlichen Organismus bekannt.

Inwieweit die Wahl des Begriffes „Aroma" glücklich war, sei dahingestellt, stellt doch dieses Wort den Geschmackssinn in den Vordergrund. Da dieser jedoch sehr eng mit dem Geruchssinn verbunden ist und da die ätherischen Öle von Ärzten (in Frankreich) häufig zur oralen Einnahme verordnet werden, ist der Name Aromatherapie dennoch nachvollziehbar.

8.1 Aromatherapie in Frankreich

In Frankreich benötigt die phytotherapeutisch orientierte Ärztin bzw. der phytotherapeutisch orientierte Arzt eine spezielle Fachausbildung in Aromatherapie, um als Aromatherapeutin/Aromatherapeut praktizieren und abrechnen zu dürfen. Oftmals werden **Homöopathie** und Aromatherapie kombiniert angewendet, auch andere phytotherapeutische Mittel wie Urtinkturen werden gleichzeitig verabreicht.

Mithilfe des selbst oder im Labor hergestellten **Aromatogramms** können Ärztinnen und Ärzte sehr gezielt und effektiv gegen Infektionskrankheiten vorgehen. Es gibt einen großen Fundus an Aromatogrammen, sodass Behandlerinnen und Behandler auf vielfältige und seriöse Dokumentationen zurückgreifen können. Die Hürden für klinische Studien sind hoch, zudem werden sie selten in englischsprachigen Medien publiziert.

Besonders Erfolg versprechend sind neben Behandlungen von diversen Infektionen die Therapien von Erkrankungen des Atemtraktes, des

Verdauungs- und Urogenitaltraktes und von konventionell kaum behandelbaren Hautkrankheiten. Ein auf dem Gebiet der Aromatherapie spezialisierter Mediziner kann in den meisten Fällen auf die Verschreibung von Antibiotika verzichten [191].

8.1.1 Verkauf von ätherischen Ölen

Viele natürliche ätherische Öle können in Frankreich wie andere Medikamente verschrieben werden, sie sind schließlich ein pharmakologisch wirksames Vielstoffgemisch. Während ein Großteil der ätherischen Öle frei verkäuflich ist, unterliegen andere der Verschreibungspflicht, z. B. Zeder, wobei hier vermutlich aufgrund eines Missverständnisses die harmlose Atlaszeder (Cedrus atlantica) mit der sog. „Amerikanischen Zeder" („Cedar" = Juniperus sabina/virginiana/texana) verwechselt wurde. Weitere verschreibungspflichtige Öle sind Wermut (Artemisia absinthium), Ysop (Hyssopus officinalis), Salbei (Salvia officinalis, darf jedoch stark verdünnt verkauft werden), Thuja (Thuja occidentalis) und Rainfarn (Tanacetum vulgare).

In gut sortierten Naturkostläden können ätherische Öle von hervorragender Qualität gekauft werden.

8.2 Aromatherapie in Großbritannien

In Großbritannien, wo Aromatherapie am häufigsten von Frauen ausgeübt wird, zählen Aromatherapeutinnen und Aromatherapeuten zu den Angehörigen von therapeutischen Berufen (mit bestimmten Einschränkungen). Diese Tätigkeit ist in Deutschland am ehesten mit der der Heilpraktikerin/des Heilpraktikers zu vergleichen. Bedingt durch das anders aufgebaute Gesundheitssystem (National Health Service, NHS) gibt es in Großbritannien keine Probleme der Kostenübernahme bei aromatherapeutischen Behandlungen durch qualifizierte und registrierte Aromatherapeutinnen und Aromatherapeuten. Die Verhandlungen über die staatliche Anerkennung ziehen sich allerdings bereits seit vielen Jahren, sehen jedoch durchaus positiv aus.

Ende der 1970er-Jahre erweiterten in England Angehörige der kosmetischen und physiotherapeutischen Berufe ihre Arbeit um aromatherapeutische Anwendungen, sodass es sich hier insbesondere um pflegende und im gesundheitlichen Sinne vorbeugende Behandlungen handelte.

Zunächst wurden neben der Wirkung von ätherischen Ölen v. a. Massagetechniken gelehrt. Mittlerweile umfassen die Ausbildungskurse in seriösen Instituten 200–300 Stunden; es werden Anatomie, Physiologie, Massage, Biochemie, Berufskunde und natürlich alles rund um die ätherischen Öle gelehrt. Diese werden in der praktischen Tätigkeit v. a. äußerlich angewendet; es werden jedoch auch Inhalationen und Mundspülungen verabreicht. Im Vordergrund der Behandlungen stehen die Behebung von Disstress und nervösen Spannungen jeden Ursprungs. Palliativpflege und Hospizarbeit sind in Großbritannien ohne den Einsatz von ätherischen Ölen nicht mehr denkbar.

8.2.1 Verkauf von ätherischen Ölen

Ätherische Öle können in Großbritannien von Dutzenden von hervorragenden Firmen erworben werden, es dürfen keinerlei medizinische Heilungsversprechen auf den Etiketten oder den Preislisten zu finden sein. Daneben gibt es selbstverständlich auch reichlich Anbieter mit eher dubiosem Hintergrund. Ätherische Öle werden in der „British Pharmacopoeia" (vergleichbar dem DAB) als traditionelle Heilmittel aufgelistet, jedoch nicht als apothekenpflichtige Arzneimittel verkauft. Eine Aromatherapeutin oder ein Aromatherapeut kann sie einer bekannten Patientin bzw. einem bekannten Patienten verschreiben. Auf dem Produkt müssen dessen

Name sowie Name und Adresse der Behandlerin/des Behandlers stehen sowie eine Dosierungsanleitung.

8.3 Aromatherapie in Deutschland

Bei Aroma**therapie** handelt es sich streng genommen um eine Arbeit am Menschen, die – zumindest nach deutscher Rechtsprechung – nur Angehörigen der medizinischen Berufe vorbehalten ist, also Ärzten sowie Heilpraktikern. Darum haben sich die Begriffe Aromapflege und Aromapraxis etabliert.

Der Begriff „Aromatherapeutin/Aromatherapeut" ist als Berufsbezeichnung in Deutschland nicht geschützt – jede Person könnte sich so nennen –, sie dürfte dann aber nicht unbedingt therapieren (= heilen). Insofern ist diese Berufsbezeichnung nach heutigen Gesetzen für Nichtmediziner sinnlos und kann sogar unseriös wirken. Was als heilende Tätigkeit gilt, wird vom Heilpraktikergesetz bestimmt. Es sollten andere Begriffe, die keinerlei Heilungserwartung von Seiten der Klientinnen und Klienten wecken, gewählt werden. Der Kreativität sind dabei keine Grenzen gesetzt. Die folgenden Begriffe sind inzwischen bereits recht gut etabliert.

Info

Beispiele für die Berufsbezeichnung

- **Aromapraktikerin/Aromapraktiker**
  Dieser von Eliane Zimmermann Anfang der 90er Jahre erfundene und geprägte Titel beinhaltet ein breites Arbeitsfeld mit ätherischen Ölen, d. h. sowohl die praktische Anwendung als auch die Beratung.
- **Aromaberaterin/Aromaberater oder Duftberaterin/Duftberater**
  Hier liegt der Schwerpunkt auf Beratungen.
- **Aromapflegerin/Aromapfleger**
  Hier steht die kosmetische Pflege, aber auch die Kinder-, Alten- und Krankenpflege im Mittelpunkt.
- **Aromabehandlerin/Aromabehandler**
  Dieser Begriff kann bereits an ein therapeutisches Arbeitsfeld erinnern, ist jedoch vom Gesetz her gesehen zulässig.
- **Aromatologin/Aromatologe**
  Bei dieser Bezeichnung wird der forschende und wissenschaftliche Aspekt hervorgehoben.
- **Osmologin/Osmologe**
  Hier steht die wissenschaftliche Erforschung des Riechens im Vordergrund.

Wir kommen also nicht drum herum, uns ein wenig mit den relevanten Gesetzen zu befassen, denn es ist wichtig, genau zu wissen, was erlaubt ist und was nicht. Es ist gar nicht so kompliziert, wie es aussieht, denn: Solange keinerlei therapeutische Versprechen ausgesprochen werden, kann der Beruf der Aromapraktikerin sogar sehr breit gefächert sein und etliche unterschiedliche Zielgruppen – wie weiter unten zu sehen ist – ansprechen.

8.3.1 Heilpraktikergesetz

Das Heilpraktikergesetz Gesetz über die berufsmäßige Ausübung der Heilkunde ohne Bestallung vom 17.02.1939 (HPG), zuletzt geändert durch Artikel 15 des Gesetzes vom 23.10.2001, regelt eindeutig:

Info

Heilpraktikergesetz

§ 1

(1) Wer die Heilkunde, ohne als Arzt bestallt zu sein, ausüben will, bedarf dazu der Erlaubnis.

(2) Ausübung der Heilkunde im Sinne dieses Gesetzes ist jede berufs- oder gewerbsmäßig vorgenommene Tätigkeit zur Feststellung, Heilung oder Linderung von Krankheiten, Leiden oder Körperschäden bei Menschen, auch wenn sie im Dienste von anderen ausgeübt wird.

(3) Wer die Heilkunde bisher berufsmäßig ausgeübt hat und weiterhin ausüben will, erhält die Erlaubnis nach Maßgabe der Durchführungsbestimmungen; er führt die Berufsbezeichnung „Heilpraktiker".

§ 2
(1) Wer die Heilkunde, ohne als Arzt bestallt zu sein, bisher berufsmäßig nicht ausgeübt hat, kann eine Erlaubnis nach § 1 in Zukunft … erhalten.
[…]
§ 5
Wer, ohne zur Ausübung des ärztlichen Berufs berechtigt zu sein und ohne eine Erlaubnis nach § 1 zu besitzen, die Heilkunde ausübt, wird mit Freiheitsstrafe bis zu einem Jahr oder mit Geldstrafe bestraft.
[…]

Solange keinerlei therapeutische Versprechen gemacht und auch keine medizinischen Wirkungen irgendeiner Art suggeriert werden, darf also jeder Mensch Aromamassagen und Aromaberatungen anbieten – ob mit oder ohne solide Ausbildung. Durch den neueren Boom rund um angebliche Wunderwirkungen von ätherischen Ölen entstand sogar eine emsige Beratungsszene, die besonders in den sozialen Medien hoch aktiv ist. Dennoch sollte sich jeder dessen bewusst sein, dass das Grundwissen rund um die verantwortliche Anwendung von ätherischen Ölen, Hydrolaten und fetten Pflanzenölen weder an einem noch an zwei Wochenenden erlernt werden kann.

8.3.2 Ein eigenständiger Beruf?

In Deutschland ist es bislang nicht wirklich gelungen, „den Aromatherapeuten/die Aromatherapeutin“ als eigenständigen Beruf zu etablieren. Ähnlich wie in vielen englischsprachigen Ländern wäre das eine Art **Gesundheitsberater** mit pflegendem/kosmetischem Hintergrund, der im Idealfall eine ärztliche oder heilpraktische Behandlung ergänzt und begleitet, der insbesondere hilft, die psychische Balance wieder herzustellen, sofern diese bei einer erkrankten Person ins Ungleichgewicht geraten ist. Erforderlich ist dafür allerdings eine Berufsbezeichnung, in der das Wort „Therapeut“ nicht enthalten ist, vgl. das in Kap. 8.3.1 (S. 602) Ausgeführte.

Es ist in Deutschland keinesfalls verboten, Menschen zu begleiten und zu unterstützen, um ihre körperliche und seelische Gesundheit zu erhalten und zu pflegen. Ätherische Öle, gezielt ausgewählt und eingesetzt, bieten ausgezeichnete Möglichkeiten dafür. Der Übergang zwischen Pflege und medizinischer Behandlung ist allerdings in vielen Bereichen fließend.

Ein gutes Beispiel sind Hauterkrankungen: Ist eine bewusst gewählte und angewandte „Kosmetik“ aus ätherischen Ölen noch Pflege und Schutz oder bereits heilende Behandlung? Ist eine Sequenz von entspannungsfördernden Massagen des Rückens mit nachweislich stimmungsaufhellenden Ölen und beruhigenden Worten bereits eine Psychotherapie? Ist ein behutsam begleitetes Riechtraining bei Riechverlust eine therapeutische Maßnahme oder eine schlichte Verbesserung der Lebensqualität?

Anders als immer wieder zu hören ist, kann in Deutschland eine selbstständige Existenz mit einer erfolgreichen Aromapraxis aufgebaut werden, ohne die Heilpraktikerprüfung abgelegt zu haben. Dieser Beruf füllt die Lücke, die das heutige Gesundheitssystem stets vergrößert: Es geht darum, den Menschen als Ganzheit zu sehen und ihn im Prozess der inneren und äußeren Genesung weiterhin zu unterstützen. Viele eigentlich schwer kranke Menschen werden als „gesund“ – also ohne medizinische Befunde – aus der medizinisch-ärztlichen Obhut entlassen. In diesem Bereich können ätherische Öle samt der helfenden Hand im oben genannten Sinne unterstützen, pflegen, fit machen, begleiten.

Bei der Deutschen Gesellschaft für Alternative Medizin (DGAM) werden Interessenten in diesem Themenbereich geschult, sodass sie sich sowohl im gesetzlichen Dschungel als auch im beruflichen Alltag sicher und korrekt bewegen können; weitere Informationen sind zu finden unter www.dgam.de.

Die Fortbildung zum „Gesundheitspraktiker BFG/DGAM“ umfasst u. a. folgende Themen:

- Rechtsgrundlagen für ein sicheres Arbeiten in Deutschland. Was darf ich tun?
- Wie kann ich mit ätherischen Ölen und anderen Praxisprodukten ohne rechtliche Probleme arbeiten?

- der alternative Gesundheitsbegriff; Gesundheit als Kompetenz; Unterschiede zwischen Heilarbeit und Gesundheitspraxis
- Erarbeiten von Texten für Werbung, für Patienteninformationen und Standardsituationen in der eigenen Praxis
- gesundheitspraktische Kommunikation in der Werbung, im Erstkontakt, bei der Anwendung, in einzelnen Praxisphasen
- Umgang mit Heilerwartungen und eigenen therapeutischen Interessen
- Erkennen von Gefährdungen und verantwortungsvolles Umgehen mit Problemen und Risiken
- individuelle Beratung für die Praxisentwicklung

Darüber hinaus gibt es viele Berufsgruppen, die mit ätherischen Ölen arbeiten. Masseurinnen und Masseure sowie Psychotherapeutinnen und Physiotherapeuten verwenden inzwischen schon relativ häufig ätherische Öle, um ihre Behandlungen zu intensivieren. Bei vielen niedergelassenen deutschen Hebammen ist der gezielte Einsatz von ätherischen Ölen vor, während und nach Entbindungen nicht mehr wegzudenken ([655], [656]). Auch **Psychologinnen und Psychologen** und **Psychotherapeutinnen und Psychotherapeuten** profitieren von entspannend und angstlindernd wirksamen ätherischen Ölen, um besser in Kontakt mit ihren Patientinnen und Patienten zu kommen, um tief liegende Traumata sanfter aufzulösen oder um seelische Schmerzen aufzufangen. Perfekt zu diesem Bereich passt die Arbeit mit dem Duftgespräch nach Christine Lamontain, s. Kap. 12.3 (S. 646). Diese Art des olfaktorischen Coachings kann sehr schnell und geradezu verblüffend an „seelische Knoten" heranführen und diese auf achtsame Weise lösen.

Aufgeschlossene **Erzieherinnen und Erzieher**, v. a. in heilpädagogischen Einrichtungen, und **Altenpflegerinnen und Altenpfleger** können durch ätherische Öle große Unterstützung in ihrer Arbeit erhalten. Nicht nur sie selbst finden mehr Kraft, Motivation und Ausdauer, sondern auch ihre Schützlinge können durch den relativ unkomplizierten Einsatz der Öle oftmals überraschend positiv beeinflusst werden. Allerdings muss immer die Zustimmung der Eltern oder Betreuerinnen und Betreuer eingeholt werden.

Auch bei Kosmetikerinnen und Kosmetikern, Fußpflegerinnen und Fußpflegern sowie Friseurinnen und Friseuren wird der Einsatz von ätherischen Ölen immer beliebter. Eher sporadische oder unsystematische Einsätze von natürlichen Duftstoffen entsprechen jedoch keinesfalls einer ganzheitlichen Aromatherapie!

Auch wenn etliche gesetzliche Grauzonen und Schlupflöcher in Anspruch genommen werden, sollte es dennoch selbstverständlich sein, dass jemand, der in Deutschland eine Praxis eröffnen und ähnlich wie eine britische Aromatherapeutin/ein britischer Aromatherapeut arbeiten möchte, ausreichend Grundkenntnisse über die relevanten Vorgänge im menschlichen Körper haben sowie sich auch mit dem Einsatz ätherischer Öle gut auskennen muss.

8.3.3 Aromamassage

Die Begriffe „medizinische Massage" und die Berufsbezeichnungen „Masseurin " oder „Masseur" sind geschützt. Sie sind durch das „Gesetz über die Berufe in der Physiotherapie" (MPhG) vom 26.05.1994 geregelte Ausbildungsberufe. Dazu ist die erfolgreiche Teilnahme an einem 3-jährigen Lehrgang an einer staatlich anerkannten Schule erforderlich. Nicht geschützt ist hingegen die Tätigkeit des Massierens.

Kosmetiker, deren Ausbildung bislang noch nicht staatlich geprüft werden muss, dürfen Ganzkörpermassagen anbieten und ausführen. Auch in Hotels werden nicht medizinische Massagen zur Entspannung angeboten. Es sei hier noch angemerkt, dass selbst Angehörige diverser Berufe im Rotlichtmilieu ihr Geld völlig legal mit „Massagen" verdienen dürfen.

Eine Diagnose hingegen dürfen weder Aromamasseurinnen und Aromamasseure noch Aromapraktikerinnen und Aromapraktiker stellen, denn dies ist definiert als der erste Schritt zu einer therapeutischen Behandlung. Gleiches gilt für die Anamnese, die eine Befunderhebung darstellt. Ein Vorgespräch jedoch darf und soll durchaus geführt werden, um auszuschließen, dass die Klientin bzw. der Klient an einer Krankheit leidet, die die Anwendung von (bestimmten) ätherischen Ölen verbietet (z. B. Allergien, Bluthochdruck, Narben).

Die Tätigkeit „Behandeln" ist nicht Ärztinnen und Ärzten vorbehalten, eine Kosmetikerin darf ihre Kundinnen und Kunden auch in ihrer Kosmetikpraxis behandeln, ebenso die Fußpflegerin und der Fußpfleger.

Eindeutig ist in Deutschland geregelt, dass jemand gewerblich, also gegen Bezahlung, massieren darf, wenn dies der Entspannung und dem Wohlbefinden dient.

Merke

Es ist also aus juristischen Gründen wichtig, die Aromamassage als Dienstleistung am gesunden Menschen zu deklarieren, für die Klientin und Klient aus eigener Tasche bezahlen. Es dürfen keinerlei Krankheiten, Körperleiden oder Körperschäden behandelt, sondern nur folgende Bereiche abgedeckt werden (mit denen auch geworben werden kann): Wellness, Schönheit, Prophylaxe, Wohlbefinden, Gesundheitsbegleitung, Gesundheitsberatung, Entspannungsmassage, Wohlfühlmassage, Gesundmassage, intuitive Massage, Fitnessmassage, Stressmanagement usw. Es handelt sich also um vorbeugende, kosmetische, entspannende, stressvermindernde und pflegende Anwendungen.

8.3.4 Aromapflege im Krankenhaus

In immer mehr deutschen Krankenhäusern wird erfolgreich mit ätherischen Ölen, fetten Pflanzenölen und Hydrolaten gearbeitet, insbesondere im süddeutschen Raum. Je nach Zusatzausbildung der Krankenpfleger geschieht dies – eine Bewilligung vorausgesetzt – unter der Verantwortung der entsprechenden Ärzte und mit Einverständnis der Pflegedienstleitung. Der Einsatz von natürlichen ätherischen Ölen im klinischen Bereich hat mehrere Vorteile:

- Die Ausbreitung **pathogener Keime** kann eingedämmt oder gar unterbunden werden.
- Viele ätherische Öle haben **immunmodulatorische** Wirkungen und stabilisieren so den Gesundheitszustand von Patienten und Mitarbeitern.
- Einige ätherische Öle wirken **beruhigend** und anxiolytisch, sie tragen auch zur Genesung der gestressten und ängstlichen Patienten bei.
- Bei Anwendung im Raum wird der Stressfaktor „Krankenhausgeruch" gemildert und gleichzeitig erfolgt eine gewisse **Luftdesinfektion** der Räumlichkeiten. Insbesondere in Psychiatrie, Onkologie und Geburtshilfe sind hier ermutigende Resultate zu beobachten.
- Der begleitende Einsatz von ätherischen Ölen, beispielsweise bei Infektionen mit MRSA, kann die Heilung beschleunigen. Bei Infektionen, die mit starken Gerüchen verbunden sind, helfen ätherische Öle Patientinnen und Patienten sowie Pflegekräften, besser mit den meist als peinlich empfundenen **Gerüchen** zurechtzukommen. Das gilt natürlich auch bei sonstigen Langzeitpatienten, die sich durch die eingeschränkten Hygienemöglichkeiten oft „nicht mehr riechen" können. Waschungen und Bäder können in diesem Bereich sehr hilfreich sein.
- Manche ätherischen Öle – und im Idealfall noch zusätzlich einfache (Teil-)Massagen oder Einreibungen – können ergänzend zu **Medikamenten** wie Kopfschmerzmitteln, Schlaftabletten, Dekubitus-Prophylaxe-Produkten, Aknesalben, Expektoranzien und Karminativa eingesetzt werden oder sie gar ersetzen – und das zu einem oft geringeren Preis. In Zeiten des Wettbewerbs und des Spardrucks im Gesundheitssystem kann dies ein wichtiger Faktor sein.
- Nicht zuletzt ermöglicht die Anwendung ätherischer Öle eine menschlichere **Zuwendung** den Patienten gegenüber. Denn es ist fast nicht möglich, Öle und Hydrolate lieblos und mechanisch einzusetzen. Zudem kann so das Pflegepersonal wieder mehr Freude und Erfüllung im Beruf finden.

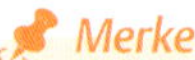

Voraussetzungen für die Tätigkeit im Bereich der Aromapflege und Aromapraxis: Es muss unbedingt gewährleistet sein, dass diese Person verantwortungsbewusst genug ist, zu erkennen, wen und welche Beschwerden sie mit ätherischen Ölen behandeln kann und darf und in welchen Fällen Klientin bzw. Klient an einen Arzt oder Heilpraktiker verwiesen werden muss. Sie muss über ausreichend e Kenntnisse zum biochemischen Aufbau, zur Haltbarkeit einzelner Öle, zu den Wirkweisen und auch zu den möglichen unerwünschten Nebenwirkungen von einigen ätherischen Ölen verfügen. Zudem sollte sie für Beratungen, die den Gesundheitszustand des ganzen Menschen betreffen, über ein möglichst breites Wissensspektrum zu Gesundheitsvorsorge, Ernährung, Bewegung/Ruhe, weiter en komplementären Therapien etc. verfügen.

Bevor sich eine Aromapraktikerin selbstständig macht, ist es sehr ratsam, fundierte Kenntnisse in **Erster Hilfe** zu erwerben. Hierzu können qualifizierte und preiswerte Kurse beim Roten Kreuz und ähnlichen lokalen Institutionen oder auch in Volkshochschulen besuchen werden. Auch die preiswerte, recht kurze Ausbildung (ca. 1500 Stunden) zur Pflegeassistentin mit dazugehörigem Praktikum erleichtert den Umgang mit Menschen und Gesundheit (z. B. beim Johanniter- oder Malteser-Hilfsdienst). Wenn die Spezialisierung auf ein bestimmtes Gebiet, z. B. die Arbeit mit Schwangeren das Ziel ist, ist es ratsam, entsprechende Kurse oder Weiterbildungsmöglichkeiten, z. B. die in Kap. 12 (S. 643) aufgeführten, zu nutzen.

8.3.5 Ausbildungsmöglichkeiten in deutscher Sprache

Seit dem ersten Erscheinen dieses Buches 1998 hat sich das Angebot an seriösen Ausbildungsmöglichkeiten in Deutschland, Österreich und in der Schweiz nicht relevant vergrößert. An wenigen Instituten sind ausführliche, aufeinander aufbauende Lehrgänge mit mindestens 100 Präsenzstunden zu finden, gelehrt von Dozentinnen und Dozenten, die ihrerseits sehr erfahren im täglichen Umgang mit ätherischen Ölen sind. Einen einheitlichen Lehrstoff gibt es noch nicht, doch in den wesentlichen Inhalten überschneidet sich das Angebot der im Anhang genannten Institute nicht.

Durch das Internet hat sich ein undurchschaubarer Markt an „Fernkursen" gebildet; so konnte beispielsweise eine „Ausbildung" samt Zertifikat für ca. 20 Euro bei Ebay ersteigert werden. Auch Zweitageskurse werden angeboten, nach denen die Absolventen sich dann allen Ernstes Aromaexperten nennen. Eine besonders bedenkliche Entwicklung in den letzten Jahren stellen Verkaufsveranstaltungen dar, in denen von vermeintlichen Wunderwirkungen von ätherischen Ölen berichtet wird – mit Empfehlungen extremer Dosierungen und tendenziell gefährlicher Anwendungen.

Doch wie erkennen wir eine gute Ausbildung und verantwortungsvolle Berater? Es folgen einige Anhaltspunkte, die neben dem hoffentlich vorhandenen „Bauchgefühl" helfen, einen seriösen Lehrgang zu finden.

Info

Kriterien für gut qualifizierte Experten im Bereich der Aromatherapie

- Ausreichend erfahrene und qualifizierte Aromatherapeutinnen und Aromatherapeuten sowie Aromatherapiedozentinnen und -dozenten können mindestens 150, besser 300 Stunden Ausbildung in Aromatherapie und Aromapflege nachweisen, manchmal sogar an unterschiedlichen Schulen und bei verschiedenen Dozenten.
- Aromatherapiedozentinnen und -dozenten verfügen über mindestens 5 Jahre Erfahrungen mit ätherischen Ölen, bevor sie andere Menschen beraten und schulen. Sie reagieren souverän und gelassen, wenn interessierte Fragen an s ie gestellt werden, etwa nach ihrem Ausbildungsnachweis oder nach Ölen von anderen Anbietern als die der von ihnen angebotenen Öle.
- Aromatherapiedozentinnen und -dozenten bieten mindestens 100 Stunden an, üben mit möglichst vielen Ölen (teilweise von unterschiedlichen Firmen) und zwingen niemanden, ausschließlich bei einem Anbieter einzukaufen.

- Aromatherapiedozentinnen und -dozenten besuchen selbst regelmäßig Fortbildungen auf einem anerkannten Fortbildungskongress bei bekannten deutschsprachigen Firmen, bei Wissenschaftlern, bei anerkannten Buchautoren.
- Qualifizierte Aromafachleute kennen die Namen von einigen anerkannten Büchern und Autoren und weisen nicht auf einen einzelnen „Heilsbringer" hin.
- Aromatherapiedozentinnen und -dozenten bieten Kurse und Preise zu den marktüblichen Preisen und Konditionen an (immer vergleichen!).
- Aromatherapiedozentinnen und -dozenten verwenden oder verkaufen ätherische Öle mit den vorgeschriebenen Haltbarkeitssymbolen, Sicherheitshinweisen oder Gefahrenpiktogrammen und können diese sachlich erklären; Etiketten ohne die jeweiligen Symbole und verdünnte ätherische Öle können sie begründen.
- Aromatherapiedozentinnen und -dozenten kennen sich (etwas) mit Heilpflanzen aus, denken oft ganzheitlich und nachhaltig, vielleicht verstehen sie sogar ein klein wenig vom chemischen Aufbau von ätherischen Ölen und den jeweiligen Folgen für Wirkungen und Nebenwirkungen (z. B. Furocumarine, ihre Bedeutung für die jeweiligen Anwendungen; einige Monoterpenketone, die Laien Probleme machen könnten etc.).
- Aromatherapiedozentinnen und -dozenten verstehen den Hintergrund und Sinn von Bio-Ölen, die von anerkannter neutraler Stelle zertifiziert worden sind, s. Kap. 1.2.2 (S. 52).
- Aromatherapiedozentinnen und -dozenten, die keine Heilpraktikerinnen bzw. Heilpraktiker sind, sprechen über therapeutische Empfehlungen allenfalls in der dritten Person („manche Menschen reagieren mit verminderten Schmerzen auf diese Öle"), so bewegen sie sich – auch sprachlich – immer im Wohlfühlbereich.
- Aromatherapiedozentinnen und -dozenten kennen spezifische Kontraindikationen für bestimmte ätherische Öle, die z. B. bei Schwangerschaft, Epilepsie, Krebs, psychiatrischen Problemen etc. nicht verabreicht werden dürfen.
- Aromatherapiedozentinnen und -dozenten verdünnen ätherische Öle für die Anwendung sorgfältig, bewegen sich im Bereich zwischen 0,5 und 3 % (kosmetischer Bereich); sie weisen die Kunden auf den Sinn von Verdünnungen hin.
- Aromapflegende und Aromapraktikerinnen und Aromapraktiker stellen sich auf ihrer jeweiligen Website vor, erzählen etwas zu ihrem fachlichen Werdegang und vermitteln sachliche Informationen zu ihrer Arbeit; sie machen keine therapeutischen Versprechungen.

8.3.6 Curriculum und Mindestanforderungen an eine qualifizierte Ausbildung

Als Entscheidungshilfe für ein Ausbildungsangebot können folgende Kriterien, die eine solide Ausbildung erfüllen sollte, dienen. Viele deutschsprachige Ausbilder sind sich grundsätzlich darüber einig, dass folgende Themenbereiche unterrichtet werden sollten. Dennoch gibt es in jedem Land und jeder Schule unterschiedliche Hintergründe, und es werden unterschiedliche Philosophien gepflegt. Bei der Wahl einer Ausbildung sollte es möglich sein, Fragen zu stellen und das „Bauchgefühl" mit entscheiden zu lassen.

Die Stundenzahlen sind nur ungefähre Mindestangaben, die erfahrungsgemäß benötigt werden, um das Themengebiet ausreichend zu erläutern.

Eine Ausbildung in Aromapflege oder Aromatherapie erfordert Zeit und Engagement, sie kann nicht „nebenbei" gemacht werden, da wichtige Themen nicht an 1 oder 2 Wochenenden behandelt werden können. Eine reine Fernausbildung ohne Präsenzblöcke ist nicht möglich, da möglichst viele ätherische Öle gerochen, verglichen und eingerieben werden müssen. Unterschiedliche Chemotypen einiger Öle sollten geschnuppert werden können, einige wichtige Öle wie Orange und Lavendel von mindestens drei unterschiedlichen Anbietern sollten gerochen werden.

Die empfohlene Mindeststundenanzahl bezieht sich auf ganze Stunden (à 60 Minuten).

Geschichte der Anwendung von duftenden Pflanzenmaterialien und deren Herstellung: „Who is who" der Aromatherapieszene, Vorstellung von einigen relevanten Büchern zur Aromatherapie und -pflege; Vorstellung von wichtigen Ölelieferanten und deutschsprachigen Vereinen; Erläuterungen zur Aromatherapie als komplementärmedizinischem Gebiet innerhalb der Phytotherapie, zur Aromapflege und zur komplementären Pflege (3 Stunden).

Botanik für Aromapraktikerinnen und Aromapraktiker Benennung ätherischer Öle mit lateinischen Namen mit der Erläuterung, warum der landläufige Name teilweise nicht ausreichend ist; Erklärung von Fachtermini wie Pflanzenfamilie, Chemotyp, Hybride etc.; Hinweis auf Unterschied zwischen konventionellem, kontrolliert biologischem und Demeter-Anbau und auf die Konsequenzen für die praktische Anwendung; ätherische Öle als „Buchstaben" der Pflanzen- und Insektenkommunikation (6 Stunden).

Erklärung von Herstellungsverfahren von natürlichen ätherischen Ölen, Absolues, Resinoiden und CO_2-Extrakten; Vor- und Nachteile, Abgrenzung zu synthetischen bzw. halbsynthetischen DAB-Ölen (3 Stunden).

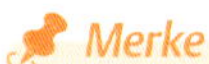
Merke

Es sollte dazu mindestens einmal während der Ausbildung eine Möglichkeit zu einer Exkursion (Firmenbesichtigung, Destillation, Duftpflanzenernte, Botanischer Garten) angeboten werden. So entsteht ein besserer Bezug zu den Pflanzen und auch zur daraus entstehenden Ölequalität und -wirkung. Wichtig ist auch die sinnliche Wahrnehmung der großen Pflanzenmengen, die für ein kleines Fläschchen mit Öl benötigt werden – jemand, der das erfahren darf, wird nicht mehr unachtsam überdosieren.

Qualität, Lagerung und Haltbarkeit Auswirkung auf die Qualität der Öle durch Destillation verschiedener Pflanzenteile derselben Pflanze (Angabe auf den Etiketten); unterschiedliche Traditionen: wann frische, wann getrocknete Pflanzen destillieren und wie sich das aus Zusammensetzung der jeweiligen Öle auswirkt; Qualitätsuntersuchungen von ätherischen Ölen wie Gaschromatogramm und Massenspektrometeranalysen; Deklaration der ätherischen Öle (z. B. Melissenöle mit unklarer, aber so zulässiger Deklaration – nicht von allen Anbietern); Einkauf von ätherischen Ölen mit Kriterien zur Auswahl der Öle und seriöser Anbieter; Diskussion zur Lagerung, Haltbarkeit und Reifung der ätherischen Öle; Entstehung von Peroxiden und anderen Inhaltsstoffen, die eine hautreizende oder andere unerwünschte Wirkungen haben können (z. B. Terpene und Wachse, Furocumarine in Zitrusölen); Erntezeitpunkt und Verhältnis der Pflanzenmenge sowie ihre Auswirkungen auf den Preis der Öle (5 Stunden).

Ökologie Erläuterung zur ökologischen Problematik des Ölebooms, jedoch auch zur Förderung der sog. Entwicklungsländer; bereits extrem verknappte Ätherische-Öle-Pflanzen; bewusster Umgang und Unterschiede erkennen: bedrohte Holz-, Harz- und Wurzelöle, erntefreudige Ölpflanzen („Unkräuter"); kritische Betrachtung der Modeerscheinung, ohne seriöse Ausbildung „Aromatherapie" und „Aromapflege" zu praktizieren, wenn nur eine Verkaufsschulung im Rahmen von im MLM-Anbietern erfolgte; Ganzheitlichkeit der Aromatherapie: Bei richtiger und verantwortungsbewusster Anwendung nimmt die Aromatherapie gleichermaßen Einfluss auf Körper und Psyche, wirkt wechselwirkend pflegend und heilend; sie ist jedoch nicht in allen Fällen ein Allheilmittel, oft sind zudem Verhaltensänderungen der Klientinnen und Klienten nötig (2 Stunden).

Biochemie, Metabolismus und Kontraindikationen Chemischer Aufbau der Öle, Wirkungsprinzipien und eventuelle Nebenwirkungen; Verwendung von Chemotypen in der Aromatherapie; ätherische Öle als komplexe und hoch konzentrierte Mittel, die sorgfältig nach individueller Situation der Klientin bzw. des Klienten ausgesucht (oder eben nicht bzw. eingeschränkt angewendet) werden müssen; Wirkung ätherischer Öle mit Wirkungsort, Verstoffwechselung, Applikation wie Aufbringen auf die Haut (Hautdurchlässigkeit), Einnahme (16 Stunden).

Erste Hilfe Toxizität; Beispiele für „Unfälle" mit ätherischen Ölen; Gegenmaßnahmen, Giftnotrufzentralen (2 Stunden).

Geruchssinn Anatomie/Physiologie der Nase: Riechen, Nervus olfactorius, limbisches System und psychische Einflüsse, Riechstörungen (nach viralen Infekten), neurodegenerative Erkrankungen und deren Zusammenhänge mit Riechstörungen, Zusammenstellung eines Riechtrainings; Körpergeruch und Immunsystem: Einfluss auf Partnerwahl, neurologische Tests mit dem Riechsinn; Riechübung/en zur Schulung des differenzierten und bewussten Riechvermögens (8 Stunden).

Hydrolate Komplementäre Mittel bei der Behandlung mit ätherischen Ölen, Träger vieler wasserlöslicher Bestandteile der jeweils destillierten Pflanze: besonders effiziente Anwendungsgebiete, z. B. Prellungen, Juckreiz, Windelpilz (4 Stunden).

Fette pflanzliche Öle Chemischer Aufbau und therapeutische Wirkungen; essenzielle Fettsäuren in Ernährung, Hautpflege und Hormonbalance; Vorstellung und Indikationen von mindestens 10 fetten Ölen und Mazeraten (7 Stunden).

Anwendungsformen Dosierungen und Mischungen für die Massage sowie für orale, rektale, vaginale und Inhalationsanwendungen (prozentuale Angaben, je nach Situation der Klientin bzw. des Klienten und nach Darreichungsform); Hygienemaßnahmen; Nachteile von Überdosierungen; Galenik: verschiedene Darreichungsformen mit ihren Vor- und Nachteilen; eventuell Herstellung einer Salbe, einige Rezeptideen für Cremes, Ölbäder und Zäpfchen; besondere Anwendungen: Kompressen, Wickel oder „Heiße Rolle", Vorstellung verschiedener Inhalationsgeräte (8 Stunden).

Körpersysteme und Psychoneuroimmunologie Wirkung der verschiedenen ätherischen Öle auf die unterschiedlichen menschlichen Organe; ätherische Öle bei Störungen des Atemsystems, der Haut, zur Regulierung des Immunsystems und bei Allergien sowie zur Stabilisierung der Psyche; Unterteilung der Öle in Spitzen-, Mittel- und Basisnoten und deren Auswirkung auf Körper und Psyche; angepasste Begleitungskonzepte für verschiedene Klientengruppen, z. B. Schwangere, Säuglinge, Kinder, Krebskranke (24 Stunden).

Monografien und wissenschaftliche Studien Vorstellung von ca. 35 wichtigen ätherischen Ölen, Absolues/Extrakten und Resinoiden, die für eine erfolgreiche Anwendung im Therapie- und Wellnessbereich ausreichend sind; wissenschaftlich untermauerte Wirkungen gegen Mikroorganismen, insbesondere Resistenzbildung, Aromatogramm als reproduzierbarer Beleg; möglichst Vorstellung von einigen klinischen Studien (40 Stunden).

Berufsbild Berufsausübung als „Aromapraktikerin/Aromapraktiker", rechtliche Rahmenbedingungen (z. B. Heilpraktikergesetz, Arzneimittelgesetz) und Möglichkeiten; Aus- und Weiterbildung, Ausbildungswege in Deutschland, Österreich und der Schweiz; eventuell Honorare, Versicherungen, Werbung, Praxismanagement; Hinweis auf zusätzliche Qualifikationen wie Erste-Hilfe-Kurs und in Deutschland den Sachkundenachweis für freiverkäufliche Arzneimittel sowie den Kurs zu Aroma-Gesundheitspraktikerin/Aroma-Gesundheitspraktiker der DGAM (2 Stunden).

Anatomie, Physiologie und Massage Zu diesen ca. 120 Stunden kann – je nach Ziel der Ausbildung – ein Basiswissen in Anatomie, Physiologie und Massage (nicht in Österreich) gehören. Es ist im Zeitalter der Überdosierung und der inneren Anwendung durch Laien (samt entsprechender „therapeutischer Empfehlungen") wichtig, Abläufe im Körper zu verstehen, insbesondere der Haut, der Schleimhäute des Verdauungstraktes und des Mikrobioms, das sehr empfindlich auf falsch dosierte ätherische Öle reagieren kann. Also: Überblick über den Aufbau des menschlichen Körpers sowie über verschiedene Massagetechniken, ergänzend eventuell Schulung in sanften Behandlungsmethoden der Wirbelsäule – Ziel ist eine gesundheitsfördernde Ganzkörperbehandlung mit ätherischen Ölen, ebenso der Erwerb von Kenntnissen zu Kontraindikationen und eventuellen unerwünschten Nebenwirkungen der Aromamassage (40–80 Stunden).

Prüfungen Das erworbene Wissen sollte in schriftlichen Zwischenprüfungen mit ca. 50 offenen oder Multiple-Choice-Fragen über Aromakunde, Anatomie und Physiologie überprüft werden. Am Ende des Kurses sollte eine schriftliche Abschlussprüfung mit mindestens 50 offenen oder Multiple-Choice-Fragen erfolgen. Zudem sollte eine 25-seitige Facharbeit angefertigt werden und/oder im praktischen Teil der Prüfung ein 90-minütiges praktisches Behandlungskonzept an einer Klientin oder einem Klienten vorgeführt werden.

Unterrichtsmaterial Sie sollten für den von Ihnen besuchten Kurs eigens geschriebene Kursmaterialien erhalten, Buchempfehlungen sind hilfreich. Als unseriös zu betrachten sind Unterlagen, die nur Fotokopien aus Büchern und Zeitschriften enthalten oder aus dem Internet kopiert sind. Im Unterricht sollten Ihnen die wichtigsten Düfte bzw. Duftmischungen zum Riechen und/oder Auftragen zur Verfügung stehen, einige Hydrolate und fette Pflanzenöle sollten auf die Haut aufgetragen werden und ggf. auch sensorisch erlebt werden (tropfenweise im Mund). Bei den Unterrichtseinheiten zur Massage sollten von Ihnen unterschiedliche pflanzliche Trägeröle ausprobiert werden können, die mit einigen der Basisdüfte mischbar sind.

Seien Sie anspruchsvoll und mutig und fragen Sie vor Ihrer Anmeldung zu einer Ausbildung, ob die Dozentinnen und Dozenten sich vorstellen können, zu jedem der aufgeführten Themen jeweils 5 Minuten zu referieren!

8.3.7 Verkauf von ätherischen Ölen

Ätherische Öle werden in Deutschland buchstäblich überall verkauft, z. B. in Supermärkten, Haushaltswarengeschäften, Einrichtungshäusern, HiFi-Läden, Flohmärkten, Buchhandlungen, Drogerien, Parfümerien, Apotheken, Esoterik-Shops, Bioläden und in Fachgeschäften für natürliche Duftstoffe und Naturkosmetik. Auf Großveranstaltungen und in privaten Verkaufstreffen werden seit einigen Jahren teilweise sehr aggressiv und mit manchmal sehr dubiosen Heilsversprechen überteuerte US-amerikanische Öle verkauft.

Oft verfügen diese „Massenöle", die weder von **neutraler** Stelle zertifiziert sind noch aus Bioanbau stammen, nicht über eine nachvollziehbare Qualität zur Behandlung am Menschen. Nicht selten sind sie sogar synthetisch oder sogar Fantasiekreationen der großen Duftehersteller. Die Beratung auf Flohmärkten und in branchenfremden Geschäften ist meist haarsträubend schlecht oder irreführend; selbst in Fachgeschäften herrschen oft erschreckende Wissenslücken.

In Apotheken und Drogerien erhältlich sind für therapeutische Anwendungen – zumindest streng nach dem **Arzneimittelgesetz** – DAB-Öle sowie Fertigarzneimittel, die ätherische Öle enthalten, beispielsweise Erkältungsbäder, Brustsalben, Kapseln bei Reizdarmsymptomen, Bronchitis oder leichten Angststörungen.

8.3.8 Arzneimittelgesetz und Verordnung über apothekenpflichtige und freiverkäufliche Arzneimittel

Ätherische Öle können je nach Definition durch die Aufschrift auf der Verpackung auch als Arzneimittel gelten. Die gesetzliche Grundlage bieten das „Gesetz über den Verkehr mit Arzneimitteln (Arzneimittelgesetz – AMG)", in dem der Arzneimittel- (§ 2) und Stoffbegriff (§ 3) definiert sind [90], sowie die „Verordnung über apothekenpflichtige und freiverkäufliche Arzneimittel“ (AMVerkRV, [91]), aus denen die wichtigsten Auszüge vorgestellt werden.

Info

Verordnung über apothekenpflichtige und freiverkäufliche Arzneimittel

§ 1

(1) Folgende Arzneimittel im Sinne des § 2 Abs. 1 oder Abs. 2 Nr. 1 des Arzneimittelgesetzes, die dazu bestimmt sind, zur Beseitigung oder Linderung von Krankheiten, Leiden, Körperschäden oder krankhaften Beschwerden zu dienen, werden für den Verkehr außerhalb der Apotheken freigegeben:

1. Stoffe und Zubereitungen aus Stoffen sowie Arzneimittel im Sinne des § 2 Abs. 2 Nr. 1 des Arzneimittelgesetzes, die in der Anlage 1a zu dieser Verordnung bezeichnet sind, nach näherer Bestimmung dieser Anlage; die Stoffe und Zubereitungen aus Stoffen dürfen miteinander oder mit anderen Stoffen oder Zubereitungen aus Stoffen nur gemischt werden, soweit dies in der Anlage ausdrücklich gestattet ist.
2. Destillate, ausgenommen Trockendestillate, aus Mischungen von Pflanzen, Pflanzenteilen, ätherischen Ölen, Kampfer, Menthol, Balsamen oder Harzen als Fertigarzneimittel, es sei denn, dass sie aus verschreibungspflichtigen oder den in der Anlage 1b zu dieser Verordnung bezeichneten Pflanzen, deren Teilen oder Bestandteilen gewonnen sind und
3. Pflanzen und Pflanzenteile in Form von Dragees, Kapseln oder Tabletten als Fertigarzneimittel unter Zusatz arzneilich nicht wirksamer Stoffe oder Zubereitungen aus Stoffen, wenn sie aus höchstens vier der in der Anlage 1c zu dieser Verordnung bezeichneten Pflanzen und Pflanzenteilen hergestellt sind und der Durchmesser des Drageekerns oder der Tablette mindestens 3 Millimeter beträgt.

(2) Ferner werden für den Verkehr außerhalb der Apotheken lösliche Teeaufgußpulver als wässrige Gesamtauszüge in Form von Fertigarzneimitteln freigegeben, die aus

1. einer der in der Anlage 1d zu dieser Verordnung bezeichneten Pflanzen oder deren Teilen hergestellt sind oder
2. Mischungen von höchstens sieben der in den Anlagen 1d und 1e zu dieser Verordnung bezeichneten Pflanzen oder deren Teilen hergestellt sind und ausschließlich zur Anwendung als „Hustentee“, „Brusttee“, „Husten- und Brusttee“, „Magentee“, „Darmtee“, „Magen- und Darmtee“, „Beruhigungstee“ oder „harntreibender Tee“ in den Verkehr gebracht werden.

Der Zusatz von arzneilich nicht wirksamen Stoffen oder Zubereitungen aus Stoffen ist zulässig. Die bei der Herstellung verlorengegangenen ätherischen Öle der Ausgangsdrogen dürfen nach Art und Menge ersetzt werden.

Der Verkauf der hier aufgeführten Teile und Stoffe unterliegt nach § 50 AMG dem **Sachkundenachweis** [90]. Das heißt: Möchte jemand diese verkaufen, muss er die Prüfung zur Erlangung dieses Sachkundenachweises („Drogenschein“) bei der örtlichen Industrie- und Handelskammer ablegen.

Zahlreiche ätherische Öle verfügen über folgende Eigenschaften (größtenteils in vielen In-vitro-Arbeiten nachgewiesen):

Info

Verordnung über apothekenpflichtige und freiverkäufliche Arzneimittel

§ 9

Die in § 44 des Arzneimittelgesetzes genannten Arzneimittel sind ferner vom Verkehr außerhalb der Apotheken ausgeschlossen, wenn sie chemische Verbindungen sind, denen nach den Erkenntnissen der medizinischen Wissenschaft eine

- antibiotische,
- blutgerinnungsverzögernde,
- histaminwidrige,
- hormonartige,
- parasympathicomimetische (cholinergische) oder parasympathicolytische,
- sympathicomimetische (adrenergische) oder sympathicolytische

Wirkung auf den menschlichen oder tierischen Körper zukommt. Das gleiche gilt, wenn ihnen solche chemischen Verbindungen zugesetzt sind.

Mit einigen hundert klinischen Studien – an und mit insgesamt einigen tausend Menschen – ist die Studienlage jedoch nach wie vor eher spärlich. Für Praktikerinnen mögen die Ergebnisse daraus ermutigend sein, doch die heutige Wissenschaft verlangt größere Kohorten. Zudem ist es nicht möglich, bei kranken Menschen doppelt verblindet zu arbeiten, der Riechsinn wird die Anwendungen verraten und verfälschen! Denn hochwertige Riechstoffe beeinflussen innere und unbewusste Prozesse in fast allen Menschen. Dies konnte immerhin in vielen Studien anhand von Veränderungen am Puls, dem Blutdruck und auch dem Corstisolspiegel deutlich gezeigt werden ([464], [762]).

§ 44 regelt die **Ausnahme von der Apothekenpflicht**.

Info

Arzneimittelgesetz
§ 44

(1) Arzneimittel, die von dem pharmazeutischen Unternehmer ausschließlich zu anderen Zwecken als zur Beseitigung oder Linderung von Krankheiten, Leiden, Körperschäden oder krankhaften Beschwerden zu dienen bestimmt sind, sind für den Verkehr außerhalb der Apotheken freigegeben.

(2) Ferner sind für den Verkehr außerhalb der Apotheken freigegeben:

[...]

3. mit ihren verkehrsüblichen deutschen Namen bezeichnete

a) Pflanzen und Pflanzenteile, auch zerkleinert,

b) Mischungen aus ganzen oder geschnittenen Pflanzen oder Pflanzenteilen als Fertigarzneimittel,

c) Destillate aus Pflanzen und Pflanzenteilen,

d) Presssäfte aus frischen Pflanzen und Pflanzenteilen, sofern sie ohne Lösungsmittel mit Ausnahme von Wasser hergestellt sind,

[...]

Ätherische Öle sind zudem so vielseitig einsetzbar, dass sie unter § 2 (3) AMG als **Nichtarzneimittel** definiert werden können (und meistens werden; [90]). Sie können bekanntlich als Lebensmittel(-zusatz) und als kosmetische Mittel eingesetzt werden.

Info

Arzneimittelgesetz
§ 2

[...]

(3) Arzneimittel sind nicht:

1. Lebensmittel im Sinne des § 2 Abs. 2 des Lebensmittel- und Futtermittelgesetzbuches,

2. kosmetische Mittel im Sinne des § 2 Abs. 5 des Lebensmittel- und Futtermittelgesetzbuches,

3. Erzeugnisse im Sinne des § 2 Nummer 1 des Tabakerzeugnisgesetzes,

4. Stoffe oder Zubereitungen aus Stoffen, die ausschließlich dazu bestimmt sind, äußerlich am Tier zur Reinigung oder Pflege oder zur Beeinflussung des Aussehens oder des Körpergeruchs angewendet zu werden, soweit ihnen keine Stoffe oder Zubereitungen aus Stoffen zugesetzt sind, die vom Verkehr außerhalb der Apotheke ausgeschlossen sind,

5. Biozid-Produkte nach Artikel 3 Absatz 1 Buchstabe a der Verordnung (EU) Nr. 528/2012 des Europäischen Parlaments und des Rates vom 22. Mai 2012 über die Bereitstellung auf dem Markt und die Verwendung von Biozidprodukten (ABl. L 167 vom 27.6.2012, S. 1),

6. Futtermittel im Sinne des § 3 Nummer 12 bis 16 des Lebensmittel- und Futtermittelgesetzbuches,

7. Medizinprodukte und Zubehör für Medizinprodukte im Sinne des § 3 des Medizinproduktegesetzes, es sei denn, es handelt sich um Arzneimittel im Sinne des § 2 Absatz 1 Nummer 2 Buchstabe b,

8. Organe im Sinne des § 1a Nr. 1 des Transplantationsgesetzes, wenn sie zur Übertragung auf menschliche Empfänger bestimmt sind.

[...]

8.3.9 Lebensmittel-, Bedarfsgegenstände- und Futtermittelgesetz

Im Lebensmittel-, Bedarfsgegenstände- und Futtermittelgesetzbuch (LFGB) werden Lebensmittel, Bedarfsgegenstände und Tierfutter definiert; im ersten Abschnitt § 2, Abs. 6, Satz 9, finden wir die ätherischen Öle: „**Mittel und Gegenstände zur Geruchsverbesserung** in Räumen, die zum Aufenthalt von Menschen bestimmt sind."

Es wird anschließend eingeschränkt, dass diese Lebensmittel und Bedarfsgegenstände nicht Arzneimittel nach oben zitiertem AMG [90] sein dürfen. Es ist im Gesetz also nicht vorgesehen, dass Substanzen „parfümieren" können und gleichzeitig heilende Eigenschaften besitzen.

Im LFGB wird lediglich festgelegt, dass die Bedarfsgegenstände bei **bestimmungsgemäßem Gebrauch** für die Gesundheit unbedenklich sein müssen. Über die Qualität wird nichts gesagt.

Der Grund, warum auch ätherische Öle von allerhöchster Qualität Aufschriften wie „Zur Aromatisierung von Wohnräumen" oder „Zur Aromapflege und -kultur" tragen ist also in der Absicherung der Vertreiberfirmen zu suchen. Zum einen kommen auf diese Weise keine Zweifel auf, dass die Öle eventuell doch zu Therapiezwecken geeignet sein könnten, denn sie sind ganz klar als Bedarfsgegenstände definiert. Zum anderen werden somit Haftungsansprüche ausgeschlossen, falls Schäden durch unsachgemäße Anwendungen am Menschen auftreten.

8.3.10 „Komplementäre Pflegemethoden" und geltendes Recht

In Deutschland wird durch das *Sozialversicherungsrecht* geregelt, dass Angehörige von Pflegeberufen im Krankenhaus und im Hospiz der ärztlichen Gesamtverantwortung für Diagnostik und Therapie unterstehen.

> *Info*
>
> Für die sog. **Behandlungspflege** muss also grundsätzlich eine ärztliche Verordnung vorliegen. Im Bereich der sog. **Grundpflege** jedoch – diese wird von der Pflegefachkraft bestimmt – bedarf es keiner ausdrücklichen ärztlichen Anordnung [650].

Auf diesem Gebiet bieten sich viele Anwendungen mit ätherischen Ölen an, vorausgesetzt, das jeweilige Haus ist offen für „komplementäre" Methoden und die verantwortlichen Ärzte haben Vertrauen in die Fachkapazität der Pflegenden. Die Einführung von naturheilkundlichen Maßnahmen ist immer mit sehr viel Behutsamkeit vorzunehmen, da erfahrungsgemäß ein kleiner Fehler in diesem Bereich sehr viel mehr Kritik auf sich zieht als eine Panne in der etablierten „Schulmedizin".

Der Kernbereich der **ambulanten Pflege** ist seit Einführung der Pflegeversicherung ein arztfreier Bereich. Die Pflegefachkraft stellt die Pflegediagnose und führt entsprechende Maßnahmen eigenständig durch, natürlich immer im Rahmen der Anweisungen oder Einschränkungen des zuständigen Hausarztes. Für die Pflegefachkraft mit Leitungsfunktion in einem **Seniorenheim** gelten ähnliche Bedingungen und Entscheidungsfreiheiten [650].

In der deutschen Rechtsprechung wird von dem Grundsatz ausgegangen, dass verschiedene Methoden gleichrangig nebeneinanderstehen (Therapiefreiheit). Es gibt also in der Pflege keine Verpflichtung, ausschließlich schulmedizinische Methoden anzuwenden [650]. Selbstverständlich muss bei jedem Patienten und seiner Krankheit überprüft werden, ob die ausgewählte naturheilkundliche Methode angemessen und vertretbar ist. Die Sicherheit der Patienten hat immer Vorrang.

Wie in Kap. 4.2 (S. 222) beschrieben, ist Mischen auf Vorrat in der Aroma- und Massagepraxis nicht mehr möglich, doch das Anfertigen einer Mischung aus ätherischen Ölen für den **„Gebrauch zur Anwendung"**, also für die jeweilige Behandlung, ist gestattet. Die Öle werden demzufolge nur für eine Anwendung zusammengestellt [650]. Für die praktische Umsetzung im Pflegealltag bedeutet dies, dass klinikinterne **Standards** für die jeweiligen Erfordernisse des Hauses oder der Station erarbeitet werden müssen, damit in der Kürze der zur Verfügung stehenden Zeit keine Fehler gemacht werden. Zudem müssen Mitarbeiter, die (noch) nicht gut geschult worden sind, mit dem Herstellen von pflegenden Anwendungen betraut werden können. Diese Pflegekräfte arbeiten mit **Grundmischungen** oder nur mit ausdrücklich auf der Station erlaubten ätherischen Ölen und müssen die Aromapflegeprodukte nach detaillierten

Vorgaben (beispielsweise auf Karteikarten) mischen oder Fertigprodukte korrekt anwenden.

Die erarbeiteten Standards sollten regelmäßig, etwa halbjährlich, überprüft werden und ggfs. den Erfolgen oder Bedürfnissen der Mehrheit der Patienten mit den entsprechenden Bedürfnissen angepasst werden. Ein flexibler Umgang mit den erarbeiteten Lösungen und auch die Offenheit gegenüber „neuen" Ölen und Mischungen daraus ist zum Vorteil der Patienten.

Etliche der Vorschriften (und Verbote) können laut dem Juristen Prof. Hans Böhme vom Institut für Gesundheitsrecht und -politk IGRP durchaus etwas flexibel ausgelegt werden. Seine „Stellungnahme zur Rechtsstellung des Mischens auf Vorrat von ätherischen Ölen und Pflanzenölen in Gesundheitsberufen", also die juristischen Grundlagen zum Mischen und Bevorraten von ätherischen Ölen im Pflegebereich, können nachgelesen werden unter: www.primaveralife.com/news/neues-rechtsgutachten-zur-aromapflege

Der Jurist betont, dass **sicherheitsbewertete Rezepturen** auf Vorrat gemischt und eingesetzt werden können, doch der Aufwand, jede einzelne Rezeptur bewerten zu lassen, sei enorm. Primavera bietet darum eine Sammlung solcher sicherheitsbewerteter Rezepte für Aromapflegende an. Diese Rezepturen können von weitergebildeten Fachpersonen auf Vorrat gemischt werden. Außerdem bieten dieser marktführende Anbieter sowie auch andere Firmen ein nützliches Sortiment an erfolgreichen und bewährten Mischungen an; siehe Kap. 12.6 (S. 648).

8.4 Aromatherapie in Österreich

Aromatherapie zu medizinischen Zwecken, d. h. im Sinne der Heilung, ist in Österreich den Ärzten überlassen (§ 2, Abs. 2 ÄrzteG). Für Aromaberatungen und dergleichen, welche mit dem freien Gewerbe „Hilfestellung zur Erreichung einer körperlichen bzw. energetischen Ausgewogenheit" mithilfe von „Aromastoffen" ausgeübt werden dürfen, benötigt man zurzeit keinen Befähigungsnachweis; es handelt sich dabei um ein sog. „freies Gewerbe" (www.wko.at/branchen/w/gewerbe-handwerk/persoenliche-dienstleister/humanenergetiker/Formulare_Rechte_Pflichten.html). Nach derzeitiger Gesetzeslage dürfen im Rahmen dieses freien Gewerbes allerdings keine Massagen, Wickel oder sonstige Behandlungen, sprich Tätigkeiten, durchgeführt werden, die anderen Gewerben (z. B. Kosmetikern, Masseuren) bzw. anderen Berufsbildern wie denen von Ärzten oder Pflegepersonen entsprechen. Die Bestimmungen der Gewerbeordnung finden nämlich keine Anwendung auf die Ausübung von gesetzlich geregelten Gesundheitsberufen (§ 2, Abs. 1, Satz 11 Gewerbeordnung). Das bedeutet, die Tätigkeiten dieses freien Gewerbes beschränken sich lediglich auf die Beratung gesunder Menschen, z. B. in puncto mehr Wohlbefinden. (Stand: 2022, zusammengestellt von Evelyn Deutsch-Grasl)

8.4.1 Aromapflege und geltendes Recht

Aromapflege wird in Österreich wie folgt definiert ([142], S. 14):

„Die Aromapflege als anerkannte komplementäre Pflegemethode ist ein Teil der Pflanzenheilkunde. Man versteht darunter den professionellen Einsatz von 100 % naturreinen ätherischen Ölen, fetten Pflanzenölen, Hydrolaten und den daraus hergestellten Pflegeprodukten. Die aromapflegerischen Interventionen betreffen den Tätigkeitsbereich des gehobenen Dienstes für Gesundheits- und Krankenpflege (pflegerische Kernkompetenzen und Kompetenzen bei medizinischer Diagnostik und Therapie). Sie dient prophylaktischen und pflegerischen Maßnahmen und wird im Sinne des Pflegeprozesses sowie deren Pflegediagnosen integriert. Die Aromapflege zählt zu den ganzheitlichen Pflegekonzepten und unterliegt einem stetigen Entwicklungsprozess. Neue Erfahrungen und Erkenntnisse erweitern das Tätigkeitsfeld im Rahmen der Aromapflege. Die Anwendung und

Wirkung erfolgt patientenorientiert, über den Geruchssinn (Raumbeduftung, Duftfleckerl) und über die intakte Haut (Waschungen, Hautpflege, Streichungen und Einreibungen sowie Wickel und Kompressen).“

Die Aromapflege ist eine komplementäre Pflegemethode und darf nur nach einer nachvollziehbaren Zustimmung des Krankenanstaltenträgers bzw. der Anstaltsleitung/kollegialen Führung am Patienten durchgeführt werden [19]. Weiter gilt es, den Rahmen des Gesundheits- und Krankenpflegegesetzes einzuhalten und die pflegerischen Kernkompetenzen sowie die Kompetenzen bei medizinischer Diagnostik und Therapie zu berücksichtigen.

Die Aromapflege obliegt laut dem Gesundheits- und Krankenpflegegesetz (GuKG) den Gesundheits- und Krankenpflegeberufen (gehobener Dienst für Gesundheits- und Krankenpflege DGKS/DGKP). Pflegeassistenten und Pflegefachassistenten, Altenfachbetreuer sowie Schüler dürfen Aromapflege unter Anleitung durchführen [19].

Das Aneignen von Fachwissen (Aromapflegeseminare) im Rahmen der Fort- und Weiterbildung (§ 63 u. § 64 GuKG) ist unerlässlich, um die Aromapflege zu integrieren und effektiv damit arbeiten zu können [737].

Pro Station sollten 2 DGKS/DGKP für den Ablauf der Aromapflege verantwortlich sein und Folgendes umsetzen:

- Erstellen von Aromapflegestandards bzw. Handlungsrichtlinien (vorher Schwerpunkte für die Aromapflege auf der Station setzen; [48])
- Informationsweitergabe an das Team sowie Organisation von Seminaren für die Mitarbeiter, um eine positive Umsetzung zu gewährleisten
- Organisation der Beschaffung von qualitativ hochwertigen ätherischen Ölen, fetten Pflanzenölen und Aromapflegeprodukten [740]
- schrittweiser Aufbau und stetige Kontrolle
- Erstellung einer Aromapflegeinformation für Patienten und Angehörige (vgl. [142])

Die Anwendung erfolgt im Rahmen des Pflegeprozesses (Pflegeanamnese, Patienteninformation und Einholung des Einverständnisses des Patienten oder der Angehörigen, Pflegediagnose, Planung, Durchführung der Pflegemaßnahmen inklusive Dokumentation, Evaluierung der Pflegemaßnahme; [19]).

8.5 Aromatherapie in der Schweiz

Seit 2015 gibt es in der Schweiz neue Grundlagen für die Bereiche Alternativ- und Komplementärmedizin. Die eidgenössische Volksinitiative „Ja zur Komplementärmedizin“, über die 2009 in der Schweiz abgestimmt wurde, führte zum neuen Verfassungsartikel 118 a. Im Auftrag des Schweizer Volkes wurden dazu das neue Berufsbild und die Höhere Fachprüfung für Naturheilpraktiker mit eidg. Diplom durch die Organisation der Arbeitswelt Alternativmedizin (OdA AM) erarbeitet und im April 2015 durch das Staatssekretariat für Bildung, Forschung und Innovation (SBFI) genehmigt. Im September 2015 wurden auch die Höhere Fachprüfung und das Berufsbild für Komplementärtherapie der OdA KT genehmigt. Was die mittel- und längerfristige Zukunft anbelangt, ist abzusehen, dass die beiden eidgenössischen Diplome für die nichtärztliche Komplementär- und Alternativmedizin in Zukunft mehr und mehr an die Stelle der bisherigen Vielfalt an Diplomen treten werden und Krankenversicherer Leistungen über Zusatzversicherungen rückvergüten.

Die Anwendungen von ätherischen Ölen in Kliniken, Spitälern und Pflegeinstitutionen mit unterschiedlichen Spezialisierungen nehmen zu. Im Rahmen der unten erwähnten Vorschriften ist das unter der Leitung eines ausgebildeten Fachverantwortlichen und mit einem klar strukturierten Konzept ist das in der Schweiz möglich.

Je nach Verwendungszweck unterstehen ätherische Öle in der Schweiz unterschiedlichen Gesetzgebungen: Sie können entweder als Arzneimittel oder als Chemikalien in den Verkauf gelangen.

Gelangen sie als Arzneimittel im Sinne des Heilmittelgesetzes (HMG; SR 812.21) in den Verkauf, müssen sie grundsätzlich durch Swissmedic zugelassen werden (Art. 9, Abs. 1 HMG). Spitalapotheken, öffentliche Apotheken und Drogerien haben aber die Möglichkeit, ätherische Öle an ihre eigenen Kunden abzugeben (Art. 9, Abs. 2b und c). Eine öffentliche Apotheke oder Spitalapotheke kann zusätzlich ad hoc – zur sofortigen Abgabe – oder gemäß PH (Pharmacopoea Helvetica) Mischungen zur Lagerhaltung oder späteren Abgabe herstellen (Art. 9, Abs. 2a).

Die meisten der ätherischen Öle werden in der Schweiz allerdings als Chemikalien verkauft. Dadurch sind sie überall frei verkäuflich, vorausgesetzt, dass sie – gemäß Chemikalienrecht – mit Gefahrensymbolen und Gefährdungs- und Sicherheitshinweisen (H- und P-Sätzen) gekennzeichnet sind. Es dürfen keine Heilanpreisungen (im Sinne von Art. 4, Abs. 1a des HMG) gemacht werden, weder auf Etiketten, noch auf Packungsbeilagen, separaten Broschüren etc. Zuständig für ätherische Öle, die als Chemikalien angeboten werden, sind das Bundesamt für Gesundheit (BAG; www.bag.admin.ch) respektive die kantonalen Chemikalieninspektorate (www.chemsuisse.ch).

Die Aromatherapie in der Schweiz umfasst viele verschiedene Anwendungsformen von ätherischen Ölen. Dosierungen von unterhalb 3 % (für sog. „kosmetische Anwendungen") und Anwendungen von ätherischen Ölen in Duftlampen werden nicht als medizinische Anwendungen betrachtet, vorausgesetzt es werden keine Heilanpreisungen gemacht. Deshalb spricht grundsätzlich nichts gegen den Einsatz von „Chemikalien" in der Aromatherapie. Unter den Begriff „Aromatherapie" fallen aber auch Anwendungen, welche ganz klar in Richtung Arzneimittel gehen (Dosierungen über 3 %, Inhalationen, orale Einnahme etc.); deshalb dürfen Kosmetikprodukte oder „Chemikalien" (ätherische Öle) nicht mit der Bezeichnung Aromatherapie vertrieben werden (www.swissmedic.ch).

Bei Unfällen mit ätherischen Ölen ist das Toxikologische Institut (im Internet unter: www.toxinfo.ch) zuständig, in Notfällen die 24-Stunden-Notfallnummer 145.

(Stand: 2022, zusammengestellt von Sibylle Broggi-Läubli)

8.6 Eröffnung einer Praxis

8.6.1 Behörden

Heilpraktikerinnen und Heilpraktiker sowie Ärztinnen und Ärzte können ihr Wissen über die Aromatherapie in die Arbeit ihrer Praxis integrieren.

Jeder andere Mensch, der professionell mit ätherischen Ölen arbeiten möchte, sei es im Verkauf oder in einer Form der Behandlung, muss bei den entsprechenden Behörden seiner Gemeinde (z. B. Ordnungsamt) ein **Gewerbe** beantragen.

8.6.2 Titel und Tätigkeitsfeld

Für den Gewerbeschein werden die Personalien aufgenommen; zudem muss das Tätigkeitsfeld in einigen Worten umrissen werden: z. B. „Pflegende Behandlungen und Verkauf von ätherischen Ölen" oder „Beratung und Massage mit ätherischen Ölen". Es ist also wichtig, sich schon vorher zu überlegen, wie die Tätigkeit genau aussehen soll. Diese Definition betrifft auch die gewählte Berufsbezeichnung und damit das spätere Türschild sowie alle werblichen Maßnahmen.

Arbeitet man in der Gesundheitspflege und -prophylaxe, sollte man zusätzlich zur fundierten Ausbildung im Umgang mit ätherischen Ölen (mindestens 200 Lehrstunden plus Hausaufgaben und praktische Tätigkeit) einen Lehrgang in **Erster Hilfe** absolvieren.

Möchte man die Arbeit mit ätherischen Ölen ergänzend zu einem anderen Tätigkeitsfeld einsetzen, bieten sich hier v. a. folgende Berufe an:

- Kosmetikerin/Kosmetiker
- Gesundheitsberaterin/Gesundheitsberater
- Fußpflegerin/Fußpfleger
- Altenpflegerin/Altenpfleger
- Krankenpflegerin/Krankenpfleger
- Physiotherapeutin/Physiotherapeut
- Krankengymnastin/Krankengymnast
- Fußreflexzonentherapeutin/Fußreflexzonentherapeut
- Ergotherapeutin/Ergotherapeut
- Hebamme/Geburtshelfer in der Geburtsvorbereitung
- Inhaberin/Inhaber eines Geschäftes für Naturprodukte

Auch Astrologinnen/Astrologen, Farbberaterinnen/Farbberater und Edelsteintherapeutinnen/Edelsteintherapeuten sowie andere „alternative" Therapeutinnen und Therapeuten können ihre Tätigkeit mit den Ölen ergänzen und vertiefen.

Im Rahmen von Friseursalons, Saunas und Fitnessstudios lassen sich Aromabehandlungen anbieten. Auch Volkshochschulen und andere Bildungsinstitutionen nehmen gerne ein Kursangebot in ihr Programm, in dem fundiertes Wissen vermittelt wird. Das Rote Kreuz, die Anonymen Alkoholiker, die Weight Watchers sowie andere Institutionen und Vereine sind auch immer wieder dankbar für Vorträge.

Kreativ veranlagte Menschen können freiberuflich mit Feng-Shui-Beratern, Innenarchitekten und Messedesignern zusammenarbeiten. Es können auch Ereignisse wie Kongresse, Versammlungen, Vernissagen, Hochzeitsgesellschaften beduftet werden. Hotelhallen, Museen (speziell bestimmte Themenbereiche, z. B. Mittelalter), Supermärkte, Boutiquen, Kaufhäuser, Krankenhäuser, Geburtshäuser, Kindergärten, Frauenzentren, Altenheime, (Zahn-)Arztpraxen u. a. wirken durch Düfte attraktiver oder entspannender. Musikstücke und Kunstausstellungen können mit ätherischen Ölen „illustriert" werden.

Örtlich ungebundene Menschen bieten ihre Behandlungen und Seminare bei Ferienklubs im Ausland an.

Es hängt also sehr stark von der Persönlichkeit und den sonstigen Interessen samt Vorkenntnissen des Aromaenthusiasten ab, wie er oder sie das Arbeitsfeld gestalten wird.

8.6.3 Existenzgründung

Bei der lokalen **Industrie- und Handelskammer** erhält man vielfältige Informationen zur Existenzgründung; eine Broschüre wurde speziell für Frauen zusammengestellt. Hier werden auch Gründungsseminare mit Rechtsberatung, Finanzierungshilfen, Steuerfragen etc. abgehalten.

Die gründliche Beratung durch einen freien Unternehmensberater kann sehr sinnvoll und eine lohnende Investition sein, allerdings kann sie mehrere hundert Euro kosten.

8.6.4 Geschäfte, Steuern und Versicherung

Gegen eine Gebühr kann beim lokalen **Gewerbeamt** ein Gewerbeschein beantragt werden, dieser berechtigt ausschließlich zur Ausübung der umrissenen Tätigkeiten und ebenso zur Bestellung von Waren zum Händlerpreis (Einkaufspreis) bei entsprechenden Firmen. Zudem ist man dann registriert, sodass im Falle eines Gewinnes in gesetzlich festgelegter Höhe Gewerbesteuer bezahlt werden muss.

Beim zuständigen Finanzamt muss eine **Steuernummer** beantragt und geklärt werden, ob **Umsatzsteuerpflicht** besteht. Die Festlegung und die Zahlungsmodalitäten der Einkommenssteuer werden unterschiedlich gehandhabt.

In vielen Gemeinden wird ab einem bestimmten Jahreseinkommen ein Jahresbeitrag für die Industrie- und Handelskammer (IHK) erhoben, da Kosmetiker und Aromapraktiker einen „handwerksähnlichen" Beruf ausüben.

Eine **Berufshaftpflichtversicherung** sollte unbedingt abgeschlossen werden, falls man – trotz aller Vorsicht – jemandem einen Schaden zufügen sollte. In Großbritannien muss man, um selbstständig arbeiten zu dürfen, einem der zahlreichen Berufsverbände beitreten; dieser regelt die Versicherungsmodalitäten.

Manche Versicherungen in Deutschland tun sich schwer, den Beruf „Aromatherapeutin/Aromatherapeut" einzustufen. Gut eignet sich in diesem Fall die Erklärung, dass die Arbeit ähnlich wie die einer Masseurin/eines Masseurs oder einer Kosmetikerin/eines Kosmetikers zu beschreiben ist. Es gibt für den Tätigkeitsbereich der „alternativen Therapeutinnen und Therapeuten" Spezialtarife (Jahresbeitrag unter 100 Euro).

8.6.5 Werbung

Werbemaßnahmen sind unumgänglich, um einen gewissen Bekanntheitsgrad zu erreichen und somit auf wirtschaftlich sicheren Boden zu kommen. Klassische Werbung in Zeitungen und Zeitschriften ist recht teuer, daher ist es ratsam, gerade zu Beginn der Selbstständigkeit einfache und preiswerte Maßnahmen zu treffen, um Klientinnen und Klienten auf sich aufmerksam zu machen.

Angehörige von heilenden Berufen dürfen nicht im herkömmlichen Sinne werben. Ihnen sind die meisten Formen der Werbung per Gesetz untersagt. Sie dürfen nur bestimmte (Klein-)Anzeigen in der Presse schalten, und auch ihre Türschilder am Praxiseingang dürfen eine festgesetzte Größe nicht überschreiten. Internetwerbung ist in bestimmtem Rahmen – noch – gestattet.

Für Angehörige von nicht heilenden Berufen ist z. B. ein **Tag der offenen Tür** oder eine Einweihungsfeier ganz zu Beginn der Praxistätigkeit ein guter Start. Über einfache, aber ansprechende Einladungszettel, die in Briefkästen der näheren Umgebung geworfen werden, lassen sich Menschen neugierig machen. Vielleicht lockt ja sogar ein (kostenloser) Vortrag über die Aromakunde allgemein oder zu einem bestimmten Thema. In diesem Zusammenhang kann man die lokale Presse auf dieses Ereignis aufmerksam machen, ohne dass der spätere Bericht etwas kostet. Der entsprechende Redakteur sollte mit einer persönlich gehaltenen Einladung angeschrieben werden (Lokalredaktion, siehe im Impressum der lokalen Zeitung).

Eine eigene und sehr persönliche Website gestalten zu lassen, sollte heutzutage selbstverständlich sein, zunächst kann es auch nur eine Homepage mit relevanten Informationen zu Adresse, Behandlungszeiten und -arten sein. Eine Fachperson sollte auf ein gutes SEO (Suchmaschinenoptimierung) achten, sodass die Seite mit der Zeit gut auffindbar wird. Ein regelmäßig geführter Blog und die damit zusammenhängenden gleichmäßigen Besuche der Seite erhöhen die Sichtbarkeit, somit auch den Informationswert und die Beliebtheit. All dies benötigt Zeit, Geduld und inzwischen auch nicht wenig Geld für Sicherheitsprotokolle, Datenschutzkonformität und regelmäßige Updates.

Prospekte zu gestalten (oder gestalten zu lassen) und in Naturkosmetikläden, Drogerien, Reformhäusern, Fitnesscentern, Seminarhäusern usw. auszulegen, ist ebenfalls ein recht preiswerter Weg der Bekanntmachung. Ansprechende Flyer können in Online-Druckereien preiswert und schnell erstellt werden. Mitnehmbare „echte Papier-Infos" haben sich in den letzten zwei Jahrzehnten als gute „Erinnerungen" herauskristallisiert. Denn Infos nur aus dem Internet sind oft kurzlebig und schnell vergessen.

Besonders im Bereich der Werbung ist zu beachten, dass **keinerlei Heilsversprechen** gemacht werden dürfen.

Info

Ein 3-mal gefalteter DIN-A4-Flyer kann Folgendes enthalten:

- Name der Aromapraktikerin/des Aromapraktikers, eventuell auch Geschäfts-/Praxisname
- Adresse, Telefonnummer, E-Mail-Adresse und Website, eventuell Hinweis auf Lage und öffentliche Verkehrsmittel
- ansprechendes Foto
- beruflicher Werdegang der Behandlerin/des Behandlers, v. a. Hinweis auf naturheilkundliche Ausbildungskurse (das darf aber eher klein und zum Abschluss erscheinen)

- kurze Umschreibung der angebotenen Tätigkeit und des Ziels (z. B. Regeneration der Haut, Verminderung von Stress, mehr Konzentration in Schule und Beruf)
- Behandlungspreise und -zeiten (z. B. Ganzkörpermassage 80 Euro [1,5 Stunden], im Fünferabonnement 70 Euro)
- Produktangebot (z. B. „Wir verkaufen natürliche ätherische Öle der Firma XY und Naturkosmetik der Firma XX.")
- soweit vorhanden, Hinweis auf eine vergünstigte Probebehandlung und Geschenkgutscheine
- eventuell Termine für kostenlose oder preiswerte Infoabende (z. B. „Was kann eine Aromamassage bewirken?", „Tea-Tree-Öle und Immunsystem", „Naturparfüm-Workshop").

Der Prospekt soll informativ, jedoch nicht überladen sein. Die Informationen, die man herausstellen möchte, sollten mit wenigen Blicken zu erfassen sein. Ein einprägsam gestaltetes **Logo** oder ein Signet trägt stark zum Wiedererkennungseffekt bei, besonders wenn man in Printmedien (Zeitung, Zeitschriften, Wochenblättern) wirbt.

Wenn man sich mit der Gestaltung unsicher fühlt, sollte man die Kosten für einen Grafiker oder eine Full-Service-Druckerei nicht scheuen, da es sich hierbei um die Visitenkarte des eigenen Hauses handelt. Vorher sollte man unbedingt den Preis ansprechen, da es in diesem Bereich keine einheitlichen Tarife gibt.

Das betrifft auch den Rest der sog. Geschäftsausstattung, z. B. Briefbögen, Rechnungsformulare, Visitenkarten, Gutscheine. Alles sollte in einer einheitlichen Corporate Identity (**CI**, Unternehmensidentität) gestaltet sein und zusammenpassen, nicht nur, was Stil und Schriftart anbelangt, sondern auch die „Hausfarbe". Diese sollte idealerweise auch auf dem Praxisschild und in den Räumen wiederkehren, z. B. bei Handtüchern, Laken, Gardinen, Teppichboden.

Wichtig ist, die Klientinnen und Klienten immer zu fragen, wie sie auf einen aufmerksam geworden sind, um gute Werbeauftritte verstärken zu können und nicht so geglückte entweder zu verbessern oder aufzugeben.

8.6.6 Raum

Bietet sich der Grundriss der eigenen Wohnung oder des eigenen Hauses an, kann eine Aromapraxis zu Hause eröffnet werden. Sofern man keinen separaten Eingang oder Bereich hat, erweist es sich jedoch meistens als etwas schwierig, da der stete Besucherstrom die private Atmosphäre sehr stören kann.

Zudem darf privater Wohnraum nicht ohne weiteres zu **gewerblichen Zwecken** genutzt werden; hier gibt es von Land zu Land unterschiedliche Vorschriften.

Wenn die Behörden grünes Licht geben, bedarf es noch der Zustimmung des Vermieters, sofern man zur Miete wohnt. Selbst, wenn man nur gelegentlich zu Hause arbeiten darf und möchte, muss darauf geachtet werden, dass sich Nachbarn nicht durch Lärm oder parkende Autos belästigt fühlen.

Wenn es geplant ist, auch den Verkauf von ätherischen Ölen und anderen Aromaprodukten einzubeziehen, ist es ratsam, ein Geschäft dort anzumieten, wo Laufkundschaft zu erwarten ist; idealerweise kann ein ansprechendes Schaufenster oder eine gut positionierte Vitrine Aufmerksamkeit erregen.

Die Praxisräume sollten hell und freundlich gestaltet werden; Naturmaterialien können die Behandlungen unterstreichen. Der Boden muss leicht zu pflegen sein, der Bereich der Behandlungen muss von Fenster und Türen etwas abgeschirmt werden. Eine geschützte Umkleideecke (eventuell mit Paravent) sollte angeboten werden; Spiegel, Stuhl, Haken, Bügel sollten selbstverständlich sein. Eine Toilette muss in der Nähe sein, eventuell auch eine Möglichkeit, sich – insbesondere im Sommer – vor der Behandlung kurz zu waschen oder zu duschen (Waschlappen, Handtücher).

8.6.7 Utensilien

Zum Schutz der Massageliege(n) werden, je nach Besucherzahl, 15 oder mehr (Bett-)**Laken** aus Baumwolle benötigt, weiß oder – wie erwähnt – farblich passend zur Einrichtung der Praxis. Es gibt auch angenehm weiche, mehrfach waschbare Vliese aus Kunststoff. Ausreichend Handtücher und Badetücher müssen selbstverständlich vorhanden sein.

2 warme **Wolldecken**, ein kleines, festes Kissen, eine **Rolle** oder Halbrolle (um diese unter den Knien platzieren zu können) und eine **Wärmflasche** machen die Behandlung erst richtig entspannend.

Fließendes Wasser in der Nähe des Behandlungsplatzes erleichtert die Arbeit. Falls das Wasser nicht sehr heiß wird, sollten noch ein Wasserkocher und eine Thermosflasche zur Verfügung stehen (für Wärmflasche, Kompressen und Heiße Rolle). Falls sich die Heizung nicht schnell regeln lässt (z. B. eine Fußbodenheizung), ist ein **Heizlüfter** hilfreich.

Wichtig ist eine **Abstellmöglichkeit** für die Öle-Mischung in der Nähe der Massagebank. Eine einfache tragbare Blumensäule ist dafür praktisch, weil sie leicht und geräuschlos vom Kopf- zum Fußende mitgenommen werden kann, der Handkontakt zur Klientin, zum Klienten braucht so nicht abzureißen.

Das Anbringen des **Ausbildungszertifikates**, vielleicht in einen schönen Rahmen gefasst, hilft unsicheren Besuchern, Vertrauen zur Behandlerin/zum Behandler aufzubauen. Über einige Poster oder Bilder von unbekannten Duftpflanzen freuen sich wissbegierige Menschen. Sie bieten sich auch zu Einstiegsgesprächen an, um schnell ein vertrautes Klima zu schaffen.

Eine **Musikanlage** und eine Sammlung mit ruhiger Musik können die entspannende Wirkung der Behandlung vertiefen, wobei bedacht werden muss, dass beim Abspielen von Musik in einem professionellen Kontext **GEMA-Gebühren** fällig werden können oder ansonsten Strafen drohen.

Diese „Gesellschaft für musikalische Aufführungs- und mechanische Vervielfältigungsrechte“ (GEMA) verwaltet im Namen ihrer Mitglieder (Komponisten, Textdichter, Musikverleger, Sänger) die ihr übertragenen Nutzungsrechte an Musikwerken. Bei jeder öffentlichen Aufführung, Vorführung oder Wiedergabe von Musik werden Pauschalvergütungen fällig, die als Tantiemen an die Musiker weitergeleitet werden. Nach neuer Rechtsprechung kann das Wort „öffentlich“ jedoch so interpretiert werden, dass einzelne Patienten keine Öffentlichkeit darstellen. Für das Abspielen von Tonträgern in einem Raum von bis zu 100 m^2 gilt für 2021 beispielsweise eine jährliche Pauschale von knapp 100 Euro zuzüglich 7 % Umsatzsteuer. Tarifübersichten und Formulare können bei www.gema.de heruntergeladen werden.

8.6.8 Grundausstattung Öle

Zur Grundausstattung gehören neben einigen Töpfchen mit Milliliter-Einteilung und (gläsernen) Untertöpfchen zum Schutz der Abstellflächen zunächst 3–5 fette Öle, z. B.:

- Jojobaöl
- Mandel-, Aprikosenkern- oder Traubenkernöl
- Johanniskraut- und/oder Calendula-Mazerat

Kommen viele Menschen mit Hautproblemen, sollten Arganöl sowie Kapseln mit Borretschsamenöl bereitstehen.

Die Empfindung über die wichtigsten ätherischen Öle hängt von der Persönlichkeit und der Erfahrung der Behandlerin/des Behandlers ab.

Info

Grundausstattung

Eine Grundausstattung könnte folgende Öle enthalten:

- Boswellia sacra
- Bursera delpechiana (Holz oder besser noch Früchte, statt Rosenholz)
- Cananga odorata Complet
- Cedrus atlantica oder Cedrus deodara
- Citrus × bergamia*
- Citrus × aurantium flos
- Citrus × aurantium per.*
- Citrus limon*
- Citrus paradisi
- Citrus reticulata*
- Coriandrum sativum fruct.
- Cupressus sempervirens
- Eucalyptus radiata*
- Foeniculum vulgare
- Jasminum grandiflorum
- Juniperus communis
- Lavandula angustifolia*

- Matricaria recutita
- Melaleuca alternifolia oder Leptospermum scoparium*
- Mentha × piperita*
- Myrtus communis
- Pelargonium × graveolens
- Pinus sylvestris
- Rosa damascena*
- Rosmarinus officinalis
- Salvia sclarea
- Santalum album
- Thymus vulgaris (Ct. Linalool oder Geraniol)*

Mit diesen als Grundausstattung angeführten Ölen können fast alle Bereiche abgedeckt werden. Je nach Fläschchengröße und Firma sind hierfür etwa 300–400 Euro zu veranschlagen.

Die mit * markierten Öle könnten sogar Vorrang vor den anderen haben, wenn man zunächst nicht so viel investieren möchte. Diese Öle sind auch für eine **Reiseapotheke** zu empfehlen, die man jedoch auch nur mit folgenden 4 Ölen, die die wichtigsten Vorkommnisse gut beeinflussen können, füllen kann:

- Melaleuca alternifolia, Thymus vulgaris Ct. Linalool oder Leptospermum scoparium dienen zur Bekämpfung von Infektionen.
- Rosa damascena hilft bei Entzündungen und seelischen Verstimmungen.
- Lavandula angustifolia kann gegen fast jedes Wehwehchen eingesetzt werden, es lindert zudem Sonnenbrand und Insektenstiche.
- Mentha × piperita befreit von Kopfschmerzen und Magen-/Darmverstimmungen, zudem erfrischt es und bringt den Kreislauf in Schwung (stattdessen könnte auch Rosmarin eingepackt werden).

8.6.9 Beratung und Körperbehandlung

Aromabehandlungen und -beratungen können unterschiedlich gestaltet werden. Wichtig ist, dass man gut mit den vielfältigen Charakteren und Stimmungen der Klientinnen und Klienten umgehen kann. Viele Menschen können das intuitiv, andere greifen auf ihre Erfahrungen aus pflegerischen oder Kommunikationsberufen zurück.

Wer sich nach der Ausbildung über den Umgang mit ätherischen Ölen unsicher in der Begegnung mit fremden Menschen fühlt, sollte zusätzlich noch einen Kurs über **Gesprächsführung** besuchen. Schon an einem Wochenende kann man wertvolle Inspirationen mitnehmen. Volkshochschulen sind hierfür eine gute Anlaufstelle, ebenso bieten viele Therapeutinnen und Therapeuten für Neuro-Linguistisches Programmieren (NLP) ausgezeichnete Schulungen zu Kommunikationstechniken.

Wichtig ist auch, zu erkennen und zu erfühlen, wie weit man sich als Behandlerin/Behandler einbringen kann und sollte und ab welchem Punkt die Klientin, der Klient die Hauptperson sein sollte. Aus Unsicherheit reden manche Behandlerinnen und Behandler zu viel und zu lange (manchmal während der ganzen Behandlung); dabei geht leicht das Einfühlungsvermögen für die Bedürfnisse der Klientin oder des Klienten verloren, und auch deren Entspannung kann leiden.

Es gibt wiederum Klientinnen und Klienten, die unentwegt reden müssen, weil ihnen beispielsweise die Stille unangenehm ist oder ihr dicker Bauch. Hier gilt es für die Behandlerinnen und Behandler, behutsam für eine ruhige Atmosphäre zu sorgen. Leise Hintergrundmusik kann wahre Wunder wirken.

Beim Anruf einer Klientin, eines Klienten oder auch eines Interessenten sollte vorab geklärt werden, ob sich deren Wünsche und Erwartungen mit einer aromatischen Behandlung oder Beratung erfüllen lassen. Eventuell müssen sie an eine Ärztin bzw. einen Arzt oder eine Heilpraktikerin bzw. einen Heilpraktiker weitergeleitet werden.

Für eine **Erstkonsultation** sollten **1,5 Stunden** veranschlagt werden, da die meisten Interessenten viele Fragen zu Methode und Hintergründen haben. Dies kann im Rahmen eines Gesprächs, eventuell bei einer entspannenden Tasse Tee, geklärt werden.

Für die Klärung des Istzustandes und des Ziels der Behandlung(sreihe) sowie der Wünsche der Klientin bzw. des Klienten sollten **30 Minuten** genügen. Auf der Preisliste sollte darum für die Erstkonsultation ein anderer Preis genannt werden als für Folgebehandlungen.

Sowohl die psychische wie auch die körperliche Befindlichkeit sollten erfragt werden. Hierbei hilft eine **Karteikarte** mit vorgedruckten Fragen und Stichworten (vgl. **Abb. 4.2**). Auch äußere Faktoren wie Wetter, Temperatur, Lärm/Stille können notiert werden. Die Karteikarte ist nicht nur wichtig als Gedächtnisstütze bei der Weiterbehandlung, sondern mit ihrer Hilfe kann der Behandlungsverlauf gut übersehen werden. Mit der Zeit lassen sich wertvolle Statistiken über Behandlungserfolge – und auch Misserfolge – aufstellen.

Die Öle-Mischung wird hergestellt – gesetzlich gestattet ist nur eine Mischung für die **jeweilige** Anwendung; vgl. Kap. 4.1 (S. 219) und Kap. 5.3 (S. 287) –, während die Klientin, der Klient sich entkleidet und auf die Liege begibt. Er wird sofort zugedeckt, mit einer Halbrolle unter den Knien (Rückenlage) oder Fußgelenken (Bauchlage) und ggf. mit einer Wärmflasche versorgt.

Wer sich bezüglich der neuen Kosmetikverordnungen unsicher fühlt, kann der Klientin, dem Klienten das Töpfchen mit dem Basisöl aushändigen und ihn anleiten, die ausgewählten Öle dort hineinzugeben. Dieses **„Selbermachen"** kann manchen Menschen helfen, die anfängliche Verlegenheit zu überwinden, zudem gewinnen sie an Sicherheit, um sich zu Hause auch mit Ölen versorgen zu können.

Eine **Ganzkörperbehandlung** nimmt normalerweise **1 Stunde** in Anspruch. Anschließend bieten wir der behandelten Person noch 5 Minuten Ruhezeit an, nach dem Ankleiden sollte sie ein Glas Wasser trinken. Die Massage mit ätherischen Ölen kann viele körpereigene Stoffe in Fluss bringen, zudem kann der Aufenthalt im sehr gut aufgewärmten Raum Durst verursachen, vgl. Kap. 4.3 (S. 229).

Für zu Hause werden **Behandlungsvorschläge** besprochen, Anwendungsmöglichkeiten vorgestellt und eventuell Öle mit genauer Anleitung zum Kauf empfohlen oder mitgegeben.

Das Angebot, auch telefonisch um Rat fragen zu dürfen, falls **Erstverschlimmerungen** auftreten sollten, gibt den Interessenten Sicherheit im Umgang mit dieser für die meisten Menschen sicherlich neuartigen Therapieform.

8.6.10 Abkürzungen

Zum Schluss noch eine Empfehlung für die praktische Arbeit. Es hat sich als sehr hilfreich erwiesen, den ätherischen Ölen Abkürzungen zuzuordnen. So können bequem und schnell **Notizen** und **Rezepturen** auf die Karteikarten der Klientinnen und Klienten „stenografiert" werden. Der Computer kann durch den Befehl „Autokorrektur" die vorher hinterlegten korrekten botanischen Pflanzennamen automatisch einfüllen.

Zum anderen ist es möglich, auf Fortbildungsveranstaltungen blitzschnell die wesentlichen Dinge, z. B. Rezepte, mitzuschreiben.

Die Verwendung der ersten 3 Buchstaben eines Öles in Großbuchstaben reicht für fast alle Öle aus, nur bei Rose, Mandarine und Myrte nimmt man 4 Buchstaben, da sonst Rosmarin, Manuka und Myrrhe nicht erkennbar sind. Also:

- ROSE für Rose
- MYRT für Myrte
- ROS für Rosmarin
- MYR für Myrrhe
- GRA für Grapefruit
- NER für Neroli
- ZED für Zeder

Von zusammengesetzten „Doppelnamen" können jeweils 1 oder 2 Buchstaben genommen werden:

- RH oder ROHO für Rosenholz
- SH oder SAHO für Sandelholz
- ZK oder ZIKI für Zirbelkiefer
- MS oder MUSA für Muskateller-Salbei

Die Bezeichnung für Chemotyp, Pflanzenorgan oder verwandte Pflanzen wird in Kleinbuchstaben angehängt: „ZIri" für Zimtrinde, „ZIbl" für Zimtblätter, „THYlin" für Thymian Ct. Linalool, „MINpf" für Pfefferminze, „MINsp" für Spearmint. Wenn man mehrere Öle aus mehreren Herkunftsländern hat, verwendet man ebenfalls Kleinbuchstaben: „ROSEbulg" oder „ROSEtürk".

9 Bekannte Expertinnen und Experten der Aromatherapie

9

Die Entstehung der alten und neuen Aromatherapie und deren stetige Weiterentwicklung lassen sich anhand der Fachliteratur studieren. Hier werden die bekanntesten europäischen Autorinnen und Autoren, deren Bücher in deutscher, englischer und französischer Sprache erschienen sind, kurz vorgestellt.

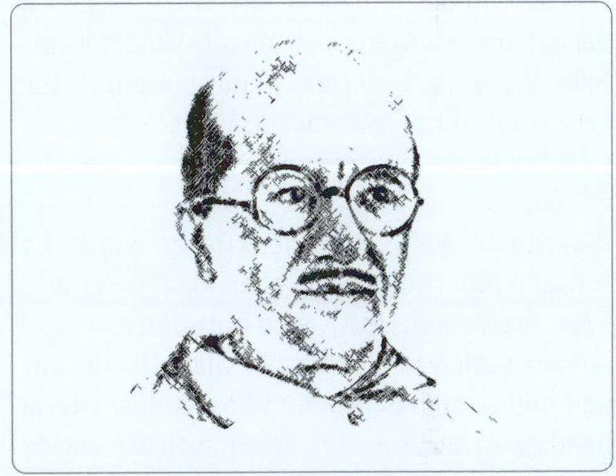

Abb. 9.1 René-Maurice Gattefossé.

9.1 Frankreich

9.1.1 René-Maurice Gattefossé †

Der „Großvater" der Aromatherapie René-Maurice Gattefossé (**Abb. 9.1**) wurde 1881 in Montchat bei Lyon in Frankreich geboren. Der kleine Junge war bereits in seiner Kindheit von Parfüms umgeben, da sein Vater Louis und später auch sein großer Bruder Abel in diesem Metier arbeiteten. Sie befassten sich v. a. mit der Chemie der Parfüms. Damals bestanden die Duftwässer noch aus ätherischen Ölen und Alkohol, doch der Einzug der synthetischen Riechstoffe hatte schon begonnen. René-Maurice hatte sehr viel Vorstellungskraft und wollte Erfinder werden. Doch sein Vater überredete ihn, seine Fantasie in der Kreation von neuen Parfüms einzusetzen. Sie entwickelten reproduzierbare Rezepte und verkauften nicht nur Konzentrate, wie es damals üblich war. Sie gaben 1906 zu diesem Themenkreis Schriften heraus, die „Formulaires de Parfumerie de Gattefossé".

Im Zuge der Entwicklung weiterer synthetischer Elemente, die v. a. von gleichbleibender Qualität und leichter löslich als ätherische Öle waren, wurden immer raffiniertere Kompositionen erschaffen.

Das Familienunternehmen unterstützte die armen Lavendelbauern der Regionen Drome, Vaucluse und Basses-Alpes; die Destillation und der Anbau wurden dort rationalisiert, das ätherische Öl des Lavendels wurde bekannt gemacht.

René-Maurice förderte den Minzeanbau in Frankreich, importierte Salbei aus Italien und studierte exotische Öle.

Louis starb 1910, die beiden Brüder Abel und Robert ließen im Ersten Weltkrieg ihr Leben. René-Maurice ging mit seinem jüngeren Bruder Jean, der Botaniker und Chemiker wurde, nach Marokko, um schließlich eine erfolgreiche Destillationsindustrie in Nordafrika aufzubauen.

Er studierte bei den Bauern die medizinischen Eigenschaften der Heilkräuter und deren ätherische Öle, allen voran bewunderte er die vielfältigen Einsatzmöglichkeiten des Lavendelöles.

Im Juli 1910 geschah jener berühmte Chemieunfall, der ihn zum „Vater der Aromatherapie" machte: Er hatte sich beim Wälzen im Gras (zum Löschen der Flammen) eine Gasbrandinfektion zugezogen. Da diese im Ersten Weltkrieg der Schrecken aller Verwundeten war, wusste Gattefossé, dass er sich in Lebensgefahr befand, und erinnerte sich, dass Lavendelöl antiinfektiös wirkt. So rettete er mit diesem Öl sein Leben und setzte sich für die weitere medizinische Erforschung dieses und anderer ätherischer Öle ein.

Während des Ersten Weltkrieges wurde bereits mit ätherischen Ölen behandelt, und Gattefossé produzierte 1918 eine antiseptische Seife auf der Basis von ätherischen Ölen. Damit wurden die Kleidungsstücke und Verbandsmaterialien gewaschen, sie wurde aber auch als Eau-de-Toilette-Ersatz verwendet.

1923 studierte Gattefossé nur noch die medizinischen Eigenschaften der duftenden Öle, es folgten Publikationen und die Herstellung diverser Produkte mit ätherischen Ölen, selbst der Zweite Weltkrieg konnte ihn kaum bremsen. Er hatte sich v. a. der Bergamotteessenz und ihren antiseptischen Eigenschaften gewidmet. Er arbeitete nun vermehrt mit Ärzten und Krankenhäusern zusammen, aber im Zuge seiner Beschäftigung mit der Hautheilkunde entwickelte er Schönheitsprodukte und veröffentlichte 1936 auch sein in Fachkreisen berühmtes und vielfach übersetztes Werk *Physiologische Ästhetik und Schönheitsprodukte.*

Seine beiden letzten Werke *Aromatherapie* und *Essentielle Antiseptika* (1937) haben alle späteren Anwender der ätherischen Öle beeinflusst. Hier wurde zum ersten Mal der Begriff „Aromatherapie" geprägt.

Er war ein fleißiger Schreiber, der sich zudem mit vorzeitlicher Geschichte und mit Metaphysik beschäftigte. Selbst eine futuristische Erzählung entsprang seiner Feder.

René-Maurice Gattefossé starb 1950 in Casablanca, als er dort mit seinem Bruder Jean neue Anbauprojekte plante. Die Firma Gattefossé befindet sich immer noch in Lyon und bereichert die Duftwelt weiterhin mit neuen wissenschaftlichen Informationen [202].

9.1.2 Jean Valnet †

Jean Valnet (**Abb. 9.2**), auch Papa Valnet genannt, wurde 1920 geboren und galt als einer der ganz großen Spezialisten der Pflanzenheilkunde. Durch den Einfluss seiner Großmutter, die Hebamme war, beschloss er bereits mit 9 Jahren, Arzt zu werden und mit Pflanzen zu heilen. Er studierte in Lyon Medizin und wurde ab 1945 Armeearzt. Seit 1953 beschäftigte er sich mit den Anwendungsmethoden und der Dosierung von ätherischen Ölen. Er erhielt Diplome in Gerichtsmedizin, Psychiatrie, Mikrobiologie, Hygiene und Tropenmedizin.

Im Indochina-Krieg (1950–1952) pflegte er als Chirurg die Verwundeten mit ätherischen Ölen und erzielte bemerkenswerte, überdurchschnittliche Heilungserfolge. 1954 erhielt er die Medaille für wissenschaftliches Arbeiten.

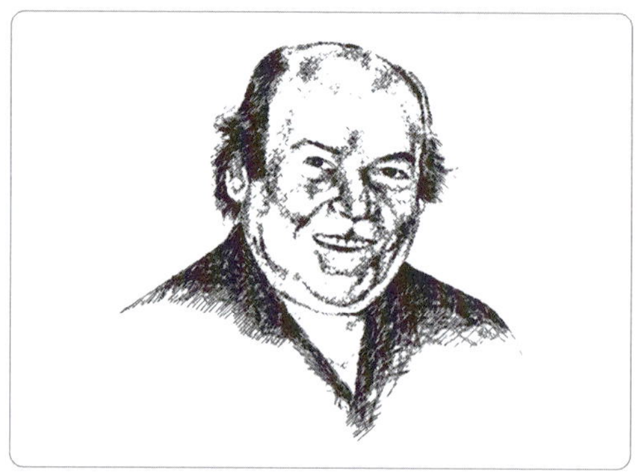

Abb. 9.2 Jean Valnet.

1959 trat er aus der Armee aus, um sich in Paris niederzulassen und weiter an seinen Forschungsprojekten zu arbeiten. 1964 veröffentlichte er sein bekanntes Buch *Aromathérapie: les Huiles Essentielles Hormones Végétales*. Es war das erste medizinische Buch über die Aromatherapie, in Frankreich erscheint es bereits in der 11., aktualisierten Auflage. Hiermit begann die eigentliche Aromatherapie, Valnet sah sich als ihr Begründer.

Jean Valnet war Präsident der „Association d'Etudes et de Recherches en Aromathérapie et Phytothérapie", deren Zielsetzung lautet: „Studien, Forschungen und Arbeiten über Aromatherapie, Phytotherapie, biologische, natürliche und physikalische Behandlungsmethoden oder Methoden, die indirekt oder direkt damit zusammenhängen und deren Verbreitung auf jede Art und Weise". Er war der Meinung, man müsse kein Arzt sein, um die Aromatherapie anzuwenden, allerdings müsse man in der Anwendung der ätherischen Öle sehr sorgfältig geschult sein. Jean Valnet starb am 29. Mai 1995.

9.1.3 Marguerite Maury †

Marguerite Maury (**Abb. 9.3**), meistens Madame Maury genannt, wurde als Marguerite König 1895 in Österreich geboren und wuchs in Wien auf. Schon in ihrer Internatszeit war Musik ihre große Leidenschaft, doch sie wollte Biochemie und Botanik studieren. Stattdessen heiratete sie mit 17 Jahren. Im folgenden Jahr wurde sie Mutter, sie verlor ihr Söhnchen im Alter von 2 Jahren an Meningitis. Ihr Mann starb im Ersten Weltkrieg, und als auch noch ihr Vater Selbstmord beging, ließ sie sich zur Krankenschwester ausbilden. Während ihrer Zeit als chirurgische Assistentin im Elsass bekam sie das Buch *Les Grandes Possibilités par les Matières Odoriferantes*, das bereits 1838 erschienen war, geschenkt. Dessen Autor, Dr. Chabenes, wurde später der Lehrer von René-Maurice Gattefossé. Bei der Lektüre begann ihre Liebe zu den duftenden Ölen.

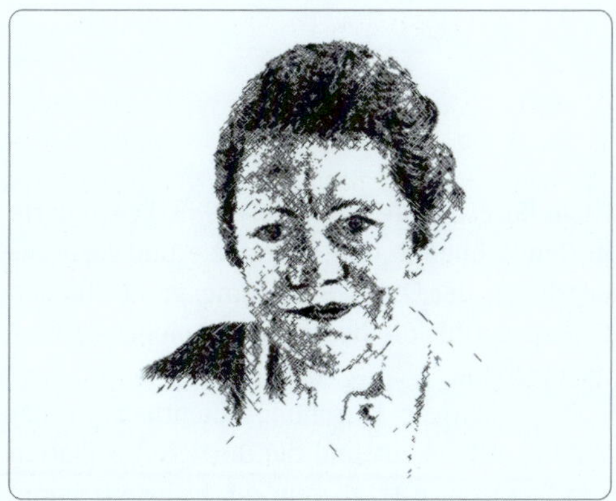

Abb. 9.3 Marguerite Maury.

In den frühen 1930er-Jahren traf sie den homöopathischen Arzt Dr. Maury, der ihre Interessen teilte: von Musik, Kunst, Literatur über Homöopathie, Akupunktur und Zen. Sie forschten und schrieben zusammen Bücher.

In den 1940er-Jahren versuchte sie, den Nachweis zu erbringen, wie ätherische Öle auf das Nervensystem wirken, wie ihr seelisch ausgleichender und verjüngender Effekt zustande kam. Sie gab Seminare in ganz Europa und eröffnete Aromatherapie-Kliniken in Paris, in der Schweiz und in Großbritannien.

1961 erschien ihr bekanntestes Buch *Le Capital Jeunesse*. Sie beschreibt ihre Erkenntnisse aus ihrer medizinisch-kosmetischen Arbeit mit ätherischen Ölen und plädiert für eine sorgfältige Schulung, um für jeden individuellen Menschen die richtigen „verjüngenden" Öle einsetzen zu können.

Zusammen mit Danièle Ryman war sie die erste Frau, die die gesundheitlichen und schönheitsfördernden Eigenschaften der ätherischen Öle dem interessierten Publikum vorstellte. Bühnen- und Leinwandstars ließen sich von ihnen behandeln.

Am 25. September 1968 starb die fleißige und unermüdliche Marguerite Maury an einem Hirnschlag, sie wurde in der Schweiz begraben.

9.2 Italien

9.2.1 Paolo Rovesti †

Paolo Rovesti lebte von 1902–1983. Er studierte in Genua Chemie und Pharmazie und legte als Begründer der Osmologie (osme, gr. = Duft) den Grundstein für die heutige psychologische Aromaforschung.

Ein 2-jähriger Forschungsaufenthalt in der Wildnis Äthiopiens und die dortige Destillation von Pflanzen in tragbaren, direkt befeuerbaren Destilliergeräten prägten sein berufliches und persönliches Leben nachhaltig. Rovesti ist Autor zahlreicher Veröffentlichungen über ätherische Öle, Pflanzenchemie und funktionelle Kosmetik. Er unternahm weite Forschungsreisen in alle Welt, um verloren gegangene Zeugen alter Duftkulturen aufzuspüren. Zusammen mit Kollegen entdeckte er das älteste bisher bekannte Destilliergerät der Welt in einem Museum in Taxila, Nordpakistan. Der etwa 5000 Jahre alte Apparat aus Terrakotta stand in dem Museum – als Wasserreinigungsgerät verkannt.

In Paris gründete Rovesti zusammen mit Prof. Sabetay die Akademie für Osmologie.

9.3 Großbritannien

9.3.1 Dr. Jane Buckle

Die Krankenschwester und Pflegewissenschaftlerin, Dr. Jane Buckle, veröffentlichte 2003 ein wegweisendes Fachbuch über den klinischen Einsatz von ätherischen Ölen, es ist komplett „peer-reviewed" (d. h. unabhängig begutachtet) und enthält umfangreiche wissenschaftliche Belege, Anfang 2015 erschien eine erweiterte Auflage namens *Clinical Aromatherapy in Healthcare* [84]. Bis 2005 arbeitete sie in den USA im universitären Bereich und untersuchte u. a. wissenschaftliche Hintergründe der Aromatherapie. Von 2005–2010 war sie die Dozentin für Komplementärmedizin an der University of West London. Sie hat bei über 450 klinischen Studien beraten oder mitgewirkt.

Jane Buckle lehrte bis zu ihrem Abschied ins Privatleben (Mitte 2016) weltweit die „M-Technique", eine Sequenz von strukturierten sanften Streichungen, insbesondere für Patienten im Intensivpflegebereich, zu der es bereits einige wissenschaftliche Untersuchungen gibt.

9.3.2 Patricia Davis †

Patricia Davis war eine der führenden Vertreterinnen der britischen Aromatherapie. Ihre erste Erfahrung mit der Aromatherapie machte sie bereits in jungen Jahren als Ballettstudentin in Paris, wo sie später lange Jahre Ballett lehrte und ihre 4 Kinder erzog.

Sie war Mitbegründerin der „International Federation of Aromatherapists" und gründete 1982 die „London School of Aromatherapy". Ihr Buch *Aromatherapy, An A–Z* ist auch in Deutschland zu einem der Standardwerke geworden. Im Ruhestand und bis zu ihrem Tod lebte sie zurückgezogen auf dem Land in Devon und widmete sich v. a. der Malerei und ihren Enkeln.

9.3.3 Rhiannon Lewis

Rhiannon Lewis ist eine der einflussreichsten Aromatherapeutinnen und Dozentinnen im englischsprachigen Gebiet, sie lebt in Südfrankreich in der Nähe von Grasse. Von ihr wird das *International Journal of Clinical Aromatherapy* herausgegeben, in dem seit 2004 hochkarätige, wissenschaftlich untermauerte Themen rund um die klinische Anwendung von ätherischen Ölen beschrieben werden. Die ehemalige Krankenschwester ist Gründerin und Gastgeberin der alle 2 Jahre stattfindenden internationalen Botanica-Konferenzen (www.botanica2022.com).

9.3.4 Gabriel Mojay

Gabriel Mojay ist nicht nur Akupunkteur und Shiatsu-Therapeut, sondern seit 1990 einer der bekanntesten englischsprachigen Dozenten für Aromatherapie, als Direktor vom Institute of Traditional Herbal Medicine and Aromatherapy in London ist er auch einer der Gründer der International Federation of Professional Aromatherapists (IFPA). Sein Buch *Aromatherapie für die Seele* befasst sich mit dem Zusammenspiel von ätherischen Ölen und den Prinzipien der fernöstlichen Medizin.

Er ist Mitherausgeber des *International Journal of Clinical Aromatherapy* und Mitveranstalter der Botanica-Konferenzen.

9.3.5 Shirley und Len Price

Shirley Price ist eine der bekanntesten Aromatherapeutinnen in Großbritannien. Sie kam ursprünglich aus der Kosmetik- und Haarpflegebranche, befasste sich sehr früh mit ätherischen Ölen und schrieb anschauliche Bücher. Ihre vielen, sehr praxisorientierten Seminare über Aromatherapie und Aromamassage wurden in späteren Jahren oft begleitet und unterstützt durch ihren Mann Len. Zusammen mit ihm schrieb sie 1995 das umfangreiche Standardwerk *Aromatherapy for Health Professionals* [543], das sich an Angehörige der medizinischen Berufe wendet; zu einer der Auflagen schrieb Prinz Charles das Vorwort. Das Ehepaar Price lebte viele Jahre wochenweise in Südfrankreich, um ihre Tochter mit Ölen und Vorträgen für ihre Firma Penny Price Aromatherapy zu unterstützen; inzwischen sind sie wieder ganz in England zu Hause.

9.3.6 Robert Tisserand

Robert Tisserand ist es zu verdanken, dass das erste deutschsprachige Buch über Aromatherapie auf dem deutschen Markt erschien: die Übersetzung von *The Art of Aromatherapy* (1977). Der Physiotherapeut betont darin, dass die ätherischen Öle das Gemüt eines Patienten subtil, aber dennoch sehr stark beeinflussen können, stärker als viele Mittel, die bis dahin in der Pflanzenheilkunde bekannt waren. Im Gegensatz zu den französischen Therapeutinnen und Therapeuten empfahl er bereits in den späten 1970er-Jahren die Anwendung der Öle auf der Haut, beispielsweise als Massage, zudem legt er Wert auf eine vollwertige Ernährung und auf die Pflege der geistigen Werte. Er ist vom fernöstlichen Gedankengut in der Heilkunde beeinflusst.

Tisserand ist Mitbegründer der „International Federation of Aromatherapists" (IFA) und war Herausgeber des *International Journal of Aromatherapy*. Sein Buch *Essential Oil Safety*, das er 1995 zusammen mit dem Chemiker Tony Balacs schrieb, war das einzige umfassende Werk zu den neueren Forschungsergebnissen, die das Risiko und die Sicherheit der ätherischen Öle betreffen, es ist 2014 in einer umfangreicheren Neuauflage mit dem neuen Co-Autoren Rodney Young erschienen [695]. Er ist einer der gefragtesten Referenten für anspruchsvolle Veranstaltungen über wissenschaftliche Aromatherapie.

9.4 Deutschsprachiger Raum

9.4.1 Inge-Lore Andres

Inge-Lore Andres ist Diplom-Pädagogin und Gesundheitspädagogin. Sie erlernte die Aromatherapie bei langjährigen Aufenthalten in Frankreich, wo sie vom Anbau über die Destillation bis zum Verkauf die Arbeit mit ätherischen Ölen kennenlernte. Im Raum Freiburg bietet sie Kurse und Beratungen an. Ihr fundiertes Wissen gibt sie in dem reich illustrierten Buch *Ganzheitliche Duftberatung* weiter (vergriffen).

9.4.2 Ruth von Braunschweig

Ruth von Braunschweig ist Diplom-Biologin, Heilpraktikerin und Co-Autorin des Standardwerkes *Praxis Aromatherapie* [739] und der *Lernkarten Aromatherapie*. Sie arbeitet seit 1987 in eigener Praxis, zu ihren Schwerpunkten zählen Aromatherapie und Phytotherapie bei Hautproblemen und Stressbewältigung, dazu hält sie im In- und Ausland Vorträge und Seminare.

9.4.3 Evelyn Deutsch-Grasl

Evelyn Deutsch-Grasl hat sich schon sehr früh für Heilkräuter interessiert und wurde konsequenterweise Drogistin. Die Pflegefachfrau absolvierte eine 2-jährige Ausbildung zur Aromatologin und Gesundheitsberaterin bei Martin Henglein und rundete ihr Können bei Susanne Fischer-Rizzi in einer Ausbildung zur Heilpflanzenfachfrau ab. Im Allgemeinen Krankenhaus der Stadt Wien führte sie die Aromapflege ein und schult seit 1999 Fachleute und Privatpersonen im sensiblen Umgang mit ätherischen Ölen und Heilpflanzen.

2008 kam ihre erfolgreiche Aromapflegeserie „Evelyn Deutsch" auf den Markt, 2012/2013 erschien das *Aromapflege Handbuch*, das sie zusammen mit 2 Kolleginnen schrieb, in einer komplett überarbeiteten und erweiterten Neuauflage, das zur Pflichtlektüre für Aromapflegende gehört. Sie ist Vorstandsmitglied der Österreichischen Gesellschaft für wissenschaftlich angewandte Aromatherapie und Aromapflege (ÖGwA) und Vortragende auf Fachkongressen zum Thema Aromapflege, ätherische Öle und Heilpflanzenkunde.

9.4.4 Susanne Fischer-Rizzi

Susanne Fischer-Rizzi wurde 1952 in Stuttgart geboren. Nach einem Studium der Philosophie absolvierte sie eine 3-jährige Heilpraktikerausbildung in München. Seit über 20 Jahren beschäftigt sie sich mit Heilkräutern und ätherischen Ölen. Tibetische und indianische Heiler sowie deutsche Naturheilkundler und Heilpflanzenkundige prägten ihren Weg. Sie ist die erste deutsche Autorin eines Buches über Aromatherapie: *Dufterlebnisse* (1987). Später wurde ihr ausführliches Werk *Himmlische Düfte* [185] zum bekanntesten Buch über Düfte in Deutschland. Es wurde in mehrere Sprachen übersetzt. Zusammen mit Ute Leube war sie Gründerin der Firma Primavera sowie Gründungsmitglied des Vereins „Forum Essenzia". In ihrer Schule „Arven" im Allgäu gibt Susanne Fischer-Rizzi Kurse zu Aromatherapie und Naturheilkunde; sie legt dabei Wert auf eine umfassende botanische Schulung. Sie bietet zudem Kurse über die Kunst des Räucherns und über Hydrolate an.

9.4.5 Martin Henglein †

Martin Henglein wurde 1953 in Heidelberg geboren, er studierte in Berlin vergleichende Literaturwissenschaften und erlernte in London anschließend den Beruf des Physiotherapeuten. Er studierte dort zudem Traditionelle Chinesische Medizin in der Liu-Klinik. In Frankreich wurde er von Prof. W. Arnould-Taylor zum Aromatherapeuten ausgebildet. Dort leitete er ein Zentrum für Naturheilmethoden. Er absolvierte ferner eine 2,5-jährige Ausbildung zum Heilpraktiker in München.

Martin Henglein veröffentlichte 1985 das Buch *Die heilende Kraft der Wohlgerüche und Essenzen* und bildete anhand des darin vorgestellten „Archetypischen Duftkreises" Menschen in Integraler Osmologie aus. Er verstarb im November 2021 plötzlich und unerwartet in seiner Wohnung in Cannes.

9.4.6 Ingeborg Stadelmann

Ingeborg Stadelmann ist Mitbegründerin der Hebammenpraxis „Erdenlicht" in Kempten und war viele Jahre in der Hausgeburtshilfe tätig. Im Mittelpunkt stand dabei die ganzheitliche Betreuung der Schwangeren und Mütter, bei der

Ingeborg Stadelmann neben der klassischen Homöopathie und der Kräuterheilkunde v. a. die Aromatherapie erfolgreich einsetzte. Ihre erfolgreiche Produkteserie IS, die sie in Zusammenarbeit mit dem Apotheker Dietmar Wolz von der Bahnhof-Apotheke Kempten entwickelt hat, begleitet seit mehr als einem Vierteljahrhundert werdende Mütter und ihre Kinder.

Die Autorin des Bestsellers *Die Hebammensprechstunde* und des Buches *Bewährte Aromamischungen* ist in der beruflichen Fortbildung von Hebammen, Kranken- und Altenpflegern sowie in der Erwachsenenbildung tätig. Sie hält im gesamten deutschsprachigen Raum Vorträge und Seminare zu den Themen natürliche Geburtshilfe, Kräuterheilkunde, Homöopathie und Aromatherapie, im familieneigenen Verlag werden die passenden Bücher und andere Medien herausgegeben. Sie ist Präsidentin des Vereins „Forum Essenzia e. V.“.

9.4.7 Dietrich Wabner †

Professor Dr. Dr. Dietrich Wabner war Mitherausgeber des Standardwerkes *Aromatherapie – Grundlagen, Wirkprinzipien, Praxis* [720] und hielt als Experte für ätherische Öle Vorträge im In- und Ausland. Vor allem die Rose mit ihren ätherischen Ölen und Absolues war Gegenstand vieler seiner Veröffentlichungen. Er ist auch Autor des ausführlichen Nachschlagewerks *Taschenlexikon der Aromatherapie* und hat in Zusammenarbeit mit Stefan Theierl den *Leitfaden Aromatherapie* verfasst.

Seine Vorlesungsreihe „Etherische Öle für Heilberufe“ fand nicht nur bei Münchner Aromainteressenten großen Anklang.

Der Chemiker Wabner war Präsident von NORA International (Natural Oils Research Association) und Ehrenmitglied der IFA.

Ein ausführlicher Artikel zu seinem Wirken ist im Magazin auf www.aromapraxis.de nachzulesen.

9.4.8 Monika Werner

Monika Werner machte 1969 ihr Staatsexamen als Kinderkrankenschwester. Sie arbeitete als Anästhesieschwester in der Neurochirurgie im Klinikum Großhadern und als Heilpraktikerin in einer naturheilkundlichen Gemeinschaftspraxis. Seit 1986 beschäftigt sie sich mit Aromatherapie, war 1992 Gründungsmitglied des Vereins „Forum Essenzia e. V.“ und bis 2004 dessen erste Vorsitzende. Ihr praktisch orientiertes Wissen gibt sie in zahlreichen Kursen weiter, zudem schrieb sie mehrere Bücher wie *Mind-Maps Aromatherapie*, u. a. zusammen mit Ruth von Braunschweig das Fachbuch *Praxis Aromatherapie* [739] und die *Lernkarten Aromatherapie*. Einige Beiträge zu dem Fachbuch *Gewürzdrogen* von Eberhard Teuscher [683] stammen ebenfalls aus ihrer Feder.

10 Glossar von A–Z

Das Wichtigste zur Namensgebung in der organischen Chemie können Sie ab Kap. 2.1.1 (S. 78) nachlesen. Einen Überblick über die Inhaltsstoffe (Gruppenzugehörigkeit, Wirkungen etc.) in ätherischen Ölen bietet Ihnen die **Tab. 2.1**.

abortiv
: eine Fehlgeburt herbeiführend; auch unfertig

Absolue
: Duftstoff einer Pflanze, der mit einem leicht flüchtigen Lösungsmittel (z. B. Hexan) extrahiert wurde, es ist meistens zähflüssiger als ein ätherisches Öl und enthält oft noch natürliche Farbstoffe

Adnexitis
: Entzündung von Eileiter und/oder Eierstock

adstringierend
: zusammenziehend (z. B. ziehen sich Schleimhäute zusammen, sodass Blutungen, Schleimproduktion oder Durchfälle verschwinden)

Akkumulation
: Ansammlung

Amenorrhö
: Ausbleiben der Regel (wenn keine Schwangerschaft vorliegt)

Analgesie
: (algos, gr. = Schmerz) Aufhebung der Schmerzempfindung

analgetisch
: schmerzlindernde Wirkung, die Schmerzempfindung aufhebend

anaphrodisisch
: den sexuellen Trieb reduzierend oder ausschaltend

anaphylaktischer Schock
: Kreislaufregulationsstörung, die Sekunden bis Minuten nach Kontakt mit einem Antigen eintritt (großflächige Hautrötung, Atemnot, Erbrechen, Schweißausbruch); Flachlagerung erforderlich

Anatomie
: (anatémnein, gr. = zerschneiden) Lehre vom Bau der Körperteile

Angina
: (angor, lat. = Enge, Beklemmung) meistens verwendet als Angina tonsillaris (Infektion der Gaumenmandeln) und Angina pectoris (Schmerz durch Minderdurchblutung der Herzkranzgefäße)

Anosmie
: Riechvermögen nicht mehr vorhanden

anthelminthisch
: parasitenvertreibend, -abtötend (speziell gegen Würmer wirkend)

antibakteriell
: bakterizid oder bakteriostatisch; gegen Bakterien

Antigen
: von antisomatogen, Substanz, die in einem Organismus eine Immunreaktion auslöst

antikarzinogen
: syn. antikanzerogen; karzinomverhindernd, die Entstehung von Krebs verhindernd oder verzögernd

antiinflammatorisch
: gegen Entzündungen wirkend

antikoagulativ
: die Verklumpung (Gerinnung) des Blutes verhindernd

antimykotisch
: fungizid oder fungistatisch

Antioxidans
: Stoff, der oxidative, krankmachende Prozesse im menschlichen Körper verlangsamt, beispielsweise die Vitamine A, C und E

antiinflammatorisch
: entzündungswidrig, entzündungshemmend, wirkt gegen Fieber

antiproliferativ
: gegen eine Gewebevermehrung, also antitumoral

antipruriginös
: gegen Juckreiz wirkend

antipyretisch
Fieber senkend
antiseptisch
keimtötend (sepsis, gr. = Fäulnis)
antiviral
gegen Viren gerichtet, Viren schwächend, deren Vermehrung verhindernd
anxiolytisch
angstlösend, gegen Angst wirkend
aphrodisisch
den sexuellen Trieb anregend
aquaretisch
die Harnausscheidung fördernd, „entwässernd" ohne Elektrolytverluste
Argon
chemisch reaktionsträges Edelgas ohne Geruch und Farbe
Arrhythmie
Herzrhythmusstörung
Arterie
Schlagader
Arthritis
entzündliche Gelenkerkrankung
Atrophie
Rückbildung von primär normal entwickeltem Gewebe, von Organen oder von Zellen
Aminosäure
Grundmolekül der Eiweiße
autonom
selbstständig
Bacillus
(baculus, lat. = Stab, Stock) Gattungsbegriff für grampositive, aerobe, sporenbildende Stäbchenbakterien
Bakterien
einzellige Kleinlebewesen in Kugel-, Stäbchen- oder Schraubenform; autotropher oder heterotropher Stoffwechsel, der aerob oder anaerob stattfinden kann
bakteriostatisch
die Vermehrung der Bakterien verhindernd
bakterizid
bakterienabtötend
Bronchopneumonie
sekundäre Pneumonie (Lungenentzündung), die sich aus einer absteigenden Bronchitis entwickelt
Bulbus olfactorius
Riechkolben, streichholzkopfgroßer Teil des Großhirns, siehe Riechhirn
Bradykardie
langsame Schlagfolge des Herzens: Pulsschlag langsamer als 60 Schläge/Min., bei 40 Schlägen/Min. Lebensgefahr
Chemotyp
optisch gleich aussehende Pflanzen mit deutlich unterschiedlichen chemischen Bestandteilen und somit unterschiedlichen therapeutischen Indikationen; Abk. Ct. (siehe dort)
cholagog
stimuliert die Kontraktion der Gallenblase, um die Ausschüttung der Gallenflüssigkeit anzuregen
choleretisch
stimuliert die Produktion der Gallenflüssigkeit in der Leber
Colitis ulcerosa
(auch Kolitis) Entzündung des Dickdarmes
Ct.
Chemotyp, auch CT oder ct.; Schwerpunkt eines bestimmten Inhaltsstoffes bei botanisch identischen Pflanzen, z. B. bei Myrtus communis, Rosmarinus officinalis, Thymus vulgaris
Couperose
erweitere Äderchen (anlagebedingte Gefäßerweiterung)
DAB
Deutsches Arzneibuch
Dekubitus
Wundliegen (bei Kranken infolge mangelhafter Durchblutung und Druck der Unterlage, das führt zu mangelhafter Versorgung der Gewebe)
Dermatitis
entzündliche Reaktion der Haut
Dermatitis solaris
Sonnenbrand
dopaminerg
auf den Nervenbotenstoff Dopamin reagierend
Dysbiose
Störungen der Darmflora
Dysenterie
entzündliche Erkrankung des Dickdarmes mit bakteriellem Hintergrund
Dysmenorrhö
schmerzhafte oder unregelmäßige Menstruation
Dyspepsie
Verdauungsstörung (Sammelbegriff)
Effluxpumpe
Mechanismus von Bakterien, toxische Stoffe wie Antibiotika auszuscheiden
emmenagog
menstruationsauslösend oder -regulierend
Enterokolitis
Schleimhautentzündung des Dünn- und Dickdarmes
Enzyme
Biokatalysatoren, die Prozesse beschleunigen, z. B. bei der Spaltung von Fetten und Eiweißen
Episiotomie
Dammschnitt (während der Entbindung)
Essenz
durch Expression (z. B. Schalen von Zitrusfrüchten) gewonnener Duftstoff
eubiotisch
heilende, gesunde Prozesse unterstützend
expektorativ
auswurffördernd (bei Schleim in den Atemwegen), bestimmte ätherische Öle verändern den Zilienschlag in den Atemwegen, sodass zäher Schleim besser abtransportiert werden kann
Flavedo
auch Exokarp, die äußere gelb, orange oder grün gefärbte Schicht der Zitrusfrüchte

freie Radikale
aggressive, hautreizende Sauerstoffverbindungen, die sowohl Produkte wie fette und ätherische Öle verderben als auch Krankheitsprozesse im menschlichen Körper auslösen können (siehe unter Peroxidzahl)

fungistatisch
Vermehrung von Pilzen verhindernd

fungizid
pilzabtötend

funktionelle Gruppe
bei ätherischen Ölen sind dies meistens sauerstoffhaltige Verbindungen, die sich am Terpengerüst befinden, z. B. Alkoholgruppe, Aldehydgruppe, Estergruppe, Ketongruppe

Gastralgie
Magenschmerzen

gastrointestinal
den Verdauungstrakt betreffend

Gen
Einheit des Erbgutes

Glottiskrampf
Stimmritzenkrampf, für Kleinkinder lebensbedrohlich

gramnegativ, grampositiv
Bezeichnung von Bakterien, deren Eigenschaften mithilfe einer sog. „Gramfärbung“ darstellbar sind

Granulozyten
zu den weißen Blutkörperchen gehörende Abwehrzellen

gtt.
Abk. für guttae, lat. = Tropfen

Hämatom
„blauer Fleck“; Bluterguss in Weichteilen und Zwischengewebsräumen

halluzinogen
Sinnestäuschungen hervorrufend

hepatotoxisch
giftig für die Leber (Hepar = Leber)

Hormon
„Botenstoff“, von Hormondrüsen freigesetzt

hydrophil
wasserliebend (bzw. -löslich), fettabstoßend

hypo-
das normale Maß unterschreitend

hyper-
das normale Maß übersteigend

hyperämisierend
die Durchblutung steigernd

Hypertonie
Bluthochdruck

Hyperthermie
Erhöhung der Körpertemperatur, Wärmegefühl auf der Haut

Hypotonie
niedriger Blutdruck

Hypothalamus
Abschnitt des Zwischenhirns

IFRA
International Fragrance Association

immun
unempfänglich für bestimmte Krankheitserreger (angeborene oder erworbene Abwehrkraft)

insektifug
insektenabwehrend (in die Flucht treibend)

insektizid
insektenvernichtend

Insuffizienz
unzureichende Funktionstüchtigkeit

intrazellulär
innerhalb der Zellen

Isomere
Moleküle mit gleicher Molekularformel, die einen spiegelbildlichen Aufbau zueinander haben (optische Isomere) oder die sich anders im Raum befinden (geometrische Isomere)

kanzerogen
syn. karzinogen, krebsauslösend, karzinomerzeugend

Kapillare
kleinstes Blutgefäß

Kardialgie
Herzschmerzen

karminativ
blähungswidrig

karzinogen
syn. kanzerogen, karzinomerzeugend, krebsauslösend

Katarrh
(katarrhein, gr. = herabfließen) Entzündung an Schleimhäuten mit Beimengung von viel Schleim

Kolitis
(auch Colitis ulcerosa) Entzündung des Dickdarmes

Kolon (Colon)
Dickdarm

Kondylom
(condylos, gr. = Knolle) Infektion der Genitalien, Feigwarzen

laktagog
den Milchfluss fördernd

LD_{50}
(lethal dose, engl.) die Dosis, die nötig ist, um in Tierversuchen 50 % der Tiere zu vergiften bzw. zu töten (Berechnung in g der Substanz/kg Körpergewicht)

Leukozyten
weiße Blutkörperchen (Teil des Immunsystems)

limbisches System
das limbische System ist eine funktionelle Einheit, die aus Strukturen des Großhirns, des Zwischenhirns und des Mittelhirns gebildet wird; es umgibt die Kerngebiete des Hirnstamms und den Balken wie ein „Saum“ (Limbus); hierzu gehören: Mandelkern (Corpus amygdaloideum), Hippocampus, Teile des Hypothalamus; über den Hypothalamus nehmen die Erregungen des limbischen Systems auf zahlreiche vegetative Organfunktionen Einfluss; Beispiele für den Einfluss des limbischen Systems sind Durchfall, Blutdruckanstieg und erhöhte Herzfrequenz vor einer Prüfung

lipophil
fettliebend (bzw. -löslich), wasserabstoßend

litholytisch
Steine auflösend (z. B. Gallen-, Nierensteine)

Lymphozyten
zu den weißen Blutkörperchen gehörende Abwehrzellen

Mammakarzinom
Brustkrebs

Membran
dünne Scheidewand

Meteorismus
Blähbauch, Blähungen

Mikroben
Kleinlebewesen; Bakterien, Viren, Protozoen, Myzeten (Fungi)

motorisch
die Bewegung betreffend

MRSA
Methicillin-resistenter (auch multiresistenter) Staphylococcus aureus; Bakterienstämme, die schwere nosokomiale Infektionen verursachen und nicht mehr auf Antibiotika ansprechen

Meningitis
Entzündung der Hirn- und Rückenmarkshäute, Hirnhautentzündung

mutagen
Substanz, die Veränderungen der Desoxyribonukleinsäure (DNS) hervorrufen kann, d. h. genetische Veränderungen

Myalgie
Muskelschmerzen

Mykosen
Krankheiten, die durch Pilze hervorgerufen werden

nekrotisierend
(nekros, gr. = Tod) durch Absterben von Zellen, Geweben oder Organen bewirkt

Neuritis
Nervenentzündung

Neuron
Nervenzelle

neuropathisch
sich auf Schmerzen an den Nerven beziehend

neurotonisch
die Nerven stimulierend, konzentrationsfördernd

neurotoxisch
schädigend/giftig auf das Nervensystem wirkend

Neurotransmitter
Überträgersubstanzen/Botenstoffe, die auf dem chemischen Weg Botschaften weiterleiten, z. B. Acetylcholin, Noradrenalin, Serotonin, Dopamin

nosokomiale Infektion
(nosokeimon, gr. = Krankenhaus) im Krankenhaus erworbene Infektion

Ödem
Schwellung des Gewebes durch Wassereinlagerung

Odontalgie
Zahnschmerzen

officinalis
in der Medizin verwendet, im Arzneibuch anerkannt

offizinell
(lat. = Werkstatt, Apotheke) Bezeichnung für die im Deutschen Arzneibuch (DAB) aufgenommenen, nach gesetzlichen Anweisungen in allen Apotheken vorrätigen Arzneimittel

olfaktorisch
den Geruchssinn betreffend

oral
den Mund betreffend

parasympathisch
den „regenerationsorientierten", eher beruhigenden Teil des vegetativen Nervensystems betreffend

Pathologie
(pathos, gr. = Leiden) Lehre vom erkrankten Gewebe und von den Krankheiten

permeabel
durchlässig

Peroxidzahl (POZ)
die Peroxidzahl ist ein Maß für die durch Oxidationsprozesse gebildete Menge an Peroxiden (aggressive Sauerstoffmoleküle); sie gibt an, wie viel Milliäquivalent Sauerstoff in 1000 g Öl unter bestimmten Bedingungen zu erfassen ist; bei fetten Ölen gilt ein Produkt mit einer Peroxidzahl von 6 als verdorben; mit Messung der Peroxidzahl bestimmt man den Frische- bzw. den Verdorbenheitsgrad eines fetten oder ätherischen Öles; eine hohe Peroxidzahl in einem ätherischen Öl weist auf eine hautreizende Wirkung hin

Pertussis
Keuchhusten

pH
Abk. für potentia Hydrogenii, lat.; Maß für die Wasserstoffionenkonzentration, der pH-Wert zeigt die saure, neutrale oder alkalische Reaktion einer Lösung an (1–6 sauer, 7 neutral, 8–14 alkalisch/basisch)

Phagozytose
Fraßtätigkeit der Phagozyten (Fresszellen im Blut)

Pheromon
(pherein, gr. = tragen) auch Ektohormone genannt; chemische Substanzen, die in sehr geringen Konzentrationen der Kommunikation von Individuen einer Art untereinander dienen und Sozialfunktionen kontrollieren, z. B. Sexuallockstoffe, Markierungsstoffe (Zibet und Moschus), Alarmsubstanzen, Abwehrstoffe, Angriffsstoffe (bei Insekten); Pheromone sind mit Hormonen vergleichbar, ihre Wirkung entfaltet sich jedoch außerhalb des Körpers; sie steuern das Verhalten von Tieren und Menschen

photomutagen
Substanzen, die zusammen mit UV-Strahlen auf der Haut Veränderungen der Erbsubstanz verursachen können, dadurch kann es zu Krebs kommen

photosensibilisierend
manche Inhaltsstoffe in ätherischen Ölen, z. B. Cumarine (Bergapten), wirken photosensibilisierend, d. h., diese Moleküle besitzen die Fähigkeit, sich an die Melaninzellen der Haut zu binden, diese absorbieren dadurch wiederum geballt das UV-Licht und verursachen so – je nach Hauttyp – leichte bis starke verbrennungsartige Reizungen

Physiologie
Körperphysik, die Lehre der Funktionen des Körpers
Pneumonie
Lungenentzündung
ppm
parts per million (Maßeinheit)
primär
erstrangig, ohne andere Ursachen
Prostatitis
Entzündung der Vorsteherdrüse beim Mann (Prostata)
Protein
Eiweiß
Pruritus
Juckreiz
Psoriasis
Schuppenflechte
Psychoneuroimmunologie
Studium der Beziehungen zwischen mentalen Vorgängen, Nervensystem und Immunsystem des menschlichen Körpers
pulmonal
die Lunge betreffend
Pyelonephritis
Nierenbeckenentzündung
Quorum sensing
Schwarmintelligenz, Gemeinschaftskommunikation
reflektorisch
auf dem Reflexweg
respiratorisch
die Atmung betreffend
Rezeptor
Empfänger für bestimmte Reize oder Stoffe
Riechhirn
das Riechhirn ist der sehr alte Teil des Telenzephalons (= Großhirn, Endhirn), der direkte Eingänge vom gleichseitigen Bulbus olfactorius erhält; über den dorsomedialen Thalamus werden die Informationen an den gleichseitigen orbitofrontalen Kortex und an die Insel (Geruchswahrnehmungen) sowie an die Mandelkerne und den Hypothalamus weitergegeben; das Riechhirn besteht aus etwa 1000 Glomeruli, das sind definierte Zonen für bestimmte Gerüche
Rhinitis
Entzündung der Nasenschleimhaut, Schnupfen
Riechkolben
der vorderste Teil des Riechhirns, siehe unter Bulbus olfactorius
sedativ
beruhigend, einen beruhigenden Effekt produzierend
Sekretion
Ausscheidung
sekretolytisch
schleimlösend, durch den Einsatz bestimmter ätherischer Öle kann Schleim in den Atemwegen dünnflüssiger und dann leichter abgehustet werden
sekundär
zweitrangig
semipermeabel
halbdurchlässig, nur für bestimmte Stoffe durchlässig
sensorisch, sensibel
die Sinne betreffend, empfindungsfähig
Singultus
Schluckauf
Sinusitis
Entzündung der Schleimhaut der Nasennebenhöhlen
Solventextraktion
Herstellungsverfahren zur Gewinnung von Absolues, Lösung in flüchtigen Kohlenwasserstoffen wie beispielsweise Hexan
spastisch
verkrampft
spasmolytisch
krampflösend
Steroide
Gruppe von Molekülen, zu denen Gallensäuren, Nebennierenrinden- und Sexualhormone, D-Vitamine, Herzglykoside, Pheromone und Sterine (z. B. Cholesterin) gehören
Stoma
operativ hergestellte Öffnung an Darm, Magen oder Blase; Synonym für künstlichen Darmausgang
sympathisch
(sympatein, gr. = in Wechselwirkung stehen mit) den anregenden Teil des vegetativen Nervensystems betreffend
Symptom
(Krankheits-)Zeichen
Syndrom
Symptomenkomplex
Synergie
2 oder mehrere Substanzen zusammen bewirken mehr als die einzelnen Bestandteile
Tachykardie
Steigerung der Herzschlagfrequenz auf über 100 Schläge/Min.
Telenzephalon
Großhirn, Endhirn; das Telenzephalon umfasst die beiden Großhirnhemisphären mit den sie verbindenden Teilen (Lamina terminalis, Corpus callosum, Commissura anterior), die grauen Kerne (Nucleus caudatus, Putamen des Linsenkerns, Corpus amygdaloideum einschließlich Claustrum) sowie die beiden Seitenhirnkammern (Ventriculi laterales; [546])
Thrombozyten
Blutplättchen, scheibenförmige Blutkörperchen, die an der Blutgerinnung beteiligt sind
Tonsillitis
Mandelentzündung (Gaumenmandeln)
Tonus
Spannkraft
topisch
örtlich, äußerliche Anwendung
Ulcus cruris
Unterschenkelgeschwür, sog. offenes Bein

Ulcus gastroduodenalis
Magen- und Zwölffingerdarmgeschwür
Ulcus ventriculi
Magengeschwür
Unverseifbares (unverseifbarer Anteil)
nach dem Kochen eines Fettes (oder Öles) mit Natrium- oder Kaliumlauge verbleibender „Rest", der keine Seife bildet, beispielsweise Phytosterine; je nach Öl mit einem Anteil von 0,4–22 %; in der Kosmetikindustrie ist diese Stoffmischung sehr begehrt, da sie die Haut weich macht und feuchtigkeitsbindend wirkt; v. a. in Sheabutter und Avocadoöl enthalten
Urethritis
Harnröhrenentzündung, Schleimhautentzündung der Harnröhre
uterotonisch
ätherisches Öl, das die Muskulatur der Gebärmutter (Uterus) sanft kräftigt und ggf. Wehen anregt (z. B. Gewürznelke)
Uterus
Gebärmutter
Vaginitis
Scheidenentzündung
Varizen
Krampfadern
vasodilatatorisch
gefäßerweiternd
vegetativ
das autonome/vegetative Nervensystem betreffend (im Gegensatz zum willkürlichen/somatischen Nervensystem)
Viren
1881 von Louis Pasteur gebrauchte Bezeichnung für verschiedene Krankheitserreger, die sich nicht durch Teilung vermehren, sondern mithilfe von spezifischen Wirtszellen (Parasiten auf genetischem Niveau); sie sind so klein, dass sie Bakterienfilter passieren können (Virion: Existenzform eines Virus außerhalb einer Wirtszelle)
viruzid
nur in vitro möglich, unkorrekt gebrauchter Begriff für „virenabtötend", der im Zusammenhang mit lebendigen Organismen nicht zutrifft (siehe Virus); korrekt heißt es antiviral (siehe dort)
zerebral
das Gehirn betreffend
Zervizitis
Gebärmutterhalsentzündung
ZNS
zentrales Nervensystem, dazu gehören Gehirn und Rückenmark
Zystitis
Harnblasenentzündung

11 Pflanzennamen Deutsch – Botanisch

Hier finden Sie eine Übersicht der deutschen Bezeichnungen, wobei die korrekte und eindeutige Benennung und Kennzeichnung der ätherischen Öle mit dem botanischen Namen erfolgt; bei mehreren Nennungen beziehen sich die botanischen Namen auf Mitglieder der angesprochenen Pflanzenfamilie, die üblicherweise zur Herstellung von ätherischen Ölen verwendet werden (**Tab. 11.1**).

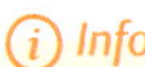

Auf www.aromapraxis.de finden Sie ein zu diesem Buchformat passendes Lesezeichen zum kostenlosen Download.

Tab. 11.1 Pflanzennamen.

Deutscher Name	Botanische Bezeichnung
Ackerminze, Japanische Minze	Mentha arvensis L.
Ajowan, Königskümmel	Trachyspermum ammi (L.) Sprague, Carum copticum L.
Alant	Inula graveolens L. Desf.
Amyris, Westindisches Sandelholz	Amyris balsamifera L.
Angelika(wurzel)	Angelica archangelica L.
Anis	Pimpinella anisum L.
Atlaszeder, Zeder	Cedrus atlantica (Endl.) Manetti ex Carrière
Baldrian	Valeriana officinalis L.
Balsamtanne	Abies balsamea L. (Mill.)
„Europäisches“ Basilikum	Ocimum basilicum L. Chemotyp Linalool
„Exotisches“ Basilikum	Ocimum basilicum L. Chemotyp Methylchavicol
Heiliges Basilikum	Ocimum sanctum L.
Bay, Westindischer Lorbeer	Pimenta racemosa (Mill.) J.W.Moore
Beifuß	Artemisia vulgaris L.

▶ **Tab. 11.1** Fortsetzung.

Deutscher Name	Botanische Bezeichnung
Benzoe(harz)	Styrax tonkinensis Craib ex Hartwich (Siam)
Bergamotte	Citrus × bergamia Risso u. Poit.
Bergamottminze, Orangenminze	Mentha × citrata Ehrh.
Bergbohnenkraut	Satureja montana L.
Birke	Betula lenta L.
Bischofskraut, Khella, Zahnstocherkraut, Knorpelmöhre	Ammi visnaga (L.) Lam.
Bittermandel	Prunus dulcis (Mill.) D.A.Webb
Bitterorange, Pomeranze	Citrus × aurantium L. (Fruchtschale)
Boldo	Peumus boldus Molina
Bucco, Buchu, Duftraute	Agathosma betulina (P.J.Bergius) Pillans
Cabreuva	Myrocarpus fastigiatus Allemao
Cajeput	Melaleuca leucadendra var. cajuputi L. (syn. Melaleuca cajuputi Powell)
Cassiazimt, Chinesischer Zimt	Cinnamomum aromaticum Nees
Champaca	Michelia champaca L.
Cistrose, Zistrose	Cistus ladanifer L.
Citronella, Zitronella (Java)	Cymbopogon winterianus Jowitt ex Bor
Citronella, Zitronella (Sri Lanka)	Cymbopogon nardus (L.) Rendle
Combava Petit Grain, Kaffir-Limette	Citrus hystrix DC. (Blätter)
Copaiva(balsam)	Copaifera officinalis L.
Costuswurzel	Saussurea costus (Falc.) Lipsch.
Davana	Artemisia pallens Wall. ex DC.
Dill	Anethum graveolens L.
Douglasie, Douglastanne	Pseudotsuga menziesii (Mirb.) Franco
Elemi	Canarium luzonicum (Blume) A.Gray
Estragon	Artemisia dracunculus L.
Eukalyptus	Eucalyptus globulus Labill.
Eukalyptus	Eucalyptus polybractea F.Muell. ex R.T.Baker
Eukalyptus	Eucalyptus smithii F.Muell. ex R.T.Baker
Eukalyptus	Eucalyptus staigeriana F.Muell. ex F.M.Bailey
Eukalyptus, Sterneukalyptus	Eucalyptus radiata A.Cunn. ex DC.
Fenchel	Foeniculum vulgare Mill.
„Fichtennadel", Sibirische Tanne	Abies sibirica Ledeb.

▶ **Tab. 11.1** Fortsetzung.

Deutscher Name	Botanische Bezeichnung
Flohminze, Poleiminze, Pennyroyal	Mentha pulegium L.
Frangipani, Tempelblume	Plumeria alba L.
Galbanum, Riesenfenchel	Ferula gummosa Boiss. (alt: Ferula galbaniflua)
Galgant	Alpinia galanga (L.) Willd.
Geranie, Zdravetz, „Echte Geranie"	Geranium macrorrhizum L.
Gewürznelkenknospe	Syzygium aromaticum L.
Ginger Lily, Schmetterlingsingwer	Hedychium coronarium Koenig
Grapefruit	Citrus paradisi Macfad.
Guajak	Bulnesia sarmientoi Lorentz ex Griseb.
Hanf	Cannabis sativa L.
Heiligenkraut	Santolina chamaecyparissus
Himalayazeder	Cedrus deodara (Roxb. ex D.Don) G.Don
Ho-Baum, Ho-Blätter	Cinnamomum camphora (L.) J.Presl Ct. Linalool
Hopfen	Humulus lupulus L.
Immortelle, Strohblume, Katzenpfötchen	Helichrysum italicum (Roth) G.Don
Indianernessel	Monarda fistulosa L.
Ingwer	Zingiber officinale Roscoe
Iris(wurzel)	Iris × germanica L.
Jasmin (arabisch), Teejasmin	Jasminum sambac L.
Jasmin (spanisch, nordafrikanisch)	Jasminum grandiflorum L.
Johanniskraut, Hartheu	Hypericum perforatum L.
Kalmus	Acorus calamus L.
Kamille (deutsch, blau)	Matricaria recutita L.
Kamille (römisch, englisch)	Chamaemelum nobile (L.) All. (alt: Anthemis nobilis L.)
Kamille (wild)	Chamaemelum mixta Alloni, Anthemis cota Sm.
Kampferbaum	Cinnamomum camphora (L.) J.Presl Ct. Campher
Kanuka	Kunzea ericoides (A.Rich.) Joy Thomps.
Kardamom, Cardamom	Elettaria cardamomum (L.) Matton
Karottensamen	Daucus carota L.
(Echte) Katzenminze	Nepeta cataria L.
(Gemeine) Kiefer, Waldkiefer, Föhre	Pinus sylvestris L.
Koriander, Samen und Blatt (Cilantro)	Coriandrum sativum L.
Kreuzkümmel	Cuminum cyminum L.
Kümmel	Carum carvi L.

▸ **Tab. 11.1** Fortsetzung.

Deutscher Name	Botanische Bezeichnung
Kurkuma, Gelbwurz	Curcuma longa L.
Lärche	Larix europaea DC.
Latschenkiefer, Legföhre	Pinus mugo Turra
Lavandin (unterschiedlich je nach Züchtung und Campheranteil)	Lavandula × intermedia Super Lavandula × intermedia Abrial Lavandula × intermedia Grosso Lavandula × intermedia Reydovan
(Berg-)Lavendel („extra“), Wilder Lavendel, Echter Lavendel („fein“, kultiviert)	Lavandula angustifolia Mill.
Lavendelsalbei, Spanischer Salbei	Salvia lavandulifolia Vahl
(Ostindisches) Lemongrass	Cymbopogon flexuosus (Nees ex Steud.) W.Watson
(Westindisches) Lemongrass	Cymbopogon citratus (DC.) Stapf
Liebstöckel	Levisticum officinale W.D.J.Koch
Limette	Citrus aurantiifolia (Christm.) Swingle
Linaloe(holz)	Bursera delpechiana Poiss. ex Engl.
Litsea, May Chang	Litsea cubeba (Lour.) Pers.
Lorbeer	Laurus nobilis L.
(Weiße) Magnolie, Weiße Champaka	Michelia alba DC.
Majoran, Gartenmajoran	Origanum majorana L.
Mandarine(nschale)	Citrus reticulata Blanco
Manuka, Neuseeländischer Teebaum	Leptospermum scoparium J.R.Forst. u. G.Forst.
Mastix(harz)	Pistacia lentiscus L.
Melisse, Zitronenmelisse, Echte Melisse	Melissa officinalis L.
Mimose	Acacia dealbata Link.
(Krause) Minze, Spearmint	Mentha spicata L.
Mönchspfeffer, Keuschlamm	Vitex agnus-castus L.
Moschuskörner, Ambrette	Abelmoschus moschatus Medik.
Muskat	Myristica fragrans Houtt.
Muskatellersalbei	Salvia sclarea L.
(Echte) Myrrhe	Commiphora molmol (Engl.) Engl. ex Tschirch
Myrte, (Nordafrikanische) Brautmyrte, Anden-Myrte	Myrtus communis L.
Nanaminze	Mentha viridis (L.) L. var. Nana
Narde	Nardostachys jatamansi (D.Don) DC.
Neroli, Orangenblüte	Citrus × aurantium L. (Blüten)
Niaouli, Niauli, Goménol	Melaleuca viridiflora Sol. ex Gaertn.

▶ **Tab. 11.1** Fortsetzung.

Deutscher Name	Botanische Bezeichnung
Opoponax, Süße Myrrhe	Commiphora guidottii Chiov. ex Guid.
Orange, Apfelsine	Citrus sinensis L. Osbeck
Oregano, Dost	Origanum vulgare L.
Osmanthus, Süße Duftblüte, Duftolive	Osmanthus fragrans Lour.
Oud, Adlerholz, Aloebaum, Agaro, Jinkoh	Aquilaria malaccensis Lam.
Palmarosa, Indische (türkische) Geranie	Cymbopogon martini (Roxb.) W.Watson
Palo Santo	Bursera graveolens (Kunth) Triana u. Planch.
Patchouli	Pogostemon cablin (Blanco) Benth.
Petersilie	Petroselinum crispum (Mill.) Fuss
Petit Grain Mandarinier, Mandarinen-Petit-Grain	Citrus reticulata Blanco (Blätter)
Petit Grain, Orangenblätter	Citrus × aurantium L. (Blätter)
Pfeffer (rosa)	Schinus molle L.
Pfeffer (schwarz)	Piper nigrum L.
Pfefferminze	Mentha × piperita L.
Pfefferminz-Eukalyptus	Eucalyptus dives Schauer
Piment, Allspice	Pimenta dioica (L.) Merr.
Quendel, Feldthymian, türkischer Thymian	Thymus serpyllum L.
Rainfarn	Tanacetum vulgare L.
Raute, Weinraute	Ruta graveolens L.
Ravensara, Nelkennussbaum, Havozo	Ravensara aromatica Sonn.
Ravintsara, Madegassischer Kampferbaum	Cinnamomum camphora (L.) J.Presl Ct. 1,8-Cineol (Eucalyptol)
Rhododendron	Rhododendron anthopogon D.Don
Riesentanne, Küsten-Tanne	Abies grandis (Doug. ex D.Don) Lindl.
Rosalina(-Teebaum), Lavendel-Teebaum	Melaleuca ericifolia Smith
Rose, Bulgarische Rose	Rosa × damascena Herrm.
Rose, Provence-Rose	Rosa centifolia L.
Rosengeranie, Geranie, Duftgeranie	Pelargonium × graveolens L'Hér. Pelargonium odoratissimum (L.) L'Hér. Pelargonium asperum Willd.
Rosenholz	Aniba rosaeodora Ducke
Rosmarin	Rosmarinus officinalis, Salvia rosmarinus Spenn.
Sadebaum	Juniperus sabina L.
(Echter) Salbei, Gartensalbei	Salvia officinalis L.

▶ **Tab. 11.1** Fortsetzung.

Deutscher Name	Botanische Bezeichnung
Sandelholz	Santalum album L.
(Neukaledonisches) Sandelholz	Santalum austrocaledonicum Vieill.
Saro, Mandravasarotra	Cinnamosma fragrans Baill.
Sassafras	Ocotea odorifera (Vell.) Rohwer
Schafgarbe	Achillea millefolium L.
Schopflavendel, Schmetterlingslavendel	Lavandula stoechas L.
Schwarzkiefer	Pinus nigra ssp. laricio Maire
Schwarzkümmel	Nigella sativa L.
Sellerie	Apium graveolens L.
Siam-Holz, Pemou, Coffin wood	Fokienia hodginsii (Dunn) A.Henry u. H.H.Thomas
Sibirische Tanne, „Fichtennadel“	Abies sibirica Ledeb.
Spearmint, Krause Minze	Mentha spicata L.
Speiklavendel, Breitblättriger Lavendel	Lavandula latifolia Medik.
Stechwacholder	Juniperus oxycedrus L.
Sternanis	Illicium verum Hook.f.
Styrax, Amber, Storax	Liquidambar orientalis Mill.
Tagetes, Studentenblume	Tagetes minuta L.
Teebaum, Tea Tree	Melaleuca alternifolia (Maiden u. Betche) Cheel
Texaszeder, Mexikanischer Wacholder	Juniperus ashei J.Buchholz
Thuja, Lebensbaum	Thuja occidentalis L.
Thymian	Thymus vulgaris L.
Thymian, „Spanischer Majoran“	Thymus mastichina (L.) L.
Tolu-Balsam, Perubalsam	Myroxylon balsamum (L.) Harms
Tonka(bohne)	Dipteryx odorata (Aubl.) Willd.
Tuberose	Polianthes tuberosa L.
Tulsi, Tulasi, Heiliges Basilikum	Ocimum sanctum L.
Vanille	Vanilla planifolia Jacks. ex Andrews
Veilchen	Viola odorata L.
Vetiver	Vetiveria zizanioides (L.) Nash
Virginiazeder, Rotzeder, Rotzedern-Wacholder	Juniperus virginiana L.
Wacholder	Juniperus communis L.
Weihrauch (arabisch), Olibanum	Boswellia sacra Flueck.
Weihrauch (indisch)	Boswellia serrata Roxb. ex Colebr.
Weißtanne, Silbertanne, Edeltanne	Abies alba Mill.

▶ **Tab. 11.1** Fortsetzung.

Deutscher Name	Botanische Bezeichnung
Wermut	Artemisia absinthium L.
Wintergrün, Niederkriechende Scheinbeere	Gaultheria fragrantissima Wall., Gaultheria procumbens L.
Ylang Ylang	Cananga odorata (Lam.) Hook.f. u. Thomson
Ysop, kriechend	Hyssopus decumbens Jord. u. Fourr., Hyssopus officinalis L.
Yuzu-Zitrone	Citrus junos Siebold ex Tanaka
Zeder, Atlaszeder	Cedrus atlantica (Endl.) Manetti ex Carrière
Zimt	Cinnamomum zeylanicum Blume
Zirbelkiefer, Arve	Pinus cembra L.
Zitrone	Citrus limon (L.) Osbeck
Zitronen-Eukalyptus	Eucalyptus citriodora Hook.
Zitronenmanuka, Zitronen-Teebaum	Leptospermum petersonii F.M.Bailey
Zitronenmyrte	Backhousia citriodora F.Muell.
Zitronenverbene, Zitroneneisenkraut	Aloysia triphylla (L'Hér.) Britton
Zypresse, Mittelmeerzypresse	Cupressus sempervirens L.

12 Rezepturenverzeichnis

Um Ihnen, liebe Leserin und lieber Leser, einen schnellen Zugriff auf die im Buch vorgestellten und bewährten Rezepturen zu ermöglichen, werden sie in diesem Rezepturenverzeichnis (**Tab. 12.1**) nach Anwendungsgebieten sortiert für Sie zusammengestellt.

Tab. 12.1 Rezepturen und ihre Anwendungsgebiete.

Anwendungsgebiet	Rezeptur
Angst	Badeöl/Inhalation (S. 304)
Atemschwäche	Balsam (S. 306)
Augenfältchen	Balsam (S. 293)
Bestrahlung	Balsam (S. 303)
Blasenreizung, -entzündung	Kompresse (S. 270)
Bronchitis, spastische	Balsam (S. 296)
Candida-Befall	Vaginaltampon (S. 142)
Dekubitus	Balsam, zur Prophylaxe (S. 306)
Diagnoseschock	Balsam/Inhalation „Schock, lass nach!“ (S. 302)
Entscheidungsschwäche	Balsam/Inhalation „Roter Faden“ (S. 302)
Erkältung, nahende	• Badeöl, morgens (S. 297) • Badeöl, abends (S. 297)
Fieber	Wadenwickel (S. 268)
Haarpflege	Haarwasser (S. 293)
Halsschmerzen	• Balsam: Erste Hilfe (S. 295) • Gurgellösung (S. 295) • Kompresse (S. 269)
Harnverhalten	Kompresse (S. 270)

▶ **Tab. 12.1** Fortsetzung.

Anwendungsgebiet	Rezeptur
Hautpflege	• Allzweckbalsam, neutral (S. 292) • Badeöl (S. 297) • Deodorant (S. 293) • Vitamin-Öl, 2 Phasen (S. 293)
Heiserkeit	Kompresse (S. 269)
Heuschnupfen	Balsam, auch für Kinder ab 8 Jahren (S. 296)
Husten und Schnupfen	Balsam (S. 296)
Husten, trockener, Reizhusten	• Balsam (S. 296) • Kompresse (S. 270)
Husten, verschleimter	Balsam (S. 296)
Juckreiz	Balsam (S. 304)
Lippentrockenheit	Balsam (S. 292)
Mundpflege	Mundspülung (S. 293)
Muskelschmerzen	Badeöl (S. 293)
Nackenverspannung	Kompresse (S. 270)
Narbenpflege	Wildrosenölbalsam (S. 303)
Niedergeschlagenheit	Balsam (S. 304)
Ohrenschmerzen	Wickel (S. 270)
Operationsvorbereitung	Inhalation „Weite Welt" (S. 302)
Palliativpflege	• Anti-Juckreiz-Balsam (S. 304) • Balsam „Wurzeln im Sturm" (S. 308)
Schlafstörungen	• Balsam „StellaLuna" (S. 304) • Wadenwickel (S. 268)
Schleimhautpflege	• Allzweckbalsam, neutral (S. 292) • Vitamin-Öl, 2 Phasen (S. 293)
Schluckschmerzen	Kompresse (S. 269)
Schnupfen	• Nasenbalsam (S. 295) • Inhalation (S. 295)
„Starthilfe" (in den Tag)	Öl zum Einreiben (S. 304)
Sterbebegleitung, Trauer	Balsam: • „Wurzeln im Sturm" (S. 308) • „StellaLuna" (S. 304)
Unruhe	• Badeöl (S. 304) • Wadenwickel (S. 268)
Verkrampfung/-spannung	Badeöl/Inhalation „Kölnischer Duft" (S. 305)
Wundversorgung	Balsam „HeiloSan" (S. 289)

13 Nützliche Adressen und Hinweise

Seit den ersten beiden Auflagen dieses Buches haben sich sehr viele Adressänderungen ergeben; es ist daher an dieser Stelle lediglich eine Auswahl von Adressen angegeben.

13.1 Aus- und Weiterbildungsmöglichkeiten mit ätherischen Ölen in deutscher Sprache

Arbeitsgruppe Aromapflege
Anja Ahl, Heilpraktikerin
D-22589 Hamburg
www.heilpraxis-ahl.de

Aroma Esprit
Inge-Lore Andres
D-79104 Freiburg im Breisgau
www.aroma-esprit.de

Aroma Forum International e. V.
D-88145 Opfenbach
www.aroma-forum-international.de

Aroma Info Ingrid Karner
A-8051 Graz
www.aromainfo.at

Aromainstitut am See – Doris R. Ilg
CH-8280 Kreuzlingen
www.aroma-institut-am-see.de

Aromatherapy International
Eliane Zimmermann
IRL-Glengarriff, County Cork
www.aromapraxis.de

Arte Verde Studienkreis International
Gertraud Lüftenegger
A-6832 Röthis
www.arteverde.at

Ausbildungszentrum für Aromatologie und Aromapflege-Ausbildung
Ingrid Kleindienst-John
A-2630 Buchbach bei Ternitz
www.aromaexperten.at

Berkana Heilpraktikerschule
Aromaklangraum und Naturheilpraxis
D-24850 Lürschau
www.flensburg-heilpraktikerschule.com

Evelyn Deutsch Aromapflegeschule
A-1130 Wien und A-6 600 Lechaschau
www.aromapflege.com

Farfalla Akademie
CH-8610 Uster
www.farfalla-seminar.ch/akademie

Forum Essenzia – Verein für Förderung, Schutz und Verbreitung der Aromatherapie, Aromapflege und Aromakultur e. V.
D-87487 Wiggensbach
www.forum-essenzia.de

Institut für Lebendige Aromakunde
Jürgen Trott-Tschepe
D-14163 Berlin
www.lebendige-aromakunde.net

Lamontain, Christine
D-07743 Jena
www.christinelamontain.de

Phytaro – Schule für Phyto- und Aromatherapie
Gudrun und Peter Germann
D-44329 Dortmund-Kirchderne
www.phytaro.de

Primavera Akademie
D-87466 Oy-Mittelberg
www.primaveralife.com

Schweizerische Schule für Aromatherapie
Erika Haussener
CH-3123 Belp
www.aromatherapieschule.ch

Sela – Schule für manuelle Therapie, Aromatherapie und Körperbewusstsein
Sibylle Broggi-Läubli
CH-3098 Köniz bei Bern
www.sela.info

ViVere, ViVere Schule für Aromatherapie und Aromapflege
Sabrina Herber
D-55767 Schwollen
www.vivere-aromapflege.de

13.2 Heilpraktikerinnen mit Angeboten zur Aromatherapie

Fischer, Rotraud
D-78467 Konstanz
www.gesund-und-dufte.de

Krähmer, Barbara
D-86911 Diessen-Riederau
www.bewusstgesund.net

Kraus, Pamela
D-90587 Veitsbronn-Raindorf
www.pamelakraus.de

Schlier, Petra
D-24972 Quern
www.flensburg-heilpraktikerschule.com/

13.3 Aromafachfrauen mit langjähriger Berufserfahrung

Brochier, Christiane
D-80689 München
www.chrisoils.de

Broggi-Läubli, Sibylle
CH-3098 Köniz bei Bern
www.sela.info

Dürrstein, Sabine
A-8383 St. Martin
www.sabine-duerrstein.at

Herber, Sabrina
D-55767 Schwollen
www.vivere-aromapflege.de

Karadar, Doris
IT-39057 Eppan (Südtirol)
www.bioparadies.it

Kunkel, Huberta
A-1130 Wien
www.duftpraxis.at

Lamontain, Christine
D-07743 Jena
www.christinelamontain.de

Maurer, Anja
D-91578 Leutershausen
www.dufthandwerk.de

Nachbauer, Sabine
D-88131 Lindau
www.duft-studio.de

Polifke, Ulrike
D-96172 Mülhausen
www.aromula.blogspot.de

Schneider, Gertrud
D-54411 Hermeskeil
www.silence-stilleerleben.de

Steiner, Christine
A-1130 Wien
www.aetherische-oele.at

Volkmann, Monika
Aroma-Pflege-Forum Deutschland
D-82340 Feldafing
www.aromapflege-forum-deutschland.de

Wyler Cassani, Patricia
CH-4585 Biezwil
www.aromasegen.ch

13.4 Apotheken, Apotheker, pharmazeutisch-technische Assistenten

Heerz, Annette
Limes-Apotheke
D-35415 Pohlheim
www.limes-apotheke.net

Niendorf, Marcus
Löwen Apotheke
D-23552 Lübeck
www.loewen-apotheke-luebeck.de

OK Apotheke
Herstellung von Aromapflegeprodukten
Vermittlung von Aromatogrammen
D-76137 Karlsruhe
www.ok-apotheke-karlsruhe.de

Pflug, Christiane
Hohhaus-Apotheke
D-36341 Lauterbach
www.apotheke-pflug.de

Wolz, Dietmar
Herstellung der Original IS Aromamischungen
und Individualrezepturen;
Aus- u. Fortbildungen
Bahnhof-Apotheke
D-87435 Kempten
www.bahnhof-apotheke.de

13.5 Aromatogramme

Bactolab SA
CH-1007 Lausanne
www.bactolab.ch

biovis Diagnostik MVZ GmbH
D-65555 Limburg-Offheim
www.biovis.de

Ganzimmun Diagnostics AG
Dr. Edith Lang
D-55128 Mainz
www.ganzimmun.de

ICC - Institute de Chimie Clinique
CH-1002 Lausanne
www.laboicc.ch

Institut für Mikroökologie
D-35745 Herborn
www.mikrooek.de

Labor Dres. Hauss
D-24332 Eckernförde
www.hauss.de

Labor L u. S Enterosan Stuhldiagnostik
Ansprechpartner:
Dr. Andreas Rüffer, Diana Krause
D-97708 Bad Bocklet-Großenbrach
www.enterosan.de

Laboratoire MGD
CH-1227 Les Acacias – Genève
www.labomgd.ch

Medizinische und chemische Labordiagnostik
Dr. Gerda Dorfinger, Fachärztin für medizinische und chemische Labordiagnostik, Fachärztin für Zytodiagnostik
A-1230 Wien
www.dorfinger.at

Oro-Dentale Mikrobiologie
Ansprechpartner: Wolfgang Falk
D-24103 Kiel
www.odm-kiel.de

13.6 Spezielle Aromapflege für institutionelle Einrichtungen (Krankenhäuser und Heime)

Apotheker Tremmel bei WADI
D-85386 Eching
www.etherischeoele.de

Aromapflegeprodukte Evelyn Deutsch
A-6600 Lechaschau
www.aromapflege.com

Doris Karadar Aromacare
I-39057 St. Michael /Eppan Südtirol
www.doriskaradar.com

Neumond Aroma-Pflegeöle
D-82399 Raisting
www.neumond.de

Original Stadelmann-Aromamischungen
D-87435 Kempten
www.bahnhof-apotheke.de

Primavera Aromapflege
D-87466 Oy-Mittelberg
www.primaveralife.com

13.7 Aroma-Koffer aus Holz

Aromapflegeprodukte Evelyn Deutsch
A-1130 Wien
www.aromapflege.com

Feeling
A-6824 Schlins
www.feeling.at

Florihana
F-06460 Caussols
www.florihana.com

Florentia
Sibylle Broggi-Läubli
CH-3144 Gasel
www.florentia.ch

13.8 Ätherische Öle, fette Öle, Hydrolate aus kontrolliert-biologischem Anbau

13.8.1 Deutschsprachiger Raum

Arte Verde
A-6832 Röthis
www.arteverde.at

Bahnhof-Apotheke
D-87435 Kempten
www.bahnhof-apotheke.de

Farfalla Essentials
CH-8610 Uster
www.farfalla.ch

Feeling
A-6824 Schlins
www.feeling.at

Florentia (Sibylle Broggi-Läubli)
CH-3144 Gasel
www.florentia.ch

Jophiel Aromaöle (Gudrun Meis)
D-93471 Arnbruck
www.jophiel-aromaoele.de

Maienfelser Naturkosmetik
D-71543 Wüstenrot
www.maienfelser-naturkosmetik.de

Neumond – Düfte der Natur
D-82399 Raisting
www.neumond.de

Ölmühle Solling
D-37691 Boffzen
www.oelmuehle-solling.de

Oshadhi
D-77836 Rheinmünster/Schwarzach
www.oshadhi.de

Phytomed
CH-3415 Hasle/Burgdorf
www.phytomed.ch

Primavera
D-87466 Oy-Mittelberg
www.primaveralife.com

WADI – Etherische Öle von Prof. Wabner
D-85386 Eching
www.etherischeoele.de

13.8.2 Großbritannien und USA

Aqua Oleum (Julia Lawless)
GB-Gloucestershire GL 5 2AZ
www.aqua-oleum.co.uk

Aromatics International
USA-Florence, Montana 59833
www.aromatics.com

A S Apothecary
GB-Isle of Harris, Western Isles
www.asapoth.com

Danièle Ryman Aromachology
GB-London SW1V 2NY
www.danieleryman.com

Nature's Gift
USA-Madison, TN 37115
www.naturesgift.com

Stillpoint Aromatics
USA-Sedona, AZ86336
www.stillpointaromatics.com

13.8.3 Frankreich

Aroma-Zone
mehrere eigene Geschäfte in Frankreich
www.aroma-zone.com

Essences Naturelles Corses
F-20230 San Nicolao (Korsika)
www.essences-naturelles-corses.fr

Florihana
F-06460 Caussols
www.florihana.com

Golgemma
Patrick Collin
F-11260 Espéraza
www.golgemma.com

I.R.I.S. Institut de Recherche International pour la Santé
Rodolphe Balz
F-13100 Aix-en-Provence
www.finessence.fr

13.9 Fertigkapseln und Globuli mit ätherischen Ölen

Aromuli Globuli zum Einnehmen
www.aromuli.eu

Higher Nature
www.highernature.co.uk oder über Amazon

Obbekjaers
www.obbekjaerspeppermint.co.uk oder über Amazon

Pranarôm
www.pranarom.com oder über Amazon

Xylit-Globuli zum Beduften (Birkenzucker)
www.homoeo-bedarf.de

13.10 Inhalierstifte (befüllbar) für ätherische Öle

Feeling
www.feeling.at (Österreich)

Florentia
www.florentia.ch (Schweiz)

Inhalierstife-Shop
www.inhalierstifte.com (günstiges Porto für Österreich und Deutschland)

ViVere Shop
www.shop-vivere.de

13.11 Fortbildung im Ausland

essential oil resource consultants
Rhiannon Lewis
F-83840 La Martre
www.essentialorc.com; www.botanica2022.com

Jane Buckle The 'M' technique
Jane Buckle PhD, RN
www.mtechnique.co.uk

Pacific Institute of Aromatherapy
Dr. Kurt Schnaubelt
USA-San Rafael CA 94 903
www.pacificinstituteofaromatherapy.com

The International Institute of Traditional Herbal Medicine und Aromatherapy
Gabriel Mojay
GB-London SE15 5NS
www.aromatherapy-studies.com

13.12 Internationale Vereine und Verbände

Arthes
Verein für professionelle Aromatherapie und -pflege
CH-3072 Ostermundigen
www.arthes.ch

IFA – International Federation of Aromatherapists
GB-London W5 5ED
www.ifaroma.org

Die IFA war weltweit die erste Organisation für professionelle Aromatherapeutinnen und Aromatherapeuten, sie hat ca. 5000 Mitglieder. Sie wurde 1985 gegründet, um mit ihren aktiven Mitgliedern einheitliche und hochqualitative Behandlungen in Aromatherapie anbieten zu können. Mit der Gründung dieses Berufsverbandes wurde der Grundstein für den „Code of Ethics" gelegt, der mittlerweile bei allen seriösen Vereinen bindend für die Mitglieder ist. Der zu unterschreibende „Code of Practice" legt z. B. auch bestimmte innenarchitektonische Details fest (adäquate Beleuchtung, leicht zu desinfizierende Möblierung, kaltes und warmes Wasser), aber auch wie die Karteikarten zu führen sind und dass Werbemaßnahmen mit dem öffentlichen Auftritt des jeweiligen Vereines übereinstimmen müssen.
Zeitschrift: Aromatherapy Times, vierteljährlich.

IFPA – The International Federation of Professional Aromatherapists
GB-Leicestershire LE 10 1SN
www.ifparoma.org

Der Vorläufer dieser Organisation wurde 1990 von Shirley Price und Gleichgesinnten gegründet und hat ca. 1 500 Mitglieder. Das Ziel ist auch bei diesem Berufsverband, einen hohen professionellen Standard unter den unterschiedlichen Aromatherapeutinnen und Aromatherapeuten zu erhalten. Die praktizierenden Mitglieder werden haftpflichtversichert und können sich durch eine „Hotline" stets beraten lassen. Wie bei der IFA geht es auch darum, qualifizierte Fortbildungen zu bieten und neue Erkenntnisse über die Aromatherapie zusammenzutragen und zu verbreiten.
Zeitschrift: Aromatherapy World, vierteljährlich.

NAHA – National Association for Holistic Aromatherapists
USA-Spokane, WA 99208
www.naha.org
Zeitschrift: Aromatherapy Journal

Österreichische Gesellschaft für wissenschaftliche Aromatherapie und Aromapflege
A-1160 Wien
www.oegwa.at

VagA – Vereinigung für Aromapflege und gewerbliche Aromapraktiker/-innen
A-8 051 Graz
www.aromapraktiker.eu

13.13 Zeitschriften und Web-Magazine

aromaMAMA
2–3-mal jährlich, Artikel und Rezptideen für Eltern, Betreuer und Altenpflegerinnen und Altenpfleger
www.aroma-mama.de

Aromapraxis
über 1000 Artikel v. a. über evidenzbasierte Aromatherapie und Öle-Lexikon, größtenteils kostenloser Zugang
www.aromapraxis.de

Aromatherapy Thymes
www.aromatherapythymes.com

Vivere Aromapflege
über 500 Artikel, vor allem mit hilfreichen Rezeptideen
www.vivere-aromapflege.de

Aroma1 × 1
Grundwissen und Tipps von Margareta Ahrer
www.aroma1 × 1.com

F.O.R.U.M.
Forum Essenzia, 2-mal jährlich seit 1992
www.forum-essenzia.de

The International Journal of Clinical Aromatherapy
2-mal jährlich seit 2004, ca. 32 Euro
Herausgeber: Rhiannon Lewis und Gabriel Mojay
www.ijca.net

International Journal of Professional Holistic Aromatherapy
4-mal jährlich, 115 US$ (ca. 100 Euro)
Herausgeber: Lora Cantele
www.ijpha.com

13.14 Großraumbeduftung, Duftobjekte

Duftleben Volkmar Heitmann
D-61169 Friedberg
www.duftleben.de

13.15 Kosmetische Fertigprodukte, duftfrei und mit ätherischen Ölen

Dr. Hauschka Kosmetik (Wala)
D-73085 Eckwälden-Bad Boll
www.hauschka.de

Lavera – natürliche Körperpflege
D-30974 Wennigsen
www.lavera.de

Light-of-Nature (vormals La Florina)
Spagyrische Naturkosmetik
D-36396 Lautertal
www.light-of-nature.de

Logona Naturkosmetik und Heilmittel
auch Naturkosmetik ohne Duftstoffe (zum Selberbeduften, bei Allergien)
D-31020 Salzhemmdorf
www.logona.com

Maienfelser Naturkosmetik
seltene indische Attars, große Auswahl an fetten Trägerölen
D-71543 Wüstenrot
www.maienfelser-naturkosmetik.de

Suisseessences
CH-3380 Wangen (Aare)
www.suisseessences.ch

Weleda
D-73525 Schwäbisch Gmünd
www.weleda.de

13.16 Naturkosmetik und Bio-Rohstoffe zum Selbermachen

Aroma-Zone
F-63000 Clermont-Ferrand
www.aroma-zone.com

Aromare
Brigitte Renner
D-80799 München
www.aromare.de

Duft und Schönheit
Kosmetik zum Selbermachen
D-80331 München
www.duft-und-schoenheit.de

La Nature
D-65183 Wiesbaden
www.la-nature.eu

Martina Gebhardt Naturkosmetik
D-86935 Rott
www.martina-gebhardt-naturkosmetik.de

13.17 Versand und Erleben von Kräutern, seltenen Duftpflanzen und Samen

Rosenschule Ruf (Bioland-Rosen)
D-61231 Bad Nauheim-Steinfurth
www.rosenschule-ruf.de

Rühlemanns
(Samen, Duftpflanzen, Duft-Workshops)
D-27367 Horstedt
www.ruehlemanns.de

Staudengärtnerei Gaissmayer
D-89257 Illertissen
www.gaissmayer.de

Syringa Samen
(größter Duftgarten Deutschlands)
D-78247 Hilzingen-Binningen
www.syringa-samen.de

14 Literatur

[1] Abdullah D, Ping QN, Liu GJ. Enhancing effect of essential oils on the penetration of 5-fluorouracil through rat skin. Yao Xue Xue Bao 1996; 31: 214–231

[2] Abe S, Tsunashima R, Iijima R, Yamada T, Maruyama N, Hisajima T, Abe Y, Oshima H, Yamazaki M. Suppression of anti-Candida activity of macrophages by a quorum-sensing molecule, farnesol, through induction of oxidative stress. Microbiol Immunol. 2009; 53: 323–330

[3] Abedi P, Najafian M, Yaralizadeh M, Namjoyan F. Effect of fennel vaginal cream on sexual function in postmenopausal women: A double blind randomized controlled trial. Journal of Medicine and Life 2018; 11(1): 24–28

[4] Adams RP, Kauffmann M, Callahan F. The leaf essential oil of Abies grandis (Doug. ex D.Don) Lindl. (Pinaceae): revisited 38 years later. Phytologia 2015; 97: 1–5

[5] Adler M. Retrolektive Therapiebeobachtung im Rahmen der Pandemie mit Covid-19. Zeitschrift für Phytotherapie 2020; 41(03): 111–112

[6] Ahad A, Aqil M, Kohli K, Sultana Y, Mujeeb M, Ali A. Role of novel terpenes in transcutaneous permeation of valsartan: effectiveness and mechanism of action. Drug Dev Ind Pharm 2011; 37: 583–596

[7] Ahlswe-Ehlers U. Das Leben abgeben – Sterbebegleitung mit ätherischen Ölen im Hospiz. 4. Internationaler Aromakongress. Sulzberg: Primavera Life; 2003

[8] Ahmad A, van Vuuren S, Viljoen A. Unravelling the Complex Antimicrobial Interactions of Essential Oils – The Case of Thymus vulgaris (thyme). Molecules 2014; 19: 2896–2910

[9] Ahmad A, Viljoen A, Chenia HY. The impact of plant volatiles on bacterial quorum sensing. Lett Appl Microbiol 2015; 60: 8–19

[10] Airmid Institute. Im Internet: airmidinstitute.org/conservation/atlas-cedarwood-cedrus-atlantica-essential-oil-exploring-alternatives/; Stand: 30.06.2021

[11] Akbari J, Saeedi M, Farzin D, Morteza-Semnani K, Esmaili Z. Transdermal absorption enhancing effect of the essential oil of Rosmarinus officinalis on percutaneous absorption of Na diclofenac from topical gel. Pharm Biol 2015; 8: 1–6

[12] Akhlaghi M, Shabanian G, Rafieian-Kopaei M, Parvin N, Saadat M, Akhlaghi M. Citrus aurantium blossom and preoperative anxiety. Rev Bras Anestesiol 2011; 61: 702–712

[13] Akhmetova A, Saliev T, Allan IU, Illsley MJ, Nurgozhin T, Mikhalovsky S. A Comprehensive Review of Topical Odor-Controlling Treatment Options for Chronic Wounds. J Wound Ostomy Continence Nurs. 2016 Nov/Dec; 43(6): 598–609

[14] Akhondzadeh S, Noroozian M, Mohammadi M, Ohadinia S, Jamshidi A, Khani M. Melissa officinalis extract in the treatment of patients with mild to moderate Alzheimer's disease: a double blind, randomised, placebo controlled trial. J Neurol Neurosurg Psychiatry 2003a; 74: 863–866

[15] Akhondzadeh S, Noroozian M, Mohammadi M, Ohadinia S, Jamshidi AH, Khani M. Salvia officinalis extract in the treatment of patients with mild to moderate Alzheimer's disease: a double blind, randomized and placebo-controlled trial. J Clin Pharm Ther 2003b; 28: 53–59

[16] Alberti T, Barbosa W, Vieira J, Raposo N, Rafael, D. (−)-β-caryophyllene, a CB2 receptor-selective hytocannabinoid, suppresses motor paralysis and neuroinflammation in a Murine model of multiple sclerosis. International Journal of Molecular Sciences 2017; 18(4): 691

[17] Alexandrovich I, Rakovitskaya O, Kolmo E, Sidorova T, Shushunov S. The effect of fennel (Foeniculum vulgare) seed oil emulsion in infantile colic: a randomized, placebo-controlled study. Altern Ther Health Med 2003; 9: 58–61

[18] Ali A, Murphy CC, Demirci B, Wedge DE, Sampson BJ, Khan IA, Baser KH, Tabanca N. Insecticidal and biting deterrent activity of rose-scented geranium (Pelargonium spp.) essential oils and individual compounds against Stephanitis pyrioides and Aedes aegypti. Pest Manag Sci 2013; 69: 1385–1392

[19] Allmer G. Gesetzliche Grundlagen. In: Deutsch-Grasl E, Buchmayr B, Fink M, Hrsg. Aromapflege Handbuch – Leitfaden für den Einsatz ätherischer Öle in Gesundheits-, Krankenpflege- und Sozialberufen. 4. akt. Aufl. Lechaschau: Aromapflege; 2018

[20] Ammon HP. Boswellic acids (components of frankincense) as the active principle in treatment of chronic inflammatory diseases. Wien Med Wschr 2002; 152: 15–16

[21] Amsterdam JD, Shults J, Soeller I, Mao JJ, Rockwell K, Newberg AB. Chamomile (Matricaria recutita) may provide antidepressant activity in anxious, depressed humans: an exploratory study. Altern Ther Health Med 2012; 18: 44–49

[22] Anderson LA, Gross JB. Aromatherapy with peppermint, isopropyl alcohol, or placebo is equally effective in relieving postoperative nausea. J Perianesth Nurs 2004; 19: 29–35

[23] Anderson C, Lis-Balchin M, Kirk-Smith M. Evaluation of massage with essential oils on childhood atopic eczema. Phytother Res 2000; 14: 452–456

[24] Andrade BF, Braga CP, Dos Santos KC, Barbosa LN, Rall VL, Sforcin JM, Fernandes AA, Fernandes Júnior A. Effect of inhaling Cymbopogon martinii essential oil and geraniol on serum biochemistry parameters and oxidative stress in rats. Biochem Res Int 2014; 2014: 493 183

[25] Aqel MB. Relaxant effect of the volatile oil of Rosmarinus officinalis on tracheal smooth muscle. J Ethnopharmacol 1991; 33: 57–62

[26] Arnal-Schnebelen, B, Hadji-Minagloub F, Peroteauc J-F, Ribeyred F, de Billerbeck VG. Essential oils in infectious gynaecological disease. A statistical study of 658 cases. Int J Aromather 2004; 14: 192–197

[27] Arokiyaraj S, Ho Choi S, Lee Y, Bharanidharan R, Hairul-Islam VI, Vijayakumar B, Kyoon Oh Y, Dinesh-Kumar V, Vincent S, Hoon Kim K. Characterization of Ambrette seed oil and its mode of action in bacteria. Molecules 2015; 20: 384–395

[28] Arvay CG. Der Biophilia-Effekt – Heilung aus dem Wald. Wien: edition a; 2015

[29] Arzt V. Kluge Pflanzen: Wie sie locken, lügen und sich wehren. München: Goldmann; 2011

[30] Ashour M, Wink M, Gershenzon J. Biochemistry of terpenoids: monoterpenes, sesquiterpenes, and diterpenes. In: Wink M, ed. Biochemistry of plant secondary metabolism (annual plant reviews, vol. 40). 2nd ed. Chichester, UK: Wiley-Blackwell; 2010: 258–303

[31] Asif M, Saleem M, Saadullah M, Yaseen HS, Al Zarzour R. COVID-19 and therapy with essential oils having antiviral, anti-inflammatory, and immunomodulatory properties. Inflammopharmacology 2020; 28(5): 1153–1161

[32] Astani A, Navid MH, Schnitzler P. Attachment and penetration of acyclovir-resistant herpes simplex virus are inhibited by Melissa officinalis extract. Phytother Res 2014b; 28: 1547–1552

[33] Ba D. Adlerholz – ein Duftjuwel aus Vietnam. Forum Essenzia 2007; 30: 41–45

[34] Babusyte A, Kotthoff M, Fiedler J, Krautwurst D. Biogenic amines activate blood leukocytes via trace amine-associated receptors TAAR1 and TAAR2. J Leukoc Biol 2013; 93: 387–394

[35] Bachmair F. Antimikrobielle Wirkung ausgewählter Harze auf luftgetragene Keime. Diplomarbeit. Wien: Universität Wien; 2013

[36] Balacs T. Dermal Crossing. Int J Aromather 1992; 4–2

[37] Balacs T. Essential Oils in the Body: their absorption, distribution, metabolism and excretion. Proceedings of the 1993 Aroma Conference. Int J Aromather 1994

[38] Balacs T, Tisserand R. May Chang. Int J Aromather 1992; 4–3

[39] Balacs T, Tisserand R. Essential Oil Safety. Edinburgh: Churchill Livingstone; 1995

[40] Baldinger P, Höflich AS, Mitterhauser M, Hahn A, Rami-Mark C, Spies M, Wadsak W, Lanzenberger R, Kasper S. Effects of Silexan on the serotonin-1A receptor and microstructure of the human brain: a randomized, placebo-controlled, double-blind, cross-over study with molecular and structural neuroimaging. Int J Neuropsychopharmacol 2014; 18: pii: pyu063

[41] Ballard CG, O'Brien JT, Reichelt K, Perry EK. Aromatherapy as a safe and effective treatment for the management of agitation in severe dementia: the results of a double-blind, placebo-controlled trial with melissa. J Clin Psychiatry 2002; 63: 553–558

[42] Balz R. Ätherische Öle. Aitrang: Windpferd; 1994

[43] Bäumler S. Heilpflanzen Praxis heute. Bd. 1. München: Elsevier; 2012

[44] Bakhtshirin F, Abedi S, YusefiZoj P, Razmjooee D. The effect of aromatherapy massage with lavender oil on severity of primary dysmenorrhea in Arsanjan students. Iran J Nurs Midwifery Res 2015; 20: 156–160

[45] Banovac D. Antimikrobielle Wirkung ausgewählter flüchtiger Verbindungen und ätherischer Öle auf luftgetragene Keime. Diplomarbeit. Wien: Universität Wien; 2012

[46] Bardají DK, Reis EB, Medeiros TC, Lucarini R, Crotti AE, Martins CH. Antibacterial activity of commercially available plant-derived essential oils against oral pathogenic bacteria. Nat Prod Res 2016; 30: 1178–1781

[47] Barnard DR, Bernier UR, Posey KH, Xue RD. Repellency of IR3 535, KBR3 023, para-menthane-3,8-diol, and deet to black salt marsh mosquitoes (Diptera: Culicidae) in the Everglades National Park. J Med Entomol 2002; 39: 895–899

[48] Bartholomeyczik S. Pflegestandards kritisch betrachtet. Die Schwester Der Pfleger 1995; 34: 888–892

[49] Baser KHC, Buchbauer G. Handbook of Essential Oils: Science, Technology, and Applications. Boca Raton: CRC Press; 2009

[50] Bayala B, Bassole IHN, Scifo R, Gnoula G, Morel L, Lobaccaro JMA, Simpore J. Anticancer activity of essential oils and their chemical components – a review. Am J Cancer Res 2014; 4: 591–607

[51] Beier C, Demleitner M, Hamm D, Danner H. Aromapraxis heute. München: Elsevier; 2022

[52] Belaiche P. Traité de Phytotherapie et d'Aromathérapie. Vol. 1–3. 2. Aufl. Paris: Maloine Editeur; 1979

[53] Ben Hsouna A, Hamdi N, Ben Halima N, Abdelkafi S. Characterization of essential oil from Citrus aurantium L. flowers: antimicrobial and antioxidant activities. J Oleo Sci 2013; 62: 763–772

[54] Bendaoud H, Romdhane M, Souchard JP, Cazaux S, Bouajila J. Chemical composition and anticancer and antioxidant activities of Schinus molle L. and Schinus terebinthifolius Raddi berries essential oils. J Food Sci 2010; 75: C 466–C 472

[55] Bergonzelli GE, Donnicola D, Porta N, Corthésy-Theulaz IE. Essential oils as components of a diet-based approach to management of Helicobacter infection. Antimicrob Agents Chemother 2003; 47: 3240–3246

[56] Bernath-Frei B. Düfte für die Seele – Aromapflege in der Psychiatrie. Forum Essenzia 2005; 27: 26–28

[57] Bernauer U, Bodin L, Chaudhry Q. SCCS Scientific Advice on the SCCS Opinion on methyl-N-methylanthranilate (MNM) (SCCS/1455/11) - SCCS/1616/20. Im Internet: researchgate.net; Stand: 06.07.2021

[58] Bhalla Y, Gupta VK, Jaitak V. Anticancer activity of essential oils: a review. Sci Food Agric 2013; 93: 3643–3653

[59] Bianchini A, Tomi P, Costa J, Bernardini AF. Composition of Helichrysum italicum (Roth) G. Don fil. subsp. italicum essential oils from Corsica (France). Flavour Fragr J 2001; 16: 30–34

[60] Bialoń M, Krzyśko-Łupicka T, Koszałkowska M, Wieczorek PP. The influence of chemical composition of commercial lemon essential oils on the growth of Candida strains. Mycopathologia 2014; 177(1–2): 29–39

[61] Bickel-Sandkötter S. Nutzpflanzen und ihre Inhaltsstoffe. Wiebelsheim: Quelle & Meyer; 2003

[62] Bikers FC, Anastasiadou Z, Fritzen B, Frank U, Augustin M. Topical treatment of tinea pedis using 6 % coriander oil in unguentum leniens: a randomized, controlled, comparative pilot study. Dermatology 2013; 226: 47–51

[63] Bilcu M, Grumezescu AM, Oprea AE, Popescu RC, Mogoşanu GD, Hristu R, Stanciu GA, Mihailescu DF, Lazar V, Bezirtzoglou E, Chifiriuc MC. Efficiency of vanilla, patchouli and ylang ylang essential oils stabilized by iron oxide@C 14 nanostructures against bacterial adherence and biofilms formed by Staphylococcus aureus and Klebsiella pneumoniae clinical strains. Molecules 2014; 19: 17943–17956

[64] Bischoff M. Chronisch obstruktive Lungenerkrankung: Cineol als Kombinationspartner. Dtsch Ärztebl 2009; 106(51–52): A-2571

[65] Blawat K. Gute Riecher – Menschen können unglaublich viele Duftnoten unterscheiden. Artikel vom 21. März 2014. Süddeutsche Zeitung. Im Internet: www.onleihe.de/static/content/sz/20 140 321/SZ20 140 321/vSZ20 140 321.pdf; Stand: 30.09.2016

[66] Boesveldt S, Yee JR, McClintock MK, Lundström JN. Olfactory function and the social lives of older adults: a matter of sex. Sci Rep 2017; 7: 45 118

[67] Boukhatem MN, Ferhat MA, Kameli A, Saidi F, Kebir HT. Lemon grass (Cymbopogon citratus) essential oil as a potent anti-inflammatory and antifungal drugs. Libyan J Med 2014; 9: 10.3 402/ljm.v9.25 431

[68] Boukhris M, Bouaziz M, Feki I, Jemai H, El Feki A, Sayadi S. Hypoglycemic and antioxidant effects of leaf essential oil of Pelargonium graveolens L'Hér. in alloxan induced diabetic rats. Lipids Health Dis 2012; 11: 81

[69] Bowles EJ, Griffiths DM, Quirk L, Brownrigg A, Croot K. Effects of essential oils and touch on resistance to nursing care procedures and other dementia related behaviours in a residential care facility. Int J Aromather 2002; 12: 22–29

[70] Braden R, Reichow S, Halm MA. The use of the essential oil lavandin to reduce preoperative anxiety in surgical patients. J Perianesth Nurs 2009; 24: 348–355

[71] Bradley BF, Brown SL, Chu S, Lea RW. Effects of orally administered lavender essential oil on responses to anxiety-provoking film clips. Hum Psychopharmacol 2009; 24: 319–330

[72] Brady AJ, Loughlin R, Tunney MM. Susceptibility of methicillin-resistant Staphylococcus aureus in biofilm to tea tree oil. Abstracts Society for General Microbiology 156th Meeting, 4.–7. April 2005, Edinburgh; 2005

[73] Braun T, Voland P, Kunz L, Prinz C, Gratzl M. Enterochromaffin cells of the human gut: sensors for spices and odorants. Gastroenterology 2007; 132: 1890–1901

[74] von Braunschweig R. Teebaum-Öle. München: Gräfe & Unzer; 1996

[75] von Braunschweig R. Pflanzenöle: Qualität, Wirkung und Anwendung. Ermengerst: Stadelmann; 2020

[76] Brennan PA, Zufall F. Pheromonal communication in vertebrates. Nature 2006; 444: 308–315

[77] Brockhaus. Der Brockhaus in einem Band. 15. Aufl. Gütersloh, München: wissenmedia GmbH; 2011

[78] Broggi-Läubli S. Kursunterlagen zum Kurs „Fette Öle". Bern: Sela Institut; 2021

[79] Buchbauer G. Aromatherapie. In: Hiller K, Melzig MF, Hrsg. Lexikon der Arzneipflanzen und Drogen. Heidelberg: Spektrum; 2003a

[80] Buchbauer G. Über biologische Wirkungen von ätherischen Ölen und Duftstoffen. ÖAZ 2003b; 14

[81] Buchbauer G. Über biologische Wirkungen von Duftstoffen und ätherischen Ölen". Wien Med Wochenschr 2004; 154: 539–547

[82] Buchbauer G, Jirovetz L, Jäger W, Dietrich H, Plank C. Aromatherapy: evidence for sedative effects of the essential oil of lavender after inhalation. Z Naturforsch C 1991; 46: 1067–1072

[83] Buck P. Skin barrier function: effect of age, race and inflammatory disease. Int J Aromather 2004; 14: 70–76

[84] Buckle J. Clinical Aromatherapy in Healthcare. Philadelphia: Churchill Livingstone; 2015

[85] Budwig J. Das Fett-Syndrom. Frankfurt: Hyperion; 1994

[86] Bühring U. Praxis-Lehrbuch der modernen Heilpflanzenkunde. 4. Aufl. Stuttgart: Haug; 2014

[87] Bundesinstitut für Arzneimittel und Medizinprodukte (BfArM). Liste der Monographien der E-Kommission (Phyto-Therapie), die im Bundesanzeiger veroeffentlicht sind (Stand: 31.07.1994, Interne Korrekturen berücksichtigt bis 11.01.2002). Köln: Bundesanzeiger Verlagsgesellschaft; 1994

[88] Bundesinstitut für Risikobewertung (BfR). Fragen und Antworten zu Mineralöl in kosmetischen Mitteln. FAQ des BfR vom 26. Mai 2015. Im Internet: www.bfr.bund.de/de/fragen_und_antworten_zu_mineraloel_in_kosmetischen_mitteln-194244.html; Stand: 09.06.2016

[89] Bundesministerium für Gesundheit (BMG), Bundesministerium für Ernährung und Landwirtschaft (BMEL), Bundesministerium für Bildung und Forschung (BMBF), Hrsg. DART 2020 – Antibiotika-Resistenzen bekämpfen zum Wohl von Mensch und Tier. Beschluss des Bundeskabinetts vom 13. Mai 2015. Berlin: BMG; 2015

[90] Bundesministerium der Justiz und für Verbraucherschutz. Gesetz über den Verkehr mit Arzneimitteln (Arzneimittelgesetz – AMG). Ausfertigungsdatum: 24.08.1976. Zuletzt geändert durch Art. 3 G v. 4.4.2016. Im Internet: www.gesetze-im-internet.de/amg_1976/BJNR024480976.html; Stand: 26.09.2016

[91] Bundesministerium der Justiz und für Verbraucherschutz. Verordnung über apothekenpflichtige und freiverkäufliche Arzneimittel. Ausfertigungsdatum: 24.11.1988. Zuletzt geändert durch Art. 3 V v. 19.12.2014. Im Internet: www.gesetze-im-internet.de/amverkrv/BJNR021050988.html; Stand: 26.09.2016

[92] Burgess IF, Brunton ER, Burgess NA. Clinical trial showing superiority of a coconut and anise spray over permethrin 0.43 % lotion for head louse infestation. Eur J Pediatr 2010; 169: 55–62

[93] Burfield T. A short notice on the ecological status of cedarwood atlas: cedrus atlantica. Dec 2004. Im Internet: www.users.globalnet.co.uk/~nodice/new/magazine/atlas/atlas.htm; Stand: 08.06.2016

[94] Burke BE, Baillie JE, Olson RD. Essential oil of Australian lemon myrtle (Backhousia citriodora) in the treatment of molluscum contagiosum in children. Biomed Pharmacother 2004; 58: 245–247

[95] Burns A, Perry E, Holmes C, Francis P, Morris J, Howes MJ, Chazot P, Lees G, Ballard C. A double-blind placebo-controlled randomized trial of Melissa officinalis oil and donepezil for the treatment of agitation in Alzheimer's disease. Dement Geriatr Cogn Disord 2011; 31: 158–164

[96] Burrow A, Eccles R, Jones AS. The effects of camphor, eucalyptus and menthol vapour on nasal resistance to airflow and nasal sensation. Acta Otolaryngol 1983; 96(1–2): 157–161

[97] Burt SA, Ojo-Fakunle VTA, Woertman J, Veldhuizen EJ. The natural antimicrobial carvacrol inhibits quorum sensing in Chromobacterium violaceum and reduces bacterial biofilm formation at sub-lethal concentrations. PLoS One 2014; 9: e93414

[98] Bushdid C, Magnasco MO, Vosshall LB, Keller A. Humans can discriminate more than 1 trillion olfactory stimuli. Science 2014; 343: 1370–1372

[99] Busse D, Kudella P, Grüning NM, Gisselmann G, Ständer S, Luger T, Jacobsen F, Steinsträßer L, Paus R, Gkogkolou P, Böhm M, Hatt H, Benecke H. A synthetic sandalwood odorant induces wound-healing processes in human keratinocytes via the olfactory receptor OR2AT4. J Invest Dermatol 2014; 134: 2823–2832

[100] Cai X, Mai RZ, Zou JJ, Zhang HY, Zeng XL, Zheng RR, Wang CY. Analysis of aroma-active compounds in three sweet osmanthus (Osmanthus fragrans) cultivars by GC-olfactometry and GC-MS. J Zhejiang Univ-Sci B 2014; 15: 638–648

[101] Cal K. Skin penetration of terpenes from essential oils and topical vehicles. Planta Med 2006; 72: 311–316

[102] Capello G, Spezzaferro M, Grossi L, Manzoli L, Marzio L. Peppermint oil (Mintoil) in the treatment of irritable bowel syndrome: a prospective double blind placebo-controlled randomized trial. Dig Liver Dis 2007; 39: 530–536

[103] Carle R. Ätherische Öle – Anspruch und Wirklichkeit. Stuttgart: Wissenschaftliche Verlagsgesellschaft; 1993

[104] Carnesecchi S, Bras-Gonçalves R, Bradaia A, Zeisel M, Gossé F, Poupon MF, Raul F. Geraniol, a component of plant essential oils, modulates DNA synthesis and potentiates 5-fluorouracil efficacy on human colon tumor xenografts. Cancer Lett 2004; 215: 53–59

[105] Carson CF, Cookson BD, Farrelly HD, Riley TV. Suspectibility of methicillin-resistant Staphylococcus aureus to the essential oil of Melaleuca alternifolia. J Antimicrob Chemother 1995; 35: 421–424

[106] Carson CF, Mee BJ, Riley TV. Mechanism of action of Melaleuca alternifolia (tea tree) oil on Staphylococcus aureus determined by time-kill, lysis, leakage, and salt tolerance assays and electron microscopy. Antimicrob Agents Chemother 2002; 46: 1914–1920

[107] Casetti F, Bartelke S, Biehler K, Augustin M, Schempp CM, Frank U. Antimicrobial activity against bacteria with dermatological relevance and skin tolerance of the essential oil from Coriandrum sativum L. fruits. Phytother Res 2012; 26: 420–424

[108] Catty S. Hydrosols – The Next Aromatherapy. Rochester: Healing Arts Press; 2001

[109] Çetinkaya B, Başbakkal Z. The effectiveness of aromatherapy massage using lavender oil as a treatment for infantile colic. Int J Nurs Pract 2012; 18: 164–169

[110] Chang KM, Shen CW. Aromatherapy benefits autonomic nervous system regulation for elementary school faculty in Taiwan. Evid Based Complement Alternat Med 2011; 2011: 946537

[111] Chang SY. Effects of aroma hand massage on pain, state anxiety and depression in hospice patients with terminal cancer. Taehan Kanho Hakhoe Chi 2008; 38: 493–502

[112] Chaudhary A, Sood S, Kaur P, Kumar N, Thakur A, Gulati A, Singh B. Antifungal sesquiterpenes from Cedrus deodara. Planta Med 2012; 78: 186–188

[113] Chaudhary AK, Ahmad S, Mazumder A. Cognitive enhancement in aged mice after chronic administration of Cedrus deodara Loud. and Pinus roxburghii Sarg. with demonstrated antioxidant properties. J Nat Med 2014; 68: 274–283

[114] Chen TC, Fonseca CO, Schönthal AH. Preclinical development and clinical use of perillyl alcohol for chemoprevention and cancer therapy. Am J Cancer Res 2015; 5: 1580–1593

[115] Chien LW, Cheng SL, Liu CF. The effect of lavender aromatherapy on autonomic nervous system in midlife women with insomnia. Evid Based Complement Alternat Med 2012; 2012: 740813

[116] Chiyotani A, Tamaoki J, Takeuchi S, Kondo M, Isono K, Konno K: Stimulation by menthol of Cl secretion via a Ca(2+)-dependent mechanism in canine airway epithelium. Br J Pharmacol 1994; 112: 571–575

[117] Choi HS, Song HS, Ukeda H, Sawamura M. Radical-scavenging activities of citrus essential oils and their components: detection using 1,1-diphenyl-2-picrylhydrazyl. J Agric Food Chem 2000; 48: 4156–4161

[118] Choi SY, Kang P, Lee HS, Seol GH. Effects of inhalation of essential oil of Citrus aurantium L. var. amara on menopausal symptoms, stress, and estrogen in postmenopausal women: a randomized controlled trial. Evid Based Complement Alternat Med 2014; 2014: 796518

[119] Chung MJ, Cho SY, Bhuiyan MJ, Kim KH, Lee SJ. Anti-diabetic effects of lemon balm (Melissa officinalis) essential oil on glucose- and lipid-regulating enzymes in type 2 diabetic mice. Br J Nutr 2010; 104: 180–188

[120] Christakis NA, Fowler JH. Friendship and natural selection. Proc Natl Acad Sci USA 2014;111 (Suppl 3): 10796–801

[121] Christen L, Christen S, Waldmeier V, Österlund S, Morgenthaler U, Scheidegger J, Oehninger R. Pflege ohne und mit Anwendung von ätherischen Ölen. Eine kontrollierte Studie mit Patienten und Patientinnen einer rheumatologischen Akutabteilung. Pflege 2003; 16: 193–204

[122] Cirino IC, Menezes-Silva SM, Silva HT, de Souza EL, Siqueira-Júnior JP. The essential oil from Origanum vulgare L. and its individual constituents carvacrol and thymol enhance the effect of tetracycline against Staphylococcus aureus. Chemotherapy 2015; 60: 290–293

[123] Clarke S. Essential Chemistry for Safe Aromatherapy. Edinburgh: Churchill Livingstone; 2002

[124] Collin P. Calophyllum Inophyllum. Forum Essenzia 1996; 1: 22–23

[125] Conrad P, Adams C. The effects of clinical aromatherapy for anxiety and depression in the high risk postpartum woman – a pilot study. Complement Ther Clin Pract 2012; 18: 164–168

[126] Cooke M, Holhauser K, Jones M, Davis C, Finucane J. The effect of aromatherapy massage with music on the stress and anxiety levels of emergency nurses: comparison between summer and winter. J Clin Nurs 2007; 16: 1695–1703

[127] Corasaniti MT, Maiuolo J, Maida S, Fratto V, Navarra M, Russo R, Amantea D, Morrone LA, Bagetta G. Cell signaling pathways in the mechanisms of neuroprotection afforded by bergamot essential oil against NMDA-induced cell death in vitro. Br J Pharmacol 2007; 151: 518–529

[128] Cordell B, Buckle J. The effects of aromatherapy on nicotine craving on a U.S. campus: a small comparison study. J Altern Complement Med 2013; 19: 709–713

[129] Cornwell PA, Barry BW. Sesquiterpene components of volatile oils as skin penetration enhancers for the hydrophilic permeant 5-fluorouracil. J Pharm Pharmacol 1994; 46: 261–269

[130] Crowell PL. Prevention and therapy of cancer by dietary monoterpenes. J Nutr 1999; 129: 775S–778S

[131] Crowell PL, Elson CE. Isoprenoids, health and disease. In: Wildman REC, Wildman R, Wallace TC, eds. Handbook of Nutraceuticals and Functional Foods. Boca Raton: CRC Press; 2001: 31–53

[132] Dahham SS, Tabana YM, Iqbal MA, Ahamed MB, Ezzat MO, Majid AS, Majid AM. The anticancer, antioxidant and antimicrobial properties of the sesquiterpene β-Caryophyllene from the essential oil of Aquilaria crassna. Molecules 2015; 20: 11808–11829

[133] Damian P, Damian K. Aromatherapy: Scent and Psyche: Using Essential Oils for Physical and Emotional Well-Being. Rochester: Healing Arts Press; 1995

[134] Darsareh F, Taavoni S, Joolaee S, Haghani H. Effect of aromatherapy massage on menopausal symptoms: a randomized placebo-controlled clinical trial. Menopause 2012; 19: 995–999

[135] Davies SJ, Harding LM, Baranowski A. A novel treatment of postherpetic neuralgia using peppermint oil. Clin J Pain 2002; 18: 200–202

[136] de Aquino Mesquita M, E Silva Júnior JB, Panassol AM, de Oliveira EF, Vasconcelos AL, de Paula HC, Bevilaqua CM. Anthelmintic activity of Eucalyptus staigeriana encapsulated oil on sheep gastrointestinal nematodes. Parasitol Res 2013; 112: 3161–3165

[137] de Groot JHB, Smeets MAM, Kaldewaij A, Duijndam MJA, Semin GR. Chemosignals Communicate Human Emotions. Psychol Sci 2012; 23: 1417–1424

[138] de Martino L, de Feo V, Fratianni F, Nazzaro F. Chemistry, antioxidant, antibacterial and antifungal activities of volatile oils and their components. Nat Prod Commun 2009; 4: 1741–1750

[139] de Rapper S, Kamatou G, Viljoen A, van Vuuren S. The in vitro antimicrobial activity of Lavandula angustifolia essential oil in combination with other aroma-therapeutic oils. Evid Based Complement Alternat Med 2013; 2013: 852049

[140] de Vincenzi M, Silano M, Maialetti F, Scazzocchio B. Constituents of aromatic plants: II. Estragole. Fitoterapia 2000; 71: 725–729

[141] Deininger R. Über das Wirkungsspektrum ätherischölhaltiger Phytopharmaka – insbesondere ihre antibakterielle, antimykotische und antivirale Wirkung. In: Schnaubelt K, Hrsg. Ganzheitliche Aromatherapie. Stuttgart: Fischer; 1997

[142] Deutsch-Grasl E, Buchmayr B, Fink M, Hrsg. Aromapflege Handbuch – Leitfaden für den Einsatz ätherischer Öle in Gesundheits-, Krankenpflege- und Sozialberufen. 4. akt. Aufl. Lechaschau: Aromapflege; 2018

[143] Dolara P, Corte B, Ghelardini C, Pugliese AM, Cerbai E, Menichetti: S, Lo Nostro A. Local anaesthetic, antibacterial and antifungal properties of sesquiterpenes from myrrh. Planta Med 2000; 66: 356–358

[144] Domingos Tda S, Braga EM. Massage with aromatherapy: effectiveness on anxiety of users with personality disorders in psychiatric hospitalization. Rev Esc Enferm USP 2015; 49: 450–456

[145] Dorfinger G. Aromapflege und Krankenhaushygiene – Ziemlich beste Freunde? Hand in Hand mit der Natur 2015; 4: 8–10

[146] Dorman HJ, Deans SG. Antimicrobial agents from plants. Antibacterial activity of plant volatile oils. J Appl Microbiol 2000; 88: 308–316

[147] Dosoky NS, Satyal P, Pokharel S, Setzer WN. Chemical Composition, Enantiomeric Distribution, and Biological Activities of Rhododendron anthopogon Leaf Essential Oil from Nepal. Natural Product Communications 2016; 11(12): 1895–1898

[148] Doty RL. Clinical Studies of Olfaction. Chem Senses 2005; 30 (Suppl 1): i207–i209

[149] Doty RL. Olfaction in Parkinson's disease and related disorders. Neurobiol Dis 2012; 46: 527–552

[150] Dryden MS, Dailly S, Crouch M. A randomized, controlled trial of tea tree topical preparations versus a standard topical regimen for the clearance of MRSA colonization. J Hosp Infect 2004; 56: 283–286

[151] Duarte A, Ferreira S, Silva F, Domingues F. Synergistic activity of coriander oil and conventional antibiotics against Acinetobacter baumannii. Phytomedicine 2012; 19(3–4): 236–238

[152] Duff K, McCaffrey RJ, Solomon GS. The Pocket Smell Test: successfully discriminating probable Alzheimer's dementia from vascular dementia and major depression. J Neuropsychiatry Clin Neurosci 2002; 14: 197–201

[153] Dunning T. Using essential oils in foot care for people with diabetes. IJCA 2006;3:41–47

[154] Durzynski L, Gaudin JC, Myga M, Szydlowski J, Gozdzicka-Jozefiak A, Haertle T. Olfactory-like receptor cDNAs are present in human lingual cDNA libraries. Biochem Biophys Res Commun 2005; 333: 264–272

[155] Dyer J, Ragsdale-Lowe M, Cardoso M, McNeill S, Cleary L, Cooper S. The use of aromasticks in a cancer hospital. IJCA 2010; 7 : 3–6

[156] Dyer J, Cleary L, Ragsdale-Lowe M, McNeill S, Osland C. The use of aromasticks at a cancer centre: a retrospective audit. Complement Ther Clin Pract 2014; 20: 203–206

[157] Dwivedi V, Shrivastava R, Hussain S, Ganguly C, Bharadwaj M. Comparative anticancer potential of clove (Syzygium aromaticum) – an Indian spice – against cancer cell lines of various anatomical origin. Asian Pac J Cancer Prev 2011; 12: 1989–1993

[158] Eccles R, Jawad MS, Morris S. The effects of oral administration of (-)-menthol on nasal resistance to airflow and nasal sensation of airflow in subjects suffering from nasal congestion associated with the common cold. J Pharm Pharmacol 1990; 42: 652–654

[159] Ebihara T, Ebihara S, Watando A, Okazaki T, Asada M, Ohrui T, Yamaya M, Arai H. Effects of menthol on the triggering of the swallowing reflex in elderly patients with dysphagia. Br J Clin Pharmacol 2006; 62: 369–371

[160] Ebihara S, Kohzuki M, Sumi Y, Ebihara T. Sensory stimulation to improve swallowing reflex and prevent aspiration pneumonia in elderly dysphagic people. J Pharmacol Sci 2011; 115: 99–104

[161] Ebihara S, Ebihara T, Yamasaki M, Kohzuki M. Stimulating oral and nasal chemoreceptors for preventing aspiration pneumonia in the elderly. Yakugaku Zasshi 2011; 131: 1677–1681

[162] Ebihara S, Ebihara T, Gui P, Osaka K, Sumi Y, Kohzuki M. Thermal taste and anti-aspiration drugs: a novel drug discovery against pneumonia. Curr Pharm Des 2014; 20: 2755–2759

[163] Edmondson M, Newall N, Carville K, Smith J, Riley TV, Carson CF. Uncontrolled, open-label, pilot study of tea tree (Melaleuca alternifolia) oil solution in the decolonisation of methicillin-resistant Staphylococcus aureus positive wounds and its influence on wound healing. Int Wound J 2011; 8: 375–384

[164] Edwards-Jones V, Buck R, Shawcross SG, Dawson MM, Dunn K. The effect of essential oils on methicillin-resistant Staphylococcus aureus using a dressing model. Burns 2004; 30: 772–777

[165] Ehmann R, Boedeker E, Friedrich U, Sagert J, Dippon J, Friedel G, Walles T. Canine scent detection in the diagnosis of lung cancer: revisiting a puzzling phenomenon. Eur Respir J. 2012; 39: 669–676

[166] Eidt J. Der Einfluss etherischer Öle auf die Stimmung, das Schlafverhalten und die Lungenfunktion von älteren Menschen – Vergleich von Lavendel- und Orangenduft in einer placebokontrollierten Studie. Dissertation zum Erwerb des Doktorgrades der Medizin. München: Medizinische Fakultät der Ludwig-Maximilians-Universität zu München; 2008

[167] Elgohary S, Elkhodiry AA, Amin NS, Stein U, El Tayebi HM. Thymoquinone: A Tie-Breaker in SARS-CoV2-Infected Cancer Patients? Cells 2021; 10(2): 302

[168] Elies W, Juergens UR, Sonnemann U. Soledum. Neue Erkenntnisse zur Behandlung von Sinusitiden. Cineol: Besondere Wirksamkeit bei entzündlichen Atemwegserkrankungen. DAZ 2002; 5: 35

[169] Emami S, Dadashpour S. Current developments of coumarin-based anti-cancer agents in medicinal chemistry. Eur J Med Chem 2015; 102: 611–630

[170] Engel W. In vivo studies on the metabolism of the monoterpenes S-(+)- and R-(-)-carvone in humans using the metabolism of ingestion-correlated amounts (MICA) approach. J Agric Food Chem 2001; 49: 4069–4075

[171] Erasmus U. Fats that Heal – Fats that Kill. Burnaby: Alive books; 1995

[172] Erb M, Veyrat N, Robert CAM, Xu H, Frey M, Ton J, Turlings TCJ. Indole is an essential herbivore-induced volatile priming signal in maize. Nat Commun 2015; 6: 6273

[173] Erhardt W, Götz E, Bödeker N, Seybold S. Zander – Handwörterbuch der Pflanzennamen. 18. Aufl. Stuttgart: Ulmer; 2008

[174] Ettel A. Antibiotika-Resistenz – die Superseuche der Zukunft. Die Welt, 08.06.2015. Im Internet: www.welt.de/wirtschaft/article142 110 146/Antibiotika-Resistenz-die-Superseuche-der-Zukunft.html; Stand: 09.06.2016

[175] Europäische Union (EU). Sechsundzwanzigste Richtlinie 2002/34/EG der Kommission vom 15. April 2002 zur Anpassung der Anhänge II, III und VII der Richtlinie 76/768/EWG des Rates zur Angleichung der Rechtsvorschriften der Mitgliedstaaten über kosmetische Mittel an den technischen Fortschritt (Text von Bedeutung für den EWR). Im Internet: eur-lex.europa.eu/legal-content/DE/TXT/PDF/?uri = CELEX:32 002L 0034&from = DE; Stand: 09.06.2016

[176] Europäische Union (EU). Liste der deklarationspflichtigen Allergene enthaltenden Duftstoffe in kosmetischen Mitteln und Detergenzien des Bundesinstituts für Arzneimittel und Medizinprodukte (BFARM): www.bfarm.de/SharedDocs/Downloads/DE/Arzneimittel/Zulassung/amInformationen/Besonderheitenliste/Duftstoffe_Anhang.pdf?__blob = publicationFile&v = 4; Stand: 30.06.2021

[177] Europäische Union (EU). Verordnung (EG) Nr. 1223/2009 des Europäischen Parlaments und des Rates vom 30. November 2009 über kosmetische Mittel (Text von Bedeutung für den EWR). Neufassung. Im Internet: eur-lex.europa.eu/legal-content/DE/TXT/PDF/?uri = CELEX:32009R1223from = DE; Stand: 09.06.2016

[178] European Food Safety Authority (EFSA). Scientific opinion on mineral oil hydrocarbons in food – Panel on contaminants in the food chain. EFSA Journal 2012; 10: 2704

[179] Falci SP, Teixeira MA, das Chagas PF, Martinez BB, Loyola AB, Ferreira LM, Veiga DF. Antimicrobial activity of Melaleuca sp. oil against clinical isolates of antibiotics resistant Staphylococcus aureus. Acta Cir Bras 2015; 30: 491–496

[180] Farouk H, El-Sayeh BA, Mahmoud SS, Sharaf OA. Effect of olfactory stimulation with grapefruit oil and sibutramine in obese rats. J Pak Med Stud 2012; 2: 3–10

[181] Farrow A, Taylor H, Northstone K, Golding J. Symptoms of mothers and infants related to total volatile organic compounds in household products. Arch Environ Health 2003; 58: 633–641

[182] Faucon M. Traité d'aromathérapie scientifique et médicale. Paris: Éditions Sang de la Terre et Médial; 2012

[183] Fernandes C, De Souza H, De Oliveria G, Costa J, Kerntopf M, Campos A. Investigation of the mechanisms underlying the gastroprotective effect of cymbopogon citratus essential oil. J Young Pharm 2012; 4: 28–32

[184] Fine DH, Markowitz K, Furgang D, Goldsmith D, Charles CH, Lisante TA, Lynch MC. Effect of an essential oil-containing antimicrobial mouthrinse on specific plaque bacteria in vivo. J Clin Periodontol 2007; 34: 652–657

[185] Fischer-Rizzi S. Himmlische Düfte. 25. Aufl. München: AT Verlag; 2011

[186] Fletcher J. Oils and Perfumes of Ancient Egypt. London: British Museum Press; 1998

[187] Fluegge D, Moeller LM, Cichy A, Gorin M, Weth A, Veitinger S, Cainarca S, Lohmer S, Corazza S, Neuhaus EM, Baumgartner W, Spehr J, Spehr M. Mitochondrial Ca2 + mobilization is a key element in olfactory signaling. Nat Neurosci 2012; 15: 754–762

[188] Force M, Sparks WS, Ronzio RA. Inhibition of enteric parasites by emulsified oil of oregano in vivo. Phytother Res 2000; 14: 213–214

[189] Forrester LT, Maayan N, Orrell M, Spector AE, Buchan LD, Soares-Weiser K. Aromatherapy for dementia. Cochrane Database Syst Rev 2014; (2): CD003 150

[190] Forum Essenzia „Gegenüberstellung „Arzneibuchkonforme ätherische Öle" – „Naturreine ätherische Öle". www.forum-essenzia.de/content/veroeffentlichungen_-medienberichte/index.html; Stand: 03.07.2021

[191] Franchomme P, Pénoël D. L'Aromathérapie Exactement. Limoges: Edition Jollois; 1990

[192] Frasnelli J. Wir riechen besser als wir denken: Wie der Geruchssinn Erinnerungen prägt, Krankheiten vorhersagt und unser Liebesleben steuert. Wien: Molden; 2019

[193] Fraternale D, Flamini G, Ricci D. Essential oil composition and antimicrobial activity of Angelica archangelica L. (Apiaceae) roots. J Med Food 2014; 17: 1043–1047

[194] Freeman S, Ebihara S, Ebihara T, Niu K, Kohzuki M, Arai H, Butler JP. Olfactory stimuli and enhanced postural stability in older adults. Gait Posture 2009; 29: 658–660

[195] Friedl SM, Laistler E, Moser E, Heuberger E. Inside the brain: fragrance effects on human attention. Sci Pharm 2009; 77: 184

[196] Frumin I, Perl O, Endevelt-Shapira Y, Eisen A, Eshel N, Heller I, Shemesh M, Ravia A, Sela L, Arzi A, Sobel N. A social chemosignaling function for human handshaking. eLife 2015; 4: e05154

[197] Fujii M, Hatakeyama R, Fukuoka Y, Yamamoto T, Sasaki R, Moriya M, Kanno M, Sasaki H. Lavender aroma therapy for behavioral and psychological symptoms in dementia patients. Geriatr Gerontol Int 2008; 8: 136–138

[198] Fung JK, Tsang HW, Chung RC. A systematic review of the use of aromatherapy in treatment of behavioral problems in dementia. Geriatr Gerontol Int 2012; 12: 372–382

[199] Furletti VF, Teixeira IP, Obando-Pereda G, Mardegan RC, Sartoratto A, Figueira GM, Duarte RM, Rehder VL, Duarte MC, Höfling JF. Action of Coriandrum sativum L. essential oil upon oral Candida albicans biofilm formation. Evid Based Complement Alternat Med 2011; 2011: 985 832

[200] Gane S, Georganakis D, Maniati K, Vamvakias M, Ragoussis N, Skoulakis EMC, Turin L. Molecular vibration-sensing component in human olfaction. PLoS One 2013; 8: e55 780

[201] Gao S, Singh J: In vitro percutaneous absorption enhancement of a lipophilic drug tamoxifen by terpenes. J Control Release. 1998 Feb 12;51(2–3): 193–199

[202] Gattefossé M. René Maurice Gattefossé. Int J Aromather 1992; 4: 18–19

[203] Gautam N, Mantha AK, Mittal S. Essential oils and their constituents as anticancer agents: a mechanistic view. Biomed Res Int 2014; 2014: 154 106

[204] Gautam S, Navneet, Kumar S. The Antibacterial and Phytochemical Aspects of Viola odorata Linn. Extracts Against Respiratory Tract Pathogens. Proceedings of the National Academy of Sciences, India Section B: Biological Sciences 2012; 82(4): 567–672

[205] Gedney JJ, Glover TL, Fillingim RB. Sensory and affective pain discrimination after inhalation of essential oils. Psychosom Med 2004; 66: 599–606

[206] Geier K. Qualitätssicherung von etherischen Ölen. Dissertation. München: Technische Universität München; 2006

[207] Gelmini F, Belotti L, Vecchi S. Air dispersed essential oils combined with standard sanitization procedures for environmental microbiota control in nosocomial hospitalization rooms. Complement Ther Med 2016; 25: 113–119

[208] Genaust H. Ethymologisches Wörterbuch der Botanischen Pflanzennamen. Hamburg: Nikol; 2005

[209] Gerhardt H, Seifert F, Buvari P, Vogelsang H, Repges R. Therapy of active Crohn disease with Boswellia serrata extract H 15. Z Gastroenterol 2001; 39: 11–17

[210] Gethin G, Cowman S. Manuka honey vs. hydrogel-a prospective, open label, multicentre, randomised controlled trial to compare desloughing efficacy and healing outcomes in venous ulcers. J Clin Nurs 2009; 18: 466–474

[211] Geuenich S, Goffinet C, Venzke S, Nolkemper S, Baumann I, Plinkert P, Reichling J, Keppler OT. Aqueous extracts from peppermint, sage and lemon balm leaves display potent anti-HIV-1 activity by increasing the virion density. Retrovirology 2008; 5: 27

[212] Ghorat F, Shahrestani S, Tagabadi Z, Bazghandi M. The Effect of Inhalation of Essential Oils of Polianthes Tuberosa on Test Anxiety in Students: A Clinical Trial. Iran J Med Sci 2016; 41(3 Suppl): S 13

[213] Ghosh K. Anticancer effect of lemongrass oil and citral on cervical cancer cell lines. Phcog Commn 2013; 3: 41–48
[214] Gildemeister E, Hoffmann F. Die ätherischen Öle. Miltitz: Schimmel & Co. AG; 1928
[215] Giraud-Robert AM. L'huile essentielle de niaouli (Melaleuca quinquenervia) dans la prévention des radiodermites du cancer du sein. Phytothérapie 2004; 2: 72–76
[216] Glass ST, Lingg E, Heuberger E. Do ambient urban odors evoke basic emotions? Front Psychol 2014; 5: 340
[217] Göbel H, Fresenius J, Heinze A, Dworschak M, Soyka D. Effectiveness of Oleum menthae piperitae and paracetamol in therapy of headache of the tension type. Nervenarzt 1996; 67: 672–681
[218] Göbel H, Heinze A, Dworschak M, Heinze-Kuhn K, Stolze H. Wirksamkeit und Verträglichkeit von Oleum-menthae-piperitae-Lösung LI 170 bei Kopfschmerz vom Spannungstyp und Migräne. Kiel: Schmerzklinik Kiel und Klinik für Neurologie der Christian-Albrechts-Universität; 1998
[219] Goel N, Kim H, Lao RP. An olfactory stimulus modifies nighttime sleep in young men and women. Chronobiol Int 2005; 22: 889–904
[220] Goepfert M, Liebl P, Herth N, Ciarlo G, Buentzel J, Huebner J. Aroma oil therapy in palliative care: a pilot study with physiological parameters in conscious as well as unconscious patients. J Cancer Res Clin Oncol 2017. doi: 10.1007/s00432–017–2460–0
[221] Goes TC, Antunes FD, Alves PB, Teixeira-Silva F. Effect of sweet orange aroma on experimental anxiety in humans. J Altern Complement Med 2012; 18: 798–804
[222] Graham PH, Browne L, Cox H, Graham J. Inhalation aromatherapy during radiotherapy: results of a placebo-controlled double-blind randomized trial. J Clin Oncol 2003; 21: 2372–2376
[223] Granger RE, Campbell EL, Johnston GA. (+)- And (-)-borneol: efficacious positive modulators of GABA action at human recombinant alpha1beta2-gamma2 L GABA(A) receptors. Biochem Pharmacol 2005; 69: 1101–1111
[224] Grassmann J, Schneider D, Weiser D, Elstner EF. Antioxidative effects of lemon oil and its components on copper induced oxidation of low density lipoprotein. Arzneimittelforschung 2001; 51: 799–805
[225] Grassmann J, Hippeli S, Vollmann R, Elstner EF. Antioxidative properties of the essential oil from Pinus mugo. J Agric Food Chem 2003; 51: 7 576–7 582
[226] Grassmann J, Hippeli S, Spitzenberger R, Elstner EF. The monoterpene terpinolene from the oil of Pinus mugo L. Concert with alpha-tocopherol and beta-carotene effectively prevents oxidation of LDL. Phytomed 2005; 12: 416–423
[227] Graves J. the Language of Plants – A Guide to the Doctrine of Signatures. Great Barrington: Lindisfarne Books; 2012
[228] Greenway FL, Frome BM, Engels TM 3 rd, McLellan A. Temporary relief of postherpetic neuralgia pain with topical geranium oil. Am J Med 2003; 115: 586–587
[229] Grigoleit HG, Grigoleit P. Pharmacology and preclinical pharmacokinetics of peppermint oil. Phytomed 2005; 12: 612–616
[230] Gröber U. Morbus Alzheimer: Mikronährstoffe in der frühen Phase der Therapie. Zs f Orthomol Med 2009; 2: 6–10
[231] Guerra FQ, Mendes JM, Sousa JP, Morais-Braga MF, Santos BH, Melo Coutinho HD, Lima Ede O. Increasing antibiotic activity against a multidrug-resistant Acinetobacter spp by essential oils of Citrus limon and Cinnamomum zeylanicum. Nat Prod Res 2012; 26: 2235–2238
[232] Gupta I, Gupta V, Parihar A, Gupta S, Ludtke R, Safayhi H, Ammon HP. Effects of Boswellia serrata gum resin in patients with bronchial asthma: results of a double-blind, placebo-controlled, 6-week clinical study. Europ J Med Res 1998; 17: 511–514
[233] Hada T, Inoue Y, Shiraishi A, Hamashima H. Leakage of K + ions from Staphylococcus aureus in response to tea tree oil. J Microbiol Meth 2003; 53: 309–312
[234] Hadi N, Hanid AA. Lavender essence for post-cesarean pain. Pak J Biol Sci 2011; 14: 664–667
[235] Haehner A, Draf J, Dräger S, de With K, Hummel T. Predictive Value of Sudden Olfactory Loss in the Diagnosis of COVID-19. ORL J Otorhinolaryngol Relat Spec 2020; 82(4): 175–180
[236] Häringer E. Hahnemann und das Riechen. Forum Essenzia 1994; 1: 20–21
[237] Häringer E. Wer heilt hat Recht – so ist es! Forum Essenzia 2005; 27: 37–38
[238] Hall R, Klemme D, Nienhaus J. H&R Lexikon Duftbausteine: Die natürlichen und synthetischen Komponenten für die Kreation von Parfums. Hamburg: R. Glöss; 1985
[239] Halm M. Essential oils for management of symptoms in critically Ill patients. Am J Crit Care 2008; 17: 160–163
[240] Hamoud R, Sporer F, Reichling J, Wink M. Antimicrobial activity of a traditionally used complex essential oil distillate (Olbas® Tropfen) in comparison to its individual essential oil ingredients. Phytomedicine 2012; 19: 969–976
[241] Han SH, Hur MH, Buckle J, Choi J, Lee MS. Effect of aromatherapy on symptoms of dysmenorrhea in college students: A randomized placebo-controlled clinical trial. J Altern Complement Med 2006; 12: 535–541
[242] Harkenthal M, Reichling JM, Geiss HK, Saller R. Australisches Teebaumöl – Oxidationsprodukte als mögliche Ursache von Kontaktdermatitiden. Pharm Ztg 1998; 143: 4092–4096

[243] Harkenthal M, Reichling JM, Geiss HK, Saller R. Comparative study on the in vitro antibacterial activity of Australian tea tree oil, cajuput oil, niaouli oil, manuka oil, kanuka oil, and eucalyptus oil. Pharmazie 1999; 54: 460–463

[244] Hardy M, Kirk-Smith M, Strech D. Replacement of drug treatment for insomnia by ambient odour. Lancet 1995; 346: 701

[245] Harman A. Harvest to Hydrosol – Distill Your Own Exquisite Hydrosols at Home. Fruitland: botANNicals; 2015

[246] Harris B. The role of menthol, methylsalicylate and eugenol in pain relief. IJCA International Journal of Clinical Aromatherapy 2004; 1 (1): 16–23 200

[247] Hasheminia D, Kalantar Motamedi MR, Karimi Ahmadabadi F, Hashemzehi H, Haghighat A. Can ambient orange fragrance reduce patient anxiety during surgical removal of impacted mandibular third molars? J Oral Maxillofac Surg 2014; 72: 1671–1676

[248] Hatt H. Physiologie des Riechens und Schmeckens. In: Maelicke A, Hrsg. Vom Reiz der Sinne. Weinheim: VCH; 1990

[249] Hatt H, Spehr M. Düfte locken Spermien zum Ei. Pressemeldung der Ruhr Universität Bochum Nr. 90, 28.03.2003. Im Internet: www.pm.ruhr-uni-bochum.de/pm2003/msg00090.htm; Stand: 09.06.2016

[250] Hatt H, Spehr M. Gegen jeden Gestank ist ein Duft gewachsen. Pressemeldung der Ruhr Universität Bochum Nr. 281, 04.10.2004. Im Internet: www.pm.ruhr-uni-bochum.de/pm2004/msg00281.htm; Stand: 09.06.2016

[251] Haug K. Exploring the effects of Ammi visnaga L. on nephrolithiasis prevention: In vivo pharmacokinetic and pharmacodynamic evaluation of Ammi visnaga L. extract and visnagin. Dissertation. Gainesville: Universität Florida; 2013

[252] Hausen BM, Vieluf IK. Allergiepflanzen. Handbuch und Atlas. Landsberg: ecomed; 1997

[253] Havlicek J, Craig Roberts S, Flegr J. Women's preference for dominant male odour: effects of menstrual cycle and relationship status. Biol Lett 2005; 1: 256–259

[254] Hay IC, Jamieson M, Ormerod AD. Randomized trial of aromatherapy – successful treatment for Alopecia areata. Arch Dermatol 1998; 134: 1349–1352

[255] Haze S, Sakai K, Gozu Y. Effects of fragrance inhalation on sympathetic activity in normal adults. Jpn J Pharmacol 2002; 90: 247–253

[256] Hengl T, Kaneko H, Dauner K, Vocke K, Frings S, Möhrlen F. Molecular components of signal amplification in olfactory sensory cilia. Proc Natl Acad Sci U S A 2010; 107: 6052–6057

[257] Heidari Gorji MA, Ashrastaghi OG, Habibi V, Charati JY, Ebrahimzadeh MA, Ayasi M. The effectiveness of lavender essence on sternotomy related pain intensity after coronary artery bypass grafting. Adv Biomed Res 2015; 4: 127

[258] Heidary Navid M, Reichling J, Schnitzler P. Antiherpetic activity of the traditionally used complex essential oil Olbas. Pharmazie 2013; 68: 702–705

[259] Herber S, Zimmermann E. Aromatherapie – Begleitung bei Tumorerkrankungen. 3. Aufl. Eigenverlag; 2021 (erhältlich unter: www.vivere-aromapflege.de)

[260] Heuberger E. Effects of Essential Oils in the Central Nervous System – Part I: Central Nervous System Effects of Essential Oils in Humans. In: Baser KHC, Buchbauer G, eds. Handbook of Essential Oils: Science, Technology, and Applications. London: CRC Press; 2009: 281–297

[261] Heuberger E, Ilmberger J. The influence of essential oils on human vigilance. Nat Prod Commun 2010; 5: 1441–1446

[262] Hiki N, Kurosaka H, Tatsutomi Y, Shimoyama S, Tsuji E, Kojima J, Shimizu N, Ono H, Hirooka T, Noguchi C, Mafune K, Kaminishi M. Peppermint oil reduces gastric spasm during upper endoscopy: a randomized, double-blind, double-dummy controlled trial. Gastrointest Endosc 2003; 54: 475–485

[263] Hiller K, Melzig MF. Lexikon der Arzneipflanzen und Drogen, Bd. 1 und 2. Heidelberg: Spektrum; 2003

[264] Hills JM, Aaronson PI. The mechanism of action of peppermint oil on gastrointestinal smooth muscle. An analysis using patch clamp electrophysiology and isolated tissue pharmacology in rabbit and guinea pig. Gastroenterolgy 1991; 101: 55–65

[265] Hippeli S, Graßmann J, Vollmann R, Elsterner EF. Latschenkiefernöl – möglicher Wirkmechanismus für antientzündliche Wirkung. Pharm Ztg 2004; 13: 1–3

[266] Hirokawa K, Nishimoto T, Taniguchi T. Effects of lavender aroma on sleep quality in healthy Japanese students. Percept Mot Skills 2012; 114: 111–122

[267] Hitziger T, Höll P, Ramadan M, Dettmering D, Imming P, Hempel B. Die alte junge Kamille. Pharm Ztg 2003; 148: 372–380

[268] Ho K, Yazan LS, Ismail N, Ismail M. Apoptosis and cell cycle arrest of human colorectal cancer cell line HT-29 induced by vanillin. Cancer Epidemiol 2009; 33: 155–160

[269] Holm G, Herbst V. Botanik und Drogenkunde. Stuttgart: Deutscher Apotheker Verlag; 2001

[270] Holmes C, Hopkins V, Hensford C, MacLaughlin V, Wilkinson D, Rosenvinge H. Lavender oil as a treatment for agitated behaviour in severe dementia. A placebocontrolled study. Int J Geriatr Psych 2002; 17: 305–308

[271] Hongratanaworakit T. Relaxing effect of rose oil on humans. Nat Prod Commun 2009; 4: 291–296

[272] Hongratanaworakit T. Stimulating effect of aromatherapy massage with jasmine oil. Nat Prod Commun 2010; 5: 157–162

[273] Hongratanaworakit T. Aroma-therapeutic effects of massage blended essential oils on humans. Nat Prod Commun 2011; 6: 1199–1204
[274] Hongratanaworakit T, Buchbauer G. Evaluation of the harmonizing effect of ylang-ylang oil on humans after inhalation. Planta Med 2004; 70: 632–636
[275] Hongratanaworakit T, Buchbauer G. Relaxing effect of ylang ylang oil on humans after transdermal absorption. Phytother Res 2006; 20: 758–763
[276] Hongratanaworakit T, Buchbauer G. Autonomic and emotional responses after transdermal absorption of sweet orange oil in humans: placebo controlled trial. Int J Essential Oil Therapeutics 2007; 1: 29–34
[277] Hood JR, Burton D, Wilkinson JM, Cavanagh HMA. Antifungal activity of Leptospermum petersonii oil volatiles against Aspergillus spp. in vitro and in vivo. J Antimicrob Chemother 2010; 65: 285–288
[278] Hostanska K, Daum G, Saller R. Cytostatic and apoptosis-inducing activity of boswellic acids toward malignant cell lines in vitro. Anticancer Res 2002; 22: 2853–2862
[279] Hozumi H, Hasegawa S, Tsunenari T, Sanpei N, Arashina Y, Takahashi K, Konnno A, Chida E, Tomimatsu S. Aromatherapies using Osmanthus fragrans oil and grapefruit oil are effective complementary treatments for anxious patients undergoing colonoscopy: A randomized controlled study. Complement Ther Med 2017; 34: 165–169
[280] Howard S, Hughes BM. Expectancies, not aroma, explain impact of lavender aromatherapy on psychophysiological indices of relaxation in young healthy women. Br J Health Psychol 2008; 13(Pt 4): 603–617
[281] Hu PH, Peng YC, Lin YT, Chang CS, Ou MC. Aromatherapy for reducing colonoscopy related procedural anxiety and physiological parameters: a randomized controlled study. Hepatogastroenterology. 2010; 57(102–103): 1082–1086
[282] Huang L, Abuhamdah S, Howes MJ, Dixon CL, Elliot MS, Ballard C, Holmes C, Burns A, Perry EK, Francis PT, Lees G, Chazot PL. Pharmacological profile of essential oils derived from Lavandula angustifolia and Melissa officinalis with anti-agitation properties: focus on ligand-gated channels. J Pharm Pharmacol 2008; 60: 1515–1522
[283] Huang Y, Zhao J, Zhou L, Wang J, Gong Y, Chen X, Guo Z, Wang Q, Jiang W. Antifungal activity of the essential oil of Illicium verum fruit and its main component trans-anethole. Molecules 2010; 15: 7558–7569
[284] Hübner-Engelhardt G, Wolz D. Untersuchungen zur oxidativen Empfindlichkeit von Teebaumöl. Forum-Essenzia 2007; 30: 30–38
[285] Hucklenbroich J, Klein R, Neumaier B, Graf R, Fink GR, Schroeter M, Rueger MA. Aromatic-turmerone induces neural stem cell proliferation in vitro and in vivo. Stem Cell Res Ther 2014; 5: 100
[286] Hunt R, Dienemann J, Norton HJ, Hartley W, Hudgens A, Stern T, Divine G. Aromatherapy as treatment for postoperative nausea: a randomized trial. Anesth Analg 2013; 117: 597–604
[287] Hur MH, Lee MS, Seong KY, Lee MK. Aromatherapy massage on the abdomen for alleviating menstrual pain in high school girls: a preliminary controlled clinical study. Evid Based Complement Alternat Med 2012; 2012: 187 163
[288] Hwang E, Shin S. The effects of aromatherapy on sleep improvement: a systematic literature review and meta-analysis. J Altern Complement Med 2015; 21: 61–68
[289] Igarashi M, Song C, Ikei H, Ohira T, Miyazaki Y. Effect of olfactory stimulation by fresh rose flowers on autonomic nervous activity. J Altern Complement Med 2014; 20: 727–731
[290] Imanishi J, Kuriyama H, Shigemori I, Watanabe S, Aihara Y, Kita M, Sawai K, Nakajima H, Yoshida N, Kunisawa M, Kawase M, Fukui K. Anxiolytic effect of aromatherapy massage in patients with breast cancer. Evid Based Complement Alternat Med 2009; 6: 123–128
[291] Innocenti G, Dall'Acqua S, Scialino G, Banfi E, Sosa S, Gurung K, Barbera M, Carrara M. Chemical composition and biological properties of Rhododendron anthopogon essential oil. Molecules 2010;15 (4):2326–38
[292] Inouye S, Takahashi M, Abe S. Inhibitory activity of hydrosols, herbal teas and related essential oils against filament formation and the growth of Candida albicans. Nihon Ishinkin Gakkai Zasshi 2009; 50: 243–251
[293] Inouye S, Takahashi M, Abe S. Inhibitory activity of hydrosols prepared from 18 Japanese herbs of weak aromatic flavor against filamentous formation and growth of Candida albicans. Med Mycol J 2012; 53: 33–40
[294] Isenmann S, Haehner A, Hummel T. Störungen der Chemosensorik bei Covid-19: Pathomechanismen und klinische Relevanz. Fortschr Neurol Psychiatr 2021; 89: 281–288
[295] IUCN, International Union for Conservation of Nature and Natural Resources. Rote Liste. Im Internet: www.iucnredlist.org/species/34533/9874201(Boswellia sacra); www.iucnredlist.org/species/133374163/133374165 (Eucalyptus radiata); www.iucnredlist.org/species/50126627/50131395 (Nardostachys jatamansi (D.Don) DC.); www.iucnredlist.org/species/31852/2807668 (Santalum album); Stand: 06.07.2021
[296] Irmak Sapmaz H, Uysal M, Taş U, Esen M, Barut M, Somuk BT, Alatlı T, Ayan S. The effect of lavender oil in patients with renal colic: a prospective controlled study using objective and subjective outcome measurements. J Altern Complement Med. 2015; 21: 617–622

[297] Itakura S, Ohno K, Ueki T, Sato K, Kanayama N. Expression of Golf in the rat placenta: Possible implication in olfactory receptor transduction. Placenta 2006; 27: 103–108

[298] Iten F. In-vitro Vergleiche der antimikrobiellen Wirkung von pflanzlichen Vielstoffgemischen, artifiziellen Stoffkombinationen und phytogenen Monosubstanzen am Beispiel des ätherischen Öles von Thymus vulgaris. Dissertation. Zürich: Universität Zürich; 2010

[299] Jäger W, Nasel C, Binder R, Stimpfl T, Vycudilik W, Buchbauer G. Pharmacokinetic studies of the fragrance compound 1,8-cineol in humans during inhalation. Chem Senses 1996; 21: 477–480

[300] Jafarzadeh M, Arman S, Pour FF. Effect of aromatherapy with orange essential oil on salivary cortisol and pulse rate in children during dental treatment: a randomized controlled clinical trial. Adv Biomed Res 2013; 2: 10

[301] Jahangir U, Urooj S, Shah A, Ishaaq M, Habib A. A comparative clinical trial of rose petal (Gul Gulaab), rose hydrosol diluted (Arq Gulaab), and rose hydrosol (Ruh Gulaab) in insomnia. Internet J Neurol 2009; 11: 1

[302] Jana S, Patra K, Sarkar S, Jana J, Mukherjee G, Bhattacharjee S, Mandal DP. Antitumorigenic potential of linalool is accompanied by modulation of oxidative stress: an in vivo study in sarcoma-180 solid tumor model. Nutr Cancer 2014; 66: 835–848

[303] Jarald EE, Joshi SB, Jain DC. Antidiabetic activity of flower buds of Michelia champaca Linn. Indian J Pharmacol 2008; 40: 256–260

[304] Jaramillo-Colorado B, Olivero-Verbel J, Stashenko EE, Wagner-Döbler I, Kunze B. Anti-quorum sensing activity of essential oils from Colombian plants. Nat Prod Res 2012; 26: 1075–1086

[305] Jeong EY, Kim MG, Lee HS. Acaricidal activity of triketone analogues derived from Leptospermum scoparium oil against house-dust and stored-food mites. Pest Manag Sci 2009; 65: 327–331

[306] Jimbo D, Kimura Y, Taniguchi M, Inoue M, Urakami K. Effect of aromatherapy on patients with Alzheimer's disease. Psychogeriatrics 2009; 9: 173–179

[307] Johnson AT, Smith HA. Plant names simplified. Ipswich: Old Pond Publishing; 2008

[308] Johnson CE. Effect of aromatherapy on cognitive test anxiety among nursing students. Alternative and Complementary Therapies 2014; 20: 84–87

[309] Johnston GAR, Hanrahan JR, Chebib M, Duke RK, Mewett KN. Modulation of ionotropic GABA receptors by natural products of plant origin. Adv Pharmacol 2006; 54: 285–316

[310] Jones C. The efficacy of lavender oil on perineal trauma: a review of the evidence. Complement Ther Clin Pract 2011; 17: 215–220

[311] Joo JH, Jetten AM. Molecular mechanisms involved in farnesol-induced apoptosis. Cancer Lett 2010; 287: 123–135

[312] Juergens UR. Anti-inflammatory properties of the monoterpene 1.8-cineole: current evidence for co-medication in inflammatory airway diseases. Drug Res (Stuttg) 2014; 64: 638–646

[313] Juergens UR, Stöber M, Vetter H. Steroidartige Hemmung des monozytären Arachidonsäuremetabolismus und der Il-1β-Produktion durch 1,8-Cineol. Atemweg Lungenkrank 1998; 24: 3–11

[314] Juergens UR, Dethlefsen U, Steinkamp G, Gillissen A, Repges R, Vetter H. Anti-inflammatory activity of 1.8-cineol (eucalyptol) in bronchial asthma: a double-blind placebo-controlled trial. Respir Med 2003; 97: 250–256

[315] Jukic M, Politeo O, Maksimovic M, Milos M, Milos M. In vitro acetylcholinesterase inhibitory properties of thymol, carvacrol and their derivatives thymoquinone and thymohydroquinone. Phytother Res 2007; 21: 259–261

[316] Jung DJ, Cha JY, Kim SE, Ko IG, Jee YS. Effects of Ylang-Ylang aroma on blood pressure and heart rate in healthy men. J Exerc Rehabil 2013; 9: 250–255

[317] Käser H. Naturkosmetische Rohstoffe. Linz: Freya; 2011

[318] Kalemba D, Kunicka A. Antibacterial and antifungal properties of essential oils. Curr Med Chem 2003; 10: 813–829

[319] Karadag E, Samancioglu S, Ozden D, Bakir E. Effects of aromatherapy on sleep quality and anxiety of patients. Nurs Crit Care 2015. doi: 10.1111/nicc.12 198

[320] Karan NB. Influence of lavender oil inhalation on vital signs and anxiety: A randomized clinical trial. Physiol Behav 2019; 211: 112676

[321] Kaser M. Ätherische Öle in der Stomatherapie. 2. Internationaler Kongress, 7./8. Oktober 2000. Garmisch-Partenkirchen: Primavera Life; 2001

[322] Kasper S, Gastpar M, Müller WE, Volz HP, Möller HJ, Dienel A, Schläfke S. Efficacy and safety of silexan, a new, orally administered lavender oil preparation, in subthreshold anxiety disorder – evidence from clinical trials. Wien Med Wochenschr 2010a; 160 (21–22): 547–556

[323] Kasper S, Anghelescu I, Dienel A. Efficacy of Silexan (WS® 1265) in patients with restlessness and sleep disturbances. Berlin: Annual Congress of the German Society for Psychiatry and Psychotherapy (DGPPN); 2010b

[324] Kasper S, Gastpar M, Müller WE, Volz HP, Möller HJ, Dienel A, Schläfke S. Silexan, an orally administered Lavandula oil preparation, is effective in the treatment of 'subsyndromal' anxiety disorder: a randomized, double-blind, placebo controlled trial. Int Clin Psychopharmacol 2010c; 25: 277–287

[325] Kawabata K A. Murakami H. Ohigashi. Citrus auraptene targets translation of MMP-7 (matrilysin) via ERK1/2-dependent and mTOR-independent mechanism. FEBS Letters 2006; 580: 5 288–5 294
[326] Kazemipoor M, Radzi CW, Hajifaraji M, Haerian BS, Mosaddegh MH, Cordell GA. Antiobesity effect of caraway extract on overweight and obese women: a randomized, triple-blind, placebo-controlled clinical trial. Evid Based Complement Alternat Med 2013; 2013: 928 582
[327] Kemps E, Tiggemann M, Bettany S. Non-food odorants reduce chocolate cravings. Appetite 2012; 58: 1087–1090
[328] Kennedy DO, Scholey AB, Tildesley NTJ, Perry EK, Wesnes KA. Modulation of mood and cognitive performance following acute administration of Melissa officinalis (lemon balm). Pharmacol Biochem Behav 2002; 72: 953–964
[329] Kennedy DO, Wake G, Savelev S, Tildesley NTJ, Perry EK, Wesnes KA, Scholey AB. Modulation of mood and cognitive performance following acute administration of single doses of Melissa officinalis (Lemon Balm) with human CNS nicotinic and muscarinic receptor-binding properties. Neuropsychopharmacology 2003; 28: 1871–1881
[330] Kennedy DO, Little W, Scholey AB. Attenuation of laboratory-induced stress in humans after acute administration of Melissa officinalis (Lemon Balm). Psychosom Med 2004; 66: 607–613
[331] Kennedy DO, Little W, Haskell CF, Scholey AB. Anxiolytic effects of a combination of Melissa officinalis and valeriana officinalis during laboratory induced stress. Phytother Res 2006; 20: 96–102
[332] Kerekes EB, Deák E, Takó M, Tserennadmid R, Petkovits T, Vágvölgyi C, Krisch J. Anti-biofilm forming and anti-quorum sensing activity of selected essential oils and their main components on food-related microorganisms. J Appl Microbiol 2013; 115: 933–942
[333] Kerkhof M. CO2 Extracts in Aromatherapy, 50 Extracts for Clinical Applications. Eigenverlag; 2018 (www.kicozo.info)
[334] Kerkhof-Knapp Hayes M. Complementary Nursing in End of Life Care – Integrative care in Palliative Care. NL-Wernhout: Kicozo; 2015
[335] Keshavarz A, Minaiyan M, Ghannadi A, Mahzouni P. Effects of Carum carvi L. (Caraway) extract and essential oil on TNBS-induced colitis in rats. Res Pharm Sci 2013; 8: 1–8
[336] Kheirkhah M, Vali Pour NS, Nisani L, Haghani H. Comparing the effects of aromatherapy with rose oils and warm foot bath on anxiety in the first stage of labor in nulliparous women. Iran Red Crescent Med J 2014; 16: e14455
[337] Khodabakhsh P, Shafaroodi H, Asgarpanah J. Analgesic and anti-inflammatory activities of Citrus aurantium L. blossoms essential oil (neroli): involvement of the nitric oxide/cyclic-guanosine monophosphate pathway. J Nat Med 2015; 69: 324–331
[338] Kim D, Suh Y, Lee H, Lee Y. Immune activation and antitumor response of ar-turmerone on P388D 1 lymphoblast cell implanted tumors. Int J Mol Med 2013; 31: 386–392
[339] Kim HW, Cho SJ, Kim BY, Cho SI, Kim YK. Pogostemon cablin as ROS scavenger in oxidant-induced cell death of human neuroglioma cells. Evid Based Complement Alternat Med 2010; 7: 239–247
[340] Kim JT, Wajda M, Cuff G, Serota D, Schlame M, Axelrod DM, Guth AA, Bekker AY. Evaluation of aromatherapy in treating postoperative pain: pilot study. Pain Pract 2006; 6: 273–277
[341] Kim JT, Ren CJ, Fielding GA, Pitti A, Kasumi T, Wajda M, Lebovits A, Bekker A. Treatment with lavender aromatherapy in the post-anesthesia care unit reduces opioid requirements of morbidly obese patients undergoing laparoscopic adjustable gastric banding. Obes Surg 2007; 17: 920–925
[342] Kim MJ, Nam ES, Paik SI. The effects of aromatherapy on pain, depression, and life satisfaction of arthritis patients. Taehan Kanho Hakhow Chi 2005; 35: 186–194
[343] Kim S, Kim HJ, JS, Hong SJ, Lee JM, Jeon Y. The effect of lavender oil on stress, bispectral index values, and needle insertion pain in volunteers. J Altern Complement Med 2011; 17: 823–826
[344] Kirk-Smith M. Fundamental concepts behind scientific research demistified. Int J Aromather 2005; 15: 24–29
[345] Kirk-Smith M, Booth D. Effects of androstenone on choice of location in other's presence. In: Van der Starre H, ed. Olfaction and Taste; 1980: 397–400
[346] Kiyohara H, Ichino C, Kawamura Y, Nagai T, Sato N, Yamada H. Patchouli alcohol: in vitro direct anti-influenza virus sesquiterpene in Pogostemon cablin Benth. J Nat Med 2012; 66: 55–61
[347] Kline RM, Kline JJ, DiPalma J, Barbero GJ. Enteric-coated, pH-dependent peppermint oil capsules for the treatment of irritable bowel syndrome in children. J Pediatr 2001; 138: 125–128
[348] Koczulla R, Hattesohl A, Biller H, Hofbauer J, Hohlfeld J, Oeser C, Wirtz H, Jörres RA. Comparison of four identical electronic noses and three measurement set-ups. Pneumologie 2011; 65: 465–470
[349] Köchlin F. PflanzenPalaver: Belauschte Geheimnisse der botanischen Welt. Basel: Lenos; 2013
[350] Koedam A. Antimikrobielle Wirksamkeit ätherischer Öle: Eine Literaturarbeit 1960–1976 – Teil I. Riechstoffe, Aromen, Kosmetica 1977a; 27, 8–11
[351] Koedam A. Antimikrobielle Wirksamkeit ätherischer Ole: Eine Literaturarbeit 1960–1976 – Fortsetzung und Schluss. Riechstoffe, Aromen, Kosmetica 1977b; 27: 36–41
[352] Koenig W, Meisinger C, Baumert J, Löwel H. Systemic low-grade inflammation and risk of coronary heart disease: results from the MONICA/KORA Augsburg cohort studies. Gesundheitswesen 2005; 1 (Suppl 1): S 62–S 67

[353] Köllner TG, Held M, Lenk C, Hiltpold I, Turlings TC, Gershenzon J, Degenhardt J. A maize (E)-beta-caryophyllene synthase implicated in indirect defense responses against herbivores is not expressed in most American maize varieties. Plant Cell 2008; 20: 482–494

[354] Kohara H, Miyauchi T, Suehiro Y, Ueoka H, Takeyama H, Morita T. Combined modality treatment of aromatherapy, footsoak, and reflexology relieves fatigue in patients with cancer. J Palliat Med 2004; 7: 791–796

[355] Komiya M, Takeuchi T, Harada E. Lemon oil vapor causes an anti-stress effect via modulating the 5-HT and DA activities in mice. Behav Brain Res 2006; 172: 240–249

[356] Kong DG, Zhao Y, Li GH, Chen BJ, Wang XN, Zhou HL, Lou HX, Ren DM, Shen T. The genus Litsea in traditional Chinese medicine: an ethnomedical, phytochemical and pharmacological review. J Ethnopharmacol 2015; 164: 256–264

[357] Kothavade PS, Nagmoti DM, Bulani VD, Juvekar AR. Arzanol, a potent mPGES-1 inhibitor: novel anti-inflammatory agent. ScientificWorldJournal 2013; 2013: 986429

[358] Koytchev R, Alken RG, Dundarov S. Balm mint extract (Lo-701) for topical treatment of recurring herpes labialis. Phytomedicine 1999; 6: 225–230

[359] Kramer A, Eggers M, Hübner N-O, Walger P, Steinmann E, Exner M. Virucidal gargling and virucidal nasal spray. GMS Hyg Infect Control 2021; 18: 16

[360] Kraus P. Aromamassage und Hydrotherapie. In: Zimmermann E, Hrsg. Handbuch zur Aromapraxis-Ausbildung. Glengarriff: AiDA; 2002

[361] Krishnan P, Yan KJ, Windler D, Tubbs J, Grand R, Li BDL, Aldaz CM, McLarty J, Kleiner-Hancock HE. Citrus auraptene suppresses cyclin D 1 and significantly delays N-methyl nitrosourea induced mammary carcinogenesis in female Sprague-Dawley rats. BMC Cancer 2009; 9: 259

[362] Krist S. Lexikon der pflanzlichen Fette und Öle. Wien: Springer; 2013

[363] Krist S. Wissenswertes und Neues aus der Welt der pflanzlichen Fette und Öle. Vortrag Farfalla-Konferenz, 6. Juni 2015. Zürich: Farfalla; 2015

[364] Krist S, Halwachs L, Sallaberger G, Buchbauer G. Effects of scents on airborne microbes, part I: thymol, eugenol, trans-cinnamaldehyde and linalool. Flavour Frag J 2007; 22: 44–48

[365] Krist S, Sato K, Glasl S, Hoeferl M, Saukel J. Antimicrobial effect of vapours of terpineol, (R)-(-)-linalool, carvacrol, (S)-(-)-perillaldehyde and 1,8-cineole on airborne microbes using a room diffuser. Flavour Frag J 2008; 23: 353–356

[366] Kristiniak S, Harpel J, Breckenridge DM, Buckle J. Black pepper essential oil to enhance intravenous catheter insertion in patients with poor vein visibility: a controlled study. J Altern Complement Med 2012; 18: 1003–1007

[367] Kritsidima M, Newton T, Asimakopoulou K. The effects of lavender scent on dental patient anxiety levels: a cluster randomised-controlled trial. Community Dent Oral Epidemiol 2010; 38: 83–87

[368] Kuhn KS, Muscaritoli M, Wischmeyer P, Stehle P. Glutamine as indispensable nutrient in oncology: experimental and clinical evidence. Eur J Nutr 2010; 49: 197–210

[369] Kuhn P, Astruc D, Messer J, Marlier L. Exploring the olfactory environment of premature newborns: a French survey of health care and cleaning products used in neonatal units. Acta Paediatr 2011; 100: 334–339

[370] Kumar A, Samarth RM, Yasmeen S, Sharma A, Sugahara T, Terado T, Kimura H. Anticancer and radioprotective potentials of Mentha piperita. Biofactors 2004; 22(1–4): 87–91

[371] Kumar PS, Febriyanti RM, Sofyan FF, Luftimas DE, Abdulah R. Anticancer potential of Syzygium aromaticum L. in MCF-7 human breast cancer cell lines. Pharmacognosy Res 2014; 6: 350–354

[372] Kuriyama H, Watanabe S, Nakaya T, Shigemori I, Kita M, Yoshida N, Masaki D, Tadai T, Ozasa K, Fukui K, Imanishi J. Immunological and psychological benefits of aromatherapy massage. Evid Based Complement Alternat Med 2005; 2: 179–184

[373] Lan-Phi NT, Shimamura T, Ukeda H, Sawamura M. Chemical and aroma profiles of yuzu (Citrus junos) peel oils of different cultivars. Food Chemistry 2009; 115(3): 1042–1047

[374] Landvatter U, Saller R, Reichling J. Antibakterielle Wirkung von australischem Teebaumöl gegen verschiedene Pseudomonaden. Erfahrungsheilkunde 2001; 50: 340–348

[375] Lane B, Cannella K, Bowen C, Copelan D, Nteff G, Barnes K, Poudevigne M, Lawson J. Examination of the effectiveness of peppermint aromatherapy on nausea in women post C-section. J Holist Nurs 2012; 30: 90–104; quiz 105–106

[376] Langhorst J, Varnhagen I, Schneider SB, Albrecht U, Rueffer A, Stange R, Michalsen A, Dobos GJ. Randomised clinical trial: a herbal preparation of myrrh, chamomile and coffee charcoal compared with mesalazine in maintaining remission in ulcerative colitis – a double-blind, double-dummy study. Aliment Pharmacol Ther 2013; 38: 490–500

[377] Lawless J. Aromatherapy and the Mind. London: Thorsons; 1994

[378] Lawless J. Die illustrierte Enzyklopädie der Aromaöle. München: Scherz; 1996

[379] Le Faou M, Beghe T, Bourguignon E, Dei Tos S, Dupre T, Saunier M, Scaravelli J. The effects of the application of Dermasport® plus Solution Cryo® in physiotherapy. Int J Aromather 2005; 15: 123–128

[380] Lebensmittelkontrolle Schweiz. Einstufung, Kennzeichnung und Verpackung ätherischer Öle gemäss Chemikalienrecht (System GHS/CLP). Merkblatt D 05_GHS. Ver. 5.0 – 10/2013. Im Internet: lebensmittelkontrolle.lu.ch/-/media/Lebensmittelkontrolle/Dokumente/Merkblaetter_und_Formulare/Chemikaliensicherheit/Chemsuisse_Merkblaetter/Diverse_produktorientierte/Merkblatt_D 05_aetherische_Oele_GHS_CLP_lu.pdf; Stand: 10.06.2016

[381] Leder FB, von Kalckreuth KS. Glücksgriffe: Balance für Körper und Geist mit der TouchLife-Massage. Weil der Stadt: Natura Viva; 2009

[382] Lee CB, Ha US, Lee SJ, Kim SW, Cho YH. Preliminary experience with a terpene mixture versus ibuprofen for treatment of category III chronic prostatitis/chronic pelvic pain syndrome. World J Urol 2006; 24: 55–60

[383] Lee IS, Lee GJ. Effects of lavender aromatherapy on insomnia and depression in women college students. Taehan Kanho Hakhoe Chi 2006; 36: 136–143

[384] Lee MS, Choi J, Posadzki P, Ernst E. Aromatherapy for health care: an overview of systematic reviews. Maturitas March 2012; 71: 257–260

[385] Lee SH, Heo Y, Kim YC. Effect of German chamomile oil application on alleviating atopic dermatitis-like immune alterations in mice. J Vet Sci 2010; 11: 35–41

[386] Lee SY. The effect of lavender aromatherapy on cognitive function, emotion, and aggressive behavior of elderly with dementia. Taehan Kanho Hakhoe Chi 2005; 35: 303–312

[387] Lee YL, Wu Y, Tsang HWH, Leung AY, Cheung WM. A systematic review on the anxiolytic effects of aromatherapy in people with anxiety symptoms. J Altern Complement Med 2011; 17: 101–108

[388] Legrum W. Riechstoffe, zwischen Gestank und Duft. Wiesbaden: Springer Spektrum; 2015

[389] Lehrner J, Eckersberger C, Walla P, Pötsch G, Deecke L. Ambient odor of orange in a dental office reduces anxiety and improves mood in female patients. Physiol Behav 2000; 71(1–2): 83–86

[390] Lehrner J, Marwinski G, Lehr S, Johren P, Deecke L. Ambient odors of orange and lavender reduce anxiety and improve mood in a dental office. Physiol Behav 2005; 86(1–2): 92–95

[391] Lekshmi PC, Arimboor R, Nisha VM, Menon AN, Raghu KG. In vitro antidiabetic and inhibitory potential of turmeric (Curcuma longa L) rhizome against cellular and LDL oxidation and angiotensin converting enzyme. J Food Sci Technol 2014; 51: 3910–3917

[392] Lewith GT, Godfrey AD, Prescott P. A single-blinded, randomized pilot study evaluating the aroma of Lavandula augustifolia as a treatment for mild insomnia. J Altern Complement Med 2005; 11: 631–637

[393] Li Q. Effect of forest bathing trips on human immune function. Environ Health Prev Med 2010; 15: 9–17

[394] Li Q, Kobayashi M, Wakayama Y, Inagaki H, Katsumata M, Hirata Y, Hirata K, Shimizu T, Kawada T, Park BJ, Ohira T, Kagawa T, Miyazaki Y. Effect of phytoncide from trees on human natural killer cell function. Int J Immunopathol Pharmacol 2009; 22: 951–959

[395] Li WR, Shi QS, Liang Q, Xie XB, Huang XM, Chen YB. Antibacterial activity and kinetics of Litsea cubeba oil on Escherichia coli. PLoS One 2014; 9: e110 983

[396] Lillehei AS, Halcón LL, Savik K, Reis R. Effect of inhaled lavender and sleep hygiene on self-reported sleep issues: a randomized controlled trial. J Altern Complement Med 2015; 21: 430–438

[397] Lin PW, Chan WC, Ng BF, Lam LC. Efficacy of aromatherapy (Lavandula angustifolia) as an intervention for agitated behaviours in Chinese older persons with dementia: a cross-over randomized trial. Int J Geriatr Psychiatry 2007; 22: 405–410

[398] Lindemann B, Ogiwara Y, Ninomiya Y. The discovery of umami. Chem Senses 2002; 27: 843–844

[399] Lindenmann HP. Galerie der Düfte. Maienfels: Eigenverlag; 2005

[400] Lis-Balchin M, Hart SL. Studies on the mode of action of the essential oil of lavender (Lavandula angustifolia P. Miller). Phytother Res 1999; 13: 540–542

[401] Lis-Balchin M, Buchbauer G, Hirtenlehner T, Resch M. Antimicrobial activity of Pelargonium essential oils added to a quiche filling as a model food system. Appl Microbiol 1998; 27: 207–210

[402] Lis-Balchin M, Hart SL, Deans SG. Pharmacological and antimicrobial studies on different tea-tree oils (Melaleuca alternifolia, Leptospermum scoparium or Manuka and Kunzea ericoides or Kanuka), originating in Australia and New Zealand. Phytother Res 2000; 14: 623–629

[403] Loizzo MR, Saab AM, Tundis R, Statti GA, Menichini F, Lampronti I, Gambari R, Cinatl J, Doerr HW. Phytochemical analysis and in vitro antiviral activities of the essential oils of seven Lebanon species. Chem Biodivers 2008; 5(3): 461–70

[404] Lorenzi V, Muselli A, Bernardini AF, Berti L, Pagès JM, Amaral L, Bolla JM. Geraniol restores antibiotic activities against Geraniol restores antibiotic activities against multidrug-resistant isolates from gram-negative species. Antimicrob Agents Chemother 2009; 53: 2209–2211

[405] Louis M, Kowalski SD. Use of aromatherapy with hospice patients to decrease pain, anxiety, and depression and to promote an increased sense of well-being. Am J Hosp Palliat Care 2002; 19: 381–386

[406] Loutrari H, Hatziapostolou M, Skouridou V, Papadimitriou E, Roussos, C, Kolisis FN, Papapetropoulos A. Perillyl alcohol is an angiogenesis inhibitor. J Pharmacol Exp Ther 2004; 311: 568–575

[407] Lu TC, Liao JC, Huang TH, Lin YC, Liu CY, Chiu YJ, Peng WH. Analgesic and anti-inflammatory activities of the methanol extract from Pogostemon cablin. Evid Based Complement Alternat Med 2011; 2011: 671 741

[408] Lua PL, Zakaria NS. A brief review of current scientific evidence involving aromatherapy use for nausea and vomiting. J Altern Complem Med 2012; 18: 534–540

[409] Lua PL, Salihah N, Mazlan N. Effects of inhaled ginger aromatherapy on chemotherapy-induced nausea and vomiting and health-related quality of life in women with breast cancer. Complement Ther Med 2015; 23: 396–404

[410] Lucas L, Russell A, Keast R. Molecular mechanisms of inflammation. Anti-inflammatory benefits of virgin olive oil and the phenolic compound oleocanthal. Curr Pharm Des 2011; 17: 754–768

[411] Lucks BC, Sørensen J, Veal L. Vitexagnus-castus essential oil and menopausal balance: a self-care survey. Complement Ther Nurs Midwifery 2002; 8: 148–154

[412] Lübke KT, Pause BM. Always follow your nose: the functional significance of social chemosignals in human reproduction and survival. Horm Behav 2015; 68: 134–44

[413] Maddocks-Jennings W, Wilkinson JM, Shillington D. Novel approaches to radiotherapy-induced skin reactions: a literature review. Complement Ther Clin Pract 2005; 11: 224–231

[414] Maddocks-Jennings W, Wilkinson JM, Cavanagh HM, Shillington D. Evaluating the effects of the essential oils Leptospermum scoparium (manuka) and Kunzea ericoides (kanuka) on radiotherapy induced mucositis: a randomized, placebo controlled feasibility study. Eur J Oncol Nurs 2009; 13: 87–93

[415] Madisch A, Heydenreich CJ, Wieland V, Hufnagel R, Hotz J. Treatment of functional dyspepsia with a fixed peppermint oil and caraway oil combination preparation as compared to cisapride. A multicenter, reference-controlled double-blind equivalence study. Arzneimittelforschung 1999; 49: 925–932

[416] Mailhebiau P. La Nouvelle Aromatherapie. Etoile-sur-Rhône: Etoile-sur-Rhône: Editions Jakin; 1994

[417] Majid A, Burenhult N. Odors are expressible in language, as long as you speak the right language. Cognition 2014; 130: 266–270

[418] Makaronidis J, Mok J, Balogun N, Magee CG, Omar RZ, Carnemolla A, Batterham RL. Seroprevalence of SARS-CoV-2 antibodies in people with an acute loss in their sense of smell and/or taste in a community-based population in London, UK: An observational cohort study. PLoS Med 2020; 17(10): e1003358

[419] Małachowska B, Fendler W, Pomykała A, Suwała S, Młynarski W. Essential oils reduce autonomous response to pain sensation during self-monitoring of blood glucose among children with diabetes. Pediatr Endocrinol Metab 2016; 29: 47–53

[420] Malik T, Singh P, Pant S, Chauhan N, Lohani H. Potentiation of antimicrobial activity of ciprofloxacin by Pelargonium graveolens essential oil against selected uropathogens. Phytother Res 2011; 25: 1225–1128

[421] Malle B, Schmickl H. Ätherische Öle selbst herstellen. 6. Aufl. Bielefeld: Die Werkstatt; 2017

[422] Mancini E, De Martino L, Marandino A, Scognamiglio MR, De Feo V. Chemical composition and possible in vitro phytotoxic activity of Helichrsyum italicum (Roth) Don ssp. italicum. Molecules 2011; 16: 7 725–7 735

[423] Marlier L, Gaugler C, Messer J. Olfactory stimulation prevents apnea in premature newborns. Pediatrics 2005; 115: 83–88

[424] Marongiu B, Piras A, Porcedda S, Falconieri D, Maxia A, Frau MA, Gonçalves MJ, Cavaleiro C, Salgueiro L. Isolation of the volatile fraction from Apium graveolens L. (Apiaceae) by supercritical carbon dioxide extraction and hydrodistillation: Chemical composition and antifungal activity. Nat Prod Res 2012; 27: 1521–1527

[425] Martin GN. The effect of exposure to odor on the perception of pain. Psychosom Med 2006; 68: 613–616

[426] Maruyama N. The effects of essential oils on inflammation and superficial mycoses. Vortrag, 9/2012. Dublin: Botanica2012-Konferenz; 2012

[427] Maruyama N, Takizawa T, Ishibashi H, Hisajima T, Inouye S, Yamaguchi H, Abe S. Protective activity of geranium oil and its component, geraniol, in combination with vaginal washing against vaginal candidiasis in mice. Biol Pharm Bull 2008; 31: 1501–1506

[428] Maruyama N, Tansho-Nagakawa S, Miyazaki, C, Shimomura K, Ono Y, Abe S. Inhibition of Neutrophil Adhesion and Antimicrobial Activity by Diluted Hydrosol Prepared from Rosa damascena. Biol Pharm Bull 2017; 40(2): 161–168

[429] Marzouk TM, El-Nemer AM, Baraka HN. The effect of aromatherapy abdominal massage on alleviating menstrual pain in nursing students: a prospective randomized cross-over study. Evid Based Complement Alternat Med 2013; 2013: 742421

[430] Mascher H, Kikuta Ch, Schiel H. Pharmacokinetics of carvone and menthol after administration of peppermint oil and caraway oil containing enteric formulation. Wien Med Wochenschr 2002; 152 (15–16): 432–436

[431] Maßberg D, Hatt H. Human olfactory receptors: novel cellular functions outside of the nose. Physiol Rev 2018; 98: 1739–1763

[432] Maßberg D, Simon A, Häussinger D, Keitel V, Gisselmann G, Conrad H, Hatt H. Monoterpene (-)-citronellal affects hepatocarcinoma cell signaling via an olfactory receptor. Arch Biochem Biophys 2015; 566: 100–109

[433] Matsubara E, Fukagawa M, Okamoto T, Fukuda A, Hayashi C, Ohnuki K, Shimizu K, Kondo R. Volatiles emitted from the leaves of Laurus nobilis L. improve vigilance performance in visual discrimination task. Biomed Res 2011; 32: 19–28

[434] Matsumoto T, Kimura T, Hayashi T. Does Japanese Citrus Fruit Yuzu (Citrus junos Sieb. ex Tanaka) fragrance have lavender-like therapeutic effects that alleviate premenstrual emotional symptoms? A single-blind randomized crossover study. J Altern Complement Med 2017; 23(6): 461–470

[435] Maudsley F, Kerr KG. Microbiological safety of essential oils used in complementary therapies and the activity of these compounds against bacterial and fungal pathogens. Support Care Cancer 1999; 7: 100–102

[436] Mauker SW. Ätherische Öle bei Unruhezuständen. 4. Internationaler Aromakongress. Sulzberg: Primavera Life; 2003

[437] Max-Planck-Gesellschaft. Die Natur als Apotheke: Pflanzlicher Wirkstoff tötet Nierenkrebszellen. Pressemeldung, 17. März 2015. Im Internet: www.mpg.de/9 035 539/englerin-a-nierenkrebs; Stand: 10.06.2016

[438] Maxwell-Hudson C. Das große Handbuch der Massage. Augsburg: Weltbild; 1996

[439] May B, Köhler S, Schneider B. Efficacy and tolerability of a fixed combination of peppermint oil and caraway oil in patients suffering from functional dyspepsia. Aliment Pharmacol Ther 2000; 14: 1671–1677

[440] Mazandarani M, Mirdeilami SZ, Pessarakli M. Essential oil composition and antibacterial activity of Achillea millefolium L. from different regions in North east of Iran. J Med Plant Res 2013; 7: 1063–1069

[441] McCaffrey RJ, Duff K, Solomon GS. Olfactory dysfunction discriminates probable Alzheimer's dementia from major depression: a cross-validation and extension. J Neuropsychiatry Clin Neurosci 2000; 12: 29–33

[442] McCaffrey R, Thomas DJ, Kinzelman AO. The effects of lavender and rosemary essential oils on test-taking anxiety among graduate nursing students. Holist Nurs Pract 2009; 23: 88–93

[443] McCready J, Moss M. Rosemary aroma may help you remember to do things. Pressemeldung, 9. April 2013. Im Internet: www.sciencedaily.com/releases/2013/04/130409091104.htm; Stand: 10.06.2016

[444] McCulloch M, Jezierski T, Broffman M, Hubbard A, Turner K, Janecki T. Diagnostic accuracy of canine scent detection in early- and late-stage lung and breast cancers. Integr Cancer Ther 2006; 5: 30–39

[445] McGuffin M, Hobbs C, Upton R, Goldberg A, eds. American Herbal Products Association's Botanical Safety Handbook. 2nd ed. Boca Raton: CRC Press; 2013

[446] Mcilvoy L, Richmer L, Kramer D, Jackson R, Shaffer L, Lawrence J, Inman K. The efficacy of aromatherapy in the treatment of postdischarge nausea in patients undergoing outpatient abdominal surgery. J Perianesth Nurs 2015; 30: 383–388

[447] Mediavilla V, Steinemann S. Essential oil of Cannabis sativa L. strains. JIHA 1997; 4: 80–82

[448] Meister TL, Brüggemann Y, Todt D, Conzelmann C, Müller JA, Groß R, Münch J, Krawczyk A, Steinmann J, Steinmann J, Pfaender S, Steinmann E. Virucidal Efficacy of Different Oral Rinses Against Severe Acute Respiratory Syndrome Coronavirus 2. The Journal of Infectious Diseases 2020; 222(8): 1289–1292

[449] Melli MS, Rashidi MR, Nokhoodchi A, Tagavi S, Farzadi L, Sadaghat K, Tahmasebi Z, Sheshvan MK. A randomized trial of peppermint gel, lanolin ointment, and placebo gel to prevent nipple crack in primiparous breastfeeding women. Med Sci Monit 2007a; 13: CR406–CR411

[450] Melli SM, Rashidi MR, Delazar A, Madarek E, Kargar Maher MH, Ghasemzadeh A, Sadaghat K, Tahmasebi Z. Effect of peppermint water on prevention of nipple cracks in lactating primiparous women: a randomized controlled trial. Int Breastfeed J 2007b; 2: 7

[451] de Melo GD, Lazarini F, Levallois S, Hautefort C, Michel V, Larrous F, Verillaud B, Aparicio C, Wagner S, Gheusi G, Kergoat L, Kornobis E, Donati F, Cokelaer T, Hervochon R, Madec Y, Roze E, Salmon D, Bourhy H, Lecuit M, Lledo PM. COVID-19-related anosmia is associated with viral persistence and inflammation in human olfactory epithelium and brain infection in hamsters. Sci Transl Med 2021; 13(596): eabf8396

[452] Menichini F, Tundis R, Loizzo MR, Bonesi M, Provenzano E, de Cindio B, Menichini F. In vitro photo-induced cytotoxic activity of Citrus bergamia and C. medica L. cv. Diamante peel essential oils and identified active coumarins. Pharm Biol 2010; 48: 1059–1065

[453] Merat S, Khalili S, Mostajabi P, Ghorbani A, Ansari R, Malekzadeh R. The effect of enteric-coated, delayed-release peppermint oil on irritable bowel syndrome. Dig Dis Sci 2010; 55: 1385–1390

[454] Mesfin M, Asres K, Shibeshi W. Evaluation of anxiolytic activity of the essential oil of the aerial part of Foeniculum vulgare Miller in mice. BMC Complement Altern Med 2014; 14: 310

[455] Micklefield G, Jung O, Greving I, May B. Effects of intraduodenal application of peppermint oil (WS(R) 1340) and caraway oil (WS(R) 1520) on gastroduodenal motility in healthy volunteers. Phytother Res 2003; 17: 135–140

[456] Mildner S. Human pheromones and body scents: Do they influence our behaviour? Diplomarbeit. Wien: Universität Wien; 2012

[457] Milinski M, Croy I, Hummel T, Boehm T. Major histocompatibility complex peptide ligands as olfactory cues in human body odour assessment. Proc Biol Sci 2013; 280: 20 122 889
[458] Millar BC, Moore JE. Successful topical treatment of hand warts in a paediatric patient with tea tree oil (Melaleuca alternifolia). Complement Ther Clin Pract 2008; 14: 225–227
[459] Miller JA, Hakim IA, Chew W, Thompson P, Thomson CA, Chow HH. Adipose tissue accumulation of d-limonene with the consumption of a lemonade preparation rich in d-limonene content. Nutr Cancer 2010; 62: 783–788
[460] Miller JA, Thompson PA, Hakim IA, Sherry Chow HH, Thomson CA. d-Limonene: a bioactive food component from citrus and evidence for a potential role in breast cancer prevention and treatment. Oncol Rev 2011; 5: 31–42
[461] Miller JA, Thompson PA, Hakim IA, Lopez AM, Thomson CA, Chew W, Hsu CH, Chow HH. Safety and feasibility of topical application of limonene as a massage oil to the breast. J Cancer Ther 2012; 3 (5A). doi: 10.4236/jct.2012325094
[462] Miller JA, Pappan K, Thompson PA, Want EJ, Siskos AP, Keun HC, Wulff J, Hu C, Lang JE, Chow HH. Plasma metabolomic profiles of breast cancer patients after short-term limonene intervention. Cancer Prev Res (Phila) 2015; 8: 86–93
[463] Miquel K, Pradines A, Tercé F, Selmi S, Favre G. Competitive inhibition of choline phosphotransferase by geranylgeraniol and farnesol inhibits phosphatidylcholine synthesis and induces apoptosis in human lung adenocarcinoma A549 cells. J Biol Chem 1998; 273: 26179–26186
[464] Mitic M, Zrnić A, Wanner J, Stappen I. Clary Sage Essential Oil and Its Effect on Human Mood and Pulse Rate: An in vivo Pilot Study. Planta Med 2020; 86(15): 1125–1132
[465] Mitoshi M, Kuriyama I, Nakayama H, Miyazato H, Sugimoto K, Kobayashi Y, Jippo T, Kanazawa K, Yoshida H, Mizushina Y. Effects of essential oils from herbal plants and citrus fruits on DNA polymerase inhibitory, cancer cell growth inhibitory, antiallergic, and antioxidant activities. J Agric Food Chem 2012; 60: 11343–11350
[466] Mizuno S, Kato K, Ono Y, Yano K, Kurosaka H, Takahashi A, Abeta H, Kushiro T, Miyamoto S, Kurihara R, Hiki N, Kaminishi M, Iwasaki A, Arakawa Y. Oral peppermint oil is a useful antispasmodic for double-contrast barium meal examination. J Gastroenterol Hepatol 2006; 21: 1297–1301
[467] Moein MR, Zomorodian K, Pakshir K, Yavari F, Motamedi M, Zarshenas MM. Trachyspermum ammi (L.) sprague: chemical composition of essential oil and antimicrobial activities of respective fractions. Evid Based Complementary Altern Med 2015; 20: 50–56
[468] Moeini M, Khadibi M, Bekhradi R, Mahmoudian SA, Nazari F. Effect of aromatherapy on the quality of sleep in ischemic heart disease patients hospitalized in intensive care units of heart hospitals of the Isfahan University of Medical Sciences. Iran J Nurs Midwifery Res 2010; 15: 234–239
[469] Mojay G. Aromatherapie für die Seele. Goldmann: München; 1999
[470] Montibeler J, Domingos TDS, Braga EM, Gnatta JR, Kurebayashi LFS, Kurebayashi AK. Effectiveness of aromatherapy massage on the stress of the surgical center nursing team: a pilot study. Rev Esc Enferm USP 2018; 52: 03348
[471] Moore SJ, Darling ST, Sihuincha M, Padilla N, Devine GJ. A low-cost repellent for malaria vectors in the Americas: results of two field trials in Guatemala and Peru. Malar J 2007; 6: 101
[472] Mori TA, Bao DQ, Burke V, Puddey VIB, Beilin LJ. Docosahexaenoic acid but not eicosapentaenoic acid lowers ambulatory blood pressure and heart rate in humans. In: Hypertension 1999; 34 (2): 253–60
[473] Morris N. The effects of lavender (Lavendula angustifolium) baths on psychological well-being: two exploratory randomised control trials. Complement Ther Med 2002; 10: 223–228
[474] Moser E, McCulloch M. Canine scent detection of human cancers: a review of methods and accuracy. J Vet Behav 2010; 5: 145–152
[475] Moslemi F, Alijaniha F, Naseri M, Kazemnejad A, Charkhkar M, Heidari MR. Citrus aurantium Aroma for Anxiety in Patients with Acute Coronary Syndrome: A Double-Blind Placebo-Controlled Trial. J Altern Complement Med 2019; 25(8): 833–839
[476] Moss M, Oliver L. Plasma 1,8-cineole correlates with cognitive performance following exposure to rosemary essential oil aroma. Ther Adv Psychopharmacol 2012; 2: 103–113
[477] Moss M, Cook J, Wesnes K, Duckett P. Aromas of rosemary and lavender essential oils differentially affect cognition and mood in healthy adults. Int J Neurosci 2003; 113: 15–38
[478] Moss M, Hewitt S, Moss L, Wesnes K. Modulation of cognitive performance and mood by aromas of peppermint and ylang-ylang. Int J Neurosci 2008; 118: 59–77
[479] Moss L, Rouse M, Wesnes KA, Moss M. Differential effects of the aromas of Salvia species on memory and mood. Hum Psychopharmacol 2010; 25: 388–396
[480] Moteki H, Hibasami H, Yamada Y, Katsuzaki H, Imai K, Komiya T. Specific induction of apoptosis by 1,8-cineole in two human leukemia cell lines, but not in a human stomach cancer cell line. Oncol Rep 2002; 9: 757–760
[481] Muchtaridi, Subarnas A, Apriyantono A, Mustarichie R. Identification of compounds in the essential oil of nutmeg seeds (Myristica fragrans Houtt.) that inhibit locomotor activity in mice. Int J Mol Sci 2010; 11: 4771–4781

[482] Müller M. Essential Oil Components and Volatile Organic Compounds as Pheromones. Diplomarbeit. München: Universität München; 2010

[483] Müller SF, Klement S. A combination of valerian and lemon balm is effective in the treatment of restlessness and dyssomnia in children. Phytomedicine 2006; 13: 383–387

[484] Mullins P. The role of aromatherapy in stroke rehabilitation. IJCA 2009; 6: 43–47

[485] Murakami S, Shirota T, Hayashi S, Ishizuka B. Aromatherapy for outpatients with menopausal symptoms in obstetrics and gynecology. J Altern Complement Med 2005; 11: 491–494

[486] Murbach Teles Andrade BF, Conti BJ, Santiago KB, Fernandes Júnior A, Sforcin JM. Cymbopogon martinii essential oil and geraniol at noncytotoxic concentrations exerted immunomodulatory/anti-inflammatory effects in human monocytes. J Pharm Pharmacol 2014; 66: 1491–1496

[487] Murray CJL. Global burden of bacterial antimicrobial resistance in 2019: a systematic analysis. Januar 2022. www.thelancet.com/journals/lancet/article/PIIS0140-6736(21)02724-0/fulltext

[488] Murti K, Panchal MA, Gajera V, Solanki J. Pharmacological Properties of Matricaria recutita: a review. Pharmacologia 2012; 3: 348–351

[489] Musthafa KS, Voravuthikunchai SP. Anti-virulence potential of eugenyl acetate against pathogenic bacteria of medical importance. Antonie Van Leeuwenhoek 2015; 107: 703–710

[490] Muzzarelli L, Force M, Sebold M. Aromatherapy and reducing preprocedural anxiety: a controlled prospective study. Gastroenterol Nurs 2006; 29: 466–471

[491] My TTA, Loan HTP, Hai NTT, Hieu LT, Hoa TT, Thuy BTP, Quang DT, Triet NT, Anh TTV, Dieu NTX, Trung NT, Hue NV, Tat PV, Tung VT, Nhung NTA. Evaluation of the Inhibitory Activities of COVID-19 of Melaleuca cajuputi Oil Using Docking Simulation. ChemistrySelect 2020;5(21): 6312–6320

[492] Nagai K, Niijima A, Horii Y, Shen J, Tanida M. Olfactory stimulatory with grapefruit and lavender oils change autonomic nerve activity and physiological function. Auton Neurosci 2014; 185: 29–35

[493] Naganuma M, Hirose S, Nakayama Y, Nakajima K, Someya T. A study of the phototoxicity of lemon oil. Arch Dermatol 1985; 278: 31–36

[494] Najafi Z, Taghadosi M, Sharifi K, Farrokhian A, Tagharrobi Z. The effects of inhalation aromatherapy on anxiety in patients with myocardial infarction: a randomized clinical trial. Iran Red Crescent Med J 2014; 16: e15485

[495] Namazi M, Amir Ali Akbari S, Mojab F, Talebi A, Alavi Majd H, Jannesari S. Aromatherapy with citrus aurantium oil and anxiety during the first stage of labor. Iran Red Crescent Med J 2014; 16: e18371

[496] National Toxicology Program (NTP). NTP Toxicology and Carcinogenesis Studies of Methyleugenol (CAS NO. 93–15–2) in F344/N Rats and B6C 3F1 Mice (Gavage Studies). Natl Toxicol Program Tech Rep Ser 2000; 491: 1–412

[497] Navarra M, Mannucci C, Delbò M, Calapai G. Citrus bergamia essential oil: from basic research to clinical application. Front Pharmacol 2015; 6: 36

[498] Nazzaro F, Fratianni F, De Martino L, Coppola R, De Feo V. Effect of Essential Oils on Pathogenic Bacteria. Pharmaceuticals 2013; 6: 1451–1474

[499] Ndao DH, Ladas EJ, Cheng B, Sands SA, Snyder KT, Garvin JH Jr, Kelly KM. Inhalation aromatherapy in children and adolescents undergoing stem cell infusion: results of a placebo-controlled double-blind trial. Psychooncology 2012; 21: 247–254

[500] Neerman M. Sesquiterpene lactones: a diverse class of compounds found in essential oils possessing antibacterial and antifungal properties. Int J Aromather 2003; 13(2–3): 114–120

[501] Neuhaus EM, Zhang W, Gelis L, Deng Y, Noldus J, Hatt H. Activation of an olfactory receptor inhibits proliferation of prostate cancer cells. J Biol Chem 2009; 284: 16218–16225

[502] Ni CH, Hou WH, Kao CC, Chang ML, Yu LF, Wu CC, Chen C. The anxiolytic effect of aromatherapy on patients awaiting ambulatory surgery: a randomized controlled trial. Evid Based Complement Alternat Med 2013; 2013: 927419

[503] Nord D, Belew J. Effectiveness of the essential oils lavender and ginger in promoting children's comfort in a perianesthesia setting. J Perianesth Nurs 2009; 24: 307–312

[504] Nguyen Q, Paton C. The use of aromatherapy to treat behavioural problems in dementia. Int J of Geriatr Psychiatry 2008; 23: 337–346

[505] O'Flaherty LA, van Dijk M, Albertyn R, Millar A, Rode H. Aromatherapy massage seems to enhance relaxation in children with burns: An observational pilot study. Burns 2012; 38: 840–845

[506] Ogata I, Kawanai T, Hashimoto E, Nishimura Y, Oyama Y, Seo H. Bisabololoxide A, one of the main constituents in German chamomile extract, induces apoptosis in rat thymocytes. Arch Toxicol 2010; 84:45–52

[507] Ohloff G. Riechstoffe und Geruchssinn – die molekulare Welt der Düfte. Berlin: Springer; 1990

[508] Ohloff G. Irdische Düfte – himmlische Lust. Basel: Birkhäuser; 1992

[509] Olivero JTV, Nerlis P, Pájaro C, Stashenko E. Antiquorum sensing activity of essential oils isolated from different species of the genus Piper. Vitae 2011; 18: 77–82

[510] Otaki JM, Yamamoto H, Firestein S. Odorant receptor expression in the mouse cerebral cortex. J Neurobiol 2004; 58: 315–327

[511] Ou MC, Lee YF, Li CC, Wu SK. The effectiveness of essential oils for patients with neck pain: a randomized controlled study. J Altern Complement Med 2014; 20(10): 771–9

[512] Ou MC, Hsu TF, Lai AC, Lin YT, Lin CC. Pain relief assessment by aromatic essential oil massage on outpatients with primary dysmenorrhea: a randomized, double-blind clinical trial. J Obstet Gynaecol Res 2012; 38: 817–822

[513] Papaefthimiou D, Papanikolaou A, Falara V, Givanoudi S, Kostas S, Kanellis AK. Genus Cistus: a model for exploring labdane-type diterpenes' biosynthesis and a natural source of high value products with biological, aromatic, and pharmacological properties. Front Chem 2014; 2: 35

[514] Pappas R. EOU Database, Amyris balsamifera L. Essential Oil University. Im Internet: essentialoils.org; Stand: 30.09.2016

[515] Patel RM, Malaki Z. The effect of a mouthrinse containing essential oils on dental plaque and gingivitis. Evid Based Dent 2008; 9: 18–19

[516] Patil S, Prakash T, Kotresha D, Rao NR, Pandy N. Antihyperlipidemic potential of Cedrus deodara extracts in monosodium glutamate induced obesity in neonatal rats. Indian J Pharmacol 2011; 43: 644–647

[517] Pathak S, Wanjari MM, Jain SK, Tripathi M. Evaluation of antiseizure activity of essential oil from roots of Angelica archangelica Linn. in mice. Indian J Pharm Sci 2010; 72: 371–375

[518] Paul S, Kang SC. Studies on the viability and membrane integrity of human spermatozoa treated with essential oil of Trachyspermum ammi (L.) Sprague ex Turrill fruit. Andrologia 2012; 44 (Suppl 1): 117–125

[519] Pauli A, Schilcher H. In vitro Activities of Essential Oils Monographed in the European Pharmacopoeia 6th Edition. In: Baser KHC, Buchbauer G, eds. Handbook of Essential Oils: Science, Technology, and Applications. Boca Raton: CRC Press; 2009: 353–548

[520] Pause B. Alles Geruchssache: Wie unsere Nase steuert, was wir wollen und wen wir lieben. München: Piper; 2020

[521] Paza C, Cárcamo G, Silva M, Becerra J, Urrutia H, Sossa K. Drimendiol, a drimane sesquiterpene with quorum sensing inhibition activity. Nat Prod Commun 2013; 8: 147–148

[522] Perna S, Spadaccini D, Botteri L, Girometta C, Riva A, Allegrini P, Petrangolini G, Infantino V, Rondanelli M. Efficacy of bergamot: From anti-inflammatory and anti-oxidative mechanisms to clinical applications as preventive agent for cardiovascular morbidity, skin diseases, and mood alterations. Food Sci Nutr 2019; 7(2): 369–384

[523] Perriot R, Breme K, Meierhenrich UJ, Carenini E, Ferrando G, Baldovini N. Chemical composition of French mimosa absolute oil. J Agric Food Chem 2010; 58: 1844–1849

[524] Perry N, Perry E. Aromatherapy in the management of psychiatric disorders: clinical and neuropharmacological perspectives. CNS Drugs 2006; 20: 257–280

[525] Perry NS, Houghton PJ, Theobald A, Jenner P, Perry EK. In-vitro inhibition of human erythrocyte acetylcholinesterase by salvia lavandulaefolia essential oil and constituent terpenes. J Pharm Pharmacol 2000; 52: 895–902

[526] Perry NS, Houghton PJ, Sampson J, Theobald AE, Hart S, Lis-Balchin M, Hoult JR, Evans P, Jenner P, Milligan S, Perry EK. In-vitro activity of S. lavandulaefolia (Spanish sage) relevant to treatment of Alzheimer's disease. J Pharm Pharmacol 2001; 53: 1347–1356

[527] Perry NSL, Houghton PJ, Jenner P, Keith A, Perry EK. Salvia lavandulaefolia essential oil inhibits cholinesterase in vivo. Phytomedicine 2002; 9: 48–51

[528] Perry NSL, Bollen C, Perry EK, Ballard C. Salvia for dementia therapy: review of pharmacological activity and pilot tolerability clinical trial. Pharmacol Biochem Behav 2003; 75: 669–674

[529] Perry R, Terry R, Watson LK, Ernst E. Is lavender an anxiolytic drug? A systematic review of randomised clinical trials. Phytomedicine 2012; 19(8–9): 825–835

[530] Pfeifer AC, Ditzen B, Neubauer E, Schiltenwolf M. Wirkung von Oxytocin auf das menschliche Schmerzerleben. Schmerz 2016; 30: 457–469

[531] Pfetzing U. Vorstellung eines neuen Riechkurztests. Dissertation. Dresden: Technische Universität Dresden; 2008

[532] Phillips LR, Malspeis L, Supko JG. Pharmacokinetics of active drug metabolites after oral administration of perillyl alcohol, an investigational antineoplastic agent to the dog. Drug Metab Dispos 1995; 23: 676–680

[533] Pibiri MC, Goel A, Vahekeni N, Roulet CA. Indoor air purification and ventilation systems sanitation with essential oils. Int J Aromather 2006; 16: 149–153

[534] Piccaglia R, Marotti M, Galletti GC: Guido C. Galletti effect of mineral fertilizers on the composition of Salvia officinalis oil. JEOR 1989; 1: 73–83

[535] Pichot JC. Die sechs Qualitäten von Ylang Ylang. Forum Essenzia 2000; 17: 15–17

[536] Pinto JM, Wroblewski KE, Kern DW, Schumm LP, McClintock MK. Olfactory dysfunction predicts 5-year mortality in older adults. PLoS One 2014; 9: e107541

[537] Pluznick JL, Zou DJ, Zhang X, Yan Q, Rodriguez-Gil DJ, Eisner C, Wells E, Greer CA, Wang T, Firestein S et al. Functional expression of the olfactory signaling system in the kidney. Proc Natl Acad Sci USA 2009, 106: 2059–2064

[538] Pollmer U, Fock A, Gonder U, Haug K. Liebe geht durch die Nase. Köln: Kiepenheuer & Witsch; 1997

[539] Prapassorn Rakthaworn P, Dilokkunanant U, Sukkatta U, Vajrodaya S, Haruethaitanasan V, Pitpiangchan P, Punjee P. Extraction methods for tuberose oil and their chemical components. Kasetsart J. (Nat. Sci.) 2009; 43: 204–211

[540] Prehn-Kristensen A, Wiesner C, Bergmann TO, Wolff S, Jansen O, Mehdorn HM, Roman Ferstl R, Pause BM. Induction of empathy by the smell of anxiety. PLoS One 2009; 4: e5987

[541] Preti G, Cutler WB, Garcia CR, Huggins GR, Lawley HJ. Human axillary secretions influence women's menstrual cycles: the role of donor extract of females. Horm Behav 1986; 20: 474–482

[542] Preti G, Wysocki CJ, Barnhart KT, Sondheimer SJ, Leyden JJ. Male axillary extracts contain pheromones that affect pulsatile secretion of luteinizing hormone and mood in women recipients. Biol Reprod 2003; 68: 2107–2113

[543] Price L, Price S. Aromatherapy for Health Professionals. 4. Aufl. Edinburgh: Churchill Livingstone; 2012

[544] Prichard A. The use of essential oils to treat snoring. Phytother Res 2004; 18: 696–699

[545] Prichard C, Newcomb P. Benefit to family members of delivering hand massage with essential oils to critically Ill patients. Am J Crit Care 2015; 24: 446–449

[546] Pschyrembel W. Pschyrembel Klinisches Wörterbuch. 266. Aufl. Berlin: de Gruyter; 2015

[547] Qasemzadeh MJ, Sharifi H, Hamedanian M, Gharehbeglou M, Heydari M, Sardari M, Akhlaghdoust M, Minae MB. The Effect of Viola odorata Flower Syrup on the Cough of Children With Asthma: A Double-Blind, Randomized Controlled Trial. J Evid Based Complementary Altern Med 2015; 20(4): 287–91

[548] Racine P, Baylac S. Inhibition of 5-lipoxigenase by essential oils and other natural fragrant extracts. Int J Aromather 2003; 13: 138–142

[549] Rädlein U. Statt Amputation: Ein paar Tropfen Teebaum täglich. Forum Essenzia 1995; 7: 13–14

[550] Rätsch C. Räucherstoffe – der Atem des Drachen. Aarau: AT Verlag; 1999

[551] Raffai G, Khang G, Vanhoutte PM. Vanillin and vanillin analogues relax porcine coronary and basilar arteries by inhibiting L-type Ca2 + channels. J Pharmacol Exp Ther 2014; 352: 14–22

[552] Rai M, Kateryna Kon K. Fighting Multidrug Resistance with Herbal Extracts, Essential Oils and Their Components. London: Academic Press; 2013

[553] Ramadan M. Isolierung und Pharmakokinetik des Proazulens Matricin aus Matricaria recutita L. Dissertation. Marburg: Universität Marburg; 2005

[554] Rashidi Fakari F, Tabatabaeichehr M, Kamali H, Rashidi Fakari F, Naseri M. Effect of inhalation of aroma of geranium essence on anxiety and physiological parameters during first stage of labor in nulliparous women: a randomized clinical trial. J Caring Sci 2015; 4: 135–141

[555] Ravizza R, Gariboldi MB, Molteni R, Monti E. Linalool, a plant-derived monoterpene alcohol, reverses doxorubicin resistance in human breast adenocarcinoma cells. Oncol Rep 2008; 20: 625–630

[556] Rehländer J. Geruchsforschung: Wenn die Nase leuchtet. Pressemeldung Volkswagenstiftung, 26. März 2012. www.volkswagenstiftung.de/nc/de/servob/presse/pressedet/news/detail/artikel/geruchsforschung-wenn-die-nase-leuchtet.html; Stand: 10.06.2016

[557] Reichling J. Antiviral and Virucidal Properties of Essential Oils and Isolated Compounds – A Scientific Approach. Planta Med May 2021

[558] Reichling J. Ätherische Öle als Phyto-Antiinfektiva. Vortrag Farfalla-Konferenz, 6. Juni 2015. Zürich: Farfalla; 2015

[559] Reichling J. Antibakterielle Wirkung von ätherischen Ölen unter besonderer Berücksichtigung des Problemkeims Staphylococcus aureus. Zeitschrift für Phytotherapie 2014; 35(04): 161–166

[560] Reichling J, Iten F, Saller R. Australisches Teebaumöl (Melaleuca aetheroleum) – Pharmazeutische Qualität, Wirksamkeit und Toxizität. Z Phytother 2003; 3: 32–39

[561] Reichling J, Schnitzler P, Suschke U, Saller R. Essential oils of aromatic plants with antibacterial, antifungal, antiviral, and cytotoxic properties – an overview. Forsch Komplementmed 2009; 16: 79–90

[562] Reischer W. Plakat Fette Öle. Klosterneuburg; 2010

[563] Remberg P, Björk L, Hedner T, Sterner O. Characteristics, clinical effect profile and tolerability of a nasal spray preparation of Artemisia abrotanum L. for allergic rhinitis. Phytomedicine 2004; 11: 36–42

[564] Reuter J, Wölfle U, Weckesser S, Schempp C. Which plant for which skin disease? Part 1: Atopic dermatitis, psoriasis, acne, condyloma and herpes simplex. J Dtsch Dermatol Ges 2010a; 8: 788–796

[565] Reuter J, Wölfle U, Korting HC, Schempp C. Which plant for which skin disease? Part 2: Dermatophytes, chronic venous insufficiency, photoprotection, actinic keratoses, vitiligo, hair loss, cosmetic indications. J Dtsch Dermatol Ges 2010b; 8: 866–873

[566] Rho K, Han S, Kim K, Lee M. Effects of aromatherapy massage on anxiety and self-esteem in korean elderly women: a pilot study. Int J Neurosci 2006; 116: 1447–1455

[567] Rigano D, Formisano C, Senatore F, Piacente S, Pagano E, Capasso R, Borrelli F, Izzo AA. Intestinal antispasmodic effects of Helichrysum italicum (Roth) Don ssp. italicum and chemical identification of the active ingredients. J Ethnopharmacol 2013; 150: 901–906

[568] Rippe O, Madejsky M, Ammann M, Ochsener P, Rätsch C. Paracelsusmedizin. Altes Wissen in der Heilkunst von heute. Aarau: AT Verlag; 2002

[569] Robacker DC, Hendry LB. Neral and Geranial: Components of the sex pheromone of the parasitic wasp Itoplectis conquisitor. J Chem Ecol 1977; 3: 563–577

[570] Rogerio AP, Andrade EL, Leite DF, Figueiredo CP, Calixto JB. Preventive and therapeutic anti-inflammatory properties of the sesquiterpene alpha-humulene in experimental airways allergic inflammation. Br J Pharmacol 2009; 158: 1074–1087

[571] Rokbeni N, M'rabet Y, Dziri S, Chaabane H, Jemli M, Fernandez X, Boulila A. Variation of the chemical composition and antimicrobial activity of the essential oils of natural populations of Tunisian Daucus carota L. (Apiaceae). Chem Biodivers 2013; 10: 2278–2290

[572] Rosato A, Piarulli M, Corbo F, Muraglia M, Carone A, Vitali ME, Vitali C. In vitro effect of some essential oils administered alone or in combination with Norfloxacin. Phytomedicine 2007; 14: 727–732

[573] Rose JE, Behm FM. Inhalation of vapor from black pepper extract reduces smoking withdrawal symptoms. Drug Alcohol Depend 1994; 34: 225–229

[574] Rout PK, Naik SN, Rao YR. Liquid CO2 extraction of flowers and fractionation of floral concrete of Michelia champaca Linn. J Supercrit Fluids 2011; 56: 249–252

[575] Royal Botanic Gardens, Kew and Missouri Botanical Garden. The Plant List. Im Internet: www.theplantlist.org; Stand: 31.05.2016

[576] Rozenkrantz L, Zachor D, Heller I, Snitz K, Secundo L, Sobel N. A mechanistic link between olfaction and autism spectrum disorder. Curr Biol 2015; 25: 1904–1910

[577] Roth L, Daunderer M, Kormann K. Giftpflanzen Pflanzengifte. Landsberg: ecomed; 1994

[578] Rovesti P, Fischer-Rizzi S, Hrsg. Auf der Suche nach den verlorenen Düften. Eine aromatische Kulturgeschichte. München: Hugendubel; 1997

[579] Runkel U. Keimsanierung mit ätherischen Ölen – eine wirksame Methode bei Antibiotikaresistenz? Jugend-forscht-Arbeit im Fachgebiet Biologie. Karlsruhe; 2003

[580] Russo R, Cassiano MG, Ciociaro A, Adornetto A, Varano GP, Chiappini C, Berliocchi L, Tassorelli C, Bagetta G, Corasaniti MT. Role of D-limonene in autophagy induced by bergamot essential oil in SH-SY5Y neuroblastoma cells. PLoS One 2014; 9: e113682

[581] Russo R, Corasaniti MT, Bagetta G, Morrone LA. Exploitation of cytotoxicity of some essential oils for translation in cancer therapy. Evid Based Complement Alternat Med 2015; 2015: 397821

[582] Sadlon AE, Lamson DW. Immune-modifying and antimicrobial effects of Eucalyptus oil and simple inhalation devices. Altern Med Rev 2010; 15: 33–47

[583] Saeidnia S, Gohari AR, Mokhber-Dezfuli N, Kiuchi F. A review on phytochemistry and medicinal properties of the genus Achillea. Daru 2011; 19: 173–186

[584] Safayhi H, Sabieraj J, Sailer ER, Ammon HP. Chamazulene: an antioxidant-type inhibitor of leukotriene B4 formation. Planta Med 1994; 60: 410–413

[585] Sain S, Naoghare PK, Devi SS, Daiwile A, Krishnamurthi K, Arrigo P, Chakrabarti T. Beta caryophyllene and caryophyllene oxide, isolated from Aegle marmelos, as the potent anti-inflammatory agents against lymphoma and neuroblastoma cells. Antiinflamm Antiallergy Agents Med Chem 2014; 13: 45–55

[586] Sakamoto Y, Ebihara S, Ebihara T, Tomita N, Toba K, Freeman S, Arai H, Kohzuki M. Fall prevention using olfactory stimulation with lavender odor in elderly nursing home residents: a randomized controlled trial. J Am Geriatr Soc 2012; 60: 1005–1011

[587] Sakr H, Schmidt S, Bereswill S, Heimesaat MM, Melzig MF. Essential Oils from Cinnamon and Clove Enhance the Effects of Antibiotics Against Multi-drug-resistant Pathogens. Zeitschrift für Phytotherapie 2021; 42(05): 233–240

[588] Samadi S, Khadivzadeh T, Emami A, Moosavi NS, Tafaghodi M, Behnam HR. The effect of Hypericum perforatum on the wound healing and scar of cesarean. J Altern Complement Med 2010; 16: 113–117

[589] Samarth RM, Panwar M, Kumar M, Kumar A. Radioprotective influence of Mentha piperita (Linn) against gamma irradiation in mice: Antioxidant and radical scavenging activity. Int J Radiat Biol 2006; 82: 331–337

[590] Samojlik I, Mijatović V, Petković S, Skrbić B, Božin B. The influence of essential oil of aniseed (Pimpinella anisum, L.) on drug effects on the central nervous system. Fitoterapia 2012; 83: 1466–1473

[591] Sankar D, Rao MR, Sambandam G, Pugalendi KV. Effect of sesame oil on diuretics or Beta-blockers in the modulation of blood pressure, anthropometry, lipid profile, and redox status. Yale J Biol Med 2006; 79(1): 19–26

[592] Santos FA, Rao VSN. Antiinflammatory and antinociceptive effects of 1,8-cineole a terpenoid oxide present in many plant essential oils. Phytother Res 2000; 14: 240–244

[593] Santos MRV, Moreira FV, Fraga BP, De Sousa DP, Bonjardim LR, Quintans-Junior LJ. Cardiovascular effects of monoterpenes: a review. Rev Bras Farmacogn 2011; 21: 764–771

[594] Saraswati S, Kumar S, Alhaider AA. α-santalol inhibits the angiogenesis and growth of human prostate tumor growth by targeting vascular endothelial growth factor receptor 2-mediated AKT/mTOR/P70S6K signaling pathway. Mol Cancer 2013; 12: 147

[595] Sasannejad P, Saeedi M, Shoeibi A, Gorji A, Abbasi M, Foroughipour M. Lavender essential oil in the treatment of migraine headache: a placebo-controlled clinical trial. Eur Neurol 2012; 67: 288–2891

[596] Satchell AC, Saurajen A, Bell C, Barnetson RS. Treatment of interdigital tinea pedis with 25 % and 50 % tea tree oil solution: a randomized, placebo-controlled, blinded study. Australas J Dermatol 2002; 43: 175–178

[597] Sato K, Krist S, Buchbauer G. Antimicrobial effect of trans-cinnamaldehyde, (-)-perillaldehyde, (-)-citronellal, citral, eugenol and carvacrol on airborne microbes using an airwasher. Biol Pharm Bull 2006; 29: 2292–2294

[598] Sato K, Krist S, Buchbauer G. Antimicrobial effect of vapors of geraniol, (R)-(-)-linalool, terpineol, g-terpinene and 1,8-cineole on airborne microbes using an airwasher. Flavour Frag J 2007; 22: 435–437

[599] Satyal P, Pappas R. Adulteration analysis in essential oils. IJPHA 2015; 5: 33–39

[600] Savelev S, Okello E, Perry NSL, Wilkins RM, Perry EK. Synergistic and antagonistic interactions of anticholinesterase terpenoids in Salvia lavandulaefolia essential oil. Pharmacol Biochem Behav 2003; 75: 661–668

[601] Savino F, Cresi F, Castagno E, Silvestro L, Oggero R. A randomized double-blind placebo-controlled trial of a standardized extract of Matricariae recutita, Foeniculum vulgare and Melissa officinalis (ColiMil) in the treatment of breastfed colicky infants. Phytother Res 2005; 19: 335–340

[602] Sayorwan W, Siripornpanich V, Piriyapunyaporn T, Hongratanaworakit T, Kotchabhakdi N, Ruangrungsi N. The effects of lavender oil inhalation on emotional states, autonomic nervous system, and brain electrical activity. J Med Assoc Thai 2012; 95: 598–606

[603] Sayorwan W, Ruangrungsi N, Piriyapunyporn T, Hongratanaworakit T, Kotchabhakdi N, Siripornpanich V. Effects of inhaled rosemary oil on subjective feelings and activities of the nervous system. Sci Pharm 2013; 81: 531–542

[604] Schilcher H. Die Kamille: Ein Handbuch für Ärzte, Apotheker und andere Naturwissenschaftler. Stuttgart: Wissenschaftliche Verlagsgesellschaft; 1987

[605] Schilcher H, Kammerer S, Wegener T. Leitfaden Phytotherapie. München: Elsevier; 2010

[606] Schindler-Hermann C. Düfte und Salben der Bibel. Schopfheim: Eigenverlag; 2000

[607] Schleicher P. Natürlich heilen mit Schwarzkümmelöl. München: Südwest; 1996

[608] Schleicher P. Argan-Öl – die heilende Wirkung des marokkanischen Goldes. München: Südwest; 2004

[609] Schmidt K, Podmore I. Current challenges in volatile organic compounds analysis as potential biomarkers of cancer. J Biomark 2015; 2015: 981458

[610] Schmitt S, Schäfer UF, Döbler L, Reichling J. Variation of in vitro human skin permeation of rose oil between different application sites. Forsch Komplementmed 2010; 17: 126–131

[611] Schnaubelt K. Neue Aromatherapie. Köln: vgs; 1995

[612] Schnaubelt K. The Healing Intelligence of Essential Oils: The Science of Advanced Aromatherapy. Rochester, Vermont: Healing Art Press; 2011

[613] Schnitzler P, Schon K, Reichling J. Antiviral activity of Australian tea tree oil and eucalyptus oil against herpes simplex virus in cell culture. Pharmazie 2001; 56: 343–347

[614] Scholey AB, Tildesley NT, Ballard CG, Wesnes KA, Tasker A, Perry EK, Kennedy D. An extract of Salvia (sage) with anticholinesterase properties improves memory and attention in healthy older volunteers. Psychopharmacology 2008; 198: 127–139

[615] Schuhmacher A, Reichling J, Schnitzler P. Virucidal effect of peppermint oil on the enveloped viruses herpes simplex virus type 1 and type 2 in vitro. Phytomedicine 2003; 10(6–7): 504–510

[616] Schulz V. Johanniskraut und Ciclosporin. Z Phytother 2005; 3: 126–127

[617] Seal S, Chatterjee P, Bhattacharya S, Pal D, Dasgupta S, Kundu R, Mukherjee S, Bhattacharya S, Bhuyan M, Bhattacharyya PR, Baishya G, Barua NC, Baruah PK, Rao PG, Bhattacharya S. Vapor of volatile oils from Litsea cubeba seed induces apoptosis and causes cell cycle arrest in lung cancer cells. PLoS One 2012; 7: e47 014

[618] Secundo L, Snitz K, Weissler K, Pinchover L, Shoenfeld Y, Loewenthal R, Agmon-Levin N, Frumin I, Bar-Zvi D, Shushan S, Sobel N. Individual olfactory perception reveals meaningful nonolfactory genetic information. Proc Natl Acad Sci U S A 2015; 112: 8750–8755

[619] Seifritz E, Schläfke S, Holsboer-Trachsler E. Beneficial effects of Silexan on sleep are mediated by its anxiolytic effect. J Psychiatr Res 2019; 115: 69–74

[620] Senapati S, Banerjee S, Gangopadhyay DN. Evening primrose oil is effective in atopic dermatitis: a randomized placebo-controlled trial. Indian J Dermatol Venereol Leprol 2008; 74: 447–752

[621] Seol GH, Shim HS, Kim PJ, Moon HK, Lee KH, Shim I, Suh SH, Min SS. Antidepressant-like effect of Salvia sclarea is explained by modulation of dopamine activities in rats. J Ethnopharmacol 2010; 130: 187–190

[622] Seol GH, Lee YH, Kang P, You JH, Park M, Min SS. Randomized controlled trial for Salvia sclarea or Lavandula angustifolia: differential effects on blood pressure in female patients with urinary incontinence undergoing urodynamic examination. J Altern Complement Med 2013; 19: 664–67

[623] Setzer WN. Essential oils and anxiolytic aromatherapy. Nat Prod Commun 2009; 4: 1305–1316

[624] Shahgholian N, Dehghan M, Mortazavi M, Gholami F, Valiani M. Effect of aromatherapy on pruritus relief in hemodialysis patients. Iran J Nurs Midwifery Res 2010; 15: 240–244

[625] Sharma PR, Mondhe DM, Muthiah S, PAL HC, Shahi AK, Saxena AK, Qazi GN. Anticancer activity of an essential oil from Cymbopogon flexuosus. Chem Biol Interact 2009; 179(2–3): 160–168

[626] Shavakhi A, Ardestani SK, Taki M, Goli M, Keshteli AH. Premedication with peppermint oil capsules in colonoscopy: a double blind placebo-controlled randomized trial study. Acta Gastroenterol Belg 2012; 75: 349–353

[627] Shayesteh M, Vaez-Mahdavi MR, Shams J, Kamalinejad M, Faghihzadeh S, Gholami-Fesharaki M, Gharebaghi R, Heidary F. Effects of Viola odorata as an Add-On Therapy on Insomnia in Patients with Obsession or Depression: A Pilot Randomized Double-Blind Placebo-Controlled Trial. J Altern Complement Med 2020; 26(5): 398–408. doi: 10.1089/acm.20190254

[628] Sheikhan F, Jahdi F, Khoei EM, Shamsalizadeh N, Sheikhan M, Haghani H. Episiotomy pain relief: use of lavender oil essence in primiparous Iranian women. Complement Ther Clin Pract 2012; 18: 66–70

[629] Sherry E, Boeck H, Warnke PH. Percutaneous treatment of chronic MRSA osteomyelitis with a novel plant-derived antiseptic. BMC Surg 2001a; 1: 1

[630] Sherry E, Boeck H, Warnke PH. Topical application of a new formulation of eucalyptus oil phytochemical clears methicillin-resistant Staphylococcus aureus infection. Am J Infect Control 2001b; 29: 346

[631] Shi W, Gould MN. Induction of cytostasis in mammary carcinoma cells treated with the anticancer agent perillyl alcohol. Carcinogenesis 2002; 23: 131–142

[632] Shiina Y, Funabashi N, Lee K, Toyoda T, Sekine T, Honjo S, Hasegawa R, Kawata T, Wakatsuki Y, Hayashi S, Murakami S, Koike K, Daimon M, Komuro I. Relaxation effects of lavender aromatherapy improve coronary flow velocity reserve in healthy men evaluated by transthoracic Doppler echocardiography. Int J Cardiol 2008; 129: 193–197

[633] Shimada K, Fukuda S, Maeda K, Kawasaki T, Kono Y, Jissho S, Taguchi H, Yoshiyama M, Yoshikawa J. Aromatherapy alleviates endothelial dysfunction of medical staff after night-shift work: preliminary observations. Hypertens Res 2011; 34: 264–267

[634] Shin BC, Lee MS. Effects of aromatherapy acupressure on hemiplegic shoulder pain and motor power in stroke patients: a pilot study. J Altern Complement Med 2007; 13: 247–251

[635] Shinde UA, Phadke AS, Nair AM, Mungantiwar AA, Dikshit VJ, Saraf MN. Studies on the anti-inflammatory and analgesic activity of Cedrus deodara (Roxb.) Loud. wood oil. J Ethnopharmacol 1999; 65: 21–27

[636] Shyamala BN, Naidu MM, Sulochanamma G, Srinivas P. Studies on the antioxidant activities of natural vanilla extract and its constituent compounds through in vitro models. J Agric Food Chem 2007; 55: 7738–7743

[637] Si L, Chen Y, Han X, Zhan Z, Tian S, Cui Q, Wang Y. Chemical composition of essential oils of Litsea cubeba harvested from its distribution areas in China. Molecules 2012; 17: 7057–7066

[638] Siddique HR, Mishra SK, Karnes RJ, Saleem M. Lupeol, a novel androgen receptor inhibitor: implications in prostate cancer therapy. Clin Cancer Res 2011; 17: 5379–5391

[639] Sienkiewicz M, Głowacka A, Poznańska-Kurowska K, Kaszuba A, Urbaniak A, Kowalczyk E. The effect of clary sage oil on staphylococci responsible for wound infections. Postep Derm Alergol 2015; 32: 21–26

[640] Sigurdsson S, Ögmundsdottir HM, Gudbjarnason S. Strong antiproliferative activity resulted from the two most abundant furanocoumarins in the tincture, imperatorin and xanthotoxin. Z Naturforsch C2004; 59: 523–527

[641] Sigurdsson S, Ogmundsdottir HM, Hallgrimsson J, Gudbjarnason S. Antitumour activity of Angelica archangelica leaf extract. In Vivo 2005a; 19: 191–194

[642] Sigurdsson S, Ogmundsdottir HM, Gudbjarnason S. The cytotoxic effect of two chemotypes of essential oils from the fruits of Angelica archangelica L. Anticancer Res 2005b; 25(3B): 1877–1880

[643] Silva F, Ferreira S, Queiroz JA, Domingues FC. Coriander (Coriandrum sativum L.) essential oil: its antibacterial activity and mode of action evaluated by flow cytometry. J Med Microbiol 2011; 60 (Pt 10): 1479–1486

[644] Silva GL, Luft C, Lunardelli A, Amaral RH, Melo DA, Donadio MV, Nunes FB, Azambuja MS, Santana JC, Moraes CM, Mello RO, Cassel E, Pereira MA, Oliveira JR. Antioxidant, analgesic and anti-inflammatory effects of lavender essential oil. An Acad Bras Cienc 2015; 87 (2 Suppl): 1397–1408

[645] Snow AL, Hovanec L, Brandt J. A controlled trial of aromatherapy for agitation in nursing home patients with dementia. J Altern Complement Med 2004; 10: 431–437

[646] Soares BV, Morais SM, dos Santos Fontenelle RO, Queiroz VA, Vila-Nova NS, Pereira CM, Brito ES, Neto MA, Brito EH, Cavalcante CS, Castelo-Branco DS, Rocha MF. Antifungal activity, toxicity and chemical composition of the essential oil of Coriandrum sativum L. fruits. Molecules 2012; 17: 8439–8448

[647] Sobral MV, Xavier AL, Lima TC, de Sousa DP. Antitumor activity of monoterpenes found in essential oils. ScientificWorldJournal. 2014; 2014: 953451

[648] Soden K, Vincent K, Craske S, Lucas C, Ashley S. A randomized controlled trial of aromatherapy massage in a hospice setting. Palliat Med 2004; 18: 87–92

[649] Solomons S. Using aromatherapy massage to increase shared attention behaviours in children with autistic spectrum disorders and severe learning difficulties. Brit J Special Education 2005; 32: 127–137

[650] Sonn A, Bühring U. Heilpflanzen in der Pflege. Bern: Huber; 2004

[651] Sonnemann I. Interaktionen zwischen Pflanzen und Bodenlebewelt. Pflanzengesundheit und Ökosystemfunktionen. Dissertation. Gießen: Universität Gießen; 2003

[652] Spehr J. Molekulare Mechanismen der Chemorezeption trigeminaler Neurone von Säugetieren. Dissertation. Bochum: Universität Bochum; 2004

[653] Spehr M, Gisselmann G, Poplawski A, Riffell JA, Wetzel CH, Zimmer RK, Hatt H. Identification of a testicular odorant receptor mediating human sperm chemotaxis. Science 2003, 299: 2054–2058

[654] Spehr M, Schwane K, Heilmann S, Gisselmann G, Hummel T, Hatt H. Dual capacity of a human olfactory receptor. Curr Biol 2004; 14: 832–833

[655] Stadelmann I. Die Hebammensprechstunde. Ermengerst: Eigenverlag; 1994

[656] Stadelmann I. Bewährte Aromamischungen. Ermengerst: Eigenverlag; 2001

[657] Stahl-Biskup E. Die chemische Extravaganz der Zitrusfrüchte. Forum Essenzia 2004; 26: 3–5

[658] Stanciu I, Larsson M, Nordin S, Adolfsson R, Nilsson LG, Olofsson JK. Olfactory impairment and subjective olfactory complaints independently predict conversion to dementia: a longitudinal, population-based study. J Int Neuropsychol Soc 2014; 20: 209–217

[659] Stange R, Schaper S, Uehleke B, Dienel A, Schlaefke S. Phase II study on the effects of lavender oil (Silexan) in patients with neurasthenia, post-traumatic stress disorders or somatisation disorder. Focus Altern Complement Ther 2007; 12(s1): 46

[660] Štefanidesová K, Škultéty L, OAE Sparagano, Špitalská E. The repellent efficacy of eleven essential oils against adult Dermacentor reticulatus ticks. Ticks Tick Borne Dis 2017; 8(5): 780–786

[661] Steflitsch W, Wolz D, Buchbauer G, Hrsg. Aromatherapie in Wissenschaft und Praxis. Wiggensbach: Stadelmann; 2013

[662] Stegemann T. KlappKarten Biochemie. München: Elsevier; 2002

[663] Steglich W, Fugmann B, Lang-Fugmann S. Römpp Lexikon Naturstoffe. Stuttgart: Thieme; 1997

[664] Stiftung Warentest. Ernährung und Kosmetik. Mineralöle: Unter Verdacht. Test 2015a; 6

[665] Stiftung Warentest. Mineralöle in Kosmetika: Kritische Stoffe in Cremes, Lippenpflegeprodukten und Vaseline. 26.05.2015b. Im Internet: www.test.de/Mineraloele-in-Kosmetika-Kritische-Stoffe-in-Cremes-Lippenpflegeprodukten-und-Vaseline-4853357-0/; Stand: 10.06.2016

[666] Stoeken JE, Paraskevas S, van der Weijden GA. The long-term effect of a mouthrinse containing essential oils on dental plaque and gingivitis: a systematic review. J Periodontol 2007; 78: 1218–1228

[667] Stong C. Smell tests show potential for early detection of Alzheimer's disease. Neurology Reviews 2014; 22: 8

[668] Stringer J, Donald G. Aromasticks in cancer care: an innovation not to be sniffed at. Complement Ther Clin Pract 2011; 17: 116–121

[669] Svoboda K, Hampson JB. Bioactivity of essential oils of temperate aromatic plants: antibacterial, antioxidant, antiinflammatory and other related pharmacological activities. IENICA Newsletter 1999; 22: 1–17

[670] Svoboda KP, Svoboda TG. Secretory Structures of Aromatic and Medicinal Plants: A Review and Atlas of Micrographs. Knighton: Microscopix Publications; 2000

[671] Svoboda KP, Ruzickova G, Allan R, Hampson JB. An investigation into drop sizes of essential oils using different dropper types. Int J Aromather 2001; 10: 99–103

[672] Swamy MP, Sinniah UR. A comprehensive review on the phytochemical constituents and pharmacological activities of Pogostemon cablin Benth.: an aromatic medicinal plant of industrial importance. Molecules 2015; 20: 8 521–8 547

[673] Szabó MA, Varga GZ, Hohmann J, Schelz Z, Szegedi E, Amaral J et al. Inhibition of quorum-sensing signals by essential oils. Phytother Res 2010; 24 : 782–786

[674] Taavoni S, Darsareh F, Joolaee S, Haghani H. The effect of aromatherapy massage on the psychological symptoms of postmenopausal Iranian women. Complement Ther Med 2013; 21: 158–163

[675] Tabatabaeichehr M, Mortazavi H. The Effectiveness of Aromatherapy in the Management of Labor Pain and Anxiety: A Systematic Review. Ethiop J Health Sci 2020; 30(3): 449–458

[676] Tadokoro Y, Shigeko Horiuchi S, Takahata K, Shuo T, Sawano E, Shinohara K. Changes in salivary oxytocin after inhalation of clary sage essential oil scent in term-pregnant women: a feasibility pilot study. BMC Res Notes 2017; Dec 8;10(1): 717

[677] Tafazoli V, Shahriari M, Heydari M, Nikbakht HA, Zarshenaas MM, Nimrouzi M. The effect of viola odorata l. Oil for fever in children: a randomized triple-blinded placebo-controlled clinical trial. Curr Drug Discov Technol 2020; 17(5): 696–703

[678] Tanaka T, Kawabata K, Kakumoto M, Hara A, Murakami A, Kuki W, Takahashi Y, Yonei H, Maeda M, Ota T, Odashima S, Yamane T, Koshimizu K, Ohigashi H. Citrus auraptene exerts dose-dependent chemopreventive activity in rat large bowel tumorigenesis: the inhibition correlates with suppression of cell proliferation and lipid peroxidation and with induction of phase II drug-metabolizing enzymes. Cancer Res 1998; 58: 2550–2556

[679] Taverna G, Tidu L, Grizzi F, Torri V, Mandressi A, Sardella P, La Torre G, Cocciolone G, Seveso M, Giusti G, Hurle R, Santoro A, Graziotti P. Olfactory system of highly trained dogs detects prostate cancer in urine samples. J Urol 2015; 193: 1382–1387

[680] Tayarani-Najaran Z, Talasaz-Firoozi E, Nasiri R, Jalali N, Hassanzadeh MK. Antiemetic activity of volatile oil from Mentha spicata and Mentha × piperita in chemotherapy-induced nausea and vomiting. Ecancermedicalscience 2013, 7: 290

[681] Tembhurne SV, Feroz S, More BH, Sakarkar DM. A review on therapeutic potential of Nigella sativa (kalonji) seeds. J Med Plant Res 2014; 8: 167–177

[682] Teuscher E. Biogene Arzneimittel. Stuttgart: Wissenschaftliche Verlagsgesellschaft; 1997

[683] Teuscher E. Gewürzdrogen. Stuttgart: Wissenschaftliche Verlagsgesellschaft; 2003

[684] Teuscher E. Wirkungsmechanismen ätherischer Öle. In: Steflitsch W, Wolz D, Buchbauer G, Hrsg. Aromatherapie in Wissenschaft und Praxis. Wiggensbach: Stadelmann; 2013: 18–24

[685] Teuscher E, Melzig M, Villmann E, Möritz KU. Untersuchungen zum Wirkungsmechanismus ätherischer Öle. Z Phytother 1990; 3: 87–92

[686] Theierl S, Lexa N. Aromapflege Palliative Care für Einsteiger, Bd. 2. Esslingen: hospiz verlag; 2015

[687] Thomann PA, Dos Santos V, Seidl U, Toro P, Essig M, Schröder J. MRI-derived atrophy of the olfactory bulb and tract in mild cognitive impairment and Alzheimer's disease. J Alzheimers Dis 2009; 17: 213–221

[688] Thorgrimsen LM, Spector AE, Wiles A, Orrell M. Aroma therapy for dementia. Cochrane Database Syst Rev 2003; (3): CD003150

[689] Tildesley NT, Kennedy DO, Perry EK, Ballard CG, Savelev S, Wesnes KA, Scholey AB. Salvia lavandulaefolia (Spanish sage) enhances memory in healthy young volunteers. Pharmacol Biochem Behav 2003; 75: 669–674

[690] Tildesley NT, Kennedy DO, Perry EK, Ballard CG, Wesnes KA, Scholey AB. Positive modulation of mood and cognitive performance following administration of acute doses of Salvia lavandulae folia essential oil to healthy young volunteers. Physiol Behav 2005; 83: 699–709

[691] Tillett J, Ames D. The uses of aromatherapy in women's health. J Perinat Neonatal Nurs 2010; 24: 238–245

[692] Tisserand M. Aromatherapy vs MRSA: Antimicrobial Essential Oils to Combat Bacterial Infection, Including the Superbug. London: Singing Dragon; 2014

[693] Tisserand R. New Perspectives on Essential Oil Safety. Proceedings of the 1995 Aroma Conference. Int J Aromather 1995; 20

[694] Tisserand RB, Hrsg. Gattefossés Aromatherapie. Der Klassiker der Aromatherapie. Aarau: AT Verlag; 1998

[695] Tisserand R, Young R. Essential Oil Safety. Edinburgh: Churchill Livingstone; 2014

[696] Titze O, Söffker-Ziolkowski U. Pflanzliche Öle. Weleda Nachrichten 204. Schwäbisch Gmünd: Weleda; 1996

[697] Tognolini M, Ballabeni V, Bertoni S, Bruni R, Impicciatore M, Barocelli E. Protective effect of Foeniculum vulgare essential oil and anethole in an experimental model of thrombosis. Pharmacol Res 2007; 56: 254–260

[698] Topçu G, Gören A. Biological activity of diterpenoids isolated from Anatolian Lamiaceae plants. Rec Nat Prod 2007; 1: 1–16

[699] Torres Salazar A, Hoheisel J, Youns M, Wink M. Antiinflammatory and anti-cancer activities of essential oils and their biological constituents. Int J Clin Pharmacol Ther 2011; 49: 93–95

[700] Trhlin M, Rajchard J. Chemical communication in the honeybee (Apis mellifera L.): a review. Veterinarni Medicina 2011; 56: 265–273

[701] Tsiri D, Graikou K, Pobłocka-Olech L, Krauze-Baranowska M, Spyropoulos C, Chinou I. Chemosystematic value of the essential oil composition of Thuja species cultivated in Poland – antimicrobial activity. Molecules 2009; 14: 4707–4715

[702] Turek C, Stintzing FC. Stability of essential oils: a review. Compr Rev Food Sci Food Saf 2013; 12: 40–53

[703] Uehleke B, Schaper S, Dienel A, Schlaefke S, Stange R. Phase II trial on the effects of Silexan in patients with neurasthenia, post-traumatic stress disorder or somatization disorder. Phytomedicine 2012; 19 (8–9): 665–671

[704] Ueki S, Niinomi K, Takashima Y, Kimura R, Komai K, Murakami K, Fujiwara C. Effectiveness of aromatherapy in decreasing maternal anxiety for a sick child undergoing infusion in a paediatric clinic. Complement Ther Med 2014; 22: 1019–1026

[705] Unger M. Wie Naturstoffe die Bioverfügbarkeit von Arzneistoffen beeinflussen. Pharm Ztg 2004; 149: 21–28

[706] Usta C, Tanyeri-Bayraktar B, Bayraktar S. Pain Control with Lavender Oil in Premature Infants: A Double-Blind Randomized Controlled Study. J Altern Complement Med 2021; 27(2): 136–141

[707] Valnet J. Aromatherapie – Die Behandlung der Krankheiten mit Pflanzenessenzen. Lausanne: Kart; 1976

[708] Valussi M. The ecological role of essential oils and their possible therapeutic activities: what has the study of co-evolution and of synergy to say about it? Vortrag, 9/2014. Dublin: Botanica2014-Konferenz; 2014

[709] Valussi M, Antonelli M, Donelli D, Firenzuoli F. Appropriate use of essential oils and their components in the management of upper respiratory tract symptoms in patients with COVID-19. Journal of Herbal Medicine 2021; 28: 100451

[710] Valussi M, Donelli D, Firenzuoli F, Antonelli M. Bergamot Oil: Botany, Production, Pharmacology. Encyclopedia. 2021; 1(1): 152–176

[711] van Rensen I. Mentha × piperita L. – die Pfefferminze bei Verdauungsbeschwerden. Z Phytother 2004; 25: 118–125

[712] van Toller S, Dodd G: Perfumery: The Psychology and Biology of Fragrance. London: Chapman and Hall; 1988.

[713] Varney E, Buckle J. Effect of inhaled essential oils on mental exhaustion and moderate burnout: a small pilot study. J Altern Complement Med 2013; 19: 69–71
[714] Vashisth I, Ahad A, Aqil M, Agarwal SP. Investigating the potential of essential oils as penetration enhancer for transdermal losartan delivery: Effectiveness and mechanism of action. AJPS 2014; 9: 260–267
[715] Vissiennon C, Goos KH, Goos O, Nieber K. Antispasmodic effects of myrrh due to calcium antagonistic effects in inflamed rat small intestinal preparations. Planta Med 2015; 81: 116–122
[716] Vogel T, Nussbaumer R. Die Duftfibel. München: Midena; 1994
[717] Wabner D. Sind ätherische Öle giftig? Die Rolle der Toxikologie in der Aromatherapie. Forum Essenzia 1996; 10: 39–48
[718] Wabner D. The peroxide value – a new tool for the quality control of essential oils. Int J Aromather 2002; 12: 142–144
[719] Wabner D. Taschenlexikon der Aromatherapie: Die etherischen Öle, Hydrolate und Trägeröle. Bad Kötzting: Verlag Systemische Medizin; 2013
[720] Wabner D, Beier C. Aromatherapie: Grundlagen, Wirkprinzipien. München: Elsevier; 2011
[721] Wabner D, Hammer-Klafke A, Zimmermann E. Portraits der wichtigsten ätherischen Öle. Schriftenreihe ätherische Öle für Therapie, Kosmetik und Parfumerie. Garching: Eigenverlag; 1999
[722] Wagner H. Arzneidrogen und ihre Inhaltsstoffe. Pharmazeutische Biologie Bd. 2. Stuttgart: Fischer; 1999
[723] Wagner S, Mandl M, Hans H, Boechzelt H. Changes in the qualitative and quantitative chemical composition during steam distillation in pilot plant scale of essential oils of Achillea millefolium L., Salvia sclarea L. and Melissa officinalis L. Poster. Graz: Joanneum Research Forschungsgesellschaft mbH; o. Jahr
[724] Wang GY, Yang C, Yang Z, Yang W, Jiang S, Zhang G, Guo Y, Wei M. Effects of dietary star anise (Illicium verum Hook f) supplementation during gestation and lactation on the performance of lactating multiparous sows and nursing piglets. Anim Sci J 2015; 86: 401–407
[725] Wallrabenstein I, Gerber J, Rasche S, Croy I, Kurtenbach S, Hummel T, Hatt H. The smelling of Hedione results in sex-differentiated human brain activity. Neuroimage 2015; 113: 365–373
[726] Warnke PH, Terheyden H, Acil Y, Springer IN, Sherry E, Reynolds M, Russo PA, Bredee JP, Podschun R. Tumor smell reduction with antibacterial essential oils. Cancer 2004; 100: 879–880
[727] Warnke PH, Sherry E, Russo PAJ, Sprengel M, Açil Y, Bredee JP, Schubert S, Wiltfang J, Springer IN. Antibacterial essential oils reduce tumor smell and inflammation in cancer patients. J Clin Oncol 2005; 23: 1588–1589
[728] Warnke PH, Sherry E, Russoc PAJ, Acil Y, Wiltfang J, Sivananthand S, Sprengel M, Roldàn JC, Schubert S, Bredee JP, Springer ING. Antibacterial essential oils in malodorous cancer patients: Clinical observations in 30 patients. Phytomedicine 2006; 13: 463–467
[729] Warnke PH, Lott AJ, Sherry E, Wiltfang J, Podschun R. The ongoing battle against multi-resistant strains: in-vitro inhibition of hospital-acquired MRSA, VRE, Pseudomonas, ESBL E. coli and Klebsiella species in the presence of plant-derived antiseptic oils. J Craniomaxillofac Surg 2013; 41: 321–326
[730] Watanabe E, Kuchta K, Kimura M, Rauwald HW, Kamei T, Imanishi J. Effects of bergamot (Citrus bergamia (Risso) Wright u. Arn.) essential oil aromatherapy on mood states, parasympathetic nervous system activity, and salivary cortisol levels in 41 healthy females. Forsch Komplementmed 2015; 22: 43–49
[731] Watson L. Der Duft der Verführung. Frankfurt am Main: Fischer; 2001
[732] Watzl B. Monoterpene. Ernährungs-Umschau 2002; 49: 8
[733] Watzl B, Leitzmann C. Bioaktive Substanzen in Lebensmitteln. Stuttgart: Hippokrates; 2005
[734] Weber M, Pehl U, Breer H, Strotmann J. Olfactory receptor expressed in ganglia of the autonomic nervous system. J Neurosci Res 2002, 68: 176–184
[735] Weber ST, Heuberger E. The impact of natural odors on affective states in humans. Chem Senses 2008; 33: 441–447
[736] Wedekind C, Füri S. Body odour preferences in men and women: do they aim for specific MHC combinations or simply heterozygosity? Proc Biol Sci 1997; 264: 1471–1479
[737] Weiss-Faßbinder S, Lust A. GuKG, Gesundheits- und Krankenpflegegesetz. Wien: Manz Pflegeberufe; 2010
[738] Weleda. Studie zeigt: Duftstoff-Allergiker vertragen Weleda-Parfümierungen. Pressemeldung, 20.11.2003. Schwäbisch Gmünd: Weleda; 2003
[739] Werner M, von Braunschweig R. Praxis Aromatherapie. 6. Aufl. Stuttgart: Haug; 2020
[740] Wied S, Warmbrunn A. Pschyrembel Pflege. Berlin: de Gruyter; 2012
[741] Wildwood C. Mood Enhancing Plants. London: Daniel; 2004
[742] Wilkinson S, Aldridge J, Salmon I, Cain E, Wilson B. An evaluation of aromatherapy massage in palliative care. Palliat Med 1999; 13: 409–417
[743] Wilkinson SM, Love SB, Westcombe AM, Gambles MA, Burgess CC, Cargill A, Young T, Maher EJ, Ramirez AJ. Effectiveness of aromatherapy massage in the management of anxiety and depression in patients with cancer: a multicenter randomized controlled trial. J Clin Oncol 2007; 25: 532–539

[744] Williams AC, Barry BW. Terpenes and the lipid-protein-partitioning theory of skin penetration enhancement. Pharm Res 1991; 8: 17–24

[745] Williams TI. Evaluating effects of aromatherapy massage on sleep in children with autism: a pilot study. Evid Based Complement Alternat Med 2006; 3: 373–377

[746] Wilson AD, Baietto M. Advances in electronic-nose technologies developed for biomedical applications. Sensors 2011; 11: 1105–1176

[747] Wilson RS, Schneider JA, Arnold SE, Tang Y, Boyle PA, Bennett DA. Olfactory Identification and Incidence of Mild Cognitive Impairment in Older Age. Arch Gen Psychiatry 2007; 64: 802–808

[748] Wink M. Wie funktionieren Phytopharmaka? Z Phytother 2005; 26: 262–270

[749] Wittmann D, Radtke R, Zeil J, Lübke G, Francke W. Robber bees (Lestrimelitta limao) and their host chemical and visual cues in nest defense by Trigona (Tetragonisca) angustula (Apidae: Meliponinae). J Chem Ecol 1990; 16: 631–641

[750] Woelk H, Schläfke S. A multi-center, double-blind, randomised study of the Lavender oil preparation Silexan in comparison to Lorazepam for generalized anxiety disorder. Phytomedicine 2010; 17: 94–99

[751] Woollard AC, Tatham KC, Barker S. The influence of essential oils on the process of wound healing: a review of the current evidence. J Wound Care 2007; 16: 255–257

[752] Worth H, Schacher C, Dethlefsen U. Concomitant therapy with Cineole (Eucalyptole) reduces exacerbations in COPD: a placebo-controlled double-blind trial. Respir Res 2009; 10: 69

[753] Wu JJ, Cui Y, Yang YS, Kang MS, Jung SC, Park HK, Yeun HY, Jang WJ, Lee S, Kwak YS, Eun SY. Modulatory effects of aromatherapy massage intervention on electroencephalogram, psychological assessments, salivary cortisol and plasma brain-derived neurotrophic factor. Complement Ther Med 2014; 22: 456–462

[754] Wu XD, He J, Li XY, Dong LB, Gong X, Song LD, Li Y, Peng LY, Zhao QS. Diterpenoids from the twigs and leaves of Fokienia hodginsii: J Nat Prod 2013; 76: 1032–1038

[755] Xu H, Liu B, Xiao Z, Zhou M, Ge L, Jia F, Liu Y, Jin H, Zhu X, Gao J, Akhtar J, Xiang B, Tan K, Wang G. Computational and Experimental Studies Reveal That Thymoquinone Blocks the Entry of Coronaviruses Into In Vitro Cells. Infect Dis Ther 2021; 10 (1): 483–494)

[756] Yamada K, Miura T, Mimaki Y, Sashida Y. Effect of inhalation of chamomile oil vapour on plasma ACTH level in ovariectomized-rat under restriction stress. Biol Pharm Bull 1996; 19: 1244–1246

[757] Yap PS, Krishnan T, Yiap BC, Hu CP, Chan KG, Lim SH. Membrane disruption and anti-quorum sensing effects of synergistic interaction between Lavandula angustifolia (lavender oil) in combination with antibiotic against plasmid-conferred multi-drug-resistant Escherichia coli. J Appl Microbiol 2014; 116: 1119–1128

[758] Yap PSX, Krishnan T, Chan KG, Lim SHE. Some evidences on the mode of action of Cinnamomum verum bark essential oil, alone and in combination with piperacillin against a multi-drug resistant Escherichia coli strain. J Microbiol Biotechnol 2015; 25: 1299–1306

[759] Yaralizadeh M, Abedi P, Najar S, Namjoyan F, Saki A. Effect of Foeniculum vulgare (fennel) vaginal cream on vaginal atrophy in postmenopausal women: A double-blind randomized placebo-controlled trial. Maturitas 2016; 84: 75–80

[760] Yip YB, Tam AC. An experimental study on the effectiveness of massage with aromatic ginger and orange essential oil for moderate-to-severe knee pain among the elderly in Hong Kong. Complement Ther Med 2008; 16: 131–138

[761] Zargaran A, Borhani-Haghighi A, Faridi P, Daneshamouz S, Kordafshari G, Mohagheghzadeh A. Potential effect and mechanism of action of topical chamomile (Matricaria chammomila L.) oil on migraine headache: A medical hypothesis. Med Hypotheses 2014; 83: 566–569

[762] Zhang Y, Wu Y, Chen T, Yao L, Liu J, Pan X, Hu Y, Zhao A, Xie G, Jia W. Assessing the metabolic effects of aromatherapy in human volunteers. Evid Based Complement Alternat Med 2013; 2013: 356 381

[763] Zhao K, Singh J. Mechanism(s) of in vitro percutaneous absorption enhancement of tamoxifen by enhancers. J Pharm Sci 2000; 89: 771–780

[764] Zeng H, Chen X, Liang J. In vitro antifungal activity and mechanism of essential oil from fennel (Foeniculum vulgare L.) on dermatophyte species. J Med Microbiol 2014; 64(Pt 1): 93–103

[765] Zimmermann E. Ätherische Öle in der Palliativpflege. In: Flieder M, Jansen JP, Hrsg. Praxishandbuch Palliativpflege und Schmerzmanagement. Merching: Forum Verlag Herkert; 2006

[766] Zimmermann E. Physiologie des Riechens: Wie Düfte uns den Kopf verdrehen. DHZ 2007; 1: 18–21

[767] Zimmermann E. Aromatherapie und der Geruchssinn bei demenziell erkrankten Menschen. In: Augst C, Sarkady C, Hrsg. Das Praktische Handbuch der Demenz: Sofort umsetzbare und professionelle Arbeitshilfen zum pflegerischen Umgang. Merching: Forum Verlag Herkert; 2009a

[768] Zimmermann E. Dufte Moleküle für die grauen Zellen. DHZ 2009b; 4: 36–59

[769] Zimmermann E. Arbeitsheft Aromatherapie. Stuttgart: Haug; 2010

[770] Zimmermann E. Lavender essential oil for management of generalised anxiety disorders: evidence and practical experience. Vortrag, 9/2012. Dublin: Botanica2012-Konferenz; 2012

[771] Zimmermann E. Hydrolate – die vergessene Dimension der Aromapflege und Aromatherapie. Pflach: Aromapflege GmbH; 2013

[772] Zitzelsberger C. Essential oils as „a cry for help": a review. Diplomarbeit. Wien: Universität Wien; 2014

[773] Zoulek G. Die Erstellung von Aromatogrammen für pathogene Keime. 4. Internationaler Aromakongress. Sulzberg: Primavera Life; 2003

Sachverzeichnis

H